Das Lexikon der Gesundheit

Das Lexikon der Gesundheit

Der praktische ADAC-Ratgeber für gesunde und kranke Tage

Herausgegeben von
Dr. med. Burkhard Scheele und
Dr. med. Günter Wangerin

Mit Illustrationen von
Jonathan Dimes

Aktualisierte Neuausgabe 2004

Dieses Buch entstand in Zusammenarbeit zwischen dem
ADAC Verlag, München, und
Urban & Schwarzenberg, Verlag für Medizin, München

© 1996, 2004 ADAC Verlag GmbH, München, und
　　Elsevier GmbH, München

Projektleitung: Michael Dultz, Dr. med. Burkhard Scheele
Redaktionsleitung: Christian Berndt, Dr. med. Günter Wangerin
Redaktion: Sieglinde Bogensberger, Susanna Kramarz, Walburga Rempe-Baldin,
Dr. med. Brigitte Zakaria
Bildredaktion: Renate Hausdorf
Herstellung: John C. Bergener, Renate Hausdorf
Graphische Gestaltung, Layout und Satz: Kraxenberger KommunikationsHaus, München
Titelgestaltung: Graupner & Partner, München
Repro: Typodata, München
Druck- und Bindearbeiten: Mohndruck Graphische Betriebe GmbH, Gütersloh

Autoren: siehe S. 779
Bildnachweis: siehe S. 782

Gebrauchsnamen, Handelsnamen, Warenbezeichnungen und dergleichen, die in diesem Buch ohne
besondere Kennzeichnung aufgeführt sind, berechtigen nicht zu der Annahme, daß solche Namen
ohne weiteres von jedem benützt werden dürfen. Vielmehr kann es sich auch dann um gesetzlich
geschützte Warenzeichen handeln.

Das Werk einschließlich aller seiner Teile ist urheberrechtlich geschützt. Jede Verwendung außerhalb der engen Grenzen des Urheberrechtsgesetzes ist ohne Zustimmung der Verlage unzulässig
und strafbar. Das gilt insbesondere für Vervielfältigungen, Übersetzungen, Mikroverfilmungen und
die Einspeicherung und Verarbeitung in elektronischen Systemen.

Da medizinische Informationen durch Wissenschaft und Forschung Veränderungen unterworfen
sind, kann für die Richtigkeit der Angaben keine Gewähr übernommen werden.

Printed in Germany

ISBN 3-89905-253-6

Vorwort

Das Thema Gesundheit steht von alters her im Mittelpunkt menschlichen Interesses, stellt es doch ein zentrales Element unseres Lebens dar. In allen Kulturen wurden Bau und Funktion der einzelnen Organe, ihr Zusammenspiel sowie Entstehung, Verlauf, Erkennung und Therapie von Krankheiten erforscht.

Die hieraus gewonnenen Erkenntnisse haben unser Leben in der modernen Industriegesellschaft entscheidend geprägt. Die im Vergleich zu früher deutlich verlängerte Lebenszeit des Menschen beruht neben verbesserten Lebensbedingungen auch auf der Tatsache, daß Krankheiten, denen man einst hilflos gegenüberstand, nun therapiert werden können. Zudem gelang es der modernen Medizin, zur Erhaltung der Gesundheit Vorsorgemaßnahmen zu definieren. Umfangreiche Vorsorgeprogramme (z.B. Impfungen) sind mittlerweile weltweit verbreitet.

Die Weltgesundheitsorganisation (WHO) definiert Gesundheit als »Zustand des völligen körperlichen, seelischen und sozialen Wohlempfindens«. Entsprechend dieser anspruchsvollen Maßgabe wird Gesundheit fast als menschlicher Normalzustand gesehen. Da der einzelne Bürger heute im Rahmen von Kostenbeteiligungen immer mehr in die Verantwortung für seine Gesundheit genommen wird, besteht allgemein ein verstärktes Informationsbedürfnis zum Thema Gesunderhaltung. Die Medien tragen durch umfangreiche Berichterstattung dieser Tatsache Rechnung.

Vor diesem Hintergrund ist das vorliegende »Lexikon der Gesundheit« als Gemeinschaftsprojekt des medizinischen Fachverlags Urban & Schwarzenberg mit dem ADAC Verlag geplant und verwirklicht worden. Es soll das Verständnis von gesunderhaltenden Maßnahmen fördern und die Kenntnis der sensiblen Wechselwirkungen zwischen dem menschlichen Organismus und seiner Umwelt erweitern.

Das »Lexikon der Gesundheit« bereitet über 2300 wichtige Begriffe aus dem komplexen Themenbereich Gesundheit und Krankheit in einer lebendigen und verständlichen Sprache auf. Berücksichtigt sind vor allem solche Begriffe, die im täglichen Leben – z.B. beim Arztbesuch – eine Rolle spielen und die in den Medien häufig genannt werden.

Der endgültigen Stichwortauswahl gingen umfangreiche Diskussionen im Redaktionskreis – Ärzte, Krankenschwestern, Heilpraktiker, Ernährungswissenschaftler und Medizinjournalisten – voraus, denn wir wollten uns gerade nicht von dem Motto »Ärzte entscheiden, was Laien wissen sollen« leiten lassen. In das Lexikon wurden 82 Schwerpunkt-Themen integriert, denen aufgrund ihrer Bedeutung und Aktualität breiterer Raum und eine reichhaltigere Bebilderung eingeräumt wurden. Hier findet der Leser häufige Krankheitsbilder, z.B. Allergien oder Rückenschmerzen, aber auch alternative Behandlungsmethoden sowie zentrale Bereiche des Lebens wie Sexualität, Streß und Altern.

Das einführende Kapitel »Der menschliche Organismus« veranschaulicht die Wirkungszusammenhänge der menschlichen Organsysteme und informiert im einzelnen über Bau und Funktion der Organe. Der Abschnitt »Ernährung« schildert Grundlegendes über eine gesunde und ausgewogene Ernährung und stellt deren Wichtigkeit für menschliches Wohlbefinden und Gesunderhaltung heraus. Das Kapitel »Erste Hilfe« basiert auf den Standard-Richtlinien der deutschen Rettungsorganisationen und bietet konkrete Handlungsanweisungen, insbesondere für häusliche Notfälle.

Die in diesem Werk enthaltenen Illustrationen verdeutlichen medizinische Sachverhalte, berücksichtigen in besonderer Weise ästhetische Aspekte und sollen den Spaß am »Schmökern« im Buch fördern. Sie wurden bis auf wenige Ausnahmen von dem Medizin-Illustrator Jonathan Dimes und dem Fotografen Thomas Reitz exklusiv erstellt. Das »Lexikon der Gesundheit« trägt ganz entscheidend ihre Handschrift.

Alle an diesem Projekt beteiligten Mitarbeiter – Autoren, Illustratoren, Redakteure und Hersteller beider Verlage – haben mit Enthusiasmus und stets belebender Kreativität zur Realisation beigetragen. Die Herausgeber sind ihnen zu großem Dank verpflichtet.

Wenn unser gemeinsames Ziel, ein modernes, umfassendes und verständliches medizinisches Nachschlagewerk zu schaffen, erreicht worden ist, hat sich die Mühe gelohnt.

Dr. med. Burkhard Scheele
Dr. med. Günter Wangerin

Inhalt

Vorwort 5

Der menschliche Organismus 10

Sieben Wirkungszusammenhänge 12
Sinneswahrnehmung und
Kommunikation 12
Energieausnutzung 14
Bewegung 16
Steuerung der Körperfunktionen 17
Abwehrmechanismen 18
Erhaltung der Art 20
Altern 21

Die Organe und ihre Funktionen 23
Die Zelle – Grundbaustein
des Lebens 23
Nervensystem und Gehirn 24
Auge 28
Ohr und Gleichgewichtsorgan 30
Luftwege und Lunge 33

Hormonproduzierende Organe 36
Herz 40
Blutgefäße und Kreislauf 43
Lymphsystem 46
Milz 48
Magen 49
Bauchspeicheldrüse 50
Leber und Galle 52
Darm 55
Nieren und ableitende Harnwege 58
Geschlechtsorgane 60
Bewegungsapparat 63
Haut 68

Ernährung 70

Ausgewogene Ernährung 70
Auch Trinken gehört zur Ernährung ... 71
Fragwürdiges Ernährungsverhalten 71
Fragwürdige Ernährungsweisen 73
Kohlenhydrate 74
Eiweiß 76

Inhalt

Fett 76	Altern 118
Vitamine 78	Alzheimer-Krankheit 122
Mineralstoffe und Spurenelemente 80	Arterienverkalkung 134
Zusatzstoffe in Lebensmitteln 81	Arthrose 138
Gift im Essen 82	Asthma 142
Gewicht, der moderne Götze 84	
Gute und schlechte Futterverwerter 87	
Ernährungserziehung 87	
Ernährungspsychologie 89	

Gesundheits-Lexikon 90

Mehr als 2300 Stichwörter von A–Z mit folgenden 82 Schwerpunkt-Themen:

Aids 98	Bandscheibenvorfall 160
Akne 102	Blinddarmentzündung 178
	Bluthochdruck 184
	Brustkrebs 194
	Darmkrebs 212
	Depression 218
	Drogenabhängigkeit 228
	Empfängnisverhütung 244
	Endoskopische Operationsverfahren . . 248
	Entspannungsmethoden 254
	Epilepsie 258
	Fieber 270
	Fitneßtraining 274
	Gebärmutterkrebs 288
	Geburt 292
Akupunktur 104	Gelenkrheumatismus 304
Alkoholismus 108	Gicht 312
Allergie 112	Grauer Star 318

Inhalt

Grippe 322
Grüner Star. 324
Hausapotheke. 336
Hausmittel 338
Hautkrebs 344
Hautpflege. 348
Heilpflanzen 352
Herzinfarkt 358
Heuschnupfen 368
Homöopathie. 376
Hörsturz 382
Husten. 384

Mundhygiene 492
Narkose 500
Naturheilverfahren 506
Neurodermitis 514
Osteoporose 528

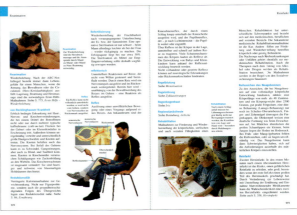

Immunsystem 392
Impfung. 396
Infektion 400
Karies 414
Kinderkrankheiten 420
Kopfschmerzen 436
Krampfadern 440
Krebs 444
Lungenkrebs 462
Medikamente 476
Migräne 482

Parodontose 536
Pflege im häuslichen Bereich 542
Physikalische Therapie 550
Prostatakrebs 558
Psychotherapie 564
Reisekrankheiten 576
Rückenschmerzen 586
Säuglingspflege 594
Schielen 600
Schlafstörungen 604
Schlaganfall 606
Schmerzbehandlung 612
Schuppenflechte 618
Schwangerschaft 620
Schwerhörigkeit 628
Sexualität. 636
Sportverletzungen 646
Streß 656

Inhalt

Sucht	660
Transplantation	672
Tropenkrankheiten	678
Übergewicht	684
Unerfüllter Kinderwunsch	690
Vorsorgeuntersuchungen	706
Wechseljahre	714
Zuckerkrankheit	728

Erste Hilfe 734

Rettungskette	734
Notruf	736
Atemnot/Erstickungsgefahr	738
Augenverletzungen	740
Autounfall	741
Bergung	742
Bewußtlosigkeit/Ohnmacht	744
Blutungen	746
Brustschmerzen	748
Elektrounfall	749
Erfrierungen	750
Gliedmaßenabtrennung	751
Hitzschlag	752
Insektenstich/Insektenbiß	753
Knochenbrüche	754
Kopfverletzungen	756
Krampfanfall	757
Motorradunfall	758
Schlangenbiß	759
Schock	760
Sonnenstich	761
Tierbiß	762
Unterkühlung	763
Verätzungen	765
Verbände	766
Verbrennungen	770
Vergiftungen	772
Verletzungen	774
Wiederbelebung	775
Wirbelsäulenverletzung	777
Autoren	779
Bildnachweis	782

Der menschliche Organismus

Es ist ganz natürlich, so zu leben, als ob unser Körper selbstverständlich funktioniert. Zu wissen, wie er funktioniert, ist eigentlich Aufgabe von Fachleuten. Häufig wird uns der Körper erst bewußt, wenn wir krank werden – meist eine leidvolle Erfahrung. Den Zusammenhang zwischen Körper, Seele und Geist schon vorher besser zu kennen, kann zum sorgsameren Umgang mit uns selbst führen.

»Der Mensch ist doch keine Maschine« ist eine in vielen Zusammenhängen gebrauchte Redewendung, die aber den Kern trifft. Eine Maschine kann nur Dinge ausführen, für die sie konstruiert wurde. Doch zum selbstbestimmten, zielgerichteten Entscheiden und Verhalten ist keine Maschine fähig.

Will man dem Menschen als Wunder der Schöpfung nur annähernd gerecht werden, muß er als Einheit von Körper, Geist und Seele gesehen werden. So kann man bildhaft sagen: Der Körper gibt Geist und Seele ein Zuhause – Geist und Seele richten das Zuhause ein und geben ihm Gestalt.

Täglich werden die Zusammenhänge zwischen dem Körper auf der einen und Seele und Geist auf der anderen Seite deutlich: Menschen werden rot vor Verlegenheit, blaß vor Schreck, weinen vor Rührung oder Trauer und bekommen eine Gänsehaut, wenn sie sich gruseln.

Die medizinische Forschung belegt immer wieder von neuem, wie eng diese drei Faktoren mit Gesundheit oder Krankheit zusammenhängen.

Dieses Kapitel befaßt sich mit dem Zusammenspiel von Organen und Organsystemen in sieben Wirkungszusammenhängen. Es beschreibt, wie sich der Mensch in seinem Lebensraum behauptet und ihn nutzt. Dann werden die Zelle und die einzelnen Organe beschrieben: Wie sie arbeiten, welche Aufgaben sie erfüllen, wie man sie schützen und gesund erhalten kann.

Mit dem Wissen um diese Zusammenhänge und Funktionen fällt es leichter, ärztliche Maßnahmen zu verstehen und aktiv an der Genesung mitzuarbeiten.

Was ist Gesundheit überhaupt? Die Weltgesundheitsorganisation (WHO) definiert es so: »Gesundheit ist der Zustand des völligen körperlichen, seelischen und sozialen Wohlbefindens.«

Gesund oder krank?
Wann kann man eigentlich von sich behaupten, gesund zu sein? Die Übergänge zwischen Gesundheit und Erkrankung sind fließend und oft nicht gleich erkennbar. So kann ein Mensch, der zwar keine nachweisbare Krankheit hat, aber isoliert und voller quälender Ängste lebt, zu Recht als nicht gesund betrachtet werden. Gleiches gilt für denjenigen, der unter dauerndem Leistungsdruck steht, ständig mit Intrigen im Beruf zu kämpfen hat, sich pausenlos über seinen Chef ärgert und nachts vor finanziellen Sorgen nicht schlafen kann. Früher oder später kann dies zu einer erkennbaren Krankheit führen.

Seelische Belastungen dringen bei vielen Menschen über lange Zeit nicht nach außen. Nicht selten kommt das bei sehr beherrschten und nach innen gekehrten Persönlichkeiten vor. Auf Dauer kann das nachhaltige, negative Auswirkungen haben. Bei ständiger Anspannung produziert der Körper zuviel sogenannte Streßhormone. Sie belasten das Herz-Kreislauf-System und können – je nach Veranlagung – sogar bis zum Herzinfarkt führen. Andere Menschen bekommen Magengeschwüre oder leiden unter Migräne. Nervös bedingte Hauterkrankungen mit Ausschlägen (Neurodermitis) können ebenfalls Folgen einer gestörten Gemütsverfassung sein. Wird das Immunsystem geschwächt und läßt deshalb die Abwehrkraft nach, treten bei manchen Menschen vermehrt Infektionen auf. Ebenfalls streßbedingt können auch andere, meist vorübergehende Störungen sein: Impotenz des Mannes, ausbleibende Regelblutungen der Frau

Der menschliche Organismus

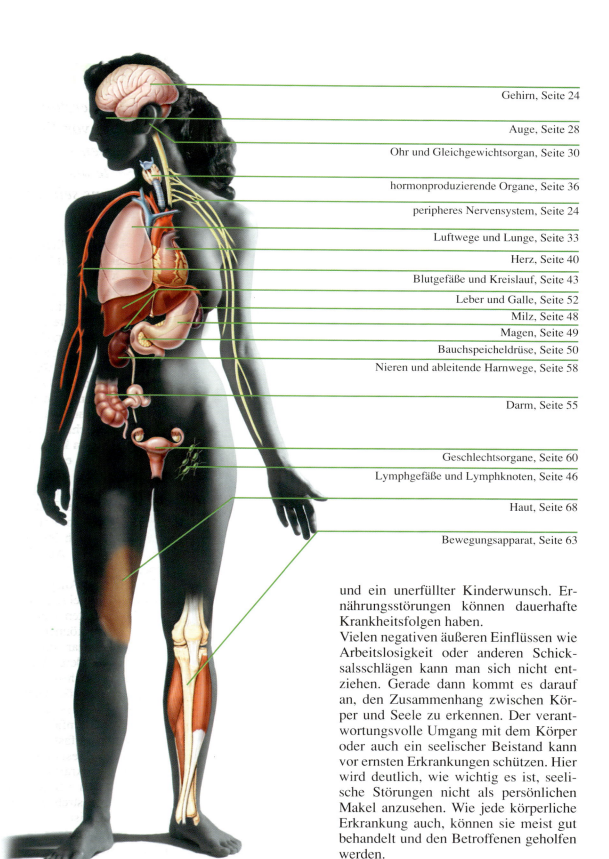

Gehirn, Seite 24

Auge, Seite 28

Ohr und Gleichgewichtsorgan, Seite 30

hormonproduzierende Organe, Seite 36

peripheres Nervensystem, Seite 24

Luftwege und Lunge, Seite 33

Herz, Seite 40

Blutgefäße und Kreislauf, Seite 43

Leber und Galle, Seite 52

Milz, Seite 48

Magen, Seite 49

Bauchspeicheldrüse, Seite 50

Nieren und ableitende Harnwege, Seite 58

Darm, Seite 55

Geschlechtsorgane, Seite 60

Lymphgefäße und Lymphknoten, Seite 46

Haut, Seite 68

Bewegungsapparat, Seite 63

und ein unerfüllter Kinderwunsch. Ernährungsstörungen können dauerhafte Krankheitsfolgen haben.
Vielen negativen äußeren Einflüssen wie Arbeitslosigkeit oder anderen Schicksalsschlägen kann man sich nicht entziehen. Gerade dann kommt es darauf an, den Zusammenhang zwischen Körper und Seele zu erkennen. Der verantwortungsvolle Umgang mit dem Körper oder auch ein seelischer Beistand kann vor ernsten Erkrankungen schützen. Hier wird deutlich, wie wichtig es ist, seelische Störungen nicht als persönlichen Makel anzusehen. Wie jede körperliche Erkrankung auch, können sie meist gut behandelt und den Betroffenen geholfen werden.

Der menschliche Organismus

Sieben Wirkungszusammenhänge

Obwohl jedes Organ des Menschen im Organismus eine ganz spezielle Funktion wahrnimmt und in hohem Maße spezialisiert ist, erfüllt keines seine Aufgaben unabhängig von den anderen. Beim Lesen dieses Buches nehmen die Augen die Buchstaben wahr, Nerven leiten die Signale an das Gehirn weiter, wo sie entschlüsselt werden, und Muskeln, Sehnen und Bänder sorgen dafür, im richtigen Moment die Seite umzublättern. Doch nicht nur die Organe wirken zusammen – Empfindungen werden ausgelöst und Erinnerungen wachgerufen, die wiederum Reaktionen auslösen. So sind Körper, Seele und Geist optimal aufeinander abgestimmt, um dem Menschen das Leben in seiner Umwelt zu ermöglichen.

Altern, Seite 21
Erhaltung der Art, Seite 20
Sinneswahrnehmung und Kommunikation, Seite 12
Steuerung der Körperfunktionen, Seite 17

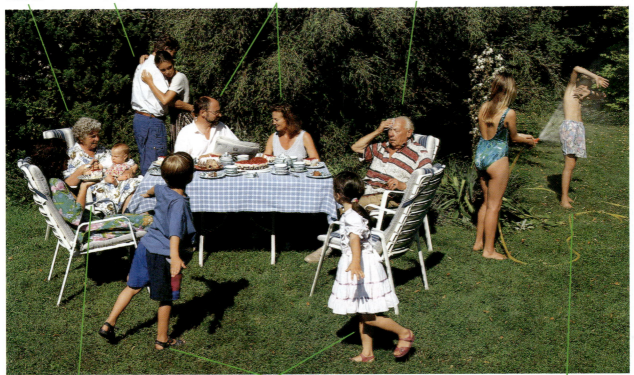

Energieausnutzung, Seite 14
Bewegung, Seite 16
Abwehrmechanismen, Seite 18

Sinneswahrnehmung und Kommunikation

Für Wahrnehmung und Bewußtwerdung ist der Mensch mit einem hochspezialisierten System von Sinnesorganen, Nervenbahnen und dem Gehirn ausgestat-

▲ Der Organismus des Menschen ist pausenlos im Einsatz. Nicht einmal im Schlaf kommen die Organe zur Ruhe.

tet. Er wird ständig mit Signalen aus dem Umfeld, in dem er lebt, und aus seinem Körperinneren konfrontiert. Die Deutung dieser Signale, ihre bewußte oder auch unbewußte Verarbeitung im Gehirn, bestimmt seine Handlungen und die Art der Kommunikation mit seiner

Sinneswahrnehmung und Kommunikation

Umwelt. Die persönliche Bewertung von Erfolg oder Mißerfolg einer Handlung bildet schließlich die Erfahrung.

Sinnesreiz und Verarbeitung

Aufnahme und Weiterleitung aller Sinnesreize laufen nach dem gleichen Grundprinzip ab: Bestimmte Arten physikalischer Energie wie Licht, Schall, Temperatur und Druck erregen Nervenzellen in den Sinnesorganen, die auf den Empfang solcher Reize spezialisiert sind. Dabei werden diese Reize so umgewandelt, daß sie über die entsprechenden Nerven zum Gehirn weitergeleitet werden können.

Licht erregt beispielsweise die Sinneszellen im Auge. Dort werden chemische Prozesse in Gang gesetzt, die den Reiz in ein elektrisches Signal umwandeln. Dieses Signal wird über die zugehörigen Nervenbahnen zum Gehirn geleitet. Das Sehzentrum im Gehirn entschlüsselt das eintreffende Signal: hell und dunkel, Farben, Formen und Konturen werden wahrgenommen. Sehen kann man aber erst, wenn diese Wahrnehmung in Zusammenarbeit mit anderen Zentren im Gehirn gedeutet wird.

Den fünf Sinnesorganen Auge, Ohr, Nase, Mund (Geschmackssinn) und Haut (Tastsinn) ist jeweils ein Zentrum im Gehirn zugeordnet, in dem die eintreffenden Signale entschlüsselt werden.

Deutung von Wahrnehmungen

Die übergeordnete und am höchsten entwickelte Schaltzentrale des Nervensystems ist das Gehirn. Seine Wahrnehmungszentren stehen durch ein Netzwerk von Nervenbahnen untereinander in Verbindung. Die Einzelwahrnehmungen werden hier zu einem Gesamtbild zusammengefügt. Viele Wahrnehmungen werden als Erinnerung gespeichert. Diese Datensammlung wird ständig ausgewertet: Informationen werden abgerufen und zu neuen zusammengefügt, miteinander verglichen und abgeschätzt.

So entsteht eine ganz persönliche Deutung aller Wahrnehmungen, die das Handeln des Wahrnehmenden beeinflußt.

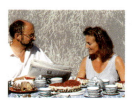

▲ Kommunikation findet nicht nur unmittelbar zwischen Menschen statt, auch die Informationsaufnahme über Medien zählt zur Kommunikation.

Handlung und Kommunikation

Die Kommunikation mit der Umwelt ist wesentlicher Bestandteil des menschlichen Lebens. Sie findet auf verschiedene Art und Weise statt, z.B. durch Handlungen, Sprache, Mimik und Gestik.

Viele Handlungen des Menschen werden durch angeborene Triebe gesteuert. Ihnen entsprechen ganz bestimmte, zielgerichtete Verhaltensmuster. Hunger, Durst und Fortpflanzungstrieb beeinflussen sein Verhalten. Angst oder Aggression dienten ursprünglich dem eigenen Schutz. Angst kann lähmen oder aber Vorsicht zur Folge haben. Aggression kann zerstören oder aber Triebfeder für sinnvolles Handeln sein.

Die Fähigkeit, zwischen nützlich und gefährlich, zwischen richtig und falsch, zwischen wichtig und unwichtig unterscheiden zu können, ist eine Grundlage für sinnvolles Handeln. Wissenschaft und Technik können Wege erschließen, die dem Menschen nützen. Kreatives Schaffen und künstlerische Ausdrucksformen prägen die menschliche Kultur.

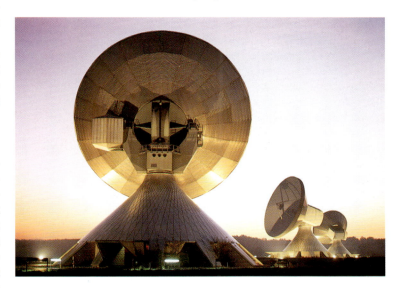

▲ Wie in der Technik der Datenübertragung, besteht Kommunikation auch beim Menschen im Empfangen und Senden von Signalen.

Wohl das wichtigste Kommunikationsmittel ist die menschliche Sprache. Vom Gehirn gelangen über Nervenbahnen Befehle an die Sprachorgane wie Kehlkopf, Stimmbänder, Zunge und Mundmuskulatur. Zweck der Sprache ist der Austausch von Informationen unter den

Der menschliche Organismus

Menschen. Ein Wort oder Begriff dient dazu, etwas Bestimmtes zu benennen. Jedoch müssen alle Benutzer einer Sprache es übereinstimmend verwenden und verstehen. Im Gegensatz etwa zum Warnschrei des Tieres bei Gefahr wird die menschliche Sprache auch ohne Anlaß benutzt. Die wesentliche Eigenschaft menschlicher Sprache ist die spontane Kombination von Wörtern zu Sätzen, um sich einem Gegenüber verständlich zu machen. Zusätzlich kann der Sinn des Gesagten durch den Tonfall mit beeinflußt werden.

Der Gesichtsausdruck, die Mimik, ist ein weiteres wichtiges Kommunikationsmittel des Menschen. Feine Muskeln unter der Haut des Gesichts reagieren auf Befehle des Gehirns und ermöglichen so nichtsprachliche Botschaften. Weltweit, unabhängig von verschiedenen Kulturen, werden Emotionen in gleicher Weise verstanden und ausgedrückt: Freude, Trauer, Wut, Furcht, Überraschung, Ekel und Verachtung. Die Mimik ist allerdings keine ganz zuverlässige Informationsquelle. Der Ausdruck kann bewußt und gezielt bestimmte Botschaften vermitteln, kann also auch gezielt verändert werden.

Die Gestik unterstützt meist Sprache und Mimik. Gezielte Handbewegungen oder Körperhaltungen unterstreichen, was mitgeteilt werden soll; Schulterzucken kann Ratlosigkeit zeigen, andere Gesten teilen als solche bereits etwas mit wie anerkennendes Schulterklopfen oder zärtliches Streicheln. Die Körpersprache oder -haltung drückt häufig auch die Gemütsverfassung aus. Beispielsweise vermitteln verschränkte Arme im Gespräch Zurückhaltung.

Die Sinnesorgane, das Nervensystem und das Gehirn sind Grundvoraussetzung für die Lebensfähigkeit des einzelnen menschlichen Organismus. Sie statten den Menschen aber auch mit der Fähigkeit zum Denken, Erleben und Handeln aus und ermöglichen die zwischenmenschliche Kommunikation, ohne die das Leben in Gemeinschaft nicht denkbar wäre.

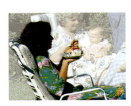

▲ Nahrungsmittel sind die wichtigste Quelle, aus der der Mensch seinen Energiebedarf deckt.

Energieausnutzung

Energie ist unerläßlich für das Leben. Der gesamte Organismus bis hin zu seiner kleinsten Einheit, der Zelle, ist auf sie angewiesen.

Energiequellen

Der Mensch nimmt Energie über die Nahrung auf, die Nährstoffe, Wasser und sogenannte Zusatzstoffe enthält. Die Energiespender sind ausschließlich die Nährstoffe. Sie bestehen aus Kohlenhydraten, Fetten und Eiweißen. Die Eiweiße sind im wesentlichen das Baumaterial für den Körper. Nur zu einem gewissen Grad kann aus ihnen Energie gewonnen werden – und zwar dann, wenn das Angebot an Kohlenhydraten und Fetten zu gering ist.

Aufnahme in den Körper

Die Kohlenhydrate, Fette und Eiweiße der Nahrung müssen in ihre einzelnen Bestandteile zerlegt werden, damit sie durch die Darmwand in die Blutbahn gelangen können. Schon im Mund wird die Nahrung zerkleinert und mit Speichel vermischt. Im Magen beginnt die Verdauung mit der Durchmischung des Nahrungsbreis und mit Hilfe der Magensäfte. Bauchspeicheldrüse, Leber und Darm produzieren weitere Verdauungssäfte und geben sie ins Darminnere ab, wo sie die Nahrung weiter aufspalten. Die kleinsten Bestandteile der Kohlenhydrate, Fette und Eiweiße treten schließlich aus den unteren Dünndarmabschnitten in das Blut über. Jetzt können sie als Energieträger mit dem Blut zu den Organen transportiert werden. Der Sauerstoff für die Verbrennung der Energieträger gelangt beim Einatmen in die Lungen und von dort aus in die Blutbahn.

Transport

Mittel für den Transport der aufgespaltenen Nährstoffe und des Sauerstoffs in alle Regionen und Organe ist das Blut, treibende Kraft das Herz. Transportwege sind die Blutgefäße, die alle Bereiche

Energieausnutzung

des Körpers bis hin zur einzelnen Zelle erreichen und versorgen. Glukose, der kleinste Baustein der Kohlenhydrate, ist die wichtigste Energiequelle. Damit sie in die Zelle gelangen kann, wird das Insulin der Bauchspeicheldrüse benötigt.

Energiegewinnung
Viele chemische Prozesse in den Organzellen sind an der Aufgabe beteiligt, aus den Energielieferanten nutzbare Energie zu gewinnen. Der wichtigste Vorgang ist die Verbrennung von Glukose und Fetten. Dies geschieht unter der Einwirkung von Sauerstoff.

In der Zelle entsteht bei der Verbrennung eine energiereiche chemische Verbindung, das Adenosintriphosphat (ATP), das vom Körper gespeichert wird. Sobald ein Vorgang im Organismus Energie erfordert, wird ein Molekül dieser Verbindung abgespalten und dadurch Energie freigesetzt. Die chemischen Reaktionen zur Energiegewinnung finden besonders in den Zellen der Leber statt. Im Körper läuft ein ständiger Prozeß von Aufbau, Speicherung und Abbau von ATP ab. Der Mensch produziert und verbraucht innerhalb von 24 Stunden etwa 70 Kilogramm dieses Treibstoffs.

Nutzung
Die frei gewordene Energie nutzt der Körper in unterschiedlicher Weise:
- Sie ist notwendig für den Aufbau und die Funktionen aller Organe. Ohne Energie würden die Zellen des Körpers »verhungern«. Einen Nährstoffmangel kann der Organismus eine gewisse Zeit überbrücken, indem er im Körper gespeichertes Fett verwertet. Mangelt es an Sauerstoff, können die Nährstoffe nicht mehr verbrannt werden, und die Zellen gehen zugrunde. Besonders empfindlich reagiert das Gehirn auf Sauerstoffmangel: innerhalb von wenigen Minuten sterben hier Nervenzellen ab.
- Die Muskeln des Bewegungsapparates benötigen Energie, um den Körper zu bewegen.
- Bei der Verbrennung der Nährstoffe wird Wärme frei. Sie sorgt für eine gleichmäßige Temperatur im Körperinneren, bei der alle Funktionen optimal ablaufen.

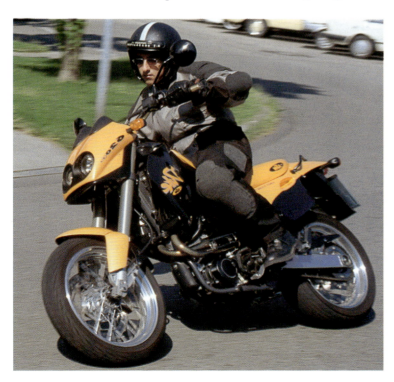

▼ Wie bei einem Motor der Treibstoff mit Hilfe von Sauerstoff verbrannt und Bewegungs- und Wärmeenergie freigesetzt wird, so werden auch vom Körper die Nährstoffe mit Sauerstoff zu Energie umgewandelt.

Ausscheidung der Abbauprodukte
Wie bei allen Stoffwechselvorgängen im Organismus, fallen auch bei der Energiegewinnung Abbauprodukte an. Sie werden aus den Zellen in das Blut abgegeben und über die Blutgefäße zu den Ausscheidungsorganen transportiert.

Einige Abbauprodukte der Nährstoffe im Blut müssen in der Leber erst in eine ausscheidungsfähige Form umgewandelt werden. Sie erreichen dann mit der Gallenflüssigkeit, die in der Leber produziert wird, den Darm und werden mit dem Stuhl ausgeschieden. Andere Abbauprodukte gelangen mit dem Blut in die Nieren und werden mit dem Urin ausgeschieden.

Bei der Verbrennung in den Zellen des Körpergewebes entsteht aus dem Sauerstoff Kohlendioxid (CO_2). Es wird mit dem Blut zur Lunge transportiert, wo es in die Lungenbläschen übertritt und ausgeatmet wird.

Bewegung

Der Mensch setzt aus der Nahrung gewonnene chemische Energie auch in mechanische Energie um – in Bewegung.
Das Gehirn plant und steuert die bewußten Bewegungen. Dazu werden über das Nervensystem die entsprechenden Signale an die Muskulatur der Gliedmaßen gesendet und anschließend dem Gehirn die Informationen zurückgemeldet, wie die Bewegungen ausgeführt wurden.
Außerdem finden Bewegungen statt, die der Körper unbewußt ausführt: Die sogenannten Reflexe wie das Strecken des Unterschenkels bei einem Schlag auf die Sehne unterhalb der Kniescheibe und auch der Herzschlag gehören dazu. Ein komplexer Bewegungsablauf wie das Gehen erfordert das Zusammenwirken von verschiedensten Muskelgruppen: Augen und Kopf werden auf die Umgebung gerichtet, die unteren Gliedmaßen bewegen den Körper fort, Rumpf und Arme korrigieren die Lage des Körpers und halten ihn im Gleichgewicht.

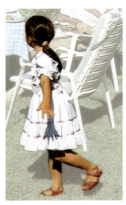

▲ Zielgerichtete und koordinierte Bewegung muß gelernt und trainiert werden.

▼ Beim Tanzen wird deutlich, daß erst das Zusammenspiel vieler Einzelbewegungen und die Abstimmung mit den Sinneseindrücken harmonische Bewegungen ermöglichen.

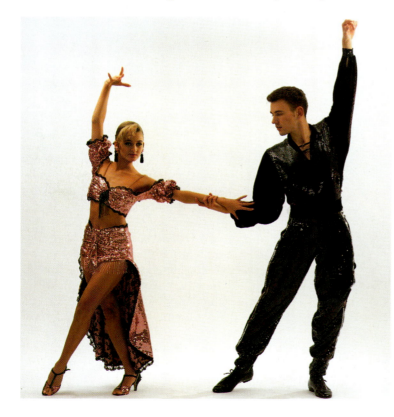

Planung und Steuerung

Das Gehirn steuert als zentrale Schaltstelle alle Bewegungsabläufe. Die beteiligten Gehirnbereiche stehen über Nervenbahnen miteinander in Verbindung, tauschen ständig Informationen aus und gleichen sie bewußt und unbewußt gegeneinander ab. Die Planung, Durchführung und Kontrolle einer Bewegung findet innerhalb von Sekundenbruchteilen statt.
Soll beispielsweise ein Gegenstand ergriffen werden, wird zunächst im Gleichgewichtszentrum des Gehirns die Position des Körpers registriert. Besondere Nervenzellen in Muskeln und Gelenken melden dem Gehirn, in welcher Ausgangsstellung sich die Gliedmaßen befinden. In der Großhirnrinde wird dann die Bewegung geplant. Die Augen nehmen Entfernung und Größe des Gegenstands wahr. Davon hängt es ab, ob und wie weit sich der Körper vorbeugen muß, wie weit die Arme gestreckt werden müssen und ob beide Hände nötig sind, um den Gegenstand zu ergreifen. Gleichzeitig prüft das Gehirn, wie der Bewegungsplan erfolgreich durchgeführt werden kann: Reicht ein Vorbeugen aus oder muß man sich vorher auf den Gegenstand zu bewegen? Zeigt sich der geplante Bewegungsablauf als durchführbar, werden die entsprechenden Befehle vom Gehirn erteilt und über die absteigenden Nervenbahnen durch das Rückenmark geleitet. Aus ihm treten an verschiedenen Stellen Nervenbahnen zu den Muskeln aus, die auf die Signale reagieren, indem sie sich anspannen oder entspannen. Der Bewegungsapparat vollzieht nun die zielgerechte Bewegung: der Gegenstand wird ergriffen.

Kontrolle und Korrektur

Das Gleichgewichtsorgan im Innenohr registriert die Veränderung der Körperlage im Raum und die veränderte Auswirkung der Schwerkraft.
Die Nervenzellen in Muskeln und Gelenken melden nach Durchführung der Bewegung die neue Stellung der Gliedmaßen an das Gehirn zurück.

Bewegung, Steuerung der Körperfunktionen

Das Gehirn empfängt also eine Rückmeldung, ob der Körper im Gleichgewicht bleibt und die Bewegungen der Gliedmaßen richtig ablaufen – ob also der gewünschte Zustand erreicht ist.
Eine Korrektur geschieht sowohl bewußt als auch unbewußt: Wird im beschriebenen Beispiel der Gegenstand beim ersten Greifversuch nicht erreicht, kann vor dem nächsten Versuch bewußt eine günstigere Ausgangsposition gewählt werden; droht der Gegenstand bei nicht exakt ausgeführter Bewegung umzukippen, können dies blitzschnelle, unbewußt auftretende Reflexe verhindern.

Steuerung der Körperfunktionen

Alle Funktionen im menschlichen Organismus laufen in einem engen, perfekt aufeinander abgestimmten Zusammenspiel ab.
Dazu benötigt der Organismus ein Kommunikationsnetz und eine Nachrichtenzentrale. Das Gehirn erhält ständig Meldungen aus dem Körper, sie werden entschlüsselt und es wird entschieden, wie darauf reagiert werden muß. Die entsprechenden Signale müssen dann den Organen übermittelt werden. Der Übermittlung von Meldungen und Signalen dienen
- das Nervensystem, das die Signale aus den Sinnesorganen an das Gehirn weiterleitet, die Bewegungen der Skelettmuskulatur und die Funktionen der inneren Organe steuert (z.B. die Herz-Kreislauf-Funktion), und
- das Hormonsystem. Chemische Botenstoffe, die Hormone, kreisen ständig in der Blutbahn und beeinflussen alle lebenswichtigen Organfunktionen. Die Hormonproduktion wird vom Gehirn gesteuert.

Das Hormonsystem
Die Hormone beeinflussen wichtige Körperfunktionen:
- Sie setzen die Ausnutzung von Nahrungsbestandteilen in Gang, sind also an der Energiegewinnung beteiligt.

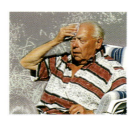

▲ Das Schwitzen gehört zu den Regulationsmechanismen, die die Körpertemperatur beeinflussen.

▼ Wie in einem Orchester der Dirigent die einzelnen Musiker zum Zusammenspiel anleitet, werden die Körperfunktionen vom Hormonsystem gesteuert: Alle Informationen laufen im Hypothalamus des Gehirns zusammen, und hier werden die entsprechenden Reaktionen ausgelöst.

- Sie treiben Auf-, Um- und Abbauvorgänge im Organismus an, fördern also den Stoffwechsel.
- Sie regeln Wachstum, Entwicklung und Reifung des Organismus.
- Sie beeinflussen das Herz-Kreislauf-System, indem sie die Herztätigkeit und die Weite der Arterien dem jeweiligen Blutbedarf des Organismus anpassen.
- Sie unterstützen die Abwehrfunktionen des Körpers.
- Sie bewirken die Reifung von Ei- und Samenzellen in den Geschlechtsorganen und dienen auf diese Weise der Fortpflanzung.

Schon in kleinsten Mengen entfalten Hormone ihre Wirkungen. Anders als die Vitamine werden sie nicht mit der Nahrung aus der Umwelt aufgenommen, sondern in den Drüsen vom Körper selbst hergestellt.

Die Produktionsstätten
Der Hypothalamus, ein bestimmter Bereich im Gehirn, produziert chemische

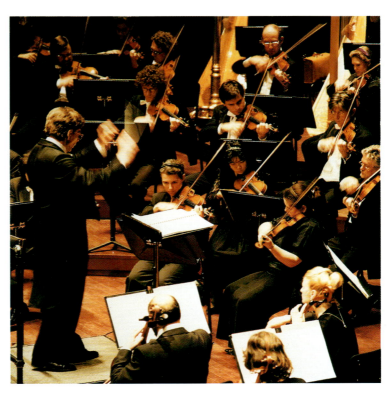

Vorstufen von Hormonen, die auf dem Blutweg zur Hirnanhangsdrüse, der Hypophyse, gelangen und sie zur Hormonproduktion anregen.
Die Hormone der Hypophyse erreichen ebenfalls mit dem Blut die anderen Hormondrüsen des Körpers und wirken dort hemmend oder verstärkend auf deren Tätigkeit.
Die Hypophyse produziert aber nicht nur Hormone, die andere Hormondrüsen beeinflussen, sondern auch solche, die ihre Wirkungen direkt im Organismus entfalten (beim Wachstum, Stoffwechsel und der Wasserausscheidung durch die Nieren).
Die wichtigsten hormonproduzierenden Organe sind
- Schilddrüse und Nebenschilddrüsen,
- Bauchspeicheldrüse,
- Nebennieren und
- Geschlechtsdrüsen.

Steuerung der Hormonproduktion
Im Blutkreislauf wird mit Hilfe spezieller Zellen ständig der Spiegel aller Hormone gemessen. Diese Informationen werden an den Hypothalamus im Gehirn weitergeleitet. Weicht der Hormonspiegel vom Sollwert ab, wird die Produktion der Hormonvorstufe reduziert bzw. gesteigert. Über den Blutkreislauf gelangt diese Vorstufe in die Hypophyse; dort wird das entsprechende Hypophysenhormon nun entweder vermehrt oder vermindert gebildet. Erst die Menge dieses Hypophysenhormons reguliert in der Schild- und den Nebenschilddrüsen, der Bauchspeicheldrüse, den Nebennieren oder den Geschlechtsdrüsen die Hormonproduktion.

Abwehrmechanismen

Der menschliche Organismus setzt sich ständig mit Angriffen aus der Umwelt auseinander. Körperfremde Stoffe und Krankheitserreger (Bakterien, Viren und Pilze) müssen abgewehrt werden.
Die Haut und der Darm sind von vielen Bakterien besiedelt. Auf der Haut sind sie normalerweise nicht schädlich, und im Darm sind sie sogar lebensnotwendig, da sie an der endgültigen Aufspaltung nicht verwertbarer Nahrungsreste beteiligt sind.
Erst wenn sich bestimmte Bakterien übermäßig vermehren, können sie Auslöser von Krankheiten werden.
Gegen die verschiedenen Angriffe auf die Gesundheit verfügt der Mensch über wirksame Abwehrmechanismen, die körperfremde Stoffe und Krankheitserreger unschädlich machen.

Allgemeine Abwehr
Den wichtigsten Schutz gegen Eindringlinge bilden Haut und Schleimhaut.
Die Hornschicht und der Säureschutzmantel der Haut erschweren das Eindringen von Krankheitserregern. Tritt bei einer Verletzung Blut aus einer Wunde, schwemmt es Erreger fort, gerinnt, verschorft und deckt die Wunde ab – der Schutzwall ist wieder geschlossen.
Auf Schleimhäuten bleiben Eindringlinge am Schleim kleben. In den Atemwegen sorgen zusätzlich spezielle Zellen der Schleimhaut für eine Reinigung. Sie sind mit mikroskopisch kleinen Härchen ausgestattet, die durch ihre Bewegungen alle Fremdkörper nach außen transportieren. Die Tränenflüssigkeit im Auge und der Schleim in der Nase spülen eingedrungene Partikel fort. Verschluckte Erreger werden durch die Säure im Magen vernichtet und in die Harnwege eingedrungene Bakterien beim Wasserlassen herausgespült.
Die Schutzreflexe des Körpers spielen bei der Abwehr ebenfalls eine wichtige Rolle: Husten und Niesen ermöglichen den Ausstoß von Fremdkörpern und Erregern, das Auge wird vom Lidreflex unwillkürlich geschlossen, damit keine Gegenstände die Hornhaut verletzen.
Die bei Infektionen auftretende Erhöhung der Körpertemperatur, das Fieber, steigert die Leistungsfähigkeit bestimmter Abwehrvorgänge im Körper. Außerdem gehen manche Erreger bei Temperaturen über 40 °C zugrunde. Fieber hat also zunächst eine Schutzfunktion und sollte deshalb nicht gleich mit

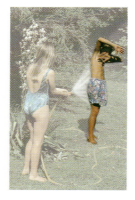

▲ Der Organismus schützt sich durch seine äußere Hülle und mit seinem Immunsystem vor eindringenden Erregern.

Abwehrmechanismen

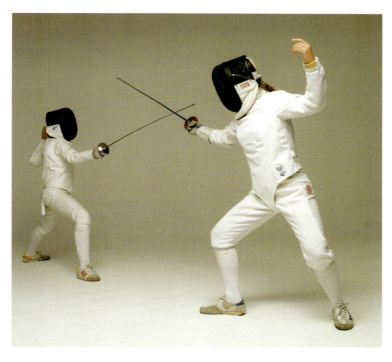

▲ So wie Fechter sich durch ihre Kleidung vor Verletzungen schützen, verhindert die allgemeine Abwehr das Eindringen von Erregern; dem Angriff des Gegners kann mit einer Parade – der gezielten Abwehr entsprechend – begegnet werden.

fiebersenkenden Mitteln bekämpft werden. Steigt es jedoch über 41 °C oder hält es zu lange an, muß es durch entsprechende Behandlung gesenkt werden. Ansonsten können die Organe geschädigt werden, da unter anderem lebenswichtige Eiweißstoffe (Proteine) bei zu hohen Temperaturen zerstört werden.
Eine Reihe von körperschädigenden Stoffen, die in den Organismus gelangen, können von der Leber durch Umbauvorgänge unschädlich gemacht und über den Darm oder die Nieren ausgeschieden werden. Auch Medikamente werden auf diese Art aus dem Körper transportiert, allerdings erst nachdem sie ihre Wirkung erzielt haben.

Gezielte Abwehr

Sind trotz aller allgemeinen Abwehrmechanismen Krankheitserreger in den Organismus eingedrungen, wehrt sich der Körper mit zwei Verteidigungssystemen: der unspezifischen und der spezifischen Verteidigung.
Im Knochenmark werden die weißen Blutkörperchen, die Leukozyten, gebildet, aus denen sich verschiedene Arten von Abwehrzellen (Granulozyten, Phagozyten oder Freßzellen und Lymphozyten) mit unterschiedlichen Aufgaben entwickeln.
Etwa 25 Milliarden weiße Blutkörperchen kreisen ständig im Blut eines Erwachsenen.

Unspezifische Verteidigung
Sie richtet sich gegen alle in den Körper eingedrungenen Fremdkörper. Im Blut befinden sich Enzyme und Proteine, die aus den Eiweißen der Nahrung gebildet werden und in der Lage sind, Krankheitserreger zu vernichten.
Manche Enzyme zerstören beispielsweise die Zellwände von Bakterien, und bestimmte Proteine, die Interferone, verhindern die Vermehrung von Viren in den Körperzellen.
Dringen Krankheitserreger in die Haut ein, kann eine Entzündung entstehen, die durch Rötung, Schwellung und Erwärmung gekennzeichnet ist. Die Granulozyten und Phagozyten erreichen in einem solchen Fall schnell den Ort des Geschehens. Die Abwehrkräfte der Granulozyten sind jedoch begrenzt. Bereits nach wenigen Stunden sterben sie ab; ihre Überreste bilden den Eiter.
Die Phagozyten werden von den eingedrungenen Erregern oder Fremdstoffen angelockt, wandern auf sie zu und fressen sie. Der Fremdstoff wird dabei zunächst an der Oberfläche des Phagozyten festgehalten und schließlich in sein Zellinneres aufgenommen. Dort töten Wirkstoffe den Eindringling ab und verdauen ihn. Diesen Vorgang nennt man Phagozytose.

Spezifische Verteidigung
Krankheitserreger, die durch die unspezifische Verteidigung nicht unschädlich gemacht wurden, werden vom Immunsystem gezielt bekämpft. Sein wichtigster Bestandteil sind die Lymphozyten. Diese weißen Blutkörperchen reifen in den Lymphknoten, der Milz und der Thymusdrüse zu B- und T-Lymphozyten heran und werden dort gespeichert.
Manche B-Lymphozyten entwickeln Plasmazellen, die beim ersten Kontakt

mit einem Erreger zur Bildung eines Antikörpers angeregt werden, der diesem genau entspricht. So entsteht im Organismus nach jedem Erstkontakt mit Erregern eine große Menge entsprechender Antikörper, die ständig frei im Blut zirkulieren. Bei der nächsten Begegnung wird der Erreger dann fest an einen entsprechenden Antikörper gebunden. Der Eindringling ist erkannt und gefangen. Dieser Mechanismus aktiviert andere Abwehrmaßnahmen, die den Erreger endgültig vernichten.

Auch Sekrete wie Speichel, Tränenflüssigkeit und der Schleim in Atemwegen, Darm und Harnwegen enthalten solche Antikörper.

Andere B-Lymphozyten speichern Informationen über die Antigene, die die Erreger auf ihrer Oberfläche tragen. So können sie verschiedene Erreger später wiedererkennen.

Sobald ein B-Lymphozyt im Körper zum erstenmal mit einem bestimmten Erreger und dem Antigen auf seiner Oberfläche in Kontakt tritt, bildet er den dazu passenden Antikörper.

Im Gegensatz zu den frei im Blut kreisenden Antikörpern bleiben diese jedoch fest mit der Oberfläche der B-Lymphozyten verbunden. Der Antikörper ragt aus dem B-Lymphozyten heraus und kann den Erreger mit seinem Antigen an sich binden.

Durch Zellteilung bildet dieser B-Lymphozyt dann Tochterzellen, die alle mit den gleichen Antikörpern auf ihrer Oberfläche ausgestattet sind: die Gedächtniszellen. Sie können auch nach Monaten oder Jahren Krankheitserreger an ihren Antigenen erkennen. Kommt es zu einem erneuten Eindringen eines solchen Erregers, wird er von einer großen Zahl dieser Lymphozyten vernichtet.

Dieses Prinzip macht man sich bei den Schutzimpfungen zunutze. Eine kleine Menge Antikörper, die nicht ausreicht, um eine Erkrankung auszulösen, aber groß genug ist, um die Bildung von Gedächtniszellen auszulösen, wird dem Organismus zugeführt. Dringen später entsprechende Erreger in den Körper ein, werden diese Lymphozyten sofort zur Abwehr angelockt.

Da diese Zellen nur eine bestimmte Zeit wirksam bleiben, muß man Schutzimpfungen je nach Art der Erreger in unterschiedlichen Abständen wiederholen.

T-Lymphozyten wandern im Körper zwischen Lymphknoten, Milz, Blutgefäßen und Gewebe hin und her. Sie

- wirken bei der Produktion von Antikörpern in den B-Lymphozyten mit,
- bilden Stoffe, die die Aktivität der Granulozyten und Freßzellen steigern, und helfen somit auch den Zellen des unspezifischen Verteidigungssystems. Nicht zuletzt deswegen werden sie auch Helferzellen genannt.
- Manche T-Lymphozyten können sich zu sogenannten Killerzellen entwickeln und Giftstoffe produzieren, die direkt auf fremde Zellen wirken, diese abtöten und auflösen.

Erhaltung der Art

Die Fortpflanzung des Menschen sichert die Erhaltung der Art. Eizelle und Samenzelle enthalten die Erbinformationen, den genetischen Code. In der befruchteten Eizelle wird bei der Zellteilung dieser Code entschlüsselt. Er bestimmt die verschiedenen Strukturen, zu denen die Zellen heranreifen sollen, und im Mutterleib entwickelt sich ein Mensch mit all seinen verschiedenen Organen.

Durch die Verbindung der unterschiedlichen Erbinformationen der Eltern werden die individuellen Eigenschaften der Nachkommen festgelegt.

Für die Fortpflanzung ist der Mensch mit Geschlechtsorganen ausgestattet, in denen die Geschlechtshormone und die Keimzellen produziert werden.

Fortpflanzung

Voraussetzung für die Fortpflanzung ist der Geschlechtstrieb, der durch die Geschlechtshormone gesteuert wird. Die Wahrnehmung sexueller Reize fördert die Produktion dieser Hormone. Die reizvolle Ausstrahlung eines Partners

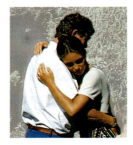

▲ Sexualität ist eine der Triebfedern, ohne die eine Arterhaltung unmöglich wäre.

Erhaltung der Art, Altern

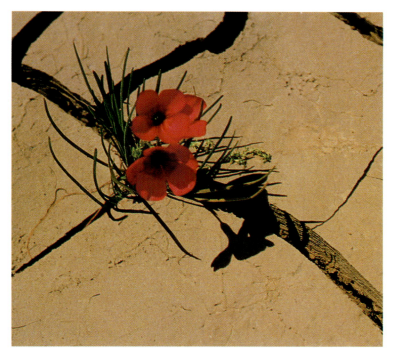

▲ Neues Leben entsteht immer aus älterem, vergehendem: Beim Menschen spielt bei der Arterhaltung neben der Fortpflanzung und Lebensfähigkeit des Individuums noch die Fähigkeit, seinen Lebensraum zu gestalten, eine Rolle.

entsteht aus einer Fülle von Eigenschaften. Im Idealfall entsteht eine Verbindung, die für die Beteiligten sowohl erotische Spannung als auch die Erfüllung individueller Sehnsüchte bedeutet. Zusammen trägt dies zu einer Lebensqualität bei, die eine befriedigende Sexualität ermöglicht und so ebenfalls die Arterhaltung fördert.

Überleben des einzelnen

Grundvoraussetzung für die Arterhaltung ist die Fähigkeit des einzelnen Menschen, in seiner Umgebung zu überleben. Alle Körperfunktionen des Menschen dienen diesem Überleben. In diesem Zusammenhang sind die Schutz- und Abwehrmechanismen des Körpers gegen Krankheitserreger, Empfindungen wie Hunger oder Durst, aber auch spontan ablaufende Funktionen wie regelmäßige Atmung und Herzschlag zu sehen.

Gestalten

Die Erhaltung der Art ist aber nicht nur eine Frage der Funktionstüchtigkeit der Geschlechtsorgane und der Überlebensfähigkeit des Organismus. Mindestens ebenso wichtig sind die Möglichkeiten des Menschen,
- eine menschenfreundliche Umgebung zu gestalten und zu bewahren, um nachfolgenden Generationen gute Lebensbedingungen zu hinterlassen,
- zwischenmenschliche Beziehungen zu gestalten, da der Mensch zum Überleben auf seine Artgenossen angewiesen ist,
- die Befriedigung eigener Bedürfnisse zugunsten anderer Menschen und der Erhaltung der Art zurückzustellen.

Voraussetzung hierfür ist die Bereitschaft des einzelnen, nicht nur für sich selbst, sondern auch für seine Umwelt und seine Mitmenschen eine Mitverantwortung zu übernehmen.

Altern

Auch der Mensch unterliegt Verschleißerscheinungen, die sich an seinem ganzen Körper abspielen. Letztlich kann der natürliche Tod eines jeden Menschen nur als logischer Endpunkt dieses Ablaufs hingenommen werden.

Was heißt Altern?

Während der Phase der Entwicklung eines Menschen von der Befruchtung der Eizelle bis zur Geburt bilden sich Zellen unterschiedlichster Art, die auch verschiedene Aufgaben erfüllen. Aus ihnen entstehen die Organe und Strukturen des menschlichen Körpers. Nach der Geburt durchläuft er eine Wachstumsphase, bis der Organismus seine endgültige Reife erreicht hat. Von Anfang an werden ständig alte Zellen durch neue ersetzt. Das geschieht in den einzelnen Organen unterschiedlich häufig – je nach den Leistungen, die sie zu vollbringen haben: Die Zelle eines Haars muß nicht so schnell erneuert werden wie die Zellen der stoffwechselaktiven Leber. Es herrscht also ein ständiges Wechselspiel zwischen der Alterung und der Erneuerung von Zellen. Der ganze Mensch altert, weil mehr Zellen altern und absterben als neue entstehen können.

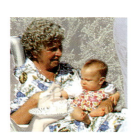

▲ Vom ersten Lebenstag an altert der Mensch, weil weniger Zellen neu gebildet werden können als absterben.

Der menschliche Organismus

Nicht erneuerbar sind die Nervenzellen im Gehirn und die Zellen des Nervensystems. Von Geburt an ist der Mensch mit einem Vorrat dieser wichtigen Zellen ausgestattet, der für das ganze Leben ausreichen muß.

Veränderungen im Organismus

Die altersbedingten Veränderungen im menschlichen Organismus lassen sich anhand einiger Beispiele beschreiben: bei den Zellen, den Blutgefäßen und dem Abwehrsystem:
- Die Anzahl der neugebildeten Zellen sinkt allmählich. Die Arbeitsleistung der Zellen nimmt ebenfalls ab: Auf-, Um- und Abbauvorgänge laufen langsamer ab.
- Die Struktur der Arterien verändert sich mit zunehmendem Alter allmählich. Es kommt zur Einlagerung von Kalk in die Gefäßwand. Dadurch verengen sich die Arterien langsam, und die Durchblutung (besonders in kleinen, haarfeinen Verzweigungen) wird schlechter.
  Die Wände der Venen werden ebenfalls dicker und unelastischer, wodurch sich der Rückfluß des Blutes zum Herzen verlangsamt.
  Dies führt allmählich zu einer Verlangsamung des Blutkreislaufs und zur Verminderung der Durchblutung. Die Organe werden nicht mehr so gut mit Sauerstoff und Nährstoffen versorgt, der Abtransport von Abbauprodukten erfolgt langsamer.
- Die Leistungsfähigkeit des Abwehrsystems des menschlichen Organismus geht im Alter immer mehr zurück, denn die Produktion von Abwehrstoffen und Abwehrzellen nimmt ab, ihre Zusammenarbeit wird träger. Der alte Mensch ist deshalb anfälliger für Infektionskrankheiten.

Wann und in welchem Ausmaß all diese Veränderungen auftreten, ist bei jedem Menschen verschieden. Irgendwann betreffen diese Veränderungen lebenswichtige Funktionen des Organismus, und es kommt zum Versagen einzelner

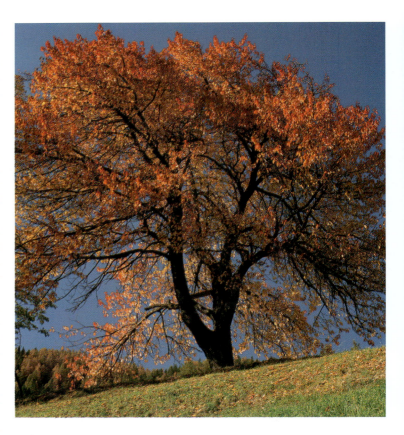

▲ Die Zeit des Alters muß weder trist noch traurig sein; bewußt gestaltet, kann sie zu einer intensiven und genußvollen Lebensphase werden.

Organe oder ganzer Organsysteme, was den Tod zur Folge hat.

Ursachen des Alterns

Nur sehr wenige Mechanismen dieser Alterungsvorgänge sind geklärt. Und noch weniger die Frage, warum die Menschen unterschiedlich alt werden.
Einer Theorie zufolge ist die Lebenserwartung schon vor der Geburt in den Keimzellen individuell weitgehend festgelegt. Dies würde auch erklären, warum Lebewesen eine unterschiedliche Lebensdauer haben. Ein Elefant kann 200 Jahre alt werden, ein Karpfen 60 Jahre, eine Ameise und ein Hund 15 Jahre und eine Stubenfliege nur vier Wochen.
Eine andere Theorie macht Umwelteinflüsse verantwortlich. In den Industrieländern beispielsweise nimmt die Lebenserwartung allmählich zu. Günstigere Lebensumstände und eine gute medizinische Versorgung sind hierfür ausschlaggebend.

Die Zelle – Grundbaustein des Lebens

Die Zelle ist die kleinste lebensfähige Einheit des Organismus; alle Lebewesen – also auch der Mensch – sind aus einer riesigen Menge einzelner Zellen zusammengesetzt. Je nach ihrer Aufgabe und Funktion sind sie unterschiedlich aufgebaut. Doch ihre Grundstruktur ist gleich: Zellflüssigkeit, Zellwand und Zellkern sowie unterschiedliche kleine Zellorgane, die Organellen, sorgen für den reibungslosen Ablauf aller Körperfunktionen.

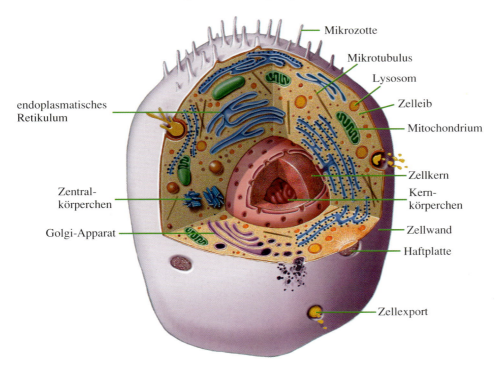

Jede Zelle ist von einer Hülle, der Zellmembran, umgeben, die ihre Bestandteile zusammenhält. Sie besteht aus Fett und Eiweißen; durch sie können Stoffwechsel- und Zellprodukte eindringen und auch nach außen abgegeben werden.

Bestandteile und Aufgaben
Wie die Organe des Körpers erfüllen die einzelnen Organellen der Zelle spezifische Aufgaben:
- Das endoplasmatische Retikulum sorgt für den Transport von Eiweißstoffen innerhalb der Zelle und für ihre Entgiftung.
- Haftplatten verbinden die Zelle mit anderen Zellen.

▲ Zellen haben je nach Funktion eine unterschiedliche Größe. Während die kleinsten Zellen des Menschen nur etwa 0,002 Millimeter groß sind, weisen die Nervenzellen bis zu einem Meter lange Fortsätze auf.

- Der Golgi-Apparat bewirkt die Erneuerung der Zellwand und den Abtransport von Abfallstoffen.
- Kernkörperchen und Zentralkörperchen bewirken und steuern die Zellteilung.
- Lysosomen sind die Verdauungsorgane der Zelle.
- Mikrotubuli bewegen die Zelle und leiten Informationen von der Zelloberfläche zum Zellkern.
- Mikrozotten nehmen Nährstoffe aus der Umgebung auf.
- Mitochondrien sorgen für Energiegewinnung und Atmung.
- Im Zellkern befindet sich das Erbgut der Zelle.

Nervensystem und Gehirn

Das Nervensystem umfaßt alle Strukturen des Organismus, die durch Reize verschiedenster Art (z.B. Kälte, Wärme, Licht usw.) entweder selbst erregbar sind, solche Reizimpulse weiterleiten und verarbeiten oder den Körper zu Reaktionen veranlassen. Das Nervensystem befähigt den Menschen, seine Umwelt zu erleben. Es besteht aus den Nerven mit ihren »Fühlern«, den Rezeptoren, dem Gehirn und dem Rückenmark.

Der kleinste und wichtigste Grundbaustein des Nervensystems ist die Nervenzelle. Nervenzellen befinden sich im Gehirn, im und entlang des Rückenmarks sowie in den Sinnesorganen. Sie sind miteinander verbunden und garantieren die Übermittlung und den Austausch von Informationen. Verglichen mit anderen Zellen des menschlichen Organismus, verfügen die Nervenzellen über einige Besonderheiten. Sie können sich weder teilen noch erneuern. Ihr Zellkörper hat verzweigte, dünne, teilweise sogar mehr als einen Meter lange Fortsätze, sogenannte Dendriten, die Reize aufnehmen und mit denselben Fortsätzen anderer Nervenzellen netzartig in Verbindung stehen. Die Wand der Nervenzellen hat die Fähigkeit, empfangene Reize in elektrische Signale umzuwandeln. Diese werden über einen Hauptfortsatz, den sogenannten Neurit, weitergeleitet. Viele solcher Nervenfasern vereinigen sich zu einem Nerven. An ihren Enden treten die Nervenfasern wiederum mit anderen Nervenzellen oder Muskelzellen in Kontakt. Nervenzellen und -fasern sind von einem speziellen Gewebe umgeben. Es besteht aus einem Fett-Eiweiß-Gemisch, das das zarte Netzwerk der Nervenzellen stützt und ernährt sowie eine isolierende Hülle (Markscheide) um die meisten Nervenfasern bildet.

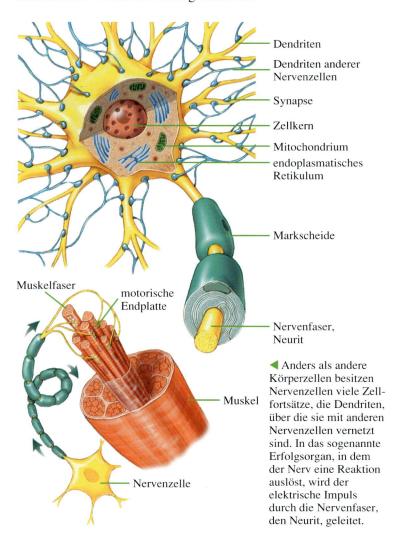

◂ Anders als andere Körperzellen besitzen Nervenzellen viele Zellfortsätze, die Dendriten, über die sie mit anderen Nervenzellen vernetzt sind. In das sogenannte Erfolgsorgan, in dem der Nerv eine Reaktion auslöst, wird der elektrische Impuls durch die Nervenfaser, den Neurit, geleitet.

Nervenerregung

Jede Nervenzelle reagiert auf einen bestimmten Reiz, für dessen Empfang sie geschaffen ist, mit einer Erregung und erzeugt einen elektrischen Impuls im Nervengewebe. Im nicht erregten Zustand ist die Zelle elektrisch negativ, ihre Umgebung positiv geladen. Diese Ladungsdifferenz kommt dadurch zustande, daß sich in der nicht erregten Zelle mehr negativ geladene Stoffteil-

Nervensystem und Gehirn

chen befinden als in ihrer Umgebung. Wird die Nervenzelle erregt, ändert sich das jedoch schlagartig. Es öffnen sich Poren in der Zellwand – und positiv geladene Teilchen aus der Zellumgebung strömen ins Zellinnere: Die negative elektrische Ladung dort kippt für den Bruchteil einer Sekunde in eine positive um. Dieser Impuls wird als Signal über einen Nervenfortsatz weitergeleitet. Ist die blitzschnelle Ladungsumkehr abgeschlossen, treten kleine Pumpen in der Zellwand in Aktion, die durch den Rücktransport der elektrisch positiv geladenen Teilchen den ursprünglichen Zustand wiederherstellen. Die Nervenzelle ist dann bereit für die nächste Erregung.

Weiterleitung der Erregung

Die Erregung wird als elektrischer Impuls über die Nervenfasern weitergeleitet. Da die einzelnen Nervenzellen und Nervenfasern untereinander und mit den Muskeln nicht direkt verbunden sind, kann der Impuls an ihren Enden (Synapsen) nicht ungehindert weitergeleitet werden. In den Synapsen wird das elektrische in ein chemisches Signal umgewandelt und so auf die nächste Nervenfaser oder den Muskel übertragen.

Verschiedene Nervenzellen und Nervenbahnen

Je nach Art des Reizes gibt es verschiedene Arten von Nervenzellen, die auf den Empfang und die Verarbeitung spezialisiert sind. Andere Nervenzellen haben die Aufgabe, Anweisungen, die sie vom Gehirn erhalten, zu den Organen weiterzuleiten. Die Nerven vereinigen sich zu sogenannten Nervenbahnen. Man unterscheidet Bahnen, die vom Körper zum Gehirn führen, und solche, die vom Gehirn in den Körper führen. Es gibt Funktionen des Körpers, die dem Willen unterliegen, also bewußt stattfinden, und solche, die automatisch, also unbewußt ablaufen. Man spricht deshalb vom

- willkürlichen Nervensystem, das bewußte oder gezielte Bewegungsabläufe ermöglicht, wie den Griff nach einem bestimmten Gegenstand (sensorisch-motorisches System), und vom
- unwillkürlichen Nervensystem für die unbewußte Steuerung von Körperfunktionen wie Atmung, Herzschlag, Darmtätigkeit usw. (vegetatives oder autonomes Nervensystem).

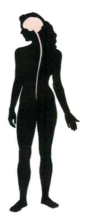

Die Zentrale

Das Gehirn eines Erwachsenen wiegt ungefähr 1500 Gramm. Es enthält etwa 100 Milliarden Nervenzellen. Schätzungsweise 10 000 Nervenzellen sterben bei jedem Menschen täglich ab. Das entspricht in 70 Jahren jedoch nur etwa 0,25% des ursprünglichen Vorrats. Die Einschränkung der Hirnfunktion, wie sie bei älteren Menschen auftreten kann, hängt nicht mit dieser Verringerung, sondern mit anderen Veränderungen im Alterungsprozeß zusammen.

Aufbau

Das Gehirn besteht aus verschiedenen Teilen: dem Stammhirn, dem Kleinhirn, dem Zwischenhirn und dem Großhirn. Das Stammhirn umfaßt den unteren Bereich des Gehirns vor dem Kleinhirn; zu ihm zählen vor allem die Brücke und das verlängerte Mark. Das Zwischenhirn besteht aus Thalamus und Hypothalamus mit den dazugehörigen Nervenbahnen. Das Großhirn überlagert die anderen Hirnanteile und beansprucht zwei Drittel der gesamten Hirnmasse. Es ist in eine linke und eine rechte Hälfte – die Hemisphären – geteilt, die mit einem dicken Nervenstrang, dem sogenannten Balken, verbunden sind. Auf diese Weise ist ein ständiger Austausch von Informationen möglich. Die gewundene Oberfläche wird als Großhirnrinde bezeichnet. Im Gehirn befinden sich mehrere Kammern, die mit Gehirnflüssigkeit, dem sogenannten Liquor, gefüllt sind.

Das Gehirn geht in das Rückenmark über, das im Inneren der Wirbelsäule vom Genick bis hinunter zur Lendenwirbelsäule verläuft. Schädelknochen und Wirbelsäule schützen Gehirn und

Der menschliche Organismus

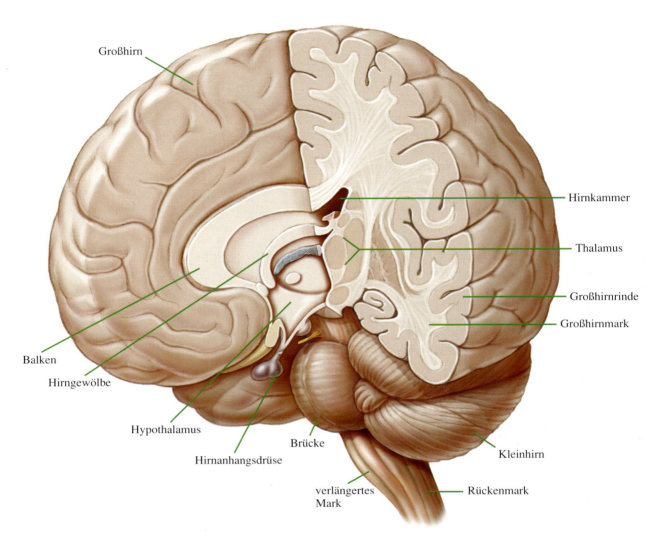

▲ Das Gehirn füllt den gesamten Hohlraum des Schädels aus. Die beiden Großhirnhälften mit ihrer gefurchten Oberfläche überdecken alle anderen Hirnteile.

Rückenmark, die innerhalb dieser Knochen noch zusätzlich von den Hirnhäuten und der Gehirnflüssigkeit umgeben sind.

Funktion der verschiedenen Hirnteile
Das Stammhirn ist das Steuerzentrum für die grundlegenden lebenserhaltenden Körperfunktionen wie Atmung, Herzschlag und Kreislauf. Über zuführende Nervenbahnen erhält es ständig Informationen aus dem Körper. Es verarbeitet sie und leitet über die wegführenden Nervenbahnen die entsprechenden Befehle weiter. So wird von hier aus der Blutdruck gesteuert, indem dem Herzen mitgeteilt wird, wie schnell es schlagen muß, und den Muskeln in den Wänden der Adern, ob sie erschlaffen oder sich zusammenziehen sollen, damit sich die Adern erweitern oder verengen.
Das Kleinhirn koordiniert die Körperbewegungen und kontrolliert die Körperhaltung.
Das Zwischenhirn ist eine Umschaltstation für die ankommenden Signale aus dem Körper und verbindet die Gehirnbereiche untereinander. Außerdem überwacht es den gesamten Stoffwechsel des Organismus. Es ist der Befehlsgeber für die Funktionen der Körperdrüsen. Außerdem steuert es Emotionen und Triebe.
In den beiden Großhirnhälften findet das Denken, das bewußte und unbewußte Verarbeiten von Sinneswahrnehmungen,

Nervensystem und Gehirn

die Umsetzung der Gedanken in Sprache, das Erinnern und Lernen, das Gefühlsleben, schließlich die Planung und Durchführung von Handlungen statt. Die Hirnrinde, dicht unter der Schädeldecke, ist – je nach Aufgabe – in verschiedene Felder eingeteilt:
Das motorische Rindenfeld ist der Befehlsgeber für Kontraktionen der Muskeln des Bewegungsapparates. Das sensorische Rindenfeld nimmt eintreffende Sinnesreize wie Schmerz-, Temperatur- und Berührungsempfinden auf, verarbeitet sie und leitet die Befehle für entsprechende Reaktionen weiter.
Im Großhirn befinden sich auch die Wahrnehmungszentren für das Sehen, Hören und Riechen. Sprachverständnis und Sprechen nehmen ebenfalls einen eigenen Bereich ein.
Alle Teile des Gehirns tauschen über eine Vielzahl von Nervenverbindungen ständig Nachrichten und Befehle aus.

Rückenmark

Das Rückenmark verläuft als dicker, im Querschnitt ovaler Strang innerhalb der Wirbelsäule. Durch Öffnungen in den Wirbelkörpern treten auf beiden Seiten Nerven aus.
Vom Genick bis zur Lendenwirbelsäule ist das Rückenmark in Abschnitte unterteilt, die bestimmte Körperbereiche mit Nervenleitungen versorgen. Dadurch ist es möglich, einzelne Gebiete bei einer Narkose gezielt auszuschalten: Wenn ein Betäubungsmittel in die Nähe des Rückenmarks gespritzt wird, sind dort für eine gewisse Zeit die Nervenleitungen unterbrochen; die zugehörigen Körperbereiche werden gefühllos und bewegungsunfähig. Auf diese Weise können ohne Vollnarkose Operationen der unteren Körperhälfte durchgeführt werden.
Wird das Rückenmark bei einem Unfall durchtrennt, hat das eine Querschnittslähmung zur Folge. Ihr Ausmaß hängt davon ab, auf welcher Höhe die Wirbelsäule verletzt ist.
Die meisten Reflexe – wie der Kniesehnenreflex – werden direkt von den Nervenzellen des Rückenmarks gesteuert. Der Reiz, der als elektrischer Impuls im Rückenmark ankommt, löst unmittelbar hier einen Gegenimpuls aus, der direkt zum entsprechenden Muskel weitergeleitet wird. Dem Gehirn wird nur noch eine Information übermittelt, die die jeweiligen Empfindungen auslöst. Die Reaktionszeit auf bestimmte äußere Reize wird durch diese Mechanismen erheblich verkürzt.
Gehirn und Rückenmark bilden zusammen das »zentrale Nervensystem«.

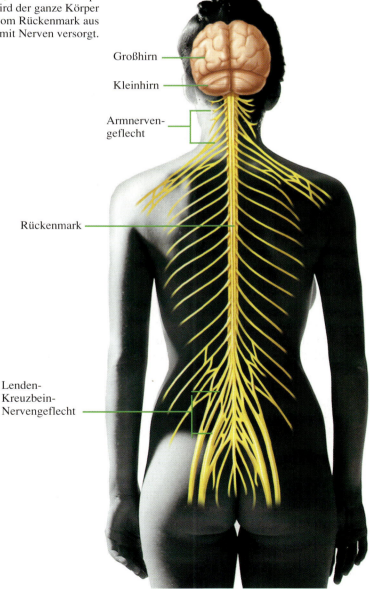

▶ Bis auf den Kopf wird der ganze Körper vom Rückenmark aus mit Nerven versorgt.

Großhirn
Kleinhirn
Armnervengeflecht
Rückenmark
Lenden-Kreuzbein-Nervengeflecht

Der menschliche Organismus

Auge

Die Augen sind die wichtigsten Sinnesorgane des Menschen. Sie sind durch die Augenlider geschützt und liegen, in einem von Bindegewebe durchsetzten Fettpolster eingebettet, in den Augenhöhlen. Außen an jedem Augapfel setzen sechs Muskelstränge an, die so angeordnet sind, daß sich das Auge in alle Richtungen drehen kann. Beim Sehen wirken beide Augen zusammen.

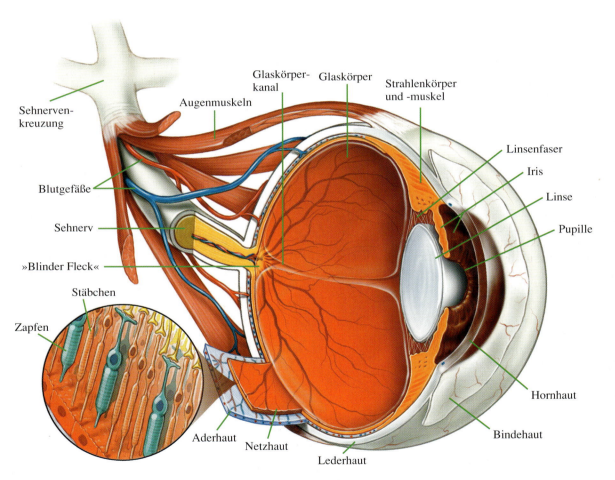

Aufbau
Der Augapfel erhält seine Form durch eine derbe Haut, die sogenannte Lederhaut (Sklera). Sie enthält den Glaskörper, eine wasserreiche, durchsichtige Gallertmasse. In die Lederhaut ist auf der Vorderseite die durchsichtige, gekrümmte Hornhaut eingepaßt. Die Bindehaut überzieht als Schleimhaut das Innere der Lider und die Lederhaut bis zum Rand der Hornhaut.

▲ Nur durch das Zusammenspiel von Sinneszellen, die Lichtreize aufnehmen (Detail unten), Muskeln, die das Auge bewegen, Nerven und Blutgefäßen, die das Auge versorgen, können Seheindrücke wahrgenommen werden.

Von den Tränendrüsen oberhalb der Augen wird Flüssigkeit produziert, die sich durch den Lidschlag über das Auge verteilt und durch die beiden Tränenkanäle in den inneren Augenwinkeln in die Nasenhöhle abfließt. Sie verbessert die optischen Eigenschaften der Hornhaut, indem sie Unebenheiten ausgleicht, schwemmt Fremdkörper weg, schützt vor Austrocknung und wehrt Krankheitserreger ab.

Auge

Die Regenbogenhaut (Iris) umgibt wie ein Ring die Pupille und regelt mit feinen Muskelfasern ihre Weite. Die dahinterliegende Linse bündelt das einfallende Licht und sorgt für ein scharfes Bild. Hornhauthinter- und Irisvorderfläche umgeben die vordere, Iris und Linse die hintere Augenkammer. Hier wird das Kammerwasser produziert, das durch die Pupille in die vordere Augenkammer übertritt und dort über kleine Kanäle in die Blutgefäße des vorderen Augenabschnitts abfließen kann. Produktion und Abfluß des Kammerwassers stehen im Gleichgewicht, so daß der Augeninnendruck konstant bleibt.

Die Iris liegt lose der Linse auf, der Pupillenrand gleitet bei Verengung oder Erweiterung der Pupille auf der Linsenvorderfläche. Hinter der Linse beginnt der Glaskörper.

Die Netzhaut mit den Sinneszellen kleidet das Innere des Auges aus. Zwischen Netzhaut und äußerer Umhüllung des Augapfels, der Lederhaut, befindet sich die Aderhaut, die die Netzhaut ernährt. Die empfindlichen Sinneszellen haben zusätzlich ein eigenes Versorgungsgeflecht aus feinsten Äderchen.

Die Nervenfortsätze der Sinneszellen vereinigen sich zu einem Nervenfaserbündel, dem Sehnerv, der auf der Rückseite den Augapfel verläßt.

Das Auge als Kamera

Um einen Gegenstand zu sehen, müssen die in das Auge einfallenden Lichtstrahlen so gebrochen und gebündelt werden, daß auf der Netzhaut ein scharfes Bild entsteht. Gebündelt werden die Lichtstrahlen durch die Augenlinse. Für die scharfe Abbildung eines nahen Gegenstands muß sie sich wölben, um die Lichtstrahlen entsprechend stark zu brechen. Bei Betrachtung entfernter Gegenstände muß sie sich abflachen. Diese Veränderung der Linsenkrümmung nennt man Akkommodation. Sie wird von dem Muskelring (Strahlenmuskel), der den Linsenapparat umgibt, bewirkt.

Die Iris mit der Pupille als Lichteinlaß hat die Funktion einer Blende. Bei starkem Lichteinfall verengt sie sich, und bei Dunkelheit erweitert sie sich.

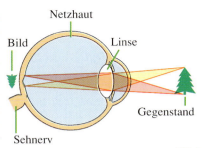

▲ Das Bild, das auf der Netzhaut entsteht, ist seitenverkehrt und steht auf dem Kopf; erst im Sehzentrum wird der Seheindruck wieder umgekehrt, und der Gegenstand wird aufrecht und seitenrichtig wahrgenommen.

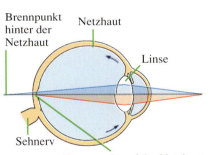

▲ Das Licht von einem nah vor dem Auge liegenden Gegenstand wird von der entspannten Linse (oben/blau) so gebrochen, daß der Brennpunkt hinter der Netzhaut liegt. Erst wenn sich die Linse wölbt (unten), treffen die Lichtstrahlen (rot) im Brennpunkt auf der Netzhaut zusammen.

Wahrnehmung

Die lichtempfindlichen Sinneszellen der Netzhaut heißen Zapfen und Stäbchen. Die Zapfen ermöglichen das Farbensehen, die Stäbchen sind für das Sehen bei schlechter Beleuchtung zuständig. Sie sind unterschiedlich dicht auf der Netzhaut verteilt. Am Ort des schärfsten Sehens befinden sich besonders viele Zapfen. Um einen Gegenstand genau erkennen zu können, müssen sich die Augen so einstellen, daß das einfallende Lichtbündel seinen Brennpunkt genau in diesem Bereich hat. Die Stäbchen liegen vermehrt in der Umgebung dieser Stelle. Das erklärt, warum man bei Dämmerlicht einen Gegenstand besser wahrnimmt, wenn man ihn nicht genau fixiert.

Zapfen und Stäbchen können auch durch andere Reize erregt werden, wenn diese stark genug sind. Sie werden jedoch auch als Lichtempfindung wahrgenommen. Das erklärt das »Sternchensehen« bei einem heftigen Schlag auf das Auge.

Durch das Zusammenwirken beider Augen entsteht ein räumliches Bild.

Sehbahn

Die Sinneszellen wandeln den in das Auge eintreffenden Lichtreiz in ein elektrisches Signal um und leiten dies über die Sehnerven an das Gehirn weiter. Die Sehnerven treten in das Gehirn ein und gelangen zum Sehzentrum der linken und rechten Großhirnhälfte im Hinterhaupt. Von hier aus werden die Signale zur Großhirnrinde weitergeleitet, wo sie verarbeitet, wahrgenommen, gedeutet und gespeichert werden.

Ohr und Gleichgewichtsorgan

Während das Ohr akustische Reize aus der Umwelt an das Gehirn weiterleitet, dient das Gleichgewichtsorgan – der sogenannte Vestibularapparat – der Orientierung im Raum. Ohne dieses kleine Organ im Innenohr könnte kein Mensch aufrecht gehen und würde nur hilflos torkeln.

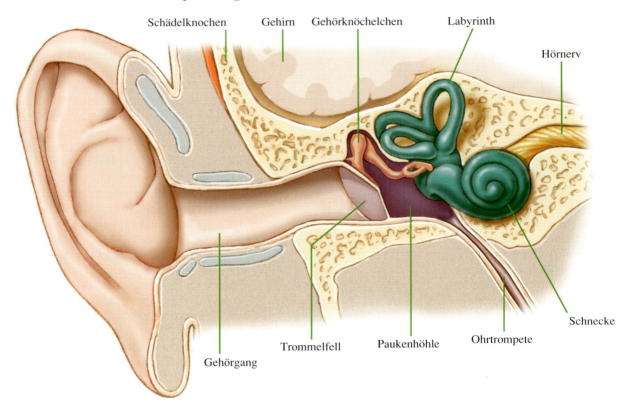

Ohr und Gleichgewichtsorgan gelten zwar als eine Organeinheit, weil sie in unmittelbarer Nachbarschaft liegen, sie haben aber von ihren Aufgaben her nur wenig miteinander zu tun. Durch die gleichzeitige Wahrnehmung von Geräuschen mit beiden Ohren kann man feststellen, aus welcher Richtung ein Geräusch kommt.

Äußeres Ohr
Die trichterförmige Ohrmuschel sieht bei jedem Menschen anders aus. Die verschiedenen Erhebungen und Vertiefungen haben keine praktische Bedeutung. Die Muskulatur ist zurückgebildet. Der Mensch kann nicht mehr wie viele

▲ Während das äußere Ohr und das Mittelohr dazu dienen, den Schall weiterzuleiten, befinden sich die Sinneszellen, die das Geräusch an das Gehirn weiterleiten, gut geschützt in den Schädelknochen, eingebettet in der Schnecke des Innenohrs; auch die Sinneszellen des Gleichgewichtsorgans befinden sich im Innenohr – allerdings in den Bogengängen des Labyrinths.

Tiere »die Ohren spitzen«. Die Schallwellen werden wie über einen Trichter in den äußeren Gehörgang und zum Trommelfell geleitet.

Mittelohr
Das Mittelohr beginnt hinter dem Trommelfell, einer schrägstehenden dünnen Membran. Die Schallwellen in der Luft versetzen das Trommelfell in Schwingungen. In der sogenannten Paukenhöhle, dem knöchernen Hohlraum des Mittelohrs, befinden sich die drei Gehörknöchelchen Hammer, Amboß und Steigbügel, die die Schwingungen zum Innenohr weiterleiten. Der Hammer ist am Trommelfell befestigt und über ein

Ohr und Gleichgewichtsorgan

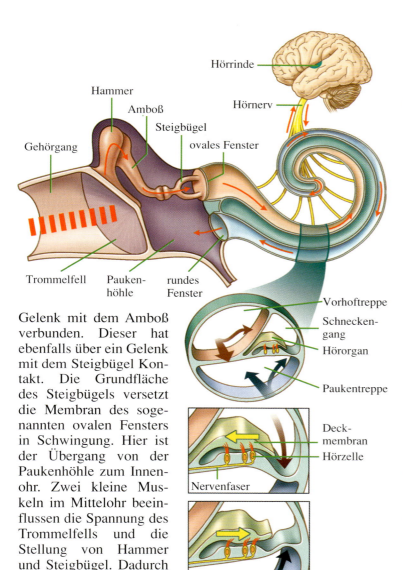

▲ Die Schwingung, die vom Steigbügel auf die Membran des ovalen Fensters übertragen wird, setzt sich als Welle in der Flüssigkeit im ersten Gang der Schnecke, der Vorhoftreppe, anschließend auf dem Rückweg in der sogenannten Paukentreppe fort (Mitte). Die Welle wird in den Schneckengang übertragen, wo sie die Deckmembran mit den Härchen der Sinneszellen bewegt (unten).

Gelenk mit dem Amboß verbunden. Dieser hat ebenfalls über ein Gelenk mit dem Steigbügel Kontakt. Die Grundfläche des Steigbügels versetzt die Membran des sogenannten ovalen Fensters in Schwingung. Hier ist der Übergang von der Paukenhöhle zum Innenohr. Zwei kleine Muskeln im Mittelohr beeinflussen die Spannung des Trommelfells und die Stellung von Hammer und Steigbügel. Dadurch kann z.B. starker Schalldruck bei tiefen und lauten Tönen abgefangen werden, und das Innenohr wird geschützt. Außerdem nimmt die Gehörknöchelchenkette die jeweils günstigste Stellung zur Unterdrückung störender Schwingungen ein. Die Paukenhöhle ist über die Ohrtrompete mit dem Nasen-Rachenraum verbunden. Über diese Röhre findet der Druckausgleich zwischen Mittel- und Außenohr statt. Schnelle Druckänderungen (z.B. beim Fliegen) führen zu schmerzhaften Einziehungen des Trommelfells; durch Schlucken kann man den Druckausgleich erleichtern. Beim Tubenkatarrh ist durch Schwellung der Schleimhäute der Ausgleich erschwert, Schmerzen im Trommelfell und ein schlechteres Hören sind die Folge.

Innenohr

Zum Innenohr gehört die spiralförmige Schnecke. In ihr befinden sich drei Gänge, die mit Endolymphe gefüllt sind. Der erste beginnt am ovalen Fenster der Paukenhöhle des Mittelohrs und führt zur Schneckenspitze; hier ist er mit dem zweiten Gang verbunden, der zurück zum Mittelohr führt und am runden Fenster endet, einer Membran in der Paukenhöhle dicht unterhalb des ovalen Fensters. Zwischen den beiden Gängen liegt ein dritter Gang, in dem sich die Sinneszellen für das Hören befinden. Gerät das ovale Fenster durch den Steigbügel in Schwingung, so setzt sich diese Schwingung in der Endolymphe fort. Auch im mittleren Gang, dem Schneckengang, entsteht so eine Flüssigkeitswelle, die die kleinen Härchen, die – eingebettet in eine Membran – aus den Hörzellen in die Endolymphe ragen, bewegt. Diese Bewegung löst die Erregung aus, die dann als elektrisches Signal über die Zellfortsätze der Hörzellen weitergeleitet wird. In welchem Ausmaß die Sinneszellen erregt werden, hängt von der Frequenz und der Intensität der Schallwellen ab. Das menschliche Ohr kann Schallwellen nur in einem bestimmten Frequenzbereich wahrnehmen: von etwa 16 Hertz (tiefe Töne) bis zu 20 000 Hertz (obere Hörgrenze). Am empfindlichsten ist das Ohr in einem Frequenzbereich zwischen 2000 und 5000 Hertz. Die obere Hörgrenze kann im Alter bis auf 5000 Hertz herabsinken.

Hörbahn

Die Nervenfortsätze der etwa 25 000 Sinneszellen eines Ohrs vereinigen sich zum Hörnerv, der als Hörbahn ins Gehirn führt. Dort – in den Hörzentren der Großhirnrinde – werden die Signale entschlüsselt, das heißt als Geräusch, Ton oder Sprache wahrgenommen und gespeichert. Die Interpretation des Wahrgenommenen – z.B. der Sprache – ge-

Der menschliche Organismus

schieht in anderen Zentren des Gehirns, wie dem Sprachzentrum, das über Nervenfasern mit dem Hörzentrum in Verbindung steht.

Gleichgewichtsorgan

Das Gleichgewichtsorgan befindet sich im Innenohr in der Nähe der Schnecke. Es besteht aus drei knöchernen Bogengängen, die senkrecht zueinander stehen. Diese Rundbögen sind ebenfalls mit Lymphflüssigkeit gefüllt. Bei jeder Kopfbewegung werden die Bogengänge mitbewegt. Aufgrund der Trägheit kann die Flüssigkeit in den Gängen dieser Bewegung nicht sofort folgen, und es kommt kurzzeitig zu einer Strömung in den Bogengängen. Durch diese Flüssigkeitsströmung werden – ähnlich wie beim Hören in der Schnecke – Sinneszellen erregt. Diese Zellen besitzen in eine Gallertmasse eingebettete Härchen, die durch die Flüssigkeitsströmung bewegt werden. Da die Bogengänge – je nach Richtung der Bewegung – unterschiedlich starke Lageveränderungen erfahren, werden auch die Härchen der Sinneszellen unterschiedlich stark bewegt. Dieser Reiz wird in ein elektrisches Signal umgewandelt und über Nerven an das Gehirn weitergeleitet. Im Vorhof der Bogengänge befinden sich zusätzlich weitere Sinneszellen.

Funktion

Die unterschiedlich starken Erregungen in den Bogengängen und im Vorhof der Bogengänge werden zusammen registriert und die entsprechenden Signale zum Kleinhirn weitergeleitet. Von dort aus laufen viele Nervenverbindungen zu anderen Bereichen des zentralen Nervensystems. In der Großhirnrinde werden dem Menschen alle Richtungsänderungen des Kopfes im Raum und das Gefühl von oben und unten bewußt, wie das Gefühl des Fallens und Steigens in einem Aufzug, ohne daß Lageveränderungen mit den Augen wahrgenommen werden. Vom Gleichgewichtsorgan führen auch Nervenfortsätze zu Nervenzellen im Gehirn, deren besondere Aufgabe

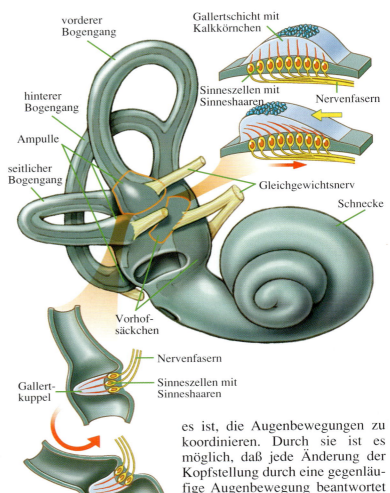

▲ Sinneszellen, deren Härchen bei jeder Bewegung des Körpers bewegt werden, befinden sich in den Ampullen der Bogengänge (Detail unten) und in den Vorhofsäckchen (Detail oben). Hier ist die Gallertschicht zusätzlich mit Kalkkörnchen bedeckt, die durch ihre größere Masse die Erregung verstärken.

es ist, die Augenbewegungen zu koordinieren. Durch sie ist es möglich, daß jede Änderung der Kopfstellung durch eine gegenläufige Augenbewegung beantwortet werden kann. Andere Nervenfortsätze führen vom Gleichgewichtsorgan zu solchen Bereichen im Gehirn, die Befehle an die Muskulatur der Beine erteilen. Durch diese Vernetzung sind schnelle Ausgleichsbewegungen möglich, die es verhindern, daß man von einem wackelnden Brett fällt. Da das Brechzentrum in der Nähe des Gleichgewichtszentrums liegt, können ungewohnte Reize, z.B. beim Fliegen oder auf See, Übelkeit und Erbrechen hervorrufen. Wird der Kopf zusätzlich bewegt oder stimmt der optische Eindruck nicht mit der Gleichgewichtswahrnehmung überein (Lesen im Auto), wird dieser Effekt verstärkt. Medikamente, die die Reizung des Gleichgewichtsorgans dämpfen, können die Symptome mildern.

Luftwege und Lunge

Alle Körperzellen brauchen Sauerstoff, um zu überleben und ihre Aufgaben zu erfüllen. Das Abfallprodukt Kohlendioxid muß aus dem Körper heraustransportiert werden. Bei der Atmung sorgen Luftwege und Lunge durch den Gasaustausch für Antransport und Nutzung von Sauerstoff und stellen auch die Ausscheidung des Kohlendioxids sicher.

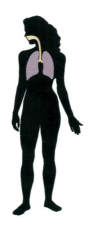

Die oberen Abschnitte der Luftwege bilden die Nasenhöhlen, der Rachen, der Kehlkopf und die Luftröhre.

Die unteren Luftwege beginnen ungefähr zehn bis 13 Zentimeter unterhalb des Kehlkopfs. Hier teilt sich die Luftröhre in zwei Hauptäste auf, den rechten und den linken Hauptbronchus, die jeweils in den rechten und linken Lungenflügel führen. Dort verzweigen sie sich weiter zu immer kleineren Ästen, den Bronchien, und münden schließlich in die Lungenbläschen, die Alveolen.

Funktion der Luftwege

In den oberen, teils auch den unteren Luftwegen werden eingeatmete Fremdkörperteilchen abgefangen und wieder nach außen befördert. Zusätzlich wird die Atemluft erwärmt und befeuchtet.

- Schon in der Nasenhöhle werden Staubteilchen durch Haare am Eindringen gehindert. Von größerer Bedeutung ist jedoch die Bauweise der Nasenhöhle. Die Nasenmuscheln unterteilen den Innenraum in drei mit Schleimhaut ausgekleidete Bereiche, die Nasengänge. Die mikroskopisch kleinen Teilchen in der Luft lagern sich auf ihrem Weg durch die Nasengänge an den Schleimhäuten ab. Teilchen, die bis in die Luftröhre und die oberen Bronchien gelangen, bleiben an deren Schleimhäuten hängen, lösen dort einen Hustenreflex aus und werden abgehustet.
- Die Innenauskleidung der Luftwege besteht aus einer hochspezialisierten Zellschicht. In ihr befinden sich schleimproduzierende und mit kleinen, wimpernartigen Fortsätzen ausgestattete Zellen (Haarzellen). Die Bewegungen dieser Wimpern sorgen dafür, daß der Schleim mit den Fremdkörpern in den Luftwegen rachenwärts, dem Luftstrom entgegen fließt. Die einwandfreie Funktion dieser Zellen hängt von der Temperatur und der Befeuchtung der Luft ab.
- Die Nasenschleimhaut ist besonders reich an Blutgefäßen. Das körperwarme Blut heizt die vorbeiströmende Luft während des Einatmens so auf, daß sie bei Erreichen des Kehlkopfs fast bis auf Körpertemperatur angestiegen ist – und dies sogar bei einer Außentemperatur von nur 0 °C.
- Die Einatemluft wird durch eine Vielzahl schleimbildender Drüsen in der Wand von Nasenhöhle und Luftröhre angefeuchtet. Selbst sehr trockene Außenluft erreicht so bis zu ihrem Eintritt in die Lunge eine relative Feuchtigkeit von fast 100%.

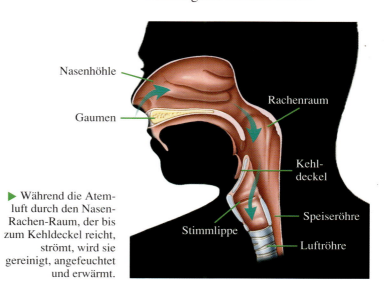

▶ Während die Atemluft durch den Nasen-Rachen-Raum, der bis zum Kehldeckel reicht, strömt, wird sie gereinigt, angefeuchtet und erwärmt.

Der menschliche Organismus

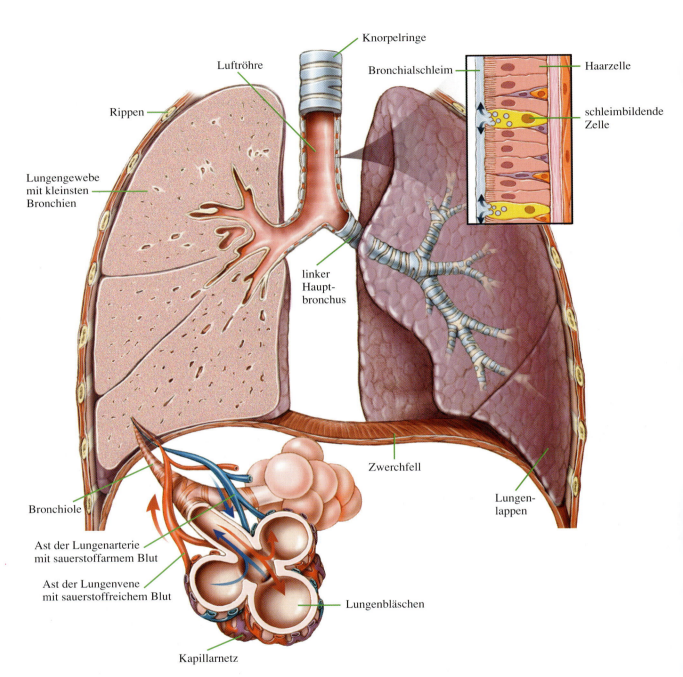

Aufbau der Lunge

Die Lunge befindet sich im Brustkorb, dessen Innenfläche mit dem Rippenfell ausgekleidet ist, während das Lungenfell die Lungenoberfläche bedeckt. Im Raum zwischen diesen beiden Häuten herrscht Unterdruck. Schleimflüssigkeit sorgt dafür, daß Rippen- und Lungenfell bei den Atembewegungen geschmeidig aufeinander gleiten können.

▲ Durch die Luftröhre, in der sie noch stärker befeuchtet wird (oben rechts), strömt die Atemluft durch die Bronchien in die Lungenbläschen, die von einem dichten Blutgefäßnetz umgeben sind (unten links). Hier wird Sauerstoff aufgenommen und Kohlendioxid abgegeben.

Die Lunge selbst besteht aus zwei Hälften, den Lungenflügeln, von denen der linke aus zwei, der rechte aus drei Lungenlappen zusammengesetzt ist. Zwischen beiden Lungenflügeln befindet sich das Herz mit seinen großen Blutgefäßen. Außerdem verlaufen hier die Speiseröhre und die Luftröhre mit den beiden Hauptbronchien, die mit Hilfe von Knorpelringen stabilisiert werden.

Luftwege und Lunge

Die Hauptbronchien verzweigen sich in der Lunge zum Bronchialbaum, dessen Äste zum Rand hin zahlreicher und dünner werden. Feine, elastische Fasern umgeben nun die sogenannten Bronchiolen, die von Muskelringen offengehalten werden. Jeder einzelne Ast mündet in die Lungenbläschen, die Alveolen. Die Lunge enthält etwa 300 Millionen solcher Alveolen. Ihre Gesamtoberfläche beträgt rund 80 Quadratmeter und bietet somit eine große Fläche für den Gasaustausch.

Die von der rechten Herzkammer kommenden Blutgefäße zweigen sich im Lungengewebe zu haarfeinen Gefäßen auf und umgeben die Alveolen als zartes Geflecht. Die dünnen Gefäßwände haben direkten Kontakt mit der Außenfläche der Alveolen. Von hier aus kommend, vereinigen sich die feinen Gefäßäste wiederum zu einem dickeren Blutgefäß und führen aus dem Lungengewebe heraus zum linken Herzvorhof.

Das Gefäßsystem in der Lunge bezeichnet man im Gegensatz zum »großen« Körperkreislauf als »kleinen Kreislauf«.

Funktion der Lunge

Aus den Venen des Körpers gelangt sauerstoffarmes und kohlendioxidreiches Blut in die rechte Herzhälfte. Diese pumpt es in die Adern der Lunge, bis zu den Lungenbläschen. An diesen Kontaktstellen findet der Gasaustausch statt:
- Kohlendioxid tritt aus den Blutgefäßen in die Alveolen und
- Sauerstoff aus den Alveolen in die Blutgefäße über.

Im Blut wird der Sauerstoff an die roten Blutkörperchen gebunden und weitertransportiert. Das sauerstoffreiche Blut verläßt das Lungengewebe und fließt zur linken Herzhälfte. Von dort wird es zur Sauerstoffversorgung in die Schlagadern (Arterien) des Körpers gepumpt.

Bei der Einatmung füllen sich die Alveolen mit Sauerstoff, bei der Ausatmung wird das Kohlendioxid abgeatmet. Das Lungenvolumen eines Erwachsenen beträgt etwa sechs Liter. Das Volumen eines normalen Atemzugs liegt bei einem halben Liter. In Ruhe atmet der Mensch ungefähr zwölfmal in der Minute. Bei maximaler Anstrengung können mit einem Atemzug rund vier Liter ein- und ausgeatmet werden. Am Ende einer Ausatmung verbleibt in der Lunge also immer noch ein Restvolumen von mindestens eineinhalb Litern Luft, das trotz größter Anstrengung nicht ausgeatmet werden kann. Dadurch bleibt die Lunge gebläht, und es steht immer eine Reserve für den Gasaustausch zur Verfügung.

Die gesunde Lunge hat ein elastisches Gewebe. Bei krankhaften Gewebeveränderungen wie Entzündungen ist die Atmung erschwert.

Bei der Ein- und Ausatmung wirken viele Muskelgruppen zusammen. Zur Einatmung heben die zwischen den Rippen liegenden Muskeln den Brustkorb an. Gleichzeitig flacht sich das Zwerchfell – die kräftige Muskelplatte zwischen Brust- und Bauchhöhle – ab, was eine Erweiterung des Brustraums zur Folge hat.

Bei der Ausatmung spannt sich die Bauchdecke an und drängt das Zwerchfell nach oben: Die Lunge wird zusammengedrückt.

Die Atmung wird vom Atemzentrum im Gehirn reguliert. Das Blut strömt im Gefäßsystem an Nervenzellen vorbei, die registrieren, wie hoch der Gehalt an Kohlendioxid und Sauerstoff im Blut ist. Ist zuviel Kohlendioxid im Blut, melden sie dem Atemzentrum, daß die Atmung verstärkt werden muß. Sinkt der Kohlendioxidgehalt, wird die Atemfrequenz verringert.

Neben dem Gasaustausch hat die Lunge weitere Aufgaben. Manche Schadstoffe werden aus dem Blut des Lungenkreislaufs gefiltert. Kleine Blutgerinnsel werden abgefangen und aufgelöst. Das Lungengewebe produziert Wirkstoffe (Eicosanoide), die – je nach Bedarf – bewirken, daß sich die haarfeinen Äderchen in den Körpergeweben verengen oder erweitern; sie regulieren so die Durchblutung dieser Bereiche.

Hormonproduzierende Organe

Die Drüsen beeinflussen fast alle Körperfunktionen. Ihre Steuerung geht vom Hypothalamus, einer Region des Gehirns, und der Hirnanhangsdrüse (Hypophyse) aus. Sowohl Hypothalamus als auch Hypophyse schütten selbst hormonartige Stoffe und echte Hormone aus.

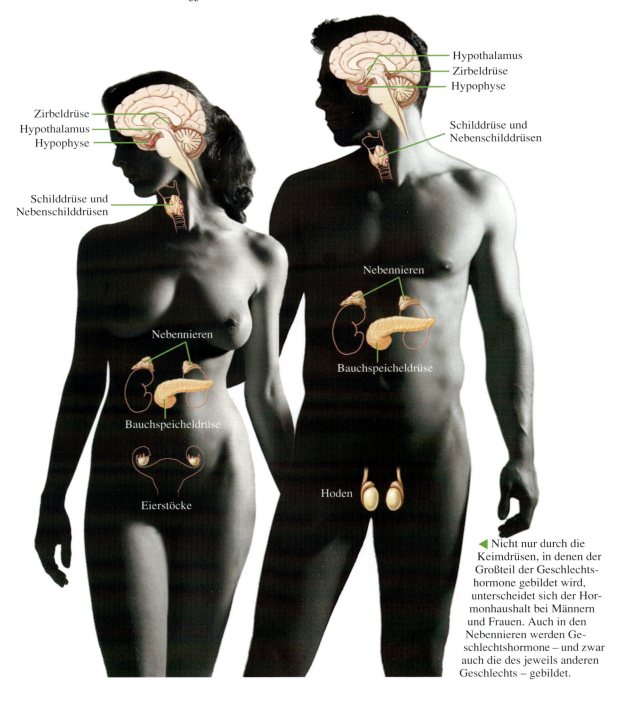

◀ Nicht nur durch die Keimdrüsen, in denen der Großteil der Geschlechtshormone gebildet wird, unterscheidet sich der Hormonhaushalt bei Männern und Frauen. Auch in den Nebennieren werden Geschlechtshormone – und zwar auch die des jeweils anderen Geschlechts – gebildet.

Hormonproduzierende Organe

Als Hypothalamus wird eine Region im Gehirn bezeichnet, in der fast alle in der Blutbahn zirkulierenden Hormone registriert werden. Ihm kommt deshalb eine zentrale Steuerfunktion zu. Er bildet je nach Menge der Hormone im Blut Stoffe, die die Hirnanhangsdrüse zur Produktion ihrer Hormone anregen.

Hypophyse

Die Hirnanhangsdrüse besteht aus einem vorderen und einem hinteren Lappen. Sie nimmt unter den hormonproduzierenden Organen eine Sonderstellung ein: Zum einen wirkt sie auf bestimmte Organe wie die Brustdrüsen der Frau direkt ein, zum anderen registriert sie – wie der Hypothalamus – die produzierte Hormonmenge anderer Drüsen im Blut und veranlaßt sie – je nach Bedarf – dazu, die Hormonausschüttung zu steigern oder zu drosseln.
Zu den direkt wirkenden Hypophysenhormonen zählen:

Prolaktin
Während der Schwangerschaft sorgt dieses Hormon sowohl für eine Kräftigung der Gebärmuttermuskulatur als auch für die Bildung von Muttermilch in den Brustdrüsen.

Adiuretin
Es hemmt die Wasserausscheidung der Nieren. Bei Durst wird es vermehrt gebildet und dadurch mehr Wasser im Organismus zurückgehalten. Wird viel Flüssigkeit getrunken, ist die Produktion von Adiuretin herabgesetzt, und es wird mehr Wasser mit dem Urin ausgeschieden.

Somatotropin
Das Wachstumshormon wird im Vorderlappen der Hypophyse gebildet, es steuert das Längenwachstum und ist an der Bildung von körpereigenen Eiweißbaustoffen beteiligt.

Gonadotropine
Sie fördern bei Mann und Frau das Wachstum der Geschlechtsdrüsen.

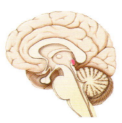

Zirbeldrüse

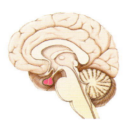

Hypophyse

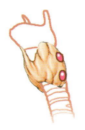

Schilddrüse und Nebenschilddrüsen

Zirbeldrüse

Die haselnußgroße Drüse befindet sich in der Nähe des Thalamus auf der Unterseite des Gehirns. Auch das von ihr ausgeschüttete Melatonin beeinflußt die Hormonbildung in anderen Drüsen.

Melatonin
Die Funktion des in der Zirbeldrüse gebildeten Hormons ist noch nicht vollständig erforscht. Es wird vermutet, daß es einen Einfluß auf den Tag-Nacht-Rhythmus besitzt.

Schilddrüse und Nebenschilddrüsen

Die Schilddrüse besteht aus einem rechten und einem linken Lappen, die miteinander verbunden sind. Sie umgreift hufeisenförmig dicht unterhalb des Kehlkopfs den oberen Teil der Luftröhre. Die Lappen liegen locker im weichen Halsgewebe, das verbindende Querstück ist fest mit dem Kehlkopf verwachsen. An der Rückseite der Schilddrüse befinden sich vier linsengroße Körperchen, die sogenannten Nebenschilddrüsen.
Die normal große Schilddrüse wiegt ungefähr 18 Gramm und ist von außen nicht zu erkennen. Sie ist reich an Blutgefäßen, Lymphbahnen und Nerven. Ihr Gewebe besteht aus vielen kleinen Drüsenbläschen, in denen das Schilddrüsenhormon gebildet und gespeichert wird. Von hier aus gelangt es über die Blutgefäße in die Blutbahn.
Ein wichtiger Baustein des Schilddrüsenhormons ist Jod. Da es bei der Arbeit der Schilddrüse verbraucht wird und vom Körper nicht gebildet werden kann, muß es über die Nahrung zugeführt werden. Besonders jodreich sind Meersalz und Seefische sowie Pflanzen, die auf jodreichem Boden wachsen.

Thyroxin
Das Schilddrüsenhormon bewirkt eine Beschleunigung von Stoffwechselvorgängen. Daher spielt es eine wichtige Rolle für die Entwicklung des Gesamtorganismus.
- Es steigert die Ausnutzung von Sauerstoff in den Zellen. Dies ist beson-

Der menschliche Organismus

ders bei vermehrter Arbeit der Organe erforderlich, da dann auch mehr Sauerstoff benötigt wird.
- Es ist mitverantwortlich für eine gleichbleibende Körpertemperatur.
- Es fördert Wachstum und Entwicklung des Organismus. Besonders wichtig ist Thyroxin für die Reifung des Gehirns beim Neugeborenen und das Knochenwachstum.
- Auch die Gehirntätigkeit hängt vom Angebot dieses Hormons ab. Ein Mangel führt zu Antriebslosigkeit, ein Überangebot zu erhöhter Erregbarkeit.

Hormon der Nebenschilddrüsen
Das Parathormon der Nebenschilddrüsen reguliert den Einbau von Kalzium in das Knochengewebe. Dieses Mineral gelangt aus der Nahrung (besonders aus Milchprodukten und Eiern) in die Blutbahn und ist ein wesentlicher Knochenbaustein.

Nebennieren
Wie die Nieren sind die Nebennieren sehr reich an Blutgefäßen und Nerven. Ihr Gewebe gliedert sich in zwei Bereiche, die verschiedene Hormone produzieren: die Nebennierenrinde und das Nebennierenmark.
Mit Ausnahme der Androgene haben alle Hormone von Nebennierenrinde und Nebennierenmark eine Gemeinsamkeit: Sie dienen vor allem dem Schutz des Körpers in Alarmsituationen. Da sie in solchen Situationen vermehrt produziert werden, nennt man sie auch Streßhormone. Sie entfalten ihre Wirkungen, die sich in vielen Fällen ähneln und ergänzen, allerdings nicht nur im Notfall, sondern wohldosiert auch für die normalen Belange des Organismus.

Kortison
Dieses in der Nebennierenrinde produzierte Hormon
- beeinflußt den Kohlenhydrat-Stoffwechsel; der Blutzuckerspiegel wird erhöht, und dem Körper steht mehr Energie zur Verfügung;

Nebennieren

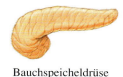

Bauchspeicheldrüse

- verzögert die Wasserausscheidung durch die Nieren, so daß der Körper bei Durst Wasser zurückhalten kann;
- unterdrückt entzündliche und allergische Reaktionen; daher wird bei manchen Allergien Kortison als Medikament verabreicht;
- verstärkt die Wirkung der Hormone des Nebennierenmarks.

Androgen
Es wird ebenfalls in der Rinde der Nebenniere gebildet und wirkt fördernd auf die Bildung von Knorpel- und Knochengewebe sowie auf die Muskulatur des Bewegungsapparats.
Die Einnahme von Androgenpräparaten (Anabolika) bringt das Gleichgewicht der körpereigenen Androgene durcheinander. Das führt bei Frauen zur Vermännlichung, während bei Männern die Funktion der Hoden gehemmt wird, sie verkleinern sich, und Unfruchtbarkeit kann die Folge sein.

Adrenalin und Noradrenalin
Die im Nebennierenmark gebildeten Hormone werden auch als Katecholamine bezeichnet. Unter ihrem Einfluß
- ziehen sich die Muskeln in den Wänden der Blutgefäße zusammen, wodurch sich die Gefäße verengen. Dadurch wird der Blutdruck erhöht;
- werden Herzkraft und Herzfrequenz gesteigert; dadurch wird vermehrt Blut in die lebenswichtigen Organe gepumpt;
- werden im Organismus gespeicherte Reserven in Form von Fett oder Glukose mobilisiert und als Energielieferanten für die Zellen in die Blutbahn ausgeschüttet;
- wird die Energieverwertung dieser Reserven in der Muskulatur des Bewegungsapparats gesteigert.

Bauchspeicheldrüse
Die Bauchspeicheldrüse produziert nicht nur Verdauungssäfte, sondern in bestimmten Bereichen ihres Gewebes auch die sogenannte Stoffwechselhormone Insulin und Glukagon, die eine entschei-

Hormonproduzierende Organe

dende Rolle bei der Verwertung von Zucker im Organismus spielen.

Insulin
Die in der Nahrung enthaltenen Kohlenhydrate werden durch die Verdauung aufgespalten. Das Spaltprodukt Glukose ist als Blutzucker wesentlicher Energielieferant für die Zellen des Organismus. Insulin schafft die Voraussetzungen dafür, daß Glukose aus dem Blut in die Zellen gelangen und dort verwertet werden kann. Insulinmangel ist die Ursache der Zuckerkrankheit.

Glukagon
Glukagon ist ein Gegenspieler des Insulins. Während Insulin den Blutzuckerspiegel dadurch senkt, daß es die Glukose in die Körperzellen transportiert, hebt Glukagon den Zuckergehalt des Blutes an, wenn dieser zu stark sinkt. Es mobilisiert stille Zuckerreserven, wenn die Zellen von Zuckermangel bedroht sind. Das ist allerdings nur möglich, solange dem Organismus in der Leber gespeicherte Zuckerreserven zur Verfügung stehen.

Weibliche Geschlechtsdrüsen

In den Eierstöcken werden die weiblichen Geschlechtshormone Östrogen und Gestagen gebildet und an die Blutbahn abgegeben.
Beim heranwachsenden Mädchen fördern sie die Entwicklung der weiblichen Geschlechtsmerkmale. Beide sind verantwortlich für die Entstehung der typisch weiblichen Körperformen.

Östrogen
Während einer Schwangerschaft wird Östrogen auch in der Plazenta gebildet. Geringe Mengen des weiblichen Geschlechtshormons werden beim Mann auch in den Nebennierenrinden und den Hoden produziert. Östrogen
- fördert bei der erwachsenen Frau im Eierstock die Reifung des Eis bis zum Eisprung,
- fördert die Wanderung des reifen Eis durch den Eileiter in die Gebärmutter,
- bewirkt im Verlauf des monatlichen Zyklus eine Zunahme des Scheidensekrets, das unter Östrogeneinfluß außerdem dünnflüssiger wird, was am Termin des Eisprungs das Eindringen des männlichen Samens in die Gebärmutter erleichtert,
- erleichtert das Eindringen des Samens in die Hülle des Eis.

Gestagen
Zu der Gruppe der Gestagene zählt das Progesteron. Es
- bereitet die Schleimhaut der Gebärmutter auf die Einnistung des befruchteten Eis vor und
- macht diese Schleimhautveränderung nach dem Eisprung wieder rückgängig, wenn keine Befruchtung stattgefunden hat.

Männliche Geschlechtsdrüsen

In den Hoden wird neben den Samenzellen auch das Geschlechtshormon Testosteron gebildet.

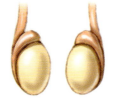
Hoden

Testosteron
In geringen Mengen kommt Testosteron auch bei der Frau vor, wo es in den Nebennierenrinden und den Eierstöcken gebildet wird. Es
- bewirkt beim heranwachsenden Knaben das Wachstum der Geschlechtsorgane,
- prägt die sogenannten sekundären Geschlechtsmerkmale, wie männliche Körperbehaarung, Körperbau, Muskulatur und Kehlkopfgröße (Stimmbruch),
- fördert beim geschlechtsreifen Mann die Bildung der Samenzellen und
- beeinflußt den Geschlechtstrieb.

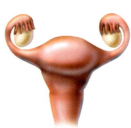
Eierstöcke

Thymusdrüse

Ob die unmittelbar an der Herzvorderseite liegende Thymusdrüse zu den hormonproduzierenden Organen zählt, ist umstritten. Sie wächst bis zum Eintritt in die Pubertät und bildet sich dann in einen Fettkörper um. Das in ihr gebildete Thymosin beeinflußt die Bildung der Abwehrzellen des Immunsystems.

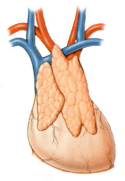
Thymus

Herz

Bereits drei Wochen nach der Befruchtung der Eizelle beginnt das Herz zu schlagen und hört erst beim Tod eines Menschen damit auf. Kein anderer Muskel leistet im Laufe eines Menschenlebens so viel Arbeit. Obwohl es eigentlich nur eine besonders leistungsfähige Pumpe ist, gilt das Herz doch als Symbol für das Leben selbst.

Das kegelförmige Herz hat beim Erwachsenen annähernd die Größe einer geballten Faust und wiegt etwa 350 Gramm. Es liegt schräg im Brustkorb, hinter dem Brustbein. Nach rechts reicht es etwa drei, nach links zehn Zentimeter seitlich über die Mittellinie des Brustbeins hinaus. Vorne wird es fast vollständig von den Lungenflügeln überdeckt. Die Spitze und der untere Teil des Herzens ruhen auf dem Zwerchfell. Sein hinterer Teil berührt die hinter ihm verlaufende Speiseröhre. Das Herz ist von einer dünnen Haut überzogen und zusätzlich vom Herzbeutel umgeben. Der Herzbeutel sondert nach innen eine geringe Menge Flüssigkeit ab, die während des Herzschlags ein reibungsloses Gleiten ermöglicht.

Das Herz als Pumpe

Das Herz erfüllt im Laufe eines Menschenlebens eine enorme Leistung. Rund 70mal in der Minute zieht es sich zusammen (Systole) und erschlafft wieder (Diastole). So pumpt das Herz fünf bis sieben Liter Blut in der Minute durch den Körper. Das entspricht einer Menge von 300 bis 420 Litern in der Stunde.

Das Herz besteht aus einer rechten und einer linken Hälfte, die durch eine Scheidewand getrennt sind. Jede Hälfte besitzt einen Vorhof und eine Kammer. Vorhöfe und Kammern sind durch die Segelklappen voneinander getrennt. Auf der linken Herzseite wird diese Klappe als Mitralklappe, auf der rechten Seite als Trikuspidalklappe bezeichnet. Zwei weitere Herzklappen – die sogenannten Taschenklappen – befinden sich an den Ausgängen der Herzkammern. Zwischen der linken Herzkammer und der Aorta spricht man von der Aortenklappe, zwischen der rechten Kammer und der Lungenschlagader von der Pulmonalklappe.

Zwei große Adern, die obere und untere Hohlvene, sammeln das sauerstoffarme Blut aus dem Körper. Sie münden in den rechten Vorhof. Dieser nimmt das Blut auf und drückt es in die rechte Kammer. Die rechte Kammer pumpt das Blut weiter in die Lungenschlagader.

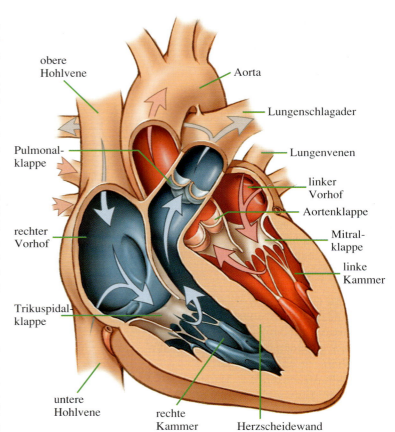

▲ Vom Körper kommend, fließt das Blut durch die rechte Herzseite (blau) zur Lunge, von dort in die linke Herzseite (rot) und schließlich wieder in den Körper.

Herz

Damit es nicht in den Vorhof zurückgepreßt wird, schließt sich durch den entstehenden Druck die Trikuspidalklappe zwischen rechtem Vorhof und rechter Kammer. Dort, wo die Lungenschlagader die rechte Herzkammer verläßt, verhindert die Pulmonalklappe ein Zurückfließen des Bluts. Von der Lungenschlagader strömt es weiter in die Lunge, wo es Sauerstoff aufnimmt.

Das sauerstoffreiche Blut aus der Lunge strömt zum Vorhof in der linken Herzhälfte und wird in die linke Herzkammer gepumpt, indem sich die Mitralklappe zwischen linkem Vorhof und linker Kammer öffnet. Sie verschließt sich wieder, sobald die linke Kammer das Blut mit hohem Druck in die große Körperschlagader, die Aorta, pumpt. Nach dem Pumpvorgang verschließt sich die Aortenklappe, wodurch das Blut nicht zurückfließen kann, wenn sich das Herz für die nächste Blutfüllung wieder erweitert.

Über die Körperschlagader gelangt das Blut aus dem linken Herzen in den Körperkreislauf, der den gesamten Organismus mit Blut versorgt.

Der Herzmuskel

Das Herz ist ein Hohlmuskel und besitzt zwei Arten von Muskelfasern:
- Muskelfasern, die auf Reizimpulse mit einer Verkürzung reagieren, also die Arbeitsmuskulatur, die durch das Zusammenziehen die eigentliche Pumparbeit leistet;
- Muskelfasern, in deren Zellen selbst die elektrischen Reizimpulse für die Erregung der Arbeitsmuskulatur entstehen und die diese Impulse weiterleiten. Muskelzellen mit dieser Fähigkeit befinden sich im Organismus nur im Herzen. Diese Muskelfasern bilden das sogenannte Reizleitungssystem des Herzens.

Reizleitungssystem

Die Erregung der Arbeitsmuskulatur zur rhythmischen Pumpaktion erfolgt vom sogenannten Sinusknoten aus. Er besteht aus einer Anhäufung von Herz-

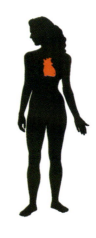

muskelzellen, die in regelmäßigen Abständen elektrische Impulse an die übrige Herzmuskulatur senden, und bestimmt auf diese Weise die Schlagfrequenz. Dieser natürliche Schrittmacher befindet sich im rechten Vorhof in der Nähe der Einmündungsstelle der oberen Hohlvene und hat einen Durchmesser von etwa zwei Millimetern. Seine elektrischen Impulse entstehen genauso wie die Reizsignale in einer Nervenzelle. Er löst etwa 70 bis 80 Herzschläge in der Minute aus. Bei körperlicher Belastung wird die Frequenz erhöht, damit mehr Blut in den Kreislauf gepumpt wird. Die Impulse des Sinusknotens werden von den Muskelfasern des Reizleitungssystems weitergeleitet und über beide Vorhöfe verbreitet.

▼ Vom Sinus- und vom AV-Knoten aus breiten sich die elektrischen Impulse, die den Herzschlag bewirken, über das gesamte Herz aus.

Am Übergang der Vorhöfe zu den Kammern befindet sich ein weiterer Impulsgeber, der als Vorhof-Kammerknoten oder AV-Knoten bezeichnet wird. Er empfängt die Signale aus den Vorhöfen

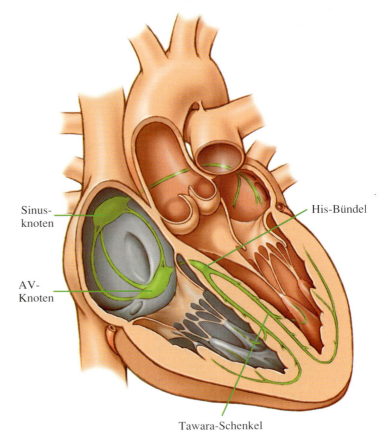

Sinusknoten

AV-Knoten

His-Bündel

Tawara-Schenkel

41

Der menschliche Organismus

und leitet sie über verzweigte Muskelfaserzüge (das sogenannte His-Bündel und den Tawara-Schenkel) in die Arbeitsmuskulatur beider Kammern bis zur Herzspitze weiter. Er hat auch eine eigene Schrittmacherfrequenz, die jedoch mit etwa 40 bis 60 pro Minute unter der des Sinusknotens liegt und erst dann einsetzt, wenn der Sinusknoten durch krankhafte Veränderungen geschädigt ist. Dieser zweite Knoten hält eine lebensnotwendige Mindestfrequenz für den Herzschlag aufrecht.

Werden diese Knoten oder deren Reizleitungsbahnen durch Erkrankungen oder Sauerstoffmangel in ihrer Funktion beeinträchtigt, kommt es zu unregelmäßigen Herzschlägen. Man spricht dann von Herzrhythmusstörungen.

Die elektrischen Impulse des Reizleitungssystems können mit Hilfe des Elektrokardiogramms (EKG) aufgezeichnet werden.

Steuerung durch Hormone und das vegetative Nervensystem

Das Herz kann zwar auch selbständig, ohne Impulse aus dem Herz-Kreislauf-Zentrum des Gehirns, schlagen, doch ist eine Anpassung der Herztätigkeit an den wechselnden Bedarf des Organismus notwendig. Sie erfolgt durch die gegensinnig wirkenden Nerven des vegetativen Nervensystems, die zum Sinus-, zum Vorhof-Kammerknoten und zur Herzmuskulatur führen und die Herztätigkeit regulieren.

- Der Sympathikus beschleunigt die Schlagfolge, fördert die Reizleitung und steigert die Kraft der Arbeitsmuskulatur.
- Der Parasympathikus verlangsamt die Schlagfolge, hemmt die Reizleitung und setzt die Kraft der Muskelanspannung herab.

In den Nebennieren werden außerdem die Hormone Adrenalin und Noradrenalin produziert, die das Herz zu gesteigerter Tätigkeit reizen. Sie werden besonders bei Streß freigesetzt. Künstlich hergestellt und als Medikament verab-

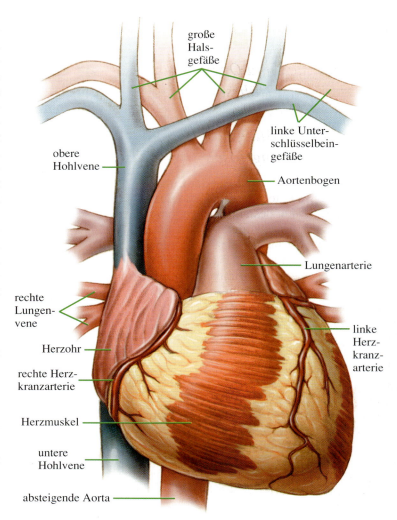

▲ Neben den großen Blutgefäßen, mit denen das Herz an Lungen- und Körperkreislauf angeschlossen ist, versorgen drei Herzkranzarterien (eine befindet sich auf der Herzrückseite), die sich in kleine Gefäße verzweigen, den Herzmuskel.

reicht, können sie bei bestimmten Herzfunktionsstörungen eine Stärkung des Herzmuskels bewirken.

Die Blutversorgung des Herzens

Die Versorgung mit lebenswichtigen Stoffen und der Abtransport verbrauchten Bluts geschieht durch die Herzkranzgefäße. Diese Adern entspringen der Körperschlagader, kurz nachdem sie die linke Herzkammer verläßt. Dann verzweigen sie sich innerhalb des Herzmuskels, um das gesamte Herz mit Blut zu versorgen. Sie vereinigen sich zu Venen und münden in den rechten Vorhof. Das Herz versorgt also nicht nur den gesamten Organismus, sondern auch sich selbst bei jedem Herzschlag mit frischem, sauerstoffreichem Blut.

Blutgefäße und Kreislauf

Alle Zellen und Organe des Menschen sind auf die ständige Versorgung mit Sauerstoff und Nährstoffen angewiesen. Außerdem müssen die Abfallprodukte des Stoffwechsels abtransportiert werden. Das Kreislaufsystem mit seinen großen und kleinen Blutgefäßen erreicht jeden Bereich des Organismus und sorgt für einen reibungslosen Transport dieser Stoffe. Treibende Kraft ist das Herz.

Die Blutgefäße leiten das Blut mit seinen verschiedenen Bestandteilen in alle Bereiche des Organismus. Sauerstoff, Nährstoffe und Abfallprodukte werden an das Blut gebunden und mit ihm durch den ganzen Körper transportiert. Die Blutgefäße bilden in ihrem Verbund zusammen mit dem Herzen ein geschlossenes System, den Kreislauf.

Kreislauf

Das Blut wird aus der linken Herzhälfte in die große Körperschlagader, die Aorta, gepumpt. Aus ihr zweigen die Arterien in alle Bereiche des Körpers ab. In den einzelnen Organen und Gewebeabschnitten verästeln sie sich weiter zu einem feinen Netzwerk aus Haargefäßen, den sogenannten Arteriolen und Kapillaren. Hier findet der Stoffaustausch statt. Sauerstoff und Nährstoffe wandern aus der Blutbahn in die Zellen des Gewebes. Abbauprodukte und Kohlendioxid werden aus den Zellen in die Blutbahn abgegeben.

An den kleinsten Blutgefäßen des Körpers geht das arterielle System in das venöse System über. Das feine Netzwerk vereinigt sich wieder zu etwas dickeren Blutgefäßen, den Venolen, und schließlich zu den Venen. Diese münden in die untere und obere Hohlvene. Die untere Hohlvene leitet das Blut aus dem unteren Körperbereich, die obere Hohlvene aus dem oberen Körperbereich zum rechten Herzen.

Von dort führen Blutgefäße durch die Lunge, wo das Blut das im Körper aufgenommene Kohlendioxid abgibt und frischen Sauerstoff aufnimmt, zum linken Herzen.

Man unterscheidet:
- den großen Kreislauf im Körper und
- den kleinen Kreislauf, der die Lungen durchströmt.

Blutgefäße

Die Blutgefäße sind entsprechend ihren verschiedenen Aufgaben unterschiedlich aufgebaut.

Arterien
Sie sind aus drei Wandschichten aufgebaut: Innen sind sie mit einer glatten, von einem zarten Häutchen umgebenen Zellschicht ausgekleidet, an der das Blut geschmeidig entlangströmen kann, ohne Gerinnsel zu bilden. Die mittlere Schicht besteht aus Muskeln, die die Arterien erweitern und verengen können. Die äußere Schicht erfüllt Stützfunktionen und enthält Nerven, die die Signale zur Anspannung oder Erschlaffung der Gefäßmuskulatur weiterleiten.

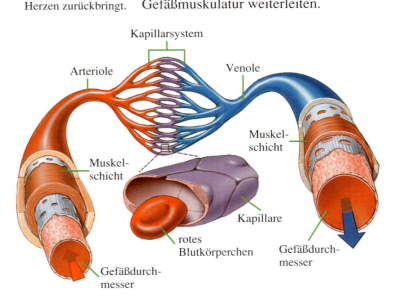

▼ In den Arterien wird das frische Blut zum Kapillarsystem transportiert, in dem der Stoffaustausch stattfindet. Hier beginnt das venöse System, das das verbrauchte Blut zum Herzen zurückbringt.

Der menschliche Organismus

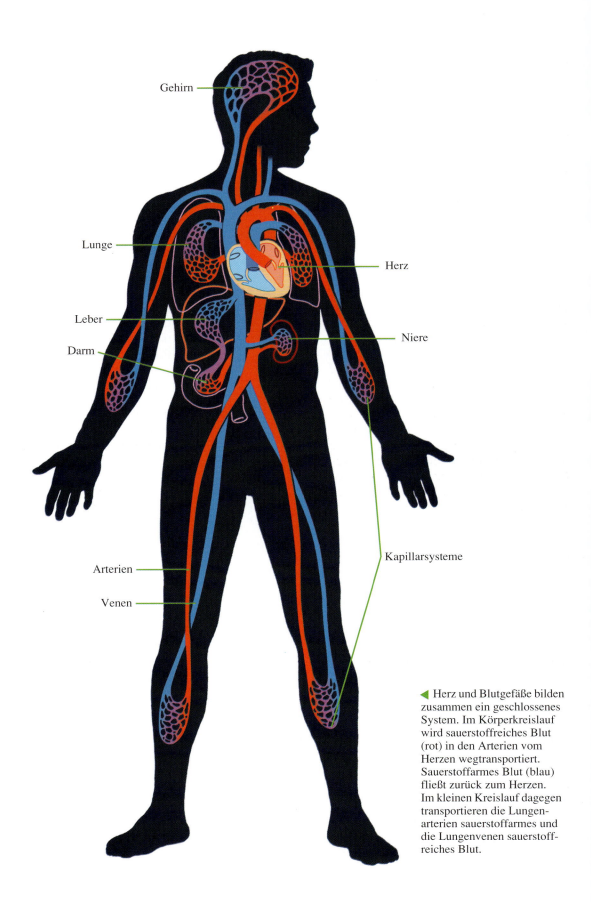

◀ Herz und Blutgefäße bilden zusammen ein geschlossenes System. Im Körperkreislauf wird sauerstoffreiches Blut (rot) in den Arterien vom Herzen wegtransportiert. Sauerstoffarmes Blut (blau) fließt zurück zum Herzen. Im kleinen Kreislauf dagegen transportieren die Lungenarterien sauerstoffarmes und die Lungenvenen sauerstoffreiches Blut.

Kapillaren

Die Kapillaren (Haargefäße) haben einen so kleinen Querschnitt, daß die roten Blutkörperchen (Erythrozyten) zusammen mit der Blutflüssigkeit gerade noch hindurchfließen können. Sie verzweigen sich im sogenannten Kapillarbett zu einer sehr großen Zahl. Ihre Wände sind hauchdünn und ermöglichen den Stoffaustausch in den Organen und Geweben.

Venen

Die Venenwände sind dünner und muskelschwächer als die Arterienwände. Viele Venen, besonders die in Armen und Beinen, weisen in bestimmten Abständen sogenannte Venenklappen auf, die ein Rückfließen des Bluts verhindern, indem sie sich aneinanderlegen und die Venen kurzzeitig verschließen. In den Armen und Beinen sind Arterien und Venen in eine kräftige Muskulatur eingebettet. Auf die Venenwände wird durch den Pulsschlag benachbarter Arterien und durch die Anspannung der Arm- und Beinmuskeln Druck ausgeübt. Da die Venenklappen nur eine Strömungsrichtung zulassen, strömt das Blut immer nur – auch aufwärts – zum Herzen hin. So erfüllen die Arm- und Beinmuskeln die Funktion einer Muskelpumpe.

Regulation der Durchblutung

Das Herz pumpt in rhythmischer Folge das Blut in die Gefäße. Die Pumpleistung und die Schlagfrequenz werden vom Herz-Kreislauf-Zentrum im Gehirn reguliert. Der dabei entstehende Pulsschlag ist in den Arterien an verschiedenen Körperstellen leicht zu tasten: am Hals, an den Handgelenken, in der Leistenbeuge und hinter dem Innenknöchel des Fußgelenks.

Die Durchblutung des gesamten Organismus muß an den jeweils herrschenden Bedarf angepaßt werden. Dies wird durch drei Mechanismen sichergestellt:

- Kohlendioxid und Abbauprodukte, die aus den Zellen kommen und im Blut zirkulieren, beeinflussen die Weite der Gefäße. Steigt in einem Organ der Kohlendioxidgehalt im Blut oder sinkt der Sauerstoffgehalt, erweitern sich dort die Gefäße und bewirken so eine stärkere Durchblutung. Dadurch wird mehr Kohlendioxid abtransportiert und mehr Sauerstoff angeliefert.
- Die Nebennierenhormone Adrenalin und Noradrenalin bewirken eine Gefäßverengung, wenn sie vermehrt gebildet werden. Hierdurch wird der Blutdruck erhöht und so der Stoffaustausch beschleunigt.
- Das Kreislaufzentrum im Gehirn empfängt ständig Informationen über den gerade herrschenden Blutdruck in den Gefäßen. Dies geschieht über spezielle Nervenzellen, die sich als Druckmeßfühler an bestimmten Stellen der Gefäße befinden. Das Gehirn verarbeitet diese Informationen und sendet über andere Nervenbahnen Signale an die Gefäßmuskulatur, die Gefäße zu erweitern oder zu verengen – je nachdem, ob der Druck in ihnen gesenkt oder erhöht werden soll.

Stoffaustausch

Im Kapillarbett findet der Stoffaustausch zwischen dem Blut und den Zellen der Körpergewebe statt. Durch die Verästelung der Kapillaren wird der Gesamtquerschnitt dieser Gefäße so groß, daß der Strömungswiderstand deutlich sinkt. Der Druck im Gefäßgeflecht fällt, und die Strömungsgeschwindigkeit des Bluts verringert sich. So bleibt viel Zeit für den Austausch von Sauerstoff und Kohlendioxid sowie von Nährstoffen und Abbauprodukten.

Damit Druck und Strömungsgeschwindigkeit im Kapillarbett trotz der natürlichen Blutdruckschwankungen im arteriellen System annähernd konstant bleiben, besitzen die Arteriolen in ihrer Wand vor ihren Verzweigungen zu den Kapillaren kleine ringförmige Schließmuskeln. Durch Eng- oder Weitstellung regulieren sie, mit welchem Druck das Blut in das Kapillarbett strömt und nach dem Stoffaustausch wieder in das venöse System abfließt.

Der menschliche Organismus

Lymphsystem

Neben dem Blutgefäßsystem gibt es ein weiteres Röhrensystem in unserem Körper, in dem eine milchige Flüssigkeit strömt, die Lymphe. Zusammen mit den Lymphknoten, die dem Lymphgefäßsystem angeschlossen sind, spielt sie eine wichtige Rolle beim Abtransport von Flüssigkeit aus den Zellen und bei der Abwehr von Krankheitserregern und schädlichen Substanzen.

Das Blutplasma, also die Blutflüssigkeit ohne die Blutkörperchen, tritt mit seinen Nährstoffen aus den haarfeinen Blutgefäßen des Kapillarbetts in das Gewebe über. Nach dem Stoffaustausch mit den Organzellen wird es größtenteils wieder von den Venen aufgenommen. Der Anteil dieser Flüssigkeit, der das Fassungsvermögen der Venen übersteigt, wird in die Lymphgefäße abgegeben, um Flüssigkeitseinlagerungen im Gewebe zu verhindern. Neben dieser Drainagefunktion hat das Lymphsystem zusammen mit den Lymphknoten eine Abwehr- und Filterfunktion.

Lymphflüssigkeit

Die Gewebsflüssigkeit, die von den Lymphgefäßen aufgenommen und weitergeleitet wird, nennt man Lymphe. Zwei Liter davon werden im Durchschnitt täglich im Lymphsystem transportiert. Die Lymphe enthält
- Eiweiße,
- Fette und fettlösliche Vitamine,
- sogenannte Freßzellen, die Krankheitserreger vernichten, sowie
- Zelltrümmer, Fremdkörper und Bakterien, die abtransportiert werden müssen.

Lymphgefäße

Die Lymphgefäße bilden – im Gegensatz zu den Blutgefäßen – kein geschlossenes Kreislaufsystem. Sie sind Einbahnstraßen, die im Gewebe der Organe als mikroskopisch kleine Haargefäße beginnen. Zunächst entlasten sie zwar die Venen, führen jedoch letztlich über die obere Hohlvene wieder in das venöse System zurück.

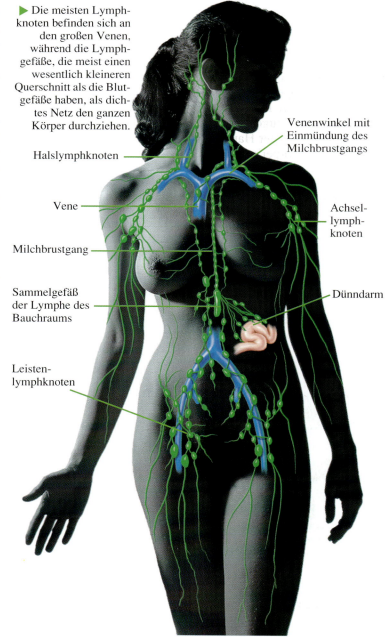

▶ Die meisten Lymphknoten befinden sich an den großen Venen, während die Lymphgefäße, die meist einen wesentlich kleineren Querschnitt als die Blutgefäße haben, als dichtes Netz den ganzen Körper durchziehen.

- Halslymphknoten
- Vene
- Milchbrustgang
- Sammelgefäß der Lymphe des Bauchraums
- Leistenlymphknoten
- Venenwinkel mit Einmündung des Milchbrustgangs
- Achsellymphknoten
- Dünndarm

Lymphsystem

Die Lymphgefäße stehen netzartig miteinander in Verbindung. Sie vereinigen sich zu größeren Gefäßen, die in ihrem Aussehen und Bau den Venen ähneln. Das größte Lymphgefäß wird als Milchbrustgang bezeichnet. Er mündet in die obere Hohlvene. Die Gefäße haben nur dünne Wände und weisen in regelmäßigen Abständen wie die Venen Klappen auf, die ein Zurückfließen der Lymphe verhindern. Diese Klappen sind so zahlreich, daß stark gefüllte Lymphgefäße perlschnurartig aussehen.

Lymphknoten

Die Lymphknoten sind direkt an die Lymphgefäße angeschlossen. Im Hals- und Nackenbereich, in den Achselhöhlen und den Leistenbeugen liegen sie gut tastbar direkt unter der Haut. Andere befinden sich im Körperinneren, z.B. dort, wo die Bronchien in die Lunge eintreten, an den Blutgefäßen des Bauchraums und im Darmbereich.

Größe und Gestalt der Knoten sind unterschiedlich. Die kleinsten sind nur mit dem Mikroskop erkennbar, andere kaum erbsengroß, die größten sogar haselnußgroß. Meistens sind sie bohnenförmig. Ihr Gewebe besteht aus einem schwammartigen Netzwerk, in dem sich der Lymphstrom stark verlangsamt. Das gibt den Zellen des Lymphknotengewebes Zeit, der Lymphe die schädigenden Stoffe zu entziehen. Wie Filter oder Siebe fangen sie alle Verunreinigungen sowie die von den Freßzellen zerstörten Bakterien auf. Die Bruchstücke werden durch Enzyme weiter abgebaut. Dadurch werden Schadstoffe und Erreger unschädlich gemacht.

Zusätzlich werden in den Lymphknoten besondere Abwehrzellen, die Lymphozyten, gebildet, die eine entscheidende Rolle bei der Erkennung und Vernichtung von Entzündungserregern spielen. Die Lymphozyten gelangen mit der Lymphe in die Blutbahn, wo sie ihre lebenswichtigen Abwehrfunktionen erfüllen.

Die Lymphknoten regulieren außerdem den Lymphabfluß: Sie können sich durch Verkleinerung oder Vergrößerung der jeweiligen Lymphmenge anpassen. Werden sie jedoch von vielen Erregern überschwemmt und somit überfordert, schwellen sie stark an.

Mandeln

Im weiteren Sinne werden auch die Gaumen- und Rachenmandeln zum Lymphsystem hinzugezählt. Innerhalb ihrer stark zerklüfteten Kapseln aus Bindegewebe befinden sich zahlreiche kleine Lymphknoten.

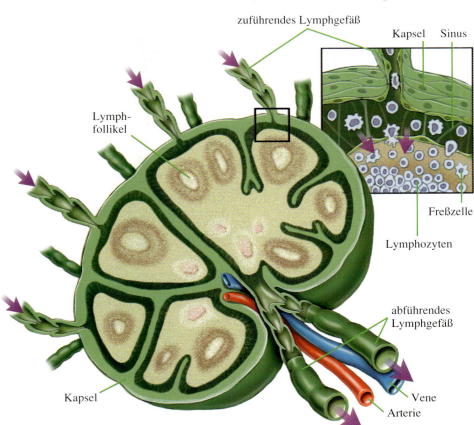

▼ Die Lymphe mit den Lymphozyten tritt über die zuführenden Gefäße in die Lymphknoten ein (Detail), wird im Gewebe gefiltert und fließt durch größere Sammelgefäße wieder ab. Jeder Lymphknoten wird von Blutgefäßen versorgt (unten).

zuführendes Lymphgefäß
Kapsel   Sinus
Lymphfollikel
Freßzelle
Lymphozyten
abführendes Lymphgefäß
Kapsel
Vene
Arterie

Milz

Die Milz dient zusammen mit dem Lymphsystem der körpereigenen Abwehr. Sie speichert hauptsächlich Lymphozyten, die im Knochenmark und in der Thymusdrüse gebildet werden. Manche von ihnen reifen erst in der Milz zu ihrer endgültigen Form heran.

Im Milzgewebe herrscht große Aktivität und ein reger Austausch von Abwehrzellen zwischen den Blut- und Lymphgefäßen.

Die Abwehrzellen zirkulieren im Blut und lauern auf Krankheitserreger. Sobald die Lymphozyten sie erkannt haben, binden sie die Erreger fest an sich und wandern in die Milz, wo ein Großteil von ihnen zerstört wird. Hieran beteiligt sind auch andere, auf die Abwehr spezialisierte Zellen aus dem Blut, die Freßzellen (Phagozyten). Sie verdauen die Erreger und machen sie auf diese Weise unschädlich.

Zusätzlich bildet die Milz bestimmte Arten von Immunglobulinen. Diese Eiweißkörper, die bei der Abwehr von Erregern mitwirken, gelangen von hier aus in die Blutgefäße.

Als Filter reinigt die Milz das Blut und die Lymphflüssigkeit von Resten zerstörter Zellen. Auch Fremdstoffe sammeln sich in der Milz und werden dort von den Freßzellen verdaut.

Der Blutdurchfluß des Organs im linken Oberbauch ist sehr groß. Das gesamte im Körperkreislauf zirkulierende Blut durchströmt die Milz innerhalb eines Tages mehr als 500mal.

Trotz ihrer vielfältigen Aufgaben kann der Mensch auch ohne Milz leben. Bei Unfällen mit Gewalteinwirkung auf den Bauchraum zerreißt oftmals das zarte, stark durchblutete Milzgewebe. Das Organ muß dann entfernt werden. Seine Filterfunktion für die Lymphe wird in diesem Fall vor allem von Lymphgefäßen und -knoten übernommen, der Abbau von alten roten Blutkörperchen findet überwiegend in der Leber statt.

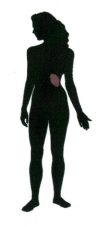

▼ Die Blutgefäße der Milz verzweigen sich bis in die Balken, durchströmen weiße und rote Pulpa, und das gefilterte Blut verläßt das Organ.

Aufbau

Die Milz ist von einer bindegewebigen Kapsel umgeben, die sich als Balken innerhalb des schwammartigen Milzgewebes fortsetzt. Das Gewebe setzt sich aus der sogenannten roten und weißen Pulpa zusammen.

Weiße Pulpa

In der weißen Pulpa befinden sich viele Lymphknötchen, in denen neue Abwehrzellen gebildet werden.

Rote Pulpa

Sie ist Bestandteil des Blutkreislaufs. In ihrem weitverzweigten, engmaschigen Gefäßnetz bleiben alte rote Blutkörperchen hängen und werden abgebaut.

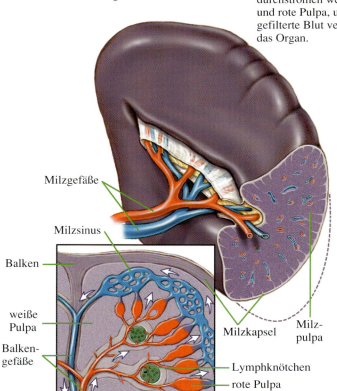

Magen

Der Magen gehört zu den Organen, die die meisten Menschen täglich spüren: Bei Hunger macht er sich bemerkbar, und wenn man ihn durch zu reichliche Mahlzeiten überfordert hat, geht von ihm ein Völlegefühl aus.

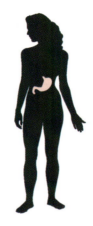

Im Magen erfolgt die Vorverdauung der Speisen: Eiweißprodukte werden in kleinere Bestandteile zerlegt, Kohlenhydrate gespalten und Nahrungsfette für die weitere Verdauung im Darm vorbereitet. Nur Wasser, Alkohol, bestimmte Gifte und Medikamente treten schon im Magen in die Blutbahn über.

Wasser verweilt nur zehn bis 40 Minuten im Magen. Je nachdem, wie leicht oder wie schwer der Nahrungsbrei vorverdaut werden kann, beträgt seine Verweildauer allerdings zwischen ein und sechs Stunden.

Zusätzlich durchmischt und durchknetet der muskulöse Magen den Nahrungsbrei, befördert ihn zum Magenausgang und entleert ihn – gesteuert von einem ringförmigen Schließmuskel, dem Magenpförtner – portionsweise in den Zwölffingerdarm.

Neben Vorverdauung und Transport der Nahrung hat der Magen noch eine weitere Funktion: Die hier gebildete Magensäure tötet einen großen Teil mitaufgenommener Bakterien ab.

Magensaft

Die Drüsen der Magenschleimhaut produzieren täglich bis zu drei Liter Magensaft. Er enthält die Magensäure, den schützenden Magenschleim und Verdauungssäfte. Die Produktion wird durch den Geruch oder den Anblick von Speisen sowie den Kontakt von Nahrung mit der Magenwand gesteigert.

Auch im nüchternen Zustand produziert die Magenschleimhaut Säure und Verdauungssäfte. Diese könnten, wenn sie nicht durch die aufgenommene Nahrung verbraucht werden, die Magenwand schädigen. Um dies zu verhindern, sondern bestimmte Magendrüsen einen Schleim ab, der die Wand schützt. Er ist zähflüssig und haftet an der Magenschleimhaut und neutralisiert die Magensäure.

Am schonendsten für den Magen ist es, wenn Produktion von Magensaft und Nahrungsangebot in einem ausgewogenen Verhältnis stehen. Daher ist es gesünder, mehrmals täglich kleinere Mahlzeiten zu sich zu nehmen, als mit wenigen großen Mahlzeiten den Magen zu überlasten.

Die psychische Verfassung hat Auswirkungen auf die Produktion von Magensaft. Ärger und Streß bewirken die vermehrte Freisetzung des Streßhormons Kortison. Dieses verändert die Zusammensetzung des Magenschleims. Seine Schutzfunktion wird dadurch beeinträchtigt, so daß die Magensäure die Schleimhaut leichter angreifen kann. Damit sind die Voraussetzungen für die Entstehung eines Magengeschwürs gegeben.

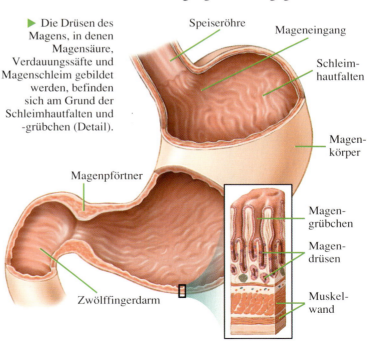

▶ Die Drüsen des Magens, in denen Magensäure, Verdauungssäfte und Magenschleim gebildet werden, befinden sich am Grund der Schleimhautfalten und -grübchen (Detail).

Bauchspeicheldrüse

Die Bauchspeicheldrüse trägt entscheidend dazu bei, Nahrungsbestandteile in lebensnotwendige Energie für den Organismus umzuwandeln und reguliert auf diese Weise auch den Zuckerhaushalt des Körpers. Der Mensch kann ohne diese Drüse nicht lange überleben. Bei Erkrankungen, die die Bauchspeicheldrüse zerstören, muß deshalb eine Transplantation in Erwägung gezogen werden.

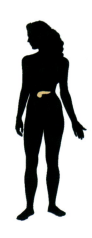

Die Bauchspeicheldrüse (Pankreas) befindet sich zum großen Teil hinter dem Magen und ist in die C-förmige Windung des Zwölffingerdarms eingebettet. Sie ist rund 15 Zentimeter lang und bis zu 100 Gramm schwer.

Das Gewebe der Bauchspeicheldrüse setzt sich aus vielen kleinen Einzeldrüsen zusammen, die zwei Aufgaben erfüllen:

- Die meisten der etwa ein bis drei Millimeter großen Einzeldrüsen produzieren Verdauungssäfte (Enzyme). Ihre vielen kleinen Ausführungsgänge vereinigen sich zu einem Hauptausführungsgang.
- Die übrigen Einzeldrüsen der Bauchspeicheldrüse, die sogenannten Inselzellen oder Langerhansschen Inseln, machen nur etwa 3% des Gewebes aus. Die rund eine halbe Million Einzeldrüsen produzieren die Hormone Insulin und Glukagon. Diese beiden Hormone werden an die feinen Blutgefäße in der Bauchspeicheldrüse abgegeben.

Durch alle drei Abschnitte der Drüse – den Kopf, den Körper und den Schwanz – führt der Bauchspeichelgang, der sich mit dem Gallengang vereinigt und in der großen Zwölffingerdarmpapille mündet. Ein zweiter Gang, der innerhalb der Drüse vom Bauchspeichelgang abzweigt, mündet etwas weiter oben in der kleinen Zwölffingerdarmpapille.

Verdauungssäfte

Neben Vitaminen und Mineralstoffen besteht die Nahrung vor allem aus Kohlenhydraten, Fetten und Eiweißen. Damit diese Energieträger aus dem Darm über die Blutbahn zu den Zellen gelangen und verwertet werden können, müssen sie entsprechend aufbereitet werden. Hierfür produziert die Bauchspeicheldrüse täglich etwa zwei Liter Verdauungssaft, den Bauchspeichel.

Im Magen wird der Nahrungsbrei schon durch den Magensaft vorverdaut und im Zwölffingerdarm zur weiteren Verdauung mit den Säften der Bauchspeicheldrüse durchmischt. Diese enthalten Enzyme, die die Kohlenhydrate, Fette und vor allem die Eiweiße in kleinere Bestandteile aufspalten. So wird die Nahrung für die weitere Verdauung in den sich anschließenden Darmabschnitten vorbereitet.

Neben der Aufspaltung der Nährstoffe neutralisieren die Verdauungssäfte der Bauchspeicheldrüse außerdem die Magensäure, die mit dem Nahrungsbrei in den Zwölffingerdarm gelangt, damit sie die empfindlichere Schleimhaut dieses Darmabschnitts nicht schädigt.

Hormone

Die beiden in der Bauchspeicheldrüse gebildeten Hormone, die miteinander in Wechselwirkung stehen, sind für die Regulierung des Zuckerhaushalts im Organismus verantwortlich.

Insulin

Das von den Langerhansschen Inseln der Bauchspeicheldrüse produzierte Insulin trägt entscheidend zur Verarbeitung von Glukose im Körper bei. Glukose zählt zu den wichtigsten Energielieferanten für die Zellen. Sie entsteht bei der Verdauung durch Aufspal-

Bauchspeicheldrüse

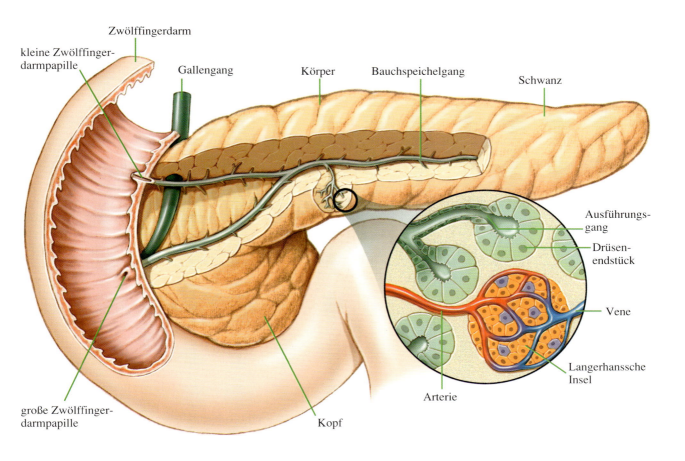

▲ Zwei Organe sind in der Bauchspeicheldrüse vereinigt: eine Drüse, die in ihren Endstücken (grün) Verdauungssäfte produziert, und eine Hormondrüse, die in den Langerhansschen Inseln (orange) Insulin und Glukagon bildet.

tung der in der Nahrung enthaltenen Kohlenhydrate. Reich an Kohlenhydraten sind beispielsweise Kartoffeln, Teigwaren, Gemüse und Obst, aber natürlich auch Haushaltszucker oder Süßspeisen. Nach der Verdauung gelangt das energiereiche Spaltprodukt Glukose aus dem Darm in die Blutbahn und verteilt sich im ganzen Körper.

Insulin baut die Glukose so um, daß sie aus dem Blut in den verschiedenen Organen und Geweben durch die Zellwände transportiert und von den Zellen als Energiespender verwertet werden kann. Die Glukose im Blut wird auch als Blutzucker bezeichnet. Ihre Menge (der Blutzuckerspiegel) hängt vor allem davon ab, wieviel Kohlenhydrate der Mensch mit der Nahrung aufnimmt, wieviel Glukose der Körper verbraucht und wie gut die Glukose vom Blut in die Zellen übertreten kann. Die Bauchspeicheldrüse paßt ihre Insulinproduktion der wechselnden Glukosemenge im Blut an. Dieses Gleichgewicht zwischen Glukose und Insulin im Blut ist bei der Zuckerkrankheit gestört.

Glukagon

Dieses Hormon wirkt dem Insulin entgegen. Sinkt der Blutzuckerspiegel, wird vermehrt Glukagon von der Bauchspeicheldrüse produziert, wodurch verstärkt Glukose aus den Speichern in der Leber gewonnen und an die Blutbahn abgegeben wird. Dadurch steigt der niedrige Blutzuckerspiegel wieder an – und die Versorgung der Organe mit Glukose (besonders des Gehirns) ist gesichert. Die Produktion von Glukagon wird ebenfalls durch eiweiß- und fettreiche Nahrung bzw. durch die Streßhormone Adrenalin und Noradrenalin gefördert; gesteuert wird sie durch den Sympathikus, einen Teil des vegetativen Nervensystems.

Der menschliche Organismus

Leber und Galle

Die Leber wiegt beim Erwachsenen etwa 1,5 kg und befindet sich rechts oben in der Bauchhöhle. Als lebenswichtiges Organ spielt sie nicht nur eine entscheidende Rolle bei der Verdauung, sondern ist an fast allen biochemischen Auf- und Abbauvorgängen und an der Entgiftung des Organismus beteiligt. Die Gallenblase ist vor allem Speicher für den Gallensaft.

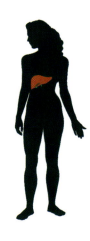

Die Oberfläche der Leber ist mit dem Zwerchfell verwachsen, das als feste Muskelplatte die Brusthöhle von der Bauchhöhle trennt. An ihrer Unterseite befindet sich die sogenannte Leberpforte. Hier treten zwei dicke Blutgefäße in die Leber ein: die große Lebervene (Pfortader) und die Leberarterie.

Die Leberzellen bilden zusammen ein Gerüst aus zarten Balken. Kleine Venen und Arterien verzweigen und erweitern sich hier zu Ausbuchtungen. Durch sie werden die Leberzellen direkt von Blut umspült, was einen regen Stoffaustausch zwischen Zellen und Blut ermöglicht. Schließlich vereinigen sich die Blutgefäße wieder. Nach dem Stoffaustausch verläßt das Blut über zwei Sammelvenen, die sich zur Lebervene vereinigen, das Organ und fließt über die untere Hohlvene zum Herzen.

Die Leberzellen sind von einem dichten Kanalsystem umgeben, das die von ihnen produzierte Gallensäure aufnimmt. Das System vereinigt sich zum Gallengang, der aus der Leberpforte zum oberen Darmabschnitt, dem Zwölffingerdarm, führt. Auf seinem Weg dorthin hat der Gallengang eine Abzweigung in die Gallenblase. Sie ist in unmittelbarer Nachbarschaft zur Leberpforte mit der Unterfläche der Leber verwachsen. Die Gallenblase speichert die Gallensäure und gibt sie bei Bedarf in den Gallengang ab.

Funktion der Leber

Die Leber ist das zentrale Stoffwechselorgan des Körpers. Hier wird aus den Nahrungsbestandteilen Energie gewonnen und gespeichert.

Außerdem dienen die hier stattfindenden Umbauvorgänge dazu, aus dem Eiweiß der Nahrung lebenswichtige Proteine herzustellen, von denen einige für die Schutz- und Abwehrmechanismen des Körpers benötigt werden.

Nicht zuletzt erfolgt in der Leber die Entgiftung körpereigener und körperfremder Stoffe.

Energiegewinnung und -speicherung

Die Nahrung wird schon in den Verdauungsorganen in ihre Hauptbestandteile zerlegt: in Kohlenhydrate, Eiweiße und Fette. Sie gelangen aus dem Darm in die Blutbahn und werden über die Pfortader in die Leber transportiert. Die Leberzellen filtern diese Bestandteile aus dem Blut heraus und bauen sie chemisch so um, daß aus ihnen für den Körper nutzbare energiereiche Stoffe entstehen.

- Kohlenhydrate werden nicht nur gespeichert, sondern auch ständig in Glukose (Blutzucker) umgewandelt und in die Blutbahn abgegeben. Glukose ist einer der wichtigsten Energielieferanten des Organismus.
Werden Kohlenhydrate mit der Nahrung im Übermaß aufgenommen – die Leber also als Speicher überfordert –, verwandeln die Leberzellen die Glukose in Fette und verschieben sie dann über die Blutbahn in die Fettdepots des Körpers (z.B. in die Bauchdecke).
- Aus Eiweißen und Fetten wird wiederum durch chemische Umbauvorgänge Energie gewonnen. Die Energieträger verlassen mit dem Blut die Leber und versorgen auf diesem Weg den gesamten Organismus.

Leber und Galle

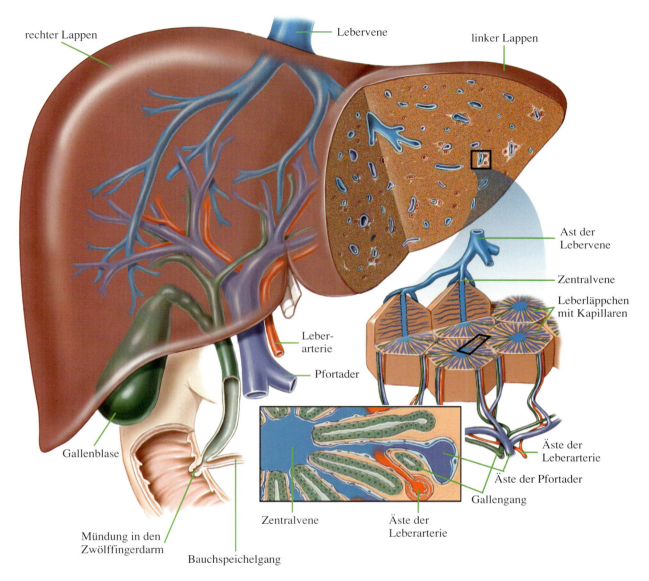

Herstellung von Eiweißstoffen (Proteinen)

Während ein Teil der Nahrungseiweiße zur Energiegewinnung von der Leber verwertet wird, werden andere in Einzelbausteine zerlegt und neu zusammengesetzt. So entstehen körpereigene Eiweiße, die Proteine, die im Organismus wichtige Aufgaben erfüllen.

- Einige Proteine binden schlecht wasserlösliche Stoffe an sich. Sie transportieren auf diese Weise Hormone, Vitamine, Fette und das Eisen in der wäßrigen Blutflüssigkeit, dem Blutplasma, in die Körperregionen.

▲ In der Leber wird sowohl arterielles als auch venöses Blut, das von unten in das Organ eintritt, verarbeitet (Detail rechts). Es tritt in den Leberläppchen aus den fein verzweigten Gefäßen aus, umspült die Leberzellen und wird in einem Ast der Zentralvene gesammelt (Detail unten).

- Andere Proteine wirken als Enzyme, die chemische Umbauvorgänge im Körper beschleunigen.
- Zum Schutz des Organismus fungieren einige Proteine als Gerinnungsfaktoren, die ebenfalls von der Leber in die Blutbahn abgegeben werden. Sie wirken entscheidend bei der Blutgerinnung mit.
- Darüber hinaus spielen Proteine aus der Leber bei der Abwehr von Krankheitserregern eine Rolle. Diese Proteine bilden den Grundstoff für die im Knochenmark und im Lymphsystem gebildeten Abwehrzellen.

Entgiftung

Die meisten chemischen Prozesse zur Entgiftung und die Vorbereitung zur Ausscheidung körpereigener und -fremder Stoffe finden in der Leber statt.
Schon beim normalen Stoffwechsel des Körpers fallen Abbauprodukte wie Harnstoff an, die ausgeschieden werden müssen. Über die Blutbahn gelangen sie in die Leber und werden dort entsprechend vorbereitet, um den Körper über die Ausscheidungsorgane zu verlassen. Denselben Weg nehmen körperfremde Stoffe wie Medikamente oder Gifte.
Viele Stoffe baut die Leber so um, daß sie mit der Gallensäure über den Darm ausgeschieden werden. Andere werden so vorbereitet, daß sie in die Blutgefäße der Leber übertreten können und auf diesem Weg zu den Nieren geleitet werden. Dort fließen sie mit dem Urin über die Harnröhre ab.

Gallensäure

Neben dem Abtransport von Abbauprodukten hat die in der Leber gebildete Gallenflüssigkeit mit der Gallensäure eine wesentliche Funktion für die Verdauung. Täglich wird etwa ein Liter von dieser Flüssigkeit produziert, die über den Gallengang in die Gallenblase und von dort in den Zwölffingerdarm abfließt. In diesem oberen Darmabschnitt befindet sich der vom Magen vorverdaute Nahrungsbrei. Die Gallensäure spaltet die Fette in diesem Nahrungsbrei auf und macht sie wasserlöslich. Nur so können sie nach der endgültigen Verdauung durch die Dünndarmwand in die umgebenden Blutgefäße und damit in den Blutkreislauf gelangen. Zusätzlich regt die Gallensäure die Bauchspeicheldrüse dazu an, ihrerseits vermehrt Verdauungssäfte zu produzieren. Der Ausführungsgang für die Säfte der Bauchspeicheldrüse mündet gemeinsam mit dem Gallengang in den Zwölffingerdarm.

Gallenblase

Die Wand der Gallenblase ist von einer zarten Muskelschicht umgeben. Die Schleimhaut ihrer Innenfläche produziert Schleim, der die Galle verflüssigt. Das Fassungsvermögen der Gallenblase beträgt etwa 90 Milliliter. In regelmäßigen Abständen (etwa alle 30 bis 60 Minuten) zieht sie sich zusammen und entleert ihren Inhalt in den Gallengang.
Der Mensch kann allerdings auch ohne Gallenblase auskommen. Ihre wesentliche Aufgabe besteht lediglich in der Speicherung des Gallensafts. Nach einer Entfernung der Gallenblase wird Gallensaft kontinuierlich über den Gallengang in den Zwölffingerdarm abgegeben.
Bei bestimmten Erkrankungen (z.B. Stoffwechselstörungen, Entzündungen oder Stauungen im Gallengang) kann sich die Zusammensetzung der Gallensäure verändern, und es können Gallensteine entstehen. Wenn diese Steine die Wand der Gallenblase reizen, treten kolikartige Beschwerden auf. Gelegentlich führen Gallensteine auch zum Verschluß des Gallengangs, und es kommt zu einem Stau des Gallensafts in der Galleblase. Schlimmstenfalls können sie die Wand der Gallenblase so schädigen, daß sie reißt.

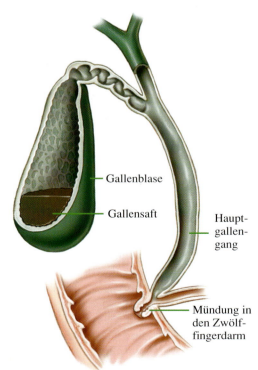

▶ In der Gallenblase wird der in den Leberzellen gebildete Gallensaft gesammelt. Besonders durch falsche Ernährung bilden sich in ihr häufig Gallensteine.

Darm

Im Darm wird der aus dem Magen kommende, vorverdaute Nahrungsbrei vollständig verdaut. Die für Entwicklung und Wachstum des Körpers wichtigen Bestandteile der Nahrung werden im Dünndarm in eine Form gebracht, die eine Verwertung durch den Organismus überhaupt erst ermöglicht. Zugleich ist der Darm Ausscheidungsorgan.

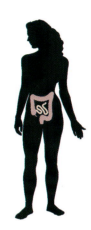

Der schlauchförmige, insgesamt rund sieben Meter lange Darm liegt zu vielen Windungen geschlängelt in der Bauchhöhle. Er gliedert sich in zwei Hauptabschnitte:
- den Dünndarm mit einem Durchmesser von ungefähr vier Zentimetern und
- den Dickdarm mit einem Durchmesser von etwa acht Zentimetern.

Der obere Abschnitt des Dünndarms beginnt mit dem aus dem Magen kommenden, rund 30 Zentimeter langen Zwölffingerdarm. Nach einer Länge von etwa fünf Metern geht der Dünndarm an der Bauhin-Klappe, die das Zurückfließen von Nahrungsbestandteilen in den Dünndarm verhindert, in den rund eineinhalb Meter langen Dickdarm über. Dieser verläuft in der rechten Bauchhöhle dicht hinter der Bauchwand nach oben, macht dann einen Knick und verläuft weiter quer vor dem Magen zu seinem linken absteigenden Anteil, bis er als sogenannter Enddarm am Schließmuskel des Afters endet.

Sowohl der Dünn- als auch der Dickdarm sind auf ihrer Außenseite von einer dünnen Haut überzogen, die ständig eine schleimhaltige Flüssigkeit absondert. Damit wird die Oberfläche des Darms glatt gehalten und ein gegenseitiges Aneinanderreiben von Darmteilen verhindert. Der Dünndarm ist sehr viel beweglicher in den Bauchraum eingebettet als der Dickdarm.

Die Wand des Dünndarms ist von einer Schicht aus Längs- und Ringmuskeln umgeben. Die Innenwand bilden dicht aneinanderliegende Schleimhautringfalten. In der Darmwand verlaufen viele Nervenfasern, Blut- und Lymphgefäße. Die innere Schleimhaut hat viele feine, fransenartige Ausstülpungen, sogenannte Zotten, wodurch die Oberfläche ein samtartiges Aussehen erhält. Jede einzelne Zotte ist ungefähr einen Millimeter lang und enthält ein Netz aus zarten Blutgefäßen. Außerdem befindet sich in jeder Zotte ein Ausläufer der Lymphgefäße. Schleimdrüsen in der Darmwand sondern den Darmsaft ab.

Auch in der Wand des Dickdarms befinden sich Längs- und Ringmuskeln, viele Blut- und Lymphgefäße und Nervenfasern. Dieser Darmabschnitt hat jedoch – im Unterschied zum Dünndarm – in ziemlich regelmäßigen Abständen Ausbuchtungen und ringförmige Einschnürungen, die nicht so dicht beieinanderliegen wie die Ringfalten des Dünndarms. In der Dickdarmschleimhaut befinden sich keine Zotten, aber sie enthält ebenfalls Schleimdrüsen.

Unterhalb des Übergangs vom Dünn- in den Dickdarm zweigt der Wurmfortsatz des Blinddarms ab. In seiner Schleimhaut befinden sich besonders viele Lymphgefäße. In ihnen sind Abwehrzellen gegen Krankheitserreger gespeichert. Deswegen vergleicht man ihn auch mit den Mandeln im Rachen (Tonsillen) und bezeichnet ihn manchmal sogar als Darmtonsille. Die Bedeutung des Blinddarms bei der Abwehr von Krankheitserregern ist nicht genau geklärt.

Funktion des Dünndarms

Der Darmsaft des Dünndarms enthält neben dem Schleim auch Enzyme, die für die Verdauung wichtig sind. Sie

Der menschliche Organismus

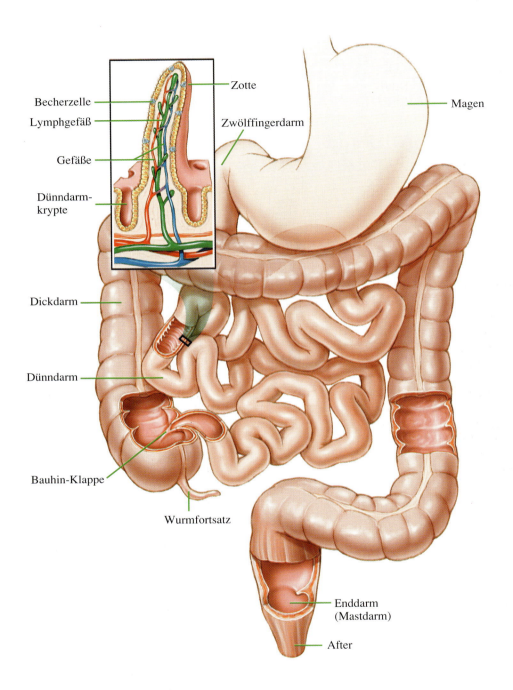

▲ Die Blutgefäße der Darmzotten (Detail oben) nehmen die verwertbaren Bestandteile der Nahrung aus dem Dünndarm auf. Von den Becherzellen wird der Schleim produziert, der den Nahrungsbrei gleitfähig macht.

spalten die Kohlenhydrate, Eiweiße und Fette der Nahrung in ihre Bestandteile auf. Im Zwölffingerdarm sind die Verdauungssäfte der Bauchspeicheldrüse und die aus dem Gallengang kommende Gallensäure der Leber ebenfalls an dieser Aufspaltung beteiligt.
Der Übertritt der Nahrungsbausteine in die Blutbahn findet vor allem im Dünndarm statt. Hierfür ist die Struktur seiner inneren Oberfläche besonders geeignet. Durch die Ringfalten und die vielen Darmzotten ist die Oberfläche sehr groß. Die Bausteine der Kohlenhydrate und Eiweiße, die Vitamine und Spurenelemente treten an dieser Stelle in das Blutgefäßnetz über. Alle Blutgefäße der Darmwand vereinigen sich zu einer

Darm

großen Vene, der Pfortader. Auf diese Weise gelangen die verwertbaren und für den Organismus lebensnotwendigen Nahrungsbestandteile über die Blutbahn ohne Umwege in die Leber, wo sie weiterverarbeitet werden.

Die zu kleinen Bausteinen zerlegten Fette treten dagegen zunächst in die Lymphgefäße über, die so die kleinen venösen Blutgefäße entlasten. Erst an der Mündung des Lymphsystems in den Blutkreislauf an der oberen Hohlvene geht die fetthaltige Lymphflüssigkeit ins Blut über.

Peristaltik

Die Längs- und Ringmuskeln der Dünndarmwand führen wellenartige Bewegungen aus. Dies dient der Durchmischung und dem Weitertransport des Darminhalts. Die Muskelfasern eines Darmabschnitts ziehen sich rhythmisch zusammen und treiben den Darminhalt vorwärts in die erschlafften Abschnitte. Diese knetenden und schiebenden Bewegungen der Darmwand erfolgen in Abständen von fünf bis zehn Sekunden. Die Impulse für diese Tätigkeit erhalten die Darmmuskeln vom vegetativen Nervensystem.

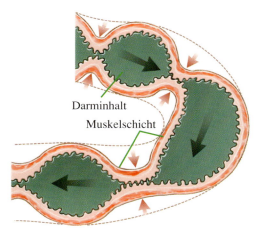

◀ Die Nahrung wird durch wellenförmige Einschnürungen der Darmmuskulatur, die sogenannte Peristaltik, im Darm vorwärtstransportiert.

Wenn ein spitzer Gegenstand wie eine Stecknadel in den Dünndarm gelangt, wird sie durch die Darmbewegungen so lange gedreht, bis ihr spitzes Ende gegen die Fortbewegungsrichtung weist. Dies geschieht dadurch, daß die Schleimhautmuskelschicht des Dünndarms an der gereizten Stelle erschlafft und der in Richtung Darmausgang weiterbeförderte Darminhalt so gegen die Nadel gepreßt wird, daß sie kippt und sich schließlich mit dem stumpfen Teil voran weiterbewegt. Somit erfüllt die Peristaltik auch eine Schutzfunktion.

Funktion des Dickdarms

Seine wichtigste Aufgabe ist es, dem Darminhalt das Wasser zu entziehen. Wenn die Reste des Nahrungsbreis nach drei bis vier Stunden, in denen sie im Dünndarm verdaut wurden, in den Dickdarm übertreten, sind sie noch relativ dünnflüssig. Durch den Wasserentzug wird der Darminhalt eingedickt und sein Volumen stark vermindert. Ist die Dickdarmschleimhaut durch Krankheitserreger geschädigt und in ihrer Funktion eingeschränkt, sind daher wässerige Durchfälle die Folge.

Die Schleimhaut des Dickdarms sondert keine Enzyme ab, sondern nur noch Schleim als Gleit- und Schmiermittel für den eingedickten Stuhl. Die nicht mehr verwertbaren Restbestandteile des Darminhalts werden durch Gärung und Fäulnis zerstört. Zu diesem Zweck enthält der Dickdarm die Darmbakterien. Werden sie durch Medikamente – besonders im Rahmen einer Behandlung mit Antibiotika – abgetötet oder wird das Gleichgewicht der verschiedenen nützlichen Darmbakterien durch eingedrungene Krankheitserreger gestört, kann dieser wichtige Zersetzungsprozeß gehemmt werden.

Die Abbauprodukte werden entweder direkt als Stuhl aus dem Darm ausgeschieden, oder sie gelangen über die Blutgefäße des Dickdarms in den Blutkreislauf und werden in der Leber entgiftet. Von dort gelangen sie mit dem Blut zu den Nieren, um dann mit dem Urin ausgeschieden zu werden.

Die Muskulatur der Dickdarmwand erfüllt die gleichen Aufgaben wie die Dünndarmmuskulatur und wird ebenfalls vom vegetativen Nervensystem gesteuert.

Nieren und ableitende Harnwege

Die Nieren dienen der Ausscheidung nicht weiter verwertbarer Stoffe und Gifte. Sie spielen die entscheidende Rolle im Wasser- und Mineralienhaushalt des Organismus. Harnleiter und Blase haben lediglich eine ableitende und speichernde Funktion für den Urin.

Die Nieren liegen rechts und links in der hinteren Bauchhöhle zu beiden Seiten der Lendenwirbelsäule. Sie sind bohnenförmig, etwa zwölf Zentimeter lang, sechs Zentimeter breit und vier Zentimeter dick. Jede Niere wiegt ungefähr 150 Gramm.

Aufbau der Nieren

Jede Niere besteht aus pyramidenförmigen Segmenten, deren Spitzen in die Mitte zum sogenannten Nierenbecken zeigen, in dem sich der Urin sammelt.

▼ Die Nierenkörperchen (Detail oben), in denen die eigentliche Blutwäsche stattfindet, befinden sich in der Nierenrinde; der Urharn durchströmt die Nierenkanälchen im Nierenmark, wo er weiter entgiftet wird und gefilterte Flüssigkeit zurück ins Blut übertritt, bevor der Urin durch das Sammelrohr ins Nierenbecken gelangt.

Im Gewebe jeder einzelnen Niere befinden sich etwa eine Million kugelförmige Kapseln, die Nierenkörperchen (Glomeruli). Sie sind von einem dichten Blutgefäßnetz umgeben, das das Nierengewebe mit Nährstoffen versorgt und das Blut zur Blutwäsche antransportiert. Für diese Aufgabe tritt jeweils ein Blutgefäß in jedes Nierenkörperchen ein, bildet in ihm ein dichtes Knäuel und verläßt es wieder.

In den Nierenkörperchen findet bereits die erste Phase der Urinproduktion statt. Wasser aus der Blutflüssigkeit wird durch die Aderwand gepreßt und in der Kapsel gesammelt. Aus jedem Nierenkörperchen tritt ein Kanal aus, der zusammen mit den Kanälen der benachbarten Nierenkörperchen ein Kanalsystem bildet. In diesem fließt der Urin durch das Nierengewebe. Blutgefäße begleiten auch die Urinkanälchen als enges Geflecht. Die Urinkanälchen sammeln sich dann zu allmählich gerade verlaufenden Kanälen und ergießen den Urin aus der Spitze der Nierensegmente in das Nierenbecken. Von dort verläßt er die Niere über den Harnleiter.

Die vielen Verzweigungen der kleinen Blutgefäße vereinigen sich wieder und leiten das gereinigte Blut über die Nierenvene aus dem Organ heraus.

Funktion der Nieren

Das Blut wird von körpereigenen Abfallstoffen, die beim Stoffwechsel entstehen, befreit. Beim Abbau der Eiweißbestandteile der Nahrung entstehen Harnstoff und Ammoniak, die ausgeschieden werden müssen. In den Nierenkörperchen werden aber auch Stoffe aus den Adern in die Urinkanälchen gepreßt, die der Körper noch verwerten

Nieren und ableitende Harnwege

kann, wie Glukose und Eiweiße. Damit diese Bestandteile der Nährstoffe nicht mit dem Urin verlorengehen, treten sie auf dem weiteren Weg durch die Niere wieder in die Blutgefäße über. Im Urin von gesunden Nieren findet man daher bei Laboruntersuchungen normalerweise weder Glukose noch Eiweiß.

Entstehen durch den Stoffwechsel zu viele Säuren im Blut, so werden diese in den Nieren der Blutflüssigkeit entzogen und ausgeschieden.

Körperfremde Giftstoffe im Blut oder Medikamente können ebenfalls mit dem Urin ausgeschieden werden. Viele dieser Stoffe entziehen die Nieren selbst dem Blut. Manche müssen jedoch vorher in der Leber so umgebaut werden, daß sie über die Nieren ausgeschieden werden können.

Die Nieren sorgen auch dafür, daß die Blutflüssigkeit immer einen möglichst gleichbleibenden Wassergehalt aufweist. Ist er zu hoch, wird mehr Wasser ausgeschieden, der Urin erscheint verdünnt und hell. Bei Durst bewirkt ein Hormon der Hirnanhangsdrüse, daß Wasser im Blut zurückgehalten wird. Die Nieren scheiden weniger, dafür dunkleren und konzentrierteren Urin aus.

Die Nieren gewährleisten außerdem, daß die Konzentration wichtiger Mineralien wie Kalium, Natrium und Kalzium im Blut im Gleichgewicht bleibt. Nur zuviel vorhandene Salze werden mit dem Urin ausgeschieden.

Pro Minute strömt etwa ein Liter Blut durch die Nieren. Wird viel getrunken, scheiden sie innerhalb von vier Stunden bis zu eineinhalb Liter Urin aus. Die Urinproduktion kann bei Flüssigkeitsmangel auf einen halben Liter pro Tag reduziert werden.

Erkrankt eine Niere dauerhaft, übernimmt die andere Niere ihre Aufgabe mit. Funktionieren beide Nieren nicht mehr, muß der Betroffene in regelmäßigen Abständen an eine künstliche Niere zur Blutwäsche (Dialyse) angeschlossen werden. Solchen Patienten kann die Transplantation einer gesunden Niere ein normales Leben ermöglichen.

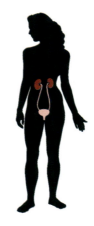

▶ Die Wand der Harnblase besteht aus einer kräftigen Muskelschicht, die sich zum Entleeren zusammenziehen kann. Beim Mann umschließt die Prostata die Harnröhre direkt an ihrem Austritt aus der Blase.

Ableitende Harnwege

Der Urin fließt über den rechten und linken Harnleiter zur Harnblase und wird über die Harnröhre entleert.

Die Harnleiter sind etwa 35 Zentimeter lange Schläuche, die von den Nierenbecken zur Blase führen. Die Muskelfasern in ihrer Wand führen rhythmische Bewegungen aus und befördern so den Urin mit einer Geschwindigkeit von zwei bis drei Zentimetern in der Sekunde in die Blase.

Die Harnblase ist ein Hohlorgan, in dem sich der Urin sammelt, bevor er durch die Harnröhre entleert wird. Sie hat ein Fassungsvermögen von etwa einem dreiviertel Liter. Ihre Wand enthält ein Geflecht aus Nerven, Muskelfasern, Blut- und Lymphgefäßen. Sie ist innen mit einer Schleimhaut ausgekleidet. Bei zunehmender Füllung löst der steigende Innendruck über die Nerven in der Wand den Harndrang aus. Am Übergang zur Harnröhre befindet sich ein ringförmiger Schließmuskel, der bewußt gesteuert werden kann.

Über die Harnröhre wird der Urin ausgeschieden. Da sie bei der Frau wesentlich kürzer ist als beim Mann, können Bakterien leichter bis in die Blase aufsteigen. Frauen sind deshalb häufiger von Harnwegsentzündungen betroffen als Männer.

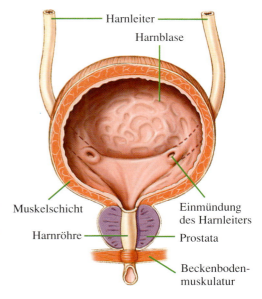

Der menschliche Organismus

Geschlechtsorgane

Als wichtigste Organe zur Fortpflanzung sind die Geschlechtsorgane von Mann und Frau optimal aufeinander abgestimmt. Beim Geschlechtsverkehr dringt der durch sexuelle Erregung versteifte Penis in die Scheide der Frau ein. Kommt es zu einer Befruchtung der weiblichen Eizelle durch eine Samenzelle des Mannes, entsteht neues Leben.

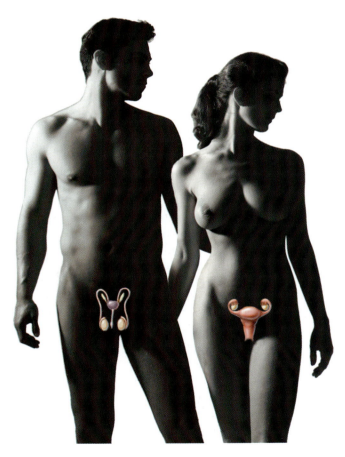

Das Geschlecht eines Menschen wird durch die Geschlechtschromosomen in den Erbanlagen festgelegt. Die weibliche Eizelle enthält als Geschlechtschromosom ein X, die männliche Samenzelle entweder ein X- oder ein Y-Chromosom. Vereinigt sich bei der Befruchtung eine Eizelle mit einer Samenzelle, die ein X-Chromosom als Code trägt, entwickelt sich ein Mädchen. Vereinigt sie sich mit einer Samenzelle, die ein Y-Chromosom trägt, entsteht ein Junge. Zwischen der siebten und achten Schwangerschaftswoche bilden sich die Geschlechtsorgane beim Embryo aus. Während der Pubertät entwickeln sich die Geschlechtsorgane unter dem Einfluß der Geschlechtshormone weiter und erlangen ihre volle Funktionsfähigkeit.

▲ Zu den wichtigsten Bestandteilen der Geschlechtsorgane zählen bei Männern und Frauen die Keimdrüsen, in denen neben den Samen- und Eizellen ein Großteil der Geschlechtshormone produziert wird.

Geschlechtsorgane der Frau

Zu unterscheiden sind die äußeren und die inneren Geschlechtsorgane. Zu den äußeren zählen
- große und kleine Schamlippen,
- Kitzler (Klitoris) und
- Scheidenvorhof.

Die inneren Geschlechtsorgane sind
- Scheide (Vagina),
- Gebärmutter (Uterus),
- Eileiter (Tuben) und
- Eierstöcke (Ovarien).

Die großen Schamlippen bestehen aus einem Paar praller Hautfalten, die auf ihrer Außenseite mit Haaren, Talg- und Schweißdrüsen versehen sind. Sie enthalten Fett- und Bindegewebe. Nach innen hin wird ihre Haut weicher und feuchter; sie gleicht dort mehr einer Schleimhaut. Wo die großen Schamlippen vorne zusammentreffen, ragt die Klitoris mit dem Schwellkörper hervor. Ihre zarte Haut enthält zahlreiche empfindliche Nervenenden.

Die kleinen Schamlippen umgeben als zwei schmale, dünne Hautfalten den Scheidenvorhof. Sie sind von vielen Blutgefäßen durchzogen und schwellen bei sexueller Erregung an. Klitoris und Scheidenvorhof sind von Schwellkörpern umgeben. Diese schwammartigen

Geschlechtsorgane

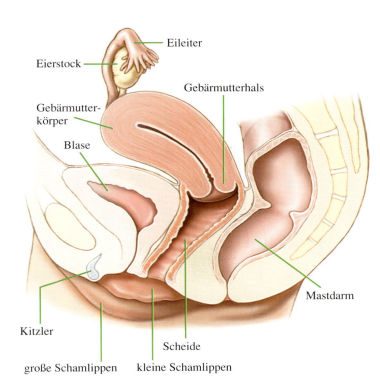

▲ Weibliche Geschlechtsorgane (Längsschnitt durch das Becken).

Die Gebärmutter ist ein muskulöses Hohlorgan, dessen Höhle mit einer dicken Schleimhaut ausgekleidet ist. Sie verändert sich unter der Einwirkung der weiblichen Geschlechtshormone während des monatlichen Zyklus. Bis zur Zeit des Eisprungs wird sie für die Einnistung eines befruchteten Eis vorbereitet; kommt es nicht zur Befruchtung, wird die obere Schleimhautschicht bei der Monatsblutung abgestoßen.

Aus dem oberen Bereich der Gebärmutter entspringen rechts und links die Eileiter (Tuben). Jeder ist etwa zwölf Zentimeter lang und führt zu einem Eierstock. Die fransigen Enden der Eileiter umfassen fächerförmig die Oberfläche der Eierstöcke. In den Wänden der Eileiter befindet sich eine Muskelschicht. Innen sind sie mit einer Schleimhaut ausgekleidet, die auf ihrer Oberfläche mit kleinen haarförmigen Fortsätzen ausgestattet ist. Durch wellenförmige Muskelbewegungen und durch den Schlag dieser Härchen wird das Ei nach dem Eisprung in die Gebärmutter transportiert.

In den Eierstöcken werden die weiblichen Geschlechtshormone gebildet. Außerdem reift dort unter der Einwirkung des Hormons Östrogen während des monatlichen Zyklus ein Eibläschen mit einem befruchtungsfähigen Ei heran. Zum Zeitpunkt des Eisprungs platzt das Bläschen, und das Ei wird vom Eileiter aufgenommen.

Während der Wechseljahre (Klimakterium) läßt die Produktion der Hormone allmählich nach. Schließlich wird kein befruchtungsfähiges Ei mehr produziert.

Gebilde enthalten ein dichtes Venengeflecht, das sich ebenfalls bei sexueller Erregung vermehrt mit Blut füllt und dadurch anschwillt.

Das Jungfernhäutchen (Hymen) bildet die Grenze zwischen den äußeren und inneren weiblichen Geschlechtsorganen. Es engt den Eingang zur Scheide ein, verschließt ihn aber nicht. Seine Form ist sehr verschieden. Es kann ring- oder halbmondförmig sein oder sogar fehlen. Beim ersten Geschlechtsverkehr reißt es ein, und nur ein Randsaum bleibt bestehen. Er verschwindet meist vollständig nach der Geburt eines Kindes.

Die Scheide ist ein etwa acht bis zehn Zentimeter langes Rohr. Sie ist mit einer Schleimhaut ausgekleidet, die saure Flüssigkeit absondert. Diese Säure schützt gegen eindringende Krankheitserreger. Die Scheide ist zusätzlich mit Bakterien besiedelt, die die Scheidenflora bilden. Auch sie hilft bei der Abwehr von schädlichen Erregern. Die Scheide endet am Gebärmutterhals, der als unteres Ende der Gebärmutter in sie hineinragt. In seiner Mitte öffnet sich der Muttermund.

Geschlechtsorgane des Mannes

Auch beim Mann wird zwischen äußeren und inneren Geschlechtsorganen unterschieden. Zu den äußeren Geschlechtsorganen zählen
- Penis und
- Hodensack (Skrotum).

Die inneren Geschlechtsorgane sind
- Hoden,
- Nebenhoden,

Der menschliche Organismus

- Samenleiter,
- Vorsteherdrüse (Prostata) und
- Samenbläschen.

Die Haut des Penisschafts ist sehr dehnbar und läßt sich verschieben. In dem fettlosen Bindegewebe darunter verlaufen die äußerlich sichtbaren Blutgefäße. In der Haut befinden sich Talg- und Schweißdrüsen. Die Penisspitze, die Eichel, ist von einer besonders empfindlichen Haut bedeckt und wird mit der zentral gelegenen Öffnung der Harnröhre von der Vorhaut bedeckt. In dieser befinden sich Talgdrüsen, die ein Sekret absondern. Die Vorhaut ist an der Unterseite mit der Eichel verwachsen.

Die Schwellkörper verlaufen vom Schambeinknochen am Beckenboden bis zur Eichel. Sie bestehen aus einem schwammähnlichen Bindegewebsgerüst, in dessen Hohlräume viele Blutgefäße münden, die eine rasche Blutfüllung ermöglichen. Bei sexueller Erregung, die durch erotische Phantasien, Zärtlichkeiten und andere Sinneseindrücke entstehen kann, fließt mehr Blut in die Schwellkörper. Gleichzeitig wird der Abfluß des Blutes reduziert. Der Penis wird steif und richtet sich auf (Erektion). Beim Abklingen der Erregung fließt das Blut über die Venen wieder ab, und der Penis erschlafft.

In den Hoden werden das Geschlechtshormon Testosteron und die männlichen Keimzellen, die Spermien, gebildet. In den Nebenhoden werden diese Samenzellen gespeichert und reifen heran. Da die Hoden sehr temperaturempfindlich sind und die normale Körpertemperatur von etwa 36,5 °C für ihre Funktion zu

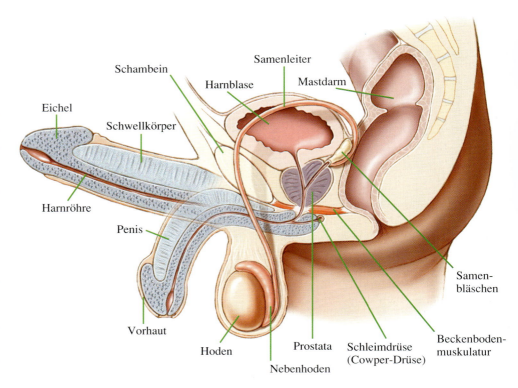

▲ Männliche Geschlechtsorgane (Längsschnitt durch das Becken). Bei einer Erektion schwillt der Penis bis auf das Dreifache seines Volumens an.

hoch ist, befinden sie sich im Hodensack. Er besteht aus einer dünnen, fettlosen Haut, die von zahlreichen Muskelfasern durchzogen ist. Bei Kälte oder sexueller Erregung zieht sich die Haut zusammen, so daß sich die Hoden näher am Körper befinden. Bei Wärme erschlafft die Haut des Hodensacks, und die Hoden werden besser gekühlt.

Die Samenleiter sind etwa 60 Zentimeter lang und verlaufen vom Nebenhoden aus dem Hodensack heraus in den unteren Beckenraum. Dort führen sie schließlich zur Vorsteherdrüse (Prostata) und vereinigen sich zu einem Gang, der in die Harnröhre mündet.

Die Vorsteherdrüse hat die Größe einer Kastanie, befindet sich an der Unterseite der Harnblase und umschließt ringförmig die Harnröhre. Hinter der Harnblase befinden sich die Samenbläschen. Vorsteherdrüse und Samenbläschen produzieren Sekrete, die das Überleben der Spermien ermöglichen. Das Sperma, das beim Samenerguß ausgestoßen wird, besteht aus den beiden Sekreten und enthält bis zu 600 Millionen Spermien.

Bewegungsapparat

Muskeln, Knochen und Gelenke bilden zusammen den Bewegungsapparat des Menschen und wirken bei jeder Regung des Körpers zusammen: die Muskeln, da sie sich durch Impulse, die sie von den Nerven erhalten, zusammenziehen können, die Knochen, die das stützende Gerüst des Körpers bilden, und schließlich die Gelenke, die es ermöglichen, daß sich die Knochen in einer geordneten Weise zueinander bewegen können.

Die Bewegung des Menschen scheint auf den ersten Blick ein recht einfacher Vorgang zu sein, ist aber bei näherem Hinsehen ein kompliziertes Zusammenwirken vieler Organe, bei dem das zentrale Nervensystem die übergeordnete Rolle spielt. Wichtigste Voraussetzung allerdings für jede Bewegung ist der Halte- und Stützapparat des Körpers.

Knochen

Die Knochen sind die härtesten und widerstandsfähigsten Bestandteile des menschlichen Körpers. Sie bestehen neben speziellen Eiweißstoffen (Kollagenen) zum großen Teil aus Kalzium und anorganischen Phosphaten und dienen auch als Speicherstätte des Körpers für diese Mineralstoffe. Je nach Bedarf können sie aus diesem Reservoir ins Blut abgegeben werden.

Spezielle Zellen sorgen für ständige Umbauvorgänge. Die Osteoblasten bauen Knochengewebe auf, die Osteoklasten bauen es ab. Beide Zellarten sorgen dafür, daß die bälkchenartigen Strukturen im Inneren des Knochens durch ihre Anordnung der jeweiligen Belastung am besten standhalten. Ändert sich z.B. die Achse eines Oberschenkelknochens durch einen schlecht verheilten Bruch, passen sich die Knochenbälkchen in ihrer Ausrichtung der veränderten statischen Belastung an. Auf- und Abbau des Knochens geschieht unter dem Einfluß von Hormonen, die in der Nebenschilddrüse und der Schilddrüse gebildet werden. Das Vitamin D, das mit der Nahrung dem Körper zugeführt wird, ist für die Aufnahme von Kalzium aus dem Darm und den Einbau in den Knochen verantwortlich. Verschiedene Faktoren fördern den Knochenaufbau, hemmen den Knochenabbau und erhöhen die Knochenmasse:
- verstärkte Belastung,
- Vitamin-D-Zufuhr und
- Kalziumaufnahme.

Andere Faktoren hemmen den Knochenaufbau, fördern den Abbau und vermindern die Knochenmasse. Hierzu zählen:
- mangelnde Belastung (z.B. durch Ruhigstellung einer Gliedmaße),

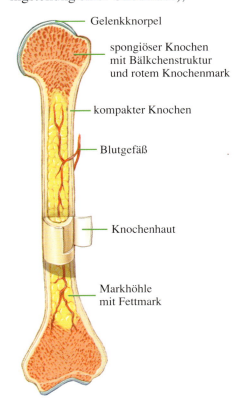

▶ An langen Röhrenknochen wie dem Oberarmknochen ist der Schichtaufbau besonders gut zu erkennen. Die Versorgung der Knochen und der Transport von den im Knochen gebildeten Blutkörperchen und Abwehrstoffen findet über feine Blutgefäße statt, die die feste Knochensubstanz durchdringen.

Der menschliche Organismus

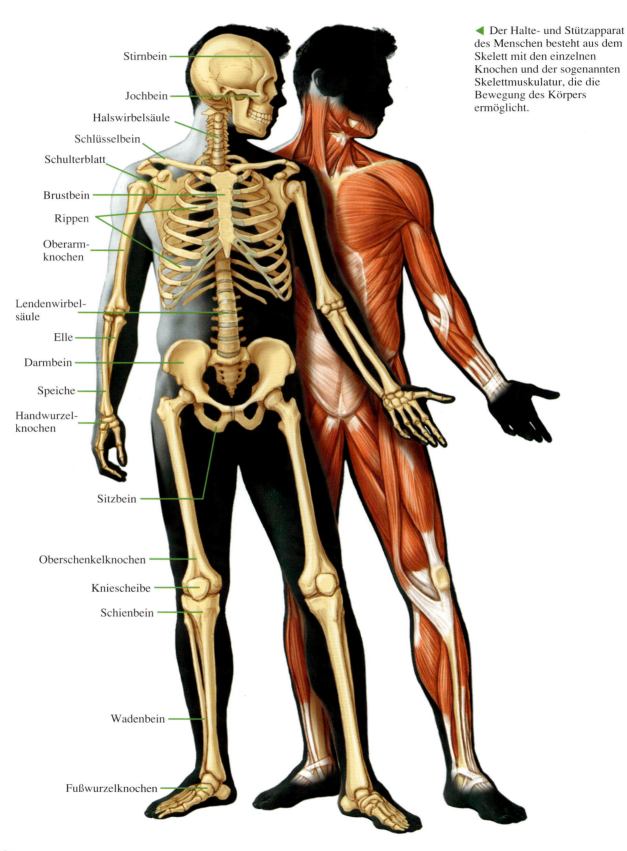

◀ Der Halte- und Stützapparat des Menschen besteht aus dem Skelett mit den einzelnen Knochen und der sogenannten Skelettmuskulatur, die die Bewegung des Körpers ermöglicht.

- chronische Mangelernährung,
- Altern und
- chronische Krankheiten, bei denen dem Knochen vermehrt Kalzium entzogen wird.

Schichtaufbau

Jeder Knochen ist von einer derben Haut, der Knochenhaut (Periost), umgeben, von der aus kleine Blutgefäße und Nerven ins Innere führen. Unter dieser Haut befindet sich eine harte Außenschicht (Kompakta), im Zentrum des Knochens die Markhöhle mit dem Knochenmark. In manchen Knochen wie dem Oberschenkelhals und den Wirbelkörpern ähnelt das Knochengewebe unter der Kompakta einem Schwamm und wird deshalb Spongiosa genannt.

Je nach Beanspruchung und Funktion lassen sich am Skelett vier verschiedene Knochenformen unterscheiden:

- Röhrenknochen (Bein- und Armknochen). Sie bestehen aus einem hohlen Schaft und zwei verdickten Enden. Der Schaft aus fester Knochensubstanz ist mit Knochenmark ausgefüllt. Die verdickten Enden sind dicht mit Knochenbälkchen durchsetzt; ihre Oberfläche besteht aus kompaktem Knochenmaterial. Durch die Röhrenform sind sie sehr stabil und können praktisch nicht gebogen werden.
- Kurze Knochen (z.B. Handwurzelknochen). Sie entsprechen vom Aufbau her im wesentlichen den Röhrenknochen. Sie enthalten ebenfalls feine Knochenbälkchen und eine dünne, kompakte Außenschicht, nur sehr viel weniger Knochenmark.
- Platte Knochen (Schädel, Hüftknochen, Brustbein). Bei ihnen fehlen meistens die Knochenbälkchen. In ihrem Mark werden die Blutzellen gebildet.
- Lufthaltige Knochen (z.B. Oberkieferknochen). Diese Knochen finden sich vor allem am Kopf. Sie sind hohl und auf ihrer Innenseite mit einer zarten Schleimhaut ausgekleidet, die ein dünnflüssiges Sekret in den Hohlraum absondert.

Skelett

Das Knochengerüst des Menschen besteht aus mindestens 212 einzelnen Knochen, die teilweise durch Gelenke miteinander verbunden sind. Die Anzahl der Knochen ist nicht bei allen Menschen gleich, weil es an verschiedenen Stellen – vor allem am Hand- und Fußskelett – sogenannte Sesambeine geben kann. Sesambeine sind rundliche, in Bänder und Sehnen eingebettete Knochen, die meist nicht größer als eine Haselnuß ausgebildet sind. Die Gesamtzahl der Knochen kann sich sogar während des Lebens eines Menschen ändern, weil im Alter einzelne Wirbel im unteren Wirbelsäulenbereich völlig miteinander verwachsen und dann zu einem einzigen Knochen verschmelzen können.

Das Skelett stützt den Körper und gibt ihm seine Grundform. An ihm setzen die Muskeln an und ermöglichen die Bewegung in den einzelnen Gelenken. Das Gewicht des Skeletts beträgt beim Erwachsenen $1/7$ bis $1/5$ des Körpergewichts. Es wird unterteilt in das Achsenskelett – bestehend aus Schädel, Wirbelsäule und Brustkorb – und das Extremitätenskelett mit den Knochen von Armen und Beinen.

Anhand der Skelettform läßt sich feststellen, ob es sich um einen Mann oder um eine Frau handelt. Bei Männern ist der Knochenbau in der Regel kräftiger und das ganze Skelett dementsprechend auch schwerer. Bei Frauen ist vor allem der Beckengürtel breiter ausgebildet, um einem Kind bei Schwangerschaft den notwendigen Platz zu bieten.

Gelenke und Bänder

Gelenke stellen die beweglichen Verbindungen zwischen den einzelnen Knochen her. Je nach Beanspruchung werden die einzelnen Knochen über das Gelenk hinweg durch Bänder aus straffem oder dehnbarem Bindegewebe zusammengehalten. Die Bänder sind fest mit der Knochenhaut verwachsen.

Ein Gelenk besteht in der Regel aus drei Bestandteilen: der Gelenkfläche mit

Der menschliche Organismus

dem Knorpel, der Gelenkkapsel und der Gelenkhöhle.
- Die Gelenkfläche ist von einer Knorpelschicht überzogen. Knorpel besteht aus einer faserhaltigen, glatten Substanz. Er besitzt eine besonders hohe Druckfestigkeit und ist – je nach Belastung des Gelenks – unterschiedlich dick (0,2 bis sechs Millimeter). Durch seine Elastizität wird bei allen Bewegungen eine möglichst große Kontaktfläche und dadurch eine gute Druckverteilung zwischen den einzelnen Knochen der Gelenke erreicht. Zu starke Belastung kann zu einer Abnutzung und Auffaserung des Knorpels führen.
- Die Gelenkkapsel besteht aus Bindegewebe und verbindet die Knochen miteinander. Sie ist fest mit der Knochenhaut verwachsen und umschließt die Gelenkhöhle. Zur Gelenkhöhle hin ist sie mit der Gelenkinnenhaut ausgekleidet, die viele Blutgefäße und Nervenfasern enthält.
- Die Gelenkhöhle ist ein spaltförmiger Raum zwischen den Knochen, der

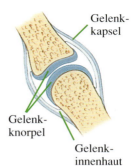

▲ Bestandteile eines Gelenks

mit Gelenkschmiere angefüllt ist. Dieser zähe Schleim wird von der Gelenkinnenhaut gebildet und gewährleistet ein reibungsloses Gleiten der Gelenkflächen aufeinander.

Muskeln und Sehnen

Nach ihrem mikroskopischen Erscheinungsbild unterscheidet man glatte und quergestreifte Muskulatur, wobei nur letztere zum Stütz- und Bewegungsapparat gehört. Im Unterschied zu den Bewegungen der glatten Muskulatur des Darms oder des Herzens, die von einem eigenen System spezieller Zellen ausgelöst oder vom vegetativen Nervensystem gesteuert werden, wird die Erschlaffung oder Verkürzung der quergestreiften Muskulatur (Skelettmuskulatur) vorwiegend bewußt vom zentralen Nervensystem gesteuert.

Jeder Muskel besteht aus einer großen Zahl einzelner Muskelfasern, die jeweils mit einer Nervenfaser und einem Blutgefäß verbunden sind. Die Impulse zur Verkürzung oder Verlängerung des Muskels kommen aus dem Gehirn oder

Die wichtigsten Gelenkformen

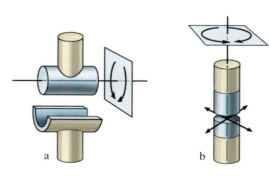
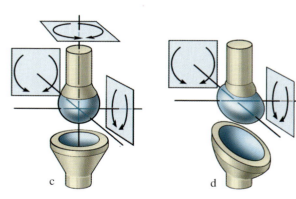

(a) Scharniergelenke lassen nur Beuge- und Streckbewegungen der Knochen gegeneinander zu. Zu ihnen zählen Finger- und Ellenbogengelenke. Im wesentlichen ist auch das Kniegelenk ein Scharniergelenk. Es ermöglicht jedoch bei gebeugter Stellung in gewissem Umfang auch leichtere Drehbewegungen des Unterschenkels gegen den Oberschenkel.

(b) Ebene Gelenke befinden sich u.a. zwischen den einzelnen Wirbelkörpern der Wirbelsäule. Sie erlauben

vor allem Drehbewegungen. Durch besondere Zusatzeinrichtungen dieser Gelenke (Bandscheiben) kann die Wirbelsäule in bestimmten Abschnitten auch gebeugt und seitlich gekrümmt werden.

(c) Kugelgelenke wie das Schulter- oder das Hüftgelenk erlauben Bewegungen in alle Richtungen.

(d) Eigelenke wie das Daumengelenk ähneln dem Kugelgelenk, können aber nur in zwei Ebenen bewegt werden.

Bewegungsapparat

aus dem Rückenmark und gelangen über die Nervenzellfortsätze direkt zu einzelnen Muskelfasern.

Die meisten Muskelgruppen (besonders an Armen und Beinen) sind von einer dünnen Haut, der Faszie, umhüllt. Sie dient als Führungsröhre, in der die einzelnen Muskeln getrennt voneinander gleiten können. In den Zwischenräumen dieser umhüllten Muskeln verlaufen Blutgefäße, Nervenfasern und Lymphgefäße.

Nahezu alle Muskeln enden in Sehnen, die mit den Knochen verwachsen sind. Diese können kurz (z.B. die Bizepssehne am Unterarm), aber auch sehr lang sein (z.B. Fingersehnen).

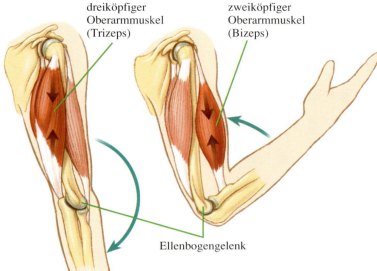

▲ Das Beugen und Strecken einer Gliedmaße wird durch die Kontraktion unterschiedlicher Muskeln bewirkt, wenn sie verschiedene Knochen – wie hier den Oberarmknochen mit Elle bzw. Speiche des Unterarms – verbinden, zwischen denen sich ein Gelenk befindet.

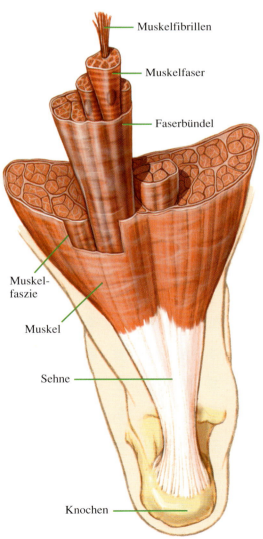

◀ Jeder Skelettmuskel besteht aus einzelnen Muskelfasern, die wiederum aus den fadenförmigen Muskelfibrillen zusammengesetzt sind. Mehrere Muskelfasern bilden zusammen ein Faserbündel, das von der Muskelhaut, der Faszie, umgeben ist, die auch den ganzen Muskel umgibt.

Dort, wo sich die Sehnen stark auf den Knochen verschieben (z.B. am Handgelenk), sind sie von Sehnenscheiden umgeben. In ihnen wird eine Flüssigkeit produziert, die ein geschmeidiges Gleiten ermöglicht.

Bewegung

Nur weil die Muskeln über die Sehnen mit weiter entfernt liegenden Knochen verbunden sind, ist eine gezielte Bewegung möglich. Befindet sich zwischen dem Muskel und seinem Ansatz am Knochen ein Gelenk, bewirkt er an dieser Stelle eine Bewegung: Der Beugemuskel des Oberarms (der Bizeps) ist über zwei Sehnen mit den Unterarmknochen verbunden. Durch eine Anspannung verkürzt sich der Muskel. Da das Ellenbogengelenk keine andere Möglichkeit zuläßt, kann der Abstand zwischen Ursprung und Ansatz des Muskels nur durch das Anwinkeln des Unterarms verkürzt werden.

Häufig sind die Muskeln über sehr lange Sehnen mit den entsprechenden Knochen verbunden. Hierdurch ist eine große Kraftentfaltung auch an Körperteilen möglich, an denen kein Platz für entsprechend kräftige Muskeln ist. So befinden sich beispielsweise die Muskeln, die für die Bewegung der Finger verantwortlich sind, im Unterarm.

Der menschliche Organismus

Haut

Die Haut ist das größte Organ des Menschen. Mit einer Oberfläche von rund zwei Quadratmetern bedeckt sie die gesamte Körperoberfläche. Sie schützt den Organismus vor Einwirkungen von außen und stellt gleichzeitig in vielfältiger Weise Verbindungen zwischen dem Körper und seiner Umgebung her.

Die menschliche Haut besteht aus drei Schichten: der Ober-, der Leder- und der Unterhaut mit unterschiedlichen Bestandteilen, sowie verschiedenen Anhangsgebilden.

Oberhaut
Diese Hautschicht trägt auf ihrer Außenseite die stabile Hornhaut, die aus verhornten und flachen Zellen besteht. Die Hornhaut ist – je nach mechanischer Beanspruchung – unterschiedlich dick. So ist sie an der Fußsohle und der Innenfläche der Hand am stärksten ausgebildet. In der darunterliegenden Keimschicht entstehen durch Zellteilung ständig neue Zellen, die die abgestorbenen und abgestoßenen Hornhautzellen ersetzen. Hier befinden sich außerdem die Pigmentzellen, die der Haut ihre Farbe geben.
Die Oberhaut enthält keine Blutgefäße, sondern wird ausschließlich durch Lymphflüssigkeit ernährt, die aus den Lymphgefäßen der tiefer liegenden Schicht austritt.

Lederhaut
Die mittlere Schicht der Haut besteht aus vielen elastischen Fasern, die gitterartig miteinander verflochten sind und so ein festes Gerüst bilden. Dazwischen verlaufen haarfeine Blut- und Lymphgefäße. In dieser Schicht und am Übergang zur Unterhaut befinden sich viele kleine, spiralförmige Nervenenden, die sogenannten Lamellenkörperchen. Sie bestehen aus einzelnen Sinneszellen, die

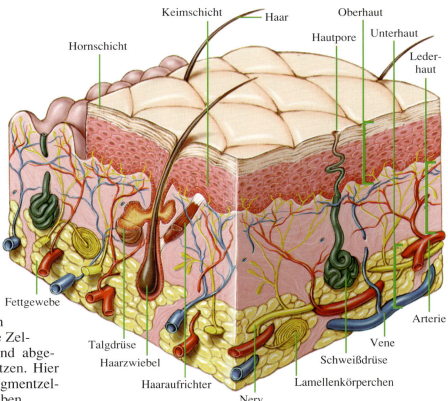

▲ Die Dicke der drei Schichten der Haut ist an den verschiedenen Körperteilen unterschiedlich; meist ist die Oberhaut aber am dünnsten.

schalenförmig übereinander liegen und für die Wahrnehmung von Hautreizen wie Berührungen und Temperatur verantwortlich sind. Besonders viele Lamellenkörperchen befinden sich an den Handflächen und Fußsohlen sowie in der Bindehaut des Auges.

Unterhaut
Sie besteht vor allem aus Fettgewebe, das die Verbindung zu den darunterliegenden Strukturen herstellt. Das Fett bildet ein schützendes Polster und sorgt für eine gute Wärmeisolierung. Die Dicke des Fettpolsters ist von der jeweiligen Beanspruchung abhängig; so ist es

an der Fußsohle immer relativ dick. Die Verteilung des Unterhautfetts wird auch von den Geschlechtshormonen beeinflußt, was Mann und Frau unterschiedliche Proportionen verleiht.
In der Unterhaut befinden sich viele Blut- und Lymphgefäße, die sich zu zahlreichen haarfeinen Ästen verzweigen und bis in die Lederhaut aufsteigen. Außerdem ist sie von vielen Nervenfasern, die sogar bis in die Oberhaut reichen, durchzogen.

Hautanhangsgebilde

Schweißdrüsen befinden sich in der Lederhaut der ganzen Körperoberfläche. Ihre Ausführungsgänge verlaufen korkenzieherartig durch die Oberhaut und sondern den Schweiß auf die Hautoberfläche ab. Am Warzenhof der Brüste, in der Achselhöhle, in der Leisten- und Schamgegend und in der Umgebung des Afters befinden sich besonders große und zahlreiche Schweißdrüsen.
Talgdrüsen sind vorrangig an den Haarwurzeln, aber auch an anderen, weniger behaarten Stellen des Körpers, z.B. an Nase, Ohr, Rücken und Brust, zu finden. Sie fehlen in der Innenfläche der Hand und an der Fußsohle.
Haare wachsen aus den Haarwurzeln an der Unterhaut. An jeder Haarwurzel (außer von Wimpern und Augenbrauen) befindet sich ein winziger Muskel, der das Haar aufrichten kann. Bei Kälte oder Erregung spannen sich diese Muskel an, und die Haare richten sich auf. Die Haarfarbe entsteht durch die Pigmente, die in der Wurzel produziert werden. Im Alter werden Luftbläschen in das Haar eingelagert, und es erscheint grau. Die Dichte und die Verteilung der Körperbehaarung wird von den Geschlechtshormonen beeinflußt.
Die Haupthaare können fünf bis sechs Jahre alt werden. Sie wachsen etwa 15 Millimeter im Monat. Die Wimpern werden etwa alle zwei Jahre erneuert.
Die Fuß- und Fingernägel bestehen aus gewölbten Hornplatten. Sie schützen vor Verletzungen und wachsen etwa einen Millimeter in der Woche.

Funktionen der Haut
Die Haut erfüllt eine Reihe von lebenswichtigen Aufgaben.

Schutz
Die Haut bietet Schutz gegen verschiedene Einflüsse der Umwelt. Mechanische Einwirkungen wie Druck, Stoß und Zug werden abgemildert. Dafür sorgen vor allem die derbe Struktur der Hornhaut und das Gitterwerk aus elastischen Fasern der Lederhaut. An vielen Stellen des Körpers bildet außerdem das Fettgewebe ein elastisches Polster.
Lichtstrahlen, besonders die schädigenden Anteile des ultravioletten Lichts der Sonne, werden reflektiert und absorbiert. Dabei wird in den Pigmentzellen der Oberhaut vermehrt Melanin produziert, und die Haut verfärbt sich dunkel.
Das Eindringen von Bakterien in die Haut wird durch die dünne Fettschicht aus den Talg- und den Säuremantel aus den Schweißdrüsen verhindert.

Temperaturregulation
Bei Hitze kommt es zu einem Wärmestau im Körper. Durch Erweiterung der Blutgefäße wird die Haut stärker durchblutet, und die Wärme kann nach außen abgegeben werden. Zusätzlich produziert die Haut bei Hitze mehr Schweiß. Er verdunstet auf der Körperoberfläche, wobei Kälte entsteht. Bei kalter Umgebung verengen sich die Blutgefäße der Haut und vermindern so die Abgabe der Körperwärme nach außen.

Sinneswahrnehmung
Die Sinneszellen an den Enden der Hautnerven können verschiedene Reize empfangen: Wärme, Kälte, Schmerz und Berührung. So wirken sie als Alarmsystem und dienen dem Tastsinn.

Ausscheidung
Die Haut unterstützt die Arbeit der Nieren als Ausscheidungsorgan. Durch die Haut verdunstet täglich etwa ein halber Liter Wasser. Bei starker Schweißproduktion erhöht sich der Wasserverlust beträchtlich.

Ernährung

Ernährung

In Zeiten des Überflusses ist Ernährung mehr als bloßes Befriedigen eines lebensnotwendigen Bedarfs. Auf einen Instinkt können Menschen nicht vertrauen. So essen die einen, worauf sie gerade Appetit haben, andere ernähren sich streng nach bestimmten – häufig weltanschaulich geprägten – Ernährungsplänen. Essen kann aber auch häufig zur Ersatzbefriedigung werden.

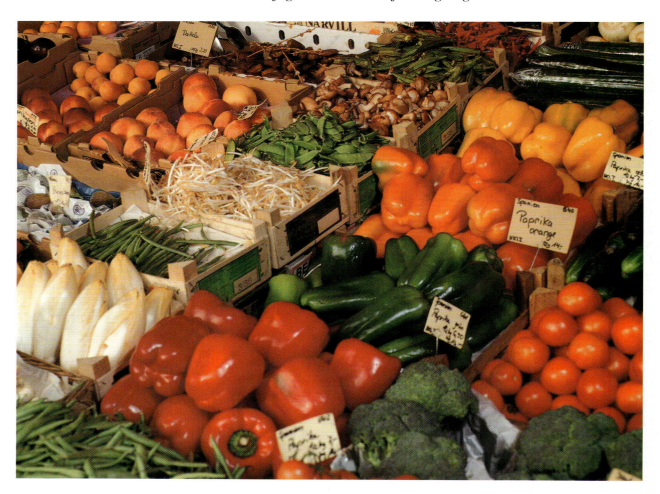

▲ Obst und Gemüse aus allen Ländern der Welt und zu allen Jahreszeiten immer frisch: das Angebot ist groß, und die meisten Produkte sind auch zu erschwinglichen Preisen zu haben; einer gesunden Ernährung steht nichts im Wege.

Im Organismus laufen unentwegt vielfältige biochemische Reaktionen ab. Dabei sind Enzyme unentbehrlich. Das sind Eiweiße (Proteine), die biochemische Umwandlungen steuern und beschleunigen. All diese Prozesse faßt man unter dem Begriff Stoffwechsel zusammen. Er dient der Energiegewinnung, dem Abbau und Neuaufbau lebenswichtiger Substanzen.

Ausgewogene Ernährung
Damit die Stoffwechselvorgänge störungsfrei funktionieren können, bedarf es der täglichen Zufuhr von Kohlenhydraten, Eiweißen, Fetten, Vitaminen, Mineralstoffen und Spurenelementen.

Wieviel braucht man täglich?
Wenn vom täglichen Nahrungsbedarf die Rede ist, denkt man zuerst an Kalorien.

Aber hierunter wird lediglich die Wärme- bzw. Energiemenge, die aus Fetten, Eiweißen und Kohlenhydraten bezogen wird, verstanden. Selbst wenn genügend Energie zugeführt wird, ist dies keine Garantie für die optimale Versorgung des Organismus.

So könnte man seinen täglichen Energiebedarf auch mit vier bis fünf Tafeln Schokolade decken. Doch viele lebenswichtige Stoffe würden bei einer solchen Ernährungsweise fehlen. Im übrigen hat die Natur einer extrem einseitigen Ernährung einen Riegel vorgeschoben: Selbst gegen die Leibspeise entwickelt man nach kurzer Zeit eine Abneigung, wenn man sie täglich vorgesetzt bekommt.

Heute existieren wissenschaftliche Empfehlungen für den durchschnittlichen täglichen Bedarf an Nährstoffen. Dennoch geht es nicht darum, die Zufuhr milligrammgenau im Griff zu haben. Den empfohlenen Werten am nächsten kommt man bei einer Ernährung mit Vollwertkost, die aus frischem Obst und Gemüse, Vollkorn- und Milchprodukten, Pflanzenölen, Fisch, Geflügel und magerem Fleisch besteht.

Auch Trinken gehört zur Ernährung

Der Organismus besteht zu rund 65% aus Wasser. Es spielt auch im Stoffwechsel als Lösungs- und Transportmittel vieler Stoffe eine lebenswichtige Rolle. Weil es über die Haut und die Ausscheidungsorgane an die Umwelt abgegeben wird, muß es dem Körper auch ständig neu zugeführt werden. Der durchschnittliche tägliche Flüssigkeitsbedarf beträgt bei einem Erwachsenen ungefähr 2,5 Liter. Bei erhöhtem Verlust durch Schwitzen bei Hitze oder Fieber und bei Durchfall muß sogar noch wesentlich mehr getrunken werden.

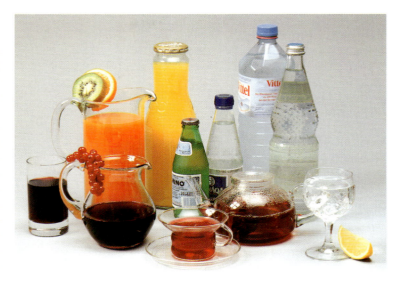

▲ Den Flüssigkeitsbedarf deckt man am besten mit ungesüßten Fruchtsäften, Wasser und Früchtetees.

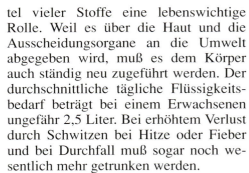

▼ Am gesündesten ernährt man sich mit Vollwertkost. Sie ist vielfältig, klammert keine Nahrungsmittel generell aus, und es wird besonders auf ein ausgewogenes Verhältnis der lebensnotwendigen Stoffe geachtet.

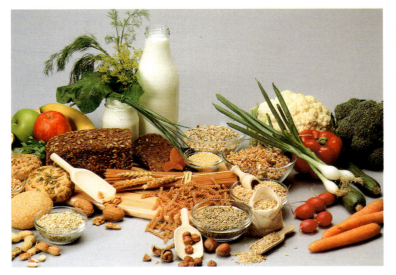

Fragwürdiges Ernährungsverhalten

Obwohl alljährlich eine Flut von Büchern über Ernährung veröffentlicht wird und man in fast jeder Zeitschrift entsprechende Tips findet, sind falsche Vorstellungen über eine gesunde Ernährung weit verbreitet. Zu den häufigsten Irrtümern zählen die Vorstellungen, daß Margarine weniger Kalorien hätte als Butter, daß Quark besonders viel Kalzium und Spinat sehr viel Eisen enthalte, daß für das Wachstum besonders viel Fleisch wichtig sei und man beim Verzehr von rohen Karotten eine große Menge Vitamin A aufnehme. Auch Ernährungsgewohnheiten, wie das starre Festhalten an einer warmen Mahlzeit mit Fleischbeilage pro Tag, werden nicht hinterfragt, sondern konsequent befolgt. Ein schädigendes Ernährungsverhalten wird oft über Jahre beibehalten, auch deshalb, weil die Folgen erst relativ spät

Ernährung

zu spüren sind. Die Hauptfehler in der heutigen Ernährung sind
- zuviel Fett (vor allem tierischer Herkunft),
- zuviel Zucker,
- zuviel Alkohol und
- zuwenig Ballaststoffe.

Arterienverkalkung, Darmerkrankungen, Leberfunktionsstörungen, Übergewicht und möglicherweise auch ein erhöhtes Krebsrisiko können die Spätfolgen einer falschen Ernährung sein.

Ungesunde Eßgewohnheiten
Streß und Überlastung führen bei vielen Menschen zu einem Verlust der Eßkultur, der sich häufig darin äußert, daß die Mahlzeiten überhastet und zu unregelmäßigen Tageszeiten eingenommen werden. Das Essen wird oft nicht mehr als Genuß, sondern als lästige Nebensache erlebt. Manchen Menschen scheint der späte Abend der geeignetste Zeitpunkt für kalorienreiche Mahlzeiten zu sein. Die Folge eines solchen Umgangs mit dem Essen ist nicht nur körperliches Unbehagen durch eine gestörte Verdauung, sondern auch ein schlechter Schlaf.

Unterversorgung führt zu Mangelerscheinungen
Zeitdruck, Bequemlichkeit und nicht zuletzt der Schlankheitswahn sind die häufigsten Gründe für eine Unterversorgung mit wichtigen Nährstoffen.
Starke Raucher und Alkoholkonsumenten sollten besonders vitaminreich essen, da Vitamine wahrscheinlich in der Lage sind, schädliche Stoffe abzuschwächen. Doch gerade diese Bevölkerungsgruppe ernährt sich wissenschaftlichen Beobachtungen zufolge meist besonders vitaminarm.
Auch viele Senioren, die allein leben, möglicherweise gehbehindert sind und Kauprobleme haben, ernähren sich zu einseitig. Bei nahezu 60% der Senioren liegt deshalb eine Mangelernährung vor. Diese äußert sich nicht etwa darin, daß die Betreffenden untergewichtig sind, sondern durch Symptome wie Müdig-

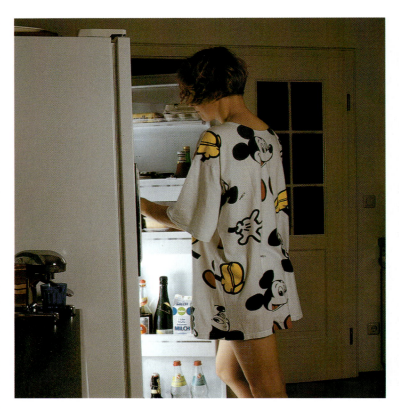

▲ Nicht nur die falschen Nahrungsmittel, auch Eßgewohnheiten, die dem normalen Tagesrhythmus entgegenlaufen, wirken sich schlecht auf den Organismus aus.

keit, Teilnahmslosigkeit und Wassereinlagerungen im Gewebe, die häufig als Alterserscheinungen mißverstanden werden.

Hungern für die Schönheit
Vor allem Mädchen und junge Frauen hungern, um sich dem aktuellen Schönheitsideal anzupassen, und nehmen dafür sogar Beschwerden wie Kopfschmerzen, Nervosität, Müdigkeit und Konzentrationsstörungen in Kauf. Experten sprechen von einer »latenten Eßstörung«, an der Millionen Frauen leiden. Sie essen nicht mehr spontan und nach Appetit, sondern lassen sich von Kalorienwerten leiten. Ständiges Diäthalten kann zu einer behandlungsbedürftigen Eßstörung wie Magersucht oder Bulimie (Eß- und Brechsucht) führen.

Überernährung macht krank
Was der Organismus nicht für seinen Energiehaushalt benötigt, wird in Fettdepots angelegt. Übergewichtige leiden wesentlich häufiger an Herz- und Kreis-

Ernährung

lauferkrankungen, an Zuckerkrankheit, Bluthochdruck, Gallensteinen und bestimmten Tumoren der Brust und der Gebärmutter. Durch eine Verringerung des Gewichts erreicht man oft ohne Medikamente eine Senkung des überhöhten Blutzuckerspiegels. Auch zu hohe Insulin- und Blutfettspiegel normalisieren sich. Ein zu hoher Blutdruck vermindert sich durch eine entsprechende Gewichtsabnahme oft deutlich.

Geschädigter Darm
Vor allem durch zuviel Fett und Zucker, zuwenig Ballaststoffe und durch Bewegungsmangel wird dem Darm Schaden zugefügt. Jeder dritte Deutsche, so schätzen Experten, ist magen- oder darmkrank. Wegen der ungenügenden Ausscheidung von Schadstoffen und einer verminderten Aufnahme von Nährstoffen kann es zu Müdigkeit und Infektanfälligkeit kommen. Hauterkrankungen und rheumatische Beschwerden können ebenfalls durch eine gestörte Darmfunktion mitverursacht werden.
Gegen die sogenannte Darmträgheit werden häufig Abführmittel eingenommen. Der übermäßige Gebrauch dieser Präparate fügt dem Darm allerdings zusätzlich Schaden zu.

Fragwürdige Ernährungsweisen
Zu allen Zeiten hat es Ernährungsratschläge gegeben, die dem jeweiligen Stand wissenschaftlicher Erkenntnis nicht entsprechen oder sogar im Widerspruch zu ihm stehen. Obwohl heute genaue Erkenntnisse über die Stoffwechselvorgänge im Körper und den entsprechenden Nährstoffbedarf bestehen, werden immer wieder neue Ernährungsweisen propagiert, die dies nicht berücksichtigen. In diesem Zusammenhang ist vor allem der konsequente Verzicht oder die Konzentration auf bestimmte Nahrungsmittel zu nennen. Häufigste Folge von Ernährungsfehlern sind Mangelerscheinungen, die bei Kindern zu schwerwiegenden Entwicklungsstörungen führen können.

Diäten – für Kinder oft sinnlos
Zweifellos gibt es bestimmte Erkrankungen, wie etwa die Zöliakie (= Überempfindlichkeit gegen Eiweißstoffe in Weizen, Roggen, Hafer und Gerste), die das konsequente Einhalten einer Diät dringend erforderlich machen. Ausgelöst durch die Diskussionen über die steigende Schadstoffbelastung der Nahrung sowie die erschreckende Zunahme von Allergien bei Kindern und Jugendlichen, verordnen sich immer mehr Familien selbst diätetische Maßnahmen. Wenn Kinder zu allergischen Reaktionen neigen oder an Neurodermitis lei-

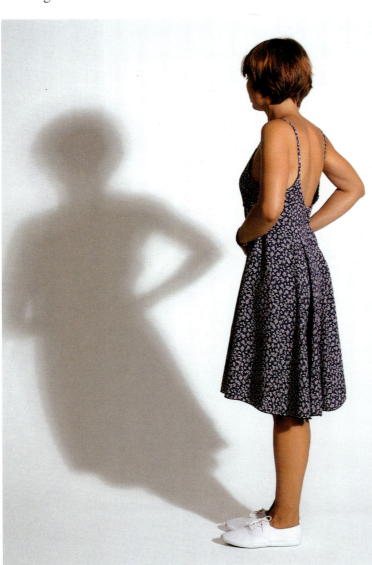

▼ Wer sich unbegründet für zu dick hält und meint, ständig abnehmen zu müssen, leistet häufig der Entstehung von Mangelerscheinungen und Krankheiten Vorschub.

Ernährung

den, experimentieren manche Eltern auf zwar gutgemeinte, letztlich aber doch unverantwortliche Weise herum. Eigenmächtige Diätpläne, aus denen beispielsweise Milch und bestimmte Obstsorten ausgeklammert werden, können zu Mangelerscheinungen führen. Auch die Vorstellung, allein Zucker sei an vielen Erkrankungen schuld, führt gelegentlich zu einer übertriebenen Ablehnung jeglicher Süßwaren und so mitunter dazu, daß Kinder heimlich naschen.

Vegetarisch – für Kinder riskant

Bei dem Verzicht auf tierische Nahrungsmittel können drei Formen unterschieden werden:
- Personen, die nur auf den Verzehr von Fisch oder Fleisch verzichten, werden als Ovo-Lakto-Vegetarier bezeichnet.
- Wird darüber hinaus auch auf Eier verzichtet, spricht man von Lakto-Vegetariern.
- Alle tierischen Produkte, also auch Milch, Milchprodukte und sogar Honig, werden von Veganern gemieden.

Die streng vegetarische Kost enthält nicht alle Stoffe, die Kinder für ein gesundes Wachstum benötigen. Dasselbe gilt für die weltanschaulich motivierte Makrobiotik, die sich auf den Zen-Buddhismus gründet und den Verzehr von Fleisch und Milch völlig ablehnt. Vor allem Eisen, Vitamin B_{12}, Kalzium und Vitamin D werden bei dieser Kostform nicht in ausreichender Menge aufgenommen.

Besonders gefährdet sind vollgestillte Säuglinge, deren Mütter keine tierischen Produkte zu sich nehmen. Wenn die angeborenen Reserven an Vitamin B_{12} etwa um den sechsten Lebensmonat aufgebraucht sind, kann es zu schweren Entwicklungsstörungen kommen. Gibt man dann ein Vitamin-B_{12}-Präparat, erholen sich die Kinder rasch.

Auch Erwachsene schaden sich

Der Verzicht auf bestimmte Nahrungsmittel kann, sofern wichtige Nährstoffe nicht in anderen Lebensmitteln, die man zu sich nimmt, enthalten sind, auch bei Erwachsenen ungünstige Folgen haben:
- Verzicht auf Milch kann zu Kalziummangel führen. Anzeichen sind Blässe, feuchte Haut, Unruhe, Übelkeit, Erbrechen, Durchfall, Kribbeln in Armen und Beinen.
- Verzicht auf Fisch kann zu Jodmangel mit Kropfbildung führen.
- Verzicht auf Fleisch: Eisenmangel kann eintreten. Anzeichen sind Müdigkeit, Blässe, Schlafstörungen, kalte Hände und Füße.
- Verzicht auf sämtliche tierischen Produkte: Vitamin-B_{12}-Mangel ist möglich. Anzeichen sind ein Widerwillen gegen Fleisch sowie Zungenbrennen, Müdigkeit und Schwindel.
- Der Verzicht auf Fette führt häufig zu einem Mangel an ungesättigten Fettsäuren. Anzeichen sind Hautausschläge, Wundheilungsstörungen, Infektanfälligkeit.

Kohlenhydrate

Zu den Kohlenhydraten gehören sowohl die Stärke, die vor allem in Kartoffeln und Getreide enthalten ist, als auch verschiedene Zucker (z.B. Milch-, Trauben- und Fruchtzucker) sowie die für den Körper nicht verwertbare Zellulose. Kohlenhydrate unterscheiden sich durch die Zahl ihrer Bausteine: Während Traubenzucker (Glukose) aus einem einzigen Baustein besteht, setzt sich Stärke aus einer langen Kette von Glukosemolekülen zusammen.

Durch den Verdauungsvorgang werden die Kohlenhydrate völlig in ihre einzelnen Bestandteile zerlegt. Entsteht dabei Glukose, wird ein Teil davon sofort zur Versorgung der Gehirnzellen und der roten Blutkörperchen eingesetzt. Was nicht benötigt wird, gelangt in die Muskel- und Fettspeicher. Alle anderen Kohlenhydratbausteine wandelt schließlich die Leber in Glukose um, die dann ebenfalls auf dem Blutweg in die Muskulatur (als Glykogen) und in die Fettzellen (als Fett) gelangt, um als Energiereserve zu dienen.

Ernährung

Nährwerte einzelner Lebensmittel (pro 100 g Substanz)

	Kilokalorien (kcal)	Kilojoule (kJ)	Eiweiß (g)	Fett (g)	Cholesterin (mg)	Kohlenhydrate (g)	Ballaststoffe (g)	Kalzium (mg)	Vitamin A (µg)	Vitamin B₁ (mg)	Vitamin B₂ (mg)	Niacin (mg)	Vitamin C (mg)
Milchprodukte													
Vollmilch 3,5%	64	267	3,3	3,5	11	4,8	0	120	31	0,03	0,18	0,1	1
Joghurt 3,5%	61	254	3,3	3,5	11	4,0	0	120	31	0,03	0,18	0,1	1
Butter	754	3156	0,7	83,2	240	0,7	0	13	653	0,01	0,02	+	+
Speisequark	73	304	13,5	0,3	1	4,0	0	92	2	0,04	0,31	0,2	1
Emmentaler	382	1560	28,7	29,7	92	+	0	1020	343	0,05	0,34	0,2	1
Harzer Käse	126	528	30,0	0,7	7	+	*	125	*	0,03	0,36	0,7	*
Fleisch, Fisch, Geflügel													
Rinderfilet	116	487	19,2	4,4	70	+	*	3	*	0,1	0,13	4,6	*
Kalbfleisch	25	397	21,9	0,8	*	+	*	13	+	0,14	0,27	6,3	*
Schweinebraten	271	1132	17,0	22,5	70	+	*	9	*	0,85	0,22	4,5	*
Forelle	102	428	19,5	2,7	55	+	*	18	45	0,08	0,08	3,4	*
Scholle	76	316	17,1	0,8	55	+	*	61	3	0,21	0,22	4,0	2
Brathuhn	133	556	20,6	5,6	81	+	*	12	10	0,08	0,16	6,8	3
Ente	227	951	18,1	17,2	70	+	*	11	*	0,3	0,2	3,5	7
Gans	342	1430	15,7	31,0	75	+	*	12	65	0,12	0,26	6,4	*
Pute	212	886	19,2	15,0	74	+	*	25	*	0,1	0,18	10,5	*
Getreideprodukte													
Vollkornmehl	306	1282	11,7	2,0	(0)	59,7	12,9	40	50	0,3	0,15	4,8	0
Weißmehl Typ 405	339	1419	10,6	1,0	(0)	71,0	4,0	15	15	0,06	0,04	0,7	0
Haferflocken	354	1479	12,3	8,0	(0)	58,1	9,5	65	*	0,65	0,15	1,0	0
Vollkornbrot	208	870	7,5	1,5	(0)	41,0	7,5	63	*	0,23	0,15	3,3	0
Nudeln	347	1452	13,0	3,0	94	70,0	3,4	27	60	0,2	0,1	2,0	0
Reis	345	1441	6,5	0,5	(0)	78,4	1,4	24	0	0,44	0,03	3,5	0
Obst													
Äpfel	50	208	0,2	0,6	(0)	10,9	3,0	7	+	0,03	0,02	0,3	12
Apfelsinen	44	183	1,0	0,2	(0)	9,5	2,0	42	15	0,09	0,04	0,4	50
Pfirsiche	39	161	0,7	0,1	(0)	9,4	1,7	8	73	0,03	0,05	0,9	10
Pflaumen	51	213	0,6	0,1	(0)	11,9	1,7	14	35	0,07	0,04	0,4	5
Weintrauben	73	306	0,7	0,3	(0)	16,1	1,6	15	5	0,05	0,03	0,3	4
Nüsse													
Mandeln	599	2507	19,0	54,0	*	9,3	10,0	252	23	0,25	0,6	4,1	3
Haselnüsse	643	2692	13,0	61,0	*	11,4	7,4	225	4	0,4	0,2	1,4	3
Walnüsse	666	2788	15,0	62,0	*	12,1	4,6	87	10	0,35	0,1	1,0	3
Getränke													
Bier	47	195	0,5	0	0	*	0	3	0	+	0,04	0,95	0
Wein	79	332	0,1	*	*	3,0	*	10	0	*	*	*	*
Schnaps (Obstbranntwein)	248	987	*	*	*	*	*	*	*	*	*	*	*
Zucker	400	1680	0	0	(0)	100,0	*	2	0	0	0	0	0

+ = in Spuren vorhanden
0 = nicht vorhanden
(0) = so gut wie nicht vorhanden
* = keine Angaben

Ernährung

Machen Kohlenhydrate dick?

Brot, Reis, Nudeln, Kartoffeln sind besonders kohlenhydrathaltige Nahrungsmittel und hatten lange den Ruf, Dickmacher zu sein. Heute weiß man, daß vor allem ein übermäßiger Fettverzehr am Übergewicht schuld ist. Moderne Schlankheitsdiäten enthalten heute besonders viele langkettige Kohlenhydrate (in Kartoffeln, Vollkornprodukten und Gemüse), weil durch sie ein länger anhaltendes Sättigungsgefühl erzielt werden kann.

Heißhunger auf Süßes

Ein unbezwingbarer Appetit auf Schokolade oder andere Süßwaren kann zwar durchaus bedeuten, daß der Blutzuckerspiegel zu gering ist. Dennoch tut man sich keinen Gefallen, wenn man in dieser Situation zu stark zuckerhaltigen Lebensmitteln greift. Der handels- und haushaltsübliche Zucker, der Hauptbestandteil der meisten Süßwaren ist, besteht nur aus Glukose und Fruchtzucker. Mit ihnen gelangt rasch eine große Menge Glukose ins Blut.

Dies führt zu einer Ausschüttung von einer entsprechend großen Menge Insulin. Der Zuckerspiegel im Blut wird abgesenkt, und damit stellt sich oft ein Gefühl der Müdigkeit ein, nicht selten auch ein neuerlicher Heißhunger. Das in der Bauchspeicheldrüse gebildete Hormon Insulin wirkt sofort, wenn zuviel Glukose im Blut zirkuliert, damit der Blutzuckerspiegel sich wieder auf sein Normalniveau einpendelt. Eine derart heftige Insulinreaktion rufen langkettige Kohlenhydrate nicht hervor, da sie sehr viel langsamer vom Blut aufgenommen werden.

Eiweiß

Eiweiße oder Proteine bestehen aus Aminosäuren, die der Körper teilweise nicht selbst herstellen kann. Er ist deshalb auf die Zufuhr mit der Nahrung angewiesen.

Durch die Verdauungssäfte werden die Eiweiße in ihre Aminosäuren zerlegt. Der Organismus bildet daraus körpereigene Eiweiße wie Enzyme, Hormone und Antikörper. Der Aufbau dieser Eiweiße ist genetisch festgelegt, denn nur Proteine, in denen die Aminosäuren in exakt der vorgeschriebenen Weise angeordnet sind, können ihre Aufgaben im Organismus erfüllen.

Zuviel ist ungesund

Der Eiweißanteil der Kost sollte bei 10% des täglichen Energiebedarfs liegen und zu zwei Dritteln aus pflanzlichem Eiweiß (Sojabohnen, Bohnen, Erbsen, Linsen, Getreide) bestehen.

Zwar ist der durchschnittliche Fleischverzehr rückläufig, doch halten noch immer viele Menschen Fleisch und Fleischprodukte für wichtig. Ein Übermaß an tierischem Eiweiß kann bei Gichtneigung zu Harnsäureablagerungen in Gelenken und im Gewebe führen. Die Nieren können durch die Ausscheidung der Eiweiß-Stoffwechselprodukte überlastet werden.

Von einem strikten Verzicht auf Fleisch ist jedoch abzuraten, da einige Eiweißbausteine (Aminosäuren) nur in tierischen Produkten enthalten sind. Fisch und Geflügel ist der Vorzug zu geben.

Fett

Fette sind die energiereichsten Nährstoffe. Sie liefern mehr als doppelt so viele Kalorien wie die gleiche Menge

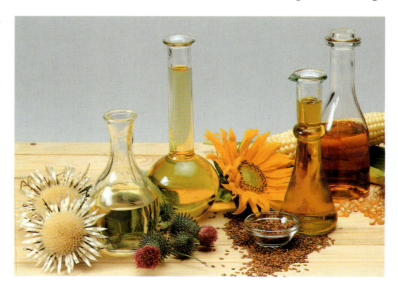

▼ Ungesättigte Fettsäuren, die besonders in pflanzlichen Ölen enthalten sind, können den Cholesterinspiegel in erträglichen Grenzen halten.

Kohlenhydrate. Die meisten Fette setzen sich aus Fettsäuren und Glyzerin zusammen.

Wie wertvoll ein Fett für die Ernährung des Menschen ist, darüber entscheidet der Anteil an sogenannten ungesättigten oder essentiellen Fettsäuren. Einige dieser Fettsäuren kann der Körper nicht selbst herstellen; er muß deshalb über die Nahrung mit ihnen versorgt werden. Sie dienen z.B. als Gerüstsubstanz für sogenannte Prostaglandine. Diese hormonähnlichen Wirkstoffe werden in verschiedenen Körpergeweben gebildet und haben Einfluß auf Blutdruck, Nierendurchblutung, Magensaftbildung und andere Körperfunktionen.

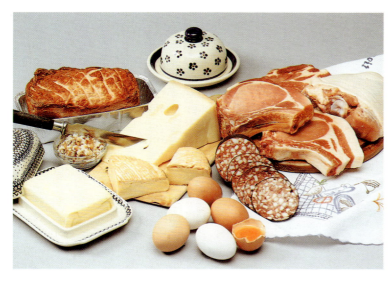

▲ Auf cholesterinhaltige Lebensmittel völlig zu verzichten, ist weder notwendig noch sinnvoll. Doch sollten besonders Menschen mit Stoffwechselstörungen die Einhaltung bestimmter Höchstwerte beachten.

Gute Quellen für ungesättigte Fettsäuren sind Samen und Nüsse und ihre Öle wie Sonnenblumen-, Erdnuß-, Walnuß-, Distel-, Lein- und Maiskeimöl. In tierischen Produkten, aber auch in Kokosnußöl findet man vor allem gesättigte Fettsäuren.

Kaltgepreßte Öle – lange Zeit als besonders gesundheitsfördernd angesehen – enthalten nur unerheblich mehr ungesättigte Fettsäuren als die herkömmlich gewonnenen Produkte. Sie weisen zudem einen entscheidenden Nachteil auf: Häufig sind sie mit Keimen und schädlichen Stoffwechselprodukten von Pilzen belastet. Säuglingen und Kleinkindern sollte man keine kaltgepreßten Öle geben, auch sonst ist es ratsam, sie sparsam zu verwenden.

Margarine oder Butter?

Seit Jahren wird der Verbraucher durch den Streit über die Vor- oder Nachteile von Butter und Margarine irritiert. Lange Zeit machte man Butter für ein erhöhtes Herzinfarktrisiko verantwortlich, dann hieß es, daß spezielle Formen der Fettsäuren, nämlich die in gehärteten Fetten wie Margarine enthaltenen Transfettsäuren, das Arteriosklerose- und damit das Infarktrisiko erhöhen. Tatsächlich gibt es keine Anhaltspunkte, daß Menschen, die Butter essen, eher einen Herzinfarkt bekommen als diejenigen, die Margarine den Vorzug geben.

Cholesterin

Diese chemische Verbindung nimmt man nicht nur mit der Nahrung zu sich, sondern sie wird auch in der Leber und anderen Organen gebildet und kommt in allen Körpergeweben vor. Cholesterin ist ein Grundstoff für die Produktion wichtiger Substanzen im Organismus, wie von Vitamin D, den in der Gallenflüssigkeit enthaltenen Gallensäuren sowie von Sexual- und Streßhormonen. Ein Cholesterinwert von 200 mg/dl (Milligramm pro 10 Milliliter Blut) galt lange Zeit als höchste tolerierbare Grenze. Heute gilt ein Wert von 200 plus Lebensalter als unbedenklich, da mit dem Alter der Cholesterinwert natürlicherweise ansteigt. Fest steht, daß ein hoher Cholesterinwert allein kein Gesundheitsrisiko darstellt. Zusätzliche Faktoren wie Rauchen, häufiger und übermäßiger Alkoholkonsum, Übergewicht, Bewegungsmangel, Bluthochdruck und Zuckerkrankheit sind Anlaß für ärztliche Maßnahmen und Empfehlungen, um den Cholesterinwert zu senken. Außerdem kommt es entscheidend auf die Zusammensetzung des Cholesterins an. Ausschlaggebend ist das Verhältnis seiner beiden Komponenten:

- HDL (engl. = **h**igh **d**ensity **l**ipoprotein) sind vor Kalkablagerungen in

Ernährung

den Blutgefäße schützende Anteile, die überwiegen sollten,
- LDL (engl. = **l**ow **d**ensity **l**ipoprotein) sind gefährdende Anteile, weil sie sich an den Gefäßwänden ablagern.

Günstig auf den HDL-Anteil wirken sich Pflanzenöle von Distel, Leinsamen, Sonnenblumenkernen, Maiskeimen, Soja und Walnüssen sowie außerdem Farb-, Geschmacks- bzw. Bitterstoffe in Knoblauch, Artischocke, Grapefruit und Rotwein (nicht mehr als ein Glas pro Tag) aus. Ballaststoffe – allen voran Haferkleie – senken die Cholesterinaufnahme im Darm. Der LDL-Anteil des Cholesterins kann durch Genuß von Olivenöl gesenkt werden.

Da ein erhöhter Cholesterinspiegel auch erblich bedingt sein kann, wird schon jungen Menschen geraten, ihren Wert einmal messen zu lassen oder ihn selbst zu bestimmen (Tests sind in der Apotheke erhältlich).

Vitamine

Vitamine sind Substanzen, die unser Organismus für einen reibungslosen Ablauf des Stoffwechsels benötigt. Fehlen bestimmte Vitamine oder werden sie nur unzureichend angeboten, kommt es zu Krankheitserscheinungen. Bekannteste Beispiele: Zahnfleischbluten, Zahnausfall und Blutungen, wenn Blutgefäße brüchig werden (Skorbut) als Symptome eines Vitamin-C-Mangels.

Vitamine

Vitamin	Wirkung	Hauptlieferanten
Beta-Karotin	fängt freie Radikale ab und verringert das Krebsrisiko	alle intensiv roten und grünen Gemüse wie Tomaten, Brokkoli, Grünkohl, Petersilie, (gekochte!) Karotten, Mangold, Lauch, Feldsalat, Fenchel
Folsäure	wichtig für Zellwachstum und -erneuerung	Vollkornprodukte, Weizenkeime, Leber, Spinat (roh), Endiviensalat, Brokkoliröschen
Niacin	allgemeine Bedeutung für den Stoffwechsel	Fleisch, Innereien, Fisch
Vitamin B_1	wichtig für Nerven- und Energiestoffwechsel	Haferflocken, Hülsenfrüchte, Kartoffeln, Schweinefleisch
Vitamin B_2	greift in viele Stoffwechselprozesse ein	Leber, Milch, Milchprodukte, Fisch, Eier
Vitamin B_{12}	wichtig für die Bildung der roten Blutkörperchen und die Funktion der Nervenzellen; aktiviert die Folsäure; bedeutsam für die Verstoffwechselung der Kohlenhydrate und der Fettsäuren	Leber, Sauerkraut
Vitamin C	wichtige Rolle bei der Bildung von Binde- und Stützgewebe und bei der Wundheilung; bedeutsam für die Produktion der weißen Blutkörperchen und unterstützend bei der Eisenaufnahme; schützt die Zellen vor freien Radikalen, verringert somit das Krebsrisiko	Sanddorn, Petersilie, Kartoffeln, Südfrüchte, rote Paprika
Vitamin E	schützt als Gegenspieler des schlechten LDL-Cholesterins vor Arteriosklerose; verhindert die Oxidation von ungesättigten Fettsäuren und anderen empfindlichen Substanzen zu freien Radikalen, verringert somit das Krebsrisiko	Pflanzenöle, Nüsse, Vollkornprodukte
Pantothensäure	Bedeutung für den gesamten Stoffwechsel	Fleisch (Muskel), Leber, Fisch, Hülsenfrüchte, Vollkornprodukte

Ernährung

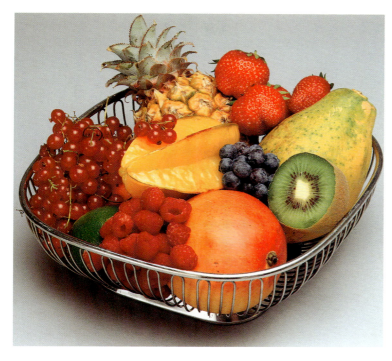

▲ Mit viel frischem Obst kann der Vitaminbedarf problemlos gedeckt werden.

Mit einer normalen Mischkost ist der Vitaminbedarf fast immer zu decken. Nur magersüchtige und extrem einseitig ernährte Menschen können langfristig einen Vitaminmangel bekommen.

Vitamine sind empfindlich

Durch Lagerung und Zubereitung gehen viele Vitamine verloren; vor allem bei den Vitaminen C, B_1, B_2 und Folsäure kommt es zu teilweise erheblichen Verlusten. Eine Aufbewahrung von Obst und Gemüse im Kühlschrank schont die Vitamine. Tiefkühlkost ist besonders empfehlenswert. Erntefrisch eingefrorenes Gemüse hat – eine sachgerechte Zubereitung vorausgesetzt – in der Regel einen deutlich höheren Vitamingehalt als handelsübliche Ware (ausgenommen Produkte aus dem eigenen Garten).

Auch die Zubereitungsmethode spielt eine entscheidende Rolle. Sehr schonend sind Dünsten und Druckdämpfen, während beim Kochen bis zu 50% des Vitamin-C-Gehalts verlorengehen.

Vitamine als Wundermittel?

In den letzten Jahren wurden Vitaminen vielerlei Wirkungen zugeschrieben: Gesundheit, Schönheit und Fitneß sollten sie angeblich dem bescheren, der sich reichlich mit ihnen versorgt. In jedem Drogeriemarkt gibt es lange Regalreihen mit Vitaminpräparaten, die – so wird versprochen – jugendlich erhalten, unempfindlich gegen Streß machen und vor Bakterien und Viren schützen.

Wissenschaftliche Untersuchungen haben ergeben, daß Vitamine in sogenannten therapeutischen Dosen einen gewissen Schutz vor Krebs und Herz-Kreislauf-Erkrankungen bieten. Es handelt sich hier jedoch um ein Vielfaches der Mengen, die der Organismus für den reibungslosen Ablauf seiner biochemischen Prozesse benötigt. Die sogenannten Antioxidanzien Vitamin C, Beta-Karotin (die Vorstufe von Vitamin A) und Vitamin E sind in der Lage, durch ultraviolette Strahlen und andere Umwelteinflüsse entstehende schädliche chemische Verbindungen (sogenannte freie Radikale) unschädlich zu machen, indem sie sich an sie heften und sie so manövrierunfähig machen. Freie Radikale haben die Eigenschaft, sich schnell in neue chemische Verbindungen umzuwandeln; sie setzen dabei Prozesse in Gang, die die Zellen schädigen können. Als therapeutische Dosen gelten Mengen von täglich bis zu

- 200 mg Vitamin C,
- 15 mg Vitamin E und
- 25 mg Beta-Karotin in der sonnenreichen Jahreszeit (sonst etwa 15 mg).

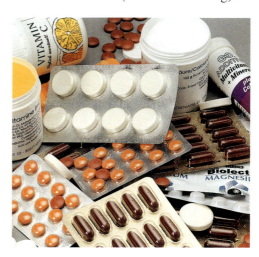

▶ Bei einer ausgewogenen Ernährung müssen Vitamine und Mineralstoffe nur sehr selten zusätzlich aufgenommen werden. Entsprechende Präparate sollten nur auf ärztlichen Rat hin dauerhaft verwendet werden.

Ernährung

Mineralstoffe

Mineralstoff	Wirkung	Hauptlieferanten
Kalzium	Aufbau von Knochen und Zähnen, bedeutsame Rolle bei der Blutgerinnung, Muskelaktivität und Reizübermittlung	Milch, Joghurt, Käse
Eisen	wichtige Rolle bei der Bildung von roten Blutkörperchen; zuviel schädigt Leber und Herz	Fleisch, Innereien, Grünkern, Haferflocken, Weizenkeime, Hülsenfrüchte
Jod	unentbehrlich für die Bildung von Schilddrüsenhormonen	Seefisch (müßte man täglich essen!), Milch, Milchprodukte, mit Jodsalz gewürzte Nahrungsmittel wie Brot, Käse, Wurst
Magnesium	wichtiger Baustoff für Knochen und Zähne, Steuerungsfunktion bei Muskeln und Nerven; beteiligt am Aufbau von Enzymen	Vollkornprodukte, Kartoffeln, Milch, Milchprodukte, Fleisch, Geflügel
Selen	zusammen mit Vitamin E Zerstörer von freien Radikalen, verringert das Krebsrisiko (Überdosierung allerdings sehr gefährlich!)	Fleisch, Getreide, Hülsenfrüchte
Zink	wichtig für das Immunsystem, Rolle bei der Produktion von Keratin, einem Stoff in Haut, Haaren und Nägeln	Fleisch, Fisch, Milchprodukte, Schalentiere

Mineralstoffe und Spurenelemente

Vom Körper werden diese Stoffe in äußerst geringer Menge benötigt; sie sind an vielen biochemischen Prozessen beteiligt und spielen als Bestandteile von körpereigenen Enzymen eine Rolle. Sie können vom Organismus nicht selbst produziert werden.

Mineralstoffmangel ist selten

Bei einer Ernährung mit normaler Mischkost kann ein Mineralstoffmangel kaum entstehen. Ein extrem einseitiger Speiseplan sowie übermäßige sportliche Betätigung sind jedoch gelegentlich für Mangelerscheinungen verantwortlich.

Problemfall Kalzium

Rund 99% des Gesamtgehalts an Kalzium befinden sich im Knochengerüst. Heranwachsende benötigen mehr Kalzium als Erwachsene, weil sich in jungen Jahren der Einbau dieses Mineralstoffs in die Knochen vollzieht. Etwa mit dem Erreichen des 20. Lebensjahrs ist die maximale Knochendichte erreicht, so daß von diesem Zeitpunkt an keine Einlagerung von Kalzium in die Knochen mehr stattfindet.

Eine zu geringe Kalziumzufuhr im Erwachsenenalter kann die Stabilität des Knochengerüsts beeinträchtigen, da der Organismus in diesem Fall die Reserven aus den Knochen mobilisiert. Hierzulande findet man bei Menschen aller Altersgruppen einen Kalziummangel. Ab

(m = Männer w = Frauen)	Energie		Nährstoffe	
	kcal m/w	kJ m/w	Eiweiß g pro kg Körpergewicht	essentielle Fettsäuren % der Energie
Säuglinge				
0 bis 4 Monate	650	2300	2,2	4,6
4 bis 12 Monate	800	3360	1,6	3,8
Kinder				
1 bis 4 Jahre	1300	5440	1,2	3,6
4 bis 7 Jahre	1800	7530	1,0	3,6
7 bis 10 Jahre	2000	8370	1,1	3,6
10 bis 13 Jahre	2250/2150	9410/9000	1,0	3,6
13 bis 15 Jahre	2500/2300	10480/9820	1,0	3,6
Jugendliche und Erwachsene			g pro Tag m/w	
15 bis 19 Jahre	3000/2400	12560/10040	60/47	3,5
19 bis 25 Jahre	2600/2200	10880/9200	60/48	3,5
25 bis 51 Jahre	2400/2000	10040/8370	59/47	3,5
51 bis 65 Jahre	2200/1800	9200/7530	58/48	3,5
über 65 Jahre	1900/1700	7950/7110	56/47	3,6

Ernährung

und zu ein Fruchtjoghurt reicht nicht aus, um die Kalziumversorgung der wachsenden Knochen zu gewährleisten. Verschiedene Käsesorten wie Emmentaler, Parmesan oder Tilsiter haben einen sehr hohen Kalziumgehalt.

Zink
Der Trend, tierische Produkte durch mehr Pflanzenkost zu ersetzen, ist zwar grundsätzlich zu begrüßen, hat aber auch Nachteile: In Fleisch, Fisch und Innereien sind Spurenelemente wie Zink enthalten, dessen täglicher Bedarf bei Erwachsenen etwa 15 mg beträgt.
Heranwachsende und ältere Menschen, Diabetiker, chronisch Darmkranke und Personen unter Streß sind besonders von Zinkmangel bedroht. Fast jeder zweite ist von einem latenten (nicht durch Symptome erkennbaren) Zinkmangel betroffen. Einen Ausgleich können Sojaprodukte schaffen, die sehr viel Zink enthalten. Zink ist ein Bestandteil des Hormons Insulin.

Fast immer zuwenig: Jod
Jod ist ein wesentlicher Bestandteil der Schilddrüsenhormone. Bei Jodmangel versucht die Schilddrüse sowohl durch das Wachstum als auch durch die zusätzliche Bildung von Zellen einen Ausgleich zu schaffen, die Schilddrüse vergrößert sich. Während ein Kropf in erster Linie ein kosmetisches Problem ist, kann Jodmangel bei Kindern zu schweren Entwicklungsstörungen führen. Die Verwendung von jodiertem Speisesalz und der regelmäßige Verzehr von Fisch sind empfehlenswert, um einem Jodmangel vorzubeugen.

Zusatzstoffe in Lebensmitteln
Heute werden bereits etwa 80% aller Lebensmittel industriell be- oder verarbeitet. Dabei entstehen Nahrungsmittel, die als fertige oder halbfertige Gerichte angeboten werden. Um (halb)fertige Speisen haltbar zu machen, hat man in diesem Jahrhundert die Zusatzstoffe erfunden. Für sie gilt eine spezielle Zulassungsverordnung.

Kennzeichnungspflicht
Weil manche Menschen auf bestimmte Zusatzstoffe in der Nahrung allergisch reagieren, müssen diese Substanzen auf allen Lebensmittelverpackungen angegeben werden. Es gibt verschiedene Gruppen von Zusatzstoffen wie Konser-

Täglicher Nährstoffbedarf

Kalzium mg	Magnesium mg m/w	Mineralstoffe Eisen mg m/w	Jod µg	Zink mg m/w	A mg m/w	B_1 mg m/w	Vitamine B_2 mg m/w	Niacin mg m/w	C mg
500	40	6	50	5	0,5	0,3	0,3	5	40
500	60	8	80	5	0,6	0,4	0,5	6	50
600	80	8	100	7	0,8	0,7	0,8	9	55
700	120	8	120	10	0,7	1,0	1,1	12	60
800	170	10	140	11	0,8	1,1	1,2	13	65
900	230/260	12/15	180	12/12	0,9	1,2	1,4/1,3	15/14	70
1000	310/310	12/16	200	16/12	1,1/1,0	1,4/1,2	1,6/1,4	17/16	76
1200	400/350	12/15	200	15/12	1,1/0,9	1,6/1,3	1,8/1,7	20/16	76
1000	360/300	10/15	200	16/12	1,0/0,8	1,4/1,2	1,7/1,6	18/15	75
900	360/300	10/15	200	16/12	1,0/0,8	1,3/1,1	1,7/1,6	18/15	75
800	350/300	10/10	180	16/12	1,0/0,8	1,3/1,1	1,7/1,6	18/16	75
800	350/300	10/10	180	15/12	1,0/0,8	1,3/1,1	1,7/1,6	18/16	76

vierungs-, Farb-, Aromastoffe, Dikkungs-, Säuerungs- oder Antioxidationsmittel. Sie sind durchnumeriert und beginnen mit einem E. Vor allem Farbstoffe wie das E 102 (Tartrazin) oder E 123 (Amaranth rot) können allergische Reaktionen hervorrufen.

Angereicherte Lebensmittel
Nahrungsmittel, denen Vitamine und Mineralstoffe zugesetzt worden sind, werden besonders von Anhängern der Naturkost abgelehnt, da nach ihrer Auffassung der Organismus gar nicht dazu in der Lage ist, diese zugesetzten Stoffe aufzunehmen.

Die Meinung vieler Wissenschaftler ist eine andere: Es kann durchaus sinnvoll sein, bestimmte Nahrungsmittel anzureichern. Beispielsweise würden Kinder und Jugendliche, die keine Milch mögen, zwangsläufig einen Kalziummangel bekommen, wenn dieser Mineralstoff nicht manchen Joghurts, Säften und anderen Lebensmitteln zugesetzt wäre. Auch vitaminierte Frühstücksflocken können einen gewissen Ausgleich schaffen, wenn Kinder Gemüse verweigern. Kritisch sollten die sogenannten Vitaminbonbons gesehen werden, da sie sehr viel Zucker enthalten und den Zähnen schaden.

Wenig beachtet: Nitritpökelsalz
Nitritpökelsalz, das zur Haltbarmachung von Wurstwaren eingesetzt wird, sorgt auch für die appetitliche rosa Farbe vieler Metzgereiprodukte. Ohne diesen Zusatz sähe die Ware grau aus, was der Verbraucher als Mangel an Frische bewerten würde.

Nitrit kann sich mit Eiweißbestandteilen zu krebserregenden Nitrosaminen verbinden. Experten raten deshalb davon ab, Wurstwaren zusammen mit eiweißhaltigen Nahrungsmitteln wie Käse über 200 °C zu erhitzen.

Bestrahlte Lebensmittel
Die Bestrahlung von Lebensmitteln ist in Deutschland noch nicht zugelassen, weil die Verbraucher sich bisher dagegen gewehrt haben. Die Diskussion zu diesem Thema ist jedoch noch nicht abgeschlossen.

Bei der Haltbarmachung durch Bestrahlung werden Lebensmittel mit elektrisch geladenen Teilchen »beschossen«, um Bakterien abzutöten. Schäden für den Menschen sind nach heutigem Erkenntnisstand nicht zu erwarten. Wissenschaftler, die sich für eine Bestrahlung von Lebensmitteln einsetzen, weisen immer wieder darauf hin, daß es kaum ein Verfahren gibt, dessen Auswirkungen auf Lebensmittel so gut untersucht worden sind wie die Lebensmittelbestrahlung.

Die Weltgesundheitsorganisation empfiehlt sogar, sich – sofern man die Wahl hat – für bestrahltes Hühnerfleisch zu entscheiden, weil dann keine Gefahr einer Salmonellenübertragung besteht. Kräuter und Gewürze sind aufgrund ihres Zerkleinerungsgrads ein idealer Nährboden für Bakterien, deshalb werden sie in anderen Ländern bestrahlt.

Gift im Essen
Pflanzenschutz- und Tierarzneimittel werden in erster Linie eingesetzt, um die Produktionsmengen zu erhöhen. Es ist nicht vorgesehen, daß diese Stoffe in die Nahrungsmittel gelangen oder darin verbleiben, doch lassen sich Rückstände nicht vermeiden.

Schadstoffarme Ernährung
Die Angst, man könne durch belastete Nahrung seiner Gesundheit schaden, beschäftigt viele Menschen. Nach Einschätzung der Bundesforschungsanstalt für Ernährung werden in diesem Zusammenhang andere Bedrohungen wie eine Gefährdung durch überhöhten Alkoholkonsum oder durch zu reichliche Ernährung meist unterschätzt. Zeitungsberichten wird zudem gern mehr Glauben geschenkt als wissenschaftlichen Untersuchungen.

Einige einfache Maßnahmen können helfen, die Aufnahme von Schadstoffen mit der Nahrung so gering wie möglich zu halten:

Ernährung

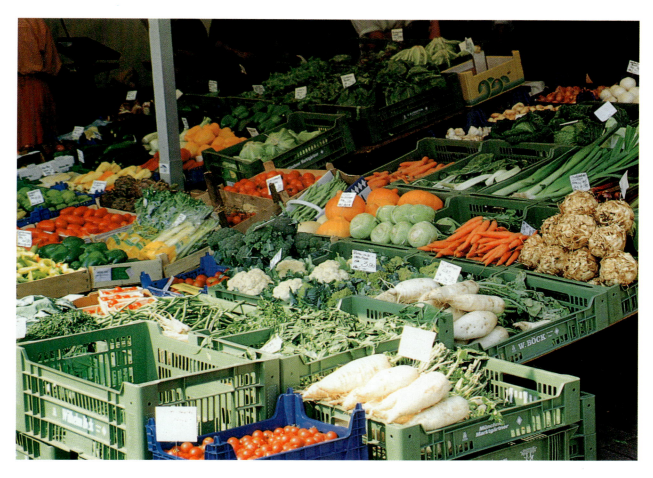

▲ Frisches Gemüse und Obst gehören – trotz der häufig nicht zu vermeidenden Rückstände von Pflanzenschutzmitteln – zu einer gesunden Ernährung. Durch einfache Maßnahmen kann die Belastung durch Schadstoffe noch gesenkt werden.

- Innereien völlig meiden oder höchstens einmal im Monat essen,
- möglichst Atlantik- oder Pazifikfische verwenden, da diese am geringsten mit Schwermetallen belastet sind,
- fetten Fisch nur gelegentlich genießen, da er viel Pflanzenschutzmittel enthält,
- nicht zu häufig Wald- und Wiesenpilze essen, da sie eine hohe Schwermetallbelastung aufweisen; nicht betroffen sind Zuchtpilze,
- einheimisches Obst und Gemüse weist geringere Werte von Pflanzenschutzmittelrückständen auf als importierte Ware,
- Obst und Gemüse entweder schälen oder heiß abwaschen, um Reste von Spritzmitteln zu entfernen,
- Gemüsekochwasser nicht weiterverwenden und
- Freilandgemüse bevorzugen (Treibhausware enthält bis zu 50% mehr Nitrat).

Verbraucherschutz bei Fleisch

Nach Informationen der Deutschen Gesellschaft für Ernährung kommen Rückstände von Arzneimitteln im Fleisch meist nur in so geringen Mengen vor, daß gesundheitliche Schäden bisher nicht aufgetreten sind. Die Verwendung von Sexualhormonen bei der Mast ist heute nahezu ausgeschlossen, da sehr viel genauere Kontrollen durchgeführt werden und die modernen Analysemethoden auch geringe Spuren dieser verbotenen Futterzusätze erkennen.

Dünger und Pflanzenschutzmittel

Nitrate sind durch die teilweise übermäßige Verwendung von Kunstdüngern im Überfluß in die Nahrung gelangt.

Ernährung

Besonders nitrathaltig sind Spinat, Salate und einige Kohlsorten. Diese Gemüse sollten nicht für Säuglingsnahrung verwendet werden. Die Reste von Pflanzenschutzmitteln sollen in den letzten Jahren durch effektiveren Einsatz der entsprechenden Chemikalien zurückgegangen sein. Weil Pflanzenschutzmittel jedoch im Verdacht stehen, die Entstehung von Tumoren zu begünstigen, sollten gespritzte Lebensmittel gewaschen oder geschält werden.

Schwermetalle

Der Bleigehalt in Pflanzen- und Tierprodukten ist seit Einführung des bleifreien Benzins deutlich zurückgegangen. Die Ausnahme bilden alle Blattgemüse (besonders Grünkohl), die durch die große Oberfläche ihrer Blätter den Umwelteinflüssen, vor allem bleihaltigem Staub, besonders ausgesetzt sind.
Die Werte für Kadmium in Lebensmitteln sind seit Jahren konstant. Dieses Schwermetall reichert sich vor allem in Innereien wie Leber und Nieren an.
In die Pflanzen gelangt Kadmium durch den Boden bzw. die Wurzeln, kann also auch durch Reinigung und Zubereitung nicht entfernt werden. Die Kadmiumwerte in Getreide sind seit Jahren konstant, und zwar – nach offiziellen Angaben – auf niedrigem Niveau.
Problematisch ist noch immer der Gehalt von Quecksilber in den Lebern von Wildtieren, aber auch in wild wachsenden Pilzen. Auch Fische aus dem Mittelmeer sowie aus der Nord- und Ostsee sind teilweise sehr stark mit Quecksilber belastet.

Nitrat im Trinkwasser

Das Trinkwasser gehört zu den wichtigsten Lebensmitteln. Problematisch ist hier der Nitratgehalt. Nitrat selbst würde dem Organismus nicht schaden, es wird jedoch bereits in der Mundhöhle in Nitrit umgewandelt und geht dann im Magen mit Eiweißbestandteilen neue Verbindungen ein. Die entstehenden Nitrosamine gelten als hochgiftig und krebserregend.

Den Nitratgehalt des Wassers kann man selbst testen. In der Apotheke erhält man entsprechende Teststäbchen. Säuglingsnahrung sollte, wenn das Wasser mehr als 50 mg/l Nitrat enthält, ausschließlich mit speziell dafür ausgewiesenem Mineralwasser zubereitet werden, da der kleine Organismus noch sehr viel mehr Nitrat zu Nitrit umwandelt als ein Erwachsener.

Alternativ erzeugte Lebensmittel

Die 1988 gegründete »Arbeitsgemeinschaft der Verbände des ökologischen Landbaues« setzt sich dafür ein, daß »systemfremde« Stoffe in der Landwirtschaft gemieden werden. Richtlinien sollen dafür sorgen, daß Lebensmittel mit möglichst wenig Rückständen und Verunreinigungen angeboten werden. Da diese Waren nicht in Massenproduktion hergestellt werden können, sind Waren in Naturkost- oder Bioläden meist erheblich teurer als in den konventionellen Lebensmittelmärkten. Der Begriff »Bio-« wird allerdings immer wieder für Waren mißbraucht, die keineswegs aus kontrolliertem ökologischem Anbau stammen. Weitgehende Sicherheit, tatsächlich ein solches Produkt zu erhalten, bietet hier nur die Selbstverpflichtung der einzelnen Hersteller und der Markenartikel-Produzenten.

Gewicht, der moderne Götze

Auch in den letzten Jahren hat sich am übertriebenen Schlankheitsideal nichts geändert. Meist sind es normalgewichtige Frauen, die sich mit immer neuen Diäten auf angebliche Idealmaße herunterzuhungern versuchen.

Ideal- oder Wohlfühlgewicht?

In Anlehnung an die Statistik einer amerikanischen Lebensversicherung errechnete man das sogenannte Idealgewicht. Dieser Wert (Normalgewicht minus 15% bei Frauen – Normalgewicht minus 5–10% bei Männern) bezieht sich allerdings auf die höchste Lebenserwartung und war nicht als modernes Schönheitsideal gedacht. Doch im Bewußtsein

Ernährung

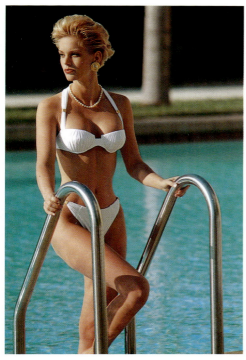

◀ Wenig sagt das Idealgewicht über Gesundheit und Lebenserwartung aus; es ist heute nur noch Schönheitsideal, das viele Menschen ein Leben lang – oft vergeblich und ohne Rücksicht auf ihre Gesundheit – anstreben.

▼ Der Body-mass-Index spiegelt die Bandbreite eines gesunden Körpergewichts wider: sowohl groß und schlank als auch klein mit Bauchansatz kann durchaus normalgewichtig sein.

Body-mass-Index
Die wissenschaftliche Beurteilung des Körpergewichts wird heute mit dem Body-mass-Index (BMI) vorgenommen. Nach der Formel

$$\frac{\text{Körpergewicht in Kilogramm}}{\text{Körpergröße in Meter zum Quadrat}}$$

ergibt sich eine zweistellige Zahl. Liegt sie bei Frauen zwischen 18 und 24 und bei Männern zwischen 20 und 25, gilt dies als Normalgewicht. Der BMI eines Menschen mit einem Körpergewicht von 90 kg bei einer Körpergröße von 180 cm beträgt demnach:

der Bevölkerung wandelte sich dieses Idealgewicht recht bald zum Schönheitsideal. Das Idealgewicht bleibt für viele Menschen unerreichbar oder ist nur durch lebenslange strenge Diät zu erzielen. Ernährungswissenschaftler und Mediziner empfehlen heute das Wohlfühlgewicht, womit ein typgerechtes Gewicht gemeint ist. Berücksichtigt wird hier vor allem die Veranlagung zu zierlichem oder kräftigem Körperbau.

Broca-Index
In der Ernährungsberatung spielt das Normalgewicht allerdings nach wie vor eine bedeutende Rolle. Zur Errechnung des Normalgewichts dient die Broca-Formel:
- Für Männer gilt Körpergröße in cm minus 100 = kg Normalgewicht.
- Für Frauen gilt Körpergröße in cm minus 100 minus 10% = kg Normalgewicht.

Demnach hat ein 175 cm großer Mann ein Normalgewicht von 75 kg, während eine Frau gleicher Größe mit 67,5 kg als normalgewichtig gilt.

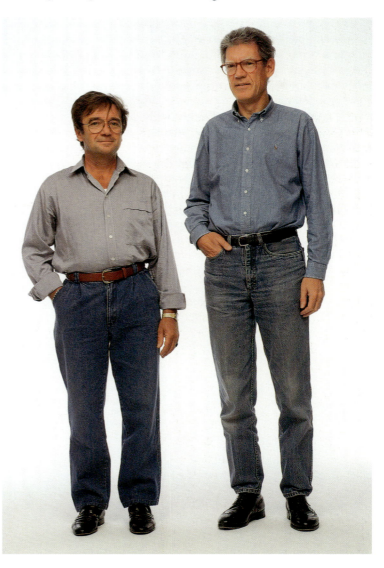

Ernährung

$$\frac{90}{1{,}80^2} = 27{,}8$$

Erst ein Wert über 30 gilt als behandlungsbedürftiges Übergewicht. Bei einem BMI im Normalgewichts-Bereich finden sich sowohl die sehr grazilen Menschen als auch die etwas molligen Typen wieder.

Crashkuren sind sinnlos

Wer tatsächlich sein Gewicht reduzieren muß, sollte sich dafür Zeit nehmen. In zehn Tagen sieben Pfund abzunehmen, das verheißen vor allem im Frühjahr die Frauenzeitschriften und bieten entsprechende Diäten an. Die meisten Menschen brechen eine solche Diät schon nach wenigen Tagen frustriert ab, weil sie auffallend nervös und gereizt sind und nachts nur schlecht schlafen können. Zwar verliert man bei solchen Schnelldiäten einige Pfunde, aber es gibt kaum jemanden, der sein so erreichtes Gewicht lange halten kann. Der Körper reagiert mit einem kaum bezwingbaren Heißhunger auf einen solchen raschen Gewichtsverlust, und viele Menschen kommen dann nicht umhin, unkontrolliert Fettes und Süßes zu essen.

Auch alle Diäten, die den zeitweiligen Verzicht auf bestimmte Nährstoffe und Nahrungsmittel fordern oder nur bestimmte Nahrungsmittel erlauben, sind in der Regel nach kurzer Zeit zum Scheitern verurteilt, weil niemand langfristig immer nur die gleichen Dinge essen mag und kann. Man entwickelt schnell einen Widerwillen gegen die verordneten Eier, Äpfel, Steaks ...

Entschlackungs- oder Entwässerungskuren führen zwar zu Wasserverlusten, an den Fettreserven aber ändert sich nichts. Dabei werden viele wertvolle Mineralien ausgeschwemmt, was sich in Kopfschmerzen, Schwindel, Konzentrationsstörungen und Kribbeln in Armen und Beinen äußern kann.

Eine Nulldiät fällt manchen Menschen nicht so schwer, weil sie sich leichter tun, gar nichts zu essen als immer nur ein bißchen. Fest steht, daß man dieses strenge Fasten eher zur Entlastung des Stoffwechsels als zum Abnehmen anwenden sollte. Außerdem ist es niemandem anzuraten, eine Nulldiät selbständig und ohne ärztliche Kontrolle durchzuführen. Es können Schwächezustände, Zittern und Übelkeit auftreten. Auch die Fahrtauglichkeit ist besonders in den ersten Fastentagen in Frage gestellt.

Sinnvoll Gewicht reduzieren

Empfehlenswert sind Reduktionsdiäten, die eine langfristige Ernährungsumstellung ermöglichen. Dies gelingt mit allen Formen von kalorienreduzierter, abwechslungsreicher Mischkost; entsprechende Diätpläne werden von vielerlei Seiten angeboten. Sie bieten alle Nährstoffe in ausreichender Menge und optimaler Zusammensetzung an. Ziel einer solchen Diät ist nicht nur die Gewichtsabnahme, sondern auch das Erlernen gesundheitsfördernder Ernährungsgewohnheiten.

Experten raten dazu, nicht mehr als 500 Gramm Gewichtsverlust pro Woche anzustreben. Je näher man sich am Zielgewicht befindet, um so langsamer wird die Gewichtsabnahme erfolgen. Als unterstützende Maßnahmen sind besonders Ausdauersportarten wie Radfahren, Schwimmen, Joggen oder Walking zu empfehlen.

Das Schwierigste: Gewicht halten

Wer sein Gewicht nach einer Reduktionsdiät dauerhaft halten möchte, muß

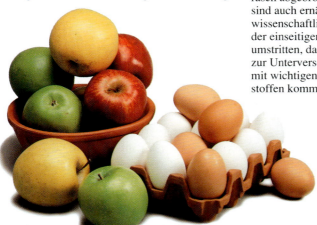

◀ Diäten, die sich auf einige wenige Nahrungsmittel beschränken, werden nicht nur rasch abgebrochen, sie sind auch ernährungswissenschaftlich wegen der einseitigen Kost umstritten, da es schnell zur Unterversorgung mit wichtigen Nährstoffen kommen kann.

sich daran gewöhnen, immer weniger zu essen. Wer beispielsweise 60 kg erreicht hat, darf von nun an täglich nur noch ungefähr 30 Kilokalorien pro kg Körpergewicht zu sich nehmen, also 1800 Kilokalorien. Je nach Intensität der körperlichen Beanspruchung darf man etwas mehr zu sich nehmen. Ansonsten kommt es zu einem deutlichen Negativ-Effekt: Nach einer Kur wird wieder gegessen wie zuvor, und der Organismus, der sich an die reduzierte Kost gewöhnt und sich entsprechend umgestellt hat, legt aus den nun zuviel zugefütterten Nährstoffen verstärkt Fettdepots an. Man wiegt schließlich noch mehr als vor Beginn der Diät.

Gute und schlechte Futterverwerter

Was lange Zeit als Ausrede Übergewichtiger galt, ist inzwischen wissenschaftlich bewiesen: Jeder Mensch hat seinen individuellen Kalorienbedarf. »Gute Futterverwerter« sind durch ihre genetische Ausstattung auf eine karge Lebensweise programmiert. Diese Veranlagung war in früheren Zeiten ein Überlebensvorteil, heute leiden viele Menschen darunter.

Nicht alles ist Veranlagung

Im Gehirn überwachen Regler die Konstanthaltung des Körpergewichts. So führen Abnehmwillige nicht selten einen aussichtslosen Kampf gegen diesen inneren Sollwert. Experten warnen jedoch davor, diese Erkenntnisse als Freibrief für starkes Übergewicht zu sehen. Schließlich kann nicht alles auf eine erbliche Veranlagung zurückgeführt werden. Übermäßige Nahrungsaufnahme und Bewegungsmangel leisten ebenfalls einen Beitrag. Der Bewegungsmangel spielt bei der Entstehung von Übergewicht wahrscheinlich eine sehr viel größere Rolle als bislang angenommen. Empfehlenswert sind 30 Minuten körperliche Aktivität pro Tag. Da Muskeln Kalorien verbrennen, Fettpolster hingegen nicht, können muskulöse Menschen vergleichsweise mehr essen, ohne dick zu werden.

Ernährungserziehung

Noch heute zwingen Eltern ihre Kinder, den Teller leer zu essen, auch wenn sie längst satt sind. Psychologen weisen immer wieder darauf hin, welch ein sensibler Bereich das Essen ist und wie groß die Schäden sind, die durch eine falsche Erziehung verursacht werden können.

Unterschiedliche Eßlust

Während manche Babys schon durch ihr kräftiges Saugen an der Mutterbrust signalisieren, wie groß ihr Hunger ist, sind andere mehr oder minder desinteressiert. Eltern sollten sich nur in Extremfällen in das Eßverhalten ihrer Kinder einmischen. Wichtig ist hingegen ein vielfältiges Angebot, aus dem das Kind wählen kann.

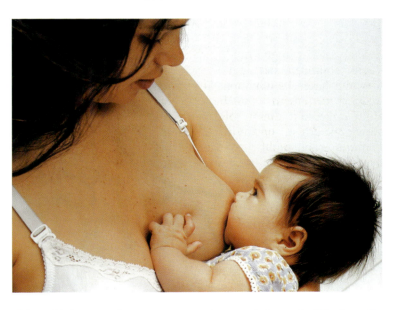

▲ Obwohl sie wegen der Schadstoffbelastung in Verruf geraten war, ist Muttermilch die beste Nahrung für ein Baby; nichts anderes ist so gut auf die Bedürfnisse des kleinen Organismus abgestimmt.

Es ist erwiesen, daß auch Kinder, die wenig essen, in der Regel gesund sind. Sie sollten nicht gedrängt werden oder gar Konsequenzen angedroht bekommen, wenn sie nicht aufessen. Manche Menschen behalten zeitlebens ihre gleichgültige Einstellung zum Essen, was keinen Einfluß auf ihre Gesundheit und ihr Lebensglück haben muß.

Eltern müssen Vorbild sein

Gerade beim Essen spielt das Vorbild der Eltern eine große Rolle. Mehrere

Ernährung

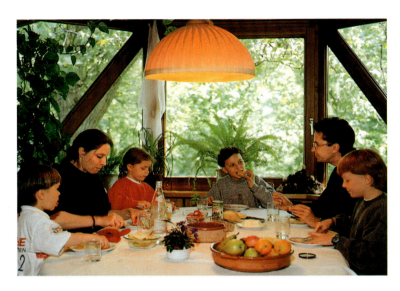

▲ Ein positives Verhältnis zum Essen wird durch eine angenehme Atmosphäre bei den Mahlzeiten gefördert.

Lagen Salami auf dem Brötchen, drei Löffel Zucker in den Kaffee, zum Frühstück nur eine Scheibe Weißbrot – all diese Gewohnheiten übernimmt ein Kind schnell.

Kinder sollten immer wieder dazu aufgefordert werden, auch von unbekannten Gerichten etwas zu kosten. Gleichzeitig sollte man aber auch Abneigungen respektieren. Sie werden nicht dadurch überwunden, indem man die entsprechenden Nahrungsmittel immer wieder anbietet.

Psychologen raten dazu, die gemeinsame Mahlzeit als möglichst entspanntes Miteinander zu gestalten, bei dem Pläne geschmiedet und Erlebnisse erzählt werden. Schulische und andere Probleme sollten nicht am Eßtisch verhandelt werden.

Süßigkeiten

Fast jedes Kind mag sie, und sie gänzlich verbieten zu wollen erscheint unmöglich. Spätestens im Kindergarten wird es den ersten Kontakt mit den Leckereien geben, wenn andere Kinder etwas mitbringen.

Trotzdem sollten Süßigkeiten eine Ausnahme bleiben: Kinder brauchen zum Wachsen keinen Zucker, auch nicht besonders viel Traubenzucker (der gern als Energiespender gegeben wird).

Ungünstige seelische Folgen kann es für ein Kind haben, wenn es bei jedem Kummer einen Bonbon oder einen Keks zur Beruhigung bekommt. Passiert so etwas regelmäßig, wird sich dem kleinen Menschen einprägen, daß Trost und Zuneigung durch Süßigkeiten oder Essen im weitesten Sinn erfahren werden. Mögliche Folge für das spätere Leben: Streß- und Frustrationserlebnisse können nicht anders verarbeitet werden als durch den Griff in die Keksdose oder in den Kühlschrank.

Dicke Kinder

Jedes dritte Schulkind leidet heute unter Übergewicht. Verantwortlich dafür ist nicht nur das zu fette Essen auf dem elterlichen Tisch und ein schlechtes Vorbild der Eltern, sondern auch der Bewegungsmangel und Süßigkeiten als Trost und Ersatz für Zuneigung oder gemeinsame Freizeitgestaltung. Experten schätzen, daß etwa 40% der Kinder zu viel essen, um seelische Bedürfnisse zu befriedigen.

Wenn es um die Figur der eigenen Kinder geht, haben Mütter zudem eine verzerrte Wahrnehmung. Bei fremden Kindern sind sie durchaus in der Lage, diese richtig einzuordnen (zu dick, zu dünn, etwa normalgewichtig). Beim eigenen Kind ist dies meist nicht möglich. Wenn erst ein gewisses Maß an Über-

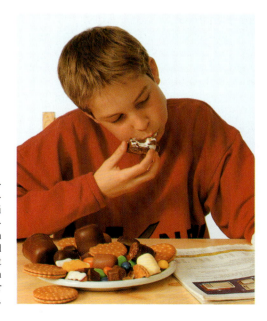

▶ Ein typisches Fehlverhalten, wie es allerdings nicht nur bei Kindern und mit Süßigkeiten zu beobachten ist: gegessen wird »nebenbei«, und nicht gerade mit gesunden Lebensmitteln wird der Hunger gestillt.

Ernährung

Soviel dürfen Kinder wiegen

Körpergröße in cm	Körpergewicht in kg von	bis
116	17	25
118	18	26
120	19	27
122	20	28
124	21	29
126	22	30
128	23	32
130	24	33
132	25	34
134	26	35
136	27	37
138	28	38
140	29	39
142	30	41
144	31	42
146	33	44
148	34	45
150	35	47
152	37	48
154	38	50
156	39	52
158	41	54
160	42	55
162	44	57

gewicht erreicht worden ist, gelingt es häufig nicht mehr, das Körpergewicht in der häuslichen Umgebung zu reduzieren. In Spezialkliniken werden die Ursachen des kindlichen Übergewichts geklärt und entsprechend behandelt. Die Kosten für solche Kuren werden von den Krankenkassen übernommen.

Ernährungspsychologie

Wenn Nahrungsmittel in Hülle und Fülle vorhanden sind, bestimmt nicht mehr der Hunger die Nahrungsaufnahme, sondern der Appetit – und dieser hat auch etwas mit der seelischen Situation eines Menschen zu tun.

Unbewußte Auswahl

Es gibt keine Erklärung dafür, weshalb sich manche Menschen vor bestimmten Lebensmitteln ekeln, während andere sie in jeder Zubereitungsform lieben. Einige Experten vermuten einen Mechanismus des Körpers, der den Appetit danach ausrichtet, was Körper und Seele guttut. Noch befinden sich diesbezügliche Forschungen in den Anfängen. Es wird zwar immer wieder behauptet, die Lust auf Süßigkeiten sei etwas, was man Kindern angewöhne, wenn man ihnen frühzeitig gesüßte Speisen anbiete. Wissenschaftlich betrachtet ist die Bevorzugung von süßen Speisen allerdings angeboren.

Essen als Ersatzbefriedigung

Schokolade erhöht den Endorphinspiegel im Gehirn. Diese körpereigenen schmerzstillenden Stoffe, die Glücksgefühle auslösen können, ähneln in ihrer Wirkung den Opiaten.
Wenn Frustrationserlebnisse zu verarbeiten sind, greifen erstaunlich viele Menschen zu Süßigkeiten, Pralinen oder zum Stück Torte. Dies vermittelt das Gefühl, sich etwas Angenehmes verschaffen zu können, wenn schon das eigentliche Ziel nicht erreicht worden ist. Eine solche Ersatzbefriedigung ist – sofern sie sich im Rahmen hält – nicht weiter bedenklich. Daher ist auch die Angst, bereits an einer Eßstörung zu leiden oder gar eßsüchtig zu sein, meist übertrieben.

Abbruchblutung

Blutung aus der Gebärmutter durch Hormonentzug. Medikamente, die weibliche Sexualhormone enthalten, wirken wie die körpereigenen Östrogene auf die Gebärmutterschleimhaut. Zu ihnen gehört auch die Anti-Baby-Pille. Werden solche Hormonpräparate abgesetzt, kommt es zur Abstoßung der oberen Schicht der Gebärmutterschleimhaut. Das gleiche gilt für die Einnahmepause der Pille. Drei bis vier Tage nach Einnahmestopp tritt eine Blutung aus der Gebärmutter auf, die leichter als die normale Menstruationsblutung verlaufen kann. Die Abbruchblutung ist eine normale Reaktion des Körpers auf einen plötzlichen Hormonentzug.

ABC-Maßnahmen

Sofortmaßnahmen zur Wiederbelebung bei Atem- und Herzstillstand. Zuerst müssen Fremdkörper, z.B. Erbrochenes, aus den **A**temwegen entfernt werden. Dann beginnt man mit der **B**eatmung (Mund-zu-Mund oder Mund-zu-Nase), und durch Herzdruckmassage wird versucht, den Blutkreislauf (engl. **c**irculation) wiederherzustellen. Das Erlernen von Wiederbelebung ist Bestandteil der Erste-Hilfe-Kurse. Siehe S. 775, *Erste Hilfe – Wiederbelebung*

Abführmittel

Mittel zur Förderung der Stuhlentleerung werden nicht nur bei Verstopfung angewandt, sondern auch zur Darmreinigung vor diagnostischen oder operativen Eingriffen im Darmbereich. Abführmittel regen die Stuhlentleerung an, weichen zu harten Stuhl auf und machen ihn gleitfähiger. Zu den Gleitmitteln zählen Glycerin und Paraffinöle. Füllmittel wie Leinsamen oder das Meeresalgenprodukt Agar-Agar quellen im Darm durch Flüssigkeitsaufnahme auf und wirken so anregend auf den Stuhlgang. Auch zwei bis drei Feigen oder Trockenpflaumen, die man über Nacht in Wasser quellen läßt und zusammen mit dem Wasser einnimmt, wirken abführend.

Dickdarmmittel verhindern den Flüssigkeitsentzug im Dickdarm, um den Stuhl weich und gleitfähig zu halten. Bestimmte Salze (z.B. Glaubersalz oder Karlsbader Salz) wirken stuhlverdünnend und fördern durch Reizung der Darmschleimhaut die Darmtätigkeit. Abführtee enthält Sennesblätter und Faulbaumrinde. Da diese Inhaltsstoffe sehr

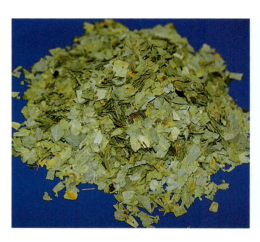

Abführmittel
Sennesblätter enthalten abführende Wirkstoffe. Auch natürliche Abführmittel können den Darm stark belasten.

aggressiv auf den Darm wirken, sollte Abführtee nicht dauerhaft getrunken werden.

Bei ständiger Anwendung über einen längeren Zeitraum kann sich der Darm zu sehr an die Abführmittel gewöhnen und seine Muskulatur geschädigt werden, was schwere Funktionsstörungen zur Folge haben kann. Außerdem wird der Wasser- und Mineralhaushalt des Körpers gestört, wenn zu viel Eiweiße, Natrium, Kalium und Flüssigkeit ausgeschieden werden.

Abgeschlagenheit
Siehe *Müdigkeitssyndrom*

Abhängigkeit
Ein nicht kontrollierbares Verlangen nach einem Medikament oder einer anderen chemischen Substanz, die womög-

lich in ihrer Dosis wiederholt gesteigert werden muß, um eine ausreichende Wirkung zu erzielen. Nach Einnahmestopp oder drastischer Reduzierung kommt es zu psychischen und körperlichen Entzugserscheinungen, die sich in Angstzuständen, Schlafstörungen, Kopfschmerzen, Schwitzen und genereller Unruhe äußern können. Auch Schmerzmittel können bei übermäßiger Anwendung zur Abhängigkeit führen.

Abhören
Auskultation. Diagnostisches Mittel, um krankhafte Vorgänge oder Funktionsstörungen innerer Organe zu erfassen. Störungen der Herztätigkeit, der Atmung (Rasselgeräusche der Lunge) oder der Darmmotorik können mit Hilfe des Stethoskops erkannt werden. Auch das Pulsieren des Blutes in größeren Arterien läßt sich abhören. Hierdurch können Verengungen von Gefäßen festgestellt werden.

Abklopfen
Perkussion. Mit dem Perkussionshammer, den Fingern oder der Hand werden bestimmte Körperstellen abgeklopft. Durch die Erschütterung entstehen im jeweils darunterliegenden Organ Schwingungen. Die Art des Geräusches gibt Aufschluß über die Ausdehnung und eventuelle krankhafte Veränderungen des Organs. In der Krankengymnastik wird der Rücken von Patienten abgeklopft, um bei Verschleimung der Luftwege das Abhusten zu erleichtern (zur Vorbeugung einer Lungenentzündung). Außerdem kann Abklopfen Verspannungen der Rückenmuskulatur lösen.

Ablatio retinae
Siehe *Netzhautablösung*

Abmagerungskur
Reduzierung des Körpergewichtes durch Umstellung der Ernährung, Reduzierung der Kalorien, aber auch durch Appetitzügler. Angezeigt sind Abmagerungskuren zur Entschlackung, bei Fettleibigkeit und bei Herzschwäche, um die Belastung des Kreislaufs zu senken. Intensive Abmagerungskuren, z.B. Hungerdiäten, sollten ärztlich überwacht werden. Außerdem muß auf ausreichende Flüssigkeitszufuhr geachtet werden.

Abhören
Das Abhören von Herz und Lunge gehört zu den Routineuntersuchungen. Es verschafft einen ersten Eindruck über den Zustand dieser Organe.

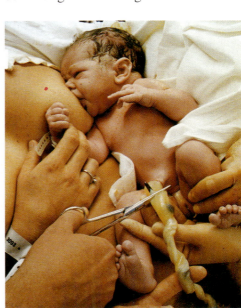

Abnabelung
Vom Augenblick des Durchtrennens der Nabelschnur ist das Neugeborene ausschließlich auf seinen eigenen Kreislauf angewiesen.

Abnabelung
Durchtrennung der Nabelschnur nach der Geburt. Innerhalb der ersten fünf Minuten nach der Geburt wird sie etwa handbreit über dem Nabel des Kindes durchschnitten. Vorher wird sie auf beiden Seiten der Schnittstelle abgeklemmt. Die Verbindung zwischen Blutkreislauf des Kindes und Plazenta der Mutter ist somit unterbrochen.

Abort
Siehe *Fehlgeburt*

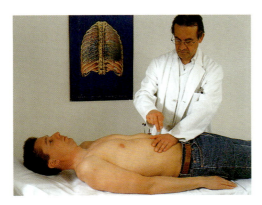

Abklopfen
Beim Abklopfen wird die Größe und Lage eines Organs ermittelt. Auch Flüssigkeit in der Bauchhöhle kann auf diese Weise festgestellt werden.

Absaugmethode
Entfernung der Gebärmutterschleimhaut, von Fehlgeburtsresten oder des Embryos. Sie wird zur Untersuchung des Gebärmutterschleimhautgewebes, nach Fehlgeburten, aber auch zum Schwangerschaftsabbruch durchgeführt. Dieser meist recht kurze Eingriff findet in der Regel unter Narkose statt. Der Muttermund wird so weit aufgedehnt, bis das Absauggerät in die Gebärmutter eingeführt werden kann. Anschließend werden zurückgebliebene Schleimhautreste ausgeschabt.

Abstillen
Entwöhnung des Säuglings von der Muttermilch. Normalerweise wird der gesunde Säugling etwa ab dem sechsten Lebensmonat allmählich von der natürlichen Brusternährung auf andere Ernährung umgewöhnt. Feste Regeln gibt es dafür allerdings nicht. Die Stilldauer kann sowohl vom Säugling als auch von der Mutter bestimmt werden. Bei Brustentzündungen, Infektionskrankheiten oder schweren Herz-, Leber- oder Nierenerkrankungen der Mutter muß früher abgestillt werden. Grundsätzlich bieten sich zwei Möglichkeiten des Abstillens an: der Übergang von Muttermilch auf Fläschchenmilch oder von Muttermilch direkt auf breiige Nahrung, wobei in beiden Fällen dieser Wechsel nicht abrupt erfolgen sollte, damit sich sowohl die Mutter als auch das Kind langsam umgewöhnen können.

Beim langsamen Abstillen wird der Säugling erst abwechselnd mit Muttermilch und Fläschchen ernährt, und man spricht von Zweimilchernährung. Das in Drogerien und Apotheken erhältliche Milchpulver mit dem markenunabhängigen Zusatz »Pre« ist weitgehend der natürlichen Muttermilch angepaßt. Es enthält die lebensnotwendigen Vitamine, Eiweiße, Mineralstoffe und Milchzucker. Der Sauger sollte eine kleine Trinköffnung haben, damit der Säugling nicht schon zu sehr gesättigt ist, wenn er an die Brust gelegt wird. Allergiegefährdete Kinder erhalten eine besondere Säuglingsnahrung mit dem Zusatz »HA« (hypoallergen). Sie enthält kaum allergieauslösende Stoffe. Frischmilch sollte bis zum sechsten Lebensmonat nur mit abgekochtem Wasser stark verdünnt (1:1) gefüttert werden.

Beim Übergang von Muttermilch auf breiige Kost (sogenannte teiladaptierte Kost, die einen etwas höheren Kohlenhydratanteil aufweist) wird etwa im sechsten Monat begonnen, Karottenbrei zuzufüttern, wenige Wochen später kann eine Mischung aus Kartoffel- und Karottenbrei angeboten werden. Auch andere Gemüsemischungen sind möglich.

Bis zum zweiten Lebensjahr wird die Nahrung dann schrittweise mit handelsüblichem Obst- bzw. Getreidebrei ergänzt. An Flüssigkeit erhält das Kind jetzt bis zu einem halben Liter Vollmilch täglich. Im zweiten Lebensjahr kann es auch schon zerkleinerte Erwachsenenkost zu sich nehmen.

Abstoßungsreaktion
Abwehrreaktion des Körpers gegen körperfremdes, transplantiertes Gewebe (Transplantat). Vor jeder Transplantation wird die Verträglichkeit eines Transplantats durch Gewebsanalysen und Blutgruppenbestimmung getestet. Bekämpft der Organismus das körperfremde Gewebe trotzdem, spricht man von einer Abstoßungsreaktion: Die Zellen des verpflanzten Gewebes werden als Eindringlinge angesehen und lösen nach ca. zwei Tagen die Abstoßungsreaktion aus. Während und nach einer Transplantation werden deshalb sogenannte Immunsuppressiva wie Kortison oder Ciclosporin zur Unterdrückung des Abwehrsystems und zur Entzündungshemmung gegeben. Siehe auch S. 672, *Transplantation*

Abszeß
Mit Eiter gefüllte Kapsel, die sich nach Entzündungen bilden kann. Abgestorbene Gewebszellen bilden mit weißen Blutkörperchen Eiter, der sich, von Bindegewebe umschlossen, ansammelt. Abszesse können auf der Haut z.B. nach

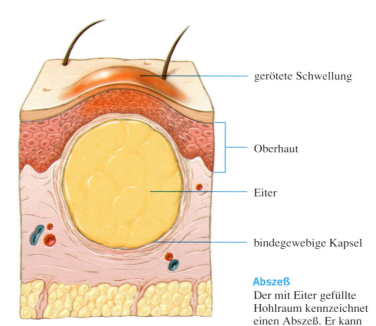

- gerötete Schwellung
- Oberhaut
- Eiter
- bindegewebige Kapsel

Abszeß
Der mit Eiter gefüllte Hohlraum kennzeichnet einen Abszeß. Er kann sowohl an der Körperoberfläche als auch an inneren Organen entstehen.

Insektenstichen entstehen, am Darmausgang, an der Zahnwurzel, der Brustdrüse, aber auch an allen inneren Organen. Beim Abszeß ist die umgebende Haut ebenfalls entzündet, und es tritt eine Schwellung auf, die durch ihren Druck umliegendes Gewebe schädigen kann. Außerdem kommt es zu starken Schmerzen, zu Fieber und manchmal sogar zur Schwellung benachbarter Lymphknoten.
Die Behandlung durch einen Arzt besteht in der Öffnung der Abszeßhöhle mit Ablassen des Eiters. Ist das umliegende Gewebe infiziert, wird ein Antibiotikum gegeben.

Abtasten
Befühlen von Körpergewebe oder von Organen auf krankhafte Veränderungen. Jede Frau sollte im Rahmen der Krebsvorsorge einmal im Monat nach der Menstruationsblutung die Brust und die Achselhöhlen nach Knoten des Brustgewebes oder nach Lymphknotenschwellungen abtasten. Der Arzt erhält durch den Tastbefund z.B. an der Schilddrüse, entlang des Halses oder am Bauch Aufschluß über Erkrankungen.

Abtreibung
Siehe *Schwangerschaftsabbruch*

Abwehrschwäche
Verminderte Fähigkeit des Organismus, eindringende Erreger wirksam zu bekämpfen. Eine Abwehrschwäche äußert sich in einer auffälligen Infektanfälligkeit. Bei jeder Berührung mit Krankheitserregern kommt es zum Ausbruch der entsprechenden Krankheit. Bei Kindern, die von klein auf kränkeln, sind manchmal die Abwehrzellen im Körper unzureichend entwickelt. Meist ist eine Abwehrschwäche mit Infektionskrankheiten verbunden oder Ausdruck einer schweren Grunderkrankung wie Leukämie. Auch Unterernährung, Streß, psychische Anspannung und eine schlechte, kräftezehrende Lebensweise setzen die Abwehrkraft des Körpers deutlich herab. Nach Transplantationen wird eine Abwehrschwäche mit Hilfe von Medikamenten bewußt herbeigeführt, damit das neue Organ nicht abgestoßen wird. Andere Medikamente führen im Rahmen ihrer Nebenwirkungen zu Abwehrschwächen. So tritt z.B. nach der Einnahme von Antibiotika häufig ein Pilzbefall der Schleimhäute auf.

Abwehrspannung
Anspannung der Bauchdeckenmuskulatur bei akuten entzündlichen Vorgängen oder nach Verletzungen im Bauchraum. Beim Abtasten wirkt sie dem Druck des Arztes entgegen. Die erhöhte Spannung der Muskulatur in einem bestimmten, eng umgrenzten Bereich weist auf eine Erkrankung des darunterliegenden Organs hin.

Abwehrsystem
Stoffe im Körper, die eindringende Viren, Bakterien oder andere fremde Substanzen bekämpfen. Die Bildung des Abwehrsystems beginnt etwa ab dem sechsten Lebensmonat. Dazu gehören die vom Körper nach Kontakt mit Fremdstoffen oder Erregern gebildeten Antikörper, aber auch Freßzellen, Lymphozyten und andere weiße Blutkörperchen. Die weißen Blutkörperchen werden im Knochenmark produziert und in die Blutbahn abgegeben. Die Bildung der

übrigen Abwehrstoffe findet in Lymphorganen wie der Milz, den Rachenmandeln, der Thymusdrüse, dem Wurmfortsatz des Blinddarms, aber auch in der Darmwand und in den Atemwegen statt.

ACE-Hemmer
Medikamente zur Behandlung von Bluthochdruck. Das Hormon Angiotensin, das in der Niere gebildet wird, kann die Erhöhung des Blutdrucks bewirken. ACE-Hemmer vermindern die Ausschüttung von Angiotensin aus der Niere.

Acetylsalicylsäure (ASS)
Substanz mit schmerzlindernder und entzündungshemmender Wirkung. Acetylsalicylsäure wird außerdem wegen ihrer gerinnungshemmenden Eigenschaften auch bei Patienten mit erhöhtem Herzinfarkt- oder Thromboserisiko eingesetzt. Zusätzlich besitzt sie eine harntreibende Wirkung. Patienten mit empfindlicher Magen- und Darmschleimhaut dürfen das Medikament nicht einnehmen, da es bei längerer oder übermäßiger Einnahme die Schleimhäute angreift und die Entstehung von Geschwüren begünstigt.

Achillessehne
Verlängerung der Wadenmuskulatur, die mit dem Fersenbein verwachsen ist. Wie alle Sehnen ist sie von einer schützenden Haut, der Sehnenscheide, umgeben. Die Achillessehne gehört zu den kräftigsten Sehnen des Körpers. Trotzdem sind Verletzungen durch Einrisse oder Prellungen recht häufig.

Achillessehnenreflex
Störungen des Nervensystems können mit Hilfe dieses Reflexes festgestellt werden. Bei abgewinkeltem Knie und nach oben gehaltener Fußspitze wird die Achillessehne gespannt. Dann wird mit einem Gummihammer auf die Achillessehne geklopft, wodurch sich die Wadenmuskulatur zusammenzieht und der Fuß nach unten gebeugt wird. Der Achillessehnenreflex wird im Rückenmark der Lendenwirbelsäule ausgelöst. Schäden in diesem Bereich, wie Nervenentzündungen oder verletzte Nervenfasern, führen zur Verminderung oder gar zum Ausfall dieses Reflexes.

Achillessehnenriß
Durch plötzliche Überlastung während sportlicher Betätigung oder durch einen Unfall mit direkter Gewalteinwirkung kann die Achillessehne reißen. Die Rißstelle liegt meist am Übergang in den Wadenmuskel oder in Höhe des Knöchels. Das typische Zeichen für einen Achillessehnenriß ist die Unfähigkeit, auf den Zehen zu stehen. Fast immer ist eine Operation notwendig.

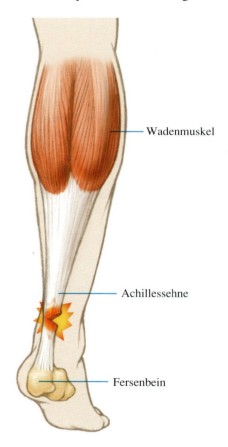

Achillessehnenriß
Im Bereich der Ferse verläuft die Achillessehne direkt unter der Haut. Sie ist stark belastet und deshalb anfällig für Rißverletzungen.

— Wadenmuskel
— Achillessehne
— Fersenbein

Addison-Krankheit
Unterfunktion der Nebennierenrinde. In der Nebennierenrinde werden Hormone gebildet, die für den Mineral- und Zuckerstoffwechsel des Körpers benötigt werden. Bei der Addison-Krankheit ist wegen des Mangels an diesen Hormo-

nen vor allem der Wasser- und Zuckerhaushalt gestört. Dies äußert sich in Verdauungsstörungen, Abmagerung, Erbrechen, Absinken der Körpertemperatur und in zunehmender Muskelschwäche. Durch den gestörten Wasserhaushalt kommt es zur Bluteindickung, die zu absinkendem Blutdruck, verminderter Herzschlagfrequenz und leiseren Herztönen führt. Außerdem verfärbt sich die Haut bräunlich-gelb. Diese Erkrankung wird deshalb auch Bronzekrankheit genannt. Zur Behandlung werden dem Patienten die fehlenden Hormone (v.a. Kortison und Aldosteron) verabreicht.

Adenoide
Siehe *Rachenmandeln*

Adenokarzinom
Drüsenkrebs. Meist sind Drüsen betroffen, die Sekrete in ein Hohlorgan abgeben. Daher treten solche Krebsgeschwülste häufig an den Schleimhautdrüsen des Magens oder Dickdarms auf.

Adenome
Gutartige Geschwülste des Drüsengewebes kommen bei hormonbildenden und sekretabsondernden Drüsen vor (z.B. als Schilddrüsenknoten, an der Brustdrüse, der Prostata oder der Bauchspeicheldrüse). Durch die Vermehrung des Drüsengewebes kann es zu einer Überfunktion und somit zur Überproduktion des jeweiligen Hormons oder Sekrets kommen. Adenome sind zwar gutartig, können jedoch entarten und werden daher meist operativ entfernt.

Aderhaut
Die Gefäßhaut des Augapfels liegt an dessen Rückseite unter der Netzhaut, ist stark durchblutet und versorgt die Netzhaut mit Blut. Erkrankungen der Aderhaut ziehen daher auch die Netzhaut, in der die Fasern des Sehnervs verlaufen, in Mitleidenschaft. Sie machen sich weniger durch Schmerzen als durch Sehstörungen bemerkbar. Eine Entzündung der Aderhaut kann durch Viren verur-

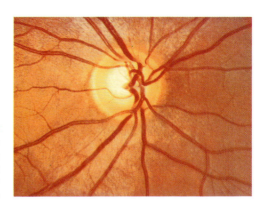

Aderhaut
In der Mitte der Aderhaut ist als heller Fleck die Stelle erkennbar, an der der Sehnerv aus dem Auge austritt.

sacht sein, tritt aber auch im Zusammenhang mit rheumatischen Erkrankungen auf. Siehe auch S. 28, *Der menschliche Organismus – Auge*

Aderlaß
Im Mittelalter bediente man sich des Aderlasses, um »Krankheitsstoffe« aus dem Körper fließen zu lassen. Heutzutage wird der Aderlaß als therapeutische Maßnahme zur Kreislaufentlastung nur noch sehr selten durchgeführt. Hierbei wird dem Körper über eine Vene bis zu ein Liter Blut entnommen. Dadurch sinkt der Druck in den Venen und die Herztätigkeit wird entlastet. Den gleichen Effekt erzielt man mit wasserentziehenden Medikamenten (Diuretika).

Adipositas
Siehe *Übergewicht*

Adnexitis
Entzündung der Eileiter oder der Eierstöcke. Meist handelt es sich zunächst um eine Entzündung der Scheide oder der Gebärmutter, wobei die Keime zu den Eileitern und Eierstöcken aufsteigen. Eine akute Adnexitis äußert sich in starken Unterleibsschmerzen, angespannter Unterleibsmuskulatur und Fieber. Außerdem können Übelkeit, Erbrechen, Durchfall oder Verstopfung hinzukommen. Die Adnexitis wird mit Antibiotika, strenger Bettruhe und im ausheilenden Stadium eventuell mit Wärme (Moorbäder) behandelt. Eine nicht ausgeheilte, chronische Adnexitis, die mit Ausfluß, Kreuz- und Unterleibsschmer-

Adrenalin

zen sowie einer schmerzhaften Menstruation einhergeht, kann zur Verklebung der Eileiter und somit zur Unfruchtbarkeit führen.

Adrenalin
Das in den Nebennieren gebildete Hormon gilt als klassisches Streßhormon, da es von der Nebenniere in Streßsituationen vermehrt an das Blut abgegeben wird. Es erhöht den Blutdruck durch Gefäßverengung und vermehrten Pulsschlag. Die Durchblutung der Nieren wird vermindert.
Adrenalin bewirkt eine Erschlaffung der Muskulatur der kleinen Bronchien und Bronchiolen, führt dadurch zur Erweiterung der Luftwege in der Lunge und ist somit auch ein wirksames Mittel gegen Asthma. Es erhöht außerdem den Blutzuckerspiegel. Andere Effekte des Adrenalins sind Unruhe, Angstgefühl, Pupillenerweiterung und herabgesetzte Darmtätigkeit.

Adstringenzien
Mittel, die zum Zusammenziehen des Gewebes führen, bewirken äußerlich angewendet eine Wundheilung. Die Haut bzw. Schleimhaut trocknet aus, und es wird durch Eiweiße eine abdichtende Membran gebildet. Außerdem haben Adstringenzien eine entzündungshemmende, bakterienabtötende und blutstillende Wirkung. Sie werden auch als Medikamente bei Magenschleimhautentzündungen verabreicht.

Aerobic
Besondere Form des Ausdauertrainings. Aerobic besteht aus mehreren Phasen. Die erste Phase dient der Erwärmung der Muskulatur und senkt das Verletzungsrisiko. Das eigentliche Konditionstraining besteht aus schnellen Bewegungsabläufen. Die Übungselemente werden mit rhythmischer Musik kombiniert. Anschließend werden bei weiteren Übungen gezielt einzelne Muskelgruppen, z.B. die Bauchmuskeln, trainiert. Zum Abschluß werden in der Entspannungsphase Muskeln gedehnt.

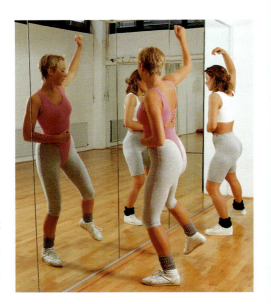

Aerobic
Diese Form des Fitneßtrainings ist fester Bestandteil des Programms der meisten Fitneß-Studios.

Aerosoltherapie
Siehe *Inhalation*

Afterjucken
Der Juckreiz kommt durch Haut- und Schleimhautveränderungen am Darmausgang zustande. Diese entstehen bei Hämorrhoiden, Hauteinrissen, Ausschlägen, Entzündungen und Pilzinfektionen, bei Allergien auf Nahrungs- oder Waschmittel, aber auch bei Verstopfung oder als Nebenwirkung bestimmter Medikamente. Auf keinen Fall dürfen die jukkenden Stellen aufgekratzt werden, da sie sich leicht entzünden. Juckreizstillende und entzündungshemmende Sitzbäder (z.B. mit Kamille) schaffen Erleichterung, ansonsten sollte man generell durch bewußte Ernährung, Bewegung und ausreichende Flüssigkeitszufuhr für einen weichen Stuhl sorgen und nach dem Stuhlgang den After gründlich (aber sanft) reinigen.

Agranulozytose
Drastischer Abfall der Anzahl weißer Blutkörperchen im Blut als seltene, aber schwere Überempfindlichkeitsreaktion auf Medikamente, z.B. auf bestimmte Beruhigungs- und Schmerzmittel, aber auch auf blutzuckersenkende und entwässernde Arzneien. Die Agranulozytose kann akut innerhalb weniger Stunden

oder langsam je nach Dosis der auslösenden Medikamente auftreten. Die Anzeichen sind Fieber mit Schüttelfrost, Lymphknotenschwellung, ein allgemeines Krankheitsgefühl, evtl. Schleimhautgeschwüre und Hautveränderungen sowie ein verändertes Blutbild.
Da die Erkrankung Ausdruck einer Schädigung des Knochenmarks ist und bis zu einer Lungenentzündung oder sogar einer Blutvergiftung führen kann, müssen sofort Antibiotika und Kortison gegeben und die verursachenden Medikamente abgesetzt werden.

Aids
Siehe S. 98

Akne
Siehe S. 102

Akupressur
Fingerdruckmassage. Die Akupressur ist nahe verwandt mit der Akupunktur. Allerdings werden keine Nadeln verwendet, sondern mit Fingerdruck massiert. Die Druckpunktmassage bestimmter Körperstellen, der Akupressurpunkte, wirkt auf die sogenannten Energiebahnen des Körpers. Durch Anregung des Energieflusses werden Organe nicht nur stimuliert, sondern auch beruhigt, indem körpereigene Schmerzmittel (Endorphine) freigesetzt werden. So kann man mit der Akupressur Kopfschmerzen, Verspannungen, Gelenkschmerzen, Schnupfen oder Kreislaufstörungen behandeln.

Akupunktur
Siehe S. 104

Akustikusneurinom
Vom Akustikusnerv im Gehirn ausgehender, gutartiger Tumor. Dieser Nerv ist für Gleichgewicht und Gehör zuständig. Ein Akustikusneurinom wird mit speziellen, computergesteuerten Röntgenaufnahmen festgestellt. Die Erkrankung äußert sich in Gleichgewichtsstörungen und möglicherweise gravierenden Hörschwierigkeiten. Da viele Hirnnerven eng beieinander liegen, können durch die Geschwulst auch benachbarte Nerven beeinträchtigt werden. Lähmungen oder Sensibilitätsstörungen im Gesicht sind die Folge. Auch Augenmuskellähmungen können auftreten und der Hirndruck kann ansteigen. Oft muß ein Akustikusneurinom deshalb operativ entfernt werden.

akutes Abdomen
Der sogenannte akute Bauch ist ein Zeichen für hochentzündliche Erkrankungen in der Bauchhöhle und schwere Störungen der Darmbeweglichkeit. Es treten plötzlich heftige Bauchschmerzen, starke Blähungen, Erbrechen und bei Entzündungen hohes Fieber auf. Die Bauchdecke ist stark angespannt. Es kann zu Kreislaufstörungen bis hin zum Schock kommen.
Bei Anzeichen eines akuten Abdomens ist sofort ein Arzt oder Krankenhaus aufzusuchen, da es sich hierbei um einen Blinddarmdurchbruch, eine Bauchfellentzündung oder gar um einen Darmverschluß handeln kann.

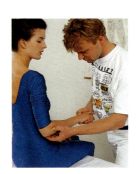

Akupressur
Genau wie die Akupunktur ist die Fingerdruckmassage fester Bestandteil der traditionellen chinesischen Medizin.

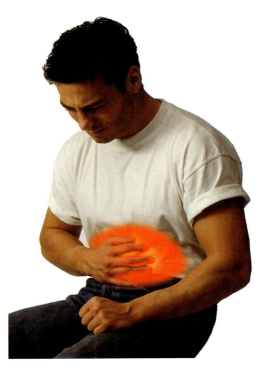

akutes Abdomen
Plötzlich auftretende, heftige krampfartige Bauchschmerzen, die nicht nach kurzer Zeit wieder nachlassen, können auf eine akute Erkrankung hinweisen. Es sollte so schnell wie möglich ein Arzt aufgesucht werden.

Aids

Von alters her sind Epidemien, ausgelöst durch Bakterien und Viren, als Geißeln der Menschheit gefürchtet. Trotz großer Fortschritte in der Medizin sind manche Infektionskrankheiten noch immer unheilbar. Zu ihnen gehört die Immunschwächekrankheit Aids, ein Leiden, das erst zu Beginn der achtziger Jahre dieses Jahrhunderts auftrat. In letzter Zeit mehren sich die Anzeichen dafür, daß Aids eines Tages wirksam bekämpft werden kann – zum Beispiel durch die Entwicklung eines Impfstoffs.

Seit über zehn Jahren ist bekannt, daß Aids (für **A**cquired **I**mmuno**d**eficiency **S**yndrome, zu deutsch: erworbenes Immunschwäche-Syndrom) durch ein Virus, das HIV (für **H**uman **I**mmuno**d**eficiency **V**irus), hervorgerufen wird. Dieses Virus hat die Form einer Kugel mit einem Umfang von etwa einem zehntausendstel Millimeter. Seine Hülle ist mit vielen Stacheln besetzt und sehr empfindlich. Sie ist durch Hitze, Reinigungs- oder Lösungsmittel leicht zerstörbar. Im Innern befindet sich ein Kern aus Eiweißkörpern und die für die Virusvermehrung sorgende Ribonukleinsäure (RNS).
Das HIV gehört zur Gruppe der sogenannten Retroviren (retro = zurück), die man bisher hauptsächlich bei Erkrankungen von Tieren (Katzenleukämie oder Gehirnentzündungen bei Schafen) beobachtet hat.
Insbesondere die HI-Viren sind äußerst raffinierte Kleinstlebewesen. Im Blut klammern sie sich zunächst mit ihren Stacheln an gesunde Lymphzellen, die normalerweise Abwehrstoffe bilden, um Erreger aller Art unschädlich zu machen. Die HI-Viren sind in der Lage, diese Schutzmechanismen zu zerstören: Sie dringen als Schmarotzer in die Lymphzellen (weiße Blutkörperchen) ein. Dort streifen sie ihre Hülle ab. Ihr Kern – Träger des Erbguts in Form der Ribonukleinsäure – löst sich auf. Im nächsten Schritt wird diese Ribonukleinsäure in die für menschliche Erbinformation zuständigen Moleküle der Desoxyribonukleinsäure (DNS) des Zellkerns der Lymphzellen eingebaut. Die so veränderten menschlichen Lymphzellen bilden nun selbst neue HI-Viren. Bei diesem Vorgang gehen sie zugrunde und können ihre Aufgabe – eindringende Erreger abzuwehren – nicht mehr erfüllen. Die HI-Viren strömen in die Blutbahn und befallen weitere Lymphzellen.

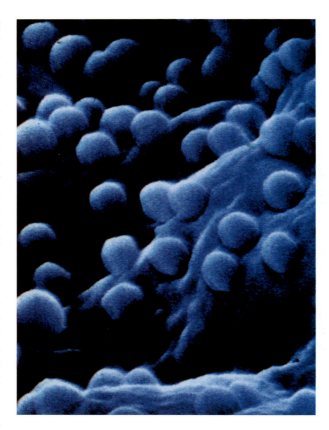

▲ Die kugelförmigen HI-Viren befallen in großer Zahl eine Lymphzelle und dringen in sie ein (Vergrößerung mit dem Raster-Elektronenmikroskop).

Symptome der Infektion

Im Verlauf der Krankheit setzt HIV diesen Schutzzellen und damit dem Immunsystem so zu, daß die körpereigene Abwehr gegenüber Krankheitserregern, mit denen ein gesunder Mensch norma-

Aids

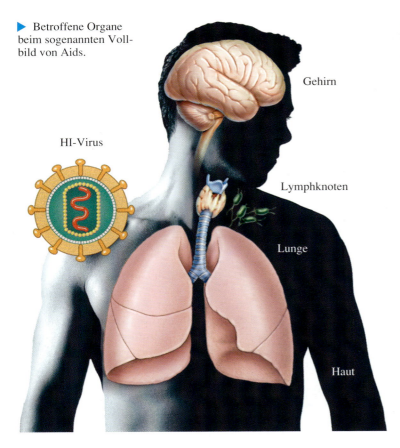

▶ Betroffene Organe beim sogenannten Vollbild von Aids.

HI-Virus

Gehirn

Lymphknoten

Lunge

Haut

▼ Nachdem die HI-Viren in eine Lymphzelle eingedrungen sind, gelangt ihr Erbgut in den Zellkern der Lymphzelle und verändert ihr Erbgut so, daß sich die Lymphzelle selbst zerstört und neue HI-Viren hervorbringt.

lerweise leicht fertig wird, allmählich zusammenbricht. Vom Zeitpunkt der Ansteckung mit HIV bis zum Ausbruch der Krankheit Aids können mehrere Jahre vergehen.
Fieber, Müdigkeit, Durchfall, Halsschmerzen, Gewichtsverlust, starker Nachtschweiß und Niedergeschlagenheit sind eher unspezifische Symptome, die einige Zeit nach der Ansteckung, manchmal aber erst nach Jahren auftreten. Typisch für ein Fortschreiten der Krankheit sind verschiedene, in Schüben auftretende Krankheiten wie massive Pilzinfektionen, Lungenentzündung und später bösartige Tumoren wie zum Beispiel das Kaposi-Sarkom, eine Geschwulst, die mit einer fleckigen violettbräunlichen Verfärbung der Haut einhergeht, oder Lymphknotenkrebs. Liegen diese Symptome vor, so spricht man vom Vollbild der Erkrankung. Da HIV nicht nur die für das körpereigene Abwehrsystem so wichtigen Lymphozyten, sondern auch Nervenzellen befällt, drohen im fortgeschrittenen Stadium neben den teilweise schwer beherrschbaren Infektionen auch Schädigungen des Gehirns als Folge einer Hirnhautentzündung. Ausdruck davon sind Gedächtnisverluste wie bei der Alzheimer-Krankheit.

Wer ist gefährdet?
Vor mehr als einem Jahrzehnt wurde Aids zum ersten Mal in den USA diagnostiziert. Inzwischen hat sich die Krankheit in der ganzen Welt ausgebreitet, und viele Menschen sind bereits an ihr gestorben.
Nach Angaben der Weltgesundheitsorganisation sind heute insgesamt rund 35 Millionen Menschen mit HIV infiziert, in der Bundesrepublik ungefähr 60 000 bis 70 000, davon sind 80% Männer und 20% Frauen. In Afrika sind beide Geschlechter etwa zu gleichen Teilen. Als besonders gefährdet gelten homo- und bisexuelle Männer (Männer, die sexuelle Kontakte entweder nur zum eigenen oder aber zu beiden Geschlechtern haben). In unserem Land gehören fast 50% der Aids-Patienten zu dieser Gruppe. Doch die Zahl der Heterosexuellen unter den Neuinfektionen steigt. Inzwischen haben sich bereits 17% aller Betroffenen in Deutschland bei heterosexuellem Geschlechtsverkehr (mit einem Partner des anderen Geschlechts) mit dem HI-Virus angesteckt. Die drittgrößte Gruppe bilden Drogenabhängige mit 12%.
Von Aids bedroht waren auch die Empfänger von Blutkonserven oder Blutprodukten. Viele Bluterkranke wurden infi-

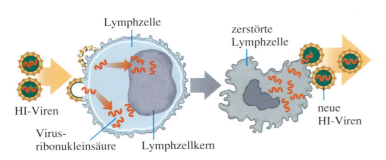

HI-Viren

Virus-ribonukleinsäure

Lymphzelle

Lymphzellkern

zerstörte Lymphzelle

neue HI-Viren

Aids

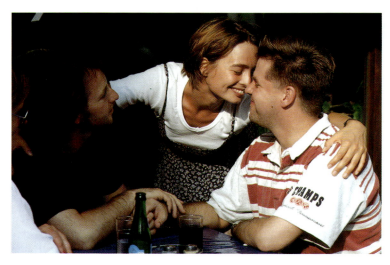

▲ Angst spielt im Zusammenleben mit HIV-Infizierten noch immer eine große Rolle. Doch im alltäglichen Umgang ist sie unbegründet, da das Virus durch normalen Körperkontakt nicht übertragen werden kann. Für eine Ausgrenzung infizierter Menschen oder einen anderen Umgang als mit Nichtinfizierten gibt es keine Gründe!

ziert und sind bereits an Aids gestorben. Inzwischen wird Spenderblut immer auf eine HIV-Infektion hin untersucht und infektiöses Blut vernichtet. Bluter und andere Empfänger von Blutkonserven, Blutprodukten oder Spenderorganen haben deshalb keine Ansteckung mit HIV mehr zu befürchten.

Das gleiche gilt für Frauen, die mit Samen eines ihnen unbekannten Mannes künstlich befruchtet werden.

Wege der Übertragung

Da das HIV besonders empfindlich ist, sobald es sich außerhalb des Körpers befindet, ist eine Übertragung nur durch direkten Kontakt mit infektiösem Blut und anderen infektiösen Körperflüssigkeiten möglich:

- durch infizierten Samen, Vaginalflüssigkeit oder Blut, die durch die Scheide, den After oder den Mund in den Körper gelangen;
- durch Transfusion von Blut und Blutprodukten, die infiziert sind;
- wenn ein Nichtinfizierter dieselbe Spritze benutzt wie ein HIV-Infizierter;
- von der infizierten Mutter auf ihr ungeborenes Kind, bei der Geburt und beim Stillen;
- durch offene Hautwunden, die mit größeren Mengen von infektiösen Körperflüssigkeiten in Berührung kommen.

Ungefährlich ist dagegen der alltägliche Kontakt innerhalb der Familie, in der ein mit HIV infiziertes Mitglied lebt – also auch der zwischen Kleinkindern und ihren Eltern. Im Zusammenleben sind die üblichen hygienischen Maßnahmen ausreichend, um die Ausbreitung der Infektion zu vermeiden. HIV kann nicht übertragen werden, wenn Geschirr, Besteck, Toiletten, Badezimmer, Handtücher oder Bettwäsche gemeinsam benutzt werden. Genausowenig kann HIV durch Händeschütteln, das Berühren von Türgriffen, beim Küssen, Umarmen oder Schmusen übertragen werden: Kontakt mit Speichel, Tränenflüssigkeit und Schweiß bedeutet also keine Gefahr. Bisher ist kein Fall bekanntgeworden, in dem es zu einer Ansteckung als Folge von engen (nichtsexuellen) Kontakten innerhalb der Familie oder durch normalen Kontakt von Kindern und Lehrern in der Schule gekommen wäre.

Sicheres Sexualverhalten (Safer Sex)

Seitdem sich Aids auch bei Heterosexuellen ausbreitet und man weiß, daß von der Krankheit nicht allein männliche Homosexuelle betroffen sind, konnte man die Ursachen einer möglichen Ansteckung besser herausfinden. Quelle einer Infektion ist demnach nicht Homosexualität als solche, sondern vielmehr der ungeschützte Geschlechtsverkehr, bei dem sich die Sexualpartner über möglicherweise infizierte Samenfäden oder infektiöse Flüssigkeit aus der Scheide und der Gebärmutter direkt anstecken können.

Die Ansteckungsgefahr erhöht sich bei einem häufigen Wechsel der Sexualpartner, vor allem dann, wenn keine Kondome verwendet werden. Doch auch diese garantieren keinen absoluten Schutz. Deren Qualität und vor allem die richtige Handhabung sind wichtig.

Solange es keine Heilung von Aids gibt, ist Vorbeugung die einzige zuverlässige Möglichkeit, sich vor einer Ansteckung zu schützen. Der sicherste Schutz vor einer HIV-Infektion ist völlige geschlechtliche Enthaltsamkeit. Das be-

Aids

deutet jedoch für die meisten erwachsenen Menschen einen Verlust an Lebensqualität. Die sexuelle Treue gilt als bessere Alternative, sofern sich nicht einer der Partner bereits vorher mit HIV infiziert hat. Tatsache ist, daß schon ein einziger Sexualkontakt mit einem Infizierten für eine Ansteckung ausreichen kann, andererseits aber nicht jeder Viruskontakt zwangsläufig zu einer Infektion führen muß.

Aids-Test

In allen Zweifelsfällen kann ein Aids-Test Klarheit bringen. Mit seiner Hilfe lassen sich nicht die Viren selbst, sondern die Antikörper aufspüren, die das Immunsystem als Reaktion auf die Infektion mit dem Virus produziert. Da sich HIV-Antikörper nach einer Infektion zeitlich verzögert bilden, dauert es mindestens sechs Wochen, bis der Antikörpertest ein annähernd sicheres Ergebnis liefert. Manchmal dauert es sogar mehrere Monate, bis der Organismus Antikörper gebildet hat. Um ganz sicher zu gehen, wird der Test ein halbes Jahr nach einer möglichen Ansteckung wiederholt.

Die Mitteilung eines »positiven« Testergebnisses, das die Infektion bestätigt, löst bei den meisten Betroffenen eine tiefe Schockreaktion und existentielle Krise aus. Erster Schritt zur Selbsthilfe und Überwindung des Schocks ist das aufklärende und beratende Gespräch mit einem Arzt des Vertrauens. Alle örtlichen Aids-Hilfe- und Selbsthilfegruppen vermitteln einen im Umgang mit HIV-Infizierten erfahrenen Facharzt.

Wie wird behandelt?

Bis heute gibt es kein Mittel, mit dem man Aids verhindern oder heilen kann. Zwar ist die HIV-Infektion vermutlich nicht absolut tödlich, und es gibt sogenannte Langzeitüberlebende, die aus ungeklärten Gründen länger als zehn Jahre ohne Beschwerden mit dem Virus leben. Die meisten Infizierten entwickeln jedoch trotz aller Behandlungsversuche nach einigen Jahren Symptome und kommen schließlich in das Stadium des Aids-Vollbildes mit den verschiedenen Krankheiten als Folge eines zerstörten Abwehrsystems. Statistisch betrachtet haben sieben Jahre nach der Infektion rund ein Drittel der Infizierten, zehn Jahre nach Infektion etwa die Hälfte das Vollbild entwickelt.

Den Verlauf der Krankheit verzögern kann die Einnahme von Medikamenten, welche die Virusvermehrung hemmen, sowie von Wirkstoffen, die das Immunsystem stimulieren. In vielen Fällen lassen sich damit zunächst das Fieber, die manchmal massiven Durchfälle und andere Beschwerden beherrschen sowie die Entwicklung schwerer Infektionen zurückdrängen.

Trotz weltweiter Experimente wurde noch kein Impfstoff gegen Aids gefunden. Das liegt vor allem daran, daß sich der HIV-Erreger ständig wandelt und Hunderte von veränderten Formen bildet. Um dieses Problem zu lösen, wird an der Entwicklung eines Impfstoffs gearbeitet, der die Virusvermehrung bereits in den Lymphzellen unterbricht.

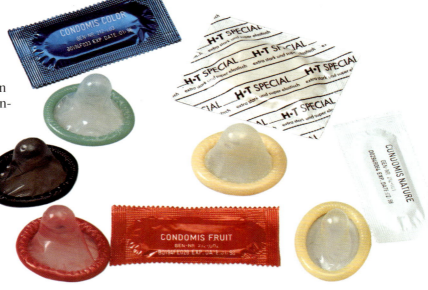

▼ Beim Geschlechtsverkehr ist das Risiko einer Übertragung des HI-Virus besonders groß. Den sichersten Schutz bietet die Verwendung von Kondomen.

Akne

Akne gehört zu den häufigsten Hautkrankheiten. Fast alle jungen Menschen werden von ihr heimgesucht: mit Pickeln und Eiterpusteln, die manchmal unansehnliche Narben auf Gesicht und Oberkörper hinterlassen. Akne ist weder eine gefährliche noch eine ansteckende Krankheit, aber sie kann das seelische Gleichgewicht erheblich stören.

Unsere Haut ist dicht mit Talgdrüsen durchsetzt: Ein einziger Quadratzentimeter Haut kann Hunderte solcher Drüsen enthalten. Sie bestehen aus dem Drüsenkörper, in dem der Talg entsteht, und einem Ausführungsgang. Der Talg fettet das Kopf-, Bart- oder Flaumhaar, imprägniert die Hautoberfläche und schützt sie damit vor Hitze, Kälte, Nässe und Austrocknung.

Mit der Geschlechtsreife setzt, hormonell bedingt, eine vermehrte Talgproduktion ein. Zellen, die die Wand des Ausführungsgangs auskleiden, verhornen schneller, lösen sich vom Untergrund ab und können dabei den Gang verstopfen. Die verhornten Zellen verschließen die Pore und der nachfließende Talg staut sich. In diesem Pfropfen finden Bakterien einen idealen Nährboden. Sie produzieren aggressive Säuren, die auch in tiefere Hautschichten vordringen. Es kommt zu eitrigen Entzündungen. Was eigentlich die Haut schützen soll, macht sie jetzt rot-fleckig und pustelig. Jeder sieht es, denn betroffen sind gerade Gesicht und Oberkörper, weil hier die Haut mehr Talgdrüsen und

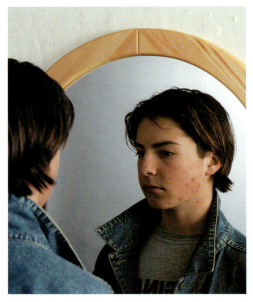

▶ Häufig ist es gar nicht die eigentliche Erkrankung, die Jugendlichen mit einer ausgeprägten Akne Probleme bereitet: viel mehr leiden sie unter einem eingeschränkten Selbstwertgefühl.

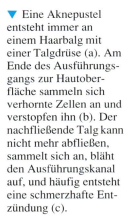

▼ Eine Aknepustel entsteht immer an einem Haarbalg mit einer Talgdrüse (a). Am Ende des Ausführungsgangs zur Hautoberfläche sammeln sich verhornte Zellen an und verstopfen ihn (b). Der nachfließende Talg kann nicht mehr abfließen, sammelt sich an, bläht den Ausführungskanal auf, und häufig entsteht eine schmerzhafte Entzündung (c).

größere Ausführungsgänge aufweist. Bei Aknepatienten sind die Poren von vornherein besonders groß.

Ursachen der Akne bei Jugendlichen

Es sind immer mehrere Faktoren, die das Entstehen einer Akne begünstigen:

- Erbliche Vorbelastung: Wenn beide Eltern unter Akne gelitten haben, wird sie bei drei von vier Kindern dieses Paars ebenfalls auftreten.
- Überschuß männlicher Sexualhormone bei Männern und Frauen: Er bewirkt eine vermehrte Talgproduktion und Verhornung der Haut.
- Streßsituationen: Im Streß schüttet die Nebennierenrinde Androgene aus. Das erklärt auch, warum Pickel ausgerechnet vor Prüfungen, einem Rendezvous oder Vorstellungsgesprächen entstehen.

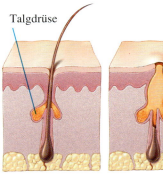
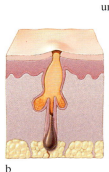
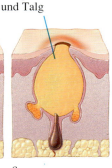

Talgdrüse — Pfropf aus Hornzellen und Talg

a   b   c

Akne

Linderung durch Hautpflege
Eine spezielle und konsequente Hautpflege kann das Problem nicht lösen, aber lindern.
- Hautreinigung: Zweimal täglich sollte eine gründliche Reinigung erfolgen. Gewöhnliche Seifen entfetten die Haut so sehr, daß als Reaktion darauf noch mehr Fett produziert wird. Man sollte also seifenfreie Waschsyndets verwenden, die pH-neutral sind und den natürlichen Schutzmantel der Haut nicht zerstören. Ein mildes Gesichtswasser desinfiziert und regt die Durchblutung an. Es darf nicht mehr als 35% Alkohol enthalten, denn hier gilt dasselbe wie bei Seifen: Alkohol entzieht der Haut Fett. Eine Gesichtsmaske, die ein- bis zweimal wöchentlich aufgetragen wird, löst Hornschichten und verhärteten Talg.
- Finger weg! Einfache Mitesser (sogenannte Komedonen), das sind kleine Talgpünktchen, die durch Staub schwärzlich eingefärbt sind, kann man gut mit einem Komedonenquetscher (Apotheke) auspressen. Pickel, rote Knötchen und schmerzhafte Eiterpusteln dürfen nur vom Fachmann behandelt werden. In vielen Hautarztpraxen arbeiten Kosmetiker/innen, die speziell für die Behandlung von Akne ausgebildet sind.
- Kosmetische Abdeckung (z.B. auf Schwefelbasis) wirkt beruhigend auf Haut und Psyche. Luft bekommt der kranken Haut allerdings am besten.

Wichtig: Entscheiden Sie sich für ein Pflegeprogramm, und halten Sie es konsequent ein. Wer jede Woche etwas anderes probiert, verschlimmert oft nur das Krankheitsbild.

Medizinische Behandlung
Entsprechend den Ursachen wird ein Hautarzt verschiedene Medikamente gegen die Akne anwenden.
- Antiandrogene greifen regulierend in den Hormonhaushalt ein und hemmen so die Talgproduktion. Bei jungen Frauen kann mit der Anti-Baby-

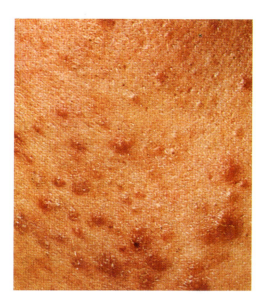

▶ Besonders im Wangenbereich ist Akne häufig stark ausgeprägt.

Pille gleichzeitig die Akne behandelt werden.
- Antibiotika, bei schwerer Akne als Tabletten eingenommen oder als Emulsion aufgetragen, wirken antibakteriell und entzündungshemmend. Durch Antibiotika sinkt auch das Risiko entstellender Narben, die ansonsten nur durch einen operativen Eingriff beseitigt werden können.
- Schälmittel/Vitamin-A-Präparate, die lokal aufgetragen werden, lösen die verhornte Haut.
- UV-Strahlung, niedrig dosiert, fördert den Heilungsprozeß.

Unterstützende Maßnahmen
Ausreichend Schlaf, Sport und Bewegung an der frischen Luft können die Heilung unterstützen. Ebenso eine ausgewogene Ernährung, die arm an Kohlenhydraten und tierischen Fetten ist, dafür ausreichend Ballaststoffe enthält und somit für regelmäßige Verdauung sorgt. Wenn eine ausgeprägte Akne zu sozialem Rückzug bis hin zur Selbstablehnung führt, kann eine psychologische Betreuung notwendig werden.
Wichtig ist das Erlernen von Entspannungsmethoden zur Balancierung der Hormonproduktion und zur Steigerung des Selbstvertrauens, besonders in Streßsituationen.

Akupunktur

Die Akupunktur ist eine alte asiatische Heilkunst, die in China über Tausende von Jahren entwickelt wurde. Neben der Pflanzenheilkunde, der Ernährungslehre und der Heilgymnastik ist sie ein wichtiger Bestandteil der traditionellen chinesischen Medizin. In der westlichen Welt wird die Akupunktur vor allem zur Behandlung von Schmerzen eingesetzt.

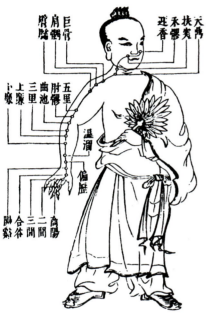

◀ Schon auf alten chinesischen Zeichnungen findet man Darstellungen der Akupunkturpunkte und Körpermeridiane.

Schon vor mehr als 2000 Jahren entdeckten die Chinesen, daß über bestimmte Punkte an der Hautoberfläche Einfluß auf das Körperinnere genommen werden kann. Dabei gibt es verschiedene Möglichkeiten, auf diese Punkte einzuwirken. Das einfachste Verfahren ist die Massage (Akupressur). Bei der Akupunktur wird die Haut durch das Einstechen von Nadeln gereizt.

Nach den Erfahrungen der chinesischen Heilkunst besitzt jeder Akupunkturpunkt eine charakteristische Wirkung, und auch seine Lage auf dem Körper ist genau beschrieben. Die Punkte haben einen Durchmesser von nur wenigen Millimetern und weisen im Vergleich zu ihrer Umgebung einen anderen elektrischen Hautwiderstand auf. Schon vor dem Auftreten erster Krankheitszeichen können diese Stellen druckempfindlich sein. Die Akupunkturpunkte liegen auf sogenannten Meridianen, die auch Körperleitbahnen genannt werden.

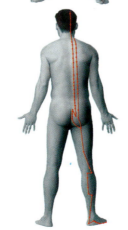

▲ Die Meridiane, die einzelnen Organen zugeordnet sind, verlaufen symmetrisch auf beiden Körperseiten (oben: Magenmeridian; unten: Blasenmeridian).

Die Meridiane

Die chinesische Medizin kennt 14 Hauptmeridiane und über 700 Akupunkturpunkte. Die Meridiane finden sich symmetrisch auf der rechten und linken Körperseite. Sie verlaufen entlang der Arme, der Beine, des Rumpfes und des Kopfes. Zwei weitere Meridiane liegen in der Körpermitte auf dem Bauch und auf dem Rücken. Da diese Bahnen gemäß der Lehre der Akupunktur mit inneren Organen in Verbindung stehen, wurden ihnen entsprechende Namen gegeben. So gibt es z.B. den Meridian des Magens, der Leber oder der Blase.

Lebensenergie Qi

Die Leitbahnen werden mit einem Kanalsystem verglichen, in dem Energie strömt. Diese Energie, »Qi« genannt, stellt nach Auffassung der traditionellen chinesischen Medizin die eigentliche Lebenskraft des Menschen dar. Sie entwickelt sich aus den zwei gegensätzlichen Kräften »Yin« und »Yang«.

Das Yang gilt als die männliche, aktive, dynamische Kraft, während sich im Yin der weibliche, passive, stoffliche Aspekt darstellt. Beide Kräfte wechseln einander ständig ab, in einem ausgewogenen Rhythmus von Tag und Nacht, von Aus- und Einatmen, von Arbeit und Ruhe.

Sind diese Kräfte im Gleichgewicht, herrscht Harmonie und Gesundheit. Die Energie fließt frei und ungehemmt im

Akupunktur

Körper. Krank wird der Mensch dagegen, so die chinesische Vorstellung, wenn der Strom des Qi behindert ist. Ein Ungleichgewicht von Yin und Yang kann zu einem Stau, einem Mangel oder einer Unterbrechung des Energieflusses im Körper führen. Apathie oder Nervosität können dabei ebenso Ausdruck einer Störung sein wie Rückenschmerzen oder erhöhter Blutdruck. Durch die Akupunktur wird der Energiestrom, also der Fluß des Qi, reguliert und harmonisiert.

Ein besonderes Anliegen der chinesischen Medizin ist es, gesundheitliche Störungen möglichst frühzeitig zu erkennen und einem weiteren Fortschreiten von Krankheiten vorzubeugen. Deshalb wurde im alten China der Arzt auch nur für die Gesunderhaltung seiner Patienten bezahlt, nicht für das Heilen einer Krankheit.

Die Kunst der Diagnose

Die Akupunktur ist nicht eine Therapie, die nur einzelne Beschwerden lindert, sie behandelt Krankheiten aus einer ganzheitlichen Sicht des Menschen heraus: Körper, Geist und Seele stehen in der chinesischen Medizin gleichwertig nebeneinander. Daher registriert der Arzt alle vom Patienten angegebenen Beschwerden sorgfältig, denn jedes Symptom kann auf den Ort der Störung hinweisen. Um das Gesamtbild der Krankheit zu erkennen, ist die Untersuchung des Patienten von großer Bedeutung. Eine besondere Methode ist dabei die Pulstastung. Sie wurde ebenfalls im alten China entwickelt: Da der Arzt den Patienten nicht körperlich untersuchen durfte, prüfte er den Pulsschlag am Handgelenk des Patienten. Je nach Härte oder Weiche des Pulses richtet sich die Diagnose. Weitere Rückschlüsse auf die Erkrankung können das Aussehen und der Belag der Zunge liefern.

Die Nadelung

Meist wird bei der Akupunktur eine Kombination von mehreren Punkten gewählt. Nach alter Tradition benutzt der Arzt dabei in erster Linie Stahlnadeln, manchmal aber auch Gold- oder Silbernadeln. Diese werden nach jeder Behandlung sterilisiert. Eine Übertragung von Infektionskrankheiten ist deshalb bei sachgemäßer Handhabung ausgeschlossen. Inzwischen sind auch sterile Einmalnadeln weit verbreitet.

Der Nadelstich selbst ist nur mit einem sehr kurzen und schnell vorübergehenden Schmerz verbunden. Je nach Ort werden die Nadeln unterschiedlich tief gestochen. Eine »Akupunktursitzung« dauert etwa 20 Minuten. Sie sollte nach Möglichkeit im Liegen durchgeführt werden, da es in seltenen Fällen zu einer Kreislaufschwäche kommen kann. Die Anzahl der Behandlungen richtet sich nach Art und Schwere der Erkrankung.

Sonderformen der Akupunktur

Bei Kindern und empfindlichen Patienten wird an Stelle von Nadeln häufig ein speziell zu diesem Zweck entwickelter Laser eingesetzt. Die Akupunkturpunkte können bei bestimmten Erkrankungen auch mit elektrischem Strom gereizt werden (Elektroakupunktur).

Eine weitere Sonderform ist die Ohrakupunktur. Sie beruht auf der

◀ Modelle mit eingezeichneten Meridianen und Akupunkturpunkten gehören zur Grundausstattung jeder Akupunkturpraxis.

Akupunktur

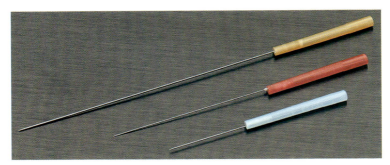

▲ Die Nadeln (Originalgröße) werden zwei bis zehn Millimeter, bisweilen auch tiefer, in die Haut eingestochen. Je nach Diagnose wird die Größe der Nadel sowie die Einstichtechnik ausgewählt.

Vorstellung, daß alle Organe und Körperzonen des Menschen auf der Ohrmuschel abgebildet sind und hier durch Akupunktur beeinflußt werden können. Eine Besonderheit der chinesischen Medizin ist das Abbrennen von Beifußkraut über Akupunkturpunkten, die sogenannte Moxibustion. Das Kraut glimmt, ohne die Haut dabei zu verletzen. Auf diese Weise soll Wärme in bestimmte Zonen des Körpers geleitet werden, um den Energiefluß anzuregen.

Wirkungsweise

Um die Wirkung der Akupunktur auf den Körper zu erklären, hat die moderne Medizin zahlreiche Untersuchungen durchgeführt. Es wurde nachgewiesen, daß durch Akupunktur die Freisetzung körpereigener schmerzhemmender Stoffe (Endorphine) gesteigert und die Weiterleitung von Schmerzimpulsen verhindert werden kann. Gleichzeitig kommt es zu einer verbesserten Durchblutung und einer Entspannung der Muskulatur. In der Regel werden zwar nicht die Krankheitsursachen beseitigt, bei Personen mit chronischen Schmerzzuständen oder allergischen Erkrankungen wie Heuschnupfen kann Akupunktur aber dazu beitragen, die Symptome zu lindern oder sogar völlig zu unterdrücken.

Anwendungen

Auch in der westlichen Welt setzt sich die Akupunktur als ergänzendes Behandlungsverfahren immer mehr durch. Vielfach wird sie auch abgelöst von ihrem zugrundeliegenden Welt- und Menschenbild angewandt. Die Weltgesundheitsorganisation (WHO) hat eine Liste von über 40 Krankheiten zusammengestellt, bei denen die Anwendung von Akupunktur empfohlen wird. Dazu gehören:
- Kopfschmerzen und Migräne,
- rheumatische Erkrankungen,
- Ischiasbeschwerden oder Hexenschuß,
- Störungen des Magen-Darm-Trakts,
- Frauenkrankheiten,
- Hauterkrankungen,
- Erkrankungen der Atemwege,
- allergische Erkrankungen,
- Schlafstörungen,
- Wetterfühligkeit und
- Konzentrationsschwierigkeiten.

▼ Eine erfolgreiche Akupunkturbehandlung erfordert genaue Kenntnis der entsprechenden Bahnen. Der Akupunkteur sticht meistens zur Behandlung eine Punktekombination an, d.h. mehrere Akupunkturpunkte, die mit dem erkrankten Organ in Verbindung stehen. Die Nadeln verbleiben nur in Ausnahmefällen länger als zehn Minuten im Akupunkturpunkt.

Unterstützend wird die Akupunktur bei der Behandlung von Suchterkrankungen angewendet, z.B. bei der Raucherentwöhnung. Bekannt ist auch der Einsatz von Akupunktur bei Operationen, um den Verbrauch von Schmerz- und Narkosemitteln zu senken. Diese in China weitverbreitete Methode wird in Europa bisher nur vereinzelt eingesetzt.

Bei angeborenen Leiden, Tumoren und lang andauernden krankhaften Veränderungen innerer Organe ist mit Akupunktur keine Heilung zu erzielen. Sie kann jedoch zur Linderung von Begleiterscheinungen eingesetzt werden. Akupunktur sollte nur von Personen mit entsprechender Ausbildung durch eine der Fachgesellschaften durchgeführt werden.

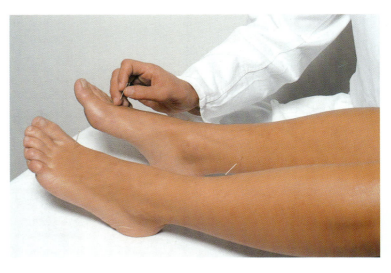

Albumin

Der in der Leber gebildete Eiweißstoff wird dort in die Blutbahn abgegeben. An Albumin gebunden werden Vitamine, Spurenelemente und Fettsäuren transportiert. Es ist im Körper, in der Hirn- und Lymphflüssigkeit, im Muskelgewebe und in der Muttermilch nachweisbar. Ansonsten kommt Albumin in Nahrungsmitteln wie Eiern oder Milch vor. Die Menge des im Blut vorhandenen Albumins gibt wichtige Hinweise über die Leberfunktion. Bei Leberzirrhose oder nach einer Hepatitis, aber auch bei Darm- und Nierenerkrankungen ist die Menge des Albumins im Blut reduziert.

Alkoholismus
Siehe S. 108

Allergene

Allergieauslösende körperfremde Stoffe, die über die Atemwege (Pollen, Tierhaare, Staubmilben), den Verdauungstrakt (Nahrungsmittel, Medikamente) oder über die Haut (Nickel, Wolle) in den Körper eindringen. Auch Insektengifte oder Kontrastmittel, die ins Blut gelangen, können eine Überempfindlichkeitsreaktion und die Bildung von Antikörpern auslösen. Siehe auch S. 112, *Allergie*

Allergentestung

Feststellung einer Allergie durch Beobachtung der Körperreaktion auf fremde Stoffe, die als Allergietest von Allgemein-, Haut-, Kinder-, Hals-Nasen-Ohren-Ärzten und Internisten durchgeführt wird. Hierbei wird der Körper bewußt mit diversen allergieauslösenden Stoffen konfrontiert, sei es durch Inhalation, Auftragen auf die Haut oder durch die Vermischung mit Blut.
Positive Reaktionen wie Hautrötungen weisen auf die Bildung von Antikörpern gegen bestimmte Allergene hin und bestätigen die Allergie.

Allergie
Siehe S. 112

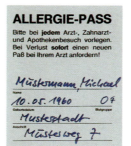

Allergiepaß
Auf Wunsch wird vom Arzt, der Allergien feststellt, ein Allergiepaß ausgestellt.

Allergiepaß

Ausweis mit Auflistung festgestellter Allergien. In ihm ist nicht nur der Name des allergieauslösenden Stoffs, sondern auch sein Vorkommen aufgeführt. Dies ist besonders wichtig bei Medikamenten, da die Inhaltsstoffe bei vielen Arzneien identisch, die Namen des Medikaments aber je nach Hersteller verschieden sind. Auch Allergien gegen Penicillin, Jod oder bestimmte Betäubungsmittel werden im Allergiepaß aufgelistet. Deshalb sollte er beim Arztbesuch immer vorgezeigt werden, um Medikamentenunverträglichkeiten zu vermeiden.

Allgemeinnarkose
Siehe S. 500, *Narkose*

Allgemeinzustand

Die körperliche und seelische Verfassung zu einem bestimmten Zeitpunkt. So ist der Körper z.B. während einer Grippe sehr geschwächt, man fühlt sich ganz und gar erschöpft.
Vor allem schwere chronische Erkrankungen wie eine ausgeprägte Herzschwäche, Krebs und intensive medikamentöse Therapien (z.B. Chemotherapie bei Krebserkrankungen) setzen den Allgemeinzustand genauso herab wie schwere Schicksalsschläge und Depressionen.
Ein reduzierter Allgemeinzustand bedingt immer auch einen geschwächten Körper. Damit steigt auch die Infektanfälligkeit. Der Körper ist zu sehr mit einem anderen Problem beschäftigt, um eindringende Erreger abzuwehren. Eine Verbesserung des Allgemeinzustands wird durch die Behandlung des Grundleidens erreicht.

Allopathie

Andere Bezeichnung für die Schulmedizin. Die Allopathie befaßt sich im Gegensatz zur Homöopathie einzig und allein mit Mitteln, die der Krankheit nach wissenschaftlicher Erkenntnis genau entgegenwirken. So werden z.B. Antibiotika gezielt zur Vernichtung eingedrungener Bakterien verwendet.

Alkoholismus

Von vielen Menschen wird der Alkoholismus noch immer nicht als das angesehen, was er ist: eine Krankheit mit erheblichen körperlichen und sozialen Folgen. Zu schwer ist die Abgrenzung zwischen gewöhnlichem Konsumieren alkoholischer Getränke und der seelischen und körperlichen Abhängigkeit von Alkohol.

Bereits die Völker des Altertums kannten die entspannende, enthemmende und berauschende Wirkung alkoholischer Getränke. Im alten Ägypten schon, etwa um 3000 v. Chr., war die Herstellung von Bier und Wein durch natürliche Gärung bekannt. Griechen und Römer verehrten sogar Götter des Weins, und im alten China nahmen zu gewissen Zeiten die Trinkgelage so überhand, daß man den Alkoholkonsum kurzerhand verbot.

Heute wundert sich kaum noch jemand, wie oft sich die Gelegenheit bietet, alkoholische Getränke zu konsumieren: beim kleinen Umtrunk im Büro, ein Glas auf den geschäftlichen Erfolg, das Bier nach getaner Arbeit, ein Glas Wein zum Essen, ein Schnaps zur Verdauung. Es gibt kaum einen geselligen Anlaß, zu dem nicht getrunken wird. Vielfach aber wird auch allein getrunken, aus Langeweile, um den alltäglichen Ärger zu vergessen, gegen das Alleinsein selbst.

Und so ist es nicht verwunderlich, wenn immer mehr Menschen in die Abhängigkeit vom Alkohol geraten. Auch Frauen, denen man früher allenfalls einen kleinen Schwips erlaubt hätte, zählen heute vermehrt zu den Abhängigen, und immer mehr Jugendliche und sogar Kinder verfallen dem Alkohol.

Wirkung

Alkohol gelangt vor allem über den Magen und den Darm in die Blutbahn des Menschen und damit in den gesamten Körper, also auch in Nerven und Gehirn. Hier wirkt er bewußtseins- und stimmungsverändernd.

Schon bei geringen Alkoholmengen im Blut kommt es zu erheblichen Leistungsminderungen. Gang-, Sprach- und Gedächtnisstörungen sind solche Erscheinungen. Auch die Wahrnehmung ist beeinträchtigt. Sehr schnell tritt auch ein Kontrollverlust über Menge und Wirkung des Alkoholkonsums auf. Bei einem Alkoholgehalt von 0,8 Promille im Blut ist die Sehfähigkeit in die Ferne um 25% eingeschränkt, die Reaktionszeit auf optische Reize um ca. 35% verlängert: Die Fahrtüchtigkeit im Straßenverkehr ist allerdings bereits sehr viel früher eingeschränkt. Ein Alkoholgehalt von 4,5 Promille im Blut und mehr wird als tödlich angesehen.

Der Weg in die Abhängigkeit

Der Weg in die Alkoholabhängigkeit beginnt nicht selten mit einem normalen Trinkverhalten. Treten Belastungen auf, macht sich der Alkoholgefährdete die

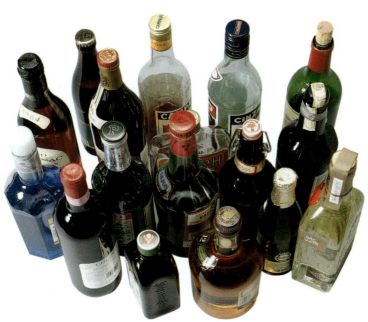

▼ Alkoholische Getränke werden heutzutage zu vielen Gelegenheiten, aber auch immer öfter ohne konkreten Anlaß getrunken.

Alkoholismus

bekannte Wirkung des Alkohols zunutze, um seine Stimmung zu heben. Alkohol dient ihm dann nicht mehr als Genußmittel, sondern wird bewußt eingesetzt, um einer als unerträglich empfundenen Wirklichkeit zu entfliehen. Diese Wirklichkeit holt ihn meist verschlimmert wieder ein. Unversehens hat sich ein Teufelskreis, die sogenannte Eigendynamik der Alkoholkrankheit, eröffnet, bei dem seelisch wie körperlich – bei sinkender Hemmschwelle – nach immer mehr Alkohol verlangt wird, während der mittlerweile Abhängige weiter an Boden verliert. Eine Abhängigkeit kann sich aber auch bei Menschen entwickeln, die nie zur Verdrängung von Problemen getrunken haben.

Die Grenzen zwischen gewöhnlichem Alkoholkonsum und krankhaftem Alkoholismus sind fließend, aber die Zeichen der Abhängigkeit eindeutig. So ist bei den meisten Personen, die übermäßig Alkohol zu sich nehmen, die Selbstwahrnehmung gestört. Sie können ihre eigene Situation nicht mehr beurteilen, sondern verdrängen, verleugnen oder verharmlosen ihren Alkoholkonsum. Ihr Wesen, ihre gesamte Persönlichkeit verändert sich unter dem Einfluß des dauernden Alkoholmißbrauchs. Nach einiger Zeit kommt es zu ersten körperlichen Anzeichen der Abhängigkeit wie Zittern, besonders der Hände, harter schneller Puls, Schweißausbrüche, Gedächtnis- und Konzentrationsstörungen, Unruhe – und deswegen schließlich zum morgendlichen Trinken.

Es gibt viele Ursachen, die zum dauerhaften Mißbrauch von Alkohol führen: Krisen in der Familie, mit dem Partner, im Beruf, Überlastung, Enttäuschung und Krankheit, Depression oder Hoffnungslosigkeit. Alkoholkonsum kann nie Probleme lösen und Schwierigkeiten aus der Welt schaffen; er verhindert nur, sie noch wahrzunehmen, und damit auch alle Hilfen und Lösungsmöglichkeiten. Die Folgen sind meist eine Verschlimmerung der vorhandenen Probleme und zusätzliche dauerhafte körperliche Schäden.

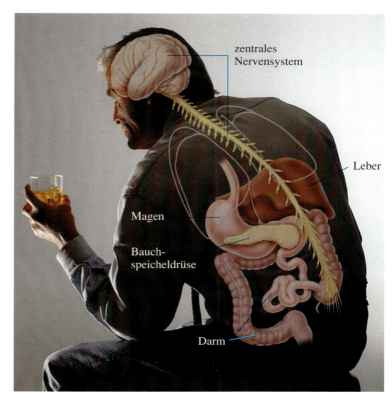

▲ Organe, die durch ständigen Alkoholgenuß erheblich geschädigt werden.

Körperliche Schäden

Der fortwährende Alkoholmißbrauch hat schwere Folgen für alle Organe und körperlichen Abläufe, für die Nerven und auch für das Gehirn. In fortgeschrittenem Stadium kann die Krankheit sogar tödlich verlaufen.

Zuerst ist meist die überforderte Leber betroffen. Es kommt schon früh zur Vergrößerung und Veränderung des Organs, die Zellen verfetten und man spricht von der Fettleber. Im weiteren Verlauf, wenn die Zellen schließlich abzusterben beginnen, entsteht die Leberzirrhose. Nicht minder gefährlich sind die Schäden, die der Alkohol in der Bauchspeicheldrüse anrichtet. Aus einer chronischen Bauchspeicheldrüsenentzündung können weitere Krankheiten hervorgehen. Betroffen sind auch die Schleimhäute in Magen und Darm, wodurch viele Nährstoffe aus der Nahrung vom Organismus nicht mehr vollständig aufgenommen werden können. Es entstehen Mangelerscheinungen, die häufig dadurch begünstigt werden, daß der Al-

Alkoholismus

koholkranke mehr trinkt als ißt: Alkohol ist ein leerer Kalorienlieferant, der so gut wie keine gesunden Nährstoffe enthält. Es treten Veränderungen im Blutbild auf, Nerven werden geschädigt, und langfristig kommt es auch zu Veränderungen im Gehirn.

Ebenso wirkt Alkohol schädigend auf Herz und Kreislauf. Viele alkoholkranke Männer berichten außerdem über Potenzstörungen. Bei alkoholabhängigen Schwangeren kommt es häufiger zu Fehlbildungen des Kindes und zu Frühgeburten.

Psychische und soziale Folgen

Zum Wesen des Alkoholismus gehört auch die seelische Veränderung des Betroffenen: Die Flasche nimmt allmählich immer mehr den Mittelpunkt seines Lebens ein. Beschaffen und Trinken, oft auch das heimliche Entsorgen von leeren Flaschen, nehmen die gesamte Energie in Anspruch. Auch das Trinken selbst geschieht oft heimlich, Vorratslager werden angelegt, und der »Alkoholiker« lebt in ständiger Angst, entdeckt zu werden.

Zeiten völliger Nüchternheit werden immer seltener. Durch Kontrollverluste kommt es zu Fehl- und Minderleistungen oder zu unverständlichen Gefühlsentgleisungen. Häufig wird dann durch die Kündigung des Arbeitsverhältnisses der Weg in den sozialen Abstieg gebahnt. Zusätzliche finanzielle Sorgen kommen hinzu, da der Alkoholabhängige im Rausch unkontrolliert Geld ausgibt. Die Familie wird erheblich belastet, und Trennungen und Scheidungen werden häufig als einziger Ausweg angesehen. Der Kranke wird völlig aus seinen bisherigen sozialen Bindungen gerissen, und häufig bietet sich nur noch die Gesellschaft anderer Betroffener.

Woran erkennt man Alkoholismus?

Die Anzeichen für eine beginnende Abhängigkeit sind meist bei sich selbst leichter zu erkennen als bei anderen.
- Es wird immer häufiger ohne konkreten Anlaß Alkohol getrunken.
- Die gewöhnliche Trinkmenge vergrößert sich, gleichzeitig wird diese Menge verleugnet oder verheimlicht.
- Der Trinkbeginn am Tag wird immer früher.
- Von leichteren Getränken wie Bier und Wein wird zu hochprozentigeren Alkoholika gewechselt.
- Man glaubt, immer mehr Alkohol vertragen zu können.
- Entspannung und Wohlbefinden tritt nur nach Alkoholgenuß ein.
- Das Verlangen nach Alkohol wächst, und die Konzentration auf andere Dinge wird schwierig, später fast unmöglich.

Behandlung

Nur wenn der Betroffene erkennt, daß er krank ist, kann ihm geholfen werden. Dieses Eingeständnis ist manchmal nicht leicht, denn Alkoholismus wird häufig nicht als Krankheit angesehen und als soziales Problem abgetan.

Der Weg kann über eine der vielen Suchtberatungsstellen führen. Der erfahrene Suchtberater hilft, erste Schritte zu unternehmen. So steht am Anfang neben dem Entschluß, sich tatsächlich zu ändern, die körperliche Entgiftung. Meistens wird sie innerhalb von zwei Wochen in einem Krankenhaus durchgeführt. Erst danach beginnt die Phase der Entwöhnung: In diesem Abschnitt der Behandlung lernt der Alkoholkranke, sich selbst und sein Leben neu zu ordnen, neue Interessen zu entdecken und sein tägliches Leben ohne Alkohol zu meistern. Dieser Prozeß braucht Zeit

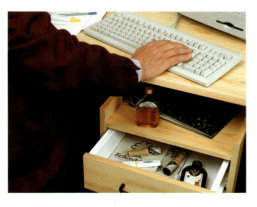

◀ Am Arbeitsplatz werden die Folgen des Alkoholmißbrauchs meist am schnellsten deutlich: Der Griff zur Flasche wird regelmäßiger und häufiger, und ohne Alkohol sieht sich der Betroffene meist nicht in der Lage, seine Aufgaben zu erfüllen.

Alkoholismus

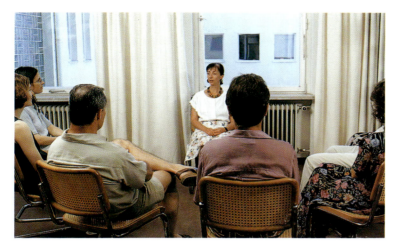

▲ In Selbsthilfegruppen, wie sie von den Anonymen Alkoholikern veranstaltet werden, finden viele Betroffene einen ersten Halt, Orientierung und Hilfe, ein Leben ohne Alkohol zu führen.

▼ Oft hilft Alkoholikern nur ein kurzfristiger Wechsel des gesamten Umfeldes und eine Entziehungskur in einer Spezialeinrichtung.

und kann sowohl ambulant als auch stationär durchgeführt werden. Im Rahmen einer Langzeittherapie lernt der Patient über Wochen und Monate durch Gruppen-, Verhaltens- und Gesprächstherapie, ohne Alkohol mit dem Leben umzugehen.

Eine ambulante Therapie ist in erster Linie dann zu empfehlen, wenn die familiäre, soziale und berufliche Umwelt noch nicht durch den Alkoholismus beeinträchtigt ist und der Patient diesen Lernprozeß begleitend zum alltäglichen – alkoholfreien – Leben durchführen kann. Er besucht, unter Umständen auch mit dem Partner oder der Familie, mehrmals wöchentlich therapeutisch geleitete Gesprächsgruppen, die ihn beim Aufbau seiner Persönlichkeit unterstützen. Nach mehreren Monaten sollte er gelernt haben, das Leben ohne jedes Bedürfnis nach Alkohol zu gestalten.

Wie bedeutungsvoll das Gespräch ist, haben Selbsthilfegruppen, wie sie von den Anonymen Alkoholikern, dem Blauen Kreuz, Kreuzbund und anderen organisiert und veranstaltet werden, bereits vor vielen Jahren erkannt. Dort versammeln sich in regelmäßigen Abständen Menschen mit Alkoholproblemen zu Gesprächsrunden. Reden statt Trinken heißt die Devise. Und die erstaunlichen Erfolge der Selbsthilfegruppen beweisen die Richtigkeit des Gedankens. Der regelmäßige Besuch einer solchen Gruppe ist sowohl eine Methode der ambulanten, unterstützenden Therapie als auch eine ständige Nachsorge zur Einhaltung der Abstinenz.

Ein Leben ohne Alkohol?

Alkoholismus ist – auch wenn die eigentliche Abhängigkeit überwunden werden kann – nicht völlig heilbar. Die Gefahr, auch nach längeren Phasen des Verzichts einen Rückfall zu erleiden, bleibt bestehen.

Die von manchen Medizinern vertretene Auffassung, in Einzelfällen sei eine Rückkehr zu »normalem« Alkoholkonsum möglich, wird von der großen Mehrzahl der behandelnden Ärzte, von den meisten Betroffenen selbst und von den Selbsthilfeverbänden entschieden zurückgewiesen. Die Vorstellung ein ehemals Abhängiger könne ein »vernünftiges« Verhältnis zum Alkoholgenuß wiedergewinnen, läßt dabei auch völlig außer acht, daß Alkohol in der Regel nicht wegen seines guten Geschmacks, sondern in erster Linie wegen seiner gemütsverändernden Wirkung konsumiert wird.

Um ein erneutes Abgleiten in die Abhängigkeit zu verhindern, bleibt deshalb nur der Totalverzicht auf Alkohol.

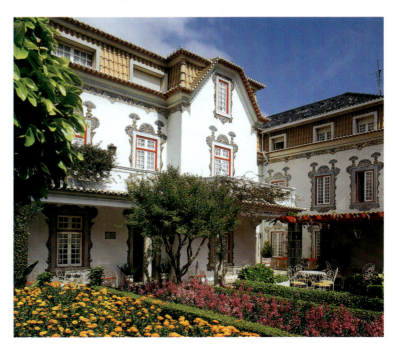

Allergie

Allergische Erkrankungen sind auf dem Vormarsch, auch wenn sich die Fachleute nicht einig darüber sind, wie stark sie zunehmen. Etwa jeder dritte bis vierte Bundesbürger leidet an einer Allergie. Vor allem die Stadtbewohner – und hier besonders Kinder – sind von dieser Störung des Immunsystems betroffen.

Allergien sind nicht erst ein Problem unserer Zeit. Schon die Menschen der Antike wurden von ihnen geplagt. So kannte bereits Hippokrates, der etwa 400 v. Chr. lebte, allergische Reaktionen auf Milch und Käse.

Inzwischen haben sich die hygienischen Verhältnisse in weiten Teilen der Welt entscheidend verbessert mit der Folge, daß bedeutend weniger Infektionskrankheiten auftreten, die Abwehrkräfte also auch weniger zu tun haben. Die Langeweile des Immunsystems scheint – so die Experten – allerdings eine zentrale Rolle bei der Zunahme von Allergien zu spielen. Mit der wachsenden Zahl chemischer Stoffe, die mittlerweile zum täglichen Leben gehören, mit der zunehmenden Umweltbelastung und nicht zuletzt durch unsere veränderten Lebens- und Eßgewohnheiten gerät das natürliche Abwehrsystem des Menschen immer mehr aus dem Gleichgewicht.

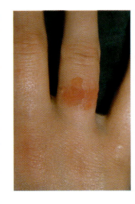

▲ Zu den häufigsten Kontaktallergien zählen Reaktionen auf bestimmte Metalle. Häufig werden sie durch das Tragen von Schmuck ausgelöst, wie diese Nickelallergie am Ringfinger.

Ursachen

Normalerweise schützt das Immunsystem den Körper vor schädlichen Eindringlingen. Bei einer Allergie schießen die Abwehrkräfte jedoch über ihr Ziel hinaus. Sie können nicht mehr unterscheiden, ob es sich um eine gefährliche Substanz handelt oder nicht, und reagieren plötzlich auch auf harmlose Stoffe. Nach dem Eindringen der vermeintlichen Feinde produziert der Organismus Eiweiße, die als Antikörper bezeichnet werden. Die eingedrungenen Schadstoffe wiederum nennt man Antigene – oder im Fall einer Allergie – Allergene. Treffen die Antikörper nun auf diese Schadstoffe, um sie zu vernichten, spricht man von einer Antigen-Antikörper-Reaktion. Wurden einmal Antikörper gebildet, schlummern diese so lange im Körper, bis es zu einem erneuten Kontakt mit den Reizstoffen kommt. Bei einem Allergiker werden jetzt allerdings nicht nur die Antikörper aktiv, diese setzen auch noch unkontrolliert hormonartige Substanzen wie das Histamin frei, die die allergischen Reaktionen hervorrufen.

Symptome

Allergische Beschwerden sind vielfältig. Sie reichen von Niesanfällen, Fließschnupfen, Hautquaddeln, Juckreiz bis hin zu Bronchitis, Asthma oder – allerdings nur selten – zum lebensbedrohlichen Kreislaufversagen (allergischer Schock). Ebenso können Kopfschmerzen, Ekzeme, Gelenkbeschwerden oder Magen-/Darmprobleme von der gestörten Immunabwehr verursacht werden.

Die allergischen Beschwerden treten dabei innerhalb von Sekunden bis Mi-

---

Entstehung des Symptomauslösers Histamin im Blut des Allergikers
Beteiligt sind zwei Sonderformen der weißen Blutkörperchen: die Lymphozyten und die Mastzellen.

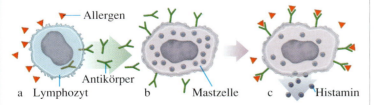

a) Die Allergene (▲) kommen mit den Lymphozyten in Kontakt, die Antikörper (Y) bilden.
b) Die Antikörper lagern sich an die Mastzellen an.
c) Bei erneutem Einwirken von Allergenen lagern sich diese an die Antikörper der Mastzellen an (allergische Reaktion). Dies bewirkt das Austreten von Histamin (●) aus den Mastzellen, wodurch die allergischen Symptome auftreten.

Allergie

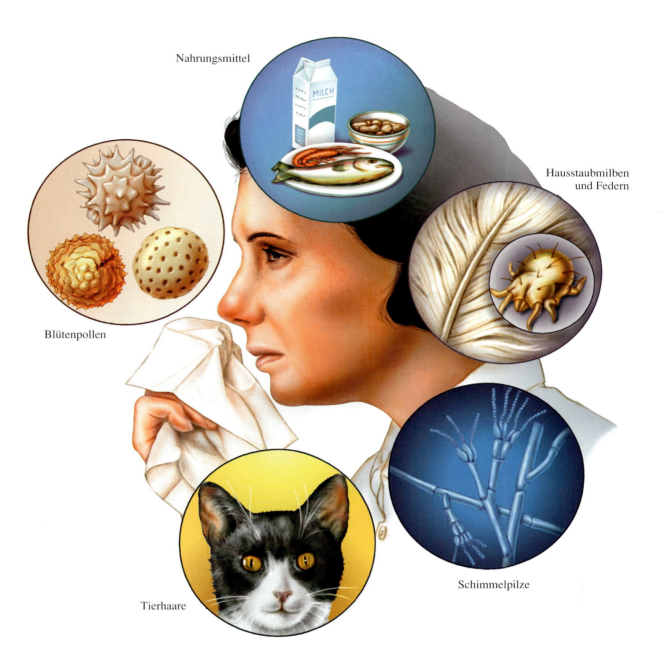

▲ Den häufigsten und bekanntesten Allergieauslösern kann man meistens nicht ausweichen.

nuten, manchmal aber auch erst bis zu 48 Stunden nach dem Zusammentreffen mit dem Allergen auf.
Unklar ist bisher noch, inwieweit Müdigkeit, nervöse Beschwerden und Depressionen auch eine allergische Ursache haben können.

Wichtige allergieauslösende Stoffe
Heute sind einige tausend Allergene bekannt. Doch manche von ihnen besitzen eine besonders starke allergisierende Kraft. Hierzu zählen:
- Blütenpollen,
- Desinfektions- und Reinigungsmittel,
- Hausstaubmilben,
- Insektengifte,
- Kosmetika und Körperpflegemittel,
- Medikamente,
- Nahrungsmittel,
- Schimmelpilze,
- Schmuckmetalle (Nickel, Chrom),

Allergie

- Stäube (z.B. Mehl- und Holzstaub),
- Tierhaare/-hautschuppen,
- Federn,
- Waschmittel.

Die Allergene können auf verschiedenen Wegen in den Körper gelangen: Sie werden entweder mit der Luft eingeatmet (Inhalationsallergene), mit der Nahrung aufgenommen (Nahrungsmittelallergene), oder die Berührung mit der Haut löst eine Reaktion aus (Kontaktallergene).

Wer ist betroffen?
Niemand kommt als Allergiker zur Welt. Doch etwa jeder achte Mensch in den Industrienationen besitzt eine ererbte Allergieneigung, auch Atopie genannt. Aber selbst ein Atopiker muß nicht zwangsläufig erkranken. Folgende Faktoren begünstigen die Entstehung einer Allergie:
- häufiger, intensiver Allergenkontakt,
- Umweltbelastungen,
- Streß.

Je ausgeprägter die Veranlagung ist, desto eher kann schon ein geringfügiger Kontakt mit dem Allergieauslöser die Erkrankung verursachen. Und wer durch häufige Infekte, Rauchen oder chemische Dämpfe bereits angegriffene Atemwege hat, der ist zusätzlich gefährdet, eine Überempfindlichkeit zu entwickeln.

Noch viele offene Fragen
Auch wenn man heute schon vieles über den Entstehungsmechanismus von Allergien weiß, gibt es noch immer eine Reihe ungelöster Rätsel. Unklar ist, warum eine Allergie plötzlich, sogar nach jahrelangem Allergenkontakt, auftreten und genauso schnell wieder verschwinden kann. Bisher unbeantwortet bleibt auch die Frage, warum Menschen, in deren Blut sich zwar bestimmte Antikörper nachweisen lassen, bei einem entsprechenden Allergenkontakt dennoch nicht allergisch reagieren.

Diagnose
Häufig verstärkt sich eine bereits bestehende Allergie, oder sie weitet sich auf andere Stoffe aus. Damit es gar nicht erst soweit kommt, ist eine frühzeitige Behandlung durch den Facharzt (Allergologen) notwendig.
Die Diagnose ist allerdings nicht immer leicht zu stellen. Sie erfordert oftmals detektivischen Spürsinn. Das ausführliche Gespräch zwischen dem Arzt und dem Patienten ist deshalb ebenso wichtig wie Allergietests. Dabei werden auf den Armen oder dem Rücken allergenhaltige Lösungen

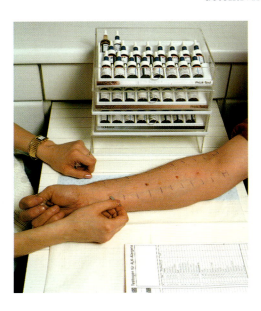

▲ Bei einem häufig durchgeführten Allergietest werden unterschiedliche Allergenlösungen auf den Unterarm aufgetragen und die Haut etwas eingeritzt. Durch eine Rötung an der entsprechenden Stelle kann das Ausmaß der Reaktion abgelesen werden.

- mit einem Pflaster aufgetragen,
- aufgerieben,
- in die Haut eingeritzt,
- leicht eingestochen oder
- unter die Haut gespritzt.

Blutuntersuchungen sind eine weitere Diagnosemöglichkeit. Bringen die Haut- und Bluttests jedoch kein eindeutiges Ergebnis, folgen sogenannte Provokationstests. Hier »provoziert« der Arzt die allergische Reaktion. So wird beispielsweise bei Verdacht auf Heuschnupfen eine Allergenlösung ins Auge geträufelt, in die Nase gesprüht oder inhaliert.
Handelt es sich um eine Nahrungsmittelallergie, gibt es außerdem den Expositionstest und die Suchdiät. Beim Expositionstest meidet der Patient das verdächtige Nahrungsmittel etwa fünf Tage. Anschließend verzehrt er es unter ärztlicher Aufsicht in kleinen Mengen. Treten allergische Beschwerden auf, hat man den Allergieauslöser gefunden. Die Suchdiät besteht aus einer mehrtägigen allergenarmen »Auslaßkost«. Sind die Beschwerden abgeklungen, folgt die Zugabe neuer Nahrungsmittel, die soge-

Allergie

nannte Aufbaukost, der nun schrittweise wieder Allergene zugesetzt sind. Auf diese Weise ist es möglich, den Allergieauslöser festzustellen.

Hilfreich für die Diagnose jeder Allergie kann es sein, wenn der Betroffene eine Art Beschwerde-Tagebuch führt, in dem er genau notiert, wann und wo welche Symptome auftreten und wie lange sie anhalten.

Behandlungsmöglichkeiten

Die wichtigste Maßnahme für den Allergiker ist es, das Allergen zu meiden oder den Kontakt so gering wie möglich zu halten (Allergen-Karenz). Die völlige Vermeidung ist jedoch oft schwierig oder gar nicht möglich.

Bei einigen allergischen Erkrankungen ist deshalb eine Desensibilisierung (auch Hyposensibilisierung) sinnvoll. Ziel dieser Therapie ist es, die Überempfindlichkeit des Organismus zu reduzieren. Um dies zu erreichen, spritzt der Arzt eine winzige Menge speziell abgestimmter Allergenlösung unter die Haut von Oberarm oder Oberschenkel. Während der Behandlung wird die Dosis allmählich gesteigert.

Eine Desensibilisierung dauert etwa drei Jahre, was dem Betroffenen viel Zeit und Geduld abverlangt. Deshalb wird sie häufig nicht durchgehalten. Das gefürchtete Risiko eines allergischen Schocks ist bei der Behandlung durch einen erfahrenen Arzt praktisch ausgeschlossen.

Sowohl Insektengift- als auch Pollen- und Hausstaubmilbenallergiker sprechen gut auf diese Behandlungsweise an. Bei der Nahrungsmittelallergie (die Allergenlösung wird geschluckt) ist die Methode allerdings weniger erfolgreich.

Linderung der Symptome

Selbst während einer Desensibilisierung können bei allergischen Beschwerden spezielle Medikamente (Antiallergika) eingenommen werden. Bisher steht zwar noch kein Mittel zur Verfügung, das die Ursachen der Allergie behebt, doch gibt es vorbeugende oder lindernde Substanzen in Form von Tabletten, Nasensprays, Inhalationsstoffen oder Augentropfen:

- Cromoglicinsäure verhindert die Ausschüttung von Entzündungsstoffen. Sie eignet sich besonders bei Heuschnupfen, allergischem Asthma und bei Nahrungsmittelallergien. Allerdings muß sie frühzeitig und längerfristig eingenommen werden und ist nicht zur Behandlung bereits vorhandener Symptome geeignet.
- Antihistaminika helfen bei bestehenden Allergiebeschwerden. Sie blockieren das Histamin, das für die allergischen Beschwerden verantwortlich ist. Früher machten diese Mittel teilweise müde, so daß ihr Einsatz – besonders bei Berufstätigen – nicht immer sinnvoll war. Doch inzwischen gibt es Präparate, bei denen diese Nebenwirkung nicht mehr auftritt.
- Antiasthmatika lösen die Verkrampfung der Bronchien sowie den zähen Bronchialschleim.
- Kortison wirkt entzündungshemmend. Es wird bei ausgeprägten Allergiesymptomen und zur Behandlung des allergischen Schocks eingesetzt. Kortison wird meist sehr niedrig dosiert angewandt, so daß Nebenwirkungen kaum zu befürchten sind.

Zur Linderung der Beschwerden haben sich auch Homöopathie und Akupunktur als hilfreich erwiesen. Entspannungsmethoden (z.B. Yoga oder autogenes Training), Klima- und Bäderkuren können ebenfalls Erleichterung verschaffen.

Notfälle

Insektengiftallergiker oder Allergiker, bei denen schon sehr heftige Reaktionen aufgetreten sind, sollten immer ein Notfall-Set mit sich führen. Darin müssen die vom Arzt verordneten Medikamente wie Kortisonspray und -tabletten sowie ein rasch wirkendes Antihistaminikum und ein Adrenalinspray enthalten sein.

Außerdem ist es aber auch wichtig, daß der Betroffene seinen Allergiepaß bei sich trägt! So kann im Ernstfall schnell von anderen geholfen werden.

Altenhilfe

Altenhilfe
Ältere, pflegebedürftige Menschen, die nicht in Alten- oder Pflegeheimen untergebracht sind, müssen zu Hause betreut und versorgt werden. In vielen Gemeinden organisieren sich freiwillige Helfer in Nachbarschaftshilfen. Ansonsten wird die Altenhilfe von gemeinnützigen Verbänden oder von gewerblichen Anbietern übernommen. Meist sind Zivildienstleistende, ausgebildete Alten- und

Alternativmedizin
Wirkstoffe aus der Natur spielen bei der alternativen Behandlung von Krankheiten eine bedeutende Rolle.

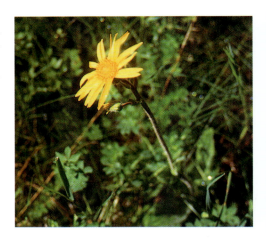

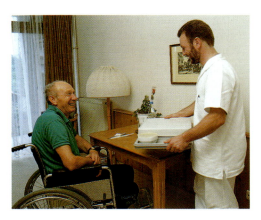

Altenhilfe
»Essen auf Rädern« gehört zu den bekanntesten Maßnahmen der Altenhilfe.

Krankenpfleger in der Betreuung tätig, die – je nach Verfassung des zu Betreuenden – in Erledigung von Einkäufen, Haushaltshilfe, Ernährung, Körperpflege, aber auch in medizinischer Betreuung besteht. Der Helfer überwacht die Einnahme von Medikamenten und Infusionen, kontrolliert Katheter und wechselt Verbände. Die Kostenerstattung muß bei den Krankenkassen oder Pflegeversicherungen beantragt werden.

Altern
Siehe S. 118

Alternativmedizin
Behandlung von Krankheiten ohne Medikamente oder andere therapeutische Maßnahmen der sogenannten Schulmedizin. Nicht jede Krankheit muß gleich mit chemischen Mitteln angegangen werden. Die Alternativmedizin eignet sich besonders zur Behandlung chronischer Erkrankungen. Zur Anwendung kommen physiotherapeutische Maßnahmen, Akupunktur und Akupressur, auch Entspannungsmethoden wie autogenes Training oder Yoga. Heilkräuter wie Kamille oder ätherische Öle wirken entzündungshemmend, andere krampf- und schleimlösend. Bei schwereren Erkrankungen, wie z.B. der Bronchitis, sollte die Alternativmedizin allerdings nur als Unterstützung zur medikamentösen Behandlung gesehen werden.

Altersdiabetes
Erhöhter Blutzuckerspiegel ab der Lebensmitte. Die Insulinproduktion der Bauchspeicheldrüse nimmt allmählich ab, was zu erhöhten Blutzuckerwerten führen kann. Diese Art der Zuckerkrankheit tritt gehäuft bei übergewichtigen Menschen auf und kann auch erblich bedingt sein. Meist besteht auch ein hoher Blutdruck. Der Altersdiabetes muß selten mit Insulin behandelt werden, meist sind blutzuckersenkende Tabletten ausreichend. Man kann die Behandlung selbst durch eine zucker- und kohlenhydratarme Ernährung und Gewichtsabnahme unterstützen.

Altersschwerhörigkeit
Etwa mit dem 60. Lebensjahr setzt bei vielen Menschen eine zunehmende Innenohrschwerhörigkeit ein. Verursacht wird sie durch altersbedingte Veränderungen im Innenohr oder der Nerven und durch Lärmschädigung. Auch hoher Blutdruck und die Zuckerkrankheit können diese Schwerhörigkeit fördern, die sich anfangs in Hörschwierigkeiten

äußert, wenn mehrere Geräusche aufeinandertreffen (z.B. in einer Gesprächsrunde). Später werden Töne höherer Frequenzen (Pfeifen, Telefon) nicht mehr wahrgenommen. Hier kann mit einem Hörgerät Abhilfe geschaffen werden, das vom Ohrenarzt verschrieben wird und dessen Kosten teilweise auch die Krankenkasse trägt.

Alterssichtigkeit
Siehe *Weitsichtigkeit*

Altersstar
Eintrübung der Linse im Auge etwa ab dem 60. Lebensjahr durch altersbedingte Veränderungen der Linsenfasern und durch Wassereinlagerung. Der Altersstar äußert sich anfangs in erhöhter Blendungsempfindlichkeit und Schleiersehen. Die eintretende Sehverschlechterung ist durch eine Brille nicht zu bessern. Ist die Trübung stark und behindert sie den Patienten im alltäglichen Leben, kann operativ eine künstliche Linse eingesetzt werden. Siehe auch S. 318, *Grauer Star*

Alterswarze
Warzenähnliche, harmlose Hautveränderung im Alter, die im Gesicht besonders an den Schläfen, an den Händen und am Rücken auftritt. Die leicht erhabenen, bis zu bohnengroßen Flecken sind hellbraun bis fast schwarz und haben eine verhornte Oberfläche. Sie können jucken und durch scheuernde Kleidung gereizt werden. Eine bösartige Veränderung ist selten. Wenn die Alterswarzen allerdings stören, sich leicht entzünden oder gar krebsverdächtige Merkmale aufweisen, werden sie vom Hautarzt entfernt.

Altinsulin
Blutzuckersenkendes Hormon, das bei der Zuckerkrankheit von außen zugeführt wird. Es wird meist aus der Bauchspeicheldrüse vom Rind oder Schwein gewonnen. Altinsulin zeichnet sich durch seine rasche Wirkungsweise (innerhalb von 30 Minuten) aus. Im Gegensatz zu anderen Insulinen ist seine Wirkungsdauer mit etwa acht Stunden jedoch kürzer.

Alzheimer-Krankheit
Siehe S. 122

Amalgam
Legierung aus Quecksilber und anderen Metallen, insbesondere Silber, Zinn und Kupfer. Es wird in der Zahnmedizin für Füllungen verwendet. Da aus Amalgamfüllungen Quecksilber – wenn auch nur in geringer Menge – freigesetzt wird, das in die Blutbahn gelangt und somit die Abwehrkraft des Körpers schwächen kann, sind sie umstritten. Amalgam wird häufig mit der Entstehung von Allergien in Verbindung gebracht. Als Alternativen bieten sich Gold- oder Kunststofffüllungen an.

Ameisenlaufen
Empfindungsstörungen der Haut an Armen oder Beinen bei Nervenentzündungen und Quetschung von Nervenfasern, vor allem bei Bandscheibenvorfällen oder bei ungenügender Durchblutung. Sie äußern sich in einem Kribbeln, das sich wie auf der Haut krabbelnde Ameisen anfühlt.

Amenorrhö
Ausbleiben der Monatsblutung. Sie ist normal vor der Geschlechtsreife, während der Schwangerschaft und der Stillzeit sowie in den Wechseljahren. Sonst unterscheidet man zwei Formen der Amenorrhö: wenn die Periode bei ei-

Fortsetzung auf S. 121

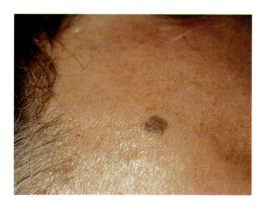

Alterswarze
An der Stirn treten die meist harmlosen Alterswarzen häufiger auf.

Altern

Jeder möchte gern lange leben, doch alt sein will eigentlich niemand. Alter wird oft gleichgesetzt mit Krankheit oder gar Siechtum. Ob man das Älterwerden tatsächlich nur als Verlust oder aber als Bereicherung empfindet, hängt nicht nur von der eigenen Einstellung dazu ab, sondern auch davon, welche Rolle unsere Leistungsgesellschaft den alten Menschen zuweist.

Vom Augenblick unserer Geburt an beginnen wir zu altern. Wie schnell dieser Prozeß abläuft, hängt von Erbfaktoren, vom Lebensstil und nicht zuletzt von Umwelteinflüssen ab. Streß, falsche Ernährung, Bewegungsmangel, übermäßiger Alkohol- oder Zigarettengenuß können den natürlichen Alterungsprozeß beschleunigen.

Normale Alterungsvorgänge

Altern ist keine Krankheit. Zwar lassen bestimmte Körperfunktionen mit den Jahren nach, doch können sie oft durch andere ausgeglichen werden.

- Das Herz schlägt bei körperlicher Anstrengung zwar nicht mehr so schnell, aber dafür pumpt es mit jedem Herzschlag größere Blutmengen durch den Körper. Die Blutgefäße werden mit den Jahren steifer und dickwandiger, und manche Organe können dadurch schlechter durchblutet werden.
- Das Lungengewebe verändert sich und kann weniger Sauerstoff ans Blut abgeben. Außerdem verliert der Brustkorb an Elastizität. Das erschwert die Atembewegung. Normalerweise be-

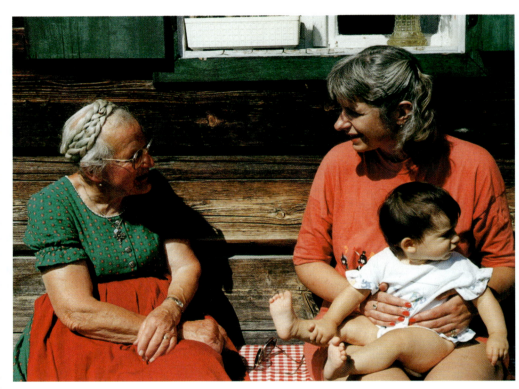

▲ Das Miteinander von mehreren Generationen bewahrt viele alte Menschen vor Isolation und schafft häufig auch neue Aufgaben im Ruhestand.

deuten diese Veränderungen aber im Alltag keine Beeinträchtigung.
- Die Knochen werden poröser, weil mehr Knochenmaterial abgebaut als neu aufgebaut wird. Bewegungsmangel verstärkt den Abbau zusätzlich. Auch die schützende Knorpelschicht (z.B. die Bandscheiben zwischen den Wirbeln) wird dünner. Dadurch nimmt die Körpergröße etwas ab.
- Die Muskelmasse geht zurück. Ein Teil wird durch Bindegewebe oder Fett ersetzt. Durch regelmäßiges Training kann man seine Leistungsfähigkeit und Muskelkraft jedoch lange erhalten.

Altern

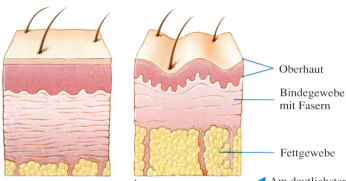

◀ Am deutlichsten ist der Alterungsprozeß an der Haut zu erkennen: im Vergleich zur jungen Haut (a) nimmt bei alter Haut (b) das Fettgewebe zu, Bindegewebe und Oberhaut werden dünner, und es entstehen Falten.

- Die Verdauungsorgane arbeiten im Alter langsamer. Manche Speisen werden schlechter vertragen als früher. Die Energieverwertung verringert sich. Daher benötigt der ältere Mensch weniger, aber dafür hochwertigere und vitaminreichere Nahrung.
- Die Nieren scheiden Giftstoffe und Abbauprodukte (auch Medikamente) langsamer aus und benötigen dazu mehr Flüssigkeit als früher. Deshalb ist es wichtig, viel zu trinken – auch wenn man im Alter weniger Durst verspürt.
- Das Gehirn verliert allmählich an Gewicht, und Nervenzellen bilden sich zurück. Dadurch wird zwar die geistige Leistungsfähigkeit in der Regel nicht eingeschränkt, es kann aber das Vermögen nachlassen, neuartige und abstrakte Aufgaben zu lösen. Hingegen nehmen Wissen und Erfahrung zu. Vergeßlichkeit und Konzentrationsschwäche sind oft die Folge mangelnder geistiger Beanspruchung.
- Das Immunsystem arbeitet weniger effektiv. Krankheitserreger haben deshalb ein leichteres Spiel.
- Das Hörvermögen läßt nach. Insbesondere hohe Töne werden schlechter wahrgenommen.
- Die Augen verlieren allmählich die Fähigkeit, in der Nähe liegende Gegenstände auf der Netzhaut scharf abzubilden. In der Regel wird dann eine Lesebrille notwendig. Auch die Sehfähigkeit bei schwächerem Licht wird im Alter oft schwächer.
- Die Haare ergrauen, weil weniger Farbpigmente in die Hornsubstanz eingelagert werden. Bei Männern führt die nachlassende Produktion von Geschlechtshormonen zum Haarausfall und zur Glatzenbildung.
- Die Haut wird schlechter durchblutet und kann weniger Wasser einlagern. Dadurch wird sie dünner, trockener und faltig – insbesondere im Gesicht und an den Händen, da diese Stellen Wind und Wetter ungeschützt ausgesetzt sind, wodurch die Austrocknung gefördert wird. Und weil der Sonnenschutz-Farbstoff ungleichmäßig produziert wird, können sogenannte Altersflecken auftreten.
- Die Eierstöcke der Frau drosseln die Produktion von Eizellen und Geschlechtshormonen. Schließlich bleibt die monatliche Blutung aus, und die Frau kommt in die Wechseljahre. Beim Mann produzieren die Hoden bis ins hohe Alter Samenzellen – allerdings in geringerer Zahl. Das sexuelle Empfinden beeinträchtigen diese Veränderungen jedoch weder bei der Frau noch beim Mann.

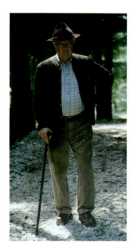

▲ Abnutzungserscheinungen an den Gelenken zwingen viele ältere Menschen dazu, einen Stock zu verwenden.

Krankheiten im Alter

Krankheiten, die nur bei älteren Menschen auftreten, gibt es kaum. Allerdings kommen einige Krankheiten mit zunehmendem Alter häufiger vor:
- Arterienverkalkung (Arteriosklerose) und deren mögliche Folgen wie Durchblutungsstörungen, Herzinfarkt oder Schlaganfall,
- Osteoporose (Knochenschwund),
- rheumatische Erkrankungen, z.B. die Arthrose (Knorpelverschleiß in den Gelenken),
- Alzheimer-Krankheit,
- Parkinson-Krankheit (Schüttellähmung),
- Zuckerkrankheit (Diabetes),
- grauer Star (Trübung der Augenlinsen),
- bei Männern die gutartige Prostatavergrößerung,
- verschiedene Krebserkrankungen.

Manche dieser sogenannten Altersleiden lassen sich durch eine gesunde, nicht zu

Altern

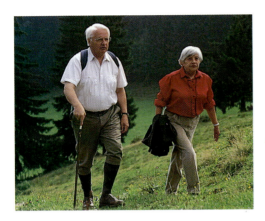

◀ Regelmäßige körperliche Aktivität und sportliche Betätigung ist besonders wichtig, um im Alter fit und mobil zu bleiben.

üppige Ernährung und ausreichend Bewegung vermeiden oder bessern – etwa die Arterienverkalkung und deren Folgeerkrankungen.

Probleme älterer Menschen

Nicht nur Krankheiten und körperliche Einschränkungen können das Älterwerden zur Last werden lassen. »Alt sein« gilt in unserer Leistungsgesellschaft fast als Makel – und das, obwohl der Anteil älterer Menschen an der Gesamtbevölkerung immer mehr steigt. So mancher Pensionär fühlt sich nicht nur in den Ruhestand versetzt, sondern gleichzeitig aufs Abstellgleis geschoben: Man hat keine Aufgabe mehr und fühlt sich nutzlos. Auch die Zahl der sozialen Kontakte nimmt ab. Häufig muß man zusehen, wie langjährige Bekannte, Verwandte oder sogar der geliebte Partner sterben, und sich mit dem Gedanken an den eigenen Tod auseinandersetzen.

Vor diesem Hintergrund ist auch der Zustand zu verstehen, den man als Altersdepression bezeichnet. Körperliche Gebrechen können die Einsamkeit – ob im Altenheim oder zu Hause – noch verstärken. Doch auch übertriebene Fürsorge von Verwandten oder Pflegekräften kann dazu beitragen, daß dem alten Menschen immer mehr von seiner Selbständigkeit und Eigenverantwortung genommen wird. Geistige und körperliche Fähigkeiten, die nicht gefordert und gefördert werden, verkümmern allmählich, und der altersbedingte Verfall wird beschleunigt.

Älter werden mit Gewinn

Wer geistig und körperlich aktiv bleibt, leidet weitaus weniger unter den typischen Alterskrankheiten. Genuß und Lebensfreude sind kein Privileg der Jugend. So können viele Sportarten auch im hohen Alter noch erlernt und ausgeübt werden – wie etwa Wandern, Schwimmen oder Radfahren. Dabei geht es nicht um Höchstleistungen, sondern um die Freude an Bewegung und Aktivität. Bevor man loslegt, sollte man allerdings den Arzt fragen, ob im Einzelfall Einwände gegen eine bestimmte Sportart bestehen.

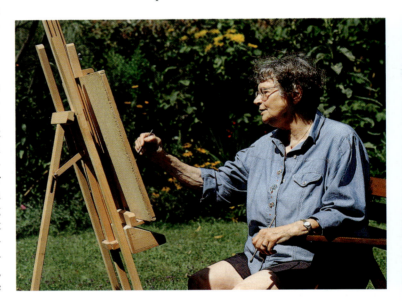

▲ Gerade kreativen Hobbys und einer schöpferischen Freizeitgestaltung sind durch das Alter keine Grenzen gesetzt. Sie sind ein wirkungsvolles Mittel, einem langweiligen Alltag zu begegnen.

Auch um seine Bildung zu erweitern oder sich ein neues Hobby zuzulegen, ist man nie zu alt. Volkshochschulkurse, Sprachunterricht oder sogar ein Seniorenstudium an der Universität halten geistig fit und fördern dazu den Kontakt zu Gleichgesinnten. Vielleicht möchte man auch selbst etwas von seiner Lebenserfahrung weitergeben – etwa im Rahmen einer ehrenamtlichen sozialen Aufgabe.

Bei alldem geht es jedoch nicht darum, ein Beschäftigungsprogramm zu finden, um sich vom Altwerden abzulenken. Vielmehr sollte man das Alter als einen Teil des Lebens akzeptieren und selbstbewußt genießen.

Fortsetzung von S. 117

nem Mädchen erst gar nicht einsetzt und wenn sie bei einer geschlechtsreifen Frau ausbleibt.

Tritt die Monatsblutung in der Pubertät nicht bis spätestens zum 16. Lebensjahr ein, kann die Amenorrhö durch eine Funktionsstörung der Eierstöcke, durch Fehlbildungen, Unterentwicklung oder gar Fehlen der Geschlechtsorgane bedingt sein.

Bleibt die Periode bei einem Mädchen bzw. einer Frau, die bereits Monatsblutungen hatte, mehr als drei Monate aus, und ist sie sicher nicht schwanger, hat dies meist krankhafte Ursachen. Bei Drüsenerkrankungen (z.B. Schilddrüsenunterfunktion), Diabetes oder Störungen der Nebennierenrinde ist u.a. die Wirkung der Geschlechtshormone in Mitleidenschaft gezogen, ebenso nach schweren Allgemeinerkrankungen, nach Operationen, bei Streß, Magersucht und anderen psychischen Erkrankungen. Auch die Einnahme hormonhaltiger Medikamente kann zu Zyklusstörungen und zum Ausbleiben des Eisprungs führen. Bei Entzündungen oder Tumoren der Geschlechtsorgane und nach Fehlgeburten oder Schwangerschaftsabbrüchen bleibt die Periode ebenfalls aus. Zur Diagnose der Amenorrhö gehört neben der gynäkologischen Untersuchung auch das Führen einer Körpertemperaturkurve, um den Zeitpunkt des Eisprungs zu ermitteln, und die Bestimmung der weiblichen Sexualhormone im Blut. Zur Behandlung werden Hormone verabreicht bzw. die auslösenden Krankheiten bekämpft.

Aminosäuren
Als kohlenstoff- und stickstoffhaltige chemische Verbindungen sind Aminosäuren die Bausteine des Lebens überhaupt. Sie sind sowohl Bestandteil der Eiweiße als auch der Erbsubstanz im Kern jeder Zelle des Menschen. Bisher sind 25 verschiedene Aminosäuren mit jeweils unterschiedlichen Aufgaben im menschlichen Stoffwechsel bekannt. Eine ganze Reihe von ihnen, die sogenannten essentiellen Aminosäuren, müssen dem Körper mit dem Nahrungseiweiß zugeführt werden. Deswegen ist eiweißhaltige Nahrung für den Menschen lebenswichtig.

Ammoniak
Beim Abbau von Eiweiß entsteht Ammoniak, der vom Darm über die Blutbahn in die Leber gelangt, dort in Harnstoff umgewandelt und über die Nieren als Harn ausgeschieden wird. Eine erhöhte Konzentration weist auf Erkrankungen der Leber (z.B. Hepatitis), auf einen Mangel an für den Stoffwechsel nötigen Enzymen oder auch auf Diabetes hin. Als Gas löst Ammoniak aufgrund seines stechenden Geruchs in hoher Konzentration eine Reizung der Atemwege und Schleimhäute sowie Augenentzündungen und Erbrechen aus.

Amnesie
Siehe *Erinnerungslücke*

Amnioskopie
Siehe *Fruchtwasserspiegelung*

Amniozentese
Siehe *Fruchtwasseruntersuchung*

Amöbenruhr
Siehe *Ruhr*

Amphetamine
Das Nervensystem anregende Medikamente. Sie zählen zu den Betäubungsmitteln, und bei ihrer Anwendung ist wegen einer möglichen Suchterzeugung Vorsicht geboten. Sie werden oft als Aufputschmittel verwendet. Außerdem haben sie eine appetitzügelnde Wirkung. Amphetamine werden in der Medizin z.B. bei Schädigungen des Gehirns nach einem Schlaganfall, oder um krankhaften Schlafanfällen entgegenzuwirken, eingesetzt.

Anabolika
Substanzen, die den Aufbaustoffwechsel des Körpers fördern, bei dem Nahrungsstoffe vor allem in Eiweiß umgebaut werden. Dies erhöht die Leistungsfähig-

Fortsetzung auf S. 124

Alzheimer-Krankheit

Die Forschung arbeitet fieberhaft daran, das Dickicht möglicher Ursachen der Alzheimer-Krankheit zu entwirren und eine Heilung zu ermöglichen. Die gegenwärtigen Behandlungen konzentrieren sich darauf, die verbliebenen geistigen Fähigkeiten durch intensives Gedächtnistraining und Zuwendung zu nutzen, um so die Symptome zu lindern und den Krankheitsverlauf zu verzögern.

Anfang dieses Jahrhunderts beschrieb der Tübinger Nervenarzt Alois Alzheimer (1864–1915) einen »eigenartigen, schweren Erkrankungsprozeß der Hirnrinde« mit ungeordnetem Hirnschwund. Das damals seltene Leiden trat jenseits des 65. Lebensjahres auf. Die Lebenserwartung in den westlichen Industrieländern ist seitdem stetig gestiegen. Weil die Menschen immer älter werden, wird für diese nach ihrem Entdecker benannte Krankheit eine rapide Zunahme in den nächsten Jahrzehnten erwartet.

Die Brücke zum Gedächtnis bröckelt

Im Anfangsstadium sind die Beschwerden – Vergeßlichkeit, Verlust von Raum- und Zeitgefühl – vage und ähneln normalen Alterserscheinungen. Im weiteren Verlauf allerdings verwandelt sich die zunächst unauffällige Gedächtnisschwäche in einen ausgeprägten Gedächtnisschwund. Das Langzeitgedächtnis, mit dessen Hilfe man sich an Jahrzehnte zurückliegende Ereignisse erinnert, bleibt dabei oft weitgehend intakt. Dagegen versagt das Kurzzeitgedächtnis, das aktuelle Informationen speichert, immer häufiger und nachhaltiger. Alltägliche Dinge wie der gewohnte Umgang mit dem Eßbesteck oder das Zubinden der Schuhe überfordern die Kranken. Es fällt ihnen immer schwerer, vertraute Gegenstände auch sprachlich richtig zu bezeichnen. Das Gefühlsleben bleibt meist noch lange Zeit erhalten, wobei im Spätstadium die Reaktionen allerdings oft nicht zum früheren Wesen des Kranken und den Anlässen passen: Grundloses Lachen oder Weinen wechselt mit plötzlicher Aggressivität.

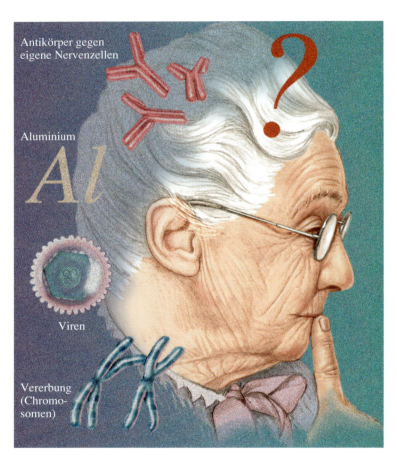

▲ Als Ursache der Alzheimer-Krankheit wird ein Zusammentreffen unterschiedlicher Faktoren angenommen.

Je weiter die Krankheit fortschreitet, desto mehr verarmt die Sprache bis hin zum völligen Sprachverfall. Es kommt auch zu Gehstörungen. Der Kranke kann Urin und Stuhl nicht mehr halten und benötigt spätestens dann intensive pflegerische Hilfe.

Schleichender Beginn, unklare Ursachen

Wahrscheinlich entwickelt sich die Krankheit unbemerkt schon über viele

Alzheimer-Krankheit

Jahre hinweg, bevor überhaupt erste Symptome auftreten. Bis heute weiß man allerdings nicht genau, wovon sie ausgelöst wird oder ob es gar mehrere Ursachen gibt. Diskutiert werden folgende Möglichkeiten:

- Vererbung; dafür spricht das gehäufte Auftreten in manchen Familien. Spezielle genetische Besonderheiten konnten aber bisher nicht nachgewiesen werden.
- Virusinfektion; im Gehirn von Alzheimer-Kranken fand man ähnliche Veränderungen wie bei Patienten mit bestimmten Viruserkrankungen des zentralen Nervensystems. Ein bestimmtes Virus, das dafür in Frage kommen könnte, fand man bei den Forschungen noch nicht.
- Vergiftung; die von verschiedenen Wissenschaftlern geäußerte Vermutung, daß es sich um die Folge einer Vergiftung mit Aluminium handeln könnte, konnte noch nicht eindeutig bestätigt werden.
- Störungen im Abwehrsystem des Kranken; dafür sprechen bestimmte Antikörper im Blut, die sich gegen eigene Nervenzellen richten.
- Dauerstreß.

Diagnose

Zwar gibt es neben den neurologischen und psychologischen Untersuchungsmethoden neuerdings auch einen einfachen Test, bei dem Augentropfen verwendet werden, eine zweifelsfreie Diagnose ist jedoch erst nach dem Tod des Kranken anhand einer Gewebeprobe aus dem Gehirn möglich.

Rat und Hilfe

Etwa 80% der Kranken werden zu Hause betreut. Um diese stark belastende Situation zu bewältigen und den schwierigen Umgang mit den Patienten zu erlernen, benötigen die Angehörigen oft selbst Unterstützung durch Gesprächstherapie und in Selbsthilfegruppen, die von der Deutschen Alzheimer-Gesellschaft vermittelt werden. Bleibt der Kranke in seine sozialen Beziehungen integriert und wird ein Abgleiten in Untätigkeit und Isolation vermieden, läßt sich der geistige Abbauprozeß bremsen.

Behandlung der Symptome

Da eine Heilung mit Medikamenten bis heute nicht möglich ist, zielen alle Maßnahmen darauf ab, die Symptome zu lindern und so den Krankheitsverlauf zu verzögern.

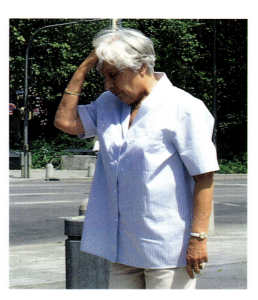

▶ Ein auffälliger Verlust des Kurzzeitgedächtnisses und der häufig damit verbundene Verlust räumlicher und zeitlicher Orientierung können erste Anzeichen einer Alzheimer-Krankheit sein.

Im Anfangsstadium läßt sich ein Abbau der intellektuellen Fähigkeiten durch Gedächtnistraining hinausschieben, indem man mit dem Kranken über Tagesereignisse spricht, ihm aus Zeitungen vorliest und versucht, seine früheren Interessen ohne Leistungsdruck zu fördern. Sehr hilfreich sind spezielle Trainingsprogramme (»Gehirn-Jogging«), in denen auf spielerische Weise mit Sprache, Bild- und Zahlenmaterial umgegangen wird. Darüber hinaus bleibt der Kranke durch leichte körperliche Aktivität und regelmäßige Krankengymnastik länger beweglich.

Sehr wichtig ist eine verständnisvolle Zuwendung, die selbst Schwerkranke noch wahrnehmen. Im späteren Krankheitsverlauf gelingt eine Kommunikation oft nur noch auf dieser Ebene. Auch Musik- und Rhythmustherapien wirken sich in dieser Phase häufig günstig aus.

Analeptika

Fortsetzung von S. 121

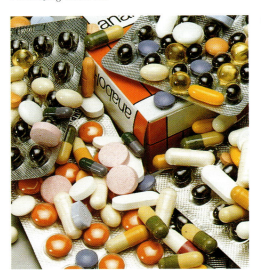

Anabolika
Als leistungssteigernde Dopingmittel werden Anabolika im Sport mißbraucht. Die Auswirkungen von Erkrankungen, die mit einem Eiweißmangel einhergehen, können durch sie gemildert werden.

keit des Körpers und hierbei besonders die der Skelettmuskulatur. Deshalb werden Anabolika häufig von Hochleistungssportlern verwendet, wobei man von Doping spricht. Die Einnahme von Anabolika wirkt sich allerdings auf Dauer für den Körper schädlich aus. Immer wieder kommt es im Hochleistungssport zu Todesfällen, wenn Sportler ihren Körper über seine eigentliche Leistungsfähigkeit hinaus bis zur völligen Erschöpfung fordern. Durch Anabolika werden Warnzeichen wie Erschöpfungsgefühle gebremst, und schließlich bricht der gesamte Organismus zusammen.

Analeptika
Medikamente mit anregender Wirkung auf das Nervensystem, besonders auf das Atem- oder Kreislaufzentrum. Koffein, Adrenalin und Riechsalz zählen zu den Analeptika. Manche können in hoher Dosierung zu Krämpfen und Herz-Kreislauf-Störungen führen. Therapeutisch werden Analeptika als Gegenmittel bei Schlafmittelvergiftung, bei Ermüdungszuständen, Atmungsstörungen, aber auch bei Migräne oder Wetterfühligkeit eingesetzt.

Analfissur
Schleimhauteinriß am Darmausgang. Analfissuren äußern sich in Brennen, stechenden Schmerzen am Darmausgang und leichten Blutungen und kommen häufig in Verbindung mit anderen Erkrankungen im Analbereich (z.B. Hämorrhoiden, Analfisteln) vor. Die Heilung ist sehr langwierig, weil die Fissuren leicht wieder einreißen. Sie können operativ genäht, aber auch konservativ mit entzündungshemmenden, wundheilenden Salben oder Zäpfchen behandelt werden.

Analfistel
Sich selbständig bildender Gang im Enddarmbereich. Meist mündet dieser Fistelgang, der von der Darmschleimhaut ausgeht, im Bezirk um den After herum nach außen. Die Erkrankung ist sehr schmerzhaft, weil sich die Fistelgänge oft eitrig entzünden. Fast immer ist eine operative Entfernung notwendig.

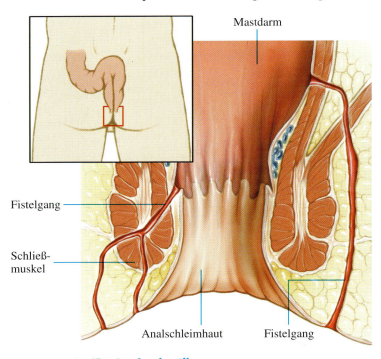

Analfistel
Analfisteln können durch Entzündungen und Abszesse im Analbereich entstehen.

Analgetika
Siehe *Schmerzmittel*

Analkrebs
Seltene Krebsart am Darmausgang. Die Geschwulst geht meist von den Schleimhautzellen aus und ist tastbar. Die Lymphknoten in der Leistengegend müssen immer auf Geschwulstabsied-

lungen (Metastasen) untersucht und bei einer Operation ggf. mit entfernt werden. Die Krebsgeschwulst selbst wird wegen des Metastasenrisikos weiträumig entfernt und anschließend bestrahlt. Bei rechtzeitiger Erkennung und Operation bestehen gute Heilungschancen. Bei allen nässenden, blutenden, knotenbildenden und schmerzhaften Veränderungen im Analbereich sollte daher immer ein Arzt konsultiert werden.

Analrhagade
Strahlenförmig ausgehender Defekt der oberen Schleimhautschicht am Analkanal, der sich durch brennende Schmerzen bemerkbar macht und in Verbindung mit Hämorrhoiden oder Pilzinfektionen am Darmausgang auftritt. Analrhagaden werden mit wundheilenden, entzündungshemmenden und pilzvernichtenden Salben behandelt.

Anämie
Siehe *Blutarmut*

Anästhesie
Siehe S. 500, *Narkose*

Androgene
Männliche Sexualhormone wie das Testosteron. Androgene werden beim Mann in den Hoden und der Nebennierenrinde gebildet, kommen aber auch im Eierstock und in der Nebennierenrinde der Frau vor. Gesteuert wird die Hormonproduktion von der Hypophyse im Gehirn, der Abbau findet zum größten Teil in der Leber statt. Androgene beeinflussen in erster Linie die primären und sekundären Geschlechtsmerkmale, wie die Bildung der Geschlechtsorgane (beim Mann Wachstum des Penis und der Samenblasen sowie Spermienbildung) und die Körperbehaarung. Unter dem Einfluß der Androgene werden auch vermehrt Eiweiße produziert, was sich auf den Stoffwechsel und das Knochenwachstum auswirkt. Sie werden deshalb häufig verbotenerweise im Hochleistungssport zur Leistungssteigerung verwendet. Akne und bestimmte Formen der Zeugungsunfähigkeit werden mit Androgenen behandelt.

Aneurysma
Ausbuchtung der Gefäßwand bei Arterien, die sich nicht von alleine zurückbildet. Aneurysmen können angeboren sein, treten aber meist bei vorgeschädigten Arterien auf, z.B. nach Gefäßentzündungen, nach gefäßchirurgischen Eingriffen, bei Arteriosklerose oder an der Herzwand nach einem Herzinfarkt. Sie werden mit Hilfe einer speziellen Ultraschalluntersuchung und Computertomographie festgestellt. Aneurysmen können platzen; deshalb werden sie operativ überbrückt oder entfernt.

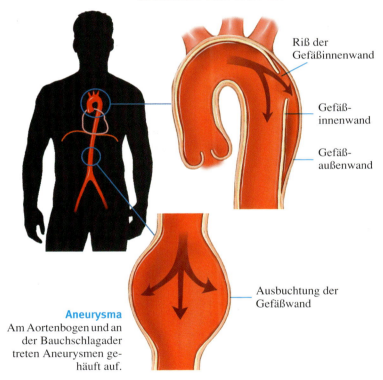

Aneurysma
Am Aortenbogen und an der Bauchschlagader treten Aneurysmen gehäuft auf.

Angina pectoris
Schmerzen und vorübergehende Engegefühle im Brustraum, die durch eine Minderdurchblutung der Herzkranzgefäße entstehen. Angina pectoris ist generell als Alarmzeichen für einen Herzinfarkt anzusehen! Die Herzkranzgefäße ziehen sich hierbei krampfartig zusammen, wodurch es zum Sauerstoffmangel kommt. Ausgelöst wird diese Erkran-

kung bei Aufregung, aber auch bei körperlicher Anstrengung oder Kälte. Die typischen Anzeichen für Angina pectoris sind neben dem Beklemmungsgefühl, das sich bis zur Todesangst steigern kann, Atemnot sowie bohrende und dumpfe Schmerzen in der Herzgegend. Diese strahlen in die linke Schulter, den linken Arm und möglicherweise bis in die Fingerspitzen, aber auch in die rechte Schulter aus. Oft kommt es außerdem zu Oberbauchbeschwerden und Übelkeit. Bei solchen Beschwerden muß umgehend ein Arzt aufgesucht werden, um einen drohenden Herzinfarkt rechtzeitig zu erkennen. Ansonsten kann Angina pectoris auch durch ein Belastungs-EKG festgestellt werden. Nitroglycerin wirkt gefäßerweiternd und sorgt im Notfall für schnelle Schmerzbefreiung, Betablocker verlangsamen die Herzfrequenz und verhindern, daß sich die Gefäße zusammenziehen.

Angina tonsillaris
Siehe *Mandelentzündung*

Angiographie
Siehe *Gefäßdarstellung*

Angiom
Siehe *Gefäßgeschwulst*

Angioplastie
Dehnung eines verengten Blutgefäßes (meist einer Arterie) mit einem biegsamen Gummi- oder Kunststoffrohr, an dessen Ende sich ein aufblasbarer Ballon befindet. Siehe *Ballondilatation*

Angstneurose
Krankhafte, übertriebene Angst vor einer Gefahr ohne konkrete Bedrohung. Es handelt sich um rein psychische Störungen ohne krankhafte Prozesse im Nervensystem. Zu den Angstneurosen zählen z.B. die Platzangst oder die Angst vor einer Krankheit. Letztere kann in Hypochondrie ausarten und zu tatsächlichen Krankheitssymptomen führen. Ansonsten macht sich eine Angstneurose im Anfall bemerkbar durch Unsicherheit, Nervosität, Übererregbarkeit, Konzentrations- und Wahrnehmungsstörungen, Übelkeit, Herzklopfen und erhöhten Pulsschlag, schnelle Atmung, Zittern, Schweißausbrüche bis hin zum Ohnmachtsanfall.
Die Behandlung von Angstneurosen erfordert Geduld. Meist muß durch einen Psychoanalytiker die Ursache gefunden werden und diese anschließend durch Psychotherapie, Gesprächs- oder Verhaltenstherapie aufgearbeitet werden. Im Anfall selbst kann man dem Betroffenen durch Ruhe und Zusprache helfen.

Anilinkrebs
Entartung von Körpergewebe durch Amine, weshalb die korrekte Bezeichnung auch Aminokrebs lautet. Anilin selbst, das in Farbstoffen vorkommt, ist zwar giftig, aber nicht krebserregend. Amine dagegen sind ein Abbauprodukt des Ammoniaks und wirken bei dauerhaftem Kontakt krebserregend. Anilinkrebs tritt meist als Blasenkrebs auf; er ist bei Chemiearbeitern als Berufskrankheit anerkannt.

Anistee
Die orientalische Gewürzfrucht Anis hat eine krampflösende, schleimverflüssigende und schleimlösende Wirkung. Inhaliert unterstützt Anistee das Abhusten bei Bronchitis. Ansonsten wirkt er anregend auf die Speichel- und Magensaftproduktion und auf den Appetit.

Anorexie
Siehe *Magersucht*

Ansteckung
Eindringen von Erregern wie Bakterien, Pilzen oder Viren in den Körper und Auslösen einer Abwehrreaktion. Erreger können über die Atemwege durch Inhalation, über den Verdauungstrakt (Nahrungsmittel) sowie über die Schleimhäute und die Haut oder durch Wunden in den Körper gelangen. Sie vermehren sich und führen – nach unterschiedlicher Einwirkungszeit auf den Organismus – zum Ausbruch der jeweiligen

Krankheit. Die Ansteckung verläuft ohne Erkrankung, wenn der Körper genügend Abwehrkräfte besitzt. Siehe auch S. 400, *Infektion*

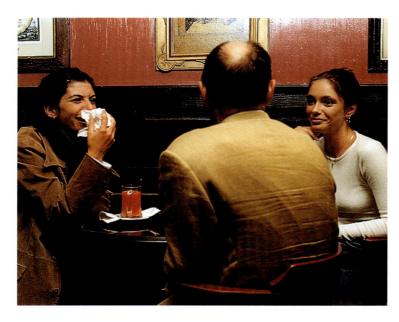

Antazida
Medikamente, die Magensäure binden und neutralisieren und so die Magenschleimhaut schützen. Sie enthalten Magnesium, Kalzium und Aromastoffe. Bei Diätfehlern, Sodbrennen, Magen- und Zwölffingerdarmgeschwüren werden sie ebenso verordnet wie zusätzlich zur Einnahme von Medikamenten, die die Magenschleimhaut angreifen. Antazida können als Trinklösung oder Kautabletten eingenommen werden. Empfohlen wird die Einnahme nach den Mahlzeiten und vor dem Schlafengehen.

Anthelminthika
Siehe *Wurmmittel*

Anthrax
Siehe *Milzbrand*

Antiallergika
Allergielindernde Medikamente, die nicht die Ursache, sondern nur die Symptome bekämpfen. Sie werden in Form von Nasensprays bei Heuschnupfen, als Salben juckreizstillend bei Hautaus-

Ansteckung
Erkältungs- und viele andere Viruserkrankungen werden per Tröpfcheninfektion, also über winzige, in der Luft herumfliegende Tröpfchen, wie sie beim Niesen entstehen, übertragen.

schlägen oder abschwellend bei Ödembildung verwendet. Manche Präparate enthalten auch Kortison. Zu den Antiallergika gehören auch Substanzen, die die Ausschüttung des gefäßerweiternden Histamins blockieren. So wird einer Hautrötung, Wassereinlagerung und Sekretbildung entgegengewirkt.

Antiarrhythmika
Medikamente zur Behandlung von Herzrhythmusstörungen, wie Betablocker, bestimmte Kaliumsalze oder Digitalispräparate (Fingerhut).

Antiasthmatika
Siehe *Asthmamittel*

Anti-Baby-Pille
Am weitesten verbreitetes Empfängnisverhütungsmittel der Frau. Der entscheidende Wirkstoff bei dieser hormonellen Verhütungsmethode ist das Hormon Gestagen. Zum einen wird durch das Medikament der Eisprung verhindert, zum anderen die Gebärmutterschleimhaut so umgewandelt, daß sich ein befruchtetes Ei in ihr nicht einnisten kann. Außerdem wird der Schleim des Gebärmutterkanals so zäh, daß die männlichen Spermien nicht in die Gebärmutterhöhle vordringen können.

Antibiotika
Stoffe, die gegen eine Vielzahl von Krankheitserregern, nicht jedoch gegen Viren wirken. Bekanntestes Antibiotikum ist das Penicillin. Antibiotika entstehen als Stoffwechselprodukte von Schimmelpilzen, Bakterien und Algen. Sie werden gespritzt, in Form von Tabletten oder Infusionen zur Behandlung bakterieller Entzündungen eingesetzt, hemmen das Bakterienwachstum oder töten Bakterien und krankhafte Körperzellen direkt ab.
Die Art des Erregers wird durch einen Abstrich genau bestimmt. In einem Antibiogramm (siehe Abb.) kann seine Empfindlichkeit gegen bestimmte Antibiotika ermittelt und somit das geeignete Medikament gefunden werden. Auf

Antidepressiva

jeden Fall müssen verordnete Antibiotika zu Ende eingenommen werden, da Bakterien bei vorzeitigem Absetzen des Medikaments eine Resistenz gegen das Antibiotikum entwickeln können. Antibiotika greifen auch nützliche Bakterien an, vor allem in der Scheiden- und Darmflora. Dadurch kann es während der Einnahme zu Pilzinfektionen der Scheide oder zu Durchfall kommen.

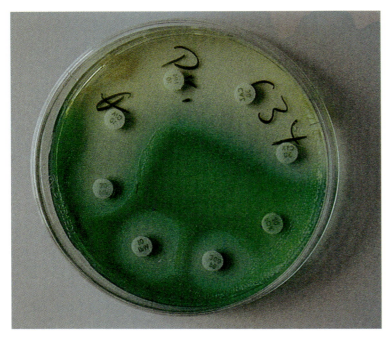

Antidepressiva
Medikamente mit stimmungshebender und -ausgleichender Wirkung. Sie wirken direkt auf das Nervensystem und können daher auch zu Nebenwirkungen wie Herzrhythmusstörungen, Blutdruckveränderungen und Zittern führen. Da bei Antidepressiva eine große Suchtgefahr besteht, sollten sie nur unter regelmäßiger fachärztlicher Betreuung eingenommen werden.

Antidiabetika
Medikamente zur Senkung des Blutzuckerspiegels, die entweder direkt als Insulin unter die Haut gespritzt oder in Form von Tabletten eingenommen werden, die die Insulinproduktion in der Bauchspeicheldrüse anregen. Antidiabetika ersetzen die zusätzlich notwendige, zuckerarme Diät nicht.

Antibiotika
Im Labor werden Antibiotika auf ihre Wirksamkeit gegen bestimmte Bakterien getestet. Hier wurden in einer Schale gezüchtete Bakterien (bläulich) mit verschiedenen Antibiotika beimpft. Wo die bläuliche Farbe verschwunden ist, hat das entsprechende Antibiotikum die Bakterien am Wachstum gehindert.

Antidiarrhoika
Arzneien gegen Durchfall wirken stopfend, desinfizierend oder hemmen die Darmbewegung. Sie sollten nicht wahllos eingenommen werden, da sonst womöglich ein Darmverschluß herbeigeführt wird. Bei Durchfall sollte außerdem viel getrunken werden, um dem Körper die verlorene Flüssigkeit zuzuführen und um Krankheitskeime aus dem Körper zu spülen. Länger anhaltende Durchfälle gehören in ärztliche Behandlung, da ernsthaftere Erkrankungen dahinterstecken können. Antidiarrhoika dürfen in keiner Reiseapotheke fehlen.

Antiemetika
Medikamente gegen Übelkeit und Erbrechen, die im Rahmen anderer medikamentöser Behandlungen oder Strahlentherapien, in der Schwangerschaft und bei Magen-Darm-Erkrankungen auftreten. Sie können auch bei Migräne und Reisekrankheit eingenommen werden. Antiemetika wirken beruhigend auf Magen und Darm, indem sie die Magensäure binden bzw. ihre Produktion hemmen. Einige Mittel gegen Übelkeit enthalten Atropin, das pupillenerweiternd wirkt und die Herzschlagfrequenz herabsetzt. Vor der Einnahme dieser Medikamente, besonders während der Schwangerschaft, sollte immer ein Arzt befragt werden.

Antiepileptika
Antikrampfmittel zur Behandlung von Epilepsie. Es gibt verschiedene Präparate, die auch auf verschiedene Anfallsformen wirken und meist über einige Jahre hinweg eingenommen werden. Antiepileptika schwächen einen epileptischen Anfall ab. Sie werden jedoch auch vorsorglich gegeben.

Antigen-Antikörper-Reaktion
Als Reaktion auf eindringende körperfremde Stoffe (Antigene wie Pollen, Bakterien usw.) werden genau abge-

stimmte Antikörper gebildet. Diese koppeln sich an die Antigene und bekämpfen sie. Es kommt dabei zu entzündungsähnlichen Zeichen wie Rötungen oder Schwellungen. Auch körpereigene Zellen können vom Organismus als Antigene angesehen werden und eine solche Reaktion auslösen. Über die Antigen-Antikörper-Reaktion können die Art und das Ausmaß einer Allergie sowie ein akuter Gelenkrheumatismus festgestellt werden. Siehe auch S. 112, *Allergie* und S. 392, *Immunsystem*

Antihistaminika
Medikamente, die gegen das bei einer allergischen Reaktion frei werdende Histamin gerichtet sind. Histamin ist als blutgefäßerweiternde, körpereigene Substanz mitverantwortlich für die Symptome einer Allergie (wie Heuschnupfen oder Asthma). Zu beachten ist, daß manche dieser Medikamente müde machen und die Wirkung von Alkohol verstärken.

Antihypertensiva
Siehe *blutdrucksenkende Mittel*

Antikoagulanzien
Blutgerinnungshemmer werden zur Vermeidung von Gefäßverschlüssen durch Blutgerinnsel eingesetzt. Dies ist bei Herzinfarkt-Patienten und Personen, die zu Blutgerinnseln in den Venen neigen, besonders wichtig. Am bekanntesten ist Heparin, das die Wirkung eines bei der Blutgerinnung mitwirkenden Enzyms (Thrombin) blockiert. Heparin wird in niedriger Dosierung bei bettlägrigen Patienten oder nach größeren Operationen unter die Haut gespritzt, um das Risiko der Blutgerinnselbildung zu mindern. Andere Medikamente verlängern die Gerinnungszeit, indem sie dem gerinnungsfördernden Vitamin K entgegenwirken.

Antikörper
Von weißen Blutkörperchen und anderen Zellen gebildete Abwehrstoffe gegen Antigene. Sind gegen einen Erreger noch keine Antikörper vorhanden, braucht der Organismus mindestens zwei Tage, um diese zu produzieren. Ein Antikörper besitzt zwei bis zehn Stellen, an die Antigene gekoppelt und unschädlich gemacht werden können. Sind im Organismus genügend Antikörper gegen bestimmte Antigene vorhanden, so ist er gegen diese immun.

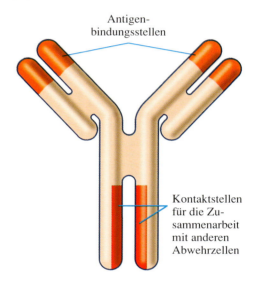

Antikörper
An speziell abgestimmten Bindungsstellen werden Krankheitserreger befestigt und unschädlich gemacht.

Antikörpermangel
Befinden sich im Blut nicht genug Antikörper, ist der Organismus infektanfällig und geschwächt. Bei angeborenem Antikörpermangel sind zu wenige oder unvollständig gebildete Abwehrzellen vorhanden. Bei schweren Grunderkrankungen wie Leukämie, aber auch bei hohem Eiweißverlust durch Unterernährung ist der Körper nicht in der Lage, ausreichend Antikörper zu produzieren. Nach Transplantationen wird ein Antikörpermangel mit Hilfe von Medikamenten bewußt herbeigeführt, um eine Abstoßung des neuen Organs zu vermeiden.

Antimykotika
Siehe *Pilzmittel*

Antioxidanzien
Unter Einwirkung von Sauerstoff können sich bestimmte Wirkstoffe und Fette verflüchtigen, sie oxidieren und sind für

Antiphlogistika

den Körper nicht mehr voll nutzbar. Um das zu vermeiden, sind bestimmten Medikamenten (z.B. Salben) sogenannte Antioxidanzien, wie die Ascorbinsäure oder andere Vitamine, beigemischt. Inzwischen werden Antioxidanzien auch zur Krebsvorsorge eingesetzt.

Antiphlogistika
Entzündungshemmende Medikamente. Sie wirken auch abschwellend und bestehen aus Enzymen, pflanzlichen Stoffen (z.B. Ananasextrakt), teilweise auch aus Kortison. Je nach Therapiezweck enthalten sie auch Schmerzmittel. Antiphlogistika werden zur Behandlung von Entzündungen der Weichteile (z.B. Sehnenscheiden), bei Prellungen und Zerrungen, aber auch bei Rheuma eingesetzt. Sie sind als Tabletten, Zäpfchen oder Tropfen erhältlich.

Antirheumatika
Siehe *Rheumamittel*

Antiseptika
Desinfektionsmittel. Sie verhindern die Entstehung von Krankheitskeimen und wirken desinfizierend. Antiseptika werden zur Vorbeugung von Wundinfektionen bei Haut- oder Schleimhautverletzungen sowie zur Desinfizierung der Haut vor Operationen eingesetzt.

Antitussiva
Hustenmittel. Eines der wirksamsten Mittel gegen Husten ist das Kodein, das direkt auf das Gehirn wirkt und daher nur nach Anordnung des Arztes eingenommen werden sollte. Andere Mittel enthalten schleim- und krampflösende Substanzen wie Anis, Menthol oder Kampfer. Antitussiva werden in Form von Tabletten, Tropfen oder Saft verabreicht. Medikamente mit ätherischen Ölen entfalten ihre Wirkung am besten durch Inhalation. Zu nennen sind hier Salben, die auf den Brustkorb aufgetragen werden.

Anus praeter
Siehe *Darmausgang, künstlicher*

Aorta
Große Körperschlagader. Sie entspringt der linken Herzkammer, steigt etwas auf, bildet den Aortenbogen und verläuft dann links entlang der Wirbelsäule körperabwärts. Man unterscheidet zwischen Brust- und Bauchteil der Aorta. Der Brustteil liegt oberhalb des Zwerchfells, der Bauchteil verläuft darunter. Von der Aorta zweigen alle Arterien des Körpers ab.

Aorta
Bis auf die Lunge wird der gesamte Körper von der Aorta aus mit Blut versorgt.

Aortenaneurysma
Aussackung oder Ausbuchtung an einer Stelle der Aorta. Diese Fehlbildung kann angeboren sein, aber auch durch Entzündungen der Gefäßwand oder bei Arterienverkalkung entstehen. Tritt das Aortenaneurysma im oberen Teil der Körperschlagader auf, kann es auf Nachbarorgane oder unmittelbar daneben verlaufende Nervenstränge drücken und Schluckbeschwerden, Husten, Heiserkeit oder gar ungleich große Pupillen verursachen. Aortenaneurysmen müssen operativ entfernt werden, weil immer die

Gefahr besteht, daß sie platzen und der Patient innerlich verblutet.

Aortenstenose

Verengung der Körperschlagader. Viele Herzfehler sind auf eine Aortenstenose zurückzuführen. Sie kann unmittelbar am Ausgang der Aorta aus der linken Herzkammer durch eine narbig abgeheilte Entzündung der Aortenklappe entstehen. Ist die Aorta selbst an ihrer Bogenrundung verengt, spricht man von einer Isthmusstenose. Sie tritt häufig zusammen mit anderen Herzfehlbildungen auf und führt zu ungenügender Durchblutung der unteren Körperhälfte. Aortenstenosen werden manchmal nur zufällig bei der Suche nach Ursachen eines zu hohen Blutdruckes entdeckt. Das EKG zeigt eine Überlastung der linken Herzkammer, die auch vergrößert im Röntgenbild zu erkennen ist. Andere Anzeichen sind eine verminderte Hirndurchblutung mit Schwindel- oder Ohnmachtsanfällen, schnelle Ermüdbarkeit, Herzklopfen, Atemnot und Herzrhythmusstörungen. Aortenstenosen werden entweder operativ geweitet oder die Aortenklappe wird durch eine künstliche ersetzt.

Apgar

Die Apgarwertung – benannt nach der amerikanischen Ärztin Virginia Apgar – ist eine Zustandsbewertung des Neugeborenen und beurteilt dessen körperliche Verfassung an Hand von Atmung, Puls, Spannungszustand der Muskulatur, Aussehen und Reflexen. Sie wird unmittelbar nach der Geburt, nach fünf Minuten und noch einmal nach weiteren zehn Minuten ermittelt.
Die Bewertungskriterien sind neben unregelmäßiger oder guter Atmung eine langsame oder schnelle Herztätigkeit, schlaffe oder kräftige Bewegung der Arme und Beine, eine bläuliche, blasse oder rosige Hautfarbe sowie mangelhafte oder vollständige Reflexauslösung. Bei jedem Funktionstest werden maximal zwei Punkte vergeben, wobei ein Gesamtwert von neun bis zehn Punkten optimal ist. Ist der Apgarwert zehn Minuten nach der Geburt niedriger als sieben, beurteilt man den Zustand des Neugeborenen als kritisch. Die Apgarwerte werden auch in den Mutterpaß und in das Kinder-Untersuchungsheft eingetragen.

Aphthen

Entzündliche Schleimhautdefekte im Bereich der Mundschleimhaut und der äußeren Geschlechtsorgane. Sie entstehen meist im Rahmen von Viruserkrankungen wie Herpes oder Keuchhusten. Immer wiederkehrende Aphthen im Mund entstehen durch scharfe Speisen und Zahnputzmittel oder bei Verdauungsstörungen, Aphthen im Genitalbereich bei Menstruationsstörungen. Aphthen sind sehr schmerzhaft und erscheinen in Form brennender, runder, stecknadelkopfgroßer, geröteter Bläschen oder Geschwüre mit gelb-weißem Belag. Sie werden mit entzündungshemmenden und wundheilenden Spülungen oder Lösungen behandelt.

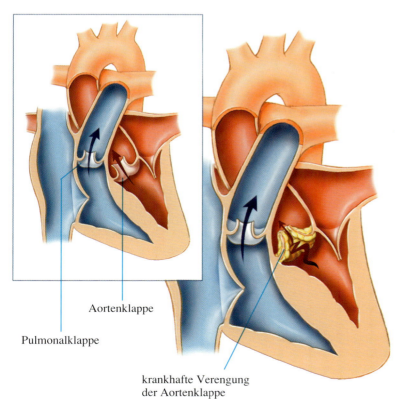

Aortenstenose
Bei einem gesunden Herzen (links) fließt das Blut ungehindert aus der linken Herzkammer in die Aorta. Bei einer Stenose kann sich die Herzklappe nicht mehr richtig öffnen.

Aortenklappe

Pulmonalklappe

krankhafte Verengung der Aortenklappe

Apoplex

Apoplex
Siehe S. 606, *Schlaganfall*

Appendizitis
Siehe S. 178, *Blinddarmentzündung*

Appetitlosigkeit
Sie kann sich auf einzelne Speisen beziehen oder auf Nahrungsaufnahme im allgemeinen. Als Ursachen kommen Störungen des Verdauungstrakts (z.B. Darmerkrankungen), Nervosität, Aufregung und Streß in Betracht. Unbedenklich ist Appetitlosigkeit, wenn sich der Körper mit einer Krankheit wie Grippe auseinandersetzen muß. Manchmal kann Appetitlosigkeit aber auf eine ernste Erkrankung hinweisen.

Appetitzügler
Medikamente, die bestimmte Zentren im Gehirn anregen, die den Stoffwechsel steuern, oder die Zentren hemmen, die Hungergefühle auslösen. Appetitzügler werden manchmal zu Beginn einer Schlankheitsdiät eingenommen, um den Einstieg zu erleichtern. Als Ersatz für eine Abmagerungskur oder Umstellung der Eßgewohnheiten sind sie ungeeignet. Da Appetitzügler auch Betäubungsmittel beinhalten, sollten sie nur unter ärztlicher Kontrolle eingenommen werden. Als Nebenwirkungen können Schlafstörungen, Schwindel oder Konzentrationsstörungen auftreten.

Armlähmung
Beweglichkeitseinschränkung oder -verlust im Schulterarmbereich durch Schäden der Nervenstränge im Bereich der unteren Hals- bis oberen Brustwirbelsäule oder direkt im betroffenen Bereich. Diese Schäden entstehen entweder durch Verletzungen während der Geburt, bei Unfällen, bei Schlüsselbeinbrüchen oder als Nebenwirkung einer Bestrahlungstherapie, z.B. bei Brustkrebs. Wenn der betroffene Nerv nicht völlig durchtrennt oder zerstört ist, kann durch krankengymnastische Maßnahmen eine weitgehende Wiederherstellung der Muskelfunktion erreicht werden.

Arnika
Die Blüten dieser Wiesenblume werden in der Medizin meist als Tinktur oder Salbe verwendet. Äußerlich angewandt wirken sie entzündungshemmend, abschwellend und wundreinigend. Umschläge helfen bei Schwellungen, Quetschungen, Blutergüssen und Insektenstichen. Ferner kann Arnika zur Förderung der Durchblutung und zur Anregung der Herztätigkeit eingenommen werden. Eine Überdosierung führt allerdings zu Herzrhythmusstörungen, Schwindelgefühl und Herzklopfen.

Arsenkrebs
Bösartige Veränderung von Körpergewebe durch das Halbmetall Arsen, das im Trinkwasser und in der Luft vorkommt. Bei entsprechend lang andauernder Einwirkung kann es zu bösartigen Geschwülsten der oberen Hautschicht kommen. Auch die Bronchien und die Leber können befallen werden. Gefährdet sind Menschen, die häufig arsenhaltigen Stoffen ausgesetzt sind; Arsenkrebs wird in bestimmten Berufen als Berufskrankheit anerkannt.

Arterien
Blutgefäße, die von der Körperschlagader abzweigen. In ihnen wird das Blut vom Herzen durch den Körper gepumpt

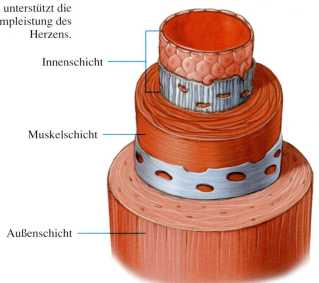

Arterie
Die Muskelschicht innerhalb der Arterienwand unterstützt die Pumpleistung des Herzens.

Innenschicht

Muskelschicht

Außenschicht

und dabei Sauerstoff transportiert. Die Gefäßwände bestehen aus drei elastischen Schichten, wobei sich in der mittleren Muskelzellen befinden. Arterien liegen tief im Körper und sind von Muskeln oder Begleitvenen umgeben. Nur an wenigen Stellen kann man sie tasten, z.B. am Hals, über dem Schlüsselbein oder innen am Handgelenk. Siehe auch S. 43, *Der menschliche Organismus – Blutgefäße und Kreislauf*

Arterienverkalkung
Siehe S. 134

Arterienverschluß
Die komplette Unterbrechung des Blutflusses in den Arterien wird durch vorhergehende Verengungen z.B. bei Rauchern, durch Embolien, bei hohem Blutdruck und Gefäßveränderungen bei Zuckerkrankheit, durch Gefäßkrämpfe, in 80% aller Fälle jedoch durch Arteriosklerose verursacht.
Je nach Ort des Verschlusses kommt es z.B. an den Beinen zu starken Schmerzen, Hautblässe, Abkühlung und Empfindungsstörungen, am Auge gar zum Sehverlust. Außerdem ist an der betroffenen Stelle kein Puls tast- oder hörbar. Gefäßverschlüsse werden auch durch Ultraschall- und Röntgenuntersuchungen festgestellt. Um ein Absterben des nachfolgenden Gewebes zu vermeiden, werden sofort durchblutungsfördernde, gefäßerweiternde und gerinnungshemmende Medikamente verabreicht. Ist der Verschluß nicht mehr zu öffnen, kann ein Bypass nötig sein.

Arteriosklerose
Siehe S. 134, *Arterienverkalkung*

Arthritis
Akute oder chronische Gelenkentzündung. Mehrere Ursachen kommen in Betracht: Eine akute Arthritis kann nach einer Gelenkverletzung entstehen, wenn Krankheitskeime durch eine Wunde in das Gelenk eindringen. Außerdem können Bakterien einer anderen Infektion auf dem Blutweg in die Gelenke gelangen und dort Entzündungen hervorrufen. Die Arthritis ist häufig eine Begleiterscheinung von Virusinfektionen wie Herpes, Mumps, Röteln oder Hepatitis und von Stoffwechselerkrankungen wie Gicht, Zuckerkrankheit oder Schilddrüsenüberfunktion. Auch entzündliche Darmerkrankungen können eine Arthritis auslösen.

Arthritis wird in erster Linie mit entzündungshemmenden, abschwellenden und schmerzstillenden Medikamenten behandelt. Auch Kortisonpräparate kommen in Betracht, ebenso krankengymnastische Maßnahmen und Wärme. Die chronische Arthritis – der Gelenkrheumatismus – ist eine fortschreitende Erkrankung, die unbehandelt zur weitgehenden Bewegungseinschränkung aller Gelenke führen kann.

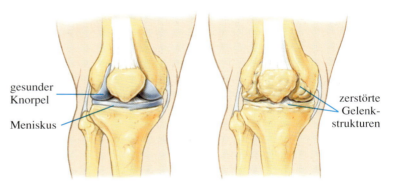

gesunder Knorpel
Meniskus
zerstörte Gelenkstrukturen

Arthritis
Durch eine Gelenkentzündung wird die Knorpelschicht eines gesunden Kniegelenks (links) allmählich zerstört, und es kommt sogar zu einer Verformung der Knochen (rechts); die Beweglichkeit kann erheblich eingeschränkt sein.

Arthrose
Siehe S. 138

Arthroskopie
Gelenkspiegelung. Mit dem Endoskop, einem röhrenförmigen Instrument mit einer Lichtquelle, erhält man Einblick in das Gelenk. Durch Auffüllen mit einer Flüssigkeit wird das Gelenk zur besseren Übersicht geweitet. Zusätzlich können über ein weiteres Rohr feine Instrumente in das Gelenk eingeführt werden. Die Arthroskopie wird meist bei Vollnarkose durchgeführt, ist aber auch – je nach Gelenk – bei örtlicher Betäubung möglich. Arthroskopien werden an der Schulter und am Ellenbogen, am Sprunggelenk, am häufigsten jedoch am Knie durchgeführt. Sie dienen nicht nur

Fortsetzung auf S. 137

Arterienverkalkung

Der Mensch ist so alt wie seine Blutgefäße – dieser Satz klingt banal, trifft aber den Kern der Sache. Denn die Arterienverkalkung beginnt schon in jungen Jahren – und mancher ist bereits mit 45 so »verkalkt« wie ein anderer erst mit 90. Das Positive aber ist, daß sich die Verkalkungen zurückbilden können und es somit teilweise an uns selbst liegt, wie schnell wir »verkalken«.

Die Verkalkung der Schlagadern (Arterien), auch als Arteriosklerose bezeichnet, beginnt mit der Einlagerung von Fettstoffen aus dem Blut in die Gefäßwand. Diese Fetteinlagerungen werden durch hohe Blutfettwerte, insbesondere von Cholesterin und seinem »schlechten« Transporteiweiß, dem LDL (**l**ow-**d**ensity-**L**ipoprotein) begünstigt. Es gibt Hinweise darauf, daß bestimmte Bakterien, sogenannte Chlamydien, die Innenschicht der Gefäße vorschädigen. Noch ist allerdings umstritten, welches die treibende Kraft bei der Entstehung dieser Veränderungen ist: die Erhöhung bestimmter Blutfettanteile oder die Schädigung der Gefäßinnenwand.

Fetteinlagerungen in die Arterienwand führen allerdings nicht zwangsläufig zur Arteriosklerose. Entscheidender ist die Einlagerung von Kalzium (»Kalk«) in diese Fettinseln, die dadurch in Kalkinseln umgewandelt werden. Da sich diese Vorgänge ständig wiederholen, wird die Gefäßwand im Laufe der Zeit immer dicker und härter und die Gefäßröhre immer enger. Die Arterien wachsen gewissermaßen zu. Gleichzeitig verlieren sie auch ihre Elastizität. Deshalb ist ein immer höherer Blutdruck notwendig, um die erforderliche Blutmenge durch diese starren und verengten Rohre zu pumpen. Hoher Blutdruck wiederum fördert die Gefäßverkalkung.

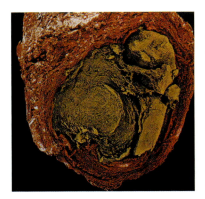

▲ Dieser Querschnitt zeigt eine Verkalkung im fortgeschrittenen Stadium. Der Kalkbelag (dunkelgelb) hat die Arterie (rot) fast vollständig verschlossen.

Langfristig ist es aber auch mit hohem Blutdruck nicht mehr möglich, genug Blut durch die stark verengten Schlagadern zu pumpen, und die entsprechenden Körperbereiche werden nicht mehr ausreichend mit Sauerstoff versorgt. Die Folge sind Durchblutungsstörungen, die zunächst nur bei Belastung (wenn mehr Sauerstoff benötigt wird) und später auch im Ruhezustand auftreten. Kritisch wird es, wenn eine der Kalkinseln einreißt oder aufbricht. Bei den Blutgefäßen im Gehirn kommt es zum Schlaganfall, bei den Herzkranzgefäßen zum Herzinfarkt. Grundsätzlich kann jede Arterie verkalken, also auch die kleinsten Gefäßäste. Es gibt allerdings Stellen, an denen es aufgrund spezieller Strömungsverhältnisse des Blutes besonders häufig zu Gefäßverkalkungen kommt, beispielsweise im Bereich von Gefäßabzweigungen. Die am häufigsten betroffenen Gefäße sind Gehirn- und Herzkranzarterien, die Hauptschlagader (Aorta) sowie Nieren- und Beinarterien.

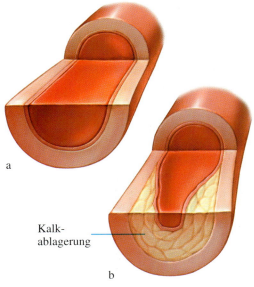

◀ Durch eine gesunde Arterie kann das Blut ungehindert strömen (a). Eine verkalkte Arterie wird durch die Ablagerungen enger und der Blutfluß behindert (b).

Kalkablagerung

Arterienverkalkung

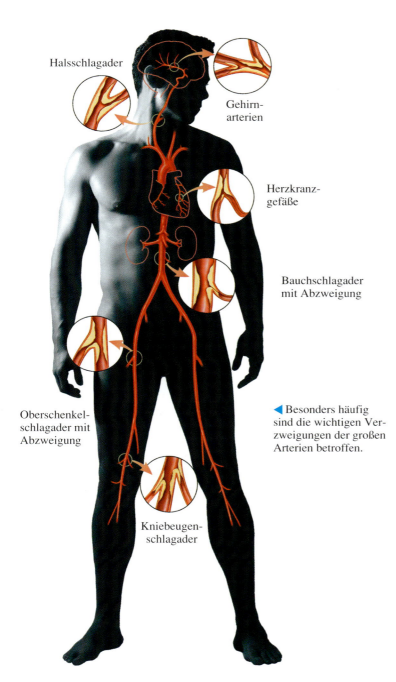

Halsschlagader
Gehirnarterien
Herzkranzgefäße
Bauchschlagader mit Abzweigung
Oberschenkelschlagader mit Abzweigung
Kniebeugenschlagader

◀ Besonders häufig sind die wichtigen Verzweigungen der großen Arterien betroffen.

wegungsmangel, Zuckerkrankheit (Diabetes mellitus). Zu den Risikofaktoren, die nicht beeinflußt werden können, gehören zunehmendes Alter und die seltenen erblichen Stoffwechselstörungen, die mit einer Erhöhung der Blutfette einhergehen. Außerdem sind Männer häufiger von Arterienverkalkung betroffen als Frauen.

Symptome
Meist vergehen Jahre oder sogar Jahrzehnte, bis eine Arterienverkalkung Beschwerden verursacht. Erste Hinweise können ein Kribbeln in den Zehen, Wadenkrämpfe oder rasche Ermüdung sein. Beschwerden bei Belastung wie Herzschmerzen oder Schwindelanfälle lassen eindeutig auf eine Mangeldurchblutung schließen.
Ein Schlaganfall oder ein Herzinfarkt ist dagegen die Folge eines kompletten Gefäßverschlusses.

Diagnoseverfahren
Der Nachweis einer Arterienverkalkung ist bisher nur in fortgeschrittenen Stadien möglich. Empfindlichere Nachweismethoden befinden sich noch im Erprobungsstadium. Bewährt haben sich die Ultraschalluntersuchung, die Darstellung der Blutgefäße im Röntgenbild

Ursachen
Die Entstehung der Arteriosklerose ist nicht auf eine einzige Ursache zurückzuführen, sondern auf das Zusammenwirken verschiedener (Risiko-)Faktoren. Die meisten davon können erfreulicherweise ganz vermieden oder zumindest beeinflußt werden. Hauptrisikofaktoren sind erhöhte Blutfettwerte, Rauchen, Bluthochdruck, Streß, Übergewicht, Be-

▶ Das Röntgenbild zeigt eine starke Verengung der rechten Beckenschlagader durch Kalkablagerungen (Pfeil).

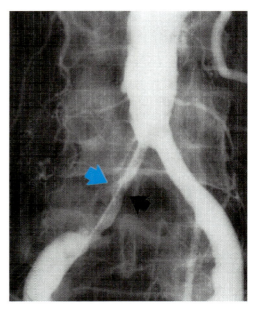

Arterienverkalkung

(Arteriographie) und die Untersuchung des Augenhintergrundes (da dort die Arterien gut sichtbar an der Oberfläche liegen).

Vorbeugende Maßnahmen

Die Arterienverkalkung ist die verbreitetste Erkrankung der Schlagadern und in den Industrieländern auch die häufigste Todesursache. Aber die Verkalkung der Blutgefäße ist nicht nur vermeidbar, wenn die genannten Risikofaktoren ausgeschaltet werden, sondern auch rückbildungsfähig. Deshalb ist es besonders wichtig, Risikofaktoren soweit wie möglich auszuschalten und vorbeugende Maßnahmen zu ergreifen. Das erfordert in vielen Fällen eine Umstellung des bisherigen Lebensstils: Raucher müssen ihr Laster ganz aufgeben oder zumindest stark einschränken, Übergewichtige abnehmen und sich körperlich mehr betätigen. Hier sind Radfahren, Skilanglaufen, Schwimmen, Bergwandern und Jogging geeignet. Sportliche Übungen lassen sich auch leicht in den Alltag einbauen: kurze Entfernungen mit dem Rad (statt Auto) zurücklegen, Treppen steigen statt Rolltreppe oder Aufzug benutzen usw.

Sehr wichtig ist die richtige Ernährung. Der Konsum tierischer Fette (Butter, Schweinefleisch) sollte eingeschränkt werden. Gesünder sind pflanzliche Fette und Öle (Oliven-, Sonnenblumen-, Weizenkeim- oder Distelöl), die hauptsächlich ungesättigte Fettsäuren enthalten. Dies gilt übrigens auch für Fisch (insbesondere Seelachs, Forelle, Makrele, Hering und Lachs), der deshalb mindestens einmal pro Woche auf dem Speiseplan stehen sollte. Eskimos, die sich hauptsächlich von Fisch ernähren, leiden nämlich trotz ihres hohen Fettkonsums extrem selten unter arteriosklerotischen Gefäßveränderungen. Auch Salz sollte sparsam verwendet werden. Bei Milchprodukten empfiehlt es sich, auf fettarme Produkte wie Magerquark,

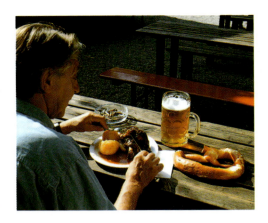

▲ Gefäßschäden werden häufig durch eine falsche Ernährung mit viel tierischem Fett und Alkohol begünstigt.

Hüttenkäse oder Buttermilch zurückzugreifen.

Um den Risikofaktor Streß auszuschalten, sollten seelische Spannungen und Belastungen soweit möglich abgebaut werden. Dabei sind oft auch Entspannungsübungen wie Yoga oder autogenes Training hilfreich.

Ein wesentlicher Punkt ist auch, erhöhten Blutdruck durch Diät und Medikamente in den Griff zu bekommen. Ebenso sollte eine Zuckerkrankheit unbedingt behandelt werden. Ob und in welcher Weise erhöhte Blutfettwerte gesenkt werden sollten, muß der Arzt immer von Fall zu Fall entscheiden. Zu berücksichtigen sind dabei nicht nur die gemessenen Blutwerte, sondern auch die Frage, ob eine erbliche Fettstoffwechselstörung vorliegt.

Behandlung

Eine medikamentöse Behandlung der Arterienverkalkung wird im allgemeinen erst dann durchgeführt, wenn alle vorbeugenden Maßnahmen erfolglos bleiben. Zur Verfügung stehen Medikamente zur Senkung erhöhter Blutfettwerte und zur Verbesserung der Fließeigenschaften des Blutes. Aber auch Knoblauch und Ginkgo-Extrakten wird eine günstige Wirkung nachgesagt. Wenn alle anderen Maßnahmen versagen, kann bei örtlich begrenzter Arterienverkalkung die verengte Arterie entweder gedehnt und so wieder durchgängig gemacht werden, oder aber der betroffene Gefäßabschnitt wird ganz entfernt und durch eine Gefäßprothese ersetzt.

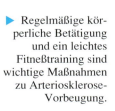

▶ Regelmäßige körperliche Betätigung und ein leichtes Fitneßtraining sind wichtige Maßnahmen zu Arteriosklerose-Vorbeugung.

Asthmamittel

Fortsetzung von S. 133

der Diagnose unklarer Gelenkbeschwerden, sondern Meniskus- und Bänderrisse sowie Knorpelverletzungen können direkt behandelt werden. Dem Patienten bleiben nur zwei bis drei kleine Narben zurück, und er kann das Gelenk meist schnell wieder belasten.

Arzneimittelallergie

Überempfindlichkeitsreaktion des Körpers auf bestimmte Medikamente. Die Arzneimittelallergie kann auch von der Höhe der Dosis abhängen. Besondere Beachtung gilt hier dem Penicillin, Schmerzmitteln und Jod. Bekannte Allergien gegen Inhaltsstoffe sollten in einem Allergiepaß vermerkt und dem Arzt oder Apotheker mitgeteilt werden. Arzneimittelallergien machen sich als Hautausschläge, Nesselsucht oder Kreislaufbeschwerden bemerkbar.

Asbestkrebs

Entartung von Körpergewebe durch Asbestfasern. Asbest wurde bis vor einigen Jahren besonders in der Automobilindustrie und im Hausbau (Bodenbeläge, Dichtungsmaterial) verwendet. Die eingeatmeten Asbestfasern gelangen bis in die Lungenbläschen, wo sie von Gewebefasern eingekapselt werden. Es kommt zu Reizhusten, Atemnot und einer Entzündung der Atemwege. Auf Dauer führt die Erkrankung zu eingeschränkter Lungenfunktion und bösartiger Veränderung des Lungengewebes. Asbestkrebs zählt zu den Berufskrankheiten. Man kann ihm aber durch Einhaltung der Schutzmaßnahmen während der Arbeit vorbeugen.

Ascorbinsäure

Das wasserlösliche Vitamin C (Ascorbinsäure) kommt in Zitrusfrüchten, Gemüse und Leber vor. Es wird auch Säuglingsnahrung beigemischt und ist ein wichtiger Faktor bei der Bildung von Eiweiß und Adrenalin. Außerdem ist Ascorbinsäure unentbehrlich für den Stoffwechsel (insbesondere der Kohlenhydrate und des Cholesterins), zur Entgiftung, für das Abwehrsystem und zur Wundheilung.

Askariden

Siehe *Spulwürmer*

Aspergillose

Schimmelpilzbefall. Aus Aspergillus, einem Schimmelpilz, werden zwar auch Antibiotika hergestellt, er kann allerdings den menschlichen Organismus befallen und zu Infektionen der Lunge, Haut, Ohren und Nasennebenhöhlen führen. In ernsten Fällen, z.B. bei Aids, kann er sogar bis in den Herzmuskel, in andere innere Organe oder das Nervensystem gelangen. Die Erkrankung wird mit pilzwirksamen Antibiotika behandelt, um eine Entfernung des befallenen Gewebes zu vermeiden.

Aspermie

Fehlen der männlichen Samenzellen, die in den Hoden gebildet und in den Nebenhoden gespeichert werden. Ein Samenerguß enthält bis zu 600 Millionen Spermien. Eine Störung der Spermienbildung tritt bei Hodenhochstand, durch Entzündung oder Verletzung der Hoden, aber auch häufig im Rahmen seelischer und körperlicher Überanstrengung, bei Vergiftungen oder Unterernährung auf. Eine Unterfunktion der Hirnanhangsdrüse, deren Hormone die Samenproduktion steuern, und Hormonstörungen können ebenfalls Auslöser der Aspermie sein. Behandelt wird nicht die Aspermie selbst, sondern ihre Ursachen. Siehe auch S. 690, *unerfüllter Kinderwunsch*

Asthma
Siehe S. 142

Asthmamittel

Zur Behandlung eines akuten Asthmaanfalls wird Adrenalin gegeben. Die Verkrampfung der Atemwegsmuskulatur wird überwiegend durch Medika-

Fortsetzung auf S. 141

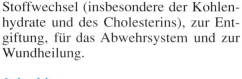

Ascorbinsäure
Besonders in Zitrusfrüchten ist viel Ascorbinsäure (Vitamin C) enthalten.

Arthrose

Sie wird zu den Rheumakrankheiten gezählt. Im Gegensatz zum entzündlichen Gelenkrheumatismus ist Arthrose jedoch ein Abbauvorgang. Mit 60 Jahren hat jeder Mensch solche Abnutzungen, denn Arthrose ist eine ganz normale Alterserscheinung. Es gibt allerdings viele Menschen, die schon im Alter von 30 Jahren erste Gelenkschäden haben, ohne etwas davon zu merken.

Jedes Gelenk besteht aus Gelenkkopf und -pfanne. Beide sind von einem durchsichtigen, weißen Knorpel überzogen. In jungen Jahren ist dieser Knorpel glatt wie Glas, die Reibung also minimal. Durch die Gelenkflüssigkeit, Synovia genannt, wird das Gelenk geschmiert. Gebildet wird diese Flüssigkeit in der Gelenkinnenhaut. Der Knorpel selbst enthält keine Blutgefäße; das hat den Vorteil, daß er wesentlich stärkeren Belastungen standhalten kann. Es hat aber den Nachteil, daß er alle Nährstoffe der Gelenkflüssigkeit entnehmen muß und weniger regenerationsfähig ist. Mit zunehmendem Alter wird der Knorpel rauh, es wird mehr Gewebe ab- als aufgebaut, die Knorpelschicht wird dünner oder an manchen Stellen ganz zerstört, elastische und stoßdämpfende Eigenschaften sind stark eingeschränkt. Da Knorpel keinen Kalk enthält, ist er im Röntgenbild nicht erkennbar. Daß aber durch die dünner gewordene Knorpelschicht der Gelenkspalt, also der Abstand zwischen Kopf und Pfanne kleiner geworden ist, kann auf dem Röntgenbild sehr genau gesehen werden. Die Verschmälerung des Gelenkspalts ist das typische Zeichen einer Arthrose. Die häufigsten Begleitsymptome sind Morgensteifigkeit, Reibegeräusche und Anlaufschmerz zu Beginn jeder Bewegung.

Ursachen

Der aufrechte Gang des Menschen ist einer der Gründe, warum sich bei ihm über die Jahre hinweg leicht eine Arthrose ausbilden kann. Auf Hüftgelenken und Knien lastet der Hauptanteil des Körpergewichts. Durch den ständigen Balanceakt des Körpers wird außerdem die Wirbelsäule stark beansprucht. Der aufrechte Gang ist aber nur ein Grund für den Gelenkverschleiß. Verstärkend kommen Faktoren hinzu wie:
- Übergewicht,
- Fehl- oder Überbelastung durch Lei-

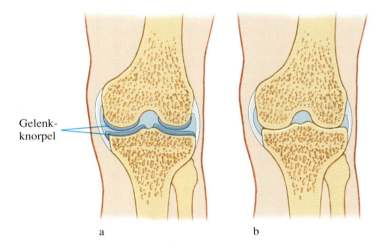

▲ Bei einem gesunden Knie (a) ist die Knorpelschicht gleichmäßig stark. Beim erkrankten Knie (b) hat sich der Knorpel vollständig zurückgebildet und die Knochen reiben direkt aufeinander.

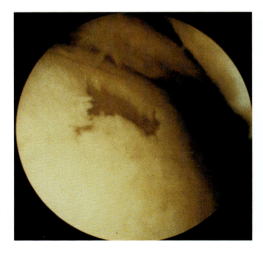

▶ Bei der Kniegelenksspiegelung kann man den Knorpelschaden (Bildmitte) deutlich erkennen.

Arthrose

stungssport oder bestimmte Berufe (z.B. dauerndes Knien beim Bodenleger, Erschütterungen durch Bedienen eines Preßlufthammers),
- Fehlstellung und damit jahrzehntelange einseitige Belastung der Gelenke (bei Hüftgelenksleiden, O- oder X-Beinen).

All dies hat zur Folge, daß ein Gelenk mechanisch stärker beansprucht und abgenutzt wird. Auch kann es geraume Zeit nach einer Verletzung des Knorpelgewebes durch eine Verstauchung, eine Prellung oder einen Knochenbruch zu Schäden kommen. Grundsätzlich kann jedes Gelenk betroffen sein, besonders anfällig aber sind Knie, Hüfte, Wirbelsäule, Sprunggelenk sowie die Finger, vorzugsweise der Arbeitshand.

Ruhende oder aktivierte Arthrose?
Zwei Menschen mit exakt gleichem Röntgenbefund können ganz unterschiedlich starke Schmerzen haben. Ein Patient mit Arthrose kann jahre-, sogar jahrzehntelang ohne Beschwerden bleiben, und plötzlich werden durch einen Auslöser (z.B. klimatische Veränderung, körperliche Überanstrengung, grippaler Infekt) die typischen Symptome verursacht. Dieses Stadium der Arthrose wird von einer schmerzhaften Entzündung am Gelenk und häufig einer Schwellung mit starken Schmerzen, die auch in Ruhe auftreten, begleitet.
Bei einer aktivierten Arthrose des Schultergelenks z.B. sind auch die umgebenden Weichteile (Muskeln und Sehnen) in Mitleidenschaft gezogen. Wenn also infolge dieser Schultersteife der Arm zu lange eng am Körper getragen wird, kann dies zu einer hochgradigen Bewegungseinschränkung und Versteifung führen, die monatelang behandelt werden muß.

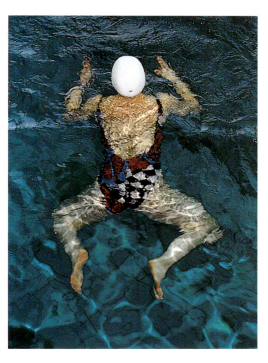

▲ Regelmäßiges Schwimmen gehört nicht nur zur Behandlung, sondern auch zur Vorbeugung gegen Arthrose.

Behandlung der Arthrose
Eine Therapie gegen die Ursachen des Gelenkverschleißes gibt es bislang nicht. Das Ziel der Behandlung besteht in Entzündungshemmung, Schmerzlinderung und Funktionsverbesserung.

Entzündung bekämpfen
Durch Anlegen einer elastischen Binde, eines Zinkleimverbands oder einer Schiene wird das Gelenk ruhiggestellt, bis die Schmerzen abklingen. Damit wird das entzündliche Stadium wieder in ein ruhendes zurückgeführt. Gegen die Entzündung helfen Kälte- und Alkoholumschläge, in leichteren Fällen auch Umschläge mit Heilerde oder Pasten.
Als Folge der Entzündung kann Gewebsflüssigkeit in den Gelenkspalt eindringen, es kommt zum Erguß, der manchmal punktiert, also mit einer Spritze abgezogen werden muß. Druck und Schmerz lassen dadurch nach. Die Punktion erfolgt meist unter lokaler Betäubung und bereitet kaum Schmerzen. Besonders wichtig ist es, das Gelenk nach Abklingen der Entzündung wieder vorsichtig und immer stärker zu bewegen.

Schmerzlinderung
Die einmalige Injektion von Kortison in ein krankes Gelenk sorgt rasch für Linderung. Damit können die unangenehmen Nebenwirkungen von Kortisonpräparaten bei Dauereinnahme (z.B. Wassereinlagerung in das Gewebe) vermieden werden. Häufig werden Antirheumatika wie Acetylsalicylsäure (ASS) verordnet. Akupressur, Akupunktur und Neuraltherapie haben sich bei der Schmerzbehandlung bewährt.

Operative Behandlung
Tritt keine Besserung ein, so ist möglicherweise ein operativer Eingriff unver-

Arthrose

meidlich. Mit Hilfe endoskopischer Verfahren ist es möglich, die Knorpelfläche zu glätten oder abgeriebene Knorpel- und Knochenteile zu entfernen. Eine große Gelenkeröffnung ist meist nicht erforderlich.

Bei größeren Schäden ist es häufig nötig, eine Gelenkprothese einzusetzen. Vor allem bei der Hüfte wurden in den letzten Jahrzehnten sehr gute Resultate erzielt. Ein Teil des kranken Gelenks wird dabei durch ein Implantat aus Metall und Kunststoff bzw. Keramik ersetzt. Je nach Alter des Patienten, Bewegungsverhalten und Intensität der Belastung muß individuell mit dem Arzt geklärt werden, ob eine solche Operation ratsam ist.

Viel Bewegung, wenig Belastung

Im ruhigen Stadium wie auch zur Vorbeugung und Frühbehandlung hilft es, die Gelenke viel zu bewegen, aber wenig zu belasten, z.B. durch Schwimmen, langsames Radfahren oder Skilanglaufen. Therapeutische Übungen unter Aufsicht eines Krankengymnasten können auch zu Hause durch schonende Gymnastik sinnvoll ergänzt werden.

Beispiele: Beugen und Strecken des Beins im Kniegelenk. Dies kann ohne, aber auch unter Verwendung einer elastischen Binde, die mit beiden Händen gehalten und wie ein Zügel um die Fußsohle gelegt wird, durchgeführt werden. Auf diese Weise wird der Streckung des Beins ein leichter Widerstand entgegengesetzt. Bei Arthrosen an den Handgelenken sind Greifübungen der Hand um einen weichen Ball sehr wirksam. Alle Bewegungen lassen sich im warmen Wasser leichter und damit weniger schmerzhaft durchführen. Übungen, bei denen Gewichte weggedrückt werden, auch Kniebeugen, sind zur Förderung der Beweglichkeit ungünstig.

Um den Anlaufschmerz zu vermindern, empfiehlt es sich, das Gelenk zuerst ohne Belastung zu bewegen, z.B. das Knie vor dem Aufstehen ein paarmal zu schwingen. Warme Bäder, Rotlichtbehandlung und Fangopackungen wirken durchblutungsfördernd, krampflösend und schmerzlindernd. Übergewichtigen Patienten wird der Arzt zu Gewichtsreduktion mit kalorienreduzierter Mischkost raten. Einfache Vorrichtungen wie eine Fußbank unter dem Tisch schonen die Knie beim Sitzen. Die Einkaufstasche auf Rollen oder ein Spazierstock entlasten die Gelenke ebenfalls.

Da Arthrose nicht geheilt werden kann, ist es für den betroffenen Patienten zwingend erforderlich, das Gleichgewicht zwischen notwendiger Belastung und maximaler Belastbarkeit zu finden.

▲ Auch bei Arthrose ist gesunde Ernährung mit viel Obst und ballaststoffreichen Lebensmitteln wichtig.

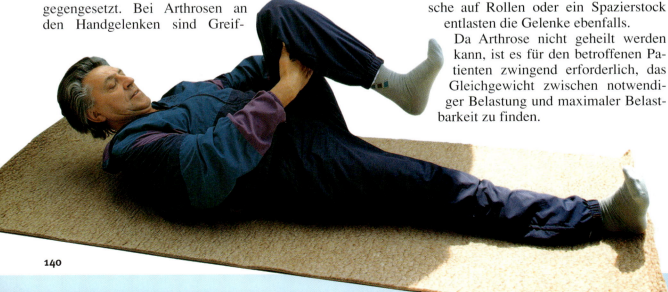

▼ Aktive Bodengymnastik verhindert die allmähliche Versteifung der Gelenke.

Fortsetzung von S. 137

mente gelöst, die eine muskelerschlaffende Wirkung haben. Sie werden am besten in die Blutbahn gespritzt, können aber auch in Kapselform eingenommen werden. Manche Medikamente enthalten Kortison, um Entzündungen zu hemmen. Inhalationssprays wirken direkt auf die Atemwege. Es stehen schleimlösende Medikamente zur Verfügung und Mittel, die bei allergisch bedingtem Asthma die Antigen-Antikörper-Reaktion unterdrücken.

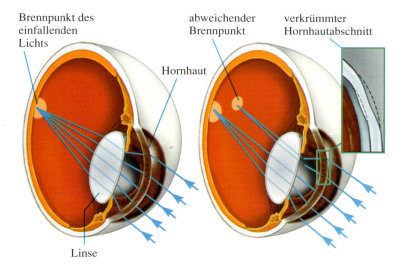

Astigmatismus
Bei der Hornhautverkrümmung wird ein Punkt nicht mehr als Punkt, sondern als Strich oder Stab wahrgenommen. Deshalb spricht man auch von Stabsichtigkeit. Eine Hornhautverkrümmung macht sich durch herabgesetzte Sehschärfe, Blendungsempfindlichkeit und Kopfschmerzen bemerkbar. Sie ist meist vererbt, tritt aber auch nach Verletzungen und nach Staroperationen auf. Der Astigmatismus wird durch spezielle Brillengläser oder Kontaktlinsen ausgeglichen. Auch eine dauerhafte Korrektur durch eine Behandlung mit Laserstrahlen ist möglich.

Astronautenkost
Energieliefernde Nahrung, die keinen Stuhl bildet und ursprünglich für Astronauten entwickelt wurde. Die Flüssignahrung ist bereits in Fett, Eiweiß und Kohlenhydrate gespalten. Außerdem enthält sie Vitamine, Mineralstoffe und Spurenelemente. In der Medizin verwendet man sie als Zusatznahrung bei Appetitlosigkeit, Unterernährung oder extremem Durchfall. Die Flüssignahrung wird im Labor hergestellt und kann auf den Stoffwechsel bzw. den Bedarf des Patienten genau abgestimmt werden. Patienten, die z.B. nach Kieferoperationen keine feste Nahrung aufnehmen können, erhalten über Astronautenkost lebensnotwendige Nährstoffe ebenso wie Patienten, die normale Nahrung nach ausgedehnten Magen-Darm-Operationen nicht verdauen können. Astronautenkost kann als Trinklösung in verschiedenen Geschmacksrichtungen eingenommen oder dem Magen mit einer Sonde zugeführt werden.

Aszites
Siehe *Bauchwassersucht*

Ataxie
Siehe *Bewegungsstörungen*

Atemlähmung
Ausfall der Atmung. Sie kann durch eine Schädigung des Gehirns verursacht werden: Gifte wie Opiate, Sauerstoffmangel, erhöhter Kohlenmonoxidgehalt, ein Schlaganfall oder Verletzungen können eine Lähmung des Atemzentrums verursachen. Die Atemmuskulatur selbst kann im Rahmen anderer Erkrankungen beeinträchtigt sein (z.B. bei Kinderlähmung). Bei Allgemeinnarkosen für Operationen im Bauchbereich wird eine Atemlähmung bewußt mit Medikamenten herbeigeführt, um eine völlige Entspannung der Bauchdecke zu erreichen.

Atemnot
Zur Atemnot kommt es durch Sauerstoffmangel und einen zu hohen Anteil von Kohlendioxid im Blut. Sie ist immer mit Erstickungsangst verbunden, und der Patient versucht, durch vermehrte Atmung diesen Zustand zu beheben. Sie kann dadurch hervorgerufen werden, daß die Luftzufuhr zu den Lun-

Fortsetzung auf S. 146

Astigmatismus
Das ins gesunde Auge einfallende Licht wird im Brennpunkt gebündelt (links). Bei einer Hornhautverkrümmung (rechts) werden die Lichtstrahlen zusätzlich abgelenkt; es entsteht ein zweiter Brennpunkt und damit ein unklares Bild.

Asthma

Durch eine Überempfindlichkeit der Bronchialschleimhaut, die bei übersteigerter Abwehrreaktion des Körpers gegen Reize anschwillt, entsteht Asthma. Die Luftwege verkrampfen sich anfallsartig – das dramatische Bild der akuten Atemnot mit Erstickungszeichen kann die Folge sein. Durch entsprechende Lebensführung und Medikamente ist Asthma jedoch gut beherrschbar.

Würde man die Schleimhaut ausbreiten, die die verästelten Luftwege (Bronchien und Bronchiolen) der Lunge und die Lungenbläschen des Erwachsenen auskleidet, ergäbe sich eine Fläche von 70 bis 80 m² – die Grundfläche einer Wohnung. Diese große Oberfläche ist nötig,

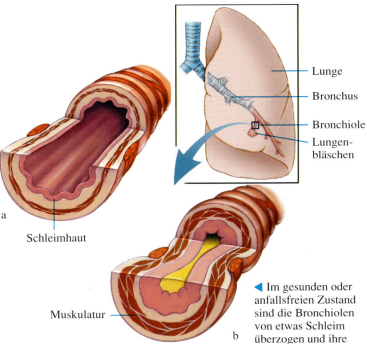

a Schleimhaut

Muskulatur

b

◀ Im gesunden oder anfallsfreien Zustand sind die Bronchiolen von etwas Schleim überzogen und ihre Muskeln entspannt (a). Bei einem Asthmaanfall verkrampft sich die Muskulatur, die Schleimhaut schwillt an und produziert so viel Sekret, daß die Bronchiole verstopfen kann (b).

damit beim Atmen eine ausreichend große Menge an Luftsauerstoff über die Zellen der Lungenbläschen in das Blut gelangt und möglichst viel verbrauchte Luft aus der Lunge wieder nach außen abgeatmet werden kann. Diese Fläche ist aber auch ein ganzes Leben lang dem Kontakt mit eingeatmeten Stoffen ausgesetzt. Da die Menge der Schadstoffe in der Luft zunimmt, wird die Lunge einer immer größeren Belastung ausgesetzt, und auch die Zahl der Asthmakranken steigt stetig an.

Etwa jeder zwanzigste Deutsche leidet an Asthma. Meist tritt die Erkrankung schon im Kindesalter auf. Ab einem Alter von etwa 30 Jahren wird der Erstausbruch seltener.

Ursache ist eine Allergie gegen verschiedenste Stoffe, die sogenannten Allergene, die sich in der Luft befinden können (z.B. Pflanzenpollen, Hausstaub, Tierhaare und Schadstoffe) und durch die Atmung in Kontakt mit der Bronchialschleimhaut treten. Dort rufen sie durch übersteigerte Abwehrmechanismen die für Asthma typischen Veränderungen hervor. Aber auch Allergene, die nicht eingeatmet werden, können Asthma auslösen: z.B. bestimmte Nahrungsmittel und Medikamente.

Beim chronischen Asthmatiker können auch andere Reize wie kalte Luft, Infektionen und Streß Anfälle hervorrufen. Nicht selten wurden in der Vergangenheit Asthmatiker deshalb als psychisch überempfindlich angesehen. So kann der Anblick der künstlichen Nachbildung einer Blume, gegen die der Patient allergisch ist, bereits einen Asthmaanfall auslösen: Obwohl die Plastikblume kein Allergen aussendet, kann allein der optische Reiz die allergische Überreaktion bewirken.

Krankhafte Veränderungen

Jeder Mensch bildet körpereigene Substanzen, die Abwehrreaktionen bewirken. Kommt der Allergiker mit einem entsprechenden Allergen in Kontakt oder wirken die genannten anderen Reize auf

Asthma

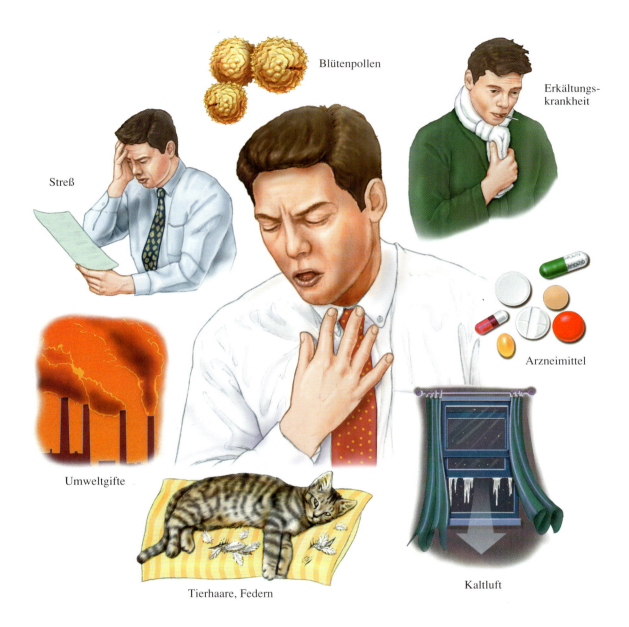

▲ Mögliche Asthmaauslöser.

ihn ein, so produziert er diese Substanzen im Gegensatz zum gesunden Menschen in übersteigerter Menge. Daraufhin kommt es zu einer allergischen Überreaktion:
- Ähnlich wie sich beim Nesselfieber die Haut rötet und anschwillt, verhält sich beim Asthmatiker die Schleimhaut in den Luftwegen. Das entspricht einer Entzündung, die aber nicht durch Krankheitserreger hervorgerufen wird.
- Die zarte Muskulatur in den Wänden der Bronchiolen verkrampft sich und verengt so die Luftwege.
- Die Schleimzellen in den Wänden der Bronchiolen bilden vermehrt zähes Sekret, das die Luftwege blockiert.

Symptome
Typisch ist das anfallsartige Auftreten von Atemnot, besonders geprägt durch eine deutlich erschwerte Ausatmung. Dies ist durch die verkrampften und ver-

Asthma

schwollenen Luftwege zu erklären, die sich ganz besonders bei der Ausatmung ventilartig verschließen können. Vermehrte Schleimbildung führt zu Hustenanfällen mit zähem Auswurf. Die behinderte Atmung verschlechtert die Sauerstoffaufnahme, daher verfärben sich die Lippen des Patienten bläulich. Durch die Atemnot entstehen Angst und Unruhe.

Behandlung

Ist durch Tests bekannt, wogegen der Patient allergisch ist, kann eine Hyposensibilisierung erfolgreich sein. Hierbei wird dem Patienten über einen längeren Zeitraum in geringer Dosis das Allergen zugeführt. Der Organismus gewöhnt sich daran, und die allergische Reaktion bleibt allmählich aus. Zusätzlich können Medikamente die Allergie abschwächen (Antihistaminika).

▶ Während das Peak-Flow-Meter dazu dient, die Stärke der Ausatmung zu messen, um die Schwere des Asthmas festzustellen (großes Bild), ist das Dosieraerosol unerläßlich, um bei einem Anfall gezielt ein Medikament in die Atemwege zu verabreichen.

Bei einem akuten Anfall wird ein Medikamentenspray eingeatmet (Aerosoltherapie), das die verengten Luftwege sofort erweitert. Die Lippen umschließen hierbei das Mundstück des Dosierspenders. Durch Druck auf das Spraydöschen kann die Zahl der Aerosolstöße genau dosiert werden.

Meistens ist eine dauerhafte, regelmäßige Medikamenteneinnahme notwendig, um Asthmaanfälle grundsätzlich zu vermeiden. Zuvor muß das Ausmaß der Erkrankung vom Arzt genau diagnostiziert werden. Mit einem handlichen Meßgerät kann man den größtmöglichen Ausatmungsstoß, den der Kranke aufbringen kann, bestimmen – den »peak flow«. Er atmet hierzu so kräftig wie möglich in das Gerät aus, das die Stärke des Atemstoßes mißt. Mehrmals am Tag notiert der Patient zu Hause auf einem Formular die gemessenen Werte. So sehen Patient und Arzt, wann im Verlauf von 24 Stunden die Werte am niedrigsten sind. Danach richtet sich, wann, wie oft und in welcher Dosierung der Patient seine Medikamente einnehmen muß. Sehr wichtig ist, daß der Patient lernt, mit dem Asthma zu leben, und die Krankheit richtig behandelt wird:

- Erforderlich ist die regelmäßige Einnahme eines speziellen Medikaments, das die Bronchiolenverkrampfung verhindert.
- Weitere Medikamente verflüssigen das vermehrt produzierte Lungensekret und erleichtern ein Abhusten.
- Kortison unterdrückt die allergischen Reaktionen der Schleimhaut und fördert die Heilung ihrer entzündlichen Veränderungen. So kann je nach Schweregrad des Asthmas zusätzlich eine Kortisonbehandlung hilfreich oder sogar notwendig sein: In festgelegten Abständen wird ein kortisonhaltiges Aerosol eingeatmet oder in schwereren Fällen Kortison in Tablettenform verabreicht.

Da alle Medikamente bei einer zu hohen Dosierung unerwünschte Nebenwirkungen auslösen kön-

Asthma

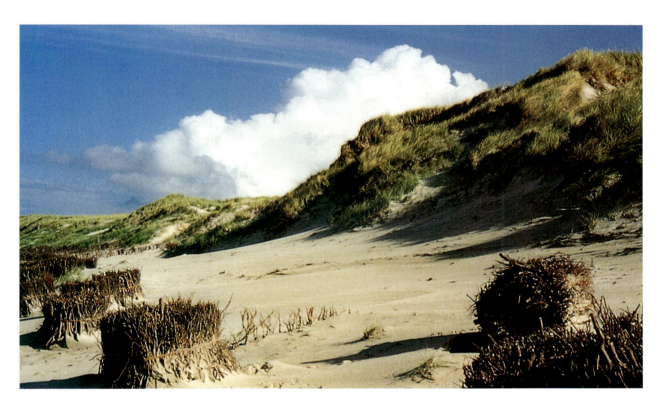

Die fast allergenfreie Luft an der Nordsee und im Hochgebirge wirkt sich oft positiv auf die Atembeschwerden bei Asthma aus. Deshalb wird Asthmakranken empfohlen, dort eine Kur oder den Urlaub zu verbringen.

nen, muß der Arzt festlegen, welche Menge gerade ausreichend ist, um einerseits Beschwerdefreiheit zu erzielen und andererseits unerwünschte Nebenwirkungen zu vermeiden. Eine intensive ärztliche Betreuung ist beim Asthmatiker also unerläßlich.

Risiken

Hält ein Asthmaanfall dauerhaft an (Status asthmaticus), befindet sich der Betroffene in einer lebensbedrohlichen Situation und droht zu ersticken. In diesem Fall hilft kein Spray, da es nicht mehr in die völlig verkrampften Luftwege gelangen kann. Der Patient muß halbsitzend gelagert und beruhigt werden; außerdem muß der Notarzt verständigt werden, der eine Spritze mit lebensrettenden Medikamenten verabreicht.
Bei chronischem Asthma, das nicht sorgfältig behandelt wird, können Dauerschäden entstehen. Wenn die eingeatmete Luft nur schwer entweicht, liegt ein erhöhter Widerstand beim Ausatmen vor, der zur Aufblähung der Lunge führt (Emphysem). Hierdurch wird der Druck auf die Adern in der Lunge erhöht. Die Belastung des Herzens wird größer, da es Blut durch diese zusammengepreßten Adern pumpen muß. Die Folge ist eine chronische Herzschwäche.

Vorbeugung

Durch eine besondere Lebensführung können die Probleme, die durch Asthma auftreten, verringert werden, und der Betroffene kann ein weitgehend beschwerdefreies Leben führen. Zu den wichtigsten Maßnahmen gehören:
- Vermeidung des Kontakts mit Allergenen,
- frühzeitiges Erkennen und Stoppen eines drohenden Anfalls,
- Mitführen eines Asthmasprays,
- regelmäßige Einnahme von Medikamenten,
- Vermeidung von Schadstoffen (Rauchen!),
- Urlaub und Kuren in günstigen Klimazonen, z.B. am Meer oder im Hochgebirge,
- körperliche Aktivität und
- regelmäßige ärztliche Kontrolle.

Atemstillstand

Fortsetzung von S. 141

gen direkt unterbunden ist, z.B. wenn ein Fremdkörper in die Luftröhre gelangt ist und diese verschließt, oder wenn die Lungen selbst durch eine Vergiftung oder durch eine Entzündung so stark geschädigt sind, daß sie nicht mehr genügend Sauerstoff aufnehmen können. Atemnot kann aber auch dann entstehen, wenn das Herz nicht genügend Blut zur Neuaufnahme von Sauerstoff in die Lungen pumpt.

Bei hohem Blutverlust oder bei Blutarmut infolge eines Tumors schließlich stehen zu wenige rote Blutkörperchen als Sauerstofftransportträger zur Verfügung. Auch hier kommt es zu Kurzatmigkeit und Atemnot. Behandelt werden nur ihre unmittelbaren Ursachen. Siehe S. 738, *Erste Hilfe – Atemnot*

Atemstillstand

Eine Lähmung des Atemzentrums im Gehirn führt zum völligen Atemstillstand. Sie kommt meistens durch eine Unterversorgung des Gehirns mit Sauerstoff zustande. Das kann bei Verlegung der Atemwege durch Fremdkörper, aber auch durch mangelnde Blutversorgung des Kopfes bei einer schweren Blutung geschehen. Auch bei einem Herzinfarkt oder bei bestimmten Vergiftungen, die mit einer Schädigung des Herzmuskels einhergehen, gelangt zu wenig Sauerstoff in das Atemzentrum, weil das Herz nicht mehr in der Lage ist, genügend Blut in den Kopf zu pumpen. Als andere Ursache kommt ein direkter Schaden durch den Druck eines Gehirntumors oder durch eine Verletzung in Frage.

Atemtherapie

Eine bewußte Atmung, die von Krankengymnasten oder Physiotherapeuten mit dem Patienten eingeübt wird, hat besondere Bedeutung für liegende Patienten und solche auf Intensivstationen, weil sie einer Lungenentzündung vorbeugt. Eine gleichmäßige Atemtätigkeit ist auch wichtig bei bereits bestehenden Lungenerkrankungen oder bei Fehlbildungen der Wirbelsäule und des Brustkorbes, die die Atmung erschweren.

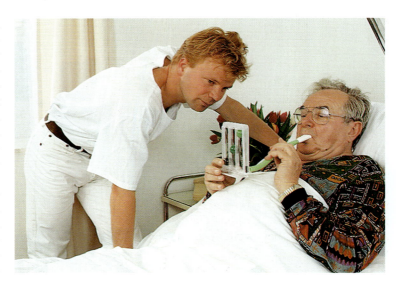

Atemtherapie
Durch gezielte Übungen kann besonders bettlägerigen Patienten die Atmung erleichtert werden.

Außerdem wird die Atemtherapie im Rahmen der Schwangerschaftsgymnastik und als Entspannungsübung eingesetzt. Sie kann mit Sprechübungen und Inhalationen verbunden werden.

Äther

Chemische Verbindung, die aus Alkohol hergestellt wird. Äther ist flüssig, klar, streng riechend und leicht brennbar. Er findet heute in Westeuropa fast nur noch als Lösungsmittel für andere Substanzen Anwendung. Früher wurde er vor allem zur Narkose eingesetzt. In einigen Ländern werden noch heute Narkosen mit Äther durchgeführt. Dabei wird der Stoff auf eine spezielle Gesichtsmaske getropft und die entstehenden Dämpfe eingeatmet. Äther hat neben seiner narkotisierenden Wirkung einen stark muskelentspannenden Effekt, kann aber auch zur Reizung der Atemwege und zum Erbrechen führen.

ätherische Öle

Die stark duftenden Pflanzenextrakte werden durch Destillation aus Pflanzensäften gewonnen und als Parfümgrundstoff verwendet. Sie enthalten neben den pflanzlichen Hormonen keimabtötende Substanzen. Ätherische Öle haben ein breites Wirkungsspektrum: Sie sind krampflösend (Jasmin, Wacholder, Salbei), entzündungshemmend (Kamille), antibakteriell (Thymian regt die Produktion weißer Blutkörperchen an), kreislaufstimulierend (Rosmarin, Kampfer), entspannend und beruhigend (Bergamott, Rose). Ätherische Öle können je nach gewünschter Wirkung inhaliert, einmassiert oder geschluckt werden. Um Reizungen zu vermeiden, sollten sie nicht zu konzentriert angewendet werden. Vorsicht ist bei gleichzeitiger Einnahme homöopathischer Mittel geboten, da sich nach Auffassung homöopathisch tätiger Ärzte ihre Wirkungen gegenseitig aufheben können. Synthetisch hergestellte Öle sind bei weitem nicht so wirksam.

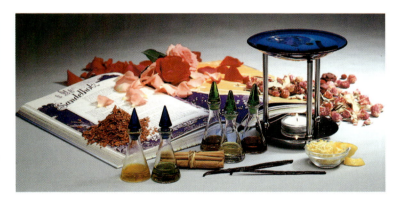

Atmungsorgane
Die Luftwege und die Lunge, durch die dem Organismus Sauerstoff zugeführt und Kohlenmonoxid abgegeben wird. Siehe S. 33, *Der menschliche Organismus – Luftwege und Lunge*

Atopie
Schnelle und heftige Überempfindlichkeitsreaktion des Körpers auf eindringende Fremdstoffe, die in ihren Ursachen und Wirkungen mit einer Allergie vergleichbar ist. Die bekannteste Erscheinungsform der Atopie ist das atopische Ekzem, ein Hautausschlag. Ansonsten treten Asthma, Schnupfen oder Nesselsucht auf. Die Veranlagung zur Atopie ist vererbbar.

Atrazin
Pulvriges, wasserlösliches Pflanzenschutzmittel, das zur Unkrautbekämpfung hauptsächlich beim Maisanbau, aber auch beim Spargel- und Weinanbau, in anderen Kulturen beim Anbau von Zuckerrohr, Ananas und Hirse angewandt wird. Atrazin hemmt die Photosynthese, durch die die Pflanze Licht in Energie umwandelt und Sauerstoff an die Atmosphäre abgibt. Die Zerfallsprodukte des Atrazins gelangen über das Wasser in die Nahrungskette. Atrazin birgt gesundheitliche Risiken und gilt als krebserregend. Deshalb ist seine Anwendung seit 1991 in Deutschland verboten, es ist aber nach wie vor besonders im Regen nachweisbar. Auskünfte über die Bodenbelastung erteilen örtliche Wasserzweckverbände.

Atrophie
Gewebeschwund. Werden einem Gewebe nicht genügend Nährstoffe zugeführt, verkleinern sich seine Zellen oder gehen zugrunde. Normal ist eine Atrophie nur im Alter, wenn sich Gewebe als Alterserscheinung zurückbildet. Nervenstränge können ebenso Atrophien aufweisen wie Muskeln, Knochen, Haut oder Organe. Bei Unterernährung oder gravierenden hormonellen Störungen kommt es zu Atrophien am ganzen Körper. Tritt Gewebeschwund isoliert an einer Stelle auf, ist er oft auf Durchblutungsstörungen eines oder mehrerer Gefäße zurückzuführen (wie auch die Atrophie des Sehnervs bei Gehirntumoren). Einige Nervenerkrankungen führen zu einem Verlust der Muskeltätigkeit und somit zur Muskelatrophie. Ein Muskelschwund tritt auch dann auf, wenn ein Körperteil lange ruhiggestellt wird, z.B. in einem Gipsverband.

Atropin
Das Gift der Tollkirsche, eines Nachtschattengewächses, blockiert die Erregungsübertragung vom Nerv auf den Muskel. Der Augenarzt verwendet Atropin zur Weitstellung der Pupille und zur Behandlung vom Schielen. Außerdem erweitert Atropin die Hautgefäße und hemmt die Schweißabsonderung. Es steigert die Herzschlagfrequenz, wirkt

ätherische Öle
Sowohl in der Naturheilkunde als auch in der Schulmedizin werden ätherische Öle angewandt.

Ätzmittel

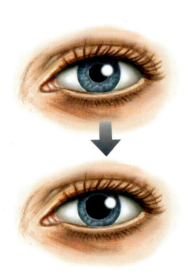

Atropin
Durch das Eintropfen von Atropin wird die Pupille extrem geweitet.

krampflösend auf den Verdauungstrakt, die Blase und die Bronchien. Atropin ist auch in Medikamenten zur Behandlung der Parkinson-Krankheit und in Mitteln gegen Erbrechen enthalten.

Ätzmittel
Mittel zur gezielten Zerstörung krankhaften Gewebes. Die enthaltenen Mineralsalze greifen das Eiweiß im Gewebe an. Man kann auch Tätowierungen mit Ätzmitteln entfernen. Im allgemeinen werden sie äußerlich in Form von Pasten oder Ätzstiften zur Blutstillung und zur Behandlung von wuchterndem Narbengewebe verwendet.

Audiometrie
Siehe *Hörtest*

Aufklärungspflicht
Da jeder ärztliche Eingriff rechtlich gesehen eine Körperverletzung darstellt, muß der Arzt den Patienten, bei Kindern die Erziehungsberechtigten, über das Vorgehen, mögliche erforderliche Zusatzmaßnahmen, die Risiken und eventuelle Nachwirkungen genau aufklären. Die Aufklärung des Patienten muß rechtzeitig und vom behandelnden Arzt persönlich vorgenommen werden. Dies gilt sowohl für Operationen als auch bei anderen diagnostischen und therapeutischen Maßnahmen, z.B. bei Medika-

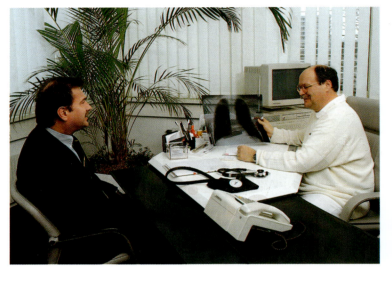

menten, die eine Beeinträchtigung des Reaktionsvermögens bewirken. Der Patient kann nach der Aufklärung die ärztliche Maßnahme verweigern. Bei Operationen wird der Arzt eine schriftliche Einverständniserklärung des Patienten einholen. Die Aufklärungspflicht entfällt, wenn der Patient nicht ansprechbar ist und bei lebensbedrohlichen Zuständen sofort gehandelt werden muß.

Aufklärungspflicht
Das Aufklärungsgespräch zwischen Arzt und Patient sollte so durchgeführt werden, daß der Patient sowohl die Diagnose als auch die geplante Behandlung und ihre Konsequenzen versteht.

Aufputschmittel
Sogenannte Weckamine sind Medikamente, die eine anregende und stimmungshebende Wirkung haben. Zu ihnen gehören Amphetamine. Sie werden gezielt eingesetzt bei Antriebslosigkeit und Konzentrationsstörungen, aber auch zum besseren Heilungsverlauf nach schweren Erkrankungen oder Operationen und damit verbundenen Depressionen. Über längere Zeit eingenommen, können Aufputschmittel die Leber schädigen und süchtig machen. Werden sie abrupt abgesetzt, reagiert der Körper mit Müdigkeit, erhöhtem Schlafbedürfnis und psychischen Störungen.

Aufstoßen
Gelangt zuviel Luft in die Speiseröhre oder in den Magen, kommt es nach dem Essen zum Austreiben der Luft. Bei Säuglingen ist das Aufstoßen im Anschluß an das Füttern normal (Bäuer-

chen). Besonders bei zu hastigem Essen gelangt mit der Nahrung zuviel Luft in den Magen. In diesem Falle ist es hilfreich, wenn man sich ein langsameres Essen angewöhnt.

Aufstoßen kann aber auch auf Erkrankungen im Magen hinweisen. Fehlen Enzyme, kommt es zu vermehrter Gasbildung, ebenso bei zu wenig oder gestörtem Magensaft. Hier schaffen Säureersatzmittel Abhilfe. Auf jeden Fall sollte, besonders bei saurem Aufstoßen, ein Arzt die genaue Ursache abklären.

Auge
Siehe S. 28, *Der menschliche Organismus – Auge*

Augendruckmessung
Test zur Bestimmung des Augeninnendrucks. Vom 30. Lebensjahr an gehört die Messung des Augeninnendrucks zur Routineuntersuchung beim Augenarzt. Sie dient vor allem dazu, einen grünen Star schon im Frühstadium festzustellen. Hierbei wird nach Einträufeln oberflächlich betäubender Augentropfen ein kleiner Stempel auf die Hornhaut gesetzt oder ein Luftstrahl auf die Hornhaut gerichtet. Der gemessene Widerstand des Auges zeigt den Wert des Augeninnendrucks an. Die Untersuchung ist schmerzlos. Ein Augeninnendruck bis 20 mmHg gilt als normal.

Augenflimmern
Sehstörung durch eine momentane Durchblutungsstörung der Netzhaut mit ihren Sinneszellen, die von der Aderhaut aus mit Nährstoffen versorgt wird. Augenflimmern kann das erste Anzeichen einer Netzhautablösung sein. Auch Störungen am Augennerven äußern sich in Augenflimmern, ebenso eine Migräne. Insbesondere anhaltende Beschwerden sollten von einem Augenarzt untersucht werden, wenn weitere Sehstörungen wie Schatten oder Blitze hinzukommen.

Augenhintergrunduntersuchung
Spiegelung des Augenhintergrundes mit einer stark vergrößernden Lupe und hel-

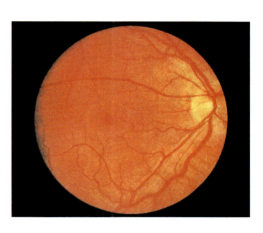

Augenhintergrunduntersuchung
Bei Betrachtung des Augenhintergrundes werden Netz- und Aderhaut sowie der Sehnervkopf auf Beschädigungen und Gefäßveränderungen untersucht.

lem Licht. Um einen Überblick über den gesamten Augenhintergrund zu erhalten, muß die Pupille mit Hilfe von Tropfen ganz geweitet werden. Vom Augenarzt werden die hinteren Augenabschnitte und der Sehnervkopf untersucht. Die Untersuchung ist absolut schmerzfrei, jedoch ist der Patient danach durch die weite Pupille recht blendungsempfindlich, sieht verschwommen und darf nicht Auto fahren. Bei Patienten mit hohem Blutdruck und Zuckerkrankheit ist diese Untersuchung erforderlich, da hier Gefäßveränderungen auftreten können. Außerdem sollte jeder Kurzsichtige regelmäßig seine Netzhaut auf Löcher oder Risse untersuchen lassen. Die Beurteilung des Sehnervs gibt Aufschluß über grünen Star und neurologische Erkrankungen, die eine Sehbeeinträchtigung bewirken.

Augenlidentzündung
Eine Augenlidentzündung äußert sich in Jucken, Brennen, Rötung und Schwellung der Lidkanten. Häufig entstehen zudem Pusteln und bei bakteriellen Infektionen Verklebungen der Wimpern. Die Ursache liegt meist in einer übermäßigen Produktion der Talgdrüsen, die durch äußere Einflüsse wie Rauch oder Staub ausgelöst wird. Oft kommt es aber einfach durch nicht oder ungenügend korrigierte Fehlsichtigkeiten zur Lidentzündung. Die Behandlung besteht in der Verordnung einer geeigneten Brille und in der Anwendung von desinfizierenden, entzündungshemmenden Sal-

ben. Verklebungen an den Wimpern sollten erst mit einem warmen Waschlappen aufgeweicht und dann sanft entfernt werden.

Augenlinse
Siehe *Linse*

Augenmigräne
Schmerzen hinter oder über den Augen, die von Durchblutungsstörungen im Sehzentrum ausgelöst werden. Diese spezielle Migräneform beginnt meist mit Augenflimmern und Gesichtsfeldausfällen. Kurz darauf setzen heftige Schmerzen hinter oder über einem und manchmal beiden Augen ein. Die Kopfschmerzen sind oft mit Übelkeit und Erbrechen verbunden. Licht blendet extrem und verschlimmert die Beschwerden. Die Pupillen können unterschiedlich weit sein.
Bei der Augenmigräne helfen Schmerztabletten, Ruhe und evtl. Abdunkelung. Wenn eine Augenmigräne übermäßig oft und heftig auftritt, sollten ihre Ursachen von einem Augenarzt oder Neurologen untersucht werden.

Augenmuskellähmungen
Ausfall der Augenmuskelbeweglichkeit. Die sechs Augenmuskeln eines jeden Auges werden von je drei Gehirnnerven gesteuert. Der Nerv, der den Muskel steuert, der das Auge nach außen bewegt, hat im Gehirn den längsten Verlauf und ist somit am anfälligsten für Störungen. Ist er gelähmt, wendet sich das Auge nach innen. Andere Augenmuskellähmungen führen zum Höher- oder Tieferstand und zum ungezielten Rollen des betroffenen Auges. Erleidet ein Erwachsener eine Augenmuskellähmung, treten Doppelbilder auf. Bei Kindern wird der Seheindruck des betroffenen Auges und somit das Doppelbild unterdrückt. Augenmuskellähmungen entstehen zwar auch unmittelbar durch Verletzungen, meist sind sie jedoch Zeichen einer neurologischen Erkrankung, z.B. eines Schlaganfalls, oder schwerer Gehirnverletzungen.

Augenprellung
Prellungen des Augapfels durch einen Schlag oder Stoß können schwerwiegende Augenverletzungen mit sich bringen. Zum einen kann, vor allem bei Faustschlägen, der knöcherne Augenhöhlenboden brechen und einen Augenmuskel einklemmen. Durch den Druck kann der Ringmuskel der Regenbogenhaut einreißen. Man erkennt dies daran, daß die Pupille nicht mehr rund ist. Außerdem kommt es durch Einrisse der Linsenkapsel zu sternförmigen Trübungen der Linse, die dann oft entfernt werden muß. Auch die Netzhaut im Inneren des Auges kann infolge einer Prellung Flüssigkeitseinlagerungen (Ödem) oder gar Risse und Blutungen aufweisen. Doppelt- oder Verschwommensehen sind ihre Symptome. Auch wenn zunächst keine Blutergüsse oder Sehstörungen auftreten, sollte nach einer Augenprellung unbedingt ein Augenarzt aufgesucht werden, um etwaige Verletzungen im Auge rechtzeitig zu erkennen.

Augenschmerzen
Häufiges Symptom bei Erkrankungen des Auges. Sie sind meist mit einer Rötung verbunden. Schmerzen in Form eines Druckgefühls und Augenbrennen sind oft Ausdruck eines gestörten Tränenfilms, einer mangelnden Zusammenarbeit beider Augen und einer nicht oder ungenügend korrigierten Fehlsichtigkeit. Bei letzterer werden die Augen überanstrengt und reagieren mit Schmerzen. Bei Bildschirmarbeiten werden schon kleine Abweichungen deutlich, da das Auge hier besonders gefordert wird. Eine geeignete Brille schafft Abhilfe. Sind die Augen zusätzlich entzündet, helfen Medikamente (Augentropfen). Auf keinen Fall dürfen die Augen mit Kamille behandelt werden, da diese allergische Reaktionen und weitere Reizungen der Augen hervorrufen kann.

Augentrockenheit
Verminderte Tränenflüssigkeit. Kratzen, Jucken, Brennen, Rötung, Lichtempfindlichkeit, müde Augen und ein Fremd-

körpergefühl sind Zeichen eines trockenen Auges. Der Tränenfilm, der von der Tränendrüse und diversen fett- und schleimabsondernden Drüsen gebildet wird, kann durch Medikamente gestört sein. Ein weiterer Störfaktor sind Hormone. Deshalb leiden viele Frauen in den Wechseljahren oder durch Einnahme der Anti-Baby-Pille an Augentrokkenheit. Der Tränenfilm wird mit dem Lidschlag verteilt. Lidfehlstellungen oder -verletzungen und Gesichtslähmungen führen ebenso zu Benetzungsstörungen wie Verätzungen des Auges. Als äußere Einflüsse fördern Rauchen, trockene Raumluft, Luftverschmutzung und Klimaanlagen die Augentrockenheit. Abhilfe kann mit Tränenersatzmitteln als Augentropfen oder -gel geschaffen werden. Hierdurch werden allerdings nur die Symptome beseitigt.

Augenübungen
Sehtraining zur Behandlung von Sehstörungen, die zuvor in der Sehschule von speziell ausgebildeten Orthoptisten festgestellt wurden. Es handelt sich um Übungen bei Patienten nach Schlaganfällen, schweren Gehirnverletzungen oder Schleudertraumen, wenn die Verarbeitung der Seheindrücke im Gehirn gestört ist. Bei den Augenübungen, sogenannten Fusionsschulungen, muß der Patient versuchen, die Bilder beider Augen zu einem Bild zu verschmelzen. Eine Brille kann durch Augenübungen nicht wegtrainiert werden.

Augenverätzung
Gewebeschaden am Auge durch Chemikalien, Säuren und besonders Kalkspritzer. Die Hornhaut wird trüb, und die Lidkanten können mit der Bindehaut verkleben. Um solche Verletzungen zu vermeiden, sollte bei Arbeiten mit gefährlichen Stoffen unbedingt eine Schutzbrille getragen werden. Gelangen ätzende Stoffe ins Auge, so muß, um Gewebeeinschmelzungen zu vermeiden, sofort mit steriler Kochsalzlösung oder notfalls auch mit Wasser gründlich gespült werden – auch unter dem Oberlid. Antibiotische und wundheilende Augensalben und ein Verband zählen zu den weiteren Maßnahmen. Die Augenverätzung stellt einen dringenden Notfall dar und muß umgehend behandelt werden. Siehe auch S. 740, *Erste Hilfe – Augenverletzung*

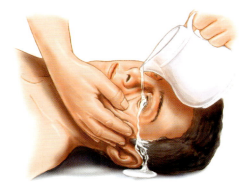

Augenverätzung
Gründliches Spülen ist die wichtigste Sofortmaßnahme bei Verätzungen des Auges.

Augenverletzung
Stumpfe Verletzungen wie Prellungen oder ein Schlag auf das Auge können zu Brüchen im Augenhöhlenboden des Schädelknochens und zu Einrissen im Auge führen. Risse in der Bindehaut heilen recht schnell. Bei spitzen Verletzungen, die womöglich das Auge eröffnen, z.B. durch Scherenspitzen, muß die Wunde sofort operativ versorgt werden. Fremdkörper, besonders Metallsplitter, müssen umgehend entfernt werden, da sie im Auge rosten und schwere Entzündungen hervorrufen können. Oberflächliche Verletzungen wie Kratzer auf der Hornhaut werden mit wundheilenden und antibiotischen Augensalben behandelt. Außerdem wird ein geschlossener Augenverband über beide Augen angelegt, da das Auge möglichst wenig bewegt werden soll. Siehe auch S. 740, *Erste Hilfe – Augenverletzung*

Augenzittern
Siehe *Nystagmus*

Aurikulomedizin
Ohrpunktmassage. Die Aurikulomedizin wird von Heilpraktikern und Ärzten mit entsprechender Zusatzausbildung praktiziert. Das Ohr gilt als Reflexzone für den gesamten Körper und erlaubt die

Diagnose und Therapie einzelner Körperteile oder Organe. Man muß sich dazu das Ohr als einen auf dem Kopf stehenden Embryo vorstellen: das Ohrläppchen stellt den Kopf dar, die Ohrmuschel Wirbelsäule und innere Organe. Durch Stimulierung bestimmter Punkte mittels Akupunkturnadeln, Massage oder Laser kann der Körper beeinflußt und z.B. Kopfschmerzen oder Erkrankungen innerer Organe behandelt werden.

Ausfluß

Absonderung schleimartiger Flüssigkeit aus der Scheide. Ausfluß ist meist Zeichen einer angegriffenen Scheidenschleimhaut, einer Infektion durch Bakterien oder, bei zusätzlichem Juckreiz, durch Pilze. Eitriger, blutiger und manchmal übelriechender Ausfluß mit Unterbauchschmerzen weist auf krankhafte Vorgänge – meist auf Entzündungen der Eileiter und der Gebärmutter – hin. Auf jeden Fall sollte ein Frauenarzt aufgesucht werden.
Auch im Rahmen von Stoffwechselerkrankungen, insbesondere bei Zuckerkrankheit, tritt manchmal Ausfluß auf. Bei jungen Mädchen ist der sogenannte Weißfluß ein Zeichen für Östrogenmangel. Normal ist eine vermehrte Sekretabsonderung aus dem Gebärmutterhals zum Zeitpunkt des Eisprungs, weil der dort natürlicherweise vorhandene Schleim zu dieser Zeit vermehrt gebildet und dünnflüssiger wird.
Bei einem Ausfluß müssen erst die genaue Ursache und evtl. vorhandene Keime bestimmt werden, bevor eine Therapie mit Scheidenzäpfchen, -cremes oder Antibiotika begonnen wird.

Ausschabung

Entfernung der oberflächlichen Schicht der Gebärmutterschleimhaut durch Auskratzen. Sie wird unter Narkose durchgeführt. Der Frauenarzt wird zu einer Ausschabung raten, wenn anormale, zu starke oder nicht endende Blutungen vorliegen. Das entnommene Gewebe wird auf krankhafte Veränderungen untersucht.

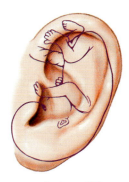

Aurikulomedizin
Allen Körperteilen und Organen werden bei dieser Behandlungsmethode entsprechende Zonen auf der Ohrmuschel zugeordnet; die Projektion eines Embryos dient als Modell für die Zuordnung der Ohrregionen.

Ausscheider

Nach dem Bundesseuchengesetz gilt eine Person als Ausscheider, die krankheitserregende Keime durch Blut, Stuhl oder Urin ausscheidet, dabei aber nicht selbst erkrankt ist. Dies gilt z.B. bei Infektionen durch Salmonellen. Ausscheider müssen dem Gesundheitsamt gemeldet werden.

Ausschlag

Siehe *Hautausschlag*

Austrocknung

Zustand des Körpers, der durch zu geringe Flüssigkeitsaufnahme, aber auch durch Störungen des Wasser- und Mineralstoffhaushaltes und erhöhten Salzverlust zustande kommt. Austrocknungen entstehen bei lang anhaltendem Durchfall und Erbrechen, bei Nierenerkrankungen und einer bestimmten Form der Zuckerkrankheit, die vermehrte Wasserausscheidung zur Folge hat.
Die Symptome einer Austrocknung des Körpers sind Durstgefühl, Kopfschmerzen, Müdigkeit bis hin zur Apathie, trockene Haut und Schleimhäute, niedriger Blutdruck und Herzstolpern sowie Bauchschmerzen. Es kann sogar zu einem Darmverschluß kommen.
Der gesamte Organismus kann bei einer Austrocknung zusammenbrechen. Es muß für ausreichende Flüssigkeitszufuhr durch Trinken gesorgt werden. Bei stark gestörtem Wasserhaushalt wird außerdem Kochsalzlösung per Infusion gegeben.

Auswurf

Alle abgehusteten Schleimklumpen oder Fremdstoffe aus den Atemwegen bezeichnet man als Auswurf. Meist handelt es sich um Schleim aus den Bronchien, bei Lungenerkrankungen aber auch um Blut oder Eiter. Auch Staubkörner, Fremdkörper wie Nahrungsreste und krankheitserregende Mikroorganismen wie Pilzsporen können enthalten sein. Bei Asthmatikern ist der Auswurf zäh und glasig. Das Abhusten kann durch Inhalationen, besonders von ätherischen Ölen, durch Abklopfen und durch vermehrte Flüssigkeitsaufnahme gefördert werden.

Autismus
Völliges Zurückziehen in die eigene Vorstellungswelt. Hierbei handelt es sich um eine psychisch bedingte Kontaktstörung, die schon vor dem dritten Lebensjahr, meist jedoch im Schulalter, gehäuft bei Jungen auftritt. Die Kinder reagieren auf ihre Umwelt extrem scheu oder überhaupt nicht. Auffallend ist ihr Sich-Anklammern an ein bestimmtes Spielzeug oder einen anderen Gegenstand. Autistische Kinder scheinen zudem keinen oder nur geringen Schmerz zu empfinden. Die Ursache für Autismus ist unklar, oft ist er mit anderen psychischen Erkrankungen verbunden. Tritt der Autismus früh auf, so ist er meist mit einer Störung der Sprachentwicklung und mit einer verzögerten geistigen Entwicklung verbunden. Ansonsten können autistische Kinder hochintelligent sein. Autismus wird verhaltenstherapeutisch und heilpädagogisch behandelt.

Autoaggression
1. Abwehrreaktion des Körpers gegen eigene Zellen oder Organe. Dieser Mechanismus äußert sich in den sogenannten Autoimmunkrankheiten.
2. In der Psychologie versteht man unter Autoaggression ein selbstzerstörerisches Verhalten, das sich in selbst zugefügten Verletzungen äußern und sogar bis zum Selbstmordversuch führen kann. Unter Autoaggression leiden besonders frustrierte, depressive, schizophrene und süchtige Menschen.

autogenes Training
Aus der Hypnose entwickelte Methode zur Selbstentspannung, die unter ärztlicher Anleitung erlernt werden kann. Auch Gesundheitszentren und Volkshochschulen bieten Kurse an. Durch bestimmte Ruheformeln und Konzentration auf den eigenen Körper werden Atmung, Muskulatur, Herzschlag und Durchblutung sowie das vegetative Nervensystem beeinflußt. Die Muskulatur und die Blutgefäße entspannen sich, der Körper wird besser durchblutet, was als angenehme Wärme empfunden wird.
Autogenes Training wird am besten liegend, in ruhiger Umgebung, bequemer Kleidung, mit entspannter Wirbelsäule auf einer bequemen Unterlage durchgeführt; es ist aber auch im Sitzen möglich. Es eignet sich – regelmäßig geübt – vor allem bei psychosomatischen Erkrankungen wie nervösem Magen oder Magenschleimhautentzündung, bei Konzentrations- oder Schlafstörungen, Nervosität, Asthma und während der Schwangerschaft als Vorbereitung auf die Geburt.

Autoimmunkrankheit
Vom Körper gebildete Abwehrstoffe greifen den eigenen Organismus oder gezielt eigene Organe an. Zu den Autoimmunkrankheiten gehören bestimmte Formen von Entzündungen des Darms, Schilddrüsenfehlfunktionen, Blutarmut, Entzündungen im Inneren des Auges, Muskelschwächen, rheumatische Gelenkentzündungen, Nebennierenerkrankungen und Veränderungen der Bauchspeicheldrüse, die zur Zuckerkrankheit führen. Auch Multiple Sklerose steht im Verdacht, eine Autoimmunkrankheit zu sein.
Die genaue Diagnose liefert der Nachweis bestimmter Antikörper im Blut. Autoimmunkrankheiten treten in manchen Familien gehäuft auf, weswegen eine Vererbung nicht auszuschließen ist. Die Behandlung richtet sich im allgemeinen nach den Symptomen, jedoch werden auch kortisonhaltige und die Körperabwehr schwächende Medikamente gegeben.

autonomes Adenom
Gutartige Gewebewucherung der Schilddrüse. Die Ausschüttung der Schilddrüsenhormone wird von der Hirnanhangsdrüse (Hypophyse) gesteuert. Beim autonomen Adenom bildet diese vermehrt und unkontrolliert Hormone, was

Autosuggestion

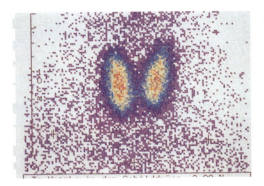

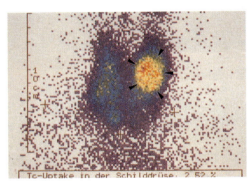

autonomes Adenom
Mit Hilfe einer Szintigraphie, bei der eine schwach radioaktive Substanz gespritzt wird, die sich in der Schilddrüse anreichert, kann ein autonomes Adenom sichtbar gemacht werden. Gegenüber der gesunden Schilddrüse (oben) ist im unteren Bild im rechten Lappen eine krankhafte Veränderung zu erkennen.

zur Überfunktion der Schilddrüse führt. Diese äußert sich in z.B. Unruhe und Gewichtsabnahme. Die Schilddrüsenwerte werden durch eine Blutanalyse bestimmt. Ferner ist ein autonomes Adenom im Ultraschallbild oder bei einer Szintigraphie erkennbar.

Autosuggestion
Beeinflussung des eigenen Willens und der Körperleistung durch optimistische oder pessimistische Denkweise, die sowohl bewußt als auch unbewußt geschehen kann. Negative Vorstellungen hindern den Menschen, einen Plan oder bei Krankheiten eine Genesung zu erreichen. Positive Autosuggestion machen sich vor allem Sportler vor einem Wettkampf zunutze, um ihre Leistung zu steigern. Autosuggestion eignet sich aber auch zur Behandlung psychisch bedingter Erkrankungen, bei Angstzuständen oder Schlafstörungen und als Entspannungsmethode.

Azeton
Stoffwechselprodukt. Zur Erhöhung des Azetonspiegels im Körper kommt es nach Fastenkuren, Ernährungsfehlern, bei Nahrungsmittelallergien und Störungen des Kohlenhydratstoffwechsels, insbesondere bei zu hohem Blutzuckerge-

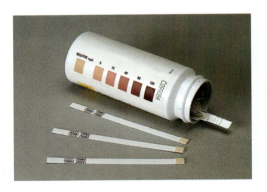

Azeton
Mit Hilfe spezieller Teststreifen kann Azeton im Urin nachgewiesen werden. Ein erhöhter Azetonspiegel weist auf einen zu hohen Blutzuckergehalt hin.

halt. Der Azetonspiegel ist bei einer Blutuntersuchung bestimmbar, wird aber auch im Urin nachgewiesen.

Azetonvergiftung
Chemisch hergestelltes Azeton wird als Lösungsmittel verwendet, z.B. als Nagellackentferner. Trinkt ein Kind azetonhaltige Flüssigkeit oder ein anderes Lösungs- oder Ätzmittel, muß man es auf jeden Fall am Erbrechen hindern, da diese Stoffe beim Verschlucken die Lunge schädigen und eine Lungenentzündung hervorrufen können. Die Azetonvergiftung führt zu Apathie bis hin zum Koma und zum Atemstillstand. Der Notarzt muß sofort gerufen werden. Durch Flüssigkeitszufuhr versucht man, das Blut zu verdünnen, ansonsten sind eine Magenspülung und eine Blutwäsche unumgänglich.

B

Babynahrung
Nahrung des Kindes in den ersten Monaten nach seiner Geburt. Im ersten halben Jahr wird das Kind mit nährstoffreicher Flüssigkeit ernährt, die aus Muttermilch oder Trockenmilch (hergestellt aus Kuhmilch) bestehen sollte. Beide Milcharten enthalten Kohlenhydrate, Eiweiße, Fette, Vitamine und Mineralstoffe, die Muttermilch jedoch doppelt soviel Milchzucker (Laktose).

Wenn möglich, ist die Ernährung mit Muttermilch vorzuziehen. Sie enthält Abwehrstoffe (sogenannte Immunglobuline), die das Baby vor Infektionen und vermutlich auch vor Allergien schützen: Mit Muttermilch großgezogene Kinder entwickeln weniger Allergien als Kinder, die mit Kuhmilch ernährt worden sind. Manche Babys reagieren auf Kuhmilch sogar allergisch. Babys sollten keine Magermilch oder halbfette Milch bekommen, da sie zu wenig Kalorien enthält. Verträgt ein Kind weder Mutter- noch Kuhmilch, sollte ein Arzt zur Ernährung des Kindes befragt werden.

Vom zweiten Lebensmonat an sollten dem Kind die Vitamine D, A und C (als Tropfen oder Tabletten) sowie Fluor zugeführt werden, da diese Stoffe in der Muttermilch nicht enthalten sind. Das Baby sollte möglichst mindestens sechs Monate gestillt werden. Vom dritten Lebensmonat an kann allerdings schon Gemüse- oder Getreidebrei zugefüttert werden.

Außerdem kann das Baby zu diesem Zeitpunkt Fruchtsäfte und Kräutertees trinken und bereits erste gut zerkleinerte feste Nahrung aus Gemüse und Fleisch erhalten. Eine rein vegetarische Ernährung ist für Säuglinge ungeeignet: Wegen seines viel höheren Nährstoffbedarfs – verglichen mit Erwachsenen – würden dem Kind wichtige Nährstoffe für seine Entwicklung fehlen.

Badekur
Nutzung von verschiedenen Quellwässern, Luft, Schlamm und Moor zu Heilzwecken. Bei einer Kur werden diese Bäder regelmäßig am ganzen Körper oder einzelnen Körperteilen angewandt.

Bagatellarzneimittel
Siehe *OTC-Präparate*

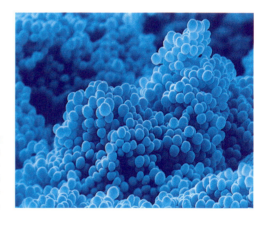

Bakterien
Die Aufnahme des Rasterelektronenmikroskops zeigt eine große Kolonie kugelförmiger Bakterien.

Babynahrung
Die meisten Nahrungsmittel, die ein Baby benötigt, wenn es nicht mehr gestillt wird, sind als Fertigprodukte erhältlich. In der Regel ist es nur schwer möglich, das Baby durch selbst zubereitete Kost gesünder und unbelasteter zu ernähren.

Bakterien
Winzige, nur unter dem Mikroskop sichtbare, einzellige Lebewesen (Mikroorganismen), die sich durch Teilung vermehren. Viele Bakterien sind für Prozesse im Körper erforderlich, andere harmlos, doch eine ganze Anzahl von ihnen verursacht Krankheiten. Man unterscheidet Stäbchenbakterien (sogenannte Sporenbildner), Kugelbakterien (Kokken) und schrauben- oder spiralförmige Bakterien (Spirochäten).

Bakterien gelangen über die Luft (Tröpfcheninfektion), mit der Nahrung oder

Bakterientoxine

durch Kontakt mit infizierten Personen in den Organismus. Manche Arten können in wenigen Stunden eine Kolonie von über 250 000 Bakterien bilden.

Zum Ausbruch einer Krankheit kommt es, wenn das Immunsystem die Giftstoffe, die die Bakterien produzieren, nicht mehr ausreichend bekämpfen kann, weil sie in zu hoher Konzentration gebildet werden. Diese sogenannten Endo- und Exotoxine sind die eigentlichen Auslöser einer Infektionskrankheit.

Zu den häufigsten Bakterieninfektionen durch Kokken zählen Lungenentzündung, Herzbeutelentzündung, Mandelentzündung und Hirnhautentzündung. Stäbchenförmige Bakterien verursachen z.B. Keuchhusten, Tuberkulose, Wundstarrkrampf, Typhus und Diphtherie. Eine spirochätenbedingte Bakterienkrankheit ist beispielsweise die Syphilis.

Bewältigt die körpereigene Abwehr eine Bakterieninfektion nicht innerhalb weniger Tage, ist eine Behandlung mit Antibiotika notwendig.

Bakterientoxine

Von Bakterien gebildete Giftstoffe (Toxine) sind die eigentlichen Auslöser einer durch Bakterien verursachten Infektionskrankheit. Man unterscheidet Endo- und Exotoxine. Endotoxine entstehen erst beim Zerfall von Bakterien im Körper, Exotoxine werden dagegen von lebenden Bakterien abgegeben. Besonders gefährlich sind die Toxine der Tetanusbakterien, die Wundstarrkrampf verursachen.

bakterizid

Keimtötend, bakterienvernichtend.

Baldrian

Katzenwurz. Die beruhigenden Stoffe in der Wurzel der Staude gelten als altes Hausmittel zum Einschlafen.

Balkenblase

Harnblase mit balkenförmigen Vorwölbungen an ihrer schleimhautüberzogenen Innenfläche. Eine Balkenblase entsteht, wenn sich die Muskulatur der Harnblase gegen den Druck des Harns nicht mehr richtig zusammenziehen kann und mit verstärktem Wachstum reagiert (Hypertrophie).

Ursachen können lang bestehende Harnabflußbehinderungen (z.B. durch einen Tumor), Blasenentleerungsstörungen (auch nervös bedingte) oder eine Vergrößerung der Vorsteherdrüse (Prostata) beim Mann sein.

Ballaststoffe

Sammelbezeichnung für die unverdaulichen Bestandteile der Nahrung. Ein typischer Ballaststoff ist die Zellulose.

Ballaststoffe werden für die Verdauung der Nahrung benötigt. Einige ihrer Bestandteile binden Wasser im Körper, quellen dadurch auf und regen auf diese Weise die Bewegung des Dickdarms an. Dadurch fördern sie die Stuhlentleerung. Eine ballaststoffreiche Ernährung ist allen Menschen zu empfehlen, aber ganz besonders solchen, die an chronischer Verstopfung leiden. Ein Mangel an Ballaststoffen begünstigt Magen-Darm-Krankheiten.

Ballondilatation

Dehnung eines verengten oder verschlossenen Blutgefäßes mit einem Ballonkatheter. Bei diesem Verfahren der Gefäßchirurgie werden nur kurze Strecken eines Gefäßes erweitert, die entweder durch Kalkablagerungen an der Gefäßwand verengt sind oder durch ein

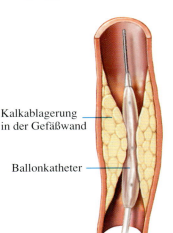
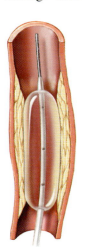
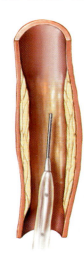

Ballondilatation — Mit Hilfe der Ballondilatation werden verengte Blutgefäße geweitet. Sie wird häufig nach Herzinfarkten angewandt, um die verschlossenen Herzkranzgefäße wieder durchgängig zu machen.

Kalkablagerung in der Gefäßwand

Ballonkatheter

Blutgerinnsel verschlossen wurden. Der Ballonkatheter wird bis kurz vor das geschädigte Gefäß geschoben, dort aufgeblasen und so das verengte oder verschlossene Gefäß (z.B. Herzkranzgefäße) erweitert bzw. wieder durchgängig gemacht.

Die Verengung oder der Verschluß kann nach einer solchen Behandlung jedoch wieder auftreten, da mit dieser Methode nicht die Ursache der Gefäßkrankheit beseitigt wird.

Seit einiger Zeit wird die Ballondilatation auch durch andere Techniken ersetzt, bei denen durch den Katheter entweder ein Laserstrahl oder ein rotierendes Rundmesser zur betroffenen Stelle geführt und so die Engstelle beseitigt wird.

Ballonkatheter
Dünner, flexibler Schlauch aus Kunststoff oder Gummi mit einem Ballon zum Aufblasen an einem Ende, mit dem Druck auf die Innenwand eines Hohlorgans (z.B. Herz) oder auf ein Blutgefäß ausgeübt wird.

Balneotherapie
Anwendung von Bädern und Badekuren nach einem festgelegten Heilplan, wobei natürliche Heilquellen und klimatische Besonderheiten genutzt werden.

Balsam
Dickflüssiges Gemisch aus Harzen und ätherischen Ölen, das auf die Haut aufgetragen wird.

Bandage
Wund-, Schutz- oder Stützverband aus Stoff, elastischem Gewebe oder Mull.

Bänderriß
Völliges oder teilweises Zerreißen einer oder mehrerer Bandstrukturen eines Gelenks durch Gewalteinwirkung. Besonders häufig werden die Bänder im Fuß- und Kniegelenk bei Belastung und gleichzeitiger Drehbewegung verletzt, z.B. beim Fußball- oder beim Tennisspielen und beim Skifahren. Ein Bänder-

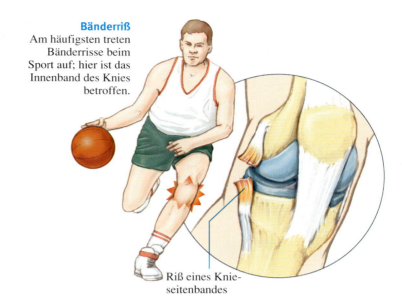

Bänderriß
Am häufigsten treten Bänderrisse beim Sport auf; hier ist das Innenband des Knies betroffen.

Riß eines Knieseitenbandes

riß kann aber auch durch Überlastung oder Überdehnung des Gelenks, vor allem bei alten Menschen, auftreten.

Bei einem kompletten Riß wird das Gelenk zur Ausheilung entweder durch einen Gipsverband ruhiggestellt oder das Band operativ zusammengenäht. Heute wird ein Bänderriß sehr oft arthroskopisch behandelt: Durch ein Endoskop werden unter örtlicher Betäubung die notwendigen Instrumente in das Gelenk eingeführt und die gerissenen Bänder repariert.

Bänderzerrung
Durch übermäßige Drehungen wird der Bandapparat gezerrt, der das Gelenk stabilisiert. Eine Bänderzerrung kommt vor allem durch Unfälle vor, bei denen der Knochen aus seiner gewöhnlichen Lage gedreht wird. Zu dieser Verletzung neigen außerdem Menschen mit angeborener Schwäche der Bänder oder überdehnten Bändern. Am häufigsten entstehen sie im Fußgelenk durch Umknicken, wobei das Fußgelenk anschwillt.

Bänderzerrungen sind sehr schmerzhaft, die Heilung dauert lange. Leichtere Verletzungen werden durch Auflegen von Eis, Umwickeln des betroffenen Gelenkes mit elastischen Bandagen und Physiotherapie behandelt, in schweren Fäl-

Bandscheibe

len stellt man das Gelenk mit einem Gipsverband ruhig. Eine Bänderzerrung im Rücken wird krankengymnastisch behandelt.

Bandscheibe
Flache, knorpelige Scheibe zwischen zwei Wirbeln. In ihrer Mitte befindet sich ein gallertartiger Kern, der als Puffer und Stoßdämpfer der Wirbel dient. Diesen Kern umschließt ein Faserring. Wird die Wirbelsäule übermäßig belastet, kann der Faserring einen Riß bekommen und der gallertartige Kern aus der Scheibe heraustreten (Bandscheibenvorfall).

Bandscheibenvorfall
Siehe S. 160

Bandwurm
Bandförmiger, aus Kopf und Gliedern bestehender Wurm, dessen Larve durch Verzehr von rohem Fleisch oder halbrohem Fisch in den menschlichen Organismus gelangt und sich dort zu einem Wurm entwickelt. Der Bandwurm hat keine eigenen Verdauungsorgane, hält sich mit Häkchen und Saugnäpfchen an der Dünndarmwand fest und ernährt sich von unverdautem Darminhalt.
Durch sachgerechte Fleischbeschau ist larvenhaltiges Fleisch in den Industrieländern inzwischen selten geworden

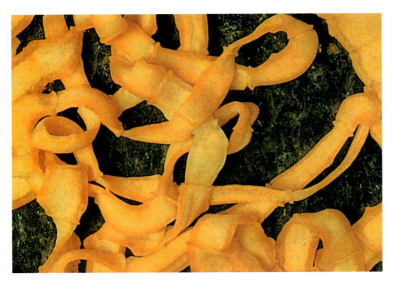

Bandwurm
Mehrere Meter lang können Bandwürmer werden.

und dadurch auch die Erkrankung durch Bandwurmbefall. Die Behandlung erfolgt mit schlackenarmer Kost und Abführmitteln. Der Wurm wird mit einem speziellen Wurmmittel abgetötet. Die Behandlung ist erst dann erfolgreich abgeschlossen, wenn der Kopf des Wurmes mit dem Stuhl abgegangen ist.

Barbiturate
Schlaf- und Narkosemittel sowie Medikamente zur Behandlung von Epilepsie. Barbiturate blockieren bestimmte Nervenzellen im Gehirn und fördern dadurch die natürliche Schlafbereitschaft. Achtung: Barbiturate können süchtig machen und verursachen als Entzugserscheinungen Angst, Unruhe und Krampfanfälle.

Bartflechte
Bläschenförmige Haarbalgentzündung in der Bartgegend durch Bakterien-Infektion. Zur Behandlung werden Wunddesinfektionsmittel und Hautantibiotika aufgetragen.

Bartholinscher Abszeß
Durch eine bakterielle Infektion entstandener, mit Eiter gefüllter Hohlraum in den Bartholinschen Drüsen der Frau. Diese Drüsen sind normalerweise nur erbsengroß und befinden sich seitlich des Scheideneingangs. Zur Behandlung wird der Abszeß unter Vollnarkose geöffnet und entleert. Treten Abszesse wiederholt auf, muß oft die betroffene Bartholinsche Drüse operativ vollständig entfernt werden.

Basaliom
Häufigster Hautkrebs, der von den Hautzellen und den Talgdrüsen der Haarwurzeln ausgeht. Die Krebsgeschwulst tritt vor allem an Hautpartien auf, die dem Licht ausgesetzt sind, und zwar zu 80% im Gesicht, sie kann sich aber auch an jeder anderen Körperstelle entwickeln.
Die Ursache wird in übermäßiger Bestrahlung mit ultraviolettem Licht gesehen, denn das Basaliom tritt besonders bei Menschen auf, die sich viel im Frei-

en aufhalten und in sonnigen Gegenden leben. Die beste Vorbeugung besteht darin, zu starke Sonneneinstrahlung zu vermeiden (auf ausgiebige Sonnenbäder – auch im Solarium – sollte also verzichtet werden).
Das Basaliom wächst langsam immer tiefer in das Gewebe am Ort seiner Entstehung hinein und bildet extrem selten Tochtergeschwülste. Diese Form des Krebses kann heute durch chirurgische Entfernung, durch Gewebszerstörung mittels Kälte oder durch Bestrahlung geheilt werden.

Basaltemperatur

Im After oder auch im Mund gemessene Körpertemperatur der Frau direkt nach dem morgendlichen Aufwachen noch vor dem Aufstehen. Eine über einen ganzen Monatszyklus aufgezeichnete Basaltemperaturkurve zeigt nach dem Eisprung eine Erhöhung der Temperatur um 0,5 °C, die vor Beginn der Periodenblutung wieder auf den ursprünglichen Wert sinkt, sofern keine Schwangerschaft eingetreten ist.
Die morgendliche Temperaturmessung ist eine Methode zur Registrierung des monatlichen Zyklus und zur Bestimmung, ob und wann ein Eisprung stattfindet. Die Messung der Basaltemperatur dient daher vor allem der Empfängnisverhütung, wird aber auch vorgenommen, um eine Schwangerschaft gewollt herbeizuführen. Bei ausbleibender Regelblutung und fehlendem Temperaturabfall vor der nächsten Monatsblutung ist mit großer Wahrscheinlichkeit eine Schwangerschaft eingetreten. Die Messung der morgendlichen Basaltemperatur kann außerdem Hinweise auf Zyklusstörungen oder sogar Sterilität geben. Unregelmäßigkeiten im Zyklus werden durch Verschiebung des Temperaturanstiegs nach dem Eisprung angezeigt.

Basedowsche Krankheit

Krankheitsbild bei Schilddrüsenüberfunktion. Anzeichen der nach dem Arzt Karl von Basedow benannten Funktionsstörung sind Hervortreten der Augen, Kropf, beschleunigter Herzschlag, Zittern der Hände und eine auffallende Stimmungslabilität.
Eine Überfunktion der Schilddrüse (Hyperthyreose) beruht auf einer gesteigerten Produktion des Hormons Thyroxin in der Schilddrüse. Dadurch entsteht ein Mißverhältnis zwischen Hormonbedarf und -produktion. Sie kann aber auch auf einer Störung in der Hirnanhangsdrüse (Hypophyse) beruhen, in der die Produktion des Schilddrüsenhormons gesteuert wird. Die Ursache der Krankheit ist unbekannt. Zur Behandlung werden Medikamente gegeben, die die Hormonproduktion der Schilddrüse verringern. Demselben Zweck dient die operative Verkleinerung der Schilddrüse und die Behandlung mit radioaktivem Jod.

Bauchfell

Peritoneum. Schleimhaut, die die Organe des Bauchraumes einhüllt. Sie enthält zahlreiche Nerven, Blut- und Lymphgefäße.

Bauchfellentzündung

Peritonitis. Lebensbedrohliche Entzündung der Schleimhaut des Bauchraums und der Bauchorgane. Sie ist in 95% der Fälle infektiös bedingt und erfordert eine sofortige ärztliche Behandlung mit Antibiotika, häufig auch die operative Öffnung des Bauchraums mit anschließender Spülung.
Eine Bauchfellentzündung beginnt mit plötzlich auftretender Übelkeit und Erbrechen, verursacht heftige Schmerzen, extreme, zu stärkster Abwehrspannung der Bauchdecke führende Empfindlichkeit des ganzen Leibes, Fieber und schnellen Puls. Manchmal bestehen zunächst keine Schmerzen, der Bauch wird hart, und die Darmtätigkeit ist aufgehoben (Darmlähmung).
Ursachen sind Infektionen oder Geschwüre des Magens oder Darms, die in den Bauchraum einbrechen, wodurch Bakterien und Verdauungssäfte in die Bauchhöhle eindringen, oder ein vereiterter, durchbrechender Blinddarm.

Bandscheibenvorfall

Der Bandscheibenvorfall ist keine Erkrankung einer bestimmten Altersgruppe, er kann sowohl den 20jährigen Sportler als auch den 65jährigen Ruheständler treffen. Am häufigsten ist das Krankheitsbild bei 40–50jährigen und bei Menschen anzutreffen, die beruflich bedingt viel sitzen oder täglich schwere Lasten heben.

Als Bandscheiben bezeichnet man die Knorpel zwischen den 25 Wirbelkörpern, die die Wirbelsäule bilden. Sie dienen als Stoßdämpfer und Gelenkscheiben der Wirbelsäule. Ohne die Bandscheiben wäre sie unbeweglich, und die einzelnen Wirbelkörper würden aufeinander reiben.

Eine Bandscheibe besteht aus einem äußeren bindegewebigen Faserring und einem inneren Gallertkern. Beim Bandscheibenvorfall lockert sich oder reißt der Faserring, Teile des Kerns werden herausgedrückt, gelangen in den Wirbelkanal und drücken auf Rückenmark und Nervenwurzeln.

Am häufigsten sind Vorfälle der Bandscheiben des vierten und fünften Lendenwirbels, da sie der alltäglichen Druckbelastung am meisten ausgesetzt sind. Es sind aber auch Vorfälle im Hals- und Brustwirbelbereich möglich.

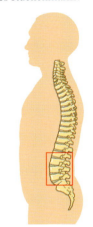

▼ Am häufigsten treten Bandscheibenvorfälle im unteren Lendenwirbelbereich auf. Der Gallertkern der Bandscheibe rutscht zwischen den Wirbeln heraus und drückt auf die Nerven des Rückenmarks.

Nervenfaserbündel des Rückenmarks mit Umhüllung

Bandscheibe

Wirbelkörper

Bandscheibenvorfall

Nervenwurzel

Der Bandscheibenvorfall wird heute meist durch Computer- oder Kernspintomographie nachgewiesen.

Symptome
Bandscheibenvorfälle werden oft mit Verspannungen, mit Ischiasbeschwerden oder mit Hexenschuß verwechselt. Sie sind äußerst schmerzhaft, wenn Bandscheibengewebe auf die Nervenwurzeln drückt. Der Schmerz strahlt vom Rücken aus ins Gesäß, ins Bein oder bis hinab in den Fuß. Niesen, Husten oder Pressen verschlimmert den Schmerz.

Der Körper sucht sich eine Schonhaltung, in der die betroffene Bandscheibe am wenigsten belastet wird. Die Folge ist eine völlig krumme Haltung mit starken einseitigen Muskelverspannungen.

Eine Reizung der Nervenleitungen äußert sich häufig auch durch Kribbeln der Extremitäten, je nach Lage des Bandscheibenvorfalls entweder im Bereich der Hals-/Brust- oder der Lendenwirbelsäule. Da die Nervenbahnen auch zu Organen wie Darm und Blase führen, kann es zu Störungen beim Stuhlgang und beim Wasserlassen kommen. Bei länger bestehendem unbehandeltem Bandscheibenvorfall werden die Nervenwurzeln geschädigt. Taubheitsgefühl und Lähmungserscheinungen in Armen oder Beinen sind die Folge.

Ursachen
Auch die Bandscheiben sind dem Alterungsprozeß unterworfen, ihre Elastizität läßt nach, und sie schrumpfen. Beginnt der Faserring der Bandscheibe porös und rissig zu werden, ist die Gefahr sehr groß, daß der Bandscheibenkern durch zu großen Druck herausge-

Bandscheibenvorfall

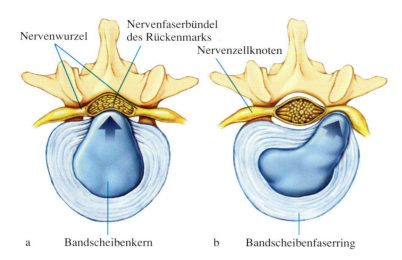

a Bandscheibenkern   b Bandscheibenfaserring

▲ Die Bandscheibe drückt beim Vorfall entweder direkt auf die senkrecht verlaufenden Rückenmarksnerven (a) oder auf die seitlich aus dem Wirbelkörper austretenden Nerven (b).

quetscht wird. Dies passiert z.B. bei schwerem Heben oder bei ruckartigen Drehbewegungen der Wirbelsäule.
Durch eine angeborene Schwäche des Bandscheibenapparates, des Bindegewebes oder durch Verkrümmungen der Wirbelsäule können schon Menschen in jungen Jahren an Bandscheibenvorfällen leiden. Eine ständige schiefe Körperhaltung führt zur Fehlbelastung der Wirbelsäule und somit zur ungleichmäßigen Druckverteilung auf die Bandscheiben. Dabei weicht der Bandscheibenkern immer zur gedehnten Seite der Wirbelsäule aus.

Therapie

Gewöhnlich werden dem Patienten zuerst für zwei Wochen absolute Schonung und Ruhe verordnet. Bei akuten Beschwerden der Lendenwirbelsäule kann man selbst Linderung erzielen, indem man flach auf dem Rücken liegend die Beine im rechten Winkel hochlegt. In dieser Lage werden die Bandscheiben am stärksten entlastet. Zusätzliche Wärmeanwendung durch Heizkissen oder Moorpackungen kann Muskelverspannungen lösen.
Ein Bandscheibenvorfall muß nicht unbedingt operiert werden. Ist der Gallertkern noch nicht bis in den Wirbelkanal gerutscht, kann man das Krankheits-

bild nach Ruhigstellung und nach dem Abklingen der akuten Symptome durch gezielte krankengymnastische Behandlung deutlich bessern und ein Wiederauftreten verhindern. Rücken- und Bauchmuskulatur sind mit der Wirbelsäule verbunden und tragen zu ihrer funktionsgerechten Form bei. Eine gleichmäßige Stärkung dieser Muskulatur verhindert eine einseitige Belastung der Wirbelsäule und damit erneute Schmerzen.
Bessern sich die Beschwerden nicht, oder bestehen Empfindungsstörungen und Lähmungen, ist eine Bandscheibenoperation unumgänglich. Dieser Eingriff wird heute teilweise ambulant von Orthopäden oder Neurochirurgen durchgeführt. Die Operation, während der der Patient auf dem Bauch liegt, kann auch unter örtlicher Betäubung erfolgen. Durch einen kleinen Schnitt über der betroffenen Bandscheibe gelangt der Operateur, nachdem er die Rückenmuskulatur zur Seite geschoben hat, an die Wirbelsäule. Unter genauer Kontrolle durch das Operationsmikroskop öffnet er dann den Wirbelkanal und entfernt mit einer speziellen Zange das zwischen den Wirbelkörpern herausgerutschte Gewebe. Bei einer anderen Operationsmethode wird der veränderte Gallertkern teilweise oder ganz mit Hilfe einer Sonde abgesaugt. Zurück bleibt eine nur zwei bis vier Zentimeter lange Narbe.
Bis heute gibt es keine Möglichkeit, die entfernte Bandscheibe zu ersetzen. Die Rückenmuskulatur und

▼ Bei einem akuten Bandscheibenvorfall legt man den Betroffenen bei rechtwinklig abgewinkelten Beinen flach auf den Rücken.

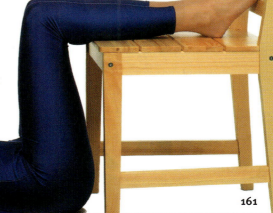

Bandscheibenvorfall

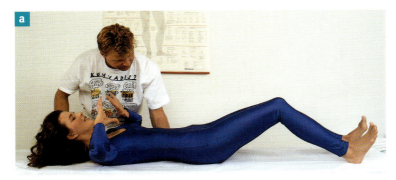

Körperliche Anstrengung und schweres Heben können ebenfalls einen Rückfall hervorrufen.

Die Heilungschancen nach Krankengymnastik oder Operation sind gut. Nur bei 5–8% der operierten Patienten ist ein erneuter Eingriff nötig.

Vorbeugung

Nicht nur Menschen mit einem erhöhten Risiko für einen Bandscheibenvorfall der Bandapparat der Wirbelsäule passen sich an diesen neuen Zustand ohne vollwertigen Stoßdämpfer an und gleichen ihn aus. Dieser Prozeß dauert allerdings einige Zeit, weshalb sich der operierte Patient, obwohl er wieder schmerzfrei ist, unbedingt einige Wochen schonen muß und erst langsam seine Aktivitäten wieder aufnehmen sollte. Mit Schwimmen (in warmem Wasser) kann schon zwei Wochen nach der Operation begonnen werden, wobei Rückenschwimmen für die Wirbelsäule schonender ist als Brustschwimmen. Empfehlenswert sind in jedem Fall Spaziergänge, möglichst auf weichem Boden. Auf Sportarten, die die Wirbelsäule stark belasten, wie Tennis, Judo oder Skifahren, sollte in den ersten sechs Monaten verzichtet werden. Dies gilt auch für alle Aktivitäten mit ruckartigen und drehenden Körperbewegungen.

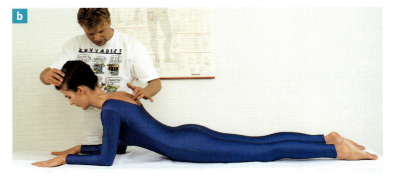

▲ Gezielte krankengymnastische Übungen wie das Pressen des Beckens gegen einen festen Untergrund sowohl in Bauch- (a) als in Rückenlage (b) stärken Rücken- und Bauchmuskulatur, wodurch einem erneuten Bandscheibenvorfall vorgebeugt werden kann.

sollten eine falsche Belastung ihres Rückens vermeiden. Langes Sitzen in gekrümmter Haltung, eine zu weiche Matratze, schweres Heben, ruckartige Drehbewegungen und generell eine schlechte Körperhaltung belasten die Bandscheiben extrem und können zum Bandscheibenvorfall führen. Dem kann man vorbeugen, indem man z.B.

- beim Heben schwerer Gegenstände und beim Bücken auf einen geraden, aufrechten Rücken achtet und in die Hocke geht,
- bei längerem Sitzen am Schreibtisch oder im Auto regelmäßig Pausen für Bewegungs- und Lockerungsübungen einlegt,
- beim Einkaufen das Gewicht gleichmäßig verteilt und die Taschen auf beiden Seiten trägt,
- unter fachlicher Anleitung Rücken- und Bauchmuskulatur trainiert.

Viele Krankengymnastikpraxen, Gesundheitszentren oder Sportstudios bieten sogenannte Rückenschulen an. Die Kosten werden teilweise von den Krankenkassen übernommen.

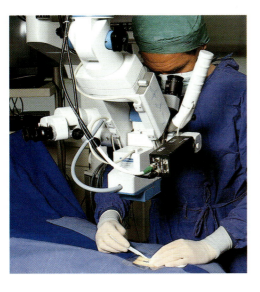

◄ Da im empfindlichen Bereich der Wirbelsäule und des Rückenmarks viele Blutgefäße und Nervenbahnen verlaufen, wird eine Bandscheibenoperation in der Regel unter dem Operationsmikroskop durchgeführt.

Bauchhoden
Hoden, die nicht durch den Leistenkanal in der Bauchhöhle in den Hodensack abgestiegen sind. Meistens ist nur ein Hoden betroffen, der dann häufig noch in den Monaten nach der Geburt in den Hodensack rutscht. Bei unbehandeltem beidseitigem Bauchhoden kommt es zur Unfruchtbarkeit.
Zur Behandlung wird ein Hormon gegeben, das noch im Säuglingsalter das Abgleiten des Hodens in den Hodensack bewirkt. Ist diese Therapie ohne Erfolg, muß die Verlagerung operativ erfolgen.

Bauchhöhlenschwangerschaft
Schwangerschaft, bei der die befruchtete Eizelle nicht vom Eileiter in die Gebärmutter transportiert wird. Sie entsteht, wenn der Eileiter die befruchtete Eizelle nicht auffängt, sie in die Bauchhöhle fällt und sich dort weiterentwickelt. Eine Operation, bei der die befruchtete Eizelle entfernt wird, ist immer notwendig.

Bauchschmerzen
Schmerzen in der Bauchhöhle mit vielfältiger Ursache. Leichte Bauchschmerzen sowie ein vorübergehendes Druckgefühl sind in der Regel harmloser Natur und entstehen manchmal durch zu reichliches Essen und Verdauungsstörungen. Bauchschmerzen können aber auch durch Erkrankungen der Bauchorgane entstehen.
Bauchschmerzen äußern sich unterschiedlich: Sie können krampf- oder kolikartig, im Oberbauch stechend oder dauerhaft auftreten, schubweise von der Flanke bis zur Leiste, von der Nabelgegend in den rechten Unterbauch ausstrahlen oder sich diffus und brennend äußern. Krampfartige Schmerzen im Becken sind bei Frauen oft menstruationsbedingt.
Bei länger als einen halben Tag andauernden Bauchschmerzen mit Fieber, Erbrechen sowie bei Gewichtsverlust und nicht nachlassenden Durchfällen muß unbedingt ein Arzt aufgesucht werden.

Bauchspeicheldrüse
Quer im Oberbauch hinter dem Magen liegende längliche, 15 bis 20 Zentimeter große Drüse. Sie dient der Verdauung und gehört außerdem zu den hormonproduzierenden Organen. Siehe S. 50, *Der menschliche Organismus – Bauchspeicheldrüse*

Bauchspeicheldrüsenentzündung
Pankreatitis. Akut oder chronisch in jedem Alter auftretende Entzündung. Die akute Entzündung geht mit plötzlichen heftigen Oberbauchbeschwerden, teils starken, in den Rücken ausstrahlenden Schmerzen, Übelkeit und Erbrechen einher. Bei Bewegung kommt es zur Schmerzverstärkung mit harter Bauchdecke und abnormer Gasansammlung im Magen- und Darmbereich. Außerdem können Flüssigkeitsansammlungen im Bauch, Schock mit Blutdruckabfall und Erhöhung des Herzschlages auftreten.
Die häufigste Ursache ist länger andauernder Alkoholmißbrauch, seltener Gallensteine oder Virusinfektionen.
Die chronische Entzündung kann völlig schmerzlos oder mit immer wiederkehrenden Schmerzen verlaufen. Ansonsten gleichen die Symptome und Ursachen denen der akuten Entzündung, hinzu kommen Gewichtsverlust und Fettunverträglichkeit. Die Folge einer chronischen Entzündung ist eine dauerhafte Schädigung des Organs mit erhöhtem Risiko, an Bauchspeicheldrüsenkrebs (Pankreaskarzinom) zu erkranken. Zur Behandlung werden neben Antibiotika und Schmerzmitteln auch Medikamente eingesetzt, die eine Selbstverdauung der Bauchspeicheldrüse verhindern. Eine Operation ist notwendig, wenn befürchtet werden muß, daß die Drüse bereits abgestorben ist oder wenn Gallensteine die Entzündung verursacht haben.

Bauchspeicheldrüsenkrebs
Bösartige Wucherung im Bereich der Bauchspeicheldrüse. Diese Krebsart tritt gehäuft bei Männern ab dem 50. Lebensjahr auf und macht oft erst dann Beschwerden, wenn bereits Tochterge-

schwülste (v.a. in Lymphknoten und Bauchfell) entstanden sind. Erste Anzeichen sind in den Rücken ausstrahlende Schmerzen im Oberbauch und eine zunehmende Gelbsucht, die durch die unmittelbare Nähe des Ausführungsgangs der Bauchspeicheldrüse zum Gallengang zustande kommt. Der Tumor kann, wenn er rechtzeitig erkannt wird, operativ entfernt werden.

Bauchspeicheldrüsentransplantation
Eine solche Organverpflanzung kommt bei Patienten mit schwerer Zuckerkrankheit in Frage. Bei ihnen ist die Bauchspeicheldrüse so schwer geschädigt, daß praktisch kein Insulin mehr produziert wird.
Meist wird bei dieser Transplantation gleichzeitig eine Niere mit übertragen, weil es infolge der Zuckerkrankheit auch zu einer schweren Nierenschädigung kommt, die mit einem Ausfall der Ausscheidungsfunktion dieses Organs einhergeht.

Bauchspiegelung
Laparoskopie. Untersuchung der Bauchhöhle und ihrer Organe mit einem Endoskop. Es ist röhren- oder schlauchförmig, mit Objektiv und Linse, elektrischer Lichtquelle und Spiegelvorrichtung versehen und meistens mit Spül- und Absaugvorrichtungen sowie Kanälen zum Einführen von speziellen Instrumenten, wie Zangen und Schlingen, ausgestattet.

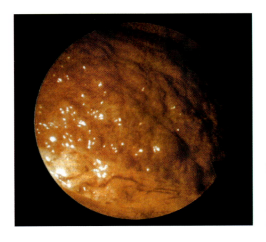

Bauchspiegelung
Der Blick durchs Endoskop in die Bauchhöhle zeigt eine Leberzirrhose.

Die Bauchspiegelung wird bei Verdacht auf Beckenentzündungen durchgeführt, bei Bauchhöhlenschwangerschaften und anderen gynäkologischen Beschwerden sowie zur Untersuchung der Eileiter bei Unfruchtbarkeit. Außerdem wird sie zur Eileiterdurchtrennung bei der Sterilisation angewandt. Mit der Bauchspiegelung werden häufig Blinddarm, Gallenblase und Leber untersucht, gleichzeitig wird sie zur Entnahme von Gewebeproben eingesetzt.

Bauchtrauma
Verletzung von Bauchwand, -höhle oder -organen durch eine äußere Gewalteinwirkung.

Bauchwandbruch
Verlagerung von Bauchorganen durch eine in der weichen Bauchdecke bzw. in der Bauchwand gelegene Schwachstelle. Siehe *Bruch*

Bauchwassersucht
Aszites. Ansammlung von Flüssigkeit in der Bauchhöhle, die zu einem Anschwellen des Bauchs führt. Es können sich mehrere Liter Flüssigkeit im Leib befinden. Neben allgemeinem Unwohlsein kann es zu Atembeschwerden kommen, weil die Flüssigkeitsansammlung von unten gegen das Zwerchfell drückt.
Häufigste Ursachen der Bauchwassersucht sind Herzmuskelschwäche, Nierenerkrankungen und Leberschrumpfung. Sie kann aber auch durch Entzündungen oder Tochtergeschwülste von Tumoren des Magen-Darmbereiches entstehen.
Zur Klärung der Ursache (besonders bei Verdacht auf einen bösartigen Tumor) wird unter örtlicher Betäubung etwas Flüssigkeit mit einer Hohlnadel entnommen (Punktion) und die dabei gewonnenen Zellen mikroskopisch untersucht. Bei starkem Aszites, der zu einer Behinderung der Atmung führt, muß Flüssigkeit abgesaugt werden.

BE
Siehe *Broteinheit*

Beatmung

Lebensnotwendige Atemspende für einen Menschen, der entweder nicht mehr atmet (Atemstillstand) oder nicht mehr ausreichend atmen kann. Die Beatmung kann durch eine Person oder durch ein Gerät erfolgen.

Beatmungsgeräte sind technische Einrichtungen zur künstlichen Beatmung, die bei der professionellen Lebensrettung sowie bei Narkosen und in der Intensivmedizin Anwendung finden.

Bei der Beatmung durch eine Person wird die Atemluft dem zu Beatmenden entweder als Mund-zu-Nase-Beatmung oder als Mund-zu-Mund-Beatmung in die Lunge geblasen. Dies geschieht vor allem bei lebensrettenden Maßnahmen an einem Unfallort. Siehe S. 775, *Erste Hilfe – Wiederbelebung*

Bechterewsche Krankheit

Nach dem russischen Nervenarzt Wladimir M. Bechterew benannte chronische Entzündung der Wirbelsäulengelenke, der Bandscheiben und wirbelsäulennaher Gelenke. Mit fortschreitendem Krankheitsgrad kommt es zur Verknöcherung und Versteifung der gesamten Wirbelsäule (Ankylose), mit extremem Rundrücken im Endstadium.

Die Krankheit beginnt mit Schmerzen und Versteifungen im Rückenbereich, Empfindlichkeit der Wirbelsäule auf Erschütterung und Schmerzen im Bereich der Lendenwirbelsäule. Sie befällt besonders Männer. Die Ursache der ungefähr bei einem Prozent der Menschen auftretenden Krankheit ist nicht geklärt. Zur Linderung der Symptome sind vor allem regelmäßige krankengymnastische Übungen notwendig. Geheilt werden kann die Bechterewsche Krankheit noch nicht.

Beckenbodentraining

Gymnastik zur Stärkung und Straffung der Muskeln und Sehnen im weiblichen Unterleib. Regelmäßig soll sie besonders nach Geburt, bei schwacher Harnblase, zur Vorbeugung eines Gebärmuttervorfalls, zur Kräftigung des Blasen-

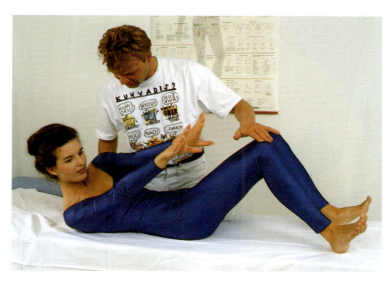

Beckenbodentraining Der Stärkung der Beckenbodenmuskulatur dient das leichte seitliche Aufrichten des Oberkörpers aus der Rückenlage bei angewinkelten und leicht gespreizten Beinen sowie angehobenen Fußspitzen.

schließmuskels und der Scheidenmuskulatur durchgeführt werden. Sie hilft auch, bei älteren Menschen die zunehmende Erschlaffung dieser Körperteile und -organe hinauszuschieben. Manchen Frauen hilft das Beckenbodentraining auch bei Orgasmusschwierigkeiten.

Beckenbruch

Bruch des knöchernen Beckens, meist durch Gewalteinwirkung bei Verkehrsunfällen oder Stürzen. Ein Beckenbruch heilt normalerweise von selbst, geht aber manchmal mit Verletzungen der Beckenorgane, vor allem der Blase, einher, deren Folgen behandlungsbedürftig sind. Bei verzögerter Heilung muß mit Entzündungen des Schambeins gerechnet werden.

Beckenendlage

Lage des ungeborenen Kindes in der Gebärmutter, bei welcher nicht der Kopf, sondern der Unterleib des Kindes vorausgeht. Sie tritt in rund 3% aller Geburten auf.

Je nachdem, welcher Körper- oder Extremitätenteil des Kindes scheidenwärts gelagert ist, unterscheidet man eine Steiß-, Knie- oder Fußlage. Eine Beckenendlage entsteht, wenn sich das Kind während der zweiten Schwangerschaftshälfte in der Gebärmutter nicht – wie normal – mit dem Kopf nach unten

Beckenspiegelung

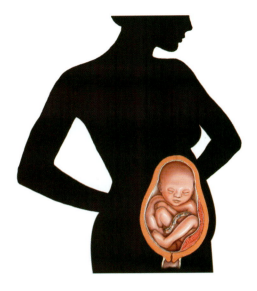

Beckenendlage
Nur in seltenen Fällen kann ein Kind bei einer Beckenendlage (hier handelt es sich um eine Steißlage) auf normalem Weg geboren werden.

te Blaufärbung der Haut und erhöhte Temperatur. Eine Komplikation stellt die schnelle entzündliche Ausbreitung der Thrombose in die Oberschenkelvene, seltener in die große Hohlvene des Bauchraums dar. Besonders in diesem Fall besteht die Gefahr der Verschleppung des Gerinnsels in die Lunge. Behandelt wird die Thrombose mit Heparin, das die Blutgerinnung hemmt und Gerinnsel auflösen kann.

Becquerel (Bq)
Nach dem französischen Physiker Henri Antoine Becquerel benannte Einheit der Stärke radioaktiver Strahlung.

Befruchtung
Vereinigung einer männlichen, befruchtungsfähigen Samenzelle mit einer reifen weiblichen Eizelle, aus der neues Leben entsteht.
Beim Geschlechtsverkehr dringt Samenflüssigkeit in die Vagina ein. Die Flüssigkeit eines Samenergusses enthält bis zu 600 Millionen Samenzellen (Spermien). Die meisten Spermien sind nicht befruchtungsfähig oder werden vom Sekret der Vagina abgetötet, die anderen

dreht. Meist muß – besonders beim ersten Kind – ein Kaiserschnitt zur Entbindung vorgenommen werden.

Beckenspiegelung
Untersuchungsmethode des Beckenraumes, besonders der inneren weiblichen Geschlechtsorgane mit dem Endoskop, das unterhalb des Bauchnabels in den Beckenraum eingeführt wird. Die Beckenspiegelung wird zur Diagnose von Sterilität, bei Verdacht auf eine chronische Eierstockentzündung, eine Bauchhöhlenschwangerschaft oder einen Tumor durchgeführt. Auch kleine chirurgische Eingriffe wie die Entnahme von Gewebeproben, die Lösung von Verwachsungen im Bauchraum oder eine Unterbrechung der Eileiter zur dauerhaften Empfängnisverhütung (Sterilisation) sind bei diesem Eingriff möglich. Bei einer Beckenspiegelung ist ein Krankenhausaufenthalt von etwa zwei Tagen erforderlich.

Beckenvenenthrombose
Verschluß durch ein Blutgerinnsel (Thrombus) in den tiefen großen Beckenvenen in Beinen, Bauchdecke, Beckeneingeweiden oder Lendenbereich, der nach Operationen im Unterleib sowie nach Entbindungen vorkommen kann.
Diese Thrombose äußert sich durch Schmerzen des betroffenen Beins, leich-

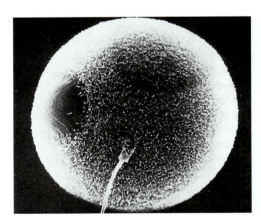

Befruchtung
Unter dem Rasterelektronenmikroskop kann man erkennen, wie die Samenzelle (unten) in die weibliche Eizelle eindringt.

wandern durch Muttermund und Gebärmutter zum Eileiter. Die beim Eisprung aus dem Eierstock abwandernde Eizelle wird über den Eileiter in die Gebärmutter transportiert. Treffen auf diesem Weg eine befruchtungsfähige Samenzelle und eine Eizelle aufeinander, kann eine Befruchtung stattfinden.

Die Frau ist nur in der Mitte ihres Menstruationszyklus empfängnisbereit, da in diesem Zeitraum der Eisprung stattfindet. Da Samenzellen nur eine Lebensdauer von zwei bis drei Tagen haben, die Eizelle höchstens 24 Stunden überlebt, kann eine Befruchtung nur innerhalb von 24 Stunden nach dem Eisprung erfolgen.

Befruchtung, künstliche
Sammelbegriff für unterschiedliche Methoden zur Befruchtung eines weiblichen Eis ohne vorausgehenden Geschlechtsverkehr. Sie finden bei Paaren Anwendung, die ungewollt kinderlos bleiben. Die häufigsten Methoden sind das Einspritzen von Samen des Partners in die Gebärmutter der Frau (Insemination) und die Befruchtung im Reagenzglas (In-vitro-Fertilisation). Siehe S. 690, *unerfüllter Kinderwunsch*

Behring, Emil von
Bakteriologe (1854–1917), dessen Arbeitsschwerpunkt auf dem Gebiet des Infektionsschutzes lag. Der Impfstoff gegen Diphtherie ist nach ihm benannt.

Beinödem
Flüssigkeitsansammlung im Unterhautgewebe der Beine, die als weiche, eindrückbare Schwellung erkennbar ist. Das Eindrücken kann eine Delle hinterlassen, die sich nur allmählich zurückbildet.
Ein Beinödem kann die Folgeerscheinung einer Herzschwäche, einer Nierenkrankheit, von Krampfadern oder Venenentzündungen sein. Beinödeme treten auch bei Blutgerinnseln in den Beinvenen und während einer Schwangerschaft auf. Behandelt wird die zugrundeliegende Krankheit.

Beinvenenthrombose
Verschluß einer Beinvene durch ein Blutgerinnsel (Thrombus). Sie tritt am häufigsten in den tiefen Beinvenen, und zwar besonders im Unterschenkel, auf und dehnt sich oft sehr rasch zur Venenthrombose der Oberschenkel aus.

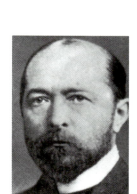

Emil von Behring

Die Gefahr einer Beinvenenthrombose besteht vor allem bei bettlägerigen Menschen, nach Operationen und Unfällen, im Wochenbett sowie bei entsprechender Veranlagung oder bestehender Venenerkrankung. Sie beginnt meistens mit plötzlichen Wadenkrämpfen, das Bein wird schwer, beim Auftreten und Gehen schmerzt es, schwillt später an und verfärbt sich bläulich.
Das Gerinnsel wird mit Hilfe von Medikamenten aufgelöst; außerdem müssen sogenannte Kompressionsstrümpfe getragen werden.

Belastungs-EKG
EKG, das unmittelbar nach oder während einer körperlichen Belastung durchgeführt wird und ein Ruhe-EKG ergänzt. Es weist auf Durchblutungsstörungen des Herzens hin, die sich mit dem Ruhe-EKG nicht erfassen lassen.
Der Patient sitzt mit angelegten Elektroden auf einem fest installierten Fahrrad

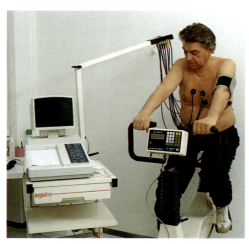

Belastungs-EKG
Ob sich das Herz gut an körperliche Belastungen anpassen kann, wird mit Hilfe dieses EKGs festgestellt.

und tritt die Pedale gegen einen vorgegebenen Widerstand. Dabei werden Puls und Blutdruck registriert. Anschließend wird anhand der EKG-Kurve die Erholungsfähigkeit des Herzens begutachtet.

Bell-Lähmung
Nach dem Chirurgen Sir Charles Bell (1774–1842) benannte einseitige Lähmung des Gesichtsnervs durch eine Infektion. Siehe *Gesichtsnervenlähmung*

benigne
Gutartig. Der Begriff wird bei Krankheiten im Zusammenhang mit Tumoren gebraucht. Benigne Tumoren sind gutartig und bilden keine Tochtergeschwülste, im Gegensatz zu bösartigen (malignen) Tumoren. Benigne wird auch selten als Bezeichnung für harmlos oder mild verlaufende Krankheiten gebraucht.

Benzodiazepine
Verschreibungspflichtige Medikamente mit beruhigender, angstlösender, muskelentspannender und krampflösender Wirkung. Werden sie regelmäßig (z.B. als Schlafmittel) in größeren Mengen eingenommen, besteht die Gefahr der Abhängigkeit. Benzodiazepine sollten deshalb nicht ohne genaue ärztliche Verordnung verwendet werden.

Benzolvergiftung
Vergiftung durch Einatmen von Benzoldämpfen. Die Kohlenwasserstoffverbindung Benzol ist in Kraftstoffen enthalten. Die Reizung von Schleimhäuten oder Haut, ein Rauschzustand, Übelkeit und Erbrechen sowie Störungen der Herzschlagfolge und Atemlähmung gelten als Anzeichen einer Benzolvergiftung. Als Folge können Schäden an Leber, Nieren, Blutgefäßen und Knochenmark sowie Schleimhautblutungen auftreten.

Bergmannskrankheit
Durch jahrelange Arbeit im Bergbau entstehende gesundheitliche Schäden, zu denen vor allem die Staublunge und das Bergmannsasthma sowie Abnutzungen und Verkalkungen der Gelenke (Knie), Augenzittern und Hauterkrankungen zählen.

Berufsasthma
Durch berufsbedingten, jahrelangen Umgang mit allergieauslösenden Stoffen und Substanzen entstandenes Asthma, z.B. durch Mehl (Bäckerasthma), Menschenhaare (Friseur), Tierhaare (Tierpfleger), Chemikalien (Laboranten) und Lacke (Lackierer).

Berufsdermatose
Hautkrankheit durch Kontakt mit Stoffen oder Substanzen bei der Berufsausübung.

Berufsekzem
Entzündlicher Hautausschlag durch Kontakt mit Stoffen oder Substanzen (besonders Lösungsmitteln) bei der Berufsausübung.

Berufsgenossenschaft
Träger der gesetzlichen Unfallversicherung. In den Berufsgenossenschaften sind alle Unternehmen der versicherungspflichtigen Betriebe nach Wirtschaftszweigen unterteilt zusammengefaßt. Die Berufsgenossenschaft legt u.a. Vorschriften zur Verhütung von Betriebsunfällen und Berufskrankheiten fest.

Berufskrankheit
Alle Krankheiten, die durch schädigende Einflüsse bei der Arbeit im Beruf entstanden sind und nach der Berufskrankheiten-Verordnung als Berufskrankheiten anerkannt sind. Bei einer anerkannten Berufskrankheit erhält der Betroffene von der Berufsgenossenschaft eine Entschädigung oder Umschulung.
Zu den schädigenden Einflüssen, die nach der Berufskrankheiten-Verordnung zu Krankheiten führen können, zählen Arbeitsweisen und Herstellungsverfahren, die mit Lärm-, Schadstoff- oder Strahlenbelastung einhergehen, sowie Infektionserreger, physikalische, chemische oder andere Einwirkungen am Arbeitsplatz.
Die Auslöser sind in einer Liste zur Berufskrankheiten-Verordnung festgehalten. Danach zählen zu den chemischen Auslösern einer Berufskrankheit Verbindungen von Blei, Quecksilber, Chrom, Vanadium, Beryllium, Cadmium, Mangan, Thallium, Arsen, Phosphor, Kohlenmonoxid, Schwefelwasserstoff sowie Lösungs- und Schädlingsbekämpfungsmittel (Pestizide).
Zu den physikalischen Auslösern gehören u.a. Erschütterungen durch Preß-

Besenreiservarizen

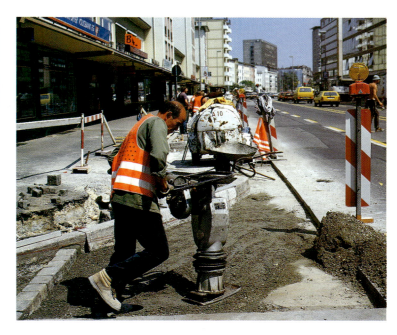

luftbohrer sowie Arbeiten mit Druckluft, Lärm und Strahlen.
Weiterhin werden Infektionserreger oder Parasiten sowie Tropenkrankheiten, Quarzstaub, Asbest, Stäube von Rohbaumwolle, Rohflachs oder Rohhanf, Eichen- oder Buchenholz, allergisierende Stoffe, chemisch-schädigend oder giftig wirkende Stoffe wie Ruß, Rohparaffin, Teer, Anthrazen und Pech zu den Auslösern gezählt.

Berufsunfähigkeit
Durch Krankheit, Gebrechen oder Schwächung der körperlichen oder geistigen Kräfte entstandene vorübergehende oder bleibende Unfähigkeit, den erlernten Beruf weiter auszuüben.

Beruhigungsmittel
Stoffe, die nach ihrer Einnahme entspannend, beruhigend oder einschläfernd wirken. Zu den chemischen Beruhigungsmitteln zählen Benzodiazepine und Barbiturate, die beide auch als Tranquilizer bezeichnet werden. Sie enthalten in vielen Fällen dieselbe Substanz wie Schlafmittel, nur in geringeren Mengen. Da die meisten Beruhigungsmittel müde machen, sollten sie nicht kurz vor der Teilnahme am Straßenverkehr eingenommen werden (vor allem nicht vor Autofahrten). Sie sollten auch grundsätzlich nur vorübergehend, nie zur Dauerbehandlung eingenommen werden, denn viele bergen die Gefahr der Abhängigkeit. Daher sind immer die Einnahmeanweisungen des behandelnden Arztes zu befolgen. Zu den rein pflanzlichen Beruhigungsmitteln zählen spezielle Tees, Dragees oder Tropfen aus Baldrian, Hopfen, Melisse und Herzgespann. Sie lindern Unruhe, Nervosität sowie Schlafstörungen.

Beschäftigungstherapie
Ergotherapie. Handwerkliche und künstlerische Tätigkeiten bereiten den meisten Menschen Freude und vermitteln Erfolgserlebnisse. Bei einigen körperlichen und geistigen Krankheiten werden solche Fähigkeiten gezielt trainiert, um das Selbstbewußtsein und die Leistungsfähigkeit des Patienten zu verbessern. Unter Anleitung eines Ergotherapeuten lernt der Patient, Körper und Geist zu sinnvollen, befriedigenden Tätigkeiten einzusetzen. Dazu gehören je nach Erkrankung Malen, Basteln, Töpfern oder auch Tanzen. Angewandt wird die Ergotherapie bei Lähmungen, Prothesenträgern, Nerven- und Gemütsleiden.

Besenreiservarizen
Dicht unter der Haut verlaufende kleinste, erweiterte Venen sind besonders an den Oberschenkeln und Füßen zu finden. Besenreiser können auf den Beginn einer Venenerkrankung hinweisen. Sie sind nicht behandlungsbedürftig.

Berufskrankheit
Bandscheibenschäden durch die extremen Erschütterungen zählen im Straßenbau zu den anerkannten Berufskrankheiten.

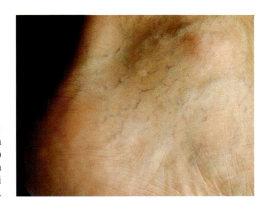

Besenreiservarizen
Die erweiterten Venen (hier an der Ferse) kommen bei Frauen häufiger vor als bei Männern.

Betablocker
Kurzbezeichnung für Betarezeptorenblocker, Medikamente zur Behandlung von Bluthochdruck sowie zur Vorbeugung von durch Bluthochdruck bedingten Folgekrankheiten. Als Betarezeptoren werden Zellen an den Blutgefäßen oder am Herzmuskel bezeichnet, die bei Erregung eine Erhöhung des Blutdrucks bewirken; durch ihre Blockierung wird eine Blutdrucknormalisierung bzw. ein Blutdruckabfall erreicht.

Betakarotin
In geringen Mengen in Pflanzen, Früchten (Orangen, Äpfel), Ölsamen und Gemüse (z.B. Karotten, namensgebend: Karotin) enthaltener Stoff, der über das Futter auch in Tiere gelangt. Betakarotin ist ein Begleitstoff der Nahrungsfette (Butter, Speiseöl). Es hat große Bedeutung als Vorstufe von Vitamin A, das aus Betakarotin und anderen Karotinen entsteht. Es wird deshalb auch Provitamin A genannt. Von Wissenschaftlern wird gegenwärtig diskutiert, ob Betakarotin als Mittel zur Verhinderung von Krebs eingesetzt werden kann.

Außerdem ist Betakarotin ein natürlicher gelber Farbstoff, der zusammen mit anderen Karotinen häufig zur Färbung von Nahrungsmitteln eingesetzt wird. In der Natur gibt es vielen gelben, grünen, orangefarbenen Blüten und Blättern ihre Farbe.

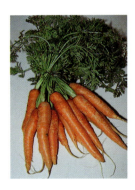

Betakarotin
Natürlicher Lieferant: Karotten.

Betäubung, örtliche
Lokalanästhesie. Räumlich begrenzte Schmerzausschaltung während einer Operation bei Erhaltung des Bewußtseins. Bei kleinen, lokal begrenzten chirurgischen Eingriffen wird das Betäubungsmittel direkt in das betreffende Körpergewebe gespritzt (Infiltrationsanästhesie). Muß ein größeres Gebiet betäubt werden, kann das Narkosemittel in die Umgebung von Nervenstämmen, die das Operationsgebiet versorgen, eingespritzt werden (Regionalanästhesie). Durch Salben und Cremes, die in die Haut eingerieben werden, lassen sich auch Oberflächen örtlich betäuben.

Betäubungsmittel
Medikamente mit Wirksubstanzen, die sowohl das Schmerzzentrum im Gehirn als auch die Psyche beeinflussen. Da sie bewußtseins- und stimmungsverändernd wirken sowie zur psychischen Abhängigkeit führen können, unterliegt ihre ärztliche Verordnung dem Betäubungsmittelgesetz (BtMG).

Zu den verschreibungspflichtigen Betäubungsmitteln zählen u.a. Narkosemittel und Morphium, die zur Schmerzausschaltung (Anästhesie) eingesetzt werden. Narkosemittel (Narkotika) finden vor allem vor Operationen Anwendung, um den Patienten zur Ausschaltung von Schmerzen in einen tiefschlafähnlichen Zustand zu versetzen. Morphium enthaltende Medikamente werden auch zur Schmerzlinderung bei Tumorschmerzen verabreicht. Um die Entstehung einer Sucht zu vermeiden, dürfen Betäubungsmittel nur vom Arzt und nur nach strengen Verabreichungsregeln verordnet werden, besonders dann, wenn andere Schmerzmedikamente nicht oder nicht mehr wirksam sind.

Betreuung
Gesetzlich geregelte Betreuung von körperlich und geistig gebrechlichen Erwachsenen. Das Betreuungsgesetz ersetzt seit dem 1.1.1992 das frühere Vormundschafts- und Pflegschaftsrecht. Danach kann ein Volljähriger anstelle der Entmündigung aufgrund einer psychischen Krankheit oder einer körperlichen, geistigen und seelischen Behinderung auf Anordnung des Vormundschaftsgerichtes einen Betreuer erhalten, wenn der Hilfsbedürftige seine Angelegenheiten nur teilweise oder gar nicht selbst erledigen kann. Ein Betreuer ist verpflichtet, die betreffende Person persönlich zu betreuen und ihre Wünsche zu berücksichtigen, soweit sie nicht dem Wohlergehen des zu Betreuenden entgegenlaufen.

Eine staatliche Vergütung kann der Betreuer aber nur dann auf Antrag erhalten, wenn die Betreuung im Rahmen seines Berufes im größeren Umfang erfolgt. In

Städten und Gemeinden gibt es Betreuungsbehörden mit Beratungsstellen zur Vermittlung von Betreuern.

Bettnässen
Der unwillkürliche Abgang von Urin während des Schlafes kommt besonders bei Kindern unter fünf Jahren vor, aber auch noch bei Neun- bis Zehnjährigen, vor allem bei Jungen. Die Ursachen sind sehr häufig seelische Konflikte; nur selten liegt eine organische Ursache zugrunde (wie eine Mißbildung der Harnorgane, Schäden des Rückenmarks, Zuckerkrankheit oder eine Erkrankung des Nervensystems), die dann je nach Krankheitsbild behandelt werden muß. Grundsätzlich sollten Kinder wegen Bettnässens nicht bestraft werden.
Es ist zu empfehlen, das Kind zur regelmäßigen Blasenentleerung anzuleiten, es z.B. kurz vor dem Zubettgehen sowie in regelmäßigen Abständen während der Nacht zur Toilette zu schicken. Bei seelischen Konflikten hilft die erhöhte Fürsorge der Eltern am meisten. Eine Beratung durch den Kinderarzt ist in jedem Fall sinnvoll.

Bewegungsstörungen
Ataxie. Störung des Zusammenspiels von Körperbewegungen. Zittrige Bewegungen und ein gestörter Gang gehören zu den Ataxien und weisen auf eine Erkrankung der Nerven oder des Gehirns hin. Auch Vergiftungen kommen als Ursache in Frage. Da das Kleinhirn für Bewegungsabläufe zuständig ist, kommt es bei Erkrankungen, Tumoren und altersbedingten Veränderungen im Kleinhirn ebenfalls zu Bewegungsstörungen. Liegt die Ursache im Kleinhirn, treten häufig auch Gleichgewichtsstörungen auf.
Bei Erkrankungen in anderen Bereichen des Nervensystems wie dem Rückenmark oder bei Multipler Sklerose können teilweise sogar keine gezielten Bewegungen mehr ausgeführt werden. Zudem treten Empfindungsstörungen in Armen oder Beinen auf. Auch am Auge können Ataxien in Form von Augenzittern auftreten.

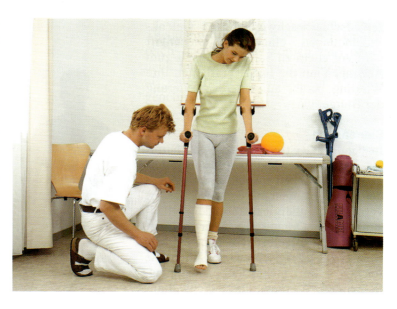

Bewegungstherapie
Nach Verletzungen müssen die Gliedmaßen möglichst bald wieder belastet werden. Zusammen mit dem Krankengymnasten wird das richtige Maß festgelegt.

Bewegungstherapie
Behandlung mit krankengymnastischen Übungen zur Verbesserung oder Wiederherstellung von Gelenk- und Muskelfunktionen (z.B. nach einem Unfall oder einer orthopädischen Operation). Weiterhin gelten körperliche Aktivitäten wie Wandern, Schwimmen und Radfahren als therapeutische Maßnahme zur Stärkung von Herz und Kreislauf sowie zur Aktivierung des Stoffwechsels.

Bewußtlosigkeit
Ausfall des Bewußtseins als Folge einer Störung im Großhirn. Die Betroffenen sind nicht mehr ansprechbar, bei schweren Formen reagieren sie auch auf Schmerzreize nicht mehr. Die Ursachen können vielfältig sein (z.B. Kopfverletzung, epileptischer Anfall, Unterzucker bei Zuckerkranken).
Bewußtlosigkeit kann schnell zu einem lebensbedrohlichen Zustand führen und erfordert deshalb sofortiges Handeln, unabhängig von der Ursache. Wichtigste Maßnahme ist das Freihalten der Atemwege. Siehe S. 744, *Erste Hilfe – Bewußtlosigkeit*

Bienengiftpräparate
Bienengift enthaltende Medikamente werden zur Schmerzlinderung von rheumatischen Muskel- und Gelenkschmer-

Bindehautentzündung

Menschen mit Bindegewebsschwäche ist eine Neigung zu Leistenbrüchen.

Bindehautentzündung
Entzündung der dünnen, den Augapfel und die Innenseite der Augenlider überziehenden, durchsichtigen Haut. Die Entzündung kann durch Überempfindlichkeit gegen Pollen (Heuschnupfen), Zugluft, Überanstrengung der Augen (Bildschirmarbeit), Chlor (Schwimmbad), aber auch durch Infektionen oder Fremdkörpereinwirkung entstehen.
Durch verminderte Tränenflüssigkeit trocknen die Augen aus. Sie jucken, sind stark gerötet, lichtempfindlich und sondern Sekret, in schweren Fällen sogar Eiter ab.
Die Behandlung erfolgt durch Einträufeln von desinfizierenden, antibakteriellen Augentropfen. Fremdkörper müssen vom Augenarzt entfernt werden.

Biopsie
Entnahme von Gewebe aus dem Organismus mit speziellen Instrumenten. Das so gewonnene Gewebe wird zu diagnostischen Zwecken mikroskopisch untersucht.

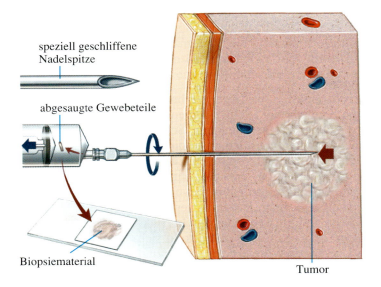

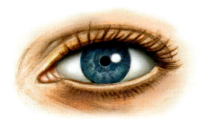

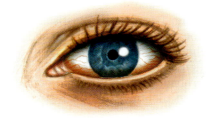

Biopsie
Bei unklaren Gewebeveränderungen wird über eine spezielle Kanüle eine Probe abgesaugt, die mikroskopisch untersucht werden kann.

Bindehautentzündung
Im Vergleich zum gesunden Auge (oben) ist bei einer Bindehautentzündung der Augapfel gerötet.

Biofeedback
Behandlungsmethode, bei der durch bestimmte Reizeinwirkungen (z.B. Licht, Töne) oder durch die alleinige Vorstellung Körperfunktionen bewußt gesteuert und damit positiv beeinflußt werden. Migränekranke lernen, die Blutgefäße in ihrem Kopf zu verengen, indem sie sich vorstellen, durch einen immer enger werdenden Tunnel zu fahren. Durch die enggestellten Gefäße werden die Schmerzen gelindert.

Biorhythmus
24-Stunden-Rhythmus sämtlicher Körperfunktionen. Der Biorhythmus wird von außen durch Licht und vom Organismus selbst durch Hormone beeinflußt. Diese biologischen Funktionen sind tagesrhythmischen Schwankungen unterworfen und funktionieren sozusagen nach einer inneren Uhr, die Pulsschlag, Nieren- und Hormonfunktion sowie den Blutdruck beeinflußt. Zu den Hormonen, die den Biorhythmus beeinflussen, zählen u.a. Kortison und Melatonin. Die Ausschüttung des in der Nebenniere gebildeten Hormons Kortison schwankt innerhalb von 24 Stunden: morgens ist der Kortisonspiegel hoch, abends niedrig. Das die Schlaf- und Wachphasen beeinflussende Hormon Melatonin, das in der Zirbeldrüse im Gehirn entsteht, wird bei Dunkelheit vermehrt und bei Einbrechen des Tageslichts verringert ausgeschüttet.
Der Biorhythmus wird bei Flugreisen mit Zeitverschiebung unter Umständen empfindlich gestört und pendelt sich erst nach einer bestimmten Zeit wieder

ein. Müssen während dieser Zeit regelmäßig Medikamente eingenommen werden, sollte der Rat eines Arztes eingeholt werden.

Bisexualität
Sexuelles Interesse an beiden Geschlechtern bzw. die Bereitschaft zum Geschlechtsverkehr mit dem eigenen und dem anderen Geschlecht. Die Bisexualität kann, z.B. in der Pubertät, auch nur vorübergehend sein.

Blähungen
Vermehrte Gasbildung im Darm. Die Ursachen sind meistens Verdauungsstörungen im Magen-Darm-Trakt (Verstopfung) durch falsche Ernährung und hastiges Essen, manchmal auch Leber-, Gallen- und Bauchspeicheldrüsenerkrankungen. Blähungen können auch bei Herzschwäche und mangelnder Durchblutung der Verdauungsorgane auftreten. Der meist schmerzende Bauch ist hart und geschwollen, in schlimmen Fällen können noch Herzbeschwerden durch ein nach oben drückendes Zwerchfell hinzukommen.
Die Behandlung erfolgt mit Wärme (feuchte Wickel), Bewegung, Vermeiden blähender Speisen (z.B. Kohl, Bohnen) sowie dem Trinken von krampflösenden und die Darmbewegung fördernden Tees (Fenchel, Kümmel, Anis).

Blase
Bezeichnung für die Harnblase, aber auch für eine Flüssigkeitsansammlung zwischen zwei Hautschichten (z.B. bei Verbrennungen). Siehe auch S. 58, *Der menschliche Organismus – Nieren und ableitende Harnwege*

Blase, künstliche
Blasenersatz oder operative Vergrößerung einer zu kleinen Harnblase durch Dünn- oder Dickdarmteile. Bei der Verwendung von Dünndarmteilen werden diese zwischen Harnleiter und Harnröhre entweder mit der zu kleinen Harnblase oder mit einem verbliebenen Rest der entfernten Blase verbunden.

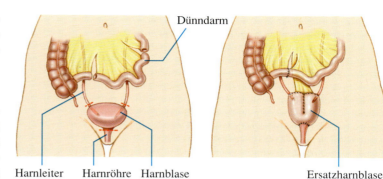

künstliche Blase
Muß die Blase entfernt werden, kann aus einem Teil des Dünndarms (links) eine Ersatzblase gestaltet werden. Die beiden Dünndarmenden werden direkt miteinander verbunden (rechts).

Beim Blasenersatz mit einem Dickdarmteil wird ein Blasenstück oder der Harnleiter in ein isoliertes Stück eines Endabschnittes des Dickdarmes eingepflanzt. Der Harn wird über den After oder durch eine chirurgisch vergrößerte Harnröhre abgeleitet.
Eine künstliche Blase wird erforderlich, wenn das Organ wegen eines bösartigen Tumors entfernt wurde, der Verschlußmechanismus der Blasenmuskulatur nicht mehr funktioniert oder eine durch andere Methoden nicht zu korrigierende Blasenschwäche besteht.

Blasenentzündung
Zystitis. Entzündung der Harnblase durch Unterkühlung, Bakterieninfektion, andauernde unvollständige Harnentleerung oder nach Operationen, besonders durch die Harnblasenentleerung über einen Katheter.
Frauen leiden häufiger als Männer unter Blasenentzündungen, da ihre kürzere und weitere Harnröhre das Eindringen von Keimen erleichtert.
Die Symptome einer akuten Blasenentzündung sind Brennen und Stechen beim Wasserlassen, häufiger Harndrang bei gleichzeitig geringer Harnentleerung, Störung des Allgemeinbefindens, unterschiedlich stark ausgeprägte, zum Teil krampfartige Schmerzen im Unterleib, die manchmal mit Fieber einhergehen.
Bei einer chronischen Blasenentzündung treten abgeschwächt dieselben Symptome auf.
Die Behandlung einer Blasenentzündung erfordert die Zufuhr von viel Flüssigkeit (z.B. Blasentees), um die Keime

Blasenkrebs

aus der Blase zu spülen. Wirksam sind auch Sitzbäder, in hartnäckigen Fällen ist eine ärztliche Behandlung mit Antibiotika unumgänglich.

Blasenkrebs
Bösartige Geschwulst an der Blaseninnenwand, die rasch nach ihrer Entstehung die Blasenwand durchbricht und Tochtergeschwülste (Metastasen) zunächst in den umgebenden Lymphknoten, später in Leber, Lunge, Knochen und Bauchfell bildet. Als Ursache werden übermäßiger Nikotingenuß und chronische Blasenentzündung angenommen sowie der berufliche Umgang mit Anilin. Blasenkrebs tritt bei Männern viel häufiger (vor allem nach dem 60. Lebensjahr) auf als bei Frauen.
Die Diagnose erfolgt durch Blasenspiegelung (Zystoskopie). Im Frühstadium kann der Blasentumor entweder während der Zystoskopie entfernt oder durch Überwärmung (Diathermie) zerstört werden. Nach der Entfernung sind regelmäßige Kontrolluntersuchungen notwendig. Hat sich die Krebsgeschwulst ausgebreitet, muß sie bestrahlt und die Harnblase entfernt werden.

Blasen-Scheiden-Fistel
Eine bei Frauen zwischen Blase und Scheide entstandene Verbindung, die zur Blasenschwäche mit ständigem unwillkürlichem Harnabgang (Harninkontinenz) führt. Sie kann nach einer Operation oder Bestrahlung, durch nicht erkannte Verletzungen der Blase oder bei Durchblutungsstörungen entstehen. In seltenen Fällen ist sie angeboren. Manchmal wird eine Blasen-Scheiden-Fistel auch zur künstlichen Harnableitung angelegt.

Blasenschwäche
Schwäche des Blasenschließmuskels. Sie führt zur Unfähigkeit, den Harn zurückzuhalten, und kann im Anfangsstadium mit Hilfe von Beckenbodentraining verbessert werden, im fortgeschrittenen Stadium ist eine Blasenoperation notwendig.

Blasenspiegelung
Zystoskopie. Untersuchung der mit einer sterilen Flüssigkeit gefüllten Harnblase mit einem starren oder flexiblen Endoskop. Auf diese Weise lassen sich Harnsteine, Blasentumoren und entzündliche Veränderungen innerhalb der Blase feststellen. Bei Verdacht auf Blasenkrebs wird während der Blasenspiegelung Gewebe zur mikroskopischen Untersuchung der Zellen entnommen.

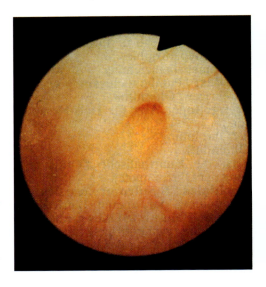

Blasenspiegelung
Beim Blick durchs Endoskop ist der Eingang eines Harnleiters in die Blase deutlich zu erkennen.

Blasensprung
Platzen der Eihaut (Fruchtblase) während des Geburtsvorganges mit dem Abgang von Fruchtwasser. Normalerweise platzt die Fruchtblase nach Beginn der Eröffnungswehen, wenn der Muttermund vollständig geöffnet ist. Beim frühzeitigen Blasensprung reißt die Eihaut bereits, wenn die Wehen eingesetzt haben, der Muttermund allerdings noch nicht vollständig geöffnet ist. Ein verspäteter Blasensprung erfolgt erst nach Einsetzen der Preßwehen und kann die Geburt verzögern.

Blasenspülung
Spülung der Blase mit einem Katheter und einer Blasenspritze. Sie wird zur Vorbeugung und Behandlung von Blasenentzündungen vorgenommen. In die Spritze wird körperwarme, keimfreie Spülflüssigkeit gefüllt und langsam in

die Blase geleitet; die durch den Katheter zurücklaufende Flüssigkeit wird in einer Schüssel aufgefangen. Der Vorgang wird drei- bis viermal wiederholt, bis die zurücklaufende Flüssigkeit völlig klar ist.

Blasentee
Kräutertees mit krampflösender und harntreibender Wirkung werden vor allem bei Blasenentzündungen zum Durchspülen der Blase getrunken.

Blässe
Fahle, farblose Haut durch mangelnde Durchblutung. Ursache ist entweder eine Verengung der Hautgefäße selbst (z.B. durch Kälte oder Schreck), ein vorübergehender oder dauernder Blutmangel (Kreislaufkollaps, Blutungen, Krankheit mit Verringerung der roten Blutkörperchen).

blauer Fleck
Siehe *Bluterguß*

Blausäurevergiftung
Vergiftung durch eingeatmete, durch die Haut eingedrungene oder mit der Nahrung in den Körper aufgenommene Blausäure. Blausäuredämpfe entstehen u.a. bei Schwelbränden. Zu den Symptomen zählen Krämpfe, Geschmack von bittern Mandeln, Erbrechen, rosige Gesichtsfarbe sowie Atemnot bis hin zur Atemlähmung, die ohne sofortige Behandlung den Tod zur Folge hat. Der Betroffene erhält sofort eine Injektion Dimethylaminophenol, ein Gegengift, und eine Sauerstoffüberdruckbehandlung.

Blausucht
Zyanose. Bläuliche Verfärbung der Haut und der Schleimhäute. Die Ursache besteht in einer Abnahme des Sauerstoffgehalts im Blut. Die Zyanose ist meist ein bedrohliches Krankheitszeichen. Sie entsteht beim Verschluß der Atemwege, bei Herzfehlern, aber auch bei einem Schock, wenn zu wenig Blut in die Randbereiche des Körpers gelangt.

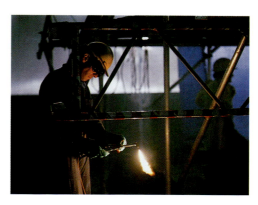

Bleivergiftung
Wenn bei manchen Schweißarbeiten die entsprechenden Schutzmaßnahmen wie das Tragen einer Atemmaske nicht eingehalten werden, kann es zu einer Bleivergiftung kommen.

Bleivergiftung
Die durch Einatmen von Bleidämpfen und Bleistaub bei Arbeiten in entsprechenden Industriebetrieben (Zink- und Bleihütten, Akku-Betrieben, Kunststoff- und Farbenfabriken) auftretende Vergiftung zeigt sich an der Blaufärbung der Zähne. Die Vergiftungssymptome beginnen fast unmerklich mit Müdigkeit, Magendruck, Kopf- und Gliederschmerzen und enden mit Nervenlähmungen. Die seltene akute Bleivergiftung kann tödlich sein.

Blepharitis
Siehe *Augenlidentzündung*

Blinddarmentzündung
Siehe S. 178

Blut
Wegen seiner wichtigen Rolle für den Gesamtorganismus wird Blut auch als Organ angesehen. Es besteht zu etwa 55% aus Blutplasma, einer wäßrigen Lösung aus Eiweißen (Proteinen), Fett, Zucker, Mineralien und zahlreichen anderen Substanzen.
Die anderen 45% bestehen aus roten Blutzellen (Erythrozyten), weißen Blutzellen (Leukozyten) und den Blutplättchen (Thrombozyten). Die roten Blutkörperchen sind für den Sauerstofftransport in das Körpergewebe zuständig, die weißen Blutkörperchen dienen der Abwehr von Erregern und Schadstoffen, und die Blutplättchen spielen eine wichtige Rolle bei der Blutgerinnung. Das Blut gelangt über den Kreis-

Fortsetzung auf S. 180

Blinddarmentzündung

Bauchschmerzen können sehr viele Ursachen haben, und es ist oft nicht leicht, harmlose von lebensgefährlichen Symptomen zu unterscheiden. Auch eine Blinddarmentzündung gibt sich nicht immer eindeutig zu erkennen.

Der Begriff »Blinddarmentzündung« kommt selbst Ärzten über die Lippen, obwohl er eigentlich falsch ist. Tatsächlich ist nämlich nicht der gesamte Blinddarm (der Anfangsteil des Dickdarms) entzündet, sondern nur sein Anhang, der Wurmfortsatz (Appendix). Dieser gehört, ähnlich wie die Rachenmandeln, zum Immunsystem, doch wenn er entfernt werden muß, kann das übrige Immunsystem sein Fehlen ausgleichen.

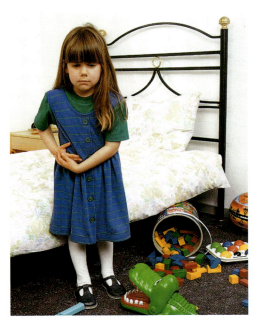

◀ Kinder können den Schmerz meist nicht genau lokalisieren; der ganze Bauch tut weh, und das Risiko, die Schmerzen nicht mit einer möglichen Blinddarmentzündung in Verbindung zu bringen, ist groß.

Warum nicht gleich entfernen?

Die Zahl der Blinddarmoperationen ist in den letzten Jahren drastisch zurückgegangen. Früher hat man aus Angst vor einem Blinddarmdurchbruch und seinen bedrohlichen Folgen sicherheitshalber rasch operiert. Oft stellte sich dann heraus, daß der Wurmfortsatz nicht an den Beschwerden schuld war.

Den Bauch öffnet kein Arzt gern, um »einmal nachzusehen«. Jede Operation ist eine Belastung für den Organismus, und die Eröffnung der Bauchdecke birgt selbst im Zeitalter der High-Tech-Medizin gewisse Restrisiken wie Blutungen, Infektionen, Verwachsungen oder gar einen Darmverschluß.

Heute wissen die Chirurgen wesentlich mehr über die Entzündung des Blinddarmanhangs und darüber, wie man diese Erkrankung auch am geschlossenen Bauch sicher erkennt.

Symptome

Plötzlich auftretende Schmerzen im Ober- oder Mittelbauch sollte man immer ernst nehmen und zum Arzt gehen. Der Verdacht auf eine Blinddarmentzündung besteht vor allem, wenn

- Übelkeit und Erbrechen hinzukommen,
- die Schmerzen später in den rechten Unterbauch wandern oder
- die Beschwerden im Bauch durch Gehen, Niesen und Husten verstärkt werden.

Alte Menschen haben bei einer Entzündung des Wurmfortsatzes allerdings oft kaum Beschwerden. Bei ihnen, aber auch bei Kindern unter drei Jahren, finden die Operateure häufig den bereits durchbrochenen Blinddarm vor. Starke oder länger anhaltende Schmerzen in der Nabelgegend bei kleinen Kindern sowie unklare Bauchschmerzen bei älteren Menschen müssen deshalb immer sehr ernst genommen werden.

Komplizierte Diagnose

Um die Diagnose zu sichern und eine Operation eventuell zu vermeiden, trägt der Arzt erst einmal alle möglichen Befunde zusammen. Er fragt ausführlich nach dem bisherigen Verlauf der Er-

Blinddarmentzündung

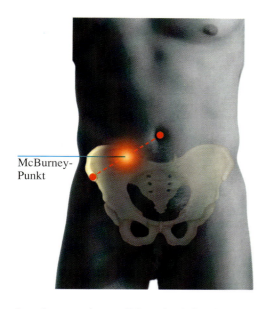

McBurney-Punkt

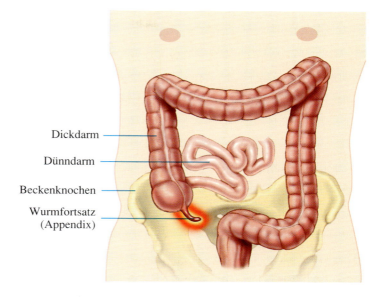

Dickdarm
Dünndarm
Beckenknochen
Wurmfortsatz (Appendix)

krankung, nimmt Blut ab, läßt sich die Zunge zeigen, ermittelt den Temperaturunterschied zwischen Achsel und After. Bei einer Blinddarmentzündung ist die Temperatur im Enddarm oft deutlich höher als unter der Achsel. Außerdem untersucht der Arzt den Urin. In den letzten Jahren setzen immer mehr Ärzte auch den Ultraschall bei der Untersuchung ein. Damit kann eine Flüssigkeitsansammlung in der Umgebung des Wurmfortsatzes sichtbar gemacht werden, die als Hinweis auf eine Entzündung gilt.
Trotz moderner Diagnosegeräte spielt aber gerade in dieser Situation das Abtasten durch den Arzt eine entscheidende Rolle. Lassen sich durch eine bestimmte Art von Druck an typischen Punkten des Bauches Schmerzen auslösen, verstärkt sich der Verdacht. Ein verläßliches Symptom ist zudem die gespannte Bauchdecke des rechten Unterbauchs.

Der Schnitt – kein ewiges Andenken
Die Nahttechnik ist mittlerweile so perfekt, daß später normalerweise nur ein dünner Strich auf der Bauchhaut zu sehen ist und diese Narbe mit den Jahren mehr und mehr verblaßt.
Seit einigen Jahren wird der Wurmfortsatz in manchen Krankenhäusern bereits mit Hilfe des Endoskops entfernt. Dabei

◀▶ Der Hauptschmerzpunkt bei einer Blinddarmentzündung ist der sogenannte McBurney-Punkt, der sich auf der Mitte der Verbindungslinie zwischen dem Nabel und dem leicht zu ertastenden rechten Beckenknochen befindet (links). Der entzündete Wurmfortsatz hingegen liegt noch etwas weiter unten (unten).

▼ Der Wurmfortsatz ist gerade einmal so dick wie ein Bleistift.

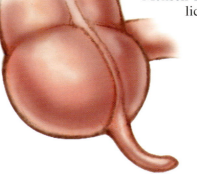

werden die Instrumente des Chirurgen über ein dünnes Rohr, wie es auch bei der Bauchspiegelung verwendet wird, in den Bauchraum eingebracht. Ein Schnitt erübrigt sich bei dieser Methode also. Der Eingriff ist in der Regel für den Patienten weniger belastend.

Selbstheilung? Eine Illusion
Da bei Vorliegen einer Blinddarmentzündung in jedem Fall operiert werden muß, ist schon beim geringsten Verdacht eine Untersuchung durch den Arzt notwendig. Es gibt keinen Grund, diesen Gang zu scheuen, gar auf Selbstheilungskräfte zu bauen oder den Rest früher verordneter Antibiotika einzunehmen.
Die Zeitspanne zwischen den ersten Symptomen und dem Erreichen einer lebensbedrohlichen Situation ist von Mensch zu Mensch sehr unterschiedlich. Schmerzen ertragen und tapfer durchhalten zu wollen ist gefährlicher Leichtsinn. Die Sterblichkeitsrate bei einem Blinddarmdurchbruch mit einer sich anschließenden eitrigen Bauchfellentzündung liegt immerhin bei mindestens 10%.

Blutalkohol

Fortsetzung von S. 177

lauf in den ganzen Körper, versorgt Organe und Gewebe mit Nährstoffen und transportiert Abbauprodukte in die Ausscheidungsorgane. Im Blut zirkulieren außerdem ständig Hormone, die man auch als Botenstoffe bezeichnet, weil sie die Organe – je nach Bedarf – darüber informieren, in welchem Ausmaß sie für den Gesamtorganismus tätig werden müssen.

Die normale Blutmenge des Erwachsenen beträgt ungefähr ein Zwölftel seines Körpergewichts, bei einem rund 70 kg schweren Menschen also fünf bis sechs Liter. Wird diese Menge durch Blutverlust reduziert, sorgt der Organismus in der Regel dafür, daß durch die Blutbildung die notwendige Blutmenge wiederhergestellt wird. Ist der Blutverlust hingegen zu groß, muß dem Körper das verlorene Blut über eine Transfusion zugeführt werden.

Blutalkohol

Die Konzentration des Alkohols im Blut zum Zeitpunkt der Entnahme einer Blutprobe. Bei einem Alkoholgehalt von 0,5 Promille (0,5 ml Alkohol in einem Liter Blut) kann – je nach Verträglichkeit des Alkohols – die Konzentration beeinträchtigt und das Reaktionsvermögen eingeschränkt sein. Ein Alkoholgehalt von 2,5 Promille verursacht bei den meisten Menschen bereits eine schwere Alkoholvergiftung; 4,5 Promille und mehr gelten als tödlich.

Im Straßenverkehr liegt bereits ab einem Blutalkoholwert von 0,3 Promille eine strafbare Handlung vor, wenn es zu einem alkoholbedingten Fahrfehler gekommen ist.

Blutarmut

Anämie. Krankheit, bei der die Zahl der im Knochenmark gebildeten und im Blutkreislauf zirkulierenden roten Blutkörperchen (Erythrozyten), deren roter Blutfarbstoff (Hämoglobin) oder beides vermindert ist.

Bei einer Blutungsanämie ist die Zahl der roten Blutkörperchen durch akute (Verletzungen) oder chronische Blutungen (z.B. Magenblutungen) verringert. Unter einer Blutungsanämie leiden häufig Frauen bei zu lang andauernden, starken Menstruationsblutungen.

Eine Anämie kann allerdings auch durch Blutzerfall entstehen, z.B. bei Malaria oder durch eine Zerstörung der roten Blutkörperchen durch Bakterien, durch zelltötende Medikamente oder andere chemische Substanzen.

Wird nicht ausreichend Blut gebildet, besteht als Ursache meist ein Mangel an Eisen. Man spricht deswegen auch von Eisenmangelanämie. Eisen ist ein wesentlicher Bestandteil des roten Blutfarbstoffs, des Hämoglobins. Auslöser einer Anämie können auch chronische Infektionen, Durchfälle und Entzündungen sowie bösartige Tumoren sein. Die Ursache einer Blutarmut kann außerdem in einem Defekt der Erythrozyten selbst liegen.

Die Therapie bekämpft die Ursachen der Erkrankung und reicht von der Bluttransfusion bis zur Behandlung mit eisenhaltigen Medikamenten.

Blutbank

Einrichtung eines Blutspendedienstes, in der Blutkonserven für den späteren Bedarf gelagert werden. In der Regel stehen dort Konserven aller Blutgruppen – auch seltener Untergruppen – zur Verfügung.

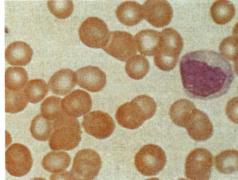

Blutbild
Unter dem Mikroskop sind die einzelnen Blutbestandteile gut zu erkennen. Zwischen den roten Blutkörperchen ist eine weiße Blutzelle zu sehen.

Blutbild

Untersuchung des Blutes auf seine Beschaffenheit. Es werden Zahl, Größe und Form der roten Blutkörperchen,

Konzentration des roten Blutfarbstoffes, der weißen Blutkörperchen und der Blutplättchen bestimmt.

Im sogenannten Differentialblutbild wird ein Tropfen des entnommenen Blutes auf einem Glasplättchen ausgestrichen und mit einem speziellen Mittel gefärbt, um die Blutkörperchen besser zu erkennen. Bei der Untersuchung unter dem Mikroskop wird hier vor allem die prozentuale Verteilung der verschiedenen weißen Blutkörperchen ermittelt, außerdem wird anhand ihrer Form und Größe beurteilt, ob sie gesund sind oder sich krankhaft verändert haben. Eine Veränderung der weißen Blutkörperchen deutet auf eine Erkrankung hin.

Blutbildung
Entstehung der Blutzellen im sogenannten roten Knochenmark. Dieses Knochenmark befindet sich in den ersten Lebensmonaten eines Menschen in allen Knochen, später beim Erwachsenen nur noch in der Wirbelsäule, im Brustbein, im Schultergürtel und im Becken. Dort werden in jeder Sekunde etwa zwei Millionen neue Zellen gebildet. Diese Stammzellen teilen sich und entwickeln sich zu Blutplättchen, roten und weißen Blutkörperchen mit ihren Unterformen weiter.

Blutdruck
Siehe S. 184, *Bluthochdruck*

Blutdruck-Selbstmessung
Messung des Blutdrucks mit speziell für Laien entwickelten Geräten. Die regelmäßige Blutdruck-Selbstmessung ist sinnvoll für Patienten mit Bluthochdruck zur Kontrolle der Behandlung.

blutdrucksenkende Mittel
Arzneimittel zur Behandlung von Bluthochdruck und zur Verhinderung von Folgekrankheiten eines zu hohen Blutdrucks (Herzinfarkt, Schlaganfall). Zu den Medikamenten zählen ACE-Hemmer, Betablocker, Kalziumantagonisten, entwässernde sowie gefäßerweiternde Substanzen.

Blutegel
Der blutsaugende Wurm wurde früher zur Behandlung von Blutergüssen mehrmals pro Woche auf die Haut gesetzt.

Bluterguß
Ansammlung von geronnenem Blut außerhalb der Blutbahn in einem abgegrenzten Teil des Gewebes. Sie entsteht durch Blutung aus einem geschädigten Blutgefäß. Ein Bluterguß entsteht z.B. durch Verletzung. Er drückt auf das umliegende Gewebe und schmerzt. Kleine Blutergüsse lösen sich nach ein paar Tagen von selbst auf, bei größeren helfen Alkoholumschläge oder Einreiben mit Heparinsalben. Große Blutergüsse (z.B. innerhalb des Schädels) können lebensbedrohlich sein und müssen sofort ärztlich behandelt werden.

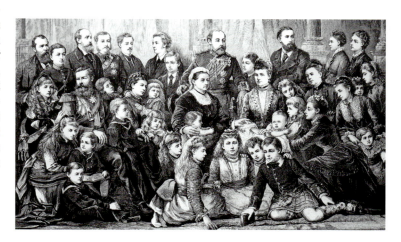

Bluterkrankheit
Zu den berühmtesten Blutern gehören einige Nachkommen von Königin Viktoria von England (Mitte), die selbst die Anlage weitergab.

Bluterkrankheit
Hämophilie. Erbliche Blutkrankheit, die nur bei männlichen Nachkommen auftritt, allerdings nur durch Frauen vererbt wird. Durch das Fehlen oder die verminderte Aktivität blutgerinnungsaktiver Stoffe kommt es zu Gerinnungsstörungen unterschiedlichen Schweregrades. So kann es selbst bei geringsten Verletzungen zu starken Blutungen nach außen, in die Haut oder in Körperhöhlen kommen. Das Blut gerinnt bzw. verklumpt schlecht oder überhaupt nicht.

Bluterkranken werden diese Gerinnungsfaktoren in Form von Blutpräparaten verabreicht.

Blutersatzflüssigkeit

Blutersatzflüssigkeit
Lösungen zur Aufrechterhaltung des Kreislaufs nach größeren Blutverlusten. Es handelt sich vor allem um Lösungen anorganischer und organischer Stoffe (Kochsalz, Kalium, Kalzium usw.). Sie werden als Dauertropfinfusion in die Vene eingeleitet. Als Plasmaexpander werden Blutersatzmittel bezeichnet, die Wasser aus dem Gewebe in die Blutbahn ziehen und auf diese Weise das Blutvolumen erhöhen.

Blutfarbstoff
Hämoglobin. Farbstoff, der dem Blut die rote Farbe verleiht. Das eisenhaltige Hämoglobin nimmt in der Lunge Sauerstoff aus der eingeatmeten Luft auf, transportiert ihn zu den Gewebezellen, nimmt von dort das beim Stoffwechsel entstandene Kohlendioxid (CO_2) auf, befördert es zu den Lungen und gibt es im Austausch gegen Sauerstoff ab. In Verbindung mit Sauerstoff wird Hämoglobin hellrot (in den Arterien), mit Kohlendioxid dunkelrot (in den Venen).

Blutfette
Fettähnliche Stoffe (Lipoide), die in allen Körperzellen vorkommen. Sie zählen zu den Energielieferanten und Baustoffen des Organismus und werden mit dem Blut zu den verschiedenen Organen und Geweben transportiert. Dort werden sie entweder abgebaut oder, wenn sie nicht benötigt werden, gespeichert. Zu den wichtigsten Blutfetten zählen Cholesterin und die sogenannten Triglyzeride. Cholesterine sind wichtige Bestandteile der Körperzellen, außerdem sind sie an der Herstellung von Hormonen und Gallensäuren beteiligt. Sie werden zum Teil in der Leber produziert, der größere Anteil wird mit der Nahrung aufgenommen, vor allem über Eidotter, Butter und tierisches Fett.
Triglyzeride werden in der Leber, den Nieren und im Herzmuskel produziert sowie mit der Nahrung aufgenommen. Erhöhte Blutfettwerte begünstigen die Entstehung von Arteriosklerose und erhöhen das Schlaganfall-Risiko. Cholesterine sind außerdem wesentlich an der Bildung von Gallensteinen beteiligt.

Blutgerinnsel
Bei Verletzungen entsteht an der Körperoberfläche ein Blutgerinnsel, das die zerstörten Blutgefäße verschließt. In der frischen Wunde sammelt sich Blut (a), und allmählich kommt es – ausgelöst durch die Blutplättchen – zu einer Vernetzung von Eiweißstoffen und zur Verklebung des offenen Blutgefäßes (b). Bevor die Verletzung an der Körperoberfläche verheilt ist, hat sich das Blutgefäß vollständig regeneriert (c).

Blutgerinnsel
Erstarrtes, geronnenes Blut, zu dem es unter Mitwirkung der Blutplättchen (Thrombozyten) kommt. Ein Gerinnsel entsteht, wenn der Blutfluß in den Blutgefäßen langsamer wird und sich die Blutplättchen zusammenballen. Da ein Blutgerinnsel ein Gefäß komplett verschließen kann (Thrombose), werden Patienten mit Neigung zu Gerinnseln mit gerinnungshemmenden Medikamenten behandelt.
Ein Gerinnsel entsteht auch nach Verletzungen. Es verschließt die Wunde, schützt vor Blutverlust und Infektionen.

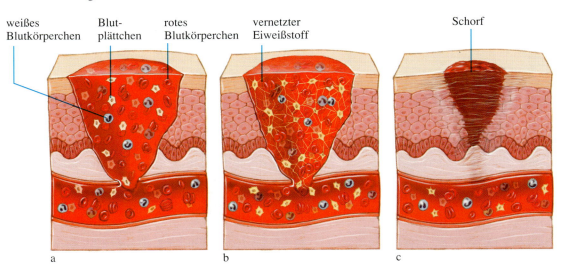

weißes Blutkörperchen | Blutplättchen | rotes Blutkörperchen | vernetzter Eiweißstoff | Schorf

a   b   c

Blutgruppen

Vererbte, unveränderliche Eigenschaften des Blutes. Es gibt die Blutgruppen A, B, AB und 0. Die einzelnen Blutgruppen werden nach den unterschiedlichen Eigenschaften der roten Blutkörperchen, den sogenannten Antigeneigenschaften, benannt, wobei die Blutgruppe 0 keine Antigeneigenschaften aufweist. Als Antigen bezeichnet man einen Stoff, der bei Kontakt mit dem Blut einer anderen Blutgruppe eine sogenannte Antigen-Antikörper-Reaktion auslöst, die durch eine Verklumpung (Agglutination) der roten Blutkörperchen gekennzeichnet ist. Sie wird von Antikörpern ausgelöst, die im Blut der Blutgruppen A, B und 0 enthalten sind. Erhält ein Mensch mit einer dieser Blutgruppen Blut einer anderen Blutgruppe übertragen, kommt es zur Verklumpung, die lebensbedrohlich ist. Blut der Blutgruppe A enthält Antikörper gegen Blutgruppe B, B gegen A, und Blut der Blutgruppe 0 enthält Antikörper gegen Blutgruppe A und B.

Daneben gibt es noch weitere Antikörper, unter denen die sogenannten Rhesusfaktoren eine wichtige Rolle spielen. Je nach Vorhandensein oder Nichtvorhandensein des Rhesusfaktors wird das betreffende Blut als Rhesus-positiv oder Rhesus-negativ bezeichnet. Die Blutgruppenbestimmung ist wichtig vor Transfusionen, bei Blutkrankheiten, einer Schwangerschaft und beim Vaterschaftsnachweis. Bei Bluttransfusionen wird grundsätzlich nur getestetes, blutgruppengleiches Blut gegeben.

Blutgruppenbestimmung

Bestimmung der Blutgruppe durch Nachweis der Antigene in der Blutflüssigkeit (Serum).

Bluthochdruck
Siehe S. 184

Blutkonserve

Für eine Blutübertragung durch Konservierung mit Zusatzstoffen haltbar gemachtes Blut, das in der Regel von einem Blutspender stammt.

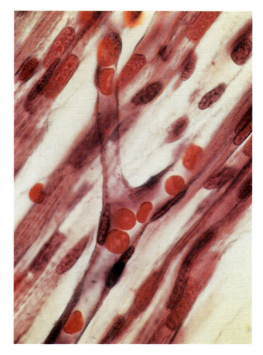

Blutkörperchen
Rote Blutkörperchen füllen die feinen Haargefäße fast vollständig aus (mikroskopische Aufnahme).

Blutkörperchen

Neben der Blutflüssigkeit, dem Plasma, enthält Blut feste Bestandteile, die roten und weißen Blutzellen (Erythrozyten, Leukozyten) und Blutplättchen (Thrombozyten).

Rote Blutkörperchen transportieren Enzyme, Mineralstoffe und Zucker (Glukose). Außerdem enthalten sie den roten Blutfarbstoff (Hämoglobin), der für die Versorgung des Organismus mit Sauerstoff verantwortlich ist.

Weiße Blutkörperchen mit ihren drei Hauptgruppen Granulozyten, Lymphozyten und Monozyten sind für die körpereigene Abwehr zuständig. Sie schützen den Organismus vor Infektionen, indem sie in den Körper eingedrungene Erreger bekämpfen.

Blutplättchen haben eine wesentliche Funktion bei der Blutgerinnung und Blutstillung, da sie klebrig werden und die Blutkörperchen zu einem Klumpen zusammenballen können. Dieser Vorgang findet bei jeder Verletzung von Blutgefäßen statt.

Blutkrebs
Siehe *Leukämie*

Bluthochdruck

Ein hoher Blutdruck tut nicht weh und ist beispielsweise bei körperlicher Anstrengung völlig normal, ja sogar notwendig. Erst wenn er dauerhaft zu hoch ist, bedeutet das Gefahr. Unerkannt und unbehandelt kann er schwere Erkrankungen hervorrufen. Dabei ist das Erkennen so einfach, und eine Vielzahl von Behandlungsmöglichkeiten verhindert Organschäden.

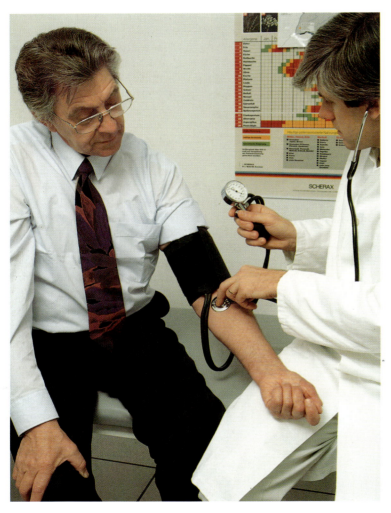

▲ Wichtigste Maßnahme zur Vorbeugung und Früherkennung ist die regelmäßige Blutdruckmessung. Folgeschäden können so häufig vermieden werden.

Wenn sich das Herz zusammenzieht (Systole), pumpt es Blut für die Versorgung des gesamten Organismus in die Körperschlagadern. In ihnen entsteht dabei ein Druck, der sogenannte systolische Blutdruck. Erschlafft das Herz wieder und dehnt es sich für die erneute Blutfüllung aus (Diastole), sinkt der Druck in den Schlagadern auf den sogenannten diastolischen Blutdruck ab. Wenn der Arzt bei der Blutdruckmessung beispielsweise sagt: »Ihr Blutdruck ist 120 zu 80«, so heißt das, daß der systolische Druck 120 mmHg und der diastolische Druck 80 mmHg beträgt. Wie hoch diese Blutdruckwerte sind, unterliegt schon beim gesunden Menschen verschiedenen Einflüssen. Nach den Richtlinien der Weltgesundheitsorganisation (WHO) liegt ein Bluthochdruck vor, wenn der systolische Wert über 160 mmHg und der diastolische über 95 mmHg liegt.

Regulation

Der Blutdruck muß so reguliert werden, daß er den jeweiligen Erfordernissen gerecht wird. Im wesentlichen erfolgt diese Regulation durch das Kreislaufzentrum im Gehirn. Es sendet Nervenimpulse zur Muskulatur in der Wand der Adern. Dadurch werden die Adern je nach Bedarf erweitert (Blutdruckabfall) oder verengt (Blutdruckanstieg). Außerdem beeinflußt dieses Zentrum die Pumpleistung des Herzens, von der ebenfalls die Höhe des Blutdrucks abhängt. Druckmeßfühler in den Adern melden dem Gehirn zurück, welcher Druck gerade herrscht. Niere und Nebenniere sind in dieses System von Meldung, Reaktion und Rückmeldung mit eingebunden. Sie produzieren Botenstoffe (Hormone), die ebenfalls die Adern erweitern oder verengen. Auch im Blut zirkulierende Mineralien wie Kalium und Kalzium beeinflussen den Blutdruck. Durch dieses fein abgestimmte Wechselspiel der verschiedenen Regulations-

Bluthochdruck

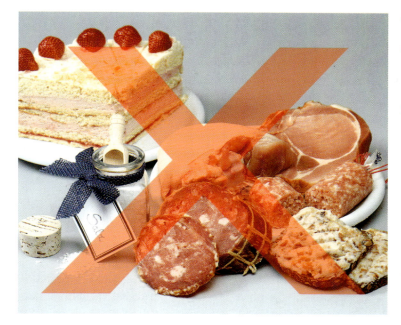

▲ Salz- und fettreiche Ernährung zählt zu den häufigsten Ursachen für Bluthochdruck und sollte besonders von den Menschen gemieden werden, die zu Fettstoffwechselstörungen neigen.

mechanismen schwankt der Blutdruck im Verlauf eines Tages bei jedem Menschen nicht unerheblich. In einem erregten Streitgespräch zum Beispiel ist der Blutdruck höher als im Schlaf.

Kommt es irgendwo in diesem komplizierten System zu einer Störung, oder können sich die Adern durch krankhafte Veränderungen nicht mehr verengen oder erweitern, funktioniert die normale Anpassung des Blutdrucks an die jeweilige Situation nicht mehr.

Ursachen

Bei den meisten Patienten kann keine Ursache eindeutig festgestellt werden. Bei ihnen vermutet man eine erbliche Veranlagung.

Sicher weiß man allerdings, daß folgende Faktoren eine anhaltende Blutdruckerhöhung hervorrufen können:

- Kalkeinlagerungen in den Wänden des Gefäßsystems (Arteriosklerose). Sie führen zu starren, unelastischen Adern, die nicht mehr auf Blutdruckschwankungen durch Eng- und Weitstellung reagieren können. Fettstoffwechselstörungen, Zuckerkrankheit, Streß, Bewegungsarmut und übermäßiges Rauchen können eine Arteriosklerose hervorrufen,
- Nierenerkrankungen (z.B. Entzündungen),
- Störungen in der Produktion von Hormonen, die für die Blutdruckregulation verantwortlich sind.

Symptome und Diagnose

Der Bluthochdruck gehört bei uns zu den häufigsten Krankheiten und verursacht in den Industrieländern mehr Todesfälle als Krebserkrankungen.

Oft wird Bluthochdruck nur zufällig im Rahmen einer ärztlichen Untersuchung festgestellt. Das zeigt, daß der Patient über lange Zeit kaum Beschwerden hat. Kopfschmerzen, Schwindel, Nervosität, Depressionen, häufiges Nasenbluten und Herzklopfen können zwar Anzeichen sein, weisen aber nicht eindeutig auf den Bluthochdruck, die Hypertonie, hin. Häufig wird diese Krankheit deshalb erst zu spät erkannt.

Hat man erst eindeutige Beschwerden wie Brustschmerzen, Engegefühl in der Brust, Atemnot bei Belastung oder gar im Ruhezustand, ist es schon zu Folgeschäden im Körper gekommen.

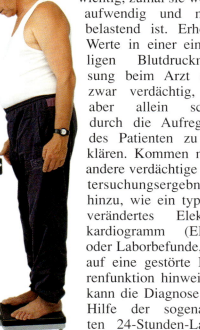

▶ Übergewicht begünstigt ebenfalls Bluthochdruck. Eine regelmäßige Gewichtskontrolle und eine Umstellung der Lebensgewohnheiten beugt vor.

Deswegen ist die regelmäßige Routineuntersuchung beim Arzt zur Früherkennung wichtig, zumal sie wenig aufwendig und nicht belastend ist. Erhöhte Werte in einer einmaligen Blutdruckmessung beim Arzt sind zwar verdächtig, oft aber allein schon durch die Aufregung des Patienten zu erklären. Kommen noch andere verdächtige Untersuchungsergebnisse hinzu, wie ein typisch verändertes Elektrokardiogramm (EKG) oder Laborbefunde, die auf eine gestörte Nierenfunktion hinweisen, kann die Diagnose mit Hilfe der sogenannten 24-Stunden-Lang-

Bluthochdruck

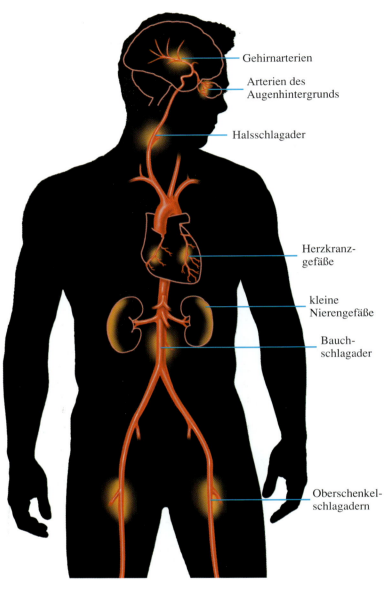

- Gehirnarterien
- Arterien des Augenhintergrunds
- Halsschlagader
- Herzkranzgefäße
- kleine Nierengefäße
- Bauchschlagader
- Oberschenkelschlagadern

▲ Von dauerhaft hohem Blutdruck werden vor allem die Arterien an den hier gekennzeichneten Stellen geschädigt.

zeitblutdruckmessung gestellt werden. Der Patient geht mit einem kleinen Meßgerät, das er am Körper trägt, nach Hause. Es mißt Tag und Nacht in kurzen Abständen den Blutdruck. Die Auswertung zeigt, ob ein dauerhafter Bluthochdruck vorliegt oder ob nur einmalig ein hoher Wert gemessen wurde.

Folgen

Ein lange bestehender Bluthochdruck kann verschiedene Organe schädigen. Gefäßveränderungen wie Arteriosklerose können einerseits Ursache des Hochdrucks sein, andererseits sind sie auch die häufigste Folgeerkrankung. Durch den ständigen hohen Druck wird die Innenauskleidung der Adern geschädigt. Kleine Geschwüre entstehen, und es lagern sich Fettstoffe und Kalkkristalle ein. So werden die Adern immer stärker verengt, und in manchen Fällen kommt es sogar an bestimmten Stellen zu vollständigen Gefäßverschlüssen. Aber schon die Einengung führt zu Organschäden durch mangelhafte Durchblutung. Da die Herzkranzgefäße, die den Herzmuskel mit Nährstoffen versorgen, hiervon ebenfalls betroffen sind, ist Bluthochdruck ein besonderer Risikofaktor für einen Herzinfarkt.

Durch die dauerhafte Überlastung des Herzens kann es auch allmählich zur Stauung von Blut in den Adern der Lungen kommen, die zum Herzen führen. Das im Herzen ankommende Blut kann nicht mehr in ausreichender Menge weggepumpt werden, und der Blutstau in den Lungengefäßen erschwert die Atmung und den Austausch von Kohlendioxid und Sauerstoff.

Neben dem Herzen können auch die Nieren so geschädigt werden, daß ihre Funktion eingeschränkt wird.

Wenn bestimmte Bereiche des Gehirns nicht mehr ausreichend durchblutet werden, kann das einen Schlaganfall hervorrufen. Die gefährlichste Folge eines lange bestehenden schweren Bluthochdrucks kann eine Hirnblutung sein, wenn eine durch Hochdruck vorgeschädigte, brüchige Ader im Gehirn zerreißt; die Blutung im Gehirn ist oft tödlich.

▶ Zur regelmäßigen Selbstkontrolle des Blutdrucks sind heute leicht zu bedienende Geräte erhältlich.

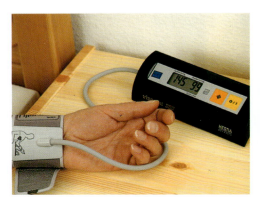

Bluthochdruck

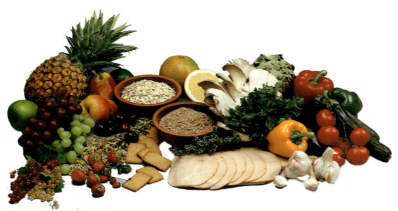

Auch die Netzhaut des Auges ist gefährdet. Mangeldurchblutung oder Blutungen aus einer geplatzten Ader können schwerwiegende Folgen für die Sehkraft haben.

Behandlung

So viele Ursachen es für einen Bluthochdruck gibt, so viele unterschiedliche Behandlungsformen sind denkbar. Viele Ursachen wie Fettstoffwechselstörungen, die Zuckerkrankheit und Nierenerkrankungen können erfolgreich behandelt werden.

Es steht eine Vielzahl blutdrucksenkender Medikamente zur Verfügung; sie entfalten ihre Wirkung auf unterschiedliche Weise: Manche Präparate erweitern die Blutgefäße, andere senken die Pumpleistung des Herzens oder beeinflussen die hormonelle Regulation so, daß nur der Blutdruck gesenkt wird.

Da auch Kochsalz eine blutdrucksteigernde Wirkung hat, sind neben entsprechenden Diäten Medikamente sinnvoll, die die Ausscheidung dieses Salzes über die Niere verstärken.

Oft besteht die erfolgreiche Behandlung in einer Kombination mehrerer Arzneimittel. Oberstes Gebot ist, die verordneten Medikamente genau nach ärztlicher Vorschrift einzunehmen!

Wie kann man vorbeugen?

Viele Ursachen von Bluthochdruck kann man durch eine entsprechende Lebensführung selbst beeinflussen:
- Salzreiche und fette Kost sollte vermieden werden. Obst, Gemüse, fettarmes Geflügelfleisch und ballaststoffreiche Kost sind besser geeignet.
- Streß zu vermeiden ist heute für die meisten Menschen nur schwer möglich und in hohem Maß von der individuellen Persönlichkeitsstruktur abhängig. Durch eine bewußtere Wahrnehmung und durch die Änderung eingefahrener Verhaltens- und Reaktionsmuster kann häufig eine größere Gelassenheit gewonnen werden.
- Körperliche Aktivitäten trainieren das Herz-Kreislauf-System.
- Der besonnene Umgang mit Genußmitteln wirkt sich nicht nur günstig bei der Vorbeugung von Bluthochdruck, sondern auch bei vielen anderen Erkrankungen aus.

▲ Zu einer gesunden Ernährung, die der Entstehung von Bluthochdruck entgegenwirkt, gehören viel Obst, Gemüse, Hülsenfrüchte und vor allem wenig Fett.

▼ Sportliche Betätigung ist eine der wichtigsten Maßnahmen zur Vorbeugung von Gefäßerkrankungen und ihren Folgeschäden.

Es ist nicht erfolgversprechend, sich allein auf Medikamente zu verlassen und ansonsten durch unachtsame Lebensweise Raubbau am Körper zu treiben. Alle vorbeugenden Maßnahmen können auch als Ergänzung zur medikamentösen Therapie angewandt werden.

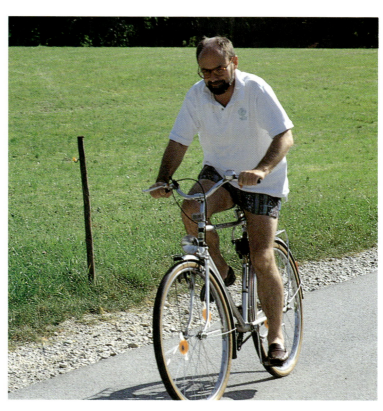

Bronchitis
Akute oder chronische Entzündung der Bronchialschleimhäute, die durch Viren, Bakterien oder Chemikalien (z.B. im Zigarettenrauch), aber auch durch Luftverschmutzung und Allergien ausgelöst werden kann.
Die akute Bronchitis ist mit Fieber, Husten, Brust- und Rückenschmerzen (durch Husten), oft mit Schleimauswurf und keuchender Atmung verbunden, klingt aber meist nach ein paar Tagen ohne besondere Behandlung ab (feuchte Luft lindert die Beschwerden).
Bei einer chronischen Bronchitis dauern die Beschwerden über Monate an. Ohne Behandlung kehrt die Entzündung immer wieder, die Atembeschwerden werden immer massiver. Es kommt zur Verdickung der Bronchialäste und zur Vergrößerung der Lungenbläschen. Eine chronische Bronchitis wird mit Antibiotika und Kortison sowie durch Inhalation von Sauerstoff behandelt.

Bronchoskopie
Untersuchung der Bronchien mit einem Endoskop. Sie wird unter Vollnarkose oder örtlicher Betäubung bei Lungenkrankheiten durchgeführt; Gewebe und Schleim können zur mikroskopischen Untersuchung mit einer Spezialzange bei Tumorverdacht entnommen werden. Die Bronchoskopie wird auch zur Entfernung von Fremdkörpern und zum Absaugen von Sekret aus der Lunge eingesetzt.

Bronzehautkrankheit
Siehe *Addison-Krankheit*

Broteinheit
Einheit zur Berechnung der Kohlenhydratmenge für die Diät bei Zuckerkrankheit. Abkürzung: BE. Eine BE entspricht zwölf Gramm Kohlenhydraten.

Bruch
Hernie. Eingeweidebruch, häufig an der Bauchwand. Ursache ist z.B. eine Bindegewebsschwäche der Muskelhaut oder dünnes Narbengewebe nach einer Operation. Dabei durchbrechen Organteile (z.B. vom Darm) dieses leicht dehnbare Gewebe, stülpen es aus (z.B. beim Heben schwerer Gegenstände) und zeichnen sich dann unter der Haut ab. Am häufigsten sind Hernien in Form von Leistenbrüchen bei Männern und Jungen. Hier schiebt sich ein Darmteil durch den Bruchspalt bis in den Hodensack. Wenn das eingebrochene Gewebe in der Bruchpforte eingeklemmt wird und mangels Durchblutung abzusterben droht, muß operiert werden. Ansonsten hilft ein spezieller Verband, das sogenannte Bruchband.

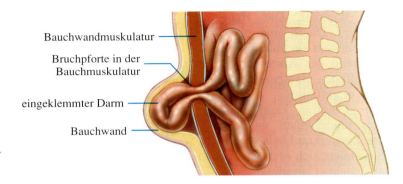

Bruch
Wenn Eingeweideteile abzusterben drohen, weil sie eingeklemmt sind und nicht mehr durchblutet werden, muß ein Bruch operiert werden.

Bruchband
Gurtband, das um den Leib gelegt wird, um bei einem Bruch die Bauchhöhle und Bauchdecke zu stützen und die Ausstülpung in die Bauchhöhle zurückzudrücken.

Brustbein
In der vorderen Mitte des Brustkorbes gelegener schwertförmiger Knochen, an dem die Rippen ansetzen.

Brustbeinpunktion
Absaugen von Knochenmark aus dem Brustbein zur mikroskopischen Untersuchung, in der Regel unter örtlicher Betäubung. Die Untersuchung des Knochenmarks ist bei zahlreichen Blutkrankheiten notwendig.

Brustdrüsenentzündung
Mastitis. Eine meistens bis in die Achsel ausstrahlende Entzündung der Milchgänge der Brust, bei der die Flüssigkeit,

die sonst von der Brust abgesondert wird, verdickt. Eine Brustdrüsenentzündung kann aber auch mit der Absonderung zäher Flüssigkeit aus der Brust oder Blutungen aus den Milchgängen einhergehen. Sie tritt fast nur in der Stillzeit auf. Wiederholte Milchgangentzündungen führen im Laufe der Zeit zu verstärktem Wachstum von Bindegewebe in der Brust. Bildet die Brustentzündung einen Abszeß, so ist die Haut in einem abgegrenzten Gebiet gerötet und schmerzhaft geschwollen; gleichzeitig sind die Achsellymphknoten geschwollen. Nach der Entfernung des Abszesses und bei Behandlung mit Antibiotika heilt die Entzündung meist rasch ab.

Brustfell
Pleura. Schleimhaut, die die Lungen (Lungenfell) und die Innenfläche beider Brusthälften (Rippenfell) bedeckt. Sie sondert eine Flüssigkeit ab, die das reibungslose Gleiten der Lunge bei der Atmung ermöglicht.

Brustfellentzündung
Pleuritis. Auch Rippenfellentzündung. Man unterscheidet zwei verschiedene Formen: Die trockene Rippenfellentzündung macht sich durch atemabhängige stechende Schmerzen in der betreffenden Brusthälfte oder im Rücken mit Reizhusten ohne Auswurf (daher trocken) bemerkbar. Fieber und Atembeschwerden kommen hinzu.
Die feuchte Rippenfellentzündung ist gekennzeichnet durch Atemnot, Druckgefühl auf der Brust und Schmerzen in der Schulter der betroffenen Seite bei leicht erhöhter oder normaler Temperatur. Typisch sind rasselnde Atemgeräusche durch Flüssigkeitsansammlung (daher feucht). Die Ursache beider Formen ist meist eine Lungenentzündung, seltener eine Lungentuberkulose oder eine Lungenembolie. Zusätzlich zur Behandlung der Grundkrankheit müssen Schmerzmittel gegeben werden. Bei der feuchten Rippenfellentzündung kann eine Punktion notwendig werden, bei der die Flüssigkeit abgesaugt wird.

Brustknoten
Knotenartige Verhärtung in der Brust. In 80% aller Fälle handelt es sich um eine gutartige Erkrankung. Bei dem Knoten kann es sich um eine Zyste (mit Flüssigkeit gefüllter Hohlraum), ein Fibroadenom (gutartige Geschwulst aus Drüsen- und Bindegewebe) oder um den Knoten einer Mastopathie (zystische Veränderungen und knotige Bindegewebswucherung) handeln. Oft entstehen auch Verhärtungen vor der monatlichen Regelblutung, die im Anschluß wieder verschwinden. Ein Knoten in der Brust kann auch auf Brustkrebs hinweisen.

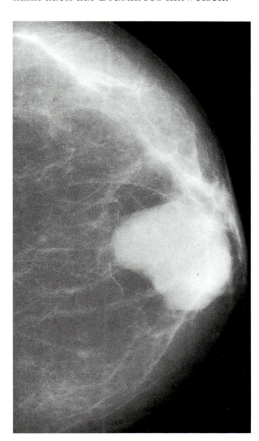

Brustknoten
Mit Hilfe der Mammographie können Knoten in der Brust sichtbar gemacht werden. Ob sie gut- oder bösartig sind, kann erst die Untersuchung einer Gewebeprobe ergeben.

Brustkrebs
Siehe S. 194

Brustschmerzen
Schmerzen im Brustkorb können vielfältige Ursachen haben: Muskelverspannungen, Prellungen, Rippenbrüche, Druck auf die Nerven, Rippenfell- oder

Fortsetzung auf S. 198

Brustkrebs

Frühzeitig erkannt, sind die Heilungsaussichten dieser Krankheit mittlerweile groß. Die Behandlungsmethoden haben sich in den letzten Jahren erheblich verbessert, und so kann bei zwei von drei betroffenen Patientinnen die Brust heute erhalten werden. Selbst wenn auf ein Entfernen der Brust nicht verzichtet werden kann, läßt sie sich mit kosmetisch guten Ergebnissen wieder aufbauen.

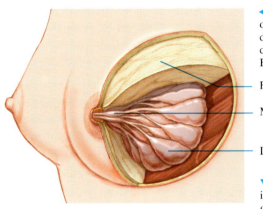

◀ Die Drüsenläppchen oder die Milchgänge der Brustdrüse sind der Entstehungsort von Brustkrebs.

– Fettgewebe

– Milchgänge

– Drüsenläppchen

▼ Die Mammographie ist eine etwas unangenehme, aber sehr genaue Untersuchungsmethode zur Feststellung von Knoten in der Brust.

Brustkrebs entsteht, wenn Zellen der Milchgänge bzw. der Drüsenläppchen der Brust entarten, sich im Drüsenkörper ausbreiten und zu einer Geschwulst wuchern. Die Zellen dieser als Mammakarzinom bezeichneten bösartigen Geschwulst (Tumor) verbreiten sich später im umgebenden Gewebe und zerstören es. Danach brechen sie in die Lymphbahnen (Lymphe enthaltende Gefäße), manchmal in die Blutgefäße ein, gelangen so in entferntere Körperteile, nisten sich dort ein und bilden Tochtergeschwülste, sogenannte Metastasen. Am häufigsten treten Metastasen in den Knochen (Wirbelsäule, Becken, Rippen, Oberschenkel und Schädel) auf, dann in Lunge, Leber, Haut, Eierstöcken und Gehirn. Wird ein bösartiger Tumor frühzeitig entdeckt und entfernt, bevor sich Metastasen gebildet haben, bestehen gute Heilungsaussichten.

Einflüsse und Risikofaktoren

Die Ursachen von Brustkrebs sind bislang nicht bekannt. Folgende gesundheitsgefährdende Umstände, sogenannte Risikofaktoren, scheinen jedoch die Entstehung eines solchen Tumors zu beeinflussen:

- Fettreiche Ernährung; dicke Frauen entwickeln häufiger Brustkrebs.
- Hormonelle Einflüsse; bei zwei Drittel der Frauen findet man im Tumor vermehrt die Sexualhormone Östrogen und Gestagen.
- Erbliche Veranlagung; Frauen, deren Mutter, Schwester oder Großmutter Brustkrebs hatten, haben ein bis zu zehnmal höheres Erkrankungsrisiko.
- Umweltgifte; besonders von einigen Industriestoffen nimmt man an, daß sie eine ähnliche Wirkung aufweisen wie Östrogen.

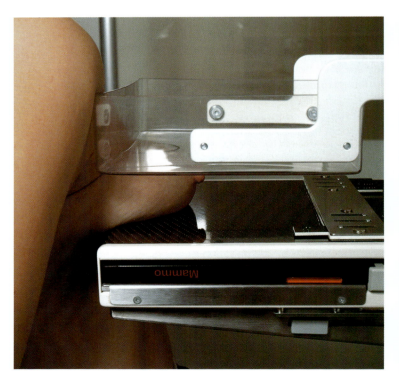

Brustkrebs

Selbstuntersuchung der Brust

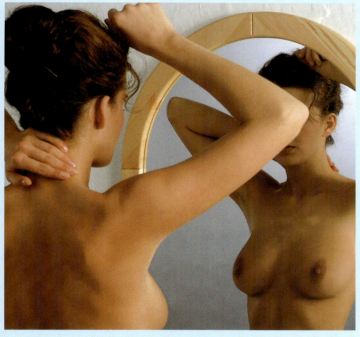

Die Selbstuntersuchung der Brust beginnt mit einer genauen Betrachtung der Brust bei gehobenen Armen: Sind Veränderungen zu erkennen?

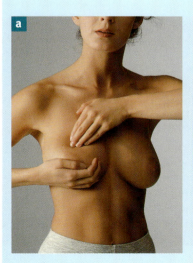
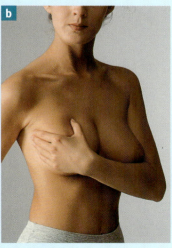

Mit dem Abtasten der Brust beginnt man, indem sie mit einer hohlen Hand von unten gestützt wird und man mit der anderen Hand die oberen Quadranten von oben abtastet (a). Anschließend wird die Außenseite der Brust mit der gegenüberliegenden, flachen Hand abgetastet, wobei auch die Achselhöhle nach eventuellen Veränderungen und Schwellungen der Lymphknoten untersucht wird (b).

Ein erhöhtes Brustkrebsrisiko wird beobachtet bei Frauen
- mit Mastopathie (knotige Bindegewebswucherungen) und kleinsten Verkalkungen in der Brust,
- die erst nach dem 30. Lebensjahr erstmals ein Kind bekommen haben oder kinderlos sind,
- die früh ihre erste Menstruation bekommen und spät ihre letzte haben,
- mit früherer bösartiger Geschwulst in der Brust.

Früherkennung

Die meisten Frauen entdecken einen Knoten in der Brust selbst. Die Selbstuntersuchung der Brust sollte einmal im Monat nach der Menstruationsblutung durchgeführt werden. Sie ist die wichtigste Methode zur Früherkennung von Brustkrebs.

Folgende Brustveränderungen können – müssen aber nicht – ein Signal für Brustkrebs sein:
- Tastbare Knoten in der Brust, die sich nach den Monatsblutungen nicht zurückbilden,
- eingezogene Brustwarze,
- fühlbare Verhärtungen in der Brust,
- Absonderung von Flüssigkeit aus der Brustwarze,
- neu aufgetretene Unterschiede in Größe und Umfang der Brust oder
- Schwellung der Lymphknoten unter der Achsel.

Technische Standarduntersuchung ist die Mammographie. Mit ihr lassen sich auch noch nicht tastbare Knoten in der Brust erkennen. Im 35. Lebensjahr wird eine Basisuntersuchung empfohlen, Frauen über 40 und solche mit erhöhtem Brustkrebsrisiko sollten diese Röntgenuntersuchung regelmäßig durchführen lassen. Bei jüngeren Frauen mit Tumorverdacht ist zusätzlich die Ultraschalluntersuchung (Sonographie) aussagekräftig. Liefern beide Methoden keine ausreichende Klärung, wird eine Kernspintomographie durchgeführt. Den endgültigen Beweis, ob es sich um einen gut- oder bösartigen Knoten in der Brust

Brustkrebs

handelt, erhält man jedoch nur durch seine operative Entfernung und mikroskopische Untersuchung.

Verschiedene Brustkrebsformen

Am häufigsten tritt Brustkrebs in den Milchgängen des oberen äußeren Quadranten der Brust auf, seltener in den Drüsenläppchen.

Zu den Sonderformen zählt der sehr seltene entzündliche Brustkrebs. Er wächst rasch, die Haut ist wie bei einer Entzündung geschwollen, gerötet, verhärtet, meistens auch wärmer als die gesunde Haut und gelegentlich schmerzhaft. Eine weitere Form ist das Paget-Karzinom, ein bösartiges Krebsekzem. Es entwickelt sich meistens aus einem Krebsgeschwür in den Milchgängen. Verdächtig sind ekzemartige Veränderungen der Brustwarze und des Warzenhofes.

Operationsmöglichkeiten

In zwei von drei Fällen kann Brustkrebs heute brusterhaltend operiert werden. Dabei wird der Tumor zusammen mit umliegendem Gewebe entfernt, damit darin eventuell vorhandene Tumorzellen sich nicht weiter im Körper ausbreiten können. Wesentlicher Gesichtspunkt einer brusterhaltenden Operation ist das Verhältnis von Brustgröße zu Tumorgröße. Bei großem Tumor und kleiner Brust oder bei mehreren Tumorherden muß die Brust meist entfernt werden.

Lymphknotenentfernung

Breitet sich Brustkrebs aus, werden zunächst die Lymphknoten unter der Achsel befallen, die dann als harte Knoten getastet werden können. Sie sind erste Auffangstation der in den Körper wandernden Tumorzellen. Die Entfernung eines Teils der Achsellymphknoten ist daher heute eine Standard-Maßnahme in der Brustkrebschirurgie, unabhängig davon, ob eine brusterhaltende Operation oder die totale Entfernung der Brust durchgeführt wird. Sind die Lymphknoten nicht befallen, ist die Heilungschance groß. Sie verringert sich mit der Anzahl der befallenen Lymphknoten.

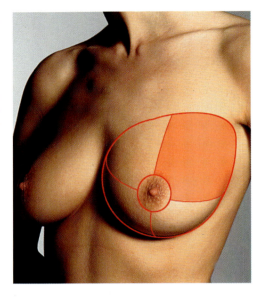

▶ Zur Lokalisierung der Krebsgeschwulst wird die Brust in vier Quadranten und die Brustwarze eingeteilt. Am häufigsten entstehen Tumoren im oberen äußeren Quadranten (rot).

Wiederaufbau der Brust

Die Entfernung einer Brust bedeutet für jede Frau einen Eingriff in ihr äußeres Erscheinungsbild und eine starke seelische Belastung. Deswegen wird die Brust heute möglichst rekonstruiert.

Drei Methoden haben sich bewährt und gelten als kosmetisch zufriedenstellende Verfahren:

- Die Hautexpandertechnik: Die Haut wird gedehnt und eine mit Kochsalzlösung oder Silikongel gefüllte Prothese eingelegt. Mit silikongefüllten Kissen läßt sich die Brust sehr natürlich nachbilden. Sie können jedoch Entzündungen und Rheuma hervorrufen. Deswegen werden heute in der Regel Prothesen mit Kochsalzlösung bevorzugt.
- Kombination aus Eigengewebe und Silikon-Implantat: Ein Haut-Muskel-Lappen aus dem Rücken oder aus der Bauchdecke wird in die Brust verpflanzt und unter ihm eine Prothese aus Silikon angebracht.
- Aufbau mit Eigengewebe: Aus Haut-Muskel-Lappen von Bauch oder Rücken mit ihrem Fettgewebe wird die Brust neu geformt und der anderen exakt angeglichen. Hierbei treten keine Nebenwirkungen wie bei Fremdmaterial auf. Es entstehen allerdings mehrere Narben.

Brustkrebs

Nachbehandlungen

Durch verschiedene Maßnahmen, die nach einer Operation in der Regel erforderlich sind, können eventuell noch vorhandene Tumorzellen in der Brust abgetötet, einem Wiederauftreten (Rezidiv) der Krankheit vorgebeugt oder bereits vorhandene Krebsnester in anderen Organen zerstört werden.

Bestrahlung

Sie ist nach brusterhaltenden Operationen eine Standardmaßnahme. Von außen wird nur die Brust mit elektromagnetischen Strahlen oder mit radioaktiven Kobalt-60-Gammastrahlen behandelt. Röntgenstrahlen werden nicht eingesetzt. Gelegentlich können Hautreizungen, Müdigkeit und Abgeschlagenheit auftreten, selten auch Kopfschmerzen, Appetitlosigkeit und Depressionen.

Hormonbehandlung

Sie wird angewandt, wenn der Brustkrebs unter Einfluß der Hormone Östrogen bzw. Gestagen entstanden ist. Mit verschiedenen Medikamentengruppen wird auf unterschiedliche Weise versucht, die Produktion dieser Hormone in den Eierstöcken zu unterdrücken. Dabei treten oft Begleiterscheinungen auf, die den Beschwerden während der Wechseljahre entsprechen.

Chemotherapie

Sie ist eine Behandlung mit Medikamenten, die giftig (toxisch) auf die Krebszellen wirken. Diese Zytostatika sollen bereits in den Körper abgewanderte Krebszellen abtöten. Bei der Chemotherapie nach operiertem Brustkrebs werden mehrere Zytostatika sechsmal im Abstand von drei bis vier Wochen als Infusion gegeben. Das früher durch die Chemotherapie ausgelöste schwere Erbrechen läßt sich heute durch die gleichzeitige Einnahme entsprechender Medikamente unterdrücken. Übelkeit tritt nur noch in abgeschwächter Form auf und ist meistens mit Appetitlosigkeit sowie einer Veränderung der Geruchs- und Geschmackswahrnehmung verbunden. Haarausfall durch die bei Brustkrebs eingesetzten Zytostatika wird nur noch selten beobachtet. Da die Chemotherapie nicht nur Wachstum und Entstehung von Krebszellen hemmt, wird auch die Bildung der weißen Blutkörperchen im Knochenmark unterdrückt und so das Immunsystem geschwächt. Das kann eine erhöhte Infektionsanfälligkeit zur Folge haben, die besser zu behandeln ist, als ein ungehindertes Wachstum der Krebszellen zu akzeptieren.

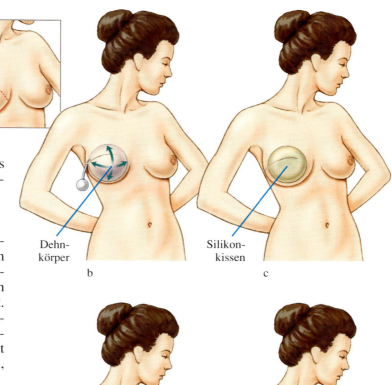

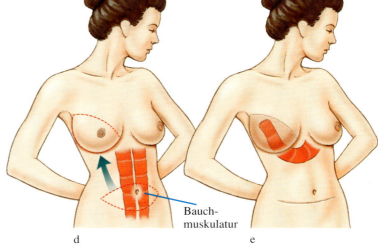

▲ Zum Wiederaufbau der Brust wird die verbliebene Haut mit einem aufblasbaren Kunststoffkörper gedehnt und anschließend ein Implantat eingelegt (a bis c). Beim Brustaufbau aus Eigengewebe (d und e) wird die »neue« Brust aus Muskel- und Hautfettgewebe vom Rücken oder Bauch nachgebildet. Eine Kombination aus beiden Verfahren ist ebenfalls denkbar.

Fortsetzung von S. 193

Lungenentzündungen. Bei intensiven, drückenden Schmerzen in der Mitte des Brustkorbes und hinter dem Brustbein muß auch an einen Herzinfarkt gedacht werden: Die Schmerzen können dann bis in den linken Arm oder in die linke Kieferhälfte ausstrahlen. Bei Brustschmerzen unklarer Ursache ist immer ein Arzt aufzusuchen. Siehe auch S. 748, *Erste Hilfe – Brustschmerzen*

Brustvergrößerung
Operative Vergrößerung einer Brust mit Hilfe von kissenförmigen Einlagen oder durch eine sogenannte Lappenplastik, bei der ein Haut-Muskel-Lappen vom Bauch oder Rücken zum Brustaufbau verwendet wird. Eine Brustvergrößerung wird als Schönheitsoperation bei zu kleinen Brüsten oder zur Anpassung unterschiedlich großer Brüste durchgeführt. Bei der sogenannten Aufbauplastik wird der Drüsenkörper oder der darunterliegende Brustmuskel durch eine verformbare Prothese künstlich angehoben (Augmentation). Bei modernen Operationsverfahren wird ein Kissen aus Silikon unter den Brustmuskel gelegt. Die Brustdrüse selbst wird dadurch nicht berührt, so daß ihre Sensibilität wie auch die Fähigkeit zum Stillen nicht beeinträchtigt wird.

Da nicht geklärt ist, ob Silikon Schäden verursachen kann, wird empfohlen, Silikon für Schönheitsvergrößerungen der Brust nicht mehr zu verwenden, sondern nur noch zum Wiederaufbau der Brust nach Entfernung bei Brustkrebs. Für eine Brustvergrößerung kann auch ein mit Kochsalzlösung gefülltes Kunststoffkissen verwendet werden.

Brustverkleinerung
Verkleinerung zu großer und stark hängender Brüste. Nötig ist die Brustverkleinerung, wenn durch die große Brust Muskelverspannungen und Rückenschmerzen ausgelöst und durch das Gewicht Fehlhaltungen verursacht werden. Die Brustverkleinerung ist eine Operation, bei der Drüsengewebe entnommen und anschließend die Brust angehoben wird, um sie in Größe und Form der Figur anzugleichen.

Brustwarzenentzündung
Eine Entzündung der Brustwarze wird entweder durch Stillen oder durch eine Brustdrüsenentzündung ausgelöst.

Brustwiederaufbau
Verschiedene Verfahren zum Ersatz einer Brust, die wegen Brustkrebs entfernt wurde. Siehe S. 194, *Brustkrebs*

Bruzellose
Siehe *Mittelmeerfieber*

Buckel
Kyphose. Krümmung der Wirbelsäule nach hinten. Ein Buckel bildet sich häufig im höheren Alter (Altersbuckel), wenn von einer Osteoporose auch die Wirbelknochen betroffen sind. Bei jungen Menschen und Kindern kommt er hauptsächlich infolge von Vitamin-D-Mangel (Rachitis) vor, wobei anstelle von Knochen nur weiches Knochenersatzgewebe gebildet wird. Auch bei Erkrankungen des Skeletts oder der umgebenden Haltemuskulatur kann sich ein Buckel bilden.

Bulimie
Krankhafte Eßsucht mit oder ohne Gewichtszunahme. Die Bulimie ist vor allem eine psychisch bedingte, meist anfallsartig auftretende Eßsucht, bei der das Hungergefühl fehlen kann. Sie tritt besonders bei Mädchen und jungen Frauen auf. Die attackenartige, übermäßige Nahrungsaufnahme ist oft mit anschließendem selbst herbeigeführtem Erbrechen und übermäßigem Gebrauch von Abführmitteln verbunden. Die Betroffenen sind mager, so daß die Bulimie auch mit einer Magersucht verwechselt werden kann. Die Diagnose ist oft schwierig, da die Patienten ihr Handeln in der Regel verheimlichen.

Das immer wieder selbst herbeigeführte Erbrechen hat erhebliche körperliche Schäden zur Folge. Es kommt zu Störungen im Wasserhaushalt und zu Ka-

liummangel. Wie bei der Magersucht bleibt bei vielen Mädchen die Menstruation aus. Das häufige übermäßige Essen führt zu einer Magenerweiterung.
Eine Behandlung ist meistens nur durch Psychotherapie und unter Kontrolle der Eßgewohnheiten möglich und nur erfolgversprechend, wenn der oder die Betroffene dazu bereit ist. Da gestörtes Eßverhalten unter Jugendlichen heute weit verbreitet ist, gibt es inzwischen zahlreiche Kliniken speziell zur Behandlung von Bulimie.

Burning-feet-Syndrom
Siehe *Brennende Füße*

Burn-out-Syndrom
Aus dem Englischen übernommener Begriff (burn out = ausbrennen) für eine extreme psychische Überlastung durch beruflichen, familiären oder sonstigen Streß. Symptome sind physisches wie psychisches Überlastungsgefühl, starke Nervosität, Gereiztheit, Überdrehtsein sowie Schlaflosigkeit.

Bursitis
Siehe *Schleimbeutelentzündung*

Bypass
Umgehungspassage. In der Regel wird unter einem Bypass die operative Verpflanzung von Blutgefäßen oder der Einsatz von Gefäßprothesen zur Überbrückung verschlossener oder verengter Blutgefäße (meist Arterien) verstanden. Ziel dieser Umleitungsoperation ist es,

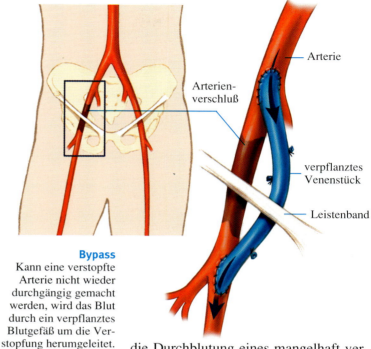

Bypass
Kann eine verstopfte Arterie nicht wieder durchgängig gemacht werden, wird das Blut durch ein verpflanztes Blutgefäß um die Verstopfung herumgeleitet.

die Durchblutung eines mangelhaft versorgten Gewebebezirks wiederherzustellen. Dazu wird meist ein Teil einer Beinvene (selten auch ein Stück Arterie) des Patienten oder ein flexibles Kunststoffrohr verwendet. Anwendung findet die Bypass-Operation heute vor allem in der Herzchirurgie, um Teile kranker Herzkranzgefäße zu ersetzen und einem drohenden Herzinfarkt vorzubeugen.
Eine andere Form der Bypass-Operation ist in der Bauchchirurgie üblich, wenn wegen eines Tumors ein Darmabschnitt überbrückt werden muß. Hierzu wird ein an anderer Stelle entnommenes Stück Darm verwendet.

C

Caisson-Krankheit
Siehe *Taucherkrankheit*

Calcium
Siehe *Kalzium*

Candidainfektion
Pilzinfektion, die durch den Soorpilz (Candida albicans) verursacht wird, der sich auch auf der Haut und der Schleimhaut gesunder Menschen befindet. Bei einer Schwächung des Immunsystems kann er in tiefere Schleimhautschichten eindringen und dort zu einer Pilzerkrankung führen. Unter einer Candidainfektion der Mundschleimhaut mit weißlichen, meist flächigen Schleimhautbelägen leiden vor allem Säuglinge sowie kranke und alte Menschen. Als Komplikation kann in seltenen Fällen eine Lungenentzündung auftreten, wenn der Pilz die Bronchien und die Lungen befällt. Besonders infektionsgefährdet sind auch feuchte Hautstellen, Hautfalten und die Geschlechtsteile. Schwangere und Frauen, die die Pille nehmen, sind wegen eines erniedrigten Säuregehaltes in der Scheide anfällig für eine Candidainfektion, die von Rötung, Schwellung, Juckreiz und weißlichem Ausfluß (= Fluor) begleitet ist. Eine Candidainfektion muß vom Arzt behandelt werden. In jedem Fall sollte der Partner mitbehandelt werden.

Cannabis
Siehe *Haschisch*

Cerclage
1. In der Chirurgie: operative Umschlingung von Knochenfragmenten mit einem Draht oder einem Kunststoffaden.
2. Am gebräuchlichsten ist der Begriff in der Geburtshilfe. Wenn die Verschlußfunktion des Muttermundes nicht ausreicht (z.B. nach mehreren Geburten), um das ungeborene Kind in der Gebärmutter zu halten, kann durch eine Zervixnaht eine Fehl- oder Frühgeburt verhindert werden. Der Gebärmutterhals wird dabei mit einem Kunststoffaden umschlungen, der erst unmittelbar vor der Geburt wieder entfernt wird.

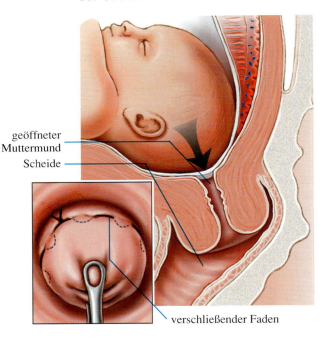

Cerclage
Öffnet sich der Gebärmuttermund durch den Druck des Kopfes vorzeitig (großes Bild), muß er verschlossen werden. Dazu wird der Muttermund mit einer speziellen Klammer gefaßt und am Gebärmutterhals eine Kreisnaht angelegt (kleines Bild).

Cervix
Siehe *Zervix*

Check-up
Untersuchung zur Früherkennung von Krankheiten. Sie sollte bei Personen über 35 Jahren einmal jährlich, in der Regel durch den Hausarzt, erfolgen. Zuerst werden alle bisherigen Erkrankungen des Patienten festgehalten, ebenso diejenigen, die innerhalb seiner Familie, eventuell auch als Todesursache, aufgetreten sind. Außerdem sollte der Patient über seine Lebensgewohnheiten, Alkohol-, Nikotinkonsum und etwaige gesundheitsschädigende Faktoren am Arbeitsplatz Auskunft geben. Auf dieser Grundlage wird ein individuelles Risikoprofil erstellt, auf das bei allen folgenden Untersuchungen zurückgegriffen werden kann.
Blutdruck und Puls werden gemessen, die Lunge abgehört und abgeklopft, um

den körperlichen Allgemeinzustand zu überprüfen. Außerdem werden Blut und Urin untersucht. Das Blut wird auf Cholesterin und Glukose (= Blutzucker), sowie die Nierenwerte auf Harnsäure und Kreatinin untersucht. Durch einen Test wird festgestellt, ob im Urin Eiweiß, Glukose, Blutzellen oder Nitrit enthalten sind. Ein EKG zur Prüfung der Herztätigkeit im Liegen wird nur durchgeführt, wenn der Patient über Schmerzen im Brustkorb klagt, wenn er einen unregelmäßigen Puls oder erhöhten Blutdruck hat.

Nach Abschluß dieser Untersuchungen informiert der Arzt den Patienten über die Ergebnisse und erörtert mit ihm mögliche Konsequenzen für dessen Lebensgestaltung. Von besonderer Bedeutung ist auch die Krebsvorsorgeuntersuchung, die ebenso wie der Check-up von den gesetzlichen Krankenkassen finanziert wird. Menschen, die älter als 40 Jahre sind, sollten außerdem möglichst alle zwei Jahre vom Augenarzt den Augeninnendruck messen lassen. Siehe auch S. 706, *Vorsorgeuntersuchung*

Chemonukleolyse
Auflösung von Teilen des Bandscheibenkerns zur Behandlung eines Bandscheibenvorfalls im Bereich der Lendenwirbelsäule. Mit einem Stich durch die Haut wird eine chemische Substanz direkt in die Bandscheibe eingebracht, der gesamte Eingriff unterdessen auf dem Röntgenbildschirm kontrolliert. In den letzten Jahren hat man die Chemonukleolyse weitgehend zugunsten der Lasertherapie aufgegeben.

Chemotherapie
Behandlung von Infektions- und Tumorerkrankungen mit künstlich hergestellten Arzneimitteln, die Erreger und Tumorzellen in ihrem Wachstum hemmen oder abtöten. Unter dem Begriff der Chemotherapeutika sind alle Antibiotika und therapeutisch eingesetzten Zellgifte (Zytostatika) zusammengefaßt.

Meist werden mehrere Substanzen in einer bestimmten Kombination verabreicht, so daß diese sich in ihrer Wirkung ergänzen, steigern oder die Nebenwirkungen möglichst gering gehalten werden. Denn Zytostatika z.B. hemmen nicht nur das Wachstum bösartiger Tumorzellen, sondern auch die Bildung von Blutzellen.

Der individuell erstellte Therapieplan mit genauer Erfolgskontrolle soll ein ideales Verhältnis zwischen therapeutischem Nutzen und schädlicher Nebenwirkung gewährleisten.

Chinin
Weißes, kristallines Pulver mit bitterem Geschmack. Das aus der Chinarinde gewonnene Alkaloid wirkt entzündungshemmend, fiebersenkend, wehenerzeugend und leicht schmerzstillend. Mit Chinin wird die akute Tropenmalaria behandelt. Es sollte bei Reisen in gefährdete Gebiete in der Reiseapotheke mitgeführt werden. Chinin wirkt nicht vorbeugend, und es hemmt auch nicht die Übertragung der Erreger. Zur Malariabehandlung muß es daher mit anderen Substanzen kombiniert werden. Bei Überdosierung von Chinin kommt es zu Ohrensausen, Erbrechen, Kopfschmerz und Verwirrtheitszuständen.

Chirotherapie
Manuelle Medizin. Wirbelblockierungen, schmerzhafte Erkrankungen der

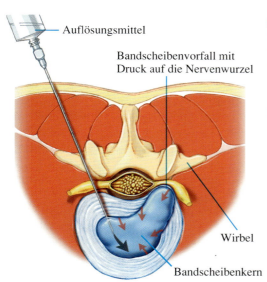

Auflösungsmittel
Bandscheibenvorfall mit Druck auf die Nervenwurzel
Wirbel
Bandscheibenkern

Chemonukleolyse
Der gallertartige Bandscheibenkern kann bei einem Vorfall mit Hilfe einer eingespritzten Substanz aufgelöst werden, wodurch der Druck auf die Nerven reduziert wird.

Chlamydien

Wirbelsäule, Arme und Beine werden durch gezielte Handgriffe behandelt. Diese sollten aber nur von Fachleuten mit spezieller chirotherapeutischer Ausbildung durchgeführt werden.

Durch eine geschwächte Muskulatur sowie durch Verspannung oder Erschöpfung kommt es zu Verschiebungen der Wirbel gegeneinander. Dadurch können die Durchtrittsstellen der Nervenwurzeln, Blut- und Lymphgefäße eingeengt werden. Migräne, Schwindelgefühl und Schmerzen sind oft die Folge, aber auch Hexenschuß, Beschwerden im Ausbreitungsgebiet des Ischiasnerven, Durchblutungsstörungen und Bluthochdruck.

Bei der sogenannten weichen Technik drückt und dehnt der Chirotherapeut die verspannten Muskeln, rollt mit leichtem Druck und sanften, rhythmischen Bewegungen die Muskelpartien. Bei der harten Technik wird mit einem kurzen Ruck die Blockade gelöst oder das Gelenk in seine ursprüngliche Position gebracht. Dabei knackt es hör- und fühlbar. Keinesfalls darf Chirotherapie bei Entzündungen, Tumoren oder Bandscheibenschäden angewendet werden. Um einen dauerhaften Erfolg dieser Therapie zu gewährleisten, muß der Patient auch weiterhin seine Muskulatur durch regelmäßige Krankengymnastik und Bewegungstraining stärken.

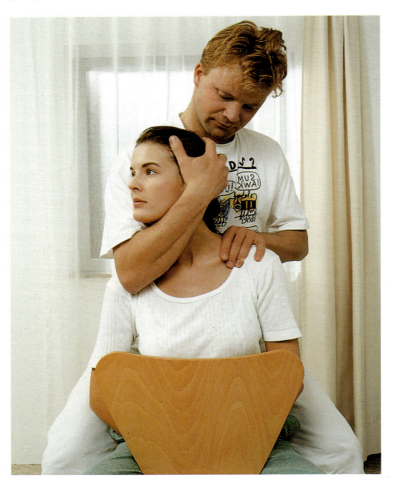

Chirotherapie
Bei Halswirbelsäulenbeschwerden werden die gegeneinander verschobenen Wirbel mit einem Ruck wieder eingerenkt.

Chlamydien

Krankheitserreger. Zu ihnen zählen die Erreger der Papageienkrankheit und des Trachoms (einer in warmen Ländern verbreiteten Augenkrankheit, die von einer schweren Hornhaut- und Bindehautentzündung begleitet ist). Darüber hinaus gibt es eine durch den Geschlechtsverkehr übertragene Chlamydieninfektion, die mit einer Erkrankung des Lymphsystems einhergeht. Chlamydieninfektionen werden mit Antibiotika behandelt.

Cholangitis
Siehe *Gallengangsentzündung*

Cholelithiasis
Siehe *Gallensteine*

Cholelitholyse
Siehe *Gallensteinauflösung*

Cholelithotripsie
Siehe *Gallensteinzertrümmerung*

Cholera

Durch Bakterien verursachte Erkrankung des Dünndarms. Die Infektion erfolgt meist durch verunreinigte Nahrungsmittel, insbesondere Trinkwasser. Erkrankte oder infizierte Personen können den Erreger ausscheiden. Ein bis fünf Tage nach einer Infektion kommt es zunehmend zu Leibschmerzen und Durchfällen. Der Stuhl ist dünnflüssig, mit Schleimflocken durchsetzt und sieht schließlich reiswasserartig aus. Cholerakranke verlieren enorm viel Flüssigkeit

Cholesterin

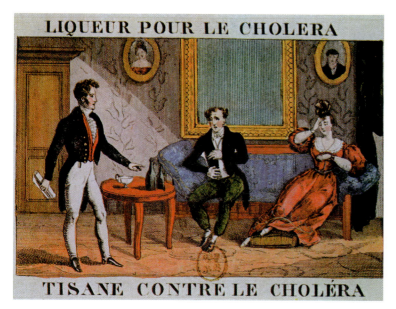

– oft über zehn Liter pro Tag – und Mineralsalze. Dadurch kann es zum Kreislaufkollaps, zu Störungen der Herz- und Nierenfunktion sowie zu Bewußtlosigkeit bis hin zum Koma kommen. Das sogenannte Choleragesicht ist durch spitze Nase, eingefallene Wangen und faltige Haut gekennzeichnet. Unbehandelt führt die Krankheit rasch zum Tod. Gegen den Erreger helfen Antibiotika; die reichliche Zufuhr von Flüssigkeit und Mineralsalzen (als Infusion) kann lebensrettend sein.
Jede Choleraerkrankung ist melde- und quarantänepflichtig. Heute kommt die Cholera asiatica überwiegend in Südostasien und Indien vor. Die beste Vorbeugung besteht in einwandfreier Wasser- und Nahrungsmittelhygiene. In Europa ist die harmlosere Sommercholera oder Brechruhr verbreitet. Sie geht mit Durchfall, Erbrechen und Kräfteverfall einher und sollte gerade bei Kleinkindern sowie alten, geschwächten Menschen ernst genommen werden.

Choleraimpfung
Immunisierung gegen Cholera. Es werden gleichzeitig Erreger – allerdings in abgeschwächter Form – und das schützende Immunserum verabreicht (aktive Immunisierung). Im Abstand von je sieben bis zehn Tagen wird der Impfstoff zwei- oder dreimal unter die Haut (= subkutan) gespritzt. Der Impfschutz setzt ein bis zwei Wochen später ein und hält maximal sechs Monate an. Gelegentlich reagiert der Organismus auf eine Choleraimpfung mit Fieber und einer lokalen Entzündung an der Einstichstelle.

Cholesteatom
Gutartige Geschwulst im Ohr, die aus Hautgewebe besteht und manchmal nach einer langwierigen Mittelohrvereiterung oder nach Ohrverletzungen entsteht. Ein Cholesteatom verursacht kaum Schmerzen. Infolge von Druck und Entzündung können die Gehörknöchelchen sowie die Schädelknochen geschädigt werden. Dann treten Symptome wie Fieber, Schüttelfrost, starke Kopfschmerzen, Gleichgewichtsstörungen, Schwerhörigkeit oder Gesichtslähmung auf. Ein Cholesteatom sollte deshalb rechtzeitig vom Facharzt behandelt werden.

Cholesterin
Fettähnliche Substanz, die in allen Zellen des menschlichen Körpers vorkommt. Cholesterin unterstützt den Zellaufbau, ist Ausgangssubstanz für die Bildung von Gallensäuren, Hormonen und Vitamin D. Größtenteils wird Cholesterin mit der Nahrung aufgenommen, ein kleinerer Teil wird vom Körper selbst – überwiegend in der Leber – gebildet. Die Ausscheidung erfolgt über Galle und Darm. Vor allem tierische Fette, Eigelb und Innereien enthalten Cholesterin.
Ein zu hoher Cholesterinwert im Blut ist maßgeblich an der Entstehung der Arteriosklerose beteiligt. Er entsteht, wenn zuviel Fett und Zucker verzehrt wird. Der Cholesterinspiegel sollte möglichst unter 200 mg pro 10 ml Blutserum liegen. Bestimmte Stoffwechselstörungen führen zu einem erhöhten Cholesterinspiegel. Erhöhte Blutwerte treten auch als Folge von Zuckerkrankheit, Alkoholismus oder bei Schilddrüsenunterfunktion auf. Meist müssen Herzinfarktpatienten eine cholesterinarme Diät

Cholera
Vor der Entdeckung und Einführung der Antibiotika wurde Cholera auf unterschiedlichste Weise behandelt. In Frankreich wurde im 19. Jahrhundert ein Likör (das Bild zeigt ein Flaschenetikett von 1830) verabreicht.

einhalten. Auch zu niedrige Cholesterinwerte (z.B. infolge einer Kortisontherapie oder bei schweren Leberschäden) müssen behandelt werden.

Cholezystektomie
Siehe *Gallenblasenoperation*

Cholezystitis
Siehe *Gallenblasenentzündung*

Chorea
Siehe *Veitstanz*

Chorionzottenbiopsie
Gewebeprobenentnahme aus der sogenannten Zottenhaut der Keimblase in der Gebärmutter, die wie der Embryo aus der befruchteten Eizelle der Frau entsteht und deshalb das gleiche Erbgut wie der Embryo besitzt. Mit diesem Verfahren kann man bereits in der siebten bis elften Schwangerschaftswoche Schäden erkennen. Das Gewebe wird entweder durch die Scheide oder mit einem kleinen Stich durch die Bauchdecke der Schwangeren entnommen. Das Ergebnis liegt nach 48 Stunden, also wesentlich schneller als bei einer Fruchtwasseruntersuchung, vor.

Chromosomen
Träger der Erbinformation. In den faden- oder schleifenförmigen Chromosomen ist in jeder einzelnen Zelle des Körpers die genetische Information in Form einer spiralförmig gedrehten Leiter (Doppelhelix) enthalten. Die 46 Chromosomen des Menschen sind zu 23 Paaren angeordnet. In jeder Körperzelle befindet sich der vollständige, in der reifen Ei- bzw. Samenzelle jeweils der halbe Chromosomensatz. So können in der befruchteten Eizelle väterliche und mütterliche Merkmale kombiniert werden. Jedes Chromosomenpaar ist für ganz bestimmte Regionen und Funktionen im Organismus zuständig.

Chromosomenanalyse
Bestimmung von Zahl, Größe, Form und Gliederung der Chromosomen in einem sogenannten Karyogramm. Aus dem Körpergewebe werden Zellen entnommen, die sich unter Laborbedingungen rasch vermehren und dann sehr genau untersucht werden können. Sie wird nur durchgeführt, wenn ein Verdacht auf geschädigtes Erbgut besteht.

Ciclosporin
Medikament, das unmittelbar nach einer Organtransplantation verabreicht wird und die Immunreaktion, die zur Abstoßung des gespendeten Organs führen kann, unterdrückt. Vor allem bei Nierentransplantationen wird Ciclosporin erfolgreich eingesetzt. Als Nebenwirkung kann es zu einer erhöhten Anfälligkeit für Virusinfektionen kommen. Gelegentlich leiden Patienten, die Ciclosporin einnehmen, unter einer vermehrten Körperbehaarung sowie einer Wucherung des Zahnfleischs.

Claudicatio intermittens
Siehe *Schaufensterkrankheit*

Cluster-Kopfschmerzen
Meist abends oder nachts treten anfallartig halbseitige heftige Kopfschmerzen im Bereich der Stirn, der Schläfen und des Hinterkopfes auf und dauern bis zu zwei Stunden an. Begleitet sind sie von Schweißausbrüchen, Schwellungen der Nasenschleimhaut sowie Tränenfluß und

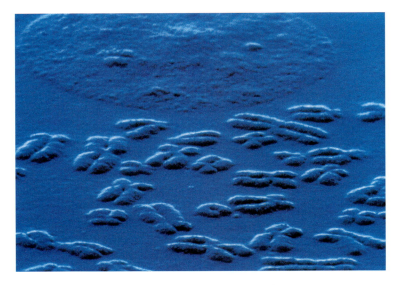

Chromosomen
Unter dem Rasterelektronenmikroskop sind einzelne Chromosomen zu erkennen.

Augenrötung der betroffenen Gesichtshälfte. Die genaue Ursache ist nicht bekannt. Behandelt werden Cluster-Kopfschmerzen durch Inhalation von reinem Sauerstoff und mit gefäßverengenden Medikamenten. Siehe auch S. 436, *Kopfschmerzen*

Cocain
Siehe *Kokain*

Cochlea
Knöcherne Schnecke des Innenohrs. Siehe S. 30, *Der menschliche Organismus – Ohr und Gleichgewichtsorgan*

Cochleaimplantat
Eine elektronische Hörprothese (Innenohrprothese) wird bei beidseitiger Taubheit implantiert, wenn die Innenohrschnecke (Cochlea) geschädigt ist. Diese Maßnahme ist nur dann erfolgreich, wenn der Nerv, der die Gehörschnecke versorgt, noch intakt ist. In die Gehörschnecke werden bei einer Operation Elektroden eingesetzt, mit deren Hilfe die akustischen Signale direkt an den Hörnerv weitergeleitet werden. Bei intensivem Hörtraining kann so ein begrenztes Sprachverständnis erreicht werden. Bei Patienten, die erst nach dem Spracherwerb taub geworden sind, ist das Ergebnis in der Regel günstiger als bei angeborener Taubheit. Siehe auch S. 628, *Schwerhörigkeit*

Codein
Siehe *Kodein*

Coffein
Siehe *Koffein*

Coitus interruptus
Geschlechtsverkehr mit Zurückziehen des Penis vor dem Samenerguß. Als Methode zur Empfängnisverhütung ist der Coitus interruptus äußerst unzuverlässig, da oft schon vor dem Orgasmus des Mannes einzelne Samenzellen in die Scheide der Frau gelangen. Die Methode, die auch als Aufpassen bezeichnet wird, führt bei beiden Geschlechtspartnern zu einer dauernden Anspannung, die langfristig sexuelle Störungen zur Folge haben kann.

Colchicin
Der Wirkstoff der Herbstzeitlose wird zur Therapie von akuten Gichtanfällen verwendet, seltener auch zur Chemotherapie bei Krebs. In hoher Dosierung wirkt Colchicin als starkes Zellgift.
Vergiftungen durch Cholchicin kommen hauptsächlich bei Kindern vor, wenn sie die Pflanzen oder Samen in den Mund genommen oder geschluckt haben. Anzeichen einer Vergiftung sind Brennen im Mund, blutiger, ruhrartiger Durchfall, Krämpfe und Atemnot bis hin zur Atemlähmung. Bei Verdacht auf eine Colchicinvergiftung muß sofort Erbrechen herbeigeführt und ein Arzt aufgesucht werden.

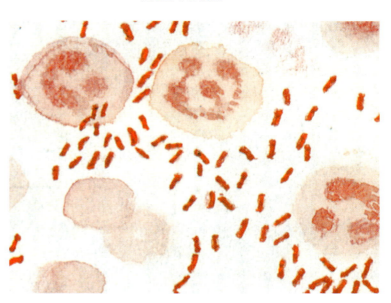

Colibakterien
Unter dem Mikroskop sind zwischen weißen Blutkörperchen Colibakterien (rot) zu erkennen.

Colibakterien
Bakterien im Dickdarm sind ein für die Kohlenhydratverdauung unverzichtbarer Bestandteil der Dickdarmflora; sie können jedoch, wenn sie über das Blut in die Organe gelangen, dort als Eitererreger wirken.
Bei Säuglingen sind Colibakterien häufig Auslöser einer Dickdarmentzündung, die sich besonders in Krankenhäusern und Heimen ausbreiten kann.

Colitis

Schleimhautentzündung des Dickdarms. Die Colitis kann akut bei Infektion mit Ruhrbakterien auftreten, oder chronisch, z.B. nach langdauernder Einnahme von Abführmitteln. Auch seelische Probleme können bei der chronischen Colitis ausschlaggebend sein. Alle Formen gehen mit krampfartigen Darmschmerzen, häufigem Stuhldrang und Durchfällen, Schleimbeimengung im Stuhl sowie Wasser- und Mineralienverlust einher. Häufig lösen infektiöse Erkrankungen des Magen-Darm-Trakts eine Dickdarmentzündung aus. Diätetische und medikamentöse Maßnahmen können durch psychologische Betreuung sinnvoll ergänzt werden.

Colitis ulcerosa

Chronische, schubweise verlaufende Dickdarmentzündung mit allmählicher Zerstörung der Darmwand. Die Colitis ulcerosa beginnt entweder schleichend, mit diffusen Schmerzen, oder akut mit bis zu 20 Stuhlentleerungen am Tag, die von krampfartigen Schmerzen begleitet sind. Der Stuhl ist schleimig-blutig und enthält oft Eiter. Die Darmschleimhaut blutet leicht und ist von eitrigen Gewebsdefekten überzogen. Zwar heilen diese Wunden ab, es bilden sich jedoch oft Narben oder sogenannte Pseudopolypen, die den Darmkanal verengen und möglicherweise zum Darmverschluß führen. Als lebensbedrohliche Komplikation der Colitis ulcerosa gilt der Durchbruch des Darms, was eine Bauchfellentzündung zur Folge haben kann. Aus einer Colitis ulcerosa kann sich Darmkrebs entwickeln.

Patienten mit Colitis ulcerosa zeigen meist Symptome einer Mangelernährung. Die Krankheitsursachen sind ungeklärt. Psychische Faktoren, Ängste oder unbewältigte Konflikte spielen bei der Entstehung eine wichtige Rolle. Auch wird die Colitis ulcerosa zu den Autoimmunkrankheiten gezählt.

Die Diagnose erfolgt durch eine Spiegelung des Dickdarms, wobei meist eine Gewebeprobe entnommen wird, sowie durch eine Röntgen-Kontrastaufnahme. Leichtere Formen werden mit einer speziellen Diät behandelt. Die Kost soll arm an unverdaulichen Ballaststoffen und kalorienreich sein. In schwereren Fällen muß die Nahrung zur Entlastung des Darms über eine Infusion verabreicht werden. Helfen diese Maßnahmen nicht, muß in der Regel ein Teil des Dickdarms operativ entfernt werden. Eine psychologische Therapie kann die Behandlung unterstützen.

Colon

Dickdarm. Siehe S. 55, *Der menschliche Organismus – Darm*

Computertomographie

Röntgen-Schichtaufnahme des Körpers. Im Gegensatz zum gewöhnlichen Röntgenbild sind mit diesem Verfahren auch die Weichteile darstellbar. Die Computertomographie spielt eine wichtige Rolle zur Früherkennung von Tumoren oder von inneren Blutungen, weil im Computertomogramm (CT) versteckte Veränderungen gut erkennbar sind. Da es im Liegen aufgezeichnet wird, ist es auch bei Schwerkranken, Schwerverletzten oder beatmeten Patienten unkompliziert durchzuführen. Die Strahlenbe-

Computertomographie
Zur Tomographie wird der Patient schrittweise in ein Gerät geschoben, in dem eine Röntgenröhre rotiert.

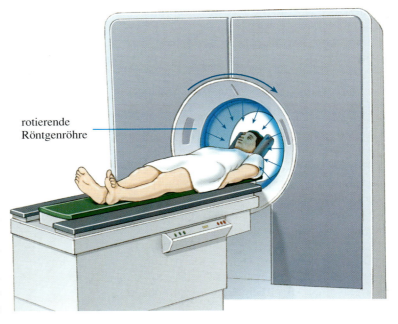

rotierende Röntgenröhre

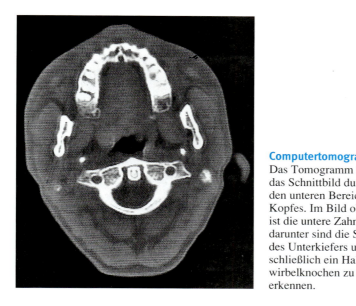

Computertomographie
Das Tomogramm zeigt das Schnittbild durch den unteren Bereich des Kopfes. Im Bild oben ist die untere Zahnreihe, darunter sind die Seiten des Unterkiefers und schließlich ein Halswirbelknochen zu erkennen.

lastung ist bei dieser Untersuchungsmethode jedoch verhältnismäßig hoch.

Conjunctivitis
Siehe *Bindehautentzündung*

Cornea
Siehe *Hornhaut*

Cortison
Siehe *Kortison*

Couperose
Dauerhafte Wangenröte mit zahlreichen fadenförmigen, erweiterten Gefäßen im Gesicht. Die Couperose ist eine Begleiterscheinung von anlagebedingten Störungen der Hauttalgdrüsen.

Crack
Synthetische Droge auf der Basis von Kokain. Unter Verwendung von Natron (in Form von Backpulver) oder Salmiaklösung (in Form von Putzmitteln) wird Kokain zu einer gelblichen, bröckeligen Substanz verkocht, die wegen ihrer kurzen Haltbarkeit sofort inhaliert wird. Das Rauschgefühl ist intensiver als bei anderen Drogen, hält jedoch nur wenige Minuten an. Der Sturz in die Depression ist noch unmittelbarer und härter, die Gewaltbereitschaft ist bei Cracksüchtigen relativ groß.

Creutzfeldt-Jakob-Krankheit
Seltene, bisher unheilbare Erkrankung des zentralen Nervensystems, bei der es zu einer schweren Schädigung der Nervenzellen vor allem im Bereich des Groß- und Kleinhirns sowie im Rückenmark kommt. Die Krankheit beginnt mit auffälliger Gereiztheit und starker depressiver Verstimmung. Es treten bald Intelligenzstörungen (Demenz), krampfartige Muskelkontraktionen (Spasmen) und Muskelzittern hinzu. Seh- und Sprachstörungen sind die Regel. Der weitere Verlauf ist gekennzeichnet durch einen weitgehenden Ausfall aller Hirnfunktionen. Ein Zusammenhang mit einer Infektion durch den Erreger des Rinderwahnsinns (BSE) wird vermutet.

Crohn-Krankheit
Entzündung der Dünndarmwand, auch als Enteritis regionalis bezeichnet. Vor allem bei jüngeren Erwachsenen tritt – aus bislang nicht geklärter Ursache – diese Entzündung auf, die später zu narbigen Veränderungen führt. Die akute Crohn-Krankheit weist ähnliche Symptome wie eine Blinddarmentzündung auf. Der chronische Verlauf dagegen ist von einem Druckgefühl, Durchfällen und Schmerzen im Unterbauch, die oft krampfartig werden, gekennzeichnet. Die Kranken magern ab, werden blaß und leiden unter allgemeiner Schwäche. Blutbeimengung im Stuhl ist bei der Crohn-Krankheit eher selten. Eine häufig auftretende Komplikation ist die Bildung von Fistelgängen oder Abszessen. Von einem Konglomerattumor spricht man, wenn die entzündeten Darmschlingen verkleben und miteinander verwachsen. Durch Narbenbildung besteht die Gefahr eines Darmverschlusses. Die wichtigste Methode zur Diagnose der Crohn-Krankheit ist die Röntgen-Kontrastdarstellung des Dünndarms. Solange noch keine Komplikationen eingetreten sind, kann eine medikamentöse Behandlung in Kombination mit schlakkenarmer Kost erfolgreich sein. Eine gezielte und erfolgreiche Therapie ist noch nicht bekannt. Die Patienten müs-

Cromoglicinsäure

sen oft über mehrere Wochen unter Umgehung des Verdauungstraktes mit Infusionen ernährt werden. Bei Darmverschluß, Abszeß- oder Fistelbildung ist eine chirurgische Behandlung erforderlich.

Cromoglicinsäure
Präparat zur Allergiebehandlung, vornehmlich von Bronchitis- und Asthmaanfällen, die durch Allergieauslöser in der Atemluft (Hausstaubmilben, Pollen, Schimmelpilze oder Tierhaare) ausgelöst werden. Cromoglicinsäure wird in verschiedenen Formen verabreicht, z.B. als Nasenspray, als Augentropfen oder als Pulver zur Inhalation. Cromoglicinsäure-Präparate werden auch gegen Nahrungsmittelallergien, die mit einer Darmentzündung einhergehen, eingesetzt.

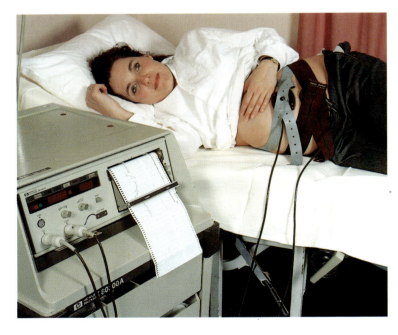

CTG
Abkürzung für **Cardiotokogramm**. Es dient zur Überwachung der Wehentätigkeit und der Herztöne des Kindes während der Schwangerschaft und des Geburtsvorgangs. In der Regel werden die Wehendruckwerte an der Bauchwand der Schwangeren gemessen und zusammen mit der Herzfrequenz des Kindes ausgedruckt. In manchen Fällen kann es erforderlich sein, daß innerhalb der Gebärmutter gemessen wird, um ganz genaue Werte zu erhalten. Dies setzt jedoch voraus, daß die Fruchtblase bereits eröffnet ist. Im Normalfall beträgt die Pulsfrequenz des Fötus 120 bis 160 Schläge pro Minute. Mit Hilfe der kontinuierlichen Überwachung durch das CTG ist es möglich, Veränderungen sofort zu erkennen und auf eine drohende Mangelversorgung, die schwere Schäden verursachen kann, schnell zu reagieren. Auch läßt sich die Wirkung von wehenfördernden oder -hemmenden Medikamenten durch ein CTG genau überwachen.

Cushing-Syndrom
Stoffwechselkrankheit durch eine vermehrte Ausschüttung körpereigenen Kortisols. Die Störung wird entweder von der Hirnanhangsdrüse (z.B. durch einen Tumor), die die Hormonproduktion reguliert, oder aber von der Nebennierenrinde, die das Hormon produziert, verursacht. Häufigster Auslöser ist eine Vergrößerung der Nebennierenrinde durch einen Tumor. Die Patienten klagen in erster Linie über starke Müdigkeit, die im Gegensatz zu dem meist gesunden Aussehen steht. Begleiterscheinungen beim Cushing-Syndrom sind Fettsucht des Rumpfes bei schlanken Armen und Beinen, ein rotes, rundes Gesicht, Akne, dunkelrot-violette Streifen an den seitlichen Bauchpartien und an den Hüften, erhöhter Blutdruck sowie Zuckerkrankheit. Häufig machen sich Rückenschmerzen bemerkbar, die auf eine ausgeprägte Knochenbrüchigkeit (Osteoporose) zurückzuführen sind. Frauen sind von dieser Krankheit etwa viermal häufiger betroffen als Männer. Zur Behandlung muß in jedem Fall die erhöhte Hormonproduktion gesenkt werden. Oft ist ein operativer Eingriff im Bereich der Hirnanhangsdrüse oder der Nebennieren unumgänglich.

Cyclamat
Siehe *Zyklamat*

CTG
Die Erstellung eines CTG gehört zu den Routinemaßnahmen bei den letzten Schwangerschaftsvorsorgeuntersuchungen. Auch während der Geburt dient das CTG zur Überwachung des Kindes.

D

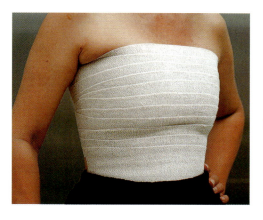

Dachziegelverband
Am Oberkörper verhindert der Dachziegelverband, daß sich der Brustkorb durch die Atembewegungen stark dehnt.

Dachziegelverband
Verband aus dachziegelartig übereinandergeklebten Pflasterstreifen. Ein solcher Verband wird angelegt, um einen bestimmten Teil des Körpers, beispielsweise eine Brustkorbhälfte, ruhigzustellen. Hierdurch werden bei einem Rippenbruch allzu starke Atembewegungen verhindert und dadurch die Knochenheilung beschleunigt.

Damm
Bezeichnung für den Hautbereich zwischen After und hinterer Schamspalte bei der Frau bzw. Hodensack beim Mann. Während einer Geburt muß der Damm durch die Hand des Geburtshelfers geschützt werden, da er leicht einreißen kann.

Dammriß
Einreißen des Damms, wenn der Kopf des Kindes während der Geburt durch die Scheide tritt. In diesem Moment wird das Gewebe so stark gedehnt, daß seine Elastizität unter Umständen nicht mehr ausreicht, um dem Druck standzuhalten. Ein Dammriß wird in drei Schweregrade eingeteilt, je nachdem ob der Damm nur bis zur Mitte (ersten Grades) oder bis zum After (zweiten Grades) eingerissen ist. Wenn zusätzlich der Schließmuskel des Afters mit betroffen ist, liegt ein Dammriß dritten Grades vor. Um Folgeschäden wie einen Gebärmuttervorfall zu vermeiden, muß ein Dammriß immer genäht werden.

Dammschnitt
Geburtshilfliche Maßnahme, bei welcher der Damm während der Geburt mit einer Schere von der Scheide aus eingeschnitten wird. Dieser Schnitt entlastet den Damm und verhindert ein Einreißen, wenn der Kopf durch die Scheide tritt.

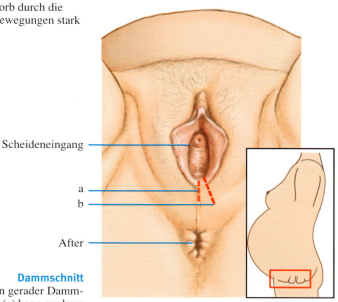

Dammschnitt
Ein gerader Dammschnitt (a) kann nur kurz angelegt werden, damit er nicht zum After weiterreißt. Ist eine größere Entlastung notwendig, muß schräg geschnitten werden (b).

Dampfbad
Durch heißen Wasserdampf erzeugtes Schwitzbad für den ganzen Körper oder – wie beim Kopfdampfbad – nur für bestimmte Körperteile. Die schweißtreibende Wirkung entsteht durch das Ansteigen der Körpertemperatur. Der erwünschte Effekt eines Dampfbades wird noch gesteigert, wenn im Anschluß kalte Waschungen durchgeführt werden. Dampfbäder regen die Hautdurchblutung und den Stoffwechsel an. Sie werden zur unterstützenden Behandlung chronisch entzündlicher Erkrankungen des Bewegungsapparates und auch bei Erkrankungen der Atmungsorgane eingesetzt.
Da Dampfbäder Herz und Kreislauf stark belasten, können sie nur bei Pa-

Darm

tienten ohne entsprechende Erkrankungen angewandt werden.

Darm
Etwa acht bis neun Meter langes, schlauchförmiges Organ mit einem Durchmesser von zwei bis sechs Zentimetern, das am Magenausgang beginnt und am After endet. Siehe S. 55, *Der menschliche Organismus – Darm*

Darmausgang, künstlicher
Operativ angelegte künstliche Darmöffnung (auch als Anus praeter oder Stoma bezeichnet), bei der ein Darmende an der Bauchdecke festgenäht und der Darminhalt an dieser Stelle nach außen abgeleitet wird. Ein künstlicher Darmausgang muß beispielsweise nach operativer Entfernung von Darmtumoren angelegt werden, die sich in unmittelbarer Nähe des Afterschließmuskels befinden. Manchmal wird ein Anus praeter auch nur vorübergehend zur Entlastung des Darmes angelegt, um nach einer Darmoperation den Heilungsprozeß in den tiefer gelegenen Darmabschnitten zu beschleunigen. Siehe auch Abbildungen S. 213 und 214

Darmblutung
Blutung aus der Darmschleimhaut. Sie kann auf Entzündungen des Dünn- oder Dickdarms hinweisen, aber auch auf ein Darmgeschwür, Darmpolypen oder einen Darmtumor. Ob die Blutbeimengungen im Stuhl hellrot oder schwarz erscheinen (sofern sie überhaupt sichtbar sind), hängt davon ab, wo sich die Blutungsquelle befindet. So ist der Stuhl bei Blutungen in den oberen (Dünn-) Darmabschnitten meist schwarz gefärbt (sogenannter Teerstuhl), während hellrote Blutbeimengungen auf eine Blutung aus dem Dickdarm oder After hinweisen. Manchmal können auch blutende Hämorrhoiden die Ursache sein.
Oft sind Darmblutungen nicht mit dem bloßen Auge erkennbar; man spricht in diesen Fällen von okkultem (verborgenem) Blut im Stuhl, das mit Hilfe eines speziellen Tests nachgewiesen wird.

Darmblutungen sind immer ein ernst zu nehmendes Krankheitszeichen und erfordern eine genaue ärztliche Untersuchung.

Darmeinklemmung
Einklemmung einer Darmschlinge nach einem Eingeweidebruch (Hernie), bei dem sich ein Teil des Darms durch eine Schwachstelle in der Bauchdecke – häufig in der Leistengegend – beutelähnlich nach außen vorgestülpt hat. Falls sich der Darm nicht innerhalb kurzer Zeit in seine ursprüngliche Lage zurückschieben läßt, kann eine solche Einklemmung

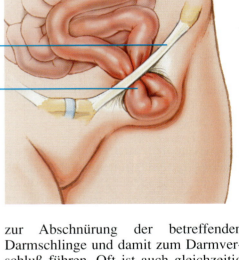

Leistenband

eingeklemmtes Darmstück

Darmeinklemmung
Im Bereich des Leistenbandes treten Darmeinklemmungen häufig infolge eines Leistenbruchs auf. Da sich der Darm durch die Einklemmung verschließen oder gar platzen kann, ist eine unverzügliche Behandlung unumgänglich.

zur Abschnürung der betreffenden Darmschlinge und damit zum Darmverschluß führen. Oft ist auch gleichzeitig die Blutversorgung in diesem Darmabschnitt so stark eingeschränkt, daß er abstirbt und sein Inhalt dadurch in die Bauchhöhle gerät. Dies kann zu einer lebensgefährlichen Bauchfellentzündung führen. Bei geringstem Verdacht auf eine Darmeinklemmung muß operiert werden.

Darmentzündung
Enteritis. Mit Durchfall, oft auch Übelkeit, Erbrechen und Fieber einhergehende Entzündung der Darmschleimhaut. Sie betrifft meist den Dünndarm, kann aber auch die Magenschleimhaut in

Mitleidenschaft ziehen (sogenannte Gastroenteritis) und auf den Dickdarm übergreifen. Die Ursachen einer Darmentzündung reichen von Ernährungsfehlern über Infektionen mit Bakterien oder Viren bis hin zu allergieauslösenden Stoffen, Giften und Medikamenten (z.B. Antibiotika). Die Behandlung besteht vor allem in diätetischen Maßnahmen (Tee, Zwieback, Bananen, kohlensäurearmes Mineralwasser). Bei schweren Verlaufsformen sollte unbedingt ein Arzt hinzugezogen werden.

Darmfistel
Normalerweise nicht vorhandener Verbindungskanal zwischen Darm und inneren Hohlorganen, vorzugsweise der Harnblase (sogenannte innere Darmfistel). Darüber hinaus gibt es auch Verbindungsgänge zwischen Darm und Körperoberfläche (äußere Fistel). Darmfisteln können angeboren sein oder – beispielsweise durch Verletzungen oder Operationen – entstehen. Sie werden operativ entfernt.

Darmgeschwür
Tiefreichender Defekt der Darmschleimhaut, meist im oberen Dünndarmabschnitt als Zwölffingerdarmgeschwür (Ulcus duodeni). Ursachen können Streß, Infektionen (Typhus, Tuberkulose, Ruhr), Vergiftungen oder auch Verletzungen sein. Darmgeschwüre treten auch im Zusammenhang mit chronischen Darmerkrankungen wie der Crohn-Krankheit oder der Colitis ulcerosa auf. Behandelt wird meist mit säurebindenden (Antazida) oder säurehemmenden Medikamenten (H_2-Blokker). In seltenen Fällen (Blutung oder Durchbruch) muß ein Geschwür operiert werden.

Darmgrippe
Darmerkrankung, die durch eine Virusinfektion ausgelöst wird. Obwohl grippeähnliche Beschwerden (allgemeines Krankheitsgefühl, Kopf- und Gliederschmerzen, Schüttelfrost und Fieber) auftreten, stehen die Beschwerden des Verdauungstraktes wie Übelkeit, Erbrechen und Durchfall im Vordergrund. Eine spezielle Behandlung ist im allgemeinen nicht erforderlich; bei starkem Brechdurchfall sollte allerdings der oft erhebliche Flüssigkeitsverlust des Körpers ausgeglichen werden.

Darmkrebs
Siehe S. 212

Darmlähmung
Vollkommene Bewegungslosigkeit des gesamten Darms oder eines seiner Abschnitte. Sie kann die Folge schwerer Bauchverletzungen sein, tritt aber auch manchmal im Anschluß an eine Bauchoperation oder bei Schockzuständen auf. Eine akute Bauchfell- oder Gehirnhautentzündung, Gallen- oder Nierensteinkoliken, Rückenmarksverletzungen oder der Verschluß einer Darmarterie sind weitere mögliche Ursachen. Eine Darmlähmung äußert sich anfangs in Form von Appetitlosigkeit, Erbrechen und starker Überblähung. Im weiteren Verlauf wird manchmal sogar Kot erbrochen, und der Zustand des Patienten verschlechtert sich rasch. Eine unverzügliche ärztliche Behandlung ist unbedingt erforderlich.

Darmpolypen
Vorwölbungen der Darmschleimhaut, die in die Darmlichtung hineinragen. Die Polypen sitzen der Schleimhaut entwe-

Fortsetzung auf S. 215

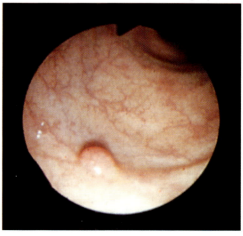

Darmpolypen
Durch das Endoskop können bei einer Darmspiegelung Darmpolypen festgestellt und manchmal auch gleich entfernt werden.

Darmkrebs

Wenn von Darmkrebs gesprochen wird, ist damit eigentlich immer eine Krebserkrankung des Dickdarms gemeint, denn Dünndarmkrebs kommt nur äußerst selten vor. (Dick-)Darmkrebs tritt in der Bundesrepublik aus bisher unbekannten Gründen immer häufiger auf. Die Heilungschancen sind sehr gut – sofern er rechtzeitig erkannt und behandelt wird.

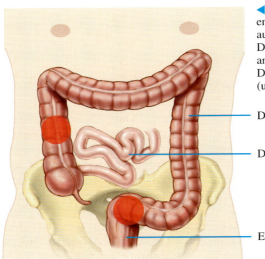

◀ Am häufigsten entsteht Darmkrebs im aufsteigenden Teil des Dickdarms (links) oder am Übergang vom Dick- zum Enddarm (unten).

— Dickdarm
— Dünndarm
— Enddarm

Unter dem Begriff Dickdarmkrebs (kolorektales Karzinom) werden Krebserkrankungen des U-förmigen Dickdarmanteils (Kolon) und seines unteren, vor dem Darmausgang liegenden Abschnitts (Enddarm) zusammengefaßt. Sie gehen fast immer von der Darmschleimhaut aus. Am häufigsten ist der Enddarmkrebs, auf den rund die Hälfte aller Darmkrebserkrankungen entfallen. Der Anteil von Männern und Frauen unter den Erkrankten ist etwa gleich groß. Am häufigsten sind Menschen zwischen dem 50. und 70. Lebensjahr betroffen.

Symptome

Oft besteht Darmkrebs bereits seit mehreren Jahren oder sogar Jahrzehnten, ehe er überhaupt Beschwerden verursacht. Das können starke Bauchschmerzen oder ein allgemeines Krankheitsgefühl sein, aber auch Appetitlosigkeit, Gewichtsabnahme und Blutarmut. Gesundes, »blühendes« Aussehen, großer Appetit und Gewichtszunahme schließen eine Krebserkrankung des Darms also keineswegs aus! Um so wichtiger ist es deshalb, auf Warnzeichen zu achten. Dazu zählen Blut- und Schleimbeimengungen im Stuhl, sogenannte Bleistiftstühle (die auf eine Einengung der Darmlichtung hinweisen) und Darmkrämpfe. Ein typisches Krankheitszeichen ist die Veränderung der Stuhlgewohnheiten, wobei sich in den meisten Fällen Durchfall und Verstopfung miteinander abwechseln. Blutbeimengungen im Stuhl sind zwar mit dem bloßen Auge meist nicht zu erkennen, können aber mit Hilfe eines einfachen Tests (Haemoccult®-Test) nachgewiesen werden, der im Rahmen der Vorsorgeuntersuchung durchgeführt wird. Natürlich können diese Blutbeimengungen auch von anderen, wesentlich harmloseren Darmerkrankungen wie Hämorrhoiden, Polypen oder Darmentzündungen verursacht werden. Bevor allerdings eine Darmblutung auf eine dieser Krankheiten

▶ Der Haemoccult®-Test bietet die einfachste Möglichkeit, Blut im Stuhl nachzuweisen. Die Stuhlproben werden vom Patienten selbst zu Hause genommen und auf die Testkärtchen gestrichen.

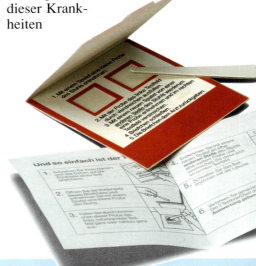

Darmkrebs

zurückgeführt werden kann, muß eine Darmkrebserkrankung durch sorgfältige Untersuchungen ausgeschlossen werden.

Ursachen und Risikofaktoren

Die Ursachen des Darmkrebses sind weitgehend ungeklärt. Es gibt aber Faktoren, die das Erkrankungsrisiko erhöhen. Als solcher Risikofaktor gilt eine falsche, nämlich zu fette, zu fleischhaltige und vor allem zu ballaststoffarme Ernährung. Wer dagegen viele Ballaststoffe in Form von Obst, Gemüse und Getreideprodukten (Vollkornbrot, Müsli) zu sich nimmt, setzt sein Erkrankungsrisiko herab. Auch bestimmte Darmerkrankungen, beispielsweise langjährige Entzündungen (Colitis ulcerosa) oder Darmpolypen, die manchmal einzeln, oft aber auch gehäuft auftreten, erhöhen das Krebsrisiko.

Früherkennung

Ganz allgemein sind die Chancen für eine erfolgreiche Behandlung um so größer, je früher ein Darmtumor erkannt wird. Spätestens ab dem 50. Lebensjahr sollte jeder an einer Darmkrebsfrüherkennung teilnehmen. Dabei wird der Darm vom Arzt mit dem Finger ausgetastet (digitale rektale Untersuchung), ein Labortest zur Feststellung von Blut im Stuhl und eventuell eine Darmspiegelung durchgeführt. Allein aufgrund der Untersuchung des Enddarms mit dem Finger können mehr als 60% aller Mastdarmtumoren erfaßt werden. Regelmäßige Vorsorgeuntersuchungen sind gerade bei Patienten mit bekannten Risikofaktoren, beispielsweise bei gehäuftem Auftreten von Darmpolypen in der Familie, dringend zu empfehlen.

Diagnose

Hat sich – ob bei der Früherkennungsuntersuchung oder aufgrund bestimmter Krankheitszeichen – der Verdacht auf einen Darmtumor ergeben, werden weitere Untersuchungen durchgeführt. Die sicherste Methode, Darmkrebs festzustellen, ist die

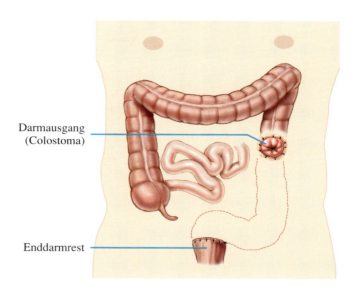

▲ Bei einem Tumor am Übergang zum Enddarm muß der Dickdarm nicht ganz entfernt werden. Der künstliche Ausgang (Colostoma) wird im linken mittleren Bauchbereich angelegt.

▼ Richtige Ernährung setzt das Darmkrebsrisiko erheblich herab. Eine ballaststoffreiche, fleischarme Kost, die viel Vollkornprodukte, Obst und Gemüse enthält, sollte zum täglichen Speiseplan gehören.

Darmspiegelung. Dabei wird entweder im gesamten Dickdarm (Koloskopie) oder nur im Mastdarm (Rektoskopie) nach Schleimhautveränderungen gesucht. Da im Untersuchungsgerät (Endoskop) eine zusätzliche Vorrichtung zur Gewebeentnahme angebracht ist, kann im Zweifelsfall während der Untersuchung Gewebe entnommen werden. Dickdarmtumoren können auch im Röntgenbild sichtbar gemacht werden.

Falls sich der Tumorverdacht bestätigt hat, läßt sich durch weitere Untersuchungen (Ultraschall, Computertomographie) feststellen, ob und wo sich Tochtergeschwülste (Metastasen) gebildet haben. Auch die Bestimmung der für Darmkrebs typischen Eiweißstoffe oder Hormone, der sogenannten Tumormarker, deren Konzentration im Blut bei Krebserkrankungen erhöht ist, dient zur Bestätigung der Diagnose.

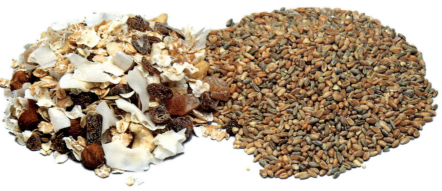

Darmkrebs

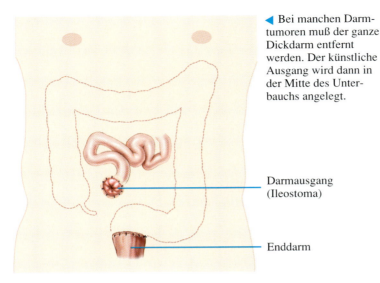

◀ Bei manchen Darmtumoren muß der ganze Dickdarm entfernt werden. Der künstliche Ausgang wird dann in der Mitte des Unterbauchs angelegt.

Darmausgang (Ileostoma)

Enddarm

Behandlungsmöglichkeiten

Wichtigste Behandlungsmethode bei Krebserkrankungen des Darms ist die chirurgische Entfernung des Tumors. Dabei wird der betroffene Darmabschnitt zusammen mit den zugehörigen Lymphknoten herausgeschnitten und anschließend die Darmenden wieder miteinander verbunden. Dies ist allerdings nur möglich, wenn der Tumor weit genug vom After entfernt liegt. Befindet er sich dagegen in der Nähe des Schließmuskels, muß dieser ebenfalls entfernt und ein künstlicher Darmausgang (Anus praeter oder Stoma) angelegt werden. Dabei wird das Darmende in die vordere Bauchwand eingenäht und der Darminhalt an dieser Stelle ausgeleitet.
In manchen Fällen wird ein solches Stoma auch nur vorübergehend angelegt, um den Heilungsprozeß im tiefer gelegenen Darmabschnitt zu beschleunigen. An welche Stelle der Bauchwand der Darmausgang verlegt wird, hängt von der Lage und Ausdehnung des Tumors ab. Die Technik des künstlichen Darmausgangs ist inzwischen so vervollkommnet, daß eine leichte Pflege und Geruchsfreiheit garantiert sind.

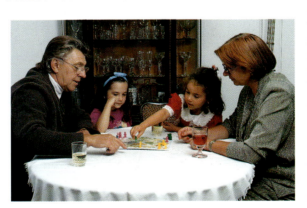

▼ Leichte Handhabung und Pflege sowie Geruchsfreiheit ermöglichen es, auch nach einer schweren Tumoroperation mit einem künstlichen Darmausgang ein weitgehend normales Leben zu führen.

Eine alleinige Strahlen- oder Chemotherapie (Behandlung mit Medikamenten, die das Krebswachstum hemmen) kommt bei Darmkrebs nur bei sehr fortgeschrittenen Tumorstadien oder nicht operationsfähigen Patienten in Betracht. Auf diese Weise kann der Krankheitsverlauf aber nur verlangsamt werden.
Als zusätzliche Behandlung nach erfolgter Operation kann eine Chemotherapie sinnvoll sein, sofern sich bereits Tochtergeschwülste (Metastasen) gebildet haben. Die Tumorbestrahlung vor oder nach der Operation verfolgt das Ziel, den Tumor zu verkleinern oder eventuell im Körper verbliebene Tumorzellen abzutöten.

Tumornachsorge

Im Anschluß an die Darmoperation sollten die Patienten regelmäßig nachuntersucht werden, um ein erneutes Tumorwachstum möglichst frühzeitig erkennen und behandeln zu können.
In den meisten Fällen ist es ratsam, daß der Patient nach der Operation nicht sofort nach Hause entlassen wird, sondern sich in einer Nachsorgeklinik körperlich und seelisch erholen kann. Dies gilt besonders für Patienten, die einen künstlichem Darmausgang erhalten haben und nun lernen müssen, mit dem Stoma zu leben. Hierzu zählen nicht nur die technische Versorgung des Stomas und das Erlernen der Stuhlregulation durch eine geregelte Lebensweise und regelmäßige Mahlzeiten (eine spezielle Diät ist im allgemeinen nicht erforderlich), sondern auch die psychische Verarbeitung: die Krankheit mit ihren Folgen zu akzeptieren und mit den damit verbundenen Einschränkungen so normal wie möglich leben zu lernen.
Hilfe bei der Krankheitsbewältigung finden alle Betroffenen auch in Selbsthilfegruppen und bei Treffen von Stomaträgern.

Fortsetzung von S. 211

der breitflächig auf oder sind über einen Stiel mit ihr verbunden. Darmpolypen sind fast immer gutartig. Es gibt allerdings spezielle Formen, die bösartig werden können (entarten) und deshalb als Krebsvorstufe (Präkanzerose) anzusehen sind. Hierzu zählen vor allem die in manchen Familien gehäuft auftretenden Dickdarmpolypen (familiäre Dickdarmpolyposis). Patienten, die unter dieser Erkrankung leiden, sollten sich deshalb regelmäßig untersuchen lassen. Bei dem geringsten Verdacht einer bösartigen Veränderung müssen die Polypen operativ entfernt werden.

Darmspiegelung

Untersuchung des Darms mit Hilfe eines Endoskops, an dessen Ende eine Lichtquelle und zusätzlich noch eine optische Vorrichtung befestigt sind, um die Darmschleimhaut genau betrachten zu können. Soll nur der untere Darmabschnitt untersucht werden, wird ein starres, zur Begutachtung höher gelegener Darmabschnitte dagegen ein biegsames Rohr verwendet, das durch den After in den Darm geschoben wird. Gegebenenfalls kann an das Endoskop auch ein Fotoapparat oder eine Videokamera angeschlossen werden, um den Untersuchungsvorgang aufzuzeichnen. Außerdem lassen sich kleine Instrumente, beispielsweise eine Zange oder Schere, in das Endoskop einführen, um Polypen zu entfernen oder um Gewebeproben zu entnehmen.

Darmspülung

Einbringen von Flüssigkeit in den Darm über einen Schlauch, der in den After eingeführt wird. Eine solche Spülung wird im allgemeinen zur Reinigung des Darms vor operativen Eingriffen durchgeführt.

Darmverschluß

Zustand, bei dem der Darminhalt aufgrund einer Einengung oder vollständigen Verlegung des Darmhohlraums nicht mehr weitertransportiert wird. Die Darmpassage kann aus verschiedenen

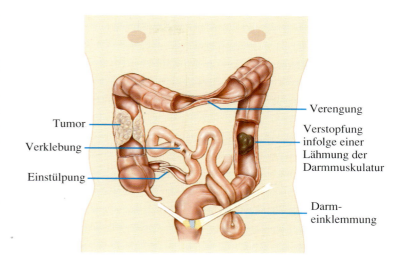

Darmverschluß
Je nach Ort und Ursache werden verschiedene Formen des Darmverschlusses unterschieden.

Gründen unterbrochen sein: durch Lähmung der Darmmuskulatur, die normalerweise für den Weitertransport des Darminhalts sorgt (sogenannter paralytischer Ileus), durch Einklemmung einer Darmschlinge in einer Bauchwandlücke (Bruch), durch einen Tumor, einen Gallenstein, Kotballen u.a. (sogenannter mechanischer Ileus). Auch narbige Verwachsungsstränge, die sich im Anschluß an eine Bauchoperation bilden, können zum Darmverschluß führen.
Typische Beschwerden sind fehlender Stuhlgang und aufgetriebener Leib, Übelkeit und Erbrechen von Magen-, später auch Darminhalt. Meist verschlechtert sich der Gesundheitszustand des Patienten so rasch, daß eine sofortige Operation zur Beseitigung der Ursache des Darmverschlusses durchgeführt werden muß.

Dauerausscheider

Eine Person, die im Anschluß an eine Infektionskrankheit vorübergehend oder dauerhaft die Erreger über den Darm ausscheidet, ohne selbst krank zu sein. Dauerausscheider gibt es sowohl im Zusammenhang mit bakteriellen (Typhus, Paratyphus, Salmonellose, bakterielle Ruhr) als auch mit virusbedingten Erkrankungen (Kinderlähmung, Leberentzündung). Dauerausscheider müssen dem zuständigen Gesundheitsamt vom Arzt gemeldet werden.

Dauererektion
Priapismus. Über längere Zeit (Stunden bis hin zu Wochen) anhaltende, oft schmerzhafte Erektion des männlichen Gliedes ohne sexuelle Erregung. Eine Dauererektion kann psychisch bedingt sein oder organische Ursachen haben (Rückenmarkserkrankungen, Verschluß eines Blutgefäßes am Penis durch eine Thrombose). Oft bleibt die Ursache auch unbekannt. Eine Dauererektion muß, sofern sie sich nicht schnell von selbst zurückbildet, operativ behandelt werden.

Defibrillation
Beseitigung einer schweren, lebensbedrohlichen Störung der Herzschlagfolge (Herzrhythmus) wie Kammerflimmern, bei dem sich der Herzmuskel nicht mehr rhythmisch zusammenzieht, um das Blut in den Körperkreislauf zu pumpen, sondern nur noch mit sehr hoher Frequenz wellenförmig flimmert. Der normale Herzrhythmus wird in diesem Fall – sofern durch Verabreichung von Medikamenten (sogenannten Antiarrhythmika) keine Normalisierung erreicht werden kann – durch elektrische Stromstöße mit Hilfe eines sogenannten Defibrillators wiederhergestellt.

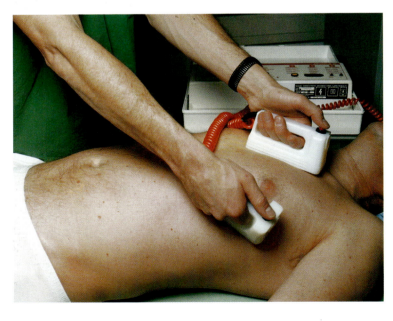

Defibrillation
Mit Hilfe zweier Elektroden wird das Herz wieder zu einem normalen Schlagrhythmus angeregt.

Dekubitus
Siehe *Druckgeschwür*

Delir(ium)
Vorübergehende Bewußtseinstrübung, die mit der Unfähigkeit, sich zeitlich oder räumlich zu orientieren, mit Verwirrtheit, ängstlicher Erregung, Sinnestäuschungen und Wahnvorstellungen einhergeht. Nicht selten kommen körperliche Begleiterscheinungen wie Fieber, Schweißausbrüche oder starkes Zittern hinzu.
Ursache eines Deliriums können (Infektions-)Krankheiten oder Verletzungen des Schädels bzw. des Gehirns sein. Eine wichtige Rolle spielen auch Vergiftungen (Alkohol). Am bekanntesten ist das Delirium tremens bei Alkoholikern, das Ausdruck sowohl einer Alkoholvergiftung als auch eines Alkoholentzugs sein kann. Auch Arzneimittelabhängige können bei einem Entzug ihrer Medikamente ein Entzugsdelirium bekommen. Die Behandlung ist nicht immer gleich; sie richtet sich nach der Ursache.

Demenz
Verlust ursprünglich vorhandener geistiger Fähigkeiten, bei dem in erster Linie die Merkfähigkeit (Kurzzeitgedächtnis) gestört ist. Eine Demenz ist in den meisten Fällen durch eine altersbedingte Minderdurchblutung des Gehirns (Arterienverkalkung), eine Degeneration des Hirngewebes (Alzheimer-Krankheit) oder eine Epilepsie bedingt; sie kann aber auch im Zusammenhang mit schweren Infektionskrankheiten, Vergiftungen (Alkohol) oder psychischen Erkrankungen auftreten. Eine ursächliche Behandlung ist in vielen Fällen nicht möglich. Die Therapie beschränkt sich in den meisten Fällen auf Gedächtnistrainingsprogramme und intensive Zuwendung.

Depotinsulin
Besondere Zubereitungsart des blutzuckersenkenden Hormons Insulin. Ein Depotpräparat ist ein Medikament, das aufgrund bestimmter Zusätze nur lang-

sam vom Organismus aufgenommen wird und deshalb entsprechend lange wirksam bleibt. Depotinsulin bietet den Vorteil, daß der Zuckerkranke seine tägliche Insulinzufuhr auf eine Injektion beschränken kann. Siehe auch S. 728, *Zuckerkrankheit*

Depression
Siehe S. 218

Dermatitis
Sammelbezeichnung für entzündliche Hauterkrankungen, die als Rötung, Schwellung und Schmerzen, manchmal auch mit Bläschen-, Schuppen- oder Krustenbildung an einer bestimmten Körperstelle oder am gesamten Körper in Erscheinung treten. Auslöser oder Ursache können chemische Reizstoffe (z.B. Säuren, Reinigungsmittel), Hitze, Kälte, Sonnen- oder Röntgenstrahlen oder eine Überempfindlichkeitsreaktion (Allergie) auf bestimmte Stoffe (besonders in Nahrungsmitteln) sein.

Dermatologie
Spezialgebiet der Medizin, das die Erkennung und Behandlung von Haut- und Geschlechtskrankheiten einschließlich allergischer Erkrankungen umfaßt. Ein speziell auf diesem Gebiet ausgebildeter Arzt wird als Hautarzt oder Dermatologe bezeichnet.

Dermographismus
Sichtbare Reaktion der Haut auf mechanische Reizung wie Darüberstreichen mit dem Fingernagel. Während ein solcher Reiz normalerweise nur eine leichte, vorübergehende Rötung erzeugt, reagieren empfindliche oder allergisch veranlagte Personen mit einer deutlichen Rötung und Schwellung der Haut, die zehn Minuten oder sogar länger bestehenbleiben.

Desault-Verband
Zur Ruhigstellung des Schultergürtels (Arme und Schulter) angelegter Verband, der Bewegungen in diesem Bereich – beispielsweise nach einem Schlüsselbein- oder Oberarmbruch – vorübergehend einschränken soll.

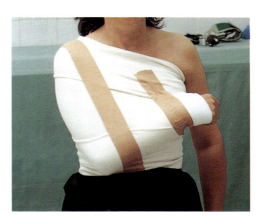

Desault-Verband
Besonders zum Ruhigstellen nach Verletzungen im Bereich des Schultergelenks – wie einem Auskugeln des Armes – ist der Desault-Verband geeignet.

Desensibilisierung
Siehe *Hyposensibilisierung*

Designerdrogen
Synthetisch hergestellte Abwandlungen altbekannter Sucht-, Schmerz- oder Betäubungsmittel. Designerdrogen können auf dem illegalen Drogenmarkt meist für relativ wenig Geld erworben werden; sie sind aber aufgrund ihrer unberechenbaren, oft schon bei geringer Dosiserhöhung tödlichen Wirkung besonders gefährlich.

Desinfektion
Unschädlichmachen von Krankheitserregern (Bakterien, Viren und einzelligen Erregern). Dafür eignen sich sowohl chemische Substanzen (Desinfektionsmittel), aber auch physikalische Methoden (Erhitzen, Ultraschall, Bestrahlung mit ultraviolettem Licht). Zwar werden die Erreger bei einer Desinfektion nicht – wie bei der Sterilisation – ganz abgetötet, sie werden aber so stark verändert, daß sie keine Infektionen mehr auslösen können.

Desoxyribonukleinsäure (DNS/DNA)
Wichtigster Bestandteil der Gene und somit biochemischer Träger der Erbinformationen aller Lebewesen. Die Form der Moleküle gleicht einer spiralförmig gedrehten Leiter (sogenannte Doppelhelix).

Depression

Das Leben erscheint sinnlos und leer. Es fällt schwer, am Morgen aufzustehen, und man fürchtet selbst die einfachsten Anforderungen des Alltags. Man ist unfähig, etwas zu tun, hat keine Lust, Freunde zu sehen. Die Gedanken bewegen sich im Kreis, und kein Ausweg scheint in Sicht. Manchmal ist der Leidensdruck bei Depressionen so groß, daß die Flucht in den Selbstmord gesucht wird.

Der Begriff »Depression« wird in der Alltagssprache zu häufig gebraucht. Nicht jeder, der sich kurzzeitig in einer schlechten Stimmung befindet und sich deshalb als depressiv bezeichnet, leidet im medizinischen Sinne unter einer Depression. Selbst eine begrenzte Zeit extremer Trauer, beispielsweise weil eine nahestehende Person verstorben ist, hat wenig mit einer echten Depression zu tun, sondern ist eine normale Reaktion, die zur Verarbeitung eines jeden schweren Schicksalsschlages notwendig ist.

Von einer echten Depression spricht man, wenn bei einer Person mindestens zwei Hauptsymptome und zwei typische Zusatzsymptome länger als zwei Wochen andauern und dabei kein konkreter Anlaß zu finden ist, der das Ausmaß dieser Erscheinungen ausreichend erklärt. Als Hauptsymptome gelten gedrückte Stimmung, Verlust von Interesse und Lebensfreude sowie eine Antriebsminderung mit erhöhter Ermüdbarkeit und Aktivitätseinschränkung.

Typische Zusatzsymptome sind: verminderte Konzentrationsfähigkeit und Aufmerksamkeit, vermindertes Selbstwertgefühl und Selbstvertrauen, Gefühle von Schuld oder Wertlosigkeit, pessimistische Zukunftsperspektiven bis hin zu Selbstmordgedanken, Schlafstörungen oder Appetitlosigkeit.

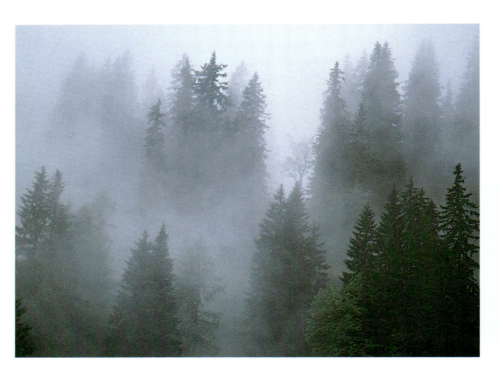

▲ Trübe, neblige Herbststimmungen sind vielfach schon ein Sinnbild für Depressionen. Doch auch ein unmittelbarer Zusammenhang besteht: Im Herbst treten Depressionen verstärkt auf.

Etwa 17% der deutschen Bevölkerung leiden mindestens einmal im Leben an einer Depression. Nach Angaben des Statistischen Bundesamtes verüben allein in der Bundesrepublik jährlich 10 000 bis 14 000 Menschen Selbstmord. Diese immense Zahl, die die der Verkehrstoten deutlich übersteigt, ist überwiegend auf depressive Krisen zurückzuführen und verdeutlicht den enormen Leidensdruck, dem die Betroffenen ausgesetzt sein können.

Voraussetzungen und Auslöser

In der Regel müssen drei Faktoren zusammenwirken, damit eine Depression

Depression

auftritt. Eine Voraussetzung ist vermutlich ein hormonelles Ungleichgewicht im Gehirn. Diese Störung kann sowohl ererbt als auch durch verschiedene Krankheiten oder andere auf das Organsystem einwirkende Ereignisse erworben sein.

Die im Gehirn von Depressiven überdurchschnittlich oft nachweisbaren und deshalb als Ursache angenommenen hormonellen Besonderheiten finden sich jedoch gelegentlich auch bei Menschen, die nie depressiv werden. Es sind also zusätzliche Bedingungen anzunehmen, damit das Leiden zutage tritt.

Jeder Mensch durchläuft in der Entwicklung vom Kind zum Erwachsenen einen persönlichkeitsprägenden Prozeß. Sämtliche Erfahrungen, die ein Kind im Umgang mit seinen Bezugspersonen und hier vor allem mit den Eltern macht, haben einen Einfluß darauf, wie ein Individuum sich und seine Umwelt sein Leben lang erlebt. Positive Erfahrungen in der Kindheit wie das Gefühl, geliebt, akzeptiert und unterstützt zu werden, fördern die Entwicklung einer stabilen Persönlichkeit. Negative Erfahrungen wie Vernachlässigung, Mißachtung der eigenen Gefühle, massive Unterdrückung oder sexueller Mißbrauch begünstigen in der Regel die Entwicklung einer labilen Persönlichkeitsstruktur.

Ähnlich wie bei den biologischen Voraussetzungen gilt jedoch auch in diesem Fall, daß eine mehr oder weniger dramatische Kindheit nicht zwangsläufig zu einer Entstehung von Depressionen führen muß.

Das Erkrankungsrisiko ist allerdings dann besonders hoch, wenn sowohl biologische als auch depressionsfördernde Bedingungen in der Lebensgeschichte zusammentreffen. Bereits ein für sich betrachtet wenig dramatisches negatives Ereignis kann dann einen akuten behandlungsbedürftigen depressiven Zustand hervorbringen.

▲ Nicht immer sind Menschen mit Depressionen schon an ihrer nach außen gezeigten Stimmungslage zu erkennen; die Krankheit verbirgt sich oft hinter einer aufgesetzten Fröhlichkeit.

Psychotherapie und Medikamente

Die Behandlung sollte möglichst sämtliche Faktoren berücksichtigen, die zur Depression geführt haben. Akut kann der Patient mit Hilfe von Medikamenten behandelt werden. Sogenannte Antidepressiva, die meist in Form von Tabletten verabreicht werden, greifen in den Gehirnstoffwechsel ein und heben so die Stimmung. Da dieser Effekt oft erst nach einer mehrtägigen Behandlung

219

Depression

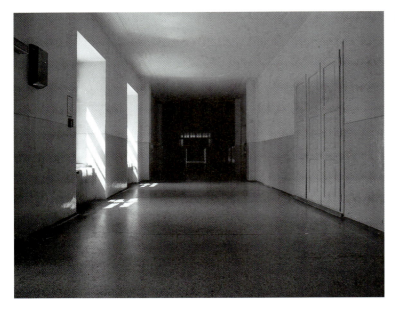

▲ Pessimistische, dunkle Gedanken, Leere und Aussichtslosigkeit kennzeichnen oft das Lebensgefühl bei einer Depression.

▼ Helles Licht – am besten in einer freundlichen Umgebung – wirkt sich sowohl auf den Geist als auch auf den Hormonhaushalt des Körpers positiv aus.

eintritt, erhalten vor allem selbstmordgefährdete Patienten als Überbrückung zusätzlich rasch wirkende Beruhigungsmittel. Um das Risiko einer fatalen Kurzschlußhandlung zu verkleinern, ist in diesen Fällen jedoch meist eine Klinikeinweisung angebracht.

Obwohl Medikamente meistens eine schnelle Besserung bewirken, sind sie allein und auf Dauer nicht dazu geeignet, dem Betroffenen zu helfen und eine Depression zu heilen. Deshalb wird meist zu einer zusätzlichen psychotherapeutischen Behandlung geraten. Der Patient soll zunächst lernen, mit belastenden Lebensereignissen besser als bisher umzugehen. Im Rahmen einer solchen Therapie werden ihm Handlungsweisen vermittelt, wie Krisensituationen vermieden oder sogar vorteilhaft bewältigt werden können.

Um die Persönlichkeit insgesamt zu festigen, sollte jedoch gleichzeitig oder im Anschluß an die Behandlung der akuten Symptome versucht werden, Fehlentwicklungen, die zur Entstehung der Depression geführt haben, zu korrigieren. Am Ende dieser Monate oder sogar Jahre in Anspruch nehmenden Therapie sollte der Patient ein neues und positiveres Selbstbild entwickelt haben (siehe auch S. 564, *Psychotherapie*).

Alternative Methoden

Depressionen treten in den Wintermonaten häufiger als in den Sommermonaten auf. Offensichtlich werden hormonelle Faktoren, die mit zur Entstehung einer Depression beitragen, durch Licht günstig beeinflußt. Depressive oder depressionsgefährdete Patienten werden deshalb bei der sogenannten Lichttherapie mehrere Stunden am Tag einer starken künstlichen Lichtquelle ausgesetzt, was in manchen Fällen zu einer deutlichen Besserung führt und Medikamente einsparen läßt. Auch ein zeitweiliger Ortswechsel in eine sonnige, freundlichere Umgebung kann Linderung bringen.

Bei leichteren Depressionen haben sich auch pflanzliche Arzneimittel mit antidepressiver Wirkung wie Johanniskraut bewährt.

Gelegentlich treten schwere Depressionen auf, die sich nicht durch ein Medikament lindern lassen. Falls dann auch die Psychotherapie nicht oder nicht schnell genug zum Erfolg führt, bietet sich die Elektrokrampftherapie an. Dabei werden unter Narkose exakt dosierte Stromstöße ins Gehirn des Patienten geleitet. Obwohl die Wirkungsweise dieser umstrittenen Methode letztendlich unbekannt ist, bestätigen viele der so behandelten Patienten eine Besserung.

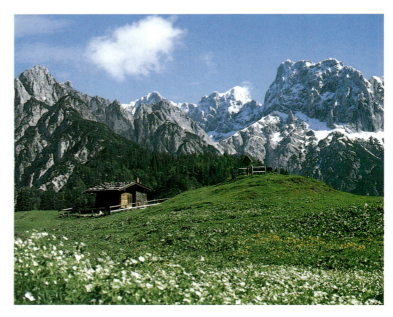

Diabetes
Siehe S. 728, *Zuckerkrankheit*

diabetischer Fuß
Komplikation und Spätfolge der Zuckerkrankheit an den Zehen, die auf krankhafte Veränderungen der Blutgefäße durch Arterienverkalkung zurückzuführen ist. Ob und wann es zu dieser Komplikation kommt, hängt nicht nur von der Krankheitsdauer ab, sondern auch davon, wie gut der Patient behandelt wird. Spätschäden treten im allgemeinen erst nach längerem Krankheitsverlauf und bei schlechter Einstellung des Blutzuckerspiegels auf. Sie betreffen alle Blutgefäße, die sauerstoffreiches Blut transportieren (Arterien). Die kleinen Arterien versorgen auch die Nerven; deshalb sind Störungen der Schmerzempfindung und des Tastsinns bei Zuckerkranken als wichtiger Hinweis auf Durchblutungsstörungen anzusehen.

Beim diabetischen Fuß liegt eine ausgeprägte Gefäß- und Nervenschädigung an den Zehen vor, die bis zum Absterben des Gewebes (Nekrose) und schließlich zum sogenannten Brand (Gangrän) mit Schwarzfärbung der Gliedmaßen führen kann. Eine Amputation der betroffenen Gliedmaßen ist in diesem Fall nicht zu vermeiden.

Dialyse
Verfahren zur Trennung kleinster, in einer Flüssigkeit gelöster Teilchen von größeren gelösten Teilchen mit Hilfe einer halbdurchlässigen (sogenannten semipermeablen) Membran. Diese Membran ist aufgrund einer bestimmten Porengröße nur für kleinste Teilchen und nur in eine Richtung passierbar, für größere dagegen nicht.

Dieses Prinzip wird in der Medizin genutzt, um bei eingeschränkter oder vollständig ausgefallener Nierenfunktion eine sogenannte Blutwäsche (Hämodialyse) vorzunehmen. Dabei wird das Blut des Nierenkranken durch ein Membransystem geleitet, das von einer Spülflüssigkeit (Dialysat) umgeben ist und

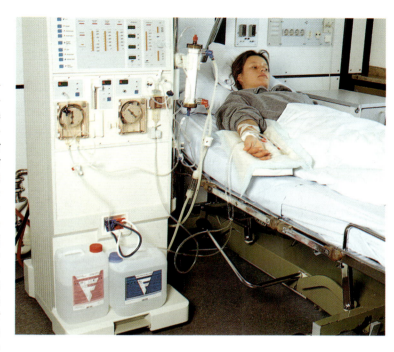

Dialyse
Bei geschädigten Nieren muß ein Patient bis zu dreimal in der Woche für mehrere Stunden an die künstliche Niere angeschlossen werden.

nur kleinste Teilchen hindurchtreten läßt. Die Gift- und Schlackenstoffe aus dem Blut, die normalerweise über die Niere ausgeschieden werden, treten nun durch die Poren des Membransystems in die Spülflüssigkeit über und werden zusammen mit dieser ausgeschwemmt. Das gereinigte Blut wird wieder in den Körper zurückgepumpt.

Bei der sogenannten Peritonealdialyse kann als Membran auch das körpereigene Bauchfell benutzt werden. Dabei wird die Spülflüssigkeit über einen dünnen Katheter in den Bauchraum eingeleitet und nach einiger Zeit wieder abgelassen.

Diaphragmapessar
Mechanische Methode zur Empfängnisverhütung. Das Pessar, eine aus Gummi, Metall oder Kunststoff bestehende Kappe mit elastischem Rand, wird kurz vor dem Geschlechtsverkehr von der Frau so in die Scheide eingeführt, daß es den Muttermund vollständig abdeckt. Die Sicherheit des Empfängnisschutzes wird größer, wenn ein spermaabtötendes Gel auf das Diaphragma aufgetragen wird. Das Scheidendiaphragma darf erst etwa acht Stunden nach dem Geschlechtsver-

Diarrhö

kehr wieder entfernt werden. Bei sachgemäßer Anwendung bietet das Diaphragmapessar einen sehr guten Empfängnisschutz.

Diarrhö
Siehe *Durchfallerkrankung*

Diastole
Rhythmische Erweiterung des Herzens während des Einströmens von Blut in die Herzkammern. Diese Erschlaffungs- bzw. Füllungsphase geht der anschließenden Austreibungsphase voraus, bei der durch Zusammenziehen des Herzens (Systole) das Blut in den Körper gepumpt wird.

Diät
Eine von der normalen Ernährung abweichende Kost, die sich in ihrer Zusammensetzung an den besonderen Erfordernissen des Körpers bei einer Krankheit oder bei Gewichtsproblemen orientiert. Ziel einer Diät ist es, gezielt Einfluß auf den Stoffwechsel und auf bestimmte Körperorgane zu nehmen.

Dickdarm
Der untere, mit zahlreichen Ausbuchtungen versehene Teil des Darms, der sich an den Dünndarm anschließt und in den After mündet. Siehe S. 55, *Der menschliche Organismus – Darm*

Dickdarmadenom
Gutartige Geschwulst der Dickdarmschleimhaut, die allerdings nach längerem Wachstum und mit zunehmender Größe bösartig entarten kann. Ein Dickdarmadenom sollte deshalb endoskopisch abgetragen werden, ehe sich daraus Krebs entwickeln kann.

Dickdarmentzündung
Siehe *Colitis*

Dickdarmvorfall
Ausstülpung eines in Afternähe liegenden Dickdarmabschnitts, meist bei der Stuhlentleerung. Während bei dem im Säuglingsalter häufigen Aftervorfall (Analprolaps) nur unmittelbar die Afterhaut nach außen gleitet, ist bei einem Mastdarmvorfall der ganze untere Darmabschnitt betroffen. Ursache sind bei Erwachsenen häufig Hämorrhoiden. Meist läßt sich ein solcher Prolaps mit Hilfe eines ölgetränkten Wattebausches problemlos zurückschieben. Sofern er sich allerdings nicht von selbst wieder zurückbildet (was beim Analprolaps der Säuglinge und Kleinkinder meist der Fall ist), muß der Darm durch eine Operation zurückverlagert werden.

Differentialblutbild
Auszählung der weißen Blutkörperchen (Leukozyten) in einem Blutstropfen unter dem Mikroskop, um das prozentuale Verhältnis ihrer verschiedenen Zellarten zu ermitteln. Dafür werden, meist mit Hilfe automatischer Zählgeräte, jeweils mindestens 100 Leukozyten ausgezählt. Der jeweilige Anteil der verschiedenen Zellarten läßt Rückschlüsse auf das Vorliegen bestimmter Krankheiten zu.

Digitalistherapie
Behandlung Herzkranker mit Medikamenten, die aus Fingerhutpflanzen (Digitalis) hergestellt werden. Die herzwirksamen Stoffe, die in Digitalis enthalten sind, werden als Herzglykoside bezeichnet.
Eine Behandlung mit Herzglykosiden ist immer dann erforderlich, wenn sich das Herz nicht mehr ausreichend zusammenzieht, um das Blut in alle Bereiche des Körpers zu pumpen. Herzglykoside erhöhen die Kontraktionskraft des Herzmuskels. Dank dieser Digitalistherapie ist das Herz wieder in der Lage, ökonomisch zu arbeiten: Es füllt sich rascher und vollständiger mit Blut und pumpt es anschließend schneller und kraftvoller aus den Herzkammern in die großen Schlagadern. Dadurch verringert sich auch die Zahl der Herzschläge pro Minute. Dank der verbesserten Herzleistung bilden sich körperliche Beschwerden wie Atemnot, Blaufärbung der Lippen und Blutstauungen, die zu Wassersucht (Ödemen) führen können,

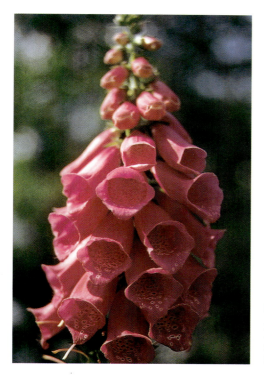

Digitalistherapie
Aus den Blättern des Fingerhutes werden Stoffe gewonnen, die herzstärkend wirken.

zurück, und der Patient fühlt sich körperlich leistungsfähiger.

Dioptrie
Maßeinheit für die Brechungskraft optischer Linsen oder eines optischen Systems. In der Augenheilkunde wird die Stärke von Brillen oder Kontaktlinsen in Dioptrien angegeben.

Dioxine
Kurzbezeichnung für eine Gruppe giftiger Chlorkohlenwasserstoff-Verbindungen, die bei der Herstellung bestimmter Unkrautvernichtungsmittel, Desinfektionsmittel und auch bei der Müllverbrennung entstehen. Besonders giftig und bereits in geringen Mengen tödlich ist TCDD (Tetrachlordibenzodioxin). Schon minimale Konzentrationen führen zu Organschäden (besonders an der Haut und der Leber) und zu Fehlbildungen bei ungeborenen Kindern.

Diphtherie
Akute Infektionskrankheit, die durch Diphtheriebakterien und ihr Gift ausgelöst wird. Typisches Merkmal dieser Erkrankung sind weiße, süßlich riechende Beläge am Rachen oder am Gaumen. Diphtherie wird, meist in den Wintermonaten, durch Tröpfcheninfektion übertragen. Seit Einführung der aktiven Schutzimpfung ist die Krankheit selten geworden. Die Inkubationszeit, also die Zeit zwischen Ansteckung und Ausbruch der Erkrankung, beträgt wenige Stunden bis Tage. Die Beschwerden gleichen anfangs denen einer fiebrigen Mandelentzündung. Unbehandelt kann Diphtherie zu einem schweren Krankheitsbild mit Atembeschwerden durch die Beläge im Kehlkopf führen, und es kann sogar eine Entzündung des Herzmuskels hinzukommen. Weitere Komplikationen sind Nierenentzündungen und eine allgemeine Nervenschädigung (Polyneuropathie), die mit Lähmungen im Bereich der Rachen- und Augenmuskulatur einhergehen kann.

Diphtherieimpfung
Aktive Schutzimpfung gegen Diphtherie, die bei Kindern meist kombiniert mit anderen Impfungen (Tetanus, Keuchhusten) durchgeführt wird. Als Impfstoff wird ein in seiner Wirkung abgeschwächtes, diphtherieauslösendes Bakteriengift (sogenanntes Toxoid) verwendet, woraufhin der Geimpfte ein Gegengift (Antitoxin) entwickelt und gegen diese Krankheit geschützt ist.

Distress
Extreme körperliche und seelische Belastung, die zu überschießenden psychischen Reaktionen führt und oft mit körperlichen Symptomen einhergeht.

Diurese
Harnausscheidung; sie beträgt pro Tag etwa ein bis eineinhalb Liter. Der Harn oder Urin wird in der Niere gebildet und in der Blase gespeichert; seine Menge hängt sowohl von der Trinkmenge als auch von dem Flüssigkeitsverlust durch Schweißbildung ab. Bildung und Ausscheidung des Harns steuert das in der Hirnanhangsdrüse (Hypophyse) gebildete Hormon Adiuretin.

Diuretika

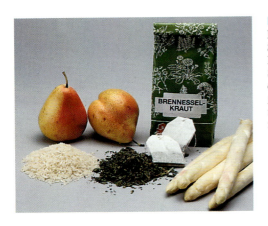

Diuretika
Harnflußsteigernde Stoffe sind in vielen Pflanzen enthalten. Schon durch entsprechende Ernährungsgewohnheiten kann man ihre Wirkung nutzen.

Diuretika
Mittel, die die Harnproduktion in der Niere steigern. Dazu gehören sowohl pflanzliche Stoffe wie Koffein und Liebstöckel als auch bestimmte Medikamente. Diuretika werden zur Behandlung von Wasseransammlungen (Ödemen) im Körper verwendet. Da sie gleichzeitig blutdrucksenkende Eigenschaften haben, werden sie auch zur Behandlung von Bluthochdruck eingesetzt.

Divertikel
Sackförmige Ausstülpung der Wand eines Hohlorgans, meist innerhalb des Verdauungstraktes (Speiseröhre, Darm, Gallenblase) oder des harnableitenden Systems (Blase, Harnleiter). Ursache kann eine Veranlagung, schlackenarme Ernährung oder eine Harnabflußstörung sein. Divertikel verursachen normalerweise keine Beschwerden, können sich aber entzünden, durchbrechen oder zu einer Fistel umbilden.

Doppelniere
Doppelt angelegte Niere auf einer Körperseite als Folge einer embryonalen Entwicklungsstörung. Eine Doppelniere muß nur behandelt werden, wenn Beschwerden auftreten.

Doppel(t)sehen
Das Sehen von Doppelbildern kommt dadurch zustande, daß die optischen Eindrücke beider Augen nicht zu einem gemeinsamen Bild verschmelzen, sondern getrennt wahrgenommen werden. Ursache können Augenmuskellähmungen oder eine Verlagerung des Augapfels durch Druck von außen (Blutungen, Tumoren) sein.

Doppler-Sonographie
Spezielle Form der Ultraschalluntersuchung (Sonographie). Schallwellen von

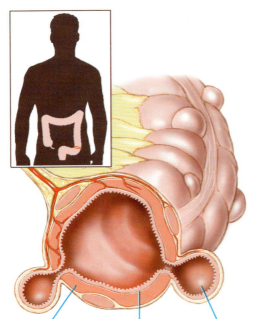

Muskelschicht   Darmschleimhaut   Divertikel

Doppler-Sonographie
Mit Hilfe der Ultraschalluntersuchung nach dem Doppler-Verfahren kann auch die Strömungsgeschwindigkeit des Blutes festgestellt werden.

Divertikel
Dickdarmdivertikel werden in der Regel bei endoskopischen Untersuchungen festgestellt. Sie treten mit zunehmendem Alter häufiger auf und müssen nur behandelt werden, wenn es zu Komplikationen kommt.

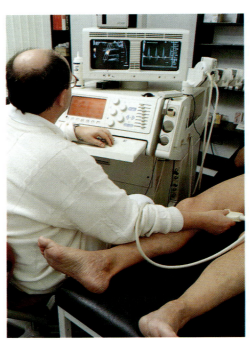

sehr hoher Frequenz werden in den Körper geleitet und je nach Dichte des Gewebes, auf das sie treffen, unterschiedlich stark reflektiert. Dieses Echo wird in Bild- oder Kurvenform aufgezeichnet und gibt Auskunft über Lage und Größe bestimmter Organe.

Die Doppler-Sonographie macht sich zusätzlich die Frequenzänderung des Schalls zunutze, die entsteht, wenn die Schallwellen auf Gegenstände wie rote oder weiße Blutkörperchen treffen, die sich bewegen (»Doppler-Effekt«). Deshalb wird diese Methode häufig zur Diagnostik von Blutgefäßerkrankungen eingesetzt.

Dosier-Aerosol

In einem Spezialgefäß (z.B. einer kleinen Spraydose mit einem besonderen Mundstück) enthaltene Medikamentenlösung, die durch Druck auf ein Ventil in winzige Tröpfchen vernebelt werden kann und dann eingeatmet wird. Hauptanwendungsbereich für Dosier-Aerosole sind Erkrankungen der Atmungsorgane wie Asthma, da die Medikamente auf diese Weise sehr schnell bis in die kleinsten Verästelungen der Atemwege und in die Lungenbläschen, also zu ihrem eigentlichen Wirkungsort, vordringen können.

Dotter-Technik

Nach dem amerikanischen Arzt Charles D. Dotter benannte nicht-operative Methode zur Aufdehnung verengter Blutgefäße mit Hilfe eines Ballonkatheters. Siehe *Ballondilatation*

Down-Syndrom

Siehe *Trisomie*

Drahtextension

Methode zur Behandlung von Knochenbrüchen, die hauptsächlich dann angewandt wird, wenn die Bruchkanten gegeneinander verschoben sind und nur durch dauerhaften kräftigen Zug wieder in die richtige Stellung gebracht werden können. In diesem Fall wird ein fester Draht durch den Knochen gebohrt (bei Oberschenkelbrüchen z.B. in das Schienbein unterhalb des Knies) und an einem hufeisenförmigen Bügel befestigt. Dieser Bügel ist mit einem Flaschenzug verbunden, an dessen Ende ein Gewicht hängt.

Mit Hilfe dieser Vorrichtung können die Knochen wieder in ihre ursprüngliche Lage gebracht und so lange in dieser Position festgehalten werden, bis der Bruch verheilt ist.

Drainage

Ausleitung von Flüssigkeitsansammlungen wie Blut, Eiter oder Wundsekreten aus dem Körper. Ein kleines Rohr aus Gummi, Glas oder Metall, das an seiner seitlichen Wandung mit kleinen Öffnungen versehen ist, wird, meist im Anschluß an eine Operation, in die Wunde oder die Körperhöhle eingelegt und erst wieder entfernt, wenn keine Flüssigkeit mehr abfließt.

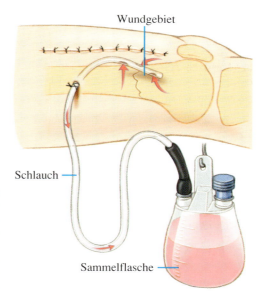

Drainage
Nach Verletzungen oder Operationen können sich unterschiedliche Flüssigkeiten im Körper ansammeln. Sie werden über eine Drainage abgeleitet.

Dreifachimpfung

Schutzimpfung, bei der drei verschiedene Impfstoffe, die gegen drei Krankheiten gerichtet sind, gleichzeitig verabreicht werden. Typisches Beispiel ist die Dreifachimpfung gegen Diphtherie, Keuchhusten (Pertussis) und Wundstarrkrampf (Tetanus) bei Kleinkindern (DPT-Impfung).

Dreigefäßerkrankung
Herzerkrankung, die auf einer ausgeprägten Verkalkung aller drei Äste der Herzkranzarterie beruht. Aufgrund der Gefäßverengung kommt es, insbesondere bei seelischer oder körperlicher Belastung, anfallsartig zu einer Mangeldurchblutung des Herzmuskels (der sogenannten Angina pectoris), die mit Schmerzen in der Herzgegend, die oft auch in den linken Arm ausstrahlen, und einem Engegefühl der Brust einhergeht. Häufig ist der Herzrhythmus gestört.
Ohne Behandlung verläuft die Dreigefäßerkrankung häufig tödlich. Meist ist eine Bypass-Operation notwendig, bei der die verengten Gefäße überbrückt oder ersetzt werden. Falls dies nicht mehr möglich ist, kommt nur noch eine Herztransplantation in Betracht.

Dreimonatsspritze
Hormonelle Empfängnisverhütung, bei der Frauen das Hormon Gestagen in Form eines Depotpräparats im Abstand von jeweils drei Monaten intramuskulär, d.h. in die Muskulatur, gespritzt wird. Der großen Sicherheit und langen Wirkdauer stehen – bei längerer Anwendung – Nebenwirkungen wie Rückbildung der Gebärmutterschleimhaut oder Verringerung der Knochenmasse gegenüber.

Dreiphasenpräparat
Moderne Form der Empfängnisverhütung, bei der eine hormonarme Pille verwendet wird. Das Konzentrationsverhältnis der Hormone Gestagen und Östrogen der einzelnen Tabletten ändert sich über den ganzen Zyklus in drei aufeinanderfolgenden Zeitphasen so, daß es dem normalen Zyklus der Frau weitgehend angeglichen ist.

Dreitagefieber
Siehe *Malaria*

DROBS
Abkürzung für Drogenberatungsstelle.

Drogenabhängigkeit
Siehe S. 228

Drogenberatung
Mit Drogengefährdeten und deren Angehörigen werden Möglichkeiten besprochen, dem Drogenmißbrauch vorzubeugen, und bereits Drogenabhängigen werden Wege aus der Sucht und ihrem Umfeld (z.B. Beschaffungskriminalität und -prostitution) aufgezeigt.

Drogenentzug
Bewußtes Absetzen oder ungewollter, durch Beschaffungsprobleme entstandener plötzlicher Mangel an einer gewohnheitsmäßig eingenommenen, süchtig machenden Droge. Da der Entzug mit erheblichen körperlichen und psychischen Beschwerden (Entzugserscheinungen) einhergeht, ist die Gefahr eines Rückfalls sehr groß.

Druckgeschwür
Dekubitus. Wundliegen der Haut und des darunterliegenden Gewebes an Stellen, die ständigem Druck ausgesetzt sind. Druckgeschwüre treten am häufigsten dort auf, wo die Haut dem Knochen direkt aufliegt, ohne durch Fett- oder Muskelgewebe abgepolstert zu sein.
Besonders häufig betroffen sind Patienten, die längere Zeit bettlägerig sind. Auch schlecht sitzende Gipsverbände oder Prothesen können ein Druckgeschwür hervorrufen. Durch die ständige Belastung, der der betroffene Körperteil ausgesetzt ist, heilt ein Dekubitus nur schwer ab. Spezielle Wundauflagen verhindern eine weitere Ausbreitung und schützen vor Infektionen. Manchmal muß das zerstörte Gewebe entfernt

Druckgeschwür
Bei bettlägerigen Patienten kann eine intensive Vorbeugung die Entstehung eines Druckgeschwürs verhindern. Aufblasbare Gummiringe und spezielle Decken entlasten die gefährdeten Körperregionen.

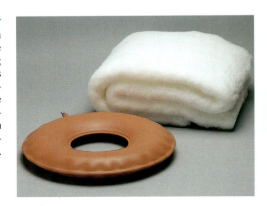

und der Defekt im Rahmen einer plastischen Operation abgedeckt werden.

Drüse
Organ in der Haut oder Schleimhaut, das Sekrete absondert. Exokrine Drüsen sondern ihr Sekret über einen Ausführungsgang nach außen, d.h. an die Körperoberfläche oder in ein Hohlorgan, ab. Dazu zählen die Talgdrüsen der Haut, die Speicheldrüsen der Mundschleimhaut und die Verdauungsdrüsen in der Darmschleimhaut. Endokrine Drüsen geben ihre Absonderungen (z.B. Hormone wie das Insulin) direkt ins Blut ab.
Die Drüsentätigkeit wird durch direkten Reiz, beispielsweise durch Nahrungsaufnahme, oder über das zentrale Nervensystem gesteuert und läßt sich auch medikamentös beeinflussen.

Ductus Botalli
Beim Ungeborenen vorhandener Verbindungsgang zwischen Lungenarterie und Körperschlagader (Aorta), der vorübergehend das Blut an der noch nicht funktionsfähigen Lunge vorbeileitet. Dieser Gang schließt sich normalerweise mit dem ersten Atemzug des Neugeborenen, kann allerdings auch (als sogenannter offener Ductus Botalli) bestehenbleiben; dieser relativ häufige Herzfehler bei Kindern muß noch im Säuglingsalter operiert werden.

Dünndarm
Der obere, aus den drei Abschnitten Zwölffinger-, Leer- und Krummdarm bestehende Teil des Darms, der am Magen beginnt und an einer Muskelklappe (Bauhinsche Klappe) in den Dickdarm übergeht. Siehe auch S. 55, *Der menschliche Organismus – Darm*

Duodenum
Siehe *Zwölffingerdarm*

Dupuytren-Kontraktur
Beugeversteifung der Finger als Folge einer Bindegewebserkrankung, bei der die elastischen Sehnenfasern der Handfläche in ein straffes narbenartiges Ge-

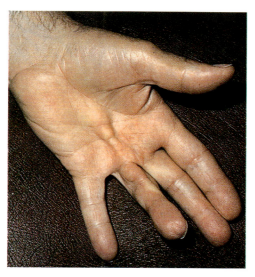

Dupuytren-Kontraktur
Bei einer Dupuytren-Kontraktur (hier des Ringfingers) kann der betroffene Finger nicht mehr gestreckt werden.

webe umgewandelt werden. Diese Beugekontraktur, die mit einer erheblichen Einschränkung der Fingerbeweglichkeit verbunden ist, tritt insbesondere bei Männern im dritten und vierten Lebensjahrzehnt auf und kann nur durch eine Operation entfernt werden.

Dura mater
Die äußere der drei Hirnhäute (auch harte Hirnhaut), die Gehirn und Rückenmark wie eine Schutzhülle umgeben, liegt dem Schädeldach und dem knöchernen Wirbelkanal direkt an und ist teilweise mit ihnen verwachsen.

Durchblutungsstörung
Bei der vorübergehenden oder dauerhaften Minderdurchblutung von Geweben und Organen kann sowohl die Blutzufuhr über die Schlagadern (arterielle Durchblutungsstörung) als auch der Blutabfluß (venöse Durchblutungsstörung) behindert sein. Ursache können Gefäßverkrampfungen (sogenannte Vasospasmen) oder Veränderungen der Gefäßinnenwand (von Einengungen bis hin zum völligen Verschluß des Gefäßhohlraums) sein, die durch Gefäßverkalkungen, Entzündungen der Blutgefäßwand oder Bildung von Blutgerinnseln (Thromben) hervorgerufen werden.
Die Auswirkungen einer Durchblutungsstörung hängen davon ab, wie lange sie

Fortsetzung auf S. 232

Drogenabhängigkeit

Eine kleine Ahnung davon, was Drogenabhängigkeit bedeutet, haben viele Menschen: Raucher, die trotz Vorsatz von ihrer Sucht nicht lassen können. Harte Drogen wie Heroin besitzen jedoch nicht nur ein ungleich stärkeres Abhängigkeitspotential als Nikotin – zusätzlich erschweren hier Umfeldbedingungen den Ausstieg.

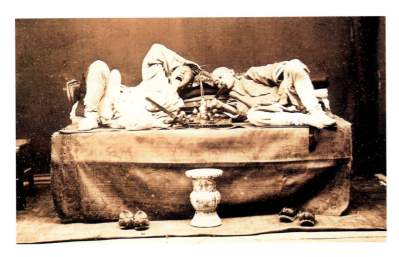

▲ Im China des 19. Jahrhunderts waren Opiumstuben verbreitet. Das Rauschgift wird aus Schlafmohn gewonnen.

Die Weltgesundheitsorganisation (WHO) definiert Drogenabhängigkeit als einen Zustand psychischer oder körperlicher und psychischer Abhängigkeit von einer auf das Gehirn einwirkenden Substanz.

Körperliche und psychische Abhängigkeit

Eine psychische Abhängigkeit ist gekennzeichnet durch das unwiderstehliche Verlangen nach der fortgesetzten Einnahme einer Droge mit dem Ziel, Lust zu erzeugen oder Unbehagen zu vermeiden.

Eine körperliche Abhängigkeit besteht, wenn das Absetzen der Droge mit körperlichen Entzugserscheinungen wie Unruhe, Schlaflosigkeit, Schweißausbrüchen, Zittern, Schwächegefühlen, Schmerzen, Brechreiz, Durchfällen oder sogar Krampfanfällen einhergeht. Diese Entzugserscheinungen verschwinden sehr schnell wieder, wenn die gewohnte Droge erneut zugeführt wird. Um Entzugserscheinungen zu vermeiden, steht der Betroffene daher unter einem ständigen Zwang, für Drogennachschub zu sorgen.

Während die meisten Drogen nur psychisch abhängig machen, verfügen einige, wie vor allem die Opiate, zu denen das Heroin zählt, über ein psychisches und körperliches Abhängigkeitspotential. Drogen, die ausschließlich körperlich abhängig machen, gibt es nicht. Drogenabhängigkeit bedeutet nach Expertenmeinung in der überwiegenden Mehrzahl der Fälle Abhängigkeit von Heroin. Daß zusätzlich oder ersatzweise andere Substanzen genommen werden, ändert an diesem Sachverhalt nichts.

175 000 Drogenabhängige

Offiziellen Schätzungen zufolge sind in Deutschland allein 175 000 Menschen abhängig von illegalen »harten« Drogen. 50% davon sind bereits vor dem 18. Lebensjahr süchtig, was darauf hinweist, daß gerade Jugendliche in der Pubertät besonders anfällig sind und vorbeugende Maßnahmen und Aufklärung über Drogen deshalb schon früh im Kindesalter beginnen sollten.

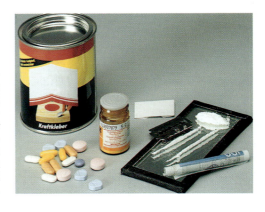

▶ Während Schnüffelstoffe (Lösungsmittel in Klebern, Benzin usw.) problemlos und preiswert, Medikamente nur schwer und unter Vorwänden zu beschaffen sind, erhält man Drogen wie Kokain nur illegal im kriminellen Milieu.

Drogenabhängigkeit

Unter den Konsumenten von illegalen Drogen machen die Heroinabhängigen die mit Abstand größte Zahl aus. Grund für diese Spitzenposition ist, daß Heroin viel schneller als alle anderen verfügbaren Drogen eine starke körperliche und psychische Abhängigkeit verursacht. Dennoch darf man nicht übersehen, daß nach längerem exzessiven Gebrauch vor allem bei labilen Persönlichkeiten und unter ungünstigen sozialen Bedingungen jede Droge abhängig machen kann. Dies gilt selbst für die sogenannten weichen Drogen Haschisch und Marihuana, wenngleich ihr Suchtpotential deutlich unter dem von Alkohol und Nikotin einzustufen ist.

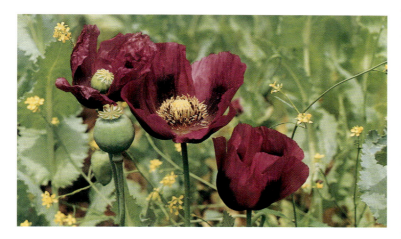

▼ Im Mohn sind die Rohstoffe für Opiate, zu denen Heroin, Morphium und Opium zählen, enthalten.

Heroin – Ticket zwischen Himmel ...

Heroin kann geraucht, geschnupft oder in die Venen gespritzt werden. Da bei einer gleichen Heroinmenge das Spritzen (Fixen) gegenüber Schnupfen oder Rauchen die intensivste Wirkung garantiert, enden nach einiger Zeit zumeist auch jene Abhängigen an der Nadel, die Heroin zuerst nur geraucht oder geschnupft haben. Die Konsumenten beschreiben die anfängliche Wirkung des Heroins als unvergleichliches, orgiastisches Glücksgefühl. Dieser Superlativ kommt dadurch zustande, daß Opiate wie eben auch das Heroin Stoffen ähneln, die natürlich im Körper vorkommen und die bei der Auslösung von Glücksgefühlen eine zentrale Rolle spielen. Während diese Glückshormone, die Endorphine, nur in einer geringen Konzentration im Organismus vorkommen, wird das Gehirn bei der Gabe von Heroin mit Euphorieauslösern förmlich überflutet. Ist diese Erfahrung einmal gemacht, drängt es den Heroineinsteiger zu Wiederholungen. Allerdings gewöhnt sich der Körper schnell an das Gift (Toleranzentwicklung). Dies bedeutet, daß die Dosis gesteigert werden muß, um die sensationelle Wirkung neu zu erleben. Es werden schon bald Dosen benötigt, die für einen Neueinsteiger tödlich wären. Im Zuge einer längeren Gewöhnung flacht das psychische Erlebnis jedoch ab.

... und Hölle

Die Fortsetzung des Heroinkonsums wird nun zunehmend von der körperlichen Abhängigkeit, also dem Drang, Entzugssymptome zu vermeiden, bestimmt. Um gleichzeitig den schwindenden psychischen Effekt zu steigern, oder auch um eine momentane Heroinknappheit zu überbrücken, greifen manche Abhängige zusätzlich zu anderen Drogen, vor allem zu Kokain, sowie zu verschiedenen auf die Psyche wirkenden Medikamenten und zu Alkohol. Dieser in den letzten Jahren gestiegene Mischkonsum wird mit großer Sorge betrachtet, da er einerseits die Zahl der Vergiftungsfälle erhöht und andererseits Entwöhnungsversuche erschwert. Denken und Handeln des Heroinabhängigen kreisen primär um die Notwendigkeit, ständig neuen Stoff zu beschaffen. Da

▶ Ein unsauberes »Fixerbesteck« ist häufig für die Übertragung von gefährlichen Infektionskrankheiten wie Aids und Hepatitis B verantwortlich.

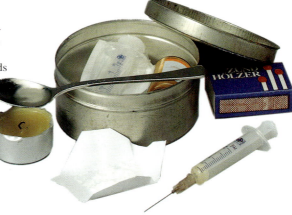

Drogenabhängigkeit

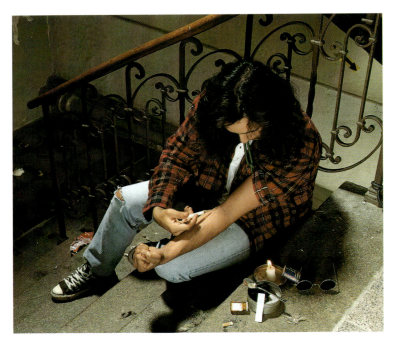

▲ Heroin wird oft unter katastrophalen hygienischen Bedingungen gespritzt.

dieser auf dem Schwarzmarkt teuer ist und sich die wenigsten Drogenabhängigen in einem lukrativen Beschäftigungsverhältnis befinden, müssen andere Wege gesucht werden, um die kostspielige Sucht zu finanzieren. Ein Großteil der Drogenabhängigen gleitet deshalb in die Kriminalität oder in die Prostitution ab (Beschaffungskriminalität bzw. -prostitution). Viele verdingen sich als Zwischenhändler und fördern damit die Verbreitung der Drogen. Wertmaßstäbe gehen unter dem Druck der eigenen Sucht verloren und damit beispielsweise auch die Scheu, selbst Kinder und Jugendliche zum Drogenmißbrauch zu verführen.

Vielfältige Risiken

Akut lebensbedrohliche Situationen durch Heroin sind vor allem auf Überdosierungen zurückzuführen. Fatal wirkt sich hier die Strategie von Rauschgifthändlern aus, ihr Produkt durch Beimengungen zu strecken, um so den Gewinn zu erhöhen. Gerät der Konsument dann unwissentlich an höher konzentriertes Rauschgift, kann die übliche, aber nun schwächer verdünnte Dosis tödlich sein. Unbeabsichtigte Überdosierungen drohen auch dann, wenn ein Konsument einige Zeit gewollt oder ungewollt auf die Droge verzichtet hat. Genauso schnell, wie sich der Körper an Heroin gewöhnt, verliert er bei Enthaltung seine Fähigkeit, höhere Dosen zu

Die wichtigsten Drogen

Crack: Produkt aus Kokain und Backpulver, das geraucht wird und rasch psychisch abhängig macht.

Designerdrogen: Ständig neu entwickelte synthetische Drogen mit unterschiedlichen, klangvollen Namen (»Ecstasy«). Nebenwirkungen und Abhängigkeitspotential sind nur schwer abschätzbar.

Haschisch und Marihuana: Aus der indischen Hanfpflanze gewonnene Substanzen mit Rauschwirkung. Die gesundheitlichen Schäden sind weitaus geringer als bei fortgesetztem Alkoholmißbrauch.

Heroin: Dieses klassische Rauschgift wird als Rohopium aus der Kapsel der Mohnpflanze gewonnen und erzeugt meist schon beim ersten Gebrauch körperliche Abhängigkeit.

Kodein: Bestandteil starker Hustensäfte, der gelegentlich auch zur Unterstützung beim Drogenentzug, zunehmend aber auch mißbräuchlich als Heroinersatz verwendet wird. Zur berauschenden Wirkung ist ein Vielfaches der hustendämpfenden Dosis notwendig. Kodein in diesen Dosen besitzt ein erhebliches psychisches Abhängigkeitspotential.

Kokain: Das aus den Blättern der Cocapflanze gewonnene Rauschgift besitzt ein hohes psychisches Abhängigkeitspotential.

LSD und Mescalin: Stoffe mit stark halluzinogener Wirkung. LSD ist eine synthetische Substanz, während Mescalin aus einer Kaktuspflanze gewonnen wird.

Schnüffelstoffe: Klebstoffe, Verdünnungs- und Lösungsmittel, die stark konzentriert eingeatmet werden, können schwere Gesundheitsschäden auslösen. Sie haben ein relativ geringes Abhängigkeitspotential.

Drogenabhängigkeit

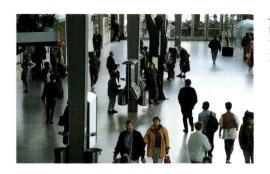

◀ Viele Großstadtbahnhöfe sind ein Umschlagplatz für Drogen.

▲ Die Adressen und Telefonnummern von Drogenberatungsstellen findet man im Telefonbuch. Auch an vielen Schulen gibt es bereits Drogenbeauftragte.

ertragen. Wird nun gedankenlos erneut die vorher gewohnte Menge verabreicht, kann diese jetzt tödlich sein.
Auch die Stoffe, die zum Verdünnen verwendet werden, sind nicht unbedenklich. Oft finden sich darunter hochgiftige Substanzen wie Strychnin oder unterschiedlichste Bestandteile, die einen allergisch bedingten Kreislaufzusammenbruch auslösen können.
Abhängige, die sich Drogen spritzen, zählen zu den Hauptbetroffenen von gefährlichen Infektionskrankheiten wie Aids und schweren Leberentzündungen. Grund hierfür ist der Gebrauch unsteriler Spritzbestecke, die von mehreren Abhängigen gemeinsam benutzt werden. Ein Infizierter kann auf diese Weise rasch alle Mitglieder einer Gruppe anstecken. Da die Gruppenzusammensetzung ständig wechselt, können sich entsprechende Infektionen schnell ausbreiten und über die Beschaffungsprostitution auch den Weg aus der Drogenszene ins bürgerliche Milieu finden.

Der Weg aus der Abhängigkeit

Den dauerhaften Ausstieg aus der Heroinabhängigkeit schaffen offiziellen Schätzungen zufolge nur 5–20% aller Betroffenen. Um den Ausstieg zu fördern, gibt es inzwischen in ganz Deutschland ein dichtes Netz von Institutionen, die Hilfen anbieten, wie Drogenberatungsstellen, Therapieeinrichtungen und Selbsthilfegruppen.
Die Überwindung körperlicher Abhängigkeit erfolgt in der Regel stationär in darauf spezialisierten Kliniken. Auch wenn dieser akute Heroinentzug nur kurz dauert und in wenigen Tagen, bei

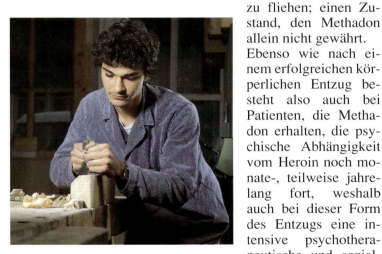

▲ Zu einer Entziehungskur gehören heute auch handwerkliche Beschäftigungsprogramme, in denen viele Betroffene ihre eigenen Fähigkeiten kennenlernen.

Mischkonsum bis hin zu mehreren Wochen, überwunden ist, wird er von vielen Betroffenen als so quälend erlebt, daß er häufig vorzeitig abgebrochen wird und neue Versuche vorerst verweigert werden. Als zusätzliche Maßnahme bietet sich dann die Gabe des Medikaments Methadon an. Einmal täglich geschluckt, stillt Methadon das körperliche Verlangen nach Heroin und kann damit ein Leben ohne die illegale Droge mit all ihren Schattenseiten wie Beschaffungsprostitution, -kriminalität und sozialer Verelendung erleichtern. Dennoch ist das in der Bundesrepublik seit 1992 und nur unter streng reglementierten Voraussetzungen zugelassene Methadon stark umstritten, da es seinerseits abhängig macht. Auch besteht die Gefahr, daß unter Methadon stehende Patienten nach wie vor auf andere Drogen zurückgreifen, um auch weiterhin in den Rausch zu fliehen; einen Zustand, den Methadon allein nicht gewährt.
Ebenso wie nach einem erfolgreichen körperlichen Entzug besteht also auch bei Patienten, die Methadon erhalten, die psychische Abhängigkeit vom Heroin noch monate-, teilweise jahrelang fort, weshalb auch bei dieser Form des Entzugs eine intensive psychotherapeutische und sozialpädagogische Betreuung notwendig ist, um Rückfälle zu vermeiden.
Genauso wichtig, wie die Persönlichkeit zu festigen, ist es, Rahmenbedingungen zu schaffen, die ein Leben auch ohne Droge sinnvoll erscheinen lassen. Hierzu zählt vor allem die schwierige berufliche und gesellschaftliche Wiedereingliederung. Sofern all dies methadongestützt erreicht wird, ist früher oder später, nun aber unter günstigeren Voraussetzungen, der Entzug von der therapeutischen Ersatzdroge Methadon erforderlich.

Durchbruchblutung

Fortsetzung von S. 227

dauert, wie groß das Gebiet ist, das von dem Blutgefäß versorgt wird, ob das Gewebe mangelhaft oder gar nicht mehr durchblutet ist und um welches Organ oder Gewebe es sich handelt. Besonders bedrohlich sind Durchblutungsstörungen lebenswichtiger Organe wie Herz und Gehirn.

Eine vorübergehende, durch einen Gefäßkrampf bedingte Durchblutungsstörung bildet sich meist innerhalb von Minuten zurück und hinterläßt im allgemeinen keine bleibenden Schäden. Kalte Füße oder Finger, Ohnmachtsanfälle, aber auch Herzschmerzen (Angina pectoris) sind auf solche Störungen zurückzuführen.

Folgenschwerer sind Störungen, die auf einer Verkalkung der Schlagadern beruhen (Arteriosklerose). Sie machen sich zunächst nur bei Belastung bemerkbar. Die Mangeldurchblutung führt zu starken Schmerzen in der Muskulatur, die allerdings sofort wieder aufhören, wenn die Belastung unterbrochen wird. Bei stark fortgeschrittener Arterienverkalkung stirbt das Gewebe zuerst an den sogenannten Endgliedern (Finger und Zehen) ab; man spricht dann von einem Gewebsbrand (Gangrän).

Wird ein Blutgefäß – sei es im Gehirn (Gehirnschlag), am Herzen (Herzinfarkt) oder an anderen Organen – durch einen Blutpfropf vollständig verschlossen, kann lebensnotwendiges Gewebe absterben, und es besteht Lebensgefahr.

Durchbruchblutung
Außerhalb der Regel auftretende Gebärmutterblutung, die durch einen Mangel des weiblichen Geschlechtshormons Östrogen bedingt ist. Sie ist meist die Folge einer Hormonbehandlung (z.B. zur Empfängnisverhütung).

Durchfallerkrankung
Diarrhö. Akute oder chronische Erkrankung des Darms bzw. des gesamten Magen-Darm-Traktes (Brechdurchfall oder Gastroenteritis), die mit häufiger Entleerung breiig-wäßriger Stühle und oft auch mit krampfartigen Leibschmerzen einhergeht. Durchfallerkrankungen werden in den meisten Fällen durch Infektionen mit Bakterien, häufig auch Viren ausgelöst. Besonders anfällig sind Kinder und ältere Menschen. Auch Fernreisende werden – selbst bei kurzen Reisen – von (meist bakteriellen) Durchfallerkrankungen heimgesucht. Seltenere Ursachen sind schleimhautreizende Nahrungsmittel oder Medikamente.

Die größte Gefahr dieser an sich harmlosen Erkrankung ist die oft erhebliche Austrocknung. Deshalb steht bei der Behandlung der Flüssigkeitsersatz an erster Stelle. Bei starkem Durchfall muß – speziell bei Kindern und alten Menschen, die hier nur über geringe Reserven verfügen – nicht nur der Flüssigkeits-, sondern auch der Salzverlust ausgeglichen werden: Hierzu wird eine salz- und glukosehaltige Trinklösung, notfalls auch eine Infusion verabreicht. Eine Behandlung mit Antibiotika ist nur in Ausnahmefällen erforderlich.

Dysmenorrhö
Schmerzhafte Menstruationsblutung, bei der die Beschwerden über das normale Maß (ziehende Schmerzen im Bauch, Rückenschmerzen) hinausgehen. Die Ursachen reichen von einer Unterentwicklung der Gebärmutter (besonders bei jungen, noch kinderlosen Frauen) über Entzündungen und Tumoren der Gebärmutter bis hin zu hormonellen oder psychischen Störungen. Behandelt wird eine Dysmenorrhö – je nach Ursache – mit schmerzstillenden und krampflösenden Medikamenten, eventuell auch mit Hormonen. Tumoren werden operativ entfernt.

Dyspnoe
Siehe *Atemnot*

E

Echinacin
Preßsaft aus dem Roten Sonnenhut. Echinacinpräparate stärken die körpereigenen Abwehrkräfte. Sie werden deshalb zur Vorbeugung und Heilung von Infektionskrankheiten eingesetzt, z.B. bei häufigen Erkältungen, entzündlichen Erkrankungen der Atem- oder der Harnwege. Äußerlich angewandt kann Echinacin die Wundheilung fördern.

Echinokokkus
Darmschmarotzer aus der Gattung der Bandwürmer. In Mitteleuropa sind der Hunde- und der Fuchsbandwurm verbreitet. Beide können auch den Menschen befallen und führen zu Erkrankungen der Leber und anderer Organe (Echinokokkose).

Echokardiographie
Ultraschalluntersuchung des Herzens. Ähnlich wie Lichtstrahlen werden Ultraschallwellen reflektiert oder gebrochen, wenn sie auf eine Oberfläche auftreffen – und zwar von verschiedenen Geweben unterschiedlich stark. Diese physikalischen Eigenschaften macht man sich bei der Echokardiographie zunutze: Mit einem Schallkopf fährt der Arzt in der Herzgegend über den Brustkorb des Patienten. Die ausgesandten und reflektierten Schallwellen werden gemessen und elektronisch in ein Bild vom Herzen umgewandelt. Auf dem Bildschirm oder einem Ausdruck kann man z.B. erkennen, ob die Herzklappen richtig arbeiten. In seltenen Fällen wird der Schallkopf durch die Speiseröhre eingeführt.

Ecstasy
Sogenannte Designerdroge, die chemisch hergestellt wird. Andere Bezeichnungen sind XTC, E, Adam oder (als schwächere Form der Droge) Eve. Ecstasy wirkt aufputschend und bewußtseinssteigernd, d.h. Sinneseindrücke wie Gerüche oder Farben werden intensiver wahrgenommen. Nach bisherigen Erkenntnissen macht Ecstasy zwar nicht körperlich, aber psychisch abhängig. Bei einem entsprechend veranlagten Menschen können durch längerfristigen Konsum auch körperliche und geistige Erkrankungen ausgelöst werden.

EEG
Elektro**e**nzephalo**g**ramm. Ableitung und Aufzeichnung von Gehirnströmen. Die Nervenzellen des Gehirns erzeugen ständig geringe elektrische Ströme. Durch kleine Metallplättchen (Elektroden), die für die Untersuchung auf der Kopfhaut befestigt werden, können diese Ströme abgeleitet und nach elektronischer Verstärkung aufgezeichnet werden. Die graphische Darstellung der Impulse ergibt wellenförmige oder gezackte Kurven. Die Form dieser Hirnwellen ist abhängig vom Alter des Menschen, von seinem Bewußtseinszustand (z.B. Schlaf, Traumphasen) und von eventuellen krankhaften Veränderungen des Gehirns. So kann durch ein EEG z.B. eine erhöhte Krampfneigung des Gehirns bei Epilepsie oder ein Hirntumor festgestellt werden.

Eichelentzündung
Balanitis. Schmerzhafte Rötung und Schwellung der Eichel und meist auch der Innenseite der Vorhaut des Penis, bei der sich kleine Bläschen oder offene Hautstellen bilden können. Eine Eichel-

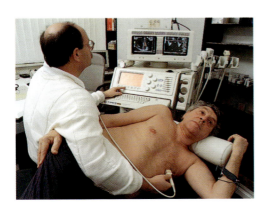

Echokardiographie
Die Ultraschalluntersuchung des Herzens, die mit speziellen Geräten durchgeführt wird, ist eine besonders schonende Diagnosemethode.

Eichenrindenextrakt

entzündung kann durch Keime, durch mechanische (Vorhautverengung) oder chemische (aggressive Reinigungsmittel) Reizung ausgelöst werden.

Eichenrindenextrakt

Pflanzliches Arzneimittel. Eichenrinde enthält Gerbstoffe, die die Haut widerstandsfähiger machen. Der Extrakt kann äußerlich zur Behandlung von Entzündungen der Haut und zur Wundheilung eingesetzt werden. Die Gerbstoffe der Eichenrinde bewirken, wenn sie eingenommen werden, eine Verminderung der Flüssigkeitsausscheidung im Darm und sind deshalb zur Behandlung von Durchfallerkrankungen geeignet.

Eierstock

Weibliche Keimdrüse (Ovar). In den beiden pflaumengroßen Eierstöcken sind von Geburt an rund eine Million Eizellen angelegt. Von der Pubertät bis zu den Wechseljahren reift etwa alle vier Wochen eine befruchtungsfähige Eizelle heran und wandert durch die Eileiter in die Gebärmutter. Außerdem produzieren die Eierstöcke einen Teil der weiblichen Geschlechtshormone. Siehe S. 60, *Der menschliche Organismus – Geschlechtsorgane*

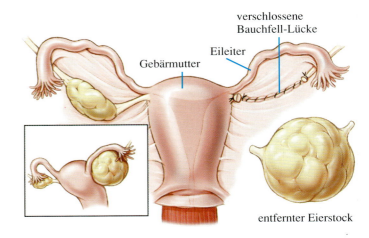

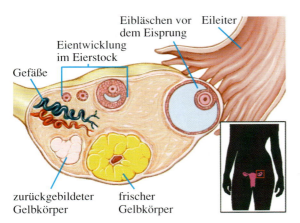

Eierstock
In den Eierstöcken reift jeden Monat eine Eizelle heran. Nachdem sie in den Eileiter abgewandert ist, bildet sich der Gelbkörper, dessen Hormon im Menstruationszyklus eine wichtige Rolle spielt.

Eierstockentfernung
Bei gutartigen Wucherungen ist meist die Entfernung nur eines Eierstocks ausreichend.

Eierstockentfernung

Operative Entfernung eines oder beider Eierstöcke. Sie kann notwendig werden, wenn sich am Eierstock gut- oder bösartige Geschwülste gebildet haben. Manchmal muß nur ein Teil des Eierstocks entfernt werden, so daß die Fruchtbarkeit erhalten bleibt. Es werden häufig endoskopische Operationsverfahren angewandt: Mit Hilfe winziger Instrumente und optischer Geräte wird der Eierstock in kleinen Stücken abgetragen. Bei bösartigen Tumoren muß jedoch immer der ganze Eierstock – oft auch die Gebärmutter – entfernt werden.

Eierstockentzündung

Sie tritt meist in Kombination mit einer weitaus häufiger vorkommenden Eileiterentzündung auf. Umgangssprachlich wird die – viel seltenere – Eierstockentzündung fälschlicherweise auch oft mit der Eileiterentzündung gleichgesetzt.
Eine Eierstockentzündung macht sich durch ein- oder beidseitige Schmerzen im Unterleib und Fieber bemerkbar. Gelegentlich kommt auch ein übelriechender Ausfluß aus der Scheide hinzu. Krankheitsauslöser sind entweder Bakterien, die auf dem Blutweg zum Eierstock gelangen, oder Keime, die aus der Scheide durch die Eileiter aufsteigen. Manchmal bilden sich durch die Entzündung Verwachsungen und eitrige Abszesse. Wird die Entzündung nicht rechtzeitig mit Medikamenten behandelt, können die Eierstöcke dauerhaft geschädigt werden.

Eierstocktumor

Gut- oder bösartige Geschwulst am Eierstock. Am häufigsten kommen sogenannte Zysten, flüssigkeitsgefüllte Hohl-

räume, vor. Sie können entstehen, wenn eine reife Eizelle sich nicht vom Eierstock ablöst und ihre Hülle weiterwächst. Ursache kann eine Hormonstörung sein. Die meisten Zysten führen nicht zu Beschwerden, größere manchmal zu Unterbauchschmerzen. Bilden sich an einem Eierstock sehr viele Zysten, kann die Eireifung gestört werden. Das kann eine Ursache für ungewollte Kinderlosigkeit sein.
Bösartige Wucherungen am Eierstock treten viel seltener auf. Auch sie machen allerdings meist erst dann Beschwerden, wenn sie schon relativ groß sind. Regelmäßige Vorsorgeuntersuchungen beim Frauenarzt helfen, Veränderungen an den Eierstöcken frühzeitig zu erkennen. Stellt der Arzt bei der Ultraschalluntersuchung solide, d.h. nicht flüssigkeitsgefüllte Tumoren fest, muß meist im Rahmen einer Operation geklärt werden, ob sie gut- oder bösartig sind. Bei bösartigen Tumoren müssen in der Regel beide Eierstöcke entfernt werden.

Eigenblutbehandlung
Das Einspritzen kleiner Mengen frisch entnommenen oder chemisch behandelten eigenen Bluts in einen Muskel oder unter die Haut. Durch diesen Reiz sollen die Abwehrkräfte des Körpers angeregt und in die richtigen Bahnen gelenkt werden. Sie wird bei Allergien oder Infektanfälligkeit angewandt. Ihre Wirkung ist umstritten.

Eigenbluttransfusion
Ausgleich von Blutverlusten mit zuvor gewonnenen Blutkonserven derselben Person. Sind Blut und Herz-Kreislaufsystem eines Patienten gesund, kann man ihm Wochen vor einer geplanten Operation Blut abnehmen, um ihm dieses Blut bei der Operation wieder zurückzugeben. Damit lassen sich eventuelle Blutverluste ausgleichen. Ein solches Vorgehen kann sinnvoll sein, wenn der Patient eine sehr seltene Blutgruppe besitzt, für die andere Spender schwierig zu finden sind. Auch als Schutz vor einer Ansteckung mit Krankheitskeimen, die über Blut weitergegeben werden (wie Hepatitis- oder Aids-Viren), ziehen manche Menschen eine Eigenbluttransfusion vor.

Eihaut
Ballonförmige Hülle, die bis zur Geburt das ungeborene Kind und das Fruchtwasser umschließt. Sie besteht aus der sogenannten Schafshaut, der Zottenhaut und einem Teil der Gebärmutterschleimhaut. Die Eihaut schützt das Ungeborene vor Stößen und gewährleistet seine Ernährung.

Eileiter
Schlauchartige, paarige Gebilde, die das Ei von den Eierstöcken in die Gebärmutter transportieren. An ihrem oberen Ende sind sie nicht fest mit dem Eierstock verbunden, sondern bilden eine Art beweglichen Trichter. Dieser nimmt das reife Ei nach dem Eisprung auf. Durch eine stetige Wellenbewegung der Eileiter und feine Flimmerhärchen an der Innenwand wird das Ei schließlich in die Gebärmutter befördert. Siehe S. 60, *Der menschliche Organismus – Geschlechtsorgane*

Eileiterdurchblasung
Tubendurchblasung. Untersuchung, mit der festgestellt werden kann, ob die Eileiter durchgängig sind. Durch die

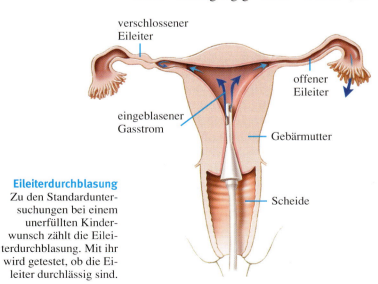

Eileiterdurchblasung
Zu den Standarduntersuchungen bei einem unerfüllten Kinderwunsch zählt die Eileiterdurchblasung. Mit ihr wird getestet, ob die Eileiter durchlässig sind.

Eiterflechte

körperchen, abgestorbenen Zellen und abgetöteten oder lebenden Bakterien, den sogenannten Eitererregern. Durch bestimmte Lockstoffe des Immunsystems werden die weißen Blutzellen an den Ort der Entzündung gerufen. Dort vernichten sie die Eitererreger zusammen mit dem umliegenden geschädigten Gewebe und gehen dabei selbst zugrunde. Eiteransammlungen findet man z.B. in infizierten Wunden, Abszessen oder Furunkeln. Größere oder länger bestehende Eiterherde müssen vom Arzt behandelt werden.

Eiterflechte
Eitrige, nässende Hautinfektion mit Blasen- und Krustenbildungen, auch Grind oder Impetigo genannt. Die ansteckende Hauterkrankung wird von eitererregenden Bakterien ausgelöst, die in kleine Wunden eindringen können. Besonders häufig kommt sie bei Kindern, meist am Kopf oder an den Händen, vor. Feuchte und warme Witterung sowie mangelnde Hygiene begünstigen die Ansteckung.

Eiweiß
Protein. Grundbaustein für das Gewebe von lebenden Organismen. Aus Eiweißstoffen bestehen die Fermente (Enzyme), die den Stoffwechsel in Gang halten, die Substanzen der Immunabwehr (Antikörper), Muskeln sowie Stützfasern in Haut und Knochen. Darüber hinaus sorgen Eiweißmoleküle für den Transport und die Speicherung von Sauerstoff im Blut, die Vermehrung und Weitergabe der Erbinformation, die Reizaufnahme und -weiterleitung über die Sinnesorgane und viele andere lebenswichtige Körperfunktionen.
Eiweißstoffe bestehen aus 20 verschiedenen Einzelbausteinen (Aminosäuren), die in langen Ketten aneinandergereiht sind. Diese Ketten falten sich zu großen, dreidimensionalen Molekülen zusammen. Einen Teil der Aminosäuren kann der Körper selbst herstellen. Die anderen, die sogenannten essentiellen Aminosäuren, müssen mit der Nahrung zugeführt werden. Besonders viel Eiweiß ist in tierischen Produkten wie Fleisch, Milch und Eiern enthalten. Im Magen und Darm werden die aufgenommenen tierischen und pflanzlichen Eiweißstoffe zunächst in ihre Bestandteile zerlegt. Später baut der Körper daraus neue, eigene Moleküle. Überschüssiges Eiweiß kann er in Kohlenhydrate und Fett umwandeln.

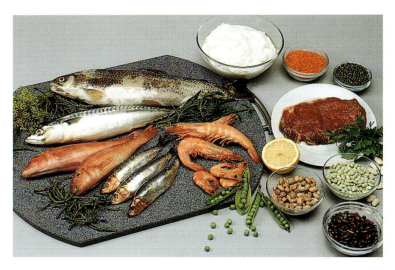

Eiweiß
Sowohl in tierischen als auch in pflanzlichen Nahrungsmitteln ist Eiweiß enthalten. Auf Allergien und Mangelerscheinungen kann man am besten mit einer Umstellung der Ernährungsgewohnheiten reagieren.

Eiweißallergie
Abwehrreaktion gegen manche körperfremde Eiweißstoffe. Relativ häufig treten, vor allem bei Kindern, Allergien gegen Kuhmilch- und Hühnereiweiß auf. Das Immunsystem bildet spezifische Abwehrstoffe (Antikörper) gegen die jeweiligen Eiweißmoleküle. Das führt zu einer überschießenden Immunreaktion, sobald der Körper mit dieser Substanz in Kontakt kommt. Die Symptome einer Eiweißallergie treten meist schon wenige Minuten nach der Aufnahme des auslösenden Stoffes auf: Bauchkrämpfe, Durchfall oder Verstopfung, Erbrechen, manchmal auch Hautausschläge oder Atembeschwerden. Allergieähnliche Symptome können auch bei einer Unverträglichkeit von Getreideeiweiß (Gluten) auftreten.

Eiweißmangel
Verringerter Eiweißgehalt des Körpers. Ursache ist meist eine unzureichende Eiweißaufnahme mit der Nahrung. Da-

zu kann es während extremen Schlankheitsdiäten oder bei einer streng vegetarischen Ernährung (ohne Eier und Milchprodukte) kommen. Der Mangel kann sich durch Verdauungsstörungen, Muskelschwund, Blutarmut (Anämie), einen geschwollenen Bauch oder langsames Wachstum bei Kindern bemerkbar machen. Manchmal ist auch eine Verdauungsstörung für einen Eiweißmangel verantwortlich.

Ejakulation

Samenerguß. Die männlichen Samenzellen werden in den Hoden gebildet und in den Nebenhoden gespeichert. Kurz vor dem sexuellen Höhepunkt ziehen sich die Nebenhodengänge zusammen und treiben die Samen durch die Samenleiter. Dort geben die Vorsteherdrüse (Prostata) und die Samenbläschen enzym- und zuckerreiche Flüssigkeiten in die Samenleiter ab, die sich mit den Samen vermischen und die Samenfäden beweglich machen.
Beim Orgasmus wird dieses Gemisch, das Ejakulat, schließlich durch wellenförmige Muskelkontraktionen aus der Harn-Samen-Röhre herausgeschleudert.

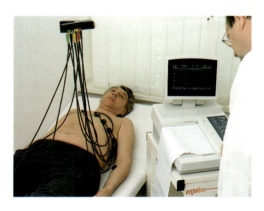

EKG
Die Aufzeichnung der Herzstromkurve gehört zu den Maßnahmen, die bei der regelmäßigen Früherkennungsuntersuchung durchgeführt werden.

EKG

Elektro**k**ardio**g**ramm, Herzstromkurve. Herzmuskelzellen erzeugen bei ihrer Tätigkeit eine elektrische Spannung. Diese kann durch kleine Metallplättchen (Elektroden) an verschiedenen Körperstellen abgegriffen und gemessen werden. Nach einer Verstärkung werden die Spannungsunterschiede in einer charakteristischen Kurve, dem EKG, aufgezeichnet. Am Kurvenverlauf kann man erkennen, ob das Herz richtig durchblutet wird und ob bzw. wo es eventuell bereits durch einen Herzinfarkt geschädigt wurde. Auch Herzrhythmusstörungen können erkannt werden. Über die Leistungsfähigkeit des Herzens kann ein Belastungs-EKG Auskunft geben. Dazu muß der Patient einige Minuten radfahren, auf einem Tretband laufen oder Treppen steigen.

Eklampsie

Schwangerschaftsbedingter Krampfanfall im letzten Schwangerschaftsdrittel, vor, während oder nach der Geburt, gefolgt von Bewußtlosigkeit und Koma. Warnzeichen sind Kopfschmerzen, Sehstörungen, Bluthochdruck und Wasseransammlungen im Gewebe. Bei den Schwangerschaftsvorsorgeuntersuchungen werden heute erste Anzeichen eines solchen Krankheitsbilds schon sehr frühzeitig festgestellt und entsprechende Maßnahmen unternommen, so daß es nur noch sehr selten zum Vollbild einer Eklampsie kommt.

Ektasie

Krankhafte Erweiterung eines Hohlorgans, z.B. eines Blutgefäßes. Eine häufige Form der Ektasie sind Krampfadern, d.h. erweiterte, geschlängelte Venen nahe der Hautoberfläche.

Ektropium

Nach außen gekehrtes Augenlid. Bei älteren Menschen wird das Bindegewebe allmählich schwächer. Das kann dazu führen, daß das Unterlid nach unten klappt. Dadurch wird die Bindehaut freigelegt, sie trocknet aus und schmerzt. Seltener kommt es vor, daß die Lähmung eines Augenmuskels zum Ektropium führt. Bei starken Beschwerden kann das Lid durch eine kleine Operation wieder aufgerichtet werden.

Ekzem

Krankhafte Veränderung der oberen Hautschichten. Ekzeme äußern sich meist als flächiger, oft juckender Hautausschlag mit Knötchen, Blasen oder Schuppenbildung. Ursache für ein Ekzem ist meist eine Überempfindlichkeit des Körpers gegenüber einem äußeren (Kontaktekzem) oder inneren (endogenes oder atopisches Ekzem) Reiz. Bekannteste Form des endogenen Ekzems ist die Neurodermitis. Kontaktekzeme können durch eine Allergie gegen bestimmte Stoffe entstehen, beispielsweise durch Bestandteile von Kosmetika oder Farbstoffe in Kleidungsstücken. Oft wird die Haut erst durch den ständigen Kontakt mit bestimmten Substanzen überreizt (z.B. durch aggressive Reinigungsmittel).

elektrischer Schlag
Übergang von elektrischem Strom auf den menschlichen Körper. Wie gefährlich ein elektrischer Schlag ist, hängt nicht nur von der Spannung, sondern vor allem von der Stromstärke ab. Auch die Leitfähigkeit des Untergrunds, die Kleidung, der Weg des Stroms durch den Körper und die Einwirkungsdauer spielen eine Rolle.
Ein leichter Schlag äußert sich durch Kribbeln oder nadelstichartige Schmerzen. Mit zunehmender Stromstärke und Spannung kommt es zu ausgedehnten, auch inneren Verbrennungen. Weil Muskeln und Nerven durch elektrische Impulse erregbar sind, entstehen manchmal Muskelkrämpfe und Nervenschäden. Besonders gefährlich ist das für das Herz: Im schlimmsten Fall droht ein Herzstillstand. Siehe S. 749, *Erste Hilfe – Elektrounfall*

Elektroakupunktur
Diagnose- und Heilverfahren, bei dem bestimmte Hautpunkte mit schwachen elektrischen Strömen gereizt werden. Siehe auch S. 104, *Akupunktur*

Elektroenzephalogramm
Siehe *EEG*

Elektrokardiogramm
Siehe *EKG*

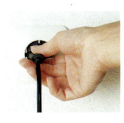

elektrischer Schlag
Erster Griff bei einem Unfall mit elektrischem Strom im Haushalt: Stecker des betreffenden Gerätes ziehen!

elektromagnetische Felder
Physikalischer Begriff, der die Raumwirkungen von elektromagnetischer Strahlung beschreibt. Elektromagnetische Felder entstehen z.B. durch Wechselstrom, Rundfunkwellen, Wärme, Licht und Röntgenstrahlen, die sich im Raum ausbreiten. Dieses Prinzip macht man sich z.B. beim Rundfunkempfang zunutze. Auch überall, wo Strom fließt, baut sich ein elektromagnetisches Feld auf. Nach bisherigen Erkenntnissen verursachen elektromagnetische Felder, denen man im Alltag ausgesetzt ist, keine Gesundheitsschäden.

Elektromyogramm
Siehe *EMG*

Elektrophorese
Verfahren zur Auftrennung von flüssigen Substanzgemischen in ihre Einzelbestandteile. In einem elektrischen Feld bewegen sich geladene Teilchen abhängig von ihrer Größe und Ladungsstärke unterschiedlich schnell in Richtung des Plus- oder Minuspols. Diese physikalische Eigenschaft nützt man, um z.B. die Eiweißbestandteile des Blutes aufzutrennen, wenn es bei bestimmten Erkrankungen zu einer abnormen Erhöhung bestimmter Eiweißanteile im Blut kommt.

Elektrosmog
Summe aller – meist technisch erzeugten – elektrischen und magnetischen Felder, denen Mensch und Natur ausgesetzt sind. Solche Felder entstehen z.B. in der Umgebung von elektrischen Geräten oder Hochspannungsleitungen. Je nach Stärke und Frequenz können sie den menschlichen Organismus auf unterschiedliche Weise beeinflussen. Der in der normalen, technisierten Umgebung des Menschen auftretende Elektrosmog ist nach bisherigen Erkenntnissen nicht gesundheitsgefährdend.

Embolektomie
Operative Entfernung eines Blutgefäßpfropfs. Um bleibende, manchmal sogar lebensgefährliche Schäden nach einer

Embolie zu vermeiden, muß eine Verstopfung in einem großen Blutgefäß so schnell wie möglich beseitigt werden. Wenn sie nicht medikamentös aufgelöst werden kann, wird das betroffene Blutgefäß geöffnet und der Pfropf entfernt.

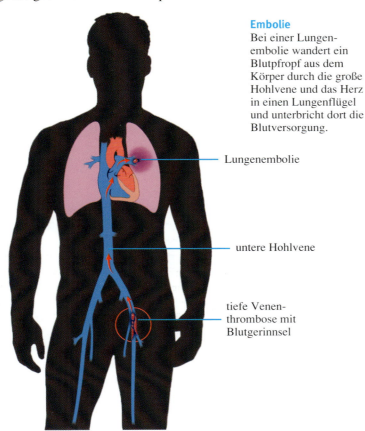

Embolie
Bei einer Lungenembolie wandert ein Blutpfropf aus dem Körper durch die große Hohlvene und das Herz in einen Lungenflügel und unterbricht dort die Blutversorgung.

Lungenembolie

untere Hohlvene

tiefe Venenthrombose mit Blutgerinnsel

Embolie
Plötzlicher Verschluß eines Blutgefäßes durch einen Pfropf. Mit dem Blut verschleppte, körpereigene oder körperfremde klumpige Substanzen können in einem Blutgefäß hängenbleiben und es verstopfen. Dadurch ist die Blutversorgung des dahinter liegenden Organs oder Körperteils gefährdet. In den meisten Fällen wird die Embolie von einem Blutgerinnsel (Thrombus) verursacht. Der Gefäßpfropf kann aber auch aus abgelösten Körperzellen, Bakterien, Fetttröpfchen oder einer großen Luftblase bestehen.
Am häufigsten tritt die Lungenembolie auf. Auslöser ist meist ein in den Beinvenen gebildetes Blutgerinnsel, das in die Lungengefäße geschwemmt wurde. Verschließt es ein Lungengefäß, wird das sich anschließende Gefäßnetz nicht mehr durchblutet. Das kann zu einer Verkrampfung der Gefäße und zum teilweisen oder völligen Verlust der Lungenfunktion führen. Erstes Anzeichen sind meist heftige Schmerzen in der Brust und Atemnot.
Seltener kommt es durch ein verschlepptes Blutgerinnsel zu einer Embolie im Gehirn oder in den Gliedmaßen. Bei der Behandlung einer Embolie wird das Blutgerinnsel entweder durch Medikamente aufgelöst oder operativ entfernt.

Embryopathie
Schädigung der Leibesfrucht, die zu Mißbildungen (unter Umständen sogar zu einer Fehlgeburt) führt. Verantwortlich dafür sind z.B. Alkoholmißbrauch der Mutter, bestimmte Medikamente, Strahleneinwirkung oder Infektionen während der Schwangerschaft (Röteln). Besonders empfindlich für schädigende Einflüsse ist das Kind im Embryonalstadium, also während der ersten drei Schwangerschaftsmonate.

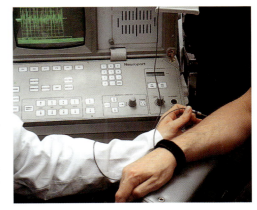

EMG
Zur Aufzeichnung der Muskelströme wird die Elektrode durch die Haut direkt in den zu untersuchenden Muskel gestochen.

EMG
Elektromyogramm. Aufzeichnung von Muskelströmen. Bei der Erregung von Muskelzellen und beim Zusammenziehen eines Muskels entsteht elektrische Spannung. Sie kann mit Hilfe von Elektroden abgeleitet werden. Die Spannung kann auch mit Nadelelektroden direkt

im Muskel gemessen werden. Die kurvenförmige, EKG-ähnliche Aufzeichnung der Spannungsunterschiede liefert Hinweise auf Erkrankungen der Muskulatur (z.B. Lähmungen) und der sie erregenden Nerven.

Empfängnisverhütung
Siehe S. 244

Enddarm
Letzter Abschnitt des Dickdarms. Hier sammelt sich der unverdauliche Rest der Nahrung, bevor er nach Wasserentzug durch die Darmschleimhaut ausgeschieden wird. Zusammen mit der Schließmuskulatur des Afters sorgt der Enddarm für einen kontrollierten Abgang des Stuhls. Siehe S. 55, *Der menschliche Organismus – Darm*

Endemie
Seuche, die auf ein bestimmtes Gebiet begrenzt bleibt, dort aber immer wieder aufflammt. So ist z.B. die Cholera in bestimmten Gebieten Asiens endemisch. Dort treten stets einige Cholera-Fälle auf, und regelmäßig erkrankt auch ein größerer Anteil der Bevölkerung.

Endokarditis
Entzündung der Herzinnenhaut. Die Herzräume und die Herzklappen sind innen mit einer glatten Bindegewebsschicht, dem Endokard, ausgekleidet. Von einer Entzündung sind meist die Herzklappen betroffen. In der Regel ist eine Endokarditis die Folge einer Infektion mit Keimen, die über die Blutbahn verschleppt wurden. Oft tritt die Herzinnenhautentzündung auch in Kombination mit rheumatischen Erkrankungen (z.B. der Gelenke) einige Wochen nach einer Infektion auf (rheumatisches Fieber). Die Endokarditis selbst verursacht meist nur uncharakteristische Beschwerden wie Abgeschlagenheit, Herzjagen, Beklemmungsgefühle und Fieber. Manche Formen verlaufen langsam und schleichend über mehrere Wochen hinweg, andere sehr heftig. Nicht selten bilden sich bei der Heilung Narben an

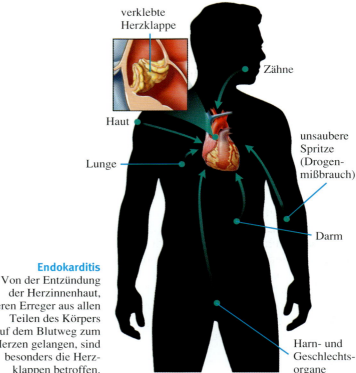

Endokarditis
Von der Entzündung der Herzinnenhaut, deren Erreger aus allen Teilen des Körpers auf dem Blutweg zum Herzen gelangen, sind besonders die Herzklappen betroffen.

der Herzinnenwand. Dadurch kann die Funktion der Herzklappen dauerhaft beeinträchtigt werden. Im akuten Stadium wird mit Antibiotika und Kortison behandelt, bei Herzklappenschäden kann eine Operation notwendig werden.

endokrin
Substanzen ins Blut absondernd. Endokrine Drüsen produzieren Stoffe, die direkt in die Blutbahn abgegeben werden und ihre Wirkung oft weit entfernt vom Ort ihrer Entstehung entfalten. Diese sogenannten Botenstoffe (Hormone) steuern sehr viele Körperfunktionen, z.B. den Stoffwechsel oder die Geschlechtsentwicklung.

endokrine Organe
Hormonproduzierende Drüsen wie die Schilddrüse, Nebenniere, Bauchspeicheldrüse, Hoden und Eierstöcke. Sie geben Botenstoffe (Hormone) ins Blut ab, die bereits in sehr geringen Mengen hochwirksam sind. Siehe S. 36, *Der menschliche Organismus – Hormonproduzierende Organe*

Endometriose

Gutartige, aber ortsfremde Wucherung der Gebärmutterschleimhaut. Das Wachstum der Gebärmutterschleimhaut (Endometrium) wird von Hormonen gesteuert und folgt dem Menstruationszyklus. Aus bisher noch nicht ganz geklärten Gründen werden bei manchen Frauen einzelne Stückchen der Gebärmutterschleimhaut in den Bauchraum versprengt. Dort können sie sich ansiedeln und weiterwachsen. Solche Endometrioseherde findet man in den Eierstöcken, in den Eileitern, im Darm oder in der Blase. Zusammen mit der Gebärmutterschleimhaut werden auch die versprengten Herde zyklisch auf- und abgebaut. Nur kann das Gewebe von hier nicht bei der Menstruation durch die Scheide abgestoßen werden. Deshalb bilden sich oft blutgefüllte Zysten, und es kommt zu Verwachsungen in den betroffenen Regionen.

Eine Endometriose äußert sich meist durch starke Schmerzen ein bis zwei Tage vor sowie während der Periode. Früh einsetzende Verwachsungen sind ein häufiger Grund für ungewollte Kinderlosigkeit. Deshalb ist es wichtig, daß eine Endometriose früh erkannt und behandelt wird. Das gelingt oft durch eine medikamentöse Hemmung der Hormone, die das Wachstum der Gebärmutterschleimhaut fördern. Zusätzlich können die Endometrioseherde operativ entfernt werden.

Endometritis

Siehe *Gebärmutterschleimhautentzündung*

Endoprothese

Künstlicher Ersatz eines fehlenden Körper- oder eines Organteils im Inneren des Körpers, z.B. ein Gelenkersatz.

Endorphine

Körpereigene Eiweißstoffe, die im Gehirn gebildet werden und die Schmerzempfindung verringern. Endorphine besitzen eine ähnliche Struktur wie Morphium. Sie blockieren die Weiterleitung des Schmerzgefühls über die Nervenbahnen, und der Schmerz wird nicht mehr wahrgenommen. Das ist z.B. der Grund dafür, daß schwerverletzte Unfallopfer manchmal noch erhebliche Anstrengungen vollbringen können, um Hilfe zu holen oder ihr Leben zu retten. Auch Marathonläufer verdanken es den Endorphinen, daß sie ihre schmerzenden Füße erst nach dem Wettkampf spüren. Darüber hinaus beeinflussen die Endorphine viele Körperfunktionen: Sie regulieren die Körpertemperatur, verringern die Darmbewegungen und erzeugen seelische Hochgefühle.

Endoskopie

Betrachtung des Körperinneren mit Hilfe von kleinen, röhrenförmigen optischen Geräten (Endoskope). Durch natürlich vorhandene (z.B. den Mund und die Speiseröhre) oder künstlich geschaffene Körperöffnungen führt der Arzt einen dünnen Schlauch oder ein Rohr in einen Hohlraum des Körpers ein. An der Spitze des Endoskops befindet sich eine Lichtquelle. Über lichtleitende Fasern kann dann der Arzt die Körperhöhle einsehen, oder das Bild wird auf einen Bildschirm übertragen. Auf diese Weise können innere Organe wie der Magen, die Bauchhöhle oder auch das Innere eines Gelenks untersucht werden.

endoskopische Operationsverfahren
Siehe S. 248

Entbindungslähmung

Zu Lähmungen führende Nervenschädigung bei Mutter oder Kind durch den Geburtsvorgang. Bei der Entbindung kann der Kopf des Kindes erheblichen Druck auf das Nervengeflecht der mütterlichen Hüfte ausüben. Dadurch kommt es manchmal zu vorübergehenden Lähmungserscheinungen der Hüfte und der Beine. Beim Kind können Nervenschädigungen während der Geburt z.B. zur Lähmung eines Armes führen. Durch eine rechtzeitige Bewegungstherapie lassen sich diese Schäden jedoch meist wieder rückgängig machen.

Empfängnisverhütung

Empfängnisverhütung

Schon die alten Ägypter kannten empfängnisverhütende Maßnahmen und Mittel. Heute stehen bei allen Maßnahmen zwei Aspekte im Vordergrund: die globale Bedeutung angesichts der weltweiten Bevölkerungsexplosion und die individuelle Möglichkeit, Sexualität unbeschwert zu genießen. Besonders religiöse Vorbehalte beeinflussen die Diskussion um Geburtenregelung noch immer. Die Einführung der Anti-Baby-Pille allerdings ermöglichte eine gezielte Familienplanung und hatte entscheidenden Einfluß auf die Entwicklung des Sexuallebens seit den 60er Jahren.

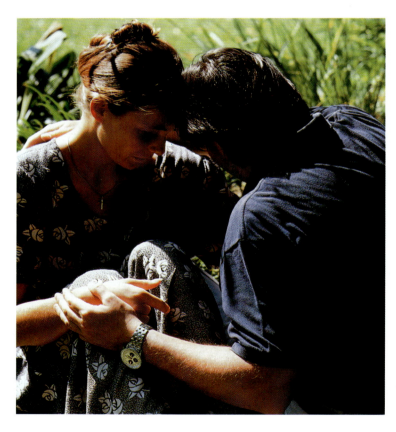

▲ Nur durch zuverlässige Methoden der Empfängnisverhütung ist der Genuß von Sexualität auch ohne Kinderwunsch möglich.

Empfängnisschutz soll möglichst sicher sowie für beide Partner unschädlich und akzeptabel sein. Mit Ausnahme der Sterilisation gibt es allerdings keine völlig sichere Verhütungsmaßnahme. Das liegt zum einen an den Methoden selbst, zum anderen an einer unsachgemäßen Anwendung.

Die Zuverlässigkeit einer empfängnisverhütenden Methode wird mit Hilfe des Pearl-Indexes (PI) angegeben. Er gibt an, wie viele Schwangerschaften trotz empfängnisverhütender Maßnahmen innerhalb von 1200 Monaten entstehen, in denen die jeweilige Methode angewandt wurde (werden also von 100 Frauen innerhalb eines Jahres drei schwanger, die eine bestimmte Verhütungsmethode angewandt haben, beträgt der Pearl-Index 3).

Man unterscheidet verschiedene Methoden der Empfängnisverhütung:
- Methoden ohne Anwendung von Hilfsmitteln,
- mechanische Methoden,
- chemische Methoden,
- hormonelle Empfängnisverhütung und
- Sterilisation.

Methoden ohne Hilfsmittel
Dies sind die ältesten Maßnahmen zur Empfängnisverhütung.

Coitus interruptus
PI: 16–25; unsicher!
Die Unterbrechung des Geschlechtsverkehrs ist die älteste Methode der Empfängnisverhütung überhaupt. Kurz vor dem Samenerguß wird das männliche Glied aus der Scheide zurückgezogen, so daß keine Samen in die weiblichen Geschlechtsorgane gelangen. Zu dieser Methode wird keinerlei Vorbereitung benötigt, so daß spontaner Geschlechtsverkehr möglich ist. Der Ablauf des Geschlechtsverkehrs wird allerdings empfindlich gestört und die Partnerin erlebt im allgemeinen keinen Orgasmus.

Empfängnisverhütung

Kalendermethode (Knaus-Ogino)
PI: 15–35; unsicher!
Nur an den Tagen des Eisprungs, der zwischen dem 16. und zwölften Tag vor der nächsten Regelblutung stattfindet, kann eine Frau schwanger werden. Da die Eizelle zwölf Stunden befruchtungsfähig ist, die Samenzellen zwei bis drei Tage in der Scheide überleben und der Tag des Eisprungs variiert, ist eine Empfängnis zwischen dem zwölften und 19. Tag vor der nächsten Menstruation möglich. Zur Berechnung der fruchtbaren Tage muß ein Jahr lang ein Menstruationskalender geführt werden.

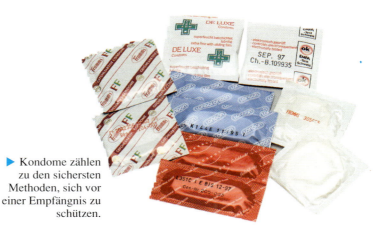

▶ Kondome zählen zu den sichersten Methoden, sich vor einer Empfängnis zu schützen.

▲ Für die Empfängnisverhütung nach der Temperaturmethode ist es notwendig, genaue Aufzeichnungen über die Körpertemperatur zu führen.

Temperaturmethode
PI: 1–3; sicher!
Jeden Morgen sofort nach dem Erwachen und vor dem Aufstehen wird im After oder im Mund die Körpertemperatur gemessen und in einen Kalender eingetragen. Etwa einen Tag nach dem Eisprung ist die Temperatur durch die Einwirkung des Gelbkörperhormons Progesteron etwa um 0,5 °C erhöht und sinkt kurz vor der nächsten Blutung wieder ab. Bleibt die Temperatur drei Tage nach dem Eisprung erhöht, ist eine Empfängnis nicht mehr möglich.

Schleimbeobachtung (Billings-Methode)
PI: 15–32; unsicher!
Ein bis zwei Tage vor dem Eisprung sondern die Drüsen des Gebärmutterhalses vermehrt flüssigen und dehnbaren Schleim ab. Eine Frau kann durch Einführen ihrer Finger in die Scheide die Beschaffenheit des Schleims prüfen. Nach der Theorie des australischen Arztes John Billings ist eine Frau nur in dieser Zeit empfängnisbereit und sollte sich entsprechend beim Geschlechtsverkehr schützen.

Mechanische Verhütungsmethoden
Man nennt sie auch Barriere-Methoden, da sie den Spermien das Eindringen in den Muttermund versperren.

Kondom (Präservativ)
PI: 3; sicher!
Das Kondom ist das älteste dieser Mittel und weltweit am meisten verbreitet. Zusätzlich zu seiner relativ sicheren empfängnisverhütenden Wirkung schützt es auch vor sexuell übertragbaren Infektionen. Seit dem Aufkommen der Immunschwächekrankheit Aids werden Kondome wieder besonders geschätzt – vor allem von Menschen mit häufig wechselnden Geschlechtspartnern. Kondome sind zur Zeit die einzige Möglichkeit, sich beim Geschlechtsverkehr vor Aids zu schützen.

Scheidendiaphragma
PI: 4; relativ sicher!
Die Gummihaut mit elastischem Rand muß mindestens sechs Stunden vor dem Geschlechtsverkehr so eingelegt werden, daß sie den oberen Teil der Scheide fest verschließt. Dadurch wird verhindert,

Empfängnisverhütung

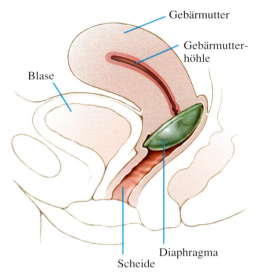

Das Diaphragma dichtet die Gebärmutter gegen eindringende Spermien ab.

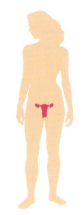

daß Samenflüssigkeit in die Gebärmutter eindringt. Das Diaphragma wird zum ersten Mal vom Frauenarzt eingesetzt, damit die richtige Größe verwendet wird. Später setzt es die Frau selbst ein. Um Scheidenentzündungen zu verhindern, muß es acht Stunden nach dem Geschlechtsverkehr wieder entfernt werden.

Portiokappe
PI: 7; relativ sicher!
Sie wird auf die Portio – das ist der Teil des Gebärmutterhalses, der in die Scheide hineinragt – aufgesetzt. Dort saugt sich die Kappe fest und schließt die Gebärmutter gegen die Scheide ab. Die Portiokappe wird nach den Monatsblutungen das erste Mal vom Arzt aufgesetzt und einige Tage vor der nächsten Menstruation von der Frau selbst wieder abgenommen.

Spirale (Intrauterinpessar, IUP)
PI: 0,2–0,5; sicher!
Eine Kunststoffeinlage – die ersten Modelle ähnelten einer Spirale – wird in die Gebärmutterhöhle eingeführt. Am gebräuchlichsten ist heute das mit Kupfer beschichtete IUP, das Kupfer-T. Es kann bis zu drei Jahre in der Gebärmutter bleiben.
Die Wirkungsweise des IUP ist noch nicht ganz geklärt. Wahrscheinlich wird die Einnistung des Eis in die Gebärmutter verhindert. Die Spirale wird vom Arzt in den letzten Tagen der Menstruation eingelegt.

Die Spirale zählt zu den bequemsten Methoden der Empfängnisverhütung, da sie sehr lange in der Gebärmutter verbleiben kann.

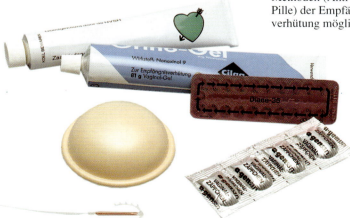

Bei der Frau sind chemische (Gele), mechanische (Diaphragma) und hormonelle Methoden (Anti-Baby-Pille) der Empfängnisverhütung möglich.

Chemische Verhütungsmittel
PI: 5; relativ sicher!
Spermientötende Salben, Gele, Cremes, Zäpfchen, Schaumtabletten, die man als Spermizide bezeichnet, werden in die Scheide eingeführt. Diese Mittel sollen den Muttermund verschließen und eindringende Spermien abtöten.

Hormonelle Empfängnisverhütung
PI: 0,2–0,5; sicher!
Bei diesen Methoden werden regelmäßig künstlich hergestellte Sexualhormone (Östrogen und Gestagen) eingenommen.

Empfängnisverhütung

Anti-Baby-Pille (Ovulationshemmer)
Sie wird seit ihrer Einführung 1960 heute in der ganzen Welt benutzt. Die Hauptwirkungsweise ist die Verhinderung des Eisprungs, der Ovulation. Ein zweiter Effekt ist, daß das in ihr enthaltene Gestagen, ein Hormon, den Gebärmutterschleim so zähflüssig macht, daß unmöglich Spermien in die Gebärmutter eindringen können und sich auch kein Ei in die Gebärmutterschleimhaut einnisten kann. Das in der Pille enthaltene Östrogen hält den monatlichen Zyklus stabil.

Die Mikropille enthält neben dem Gestagen niedrig dosiertes Östrogen, die Minipille hingegen nur niedrig dosiertes Gestagen. Die Minipille sollte jeden Tag zur selben Zeit eingenommen werden. Das ist besonders bei Fernreisen mit Zeitverschiebungen zu berücksichtigen. Frauen, die die Anti-Baby-Pille nehmen, müssen wissen, daß ihr Empfängnisschutz verlorengeht, wenn sie kurz nach der Einnahme an Erbrechen oder Durchfall leiden.

Wer durch die Einnahme unter Wasseransammlungen in den Beinen und im Gesicht sowie unter Gewichtszunahme leidet, sollte andere Verhütungsmethoden anwenden. Dies gilt auch besonders für Frauen, die unter Bluthochdruck und Venenerkrankungen leiden, da Thrombosen und Bluthochdruck begünstigt werden können.

Das Krebsrisiko wird durch die Anti-Baby-Pille nach neuesten wissenschaftlichen Erkenntnissen nicht erhöht.

Dreimonatsspritze (Depotspritze)
Einmal im Vierteljahr wird eine größere Menge eines lang wirkenden Gestagens in das Gesäß gespritzt. Der Wirkstoff wird drei Monate lang gleichmäßig freigesetzt.

Die »Pille danach« (Morning-after-pill)
Innerhalb von 48 Stunden nach dem Geschlechtsverkehr werden zwei Tabletten eines Kombinationspräparates eingenommen, zwei weitere in den folgenden zwölf Stunden. Diese »Pille« hat den Nachteil erheblicher Nebenwirkungen (starke Blutungen). Der Zyklus gerät völlig durcheinander.

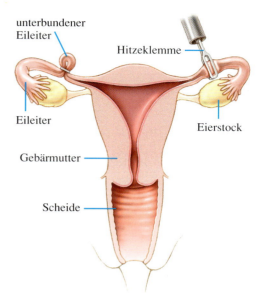

▶ Für die Sterilisation bei der Frau gibt es mehrere Möglichkeiten: Die Eileiter werden unterbunden (links), mit Hilfe einer elektrischen Klemme verschmolzen (rechts) oder durchtrennt und abgebunden.

Sterilisation
Bei dieser Form der Empfängnisverhütung wird entweder bei der Frau oder beim Mann operativ eine Unfruchtbarkeit herbeigeführt.
Bei der Frau werden die Eileiter unterbrochen und funktionsuntüchtig gemacht, beim Mann die Samenleiter durchschnitten.

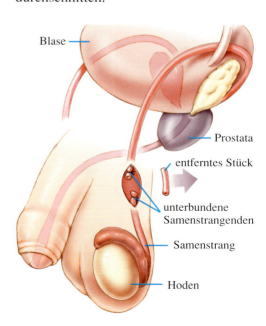

▶ Sterilisation beim Mann: Die Samenleiter werden im Bereich des Hodensacks durchtrennt und abgebunden.

Endoskopische Operationsverfahren

Die Wunde so klein wie möglich zu halten, war von jeher ein Bestreben in allen operativen Fächern der Medizin. So wurden Operationsverfahren immer mehr verfeinert, um möglichst schonend zum Ort der Erkrankung zu gelangen. Die sogenannte Schlüssellochchirurgie unter Einsatz des Endoskops ermöglicht Eingriffe, die für den Patienten mit weniger Belastungen verbunden sind, da nur kleine Schnitte gemacht werden.

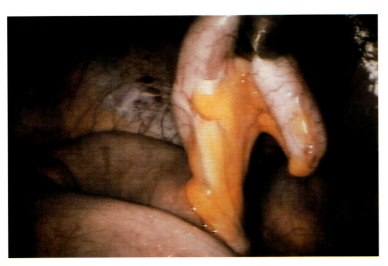

Der Begriff Endoskopie bedeutet Einblick nehmen in die Körperhöhlen des Menschen. Schon vor mehr als 2500 Jahren gab es röhrenartige Instrumente, die dies ermöglichten. So wurden bereits im antiken Rom Untersuchungen von Harnröhre, Scheide, Enddarm, Ohr und Nase durchgeführt. Von der arabischen Medizin des Mittelalters wird berichtet, daß sie erstmals Licht über solche Instrumente einspiegelte.

Bei der Entwicklung von Instrumenten zur Endoskopie hat sich in der Neuzeit eine Vielzahl von Ärzten und Technikern verdient gemacht. Ein bedeutender Durchbruch war Ende des 19. Jahrhunderts erreicht, als Licht von einer außen befindlichen Quelle in das Körperinnere geleitet werden konnte. Die Vergrößerung des Sichtfeldes wurde durch Linsensysteme an der Spitze des Endoskops ermöglicht.

1901 wurde erstmals eine Bauchspiegelung (Laparoskopie) an einem Hund durchgeführt: Die Bauchhöhle wurde mit Luft gefüllt und das Endoskop durch die Bauchdecke eingeführt. Nach dem Zweiten Weltkrieg setzte sich diese »laparoskopische Endoskopie« auch in der Medizin am Menschen durch.

Die Technik der endoskopischen Operationsverfahren wurde weiter vorangetrieben, um große Operationswunden zu vermeiden. 1986 wurde der Begriff »minimal invasive Chirurgie« geprägt. Hierunter versteht man die Operationsmethoden, die mit Hilfe des Endoskops und zusätzlicher Ausrüstung mit einem möglichst geringen Eingriff in den Körper durchgeführt werden.

▲▼ Das Entfernen eines entzündeten Wurmfortsatzes wird vielfach endoskopisch durchgeführt (unten). Beim Blick durch ein Instrument (oben) ist der mit einem Zängchen gegriffene Wurmfortsatz zu sehen.

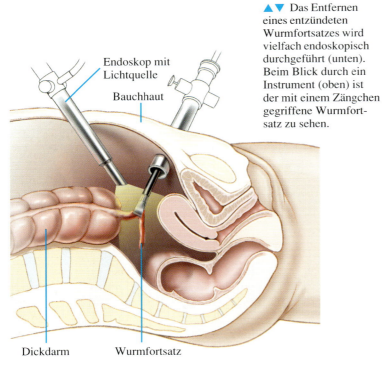

endoskopische Operationsverfahren

Instrumente

Endoskope sind schlauchförmige Geräte, die im Innern mit feinster und komplizierter Technik ausgestattet sind. Sie sind biegsam, so daß die Spitze im Körperinneren hin und her bewegt werden kann. Die Steuerung wird außerhalb des Körpers über feinmechanische Bedienungselemente am Ende des Gerätes wahrgenommen. Über das Endoskop wird Licht ins Körperinnere geleitet und das Operationsgebiet beleuchtet, das mit Hilfe von Präzisionsoptiken an der Spitze des Gerätes betrachtet oder auf einen Bildschirm neben dem Patienten übertragen werden kann. Auf diese Weise können die Operateure jeden Arbeitsgang genau verfolgen. Neueste Techniken erlauben sogar ein räumliches Bild mit Hilfe von zwei Optiken an der Endoskopspitze.

Außer dem Endoskop müssen – je nach Art des Eingriffs – zusätzlich Metallröhrchen, sogenannte Trokare, als Arbeitskanäle in den Körper eingeführt werden, über die Instrumente das Operationsgebiet erreichen. Diese tragen an der Spitze kleine Zangen, Scheren, Schlingen und Klammerhalter in verschiedenen Ausführungen, die ebenfalls außerhalb des Körpers bedient werden. Durchtrennte, zarte Adern können z.B. mit speziellen Metallclips verschlossen werden. Mit Hilfe von Hochfrequenzströmen können die Instrumente an der Spitze erhitzt werden; so können Gewebe durchtrennt und kleine Blutungsquellen »verkocht« werden. Hier findet auch der Laserstrahl Anwendung.

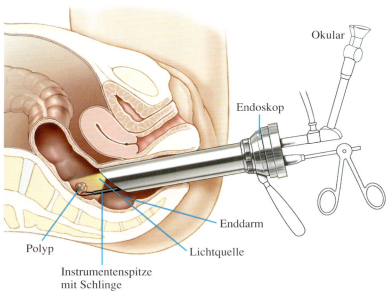

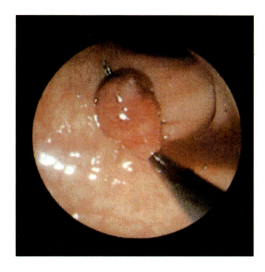

◀▲ Veränderungen der Darmschleimhaut können mit Hilfe des Endoskops erkannt werden. Die Entfernung von Polypen kann sofort erfolgen. Im Bild (links) ist zu erkennen, wie ein Polyp von einer Schlinge umfaßt wird.

Beispiele endoskopischer Verfahren

Das Endoskop wird heute bei den verschiedensten Untersuchungen und Operationen eingesetzt. Es kann über die unterschiedlichen natürlichen Körperöffnungen wie Mund, Nase, Darmausgang, Scheide und Harnröhre oder über einen kleinen Einstich in eine Körperhöhle eingeführt werden.

Bei der Magenspiegelung wird das Gerät durch die Speiseröhre in den Magen eingeführt. So kann nach krankhaften Veränderungen der Magenschleimhaut gesucht werden. Schon hier ist der Übergang von der Untersuchung zum operativen Eingriff fließend: Mit einer kleinen Zange können Gewebeproben entnommen oder Magenblutungen zum Stillstand gebracht werden.

Die minimal invasiven Eingriffe werden in vielen Fachbereichen der Medizin durchgeführt: in der Chirurgie, Gynäkologie, Orthopädie und Urologie. Dabei wird das Endoskop meistens durch einen kleinen Einstich z.B. in der Bauch- oder Brusthöhle oder in einen Gelenkspalt endoskopische Operationsverfahren

eingeführt. Operationen im Bauch- oder Brustraum werden unter Vollnarkose durchgeführt. Bei bestimmten gynäkologischen, orthopädischen oder Operationen im Bereich der Harn- und Geschlechtsorgane (Urologie) kann auch eine örtliche Betäubung (z.B. Lumbalanästhesie) gewählt werden. Die Anzahl der Einstiche ist vom Eingriff abhängig.

Chirurgie
Für die Entfernung einer erkrankten Gallenblase wird am Nabel über einen Trokar das Endoskop eingeführt. Nach einem ersten diagnostischen Einblick wird die Operation durchgeführt und die Gallenblase über einen anderen Trokar aus dem Bauch entnommen. Zurück bleiben lediglich kleine Einstichwunden.

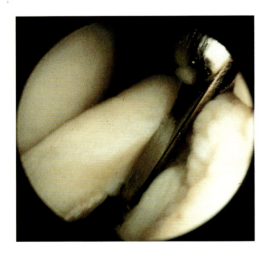

In ähnlicher Weise kann ein entzündeter Blinddarm entfernt oder ein Leistenbruch operiert werden.
Das Verfahren ermöglicht außerdem Operationen am Darm bis hin zur Entfernung von erkrankten Abschnitten. Polypen der Darmschleimhaut lassen sich ohne Einstich nach Einführen des Endoskops über den Darmausgang mit einer Schlinge entfernen.
Die Methode erlaubt auch bestimmte Magen- und Lungenoperationen.

Gynäkologie
In der Frauenheilkunde haben endoskopische Untersuchungen der inneren Geschlechtsorgane (Gebärmutter, Eileiter, Eierstöcke) eine lange Tradition. Aber auch Operationen mit Hilfe des Endoskops gehören inzwischen zur Routine:
- Lösung schmerzhafter Verwachsungen nach vorangegangenen Operationen oder Entzündungen,
- Unterbrechung der Eileiter zur Empfängnisverhütung,
- Operation einer Eileiterschwangerschaft,
- operative Behandlung oder Entfernung erkrankter innerer Geschlechtsorgane.

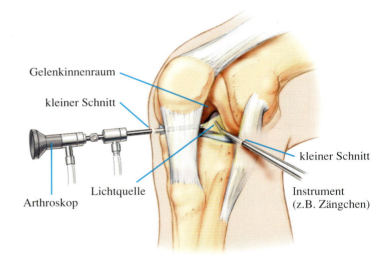

◀▲ Eingriffe an Gelenken wie das Entfernen eines defekten Meniskus sind mit Hilfe des Endoskops (hier Arthroskop genannt) weit weniger aufwendig als die Eröffnung des ganzen Gelenkes. Links sieht man den Blick durch das Endoskop ins Kniegelenk.

Orthopädie
Erkrankte Gelenke können mit dem Endoskop untersucht werden (Arthroskopie). Dazu wird die Gelenkhöhle mit Hilfe von Flüssigkeit gedehnt, damit alle Strukturen des Gelenkapparates genau unterschieden werden können. Endoskopische Operationen im Gelenk wie die Entfernung eines geschädigten Meniskus im Knie zählen heute schon zu den Routineverfahren.
An der Wirbelsäule lassen sich in einigen Fällen sogar erkrankte Bandscheiben mit Hilfe von endoskopischen Verfahren operieren.

Urologie
Die Entfernung einer erkrankten Vorsteherdrüse (Prostata) durch die Harnröhre gilt seit langem als gängige und scho-

endoskopische Operationsverfahren

nende Methode. Dabei wird die Prostata vom Inneren der Blase aus mit einer elektrischen Drahtschlinge bis auf die Kapsel der Drüse abgetragen. Auf ähnliche Art können Geschwülste in der Blase entfernt werden. Auch Eingriffe an den Nieren werden heute schon mit Hilfe des Endoskops durchgeführt.

Vorteile endoskopischer Verfahren

Bei Eingriffen mit dem Endoskop werden größere Operationswunden vermieden, und auch die Schmerzen sind nach der Operation geringer. Der Patient kann schneller das Bett verlassen, und oft ist der Klinikaufenthalt kürzer.

Das kosmetische Ergebnis ist wesentlich besser, da nur kleine Einstichnarben zurückbleiben.

Nach einer Operation des Kniegelenks mit Hilfe des Endoskops kann im Gegensatz zu einer herkömmlichen Knieoperation der Patient gleich nach dem Eingriff mit krankengymnastischen Übungen beginnen. Dadurch wird auch sehr viel schneller wieder die normale Beweglichkeit und Gelenkfunktion erreicht.

Risiken

Wie alle medizinischen Eingriffe bergen auch die endoskopischen Verfahren gewisse Risiken (z.B. Blutung, Infektion). Über diese Risiken wird der Patient vor der Operation aufgeklärt. Sie sind nicht geringer als bei herkömmlichen Operationen. Außerdem kann es sich im Verlauf größerer Eingriffe (Operationen im Bauch- oder Brustraum) herausstellen, daß doch auf herkömmliche Weise weiteroperiert werden muß.

Endoskopisches oder herkömmliches Operationsverfahren?

Das am besten geeignete Verfahren können nur die Ärzte bestimmen und es dem Patienten vorschlagen. Nicht immer können endoskopische Verfahren eine herkömmliche Operation ersetzen. Sie bleiben im Einzelfall ganz bestimmten Eingriffen vorbehalten. Allerdings gibt es auch Bereiche der Medizin, in denen sie die früher üblichen Operationen schon fast völlig verdrängt haben, etwa bei der Arthroskopie oder bei der Prostataentfernung.

Viele Krankenhäuser haben sich heute bereits auf endoskopische Operationsverfahren an Galle, Darm, Magen und Leber spezialisiert.

Bei einigen Erkrankungen ist dennoch eine Behandlung auch heute noch ausschließlich durch herkömmliche Operationsmethoden möglich. Der Patient wird von seinem behandelnden Arzt beraten, welches Vorgehen in seinem speziellen Fall möglich und für ihn am besten ist.

Die enorme Entwicklung der minimal invasiven Chirurgie läßt darauf hoffen, daß in Zukunft endoskopische Operationsverfahren noch häufiger und in noch mehr Bereichen der Medizin angewandt werden können.

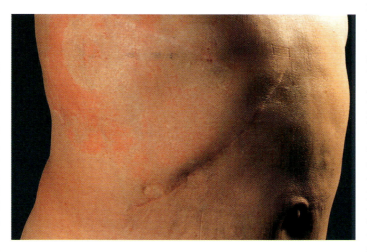
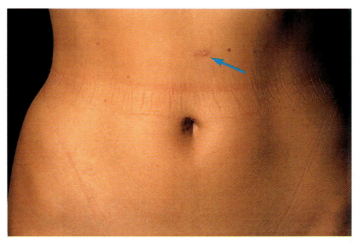

▲ Während bei einer Gallenblasenoperation herkömmlicher Art eine lange Narbe an der Bauchdecke zurückbleibt (oben), sind die Einstichnarben später fast nicht mehr zu erkennen, wenn der gleiche Eingriff mit dem Endoskop durchgeführt wird (unten).

Enteritis

Enteritis
Siehe *Darmentzündung*

Entropium
Einwärtsgestülpter Lidrand. Die Wimpern scheuern am Augapfel und reizen die Bindehaut. Ursache können z.B. altersbedingt erschlaffte Lider, Narben oder spasmische Lidmuskelkrämpfe sein. Durch eine kleine Operation unter örtlicher Betäubung kann man die Lidstellung meist gut korrigieren.

Entschlackungskur
Mittel zur Ausscheidung von nicht mehr weiter verwertbaren, teilweise giftigen Stoffwechselprodukten, die sich im Körper angesammelt haben. Um dieses Ziel zu erreichen, werden häufig Fasten-, Tee- oder Saftkuren empfohlen, die aber immer von einem Arzt überwacht werden sollten.

Entspannungsmethoden
Siehe S. 254

Entziehungskur
Stationäre Behandlung von Süchtigen zur Entwöhnung von Drogen. Die Einnahme von Rauschgift, aber auch von Alkohol oder bestimmten Medikamenten kann sowohl zu einer körperlichen als auch zu einer psychischen Abhängigkeit führen. Um eine Sucht erfolgreich bekämpfen zu können, ist es zwingend erforderlich, daß der Betroffene seine Situation erkennt, eine Entziehung will und aktiv mitarbeitet.
Die erste Phase, der Drogenentzug mit der Entgiftung, erfolgt in der Regel in einer Spezialklinik. Der Wegfall der Droge bewirkt meist starke körperliche und seelische Entzugserscheinungen.
Ziel der anschließenden Entwöhnungsphase ist es, durch eine Umstellung der Lebensgewohnheiten von der Sucht loszukommen. Das dauert oft mehrere Monate. Meist wird der Patient dazu in einer Fachklinik untergebracht. Nach der Entlassung findet er bei Beratungsstellen und Selbsthilfegruppen weiterhin Unterstützung.

Entzugserscheinungen
Symptome, die beim plötzlichen Absetzen eines Suchtmittels auftreten. Es kann sich hierbei um Kopfschmerzen, Erbrechen, Durchfälle, Krampfanfälle und Angstzustände, aber auch um schwere Verwirrung und lebensbedrohliche Herz-Kreislaufstörungen handeln. Sie entstehen, weil suchterzeugende Substanzen in den Stoffwechsel des Körpers eingreifen und diesen verändern. Fehlt das Suchtmittel, muß sich der Körper erst wieder an die neue Situation anpassen.
Bei Drogen wie Heroin sind die Entzugserscheinungen meist besonders stark, und die Betroffenen brauchen dringend ärztliche Hilfe. Aber auch Alkohol oder bestimmte Medikamente können Abhängigkeiten auslösen und beim Absetzen starke Entzugserscheinungen verursachen. Deshalb sollte bei einer ausgeprägten Sucht die erste Phase des Entzugs immer in einer Klinik stattfinden.

Entzündung
Abwehrreaktion des Körpergewebes auf schädigende Reize. Entzündungsauslöser können Fremdkörper, Verletzungen, UV-Strahlen, Wärme, Kälte, Giftstoffe, allergieauslösende Substanzen oder Keime (z.B. Bakterien, Viren) sein. Typische Zeichen für eine Entzündung sind Rötung, Schwellung, Wärmeentwicklung und Schmerzen. Ausgelöst werden diese Symptome durch verschiedene Reaktionen des Immunsystems. Ihr Ziel ist es, den Entzündungsreiz zu beseitigen und Gewebeschäden zu reparieren. Durch im Blut gebildete Substanzen angelockt, strömen die Immunzellen in großer Zahl an den Ort der Entzündung und ins umliegende Gewebe. Dort vernichten sie sowohl die Erreger als auch geschädigte Zellen. Darüber hinaus werden die Blutgefäße erweitert, und das Blut fließt langsamer. Aus den Gefäßen tritt eine eiweißreiche Flüssigkeit ins Gewebe über. Sind Bakterien an der Entstehung der Entzündung beteiligt, kommt es zu Eiterbildung. Äußerlich nicht sichtbare Entzündungen (z.B. bei

Erbkrankheiten

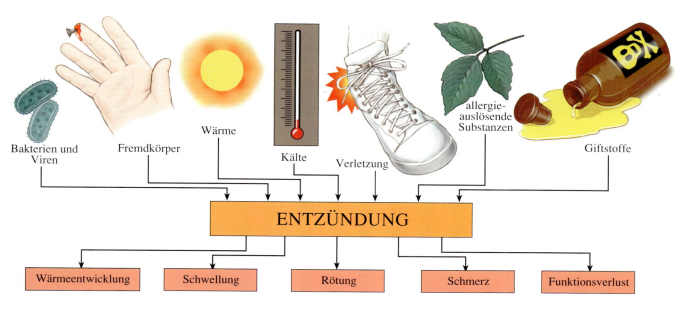

Rheuma) können durch Blutuntersuchungen festgestellt werden. Siehe auch S. 400, *Infektion*

Enzephalitis
Siehe *Gehirnentzündung*

Enzyme
Hochwirksame biologische Eiweißstoffe, die auch als Biokatalysatoren oder Fermente bezeichnet werden. Durch Enzyme werden Stoffwechselvorgänge beschleunigt oder überhaupt erst ermöglicht. Sie selbst bleiben dabei erhalten. Jedes Enzym kann in der Regel nur einen bestimmten Stoff in einen anderen umwandeln. Am bekanntesten ist die Funktion der Verdauungsenzyme: Sie spalten die Nahrungsbestandteile in ihre Einzelbausteine auf, um sie für den Körper verwertbar zu machen.
Enzyme sorgen auch für die Energiegewinnung aus der Nahrung, die Herstellung von Baustoffen für den Organismus und für die Vernichtung von Krankheitskeimen.

Epidemie
Gehäuftes, seuchenhaftes Auftreten einer Krankheit in einer begrenzten Region und innerhalb eines beschränkten Zeitraums. Häufig sind Epidemien an bestimmte Jahreszeiten oder Altersgruppen gebunden (z.B. Grippeepidemien). Sie werden durch Keime (Bakterien, Viren oder Pilze) ausgelöst und sind meist sehr ansteckend.

Entzündung
Das Immunsystem reagiert auf vielfältige Reize mit einer Entzündung, die von unterschiedlichen Symptomen gekennzeichnet sein kann.

Epiglottis
Siehe *Kehldeckel*

Epilepsie
Siehe S. 258

Episiotomie
Siehe *Dammschnitt*

Erbanlage
Siehe *Gen*

Erbkrankheiten
Körperliche oder geistige Beeinträchtigungen, die durch Veränderungen im Erbgut entstehen. Die Anlage zu einer Erbkrankheit wird mit einer vorhersagbaren Wahrscheinlichkeit an die Nachkommen weitergegeben. Sehr gut untersucht ist in diesem Zusammenhang die Bluterkrankheit. Nicht immer kann man in diesem Zusammenhang von Krankheiten sprechen. Bei der erblichen Vielfingrigkeit oder dem Zwergwuchs empfinden sich die Betroffenen selbst oft als gesunde Menschen, auch wenn ihr körperlicher oder geistiger Zustand von der sogenannten Norm abweicht.

Entspannungsmethoden

Wer kennt das nicht? Termindruck, Hetze, Kindergeschrei, Nervosität und Angespanntheit. Schließlich klappt nichts mehr, und man möchte nur noch in Ruhe gelassen werden. Mit einem Wort, der gestreßte Mensch braucht Entspannung. Also erst einmal tief durchatmen! Denn mit bewußtem Ein- und Ausatmen wendet man sich dem Grundrhythmus des Lebens zu, und das ist der Kern jeder Entspannung.

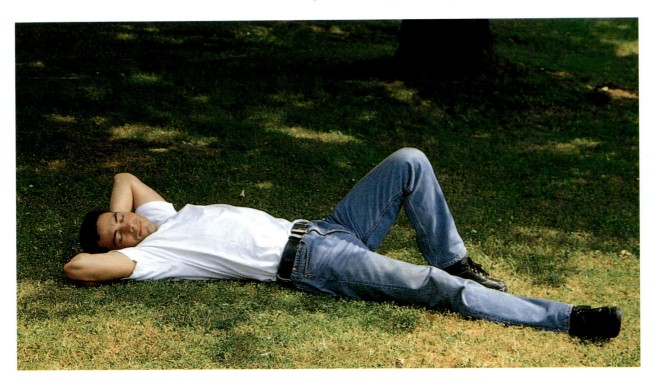

▲ Entspannung ist häufig auch eine Frage der Lebenseinstellung. Zeit zur Muße haben Körper und Geist dringend nötig, und man muß sie sich vor allem selbst gönnen.

Ganz von selbst ist der Atem nur im Schlaf besonders tief, so daß der Schlaf die natürlichste Entspannung bietet. Aber gerade er ist in Zeiten der Aufregung und des Stresses häufig gestört. Zerschlagen wacht man am Morgen auf, und die Anforderungen des Tages scheinen einem erst recht über den Kopf zu wachsen. Ein guter Schlaf kann durch einige einfache Regeln gefördert werden: So wirkt ein kurzer Abendspaziergang beruhigend. Ein gutes Buch, ein warmes Bad, ein gemütliches Schlafzimmer, frisch gelüftet, schaffen gute Voraussetzungen für die Nachtruhe. Krimis schauen, mehrere Gläser Alkohol und angespannte Gespräche mit dem Partner hindern am gesunden Schlaf.

Die Schlafdauer, die zur Erholung führt, beträgt bei Erwachsenen zwischen fünf und acht Stunden. Übermäßig langes Schlafen steigert den Erholungseffekt allerdings nicht.

Vielfältige Möglichkeiten

Entspannung braucht der Mensch auch zwischendurch am Tag: Pausen zum Frische-Luft-Schnappen, zum Essen, zum geselligen Kontakt. Nach der Arbeit schaffen z.B. Radfahren oder Gartenarbeit einen Ausgleich für die Anforderungen des Alltags. Viele Hobbys, sofern

Entspannungsmethoden

sie nicht im Übermaß betrieben werden, tragen zur Entspannung bei.
Besonders die entspannende Wirkung von Musik hat sich erwiesen. Dies wird auch medizinisch genutzt, indem z.B. bei der Zahnbehandlung oder bei Operationen in örtlicher Betäubung ausgewählte Musik gespielt wird. Man sollte auch die einfachen, alltäglichen Entspannungsmöglichkeiten wie Gymnastik nicht vergessen. Diese können ergänzt werden durch passive Entspannung, z.B. durch Massage, Fangobäder, Kräuterpackungen, also Anwendungen, die aus der Kur bekannt sind, die man jedoch ebensogut im häuslichen Rahmen anwenden kann.
Auch ein Besuch beim Friseur oder im Kosmetiksalon läßt Genuß und Beruhigung aufkommen. Hier ist die Entspannung an die Ablenkung vom Alltag gekoppelt. Die Möglichkeit, sich verwöhnen zu lassen, versöhnt uns mit den überstandenen Anstrengungen und läßt uns aufatmen.

Entspannung kann man üben

Neben diesen Entspannungsarten gibt es eine ganze Reihe von gezielt einsetzbaren, aktiven Entspannungsverfahren, die vor allem dann sehr wirkungsvoll sind, wenn sie regelmäßig geübt und angewendet werden. Entspannung will also gelernt sein.

Autogenes Training

Durch Autogenes Training kann man erreichen, innerhalb einer Viertelstunde so ausgeruht zu sein wie nach einer ausgiebigen Ruhepause.
Es wurde in den zwanziger Jahren durch den Arzt Johannes Heinrich Schultz entwickelt und lehnt sich an die Hypnose an. Hier ist es jedoch nicht der Arzt, sondern der Ruhebedürftige selbst, der sich durch bestimmte wiederholte Formeln in einen Entspannungszustand bringt. Das geschieht sehr körpernah, z.B. mit der Formel: »Mein rechter Arm ist angenehm warm.« Bald wird sich ein Wärmegefühl einstellen, das sich bei längerer Übung auf den Körper ausbreitet. Es gehören noch weitere ähnliche Formeln zum Autogenen Training, die die zentralen Körperorgane und -funktionen ansprechen. Mit Messungen wurde nachgewiesen, daß sich bei der obengenannten Übung tatsächlich die Durchblutung erhöht und damit auch der Arm wärmer wird. Außerdem wird die Atmung vertieft. Durch regelmäßige Übung ist mit der Zeit eine rasche Umstellung des Körpers auf Entspanntsein möglich. Meist wird das Autogene Training in Gruppen unter ärztlicher oder psychologischer Anleitung gelernt und sollte dann zu Hause weitergeübt werden.

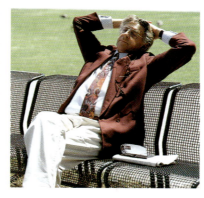

▼ Sanfte Musik hat erwiesenermaßen eine entspannende Wirkung; sie sollte allerdings nicht zu laut eingestellt sein.

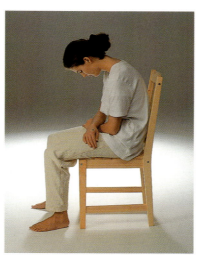

▲ Viele Methoden erfordern Aufwand und Vorbereitung. Autogenes Training wird am erfolgreichsten im Sitzen in der sog. Droschkenkutscher-Haltung durchgeführt.

Progressive Muskelrelaxation und Atemtherapie

Eng verwandt mit dem Autogenen Training ist die Progressive Muskelrelaxation nach Jacobson, bei der einige Muskelgruppen nach vorheriger Anspannung ganz bewußt gelockert werden. Bei dieser »Funktionellen Entspannung« wird der Atem insbesondere in seiner Beziehung zu einzelnen Körperorganen und -funktionen beobachtet. Hier liegt der Übergang zur Atemtherapie, in der das sonst unwillkürliche Atmen bewußt erfahren wird. Die Beobachtung des Atmens führt zur Hinlenkung der Aufmerksamkeit auf innere, auch seelische Vorgänge. Bei dieser Art der Entspannungsübung wird die Aufmerksamkeit immer auf ein bestimmtes Ziel gerichtet. Das kann ein Körperteil, z.B. der Arm, oder eine Körperfunktion sein. Der eigene Zustand ist dabei gekennzeichnet durch eine entspannte Wachheit statt durch die krampfhafte Anstrengung, etwas Lernbares erreichen zu wollen. Bei dieser Art der Konzentration sollen ablenkende Einflüsse, Gedanken und Gefühle allmählich losgelassen werden.

Entspannungsmethoden

Fernöstliche Methoden
Die östlichen Kulturen haben Entspannungsübungen in Jahrtausenden hervorgebracht. Die daraus entstandenen Entspannungsmethoden haben oft auch eine spirituelle Komponente.

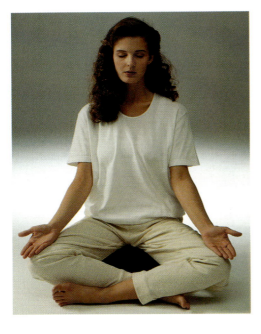

◀ Eine entspannte Sitzhaltung, in der man lange verweilen kann und wie sie beim Yoga üblich ist, ist die Voraussetzung zur Meditation.

Meditation
Die Meditation dient nicht nur dem körperlichen Fitsein, sondern auch einer Loslösung der geistigen Kräfte und dem Gewinn von »Ruhe und Einsicht«. Mehrere Stufen führen nach fernöstlicher Lehre von der eher körper- und gesundheitsorientierten Entspannung zu einer spirituellen Aufrichtung bis hin zu Erlebnissen der »Erleuchtung«.

Nach dieser Weltanschauung werden Körper und Geist als Einheit gesehen und beeinflussen sich gegenseitig. Dies gilt auch für die Kräfte des Männlichen »Yang« und des Weiblichen »Yin«. In allen Formen der Meditation geht es darum, das Gleichgewicht zwischen diesen Kräften herzustellen. Hier können Leitsprüche helfen, Schaubilder mit symbolischen Darstellungen wie die indischen Mandalas, rhythmische Musik, Trommeln. Die Meditation findet meist in einer entspannten Sitzhaltung statt. Damit wird nicht nur eine bestimmte Körperhaltung eingenommen, sondern auch eine seelisch-geistige Haltung der Aufmerksamkeit geübt.

Qi gong und Tai Chi Chuan
Eher körperorientiert werden aus der traditionellen chinesischen Medizin bei uns aber auch Methoden wie das Qi gong angeboten. Danach regeln langsame Körperbewegung und meditative Atemübungen den Fluß der Energie (»qi« bedeutet Lebenskraft).

Auch das Tai Chi Chuan ist eine »Meditation in Bewegung«. Hier werden innere Kräfte mobilisiert, die in bestimmten Bewegungsabläufen geübt werden und zu einer »ruhigen Disziplin« führen. Die zugrundeliegende Idee besagt, daß jemand, der mit wacher Aufmerksamkeit seine ganz persönliche »Mitte« gefunden hat, dem Angriff eines Feindes sicher begegnen wird. Vor allem kann ihn deswegen nichts umwerfen, weil er in der Meditationsübung genug Ruhe, d.h. »Mitte«, gefunden hat, um »Angriffe« von außen, die sein (inneres) Gleichgewicht stören könnten, ins Leere laufen zu lassen.

▶ Bewußtheit durch Bewegung ist die Grundlage der Feldenkrais-Methode. Mit ihrer Hilfe werden Schmerzen gelindert und die Beweglichkeit von Muskeln und Gelenken vergrößert. Die Rückenlage hat dabei noch einen weiteren Sinn. Die Muskeln müssen nicht gegen die Schwerkraft arbeiten. Die Folge ist mehr Sensibilität für Veränderungen bei den Bewegungen.

Entspannungsmethoden

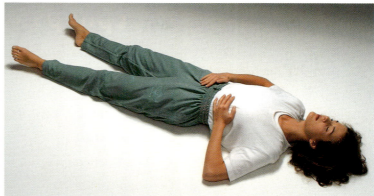

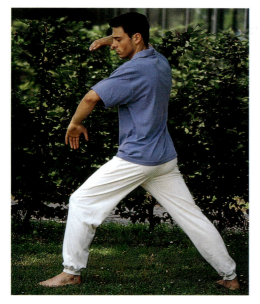

◀▲ Methoden wie Tai Chi Chuan (links) oder Yoga (oben), denen ein fernöstliches Welt- und Menschenbild zugrunde liegt, lassen sich auch unabhängig von ihren spirituellen Aspekten erlernen und praktizieren.

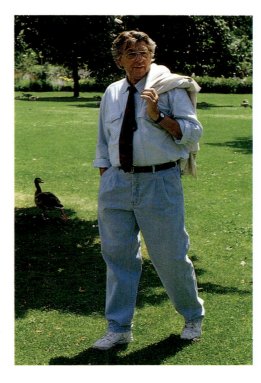

▶ Meist beginnt Entspannung schon beim regelmäßigen Spazierengehen. Es ist also nicht unbedingt nötig, wiederum Zeit, Kraft und Mühe zu investieren, um die richtigen Methoden zu erlernen. Wichtig ist allerdings, daß der Geist den Körper auf seinen Spaziergängen begleitet.

Yoga

Eine andere Entspannungstechnik, das Yoga, stammt aus einer uralten indischen Tradition. Nur in den religiös-spirituell ausgerichteten Arten des Yoga geht es allerdings um das Ziel, den Körper und die Welt zu »vergessen«. Die bei uns angebotenen Yoga-Techniken dienen vor allem dazu, mit bestimmten Körper- und Atemübungen vorhandene Energie zu fördern.

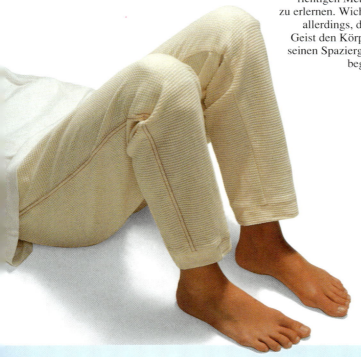

Entspannung immer mit Bedacht

So hilfreich und gesundheitsfördernd Entspannungstechniken sein können – sie können Körper und Psyche auch überfordern. Besonders wenn jemand sehr große Erwartungen an die Methode und vor allem an sich selbst stellt, kann das Erlernen einer Entspannungstechnik wiederum zum Streß werden, wenn sich nicht gleich sichtbare Erfolge einstellen. Gute Lehrer werden auf Anzeichen von Überforderung achten. Man sollte Bedenken nicht übergehen und sich gegebenenfalls mit dem Arzt besprechen.

Epilepsie

Die Epilepsie ist ein Anfallsleiden, das durch Störungen im Gehirn verursacht wird. Die Erscheinungsform solcher Anfälle reicht von der kurzfristigen Geistesabwesenheit bis hin zum ausgeprägten Krampfanfall, bei dem die Betroffenen um sich schlagen. Heute ist die Krankheit meist gut behandelbar.

Obwohl bereits der große griechische Arzt Hippokrates die Anfallskrankheit sehr nüchtern als eine Krankheit beschrieb, die zu behandeln sei wie jede andere, ist die Geschichte der Epilepsie vom Mittelalter bis in die jüngste Zeit mit vielen Vorurteilen verbunden. Man hielt die Krankheit für ansteckend, vermutete das Wirken dämonischer Kräfte, verbannte Betroffene aus der Gesellschaft und hielt es für eine Schande, ein epilepsiekrankes Mitglied in der Familie zu haben. Erst heute, seit vieles von der Krankheit erforscht worden ist, herrscht wieder eine aufgeklärte Sicht der Epilepsie. In der Geschichte gab es übrigens berühmte Menschen, die an Epilepsie litten und Großes vollbrachten, so etwa Alexander der Große, Sokrates, Caesar, Dostojewski und viele mehr.

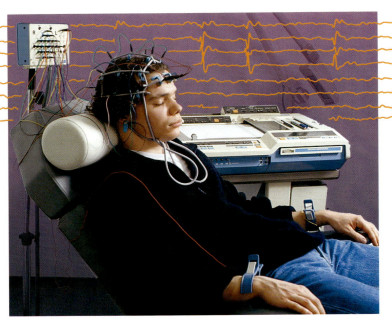

▲ Das Elektroenzephalogramm (EEG) ist eine schmerzlose Untersuchungsmethode und hilft, eine Epilepsie festzustellen. Die gezackte Kurve, die die Hirnströme zeigt, gibt wichtige Hinweise über den Ort der Störung im Gehirn.

Ursachen

Die Epilepsie wurde lange für eine Geistes- oder Erbkrankheit gehalten. Heute weiß man, daß für die erhöhte Erregbarkeit der Nervenzellen im Gehirn des Betroffenen ganz verschiedene Ursachen in Frage kommen. Es können Hirnverletzungen, Gefäßerkrankungen oder auch Tumoren sein. Schließlich schädigt auch Alkoholismus die Nervenzellen des Gehirns dermaßen, daß es beim Alkoholentzug zu Krampfanfällen kommen kann. Wie bei vielen anderen Krankheiten auch, kann bei einigen Formen der Epilepsie eine Veranlagung vorliegen.

Epileptische Anfälle

Die vielfältigen Leistungen des Gehirns entstehen durch das Zusammenwirken von Milliarden Nervenzellen. Diese sind über drahtartige Zellfortsätze zu einem riesigen Netz miteinander verbunden. Die Informationsübertragung in diesen »Drähten« geschieht mittels schwacher elektrischer Ströme. Beim Epilepsiekranken ist die elektrische Leitfähigkeit in diesen Zellfortsätzen zeitweise gestört, und es kommt zur plötzlichen elektrischen Entladung, dem Anfall.

Eine besonders gefürchtete Form eines solchen Anfalls ist der sogenannte große Krampfanfall, auch »Grand-mal-Anfall« genannt: Meist ohne Vorankündigung

Epilepsie

wird der Betroffene bewußtlos, fällt um und zuckt mit den Armen und Beinen. Beim Sturz kann er sich ernste Verletzungen zuziehen. Manchmal wird der Anfall auch durch einen Aufschrei eingeleitet, oft ist vor dem Mund Schaum zu erkennen. Ein solcher Anfall dauert etwa ein bis drei Minuten. Für die Umstehenden ist dies ein erschreckendes Ereignis. Nach einem Erholungsschlaf ist der Patient meist wieder voll ansprechbar.

Von kleineren epileptischen Anfällen sind vor allem Kinder betroffen. Bei Säuglingen führen sie zu einem blitzartigen Zusammenkrümmen des Körpers mit Verdrehen der Augen. Bei Kindern im Vorschulalter äußert sich ein solcher Anfall oft mit ruckartigen Bewegungen des Kopfes, der Arme oder der Beine. Ihren Händen können dabei plötzlich Gegenstände entfallen, beim Sitzen kann ihr Kopf plötzlich auf den Tisch fallen, beim Gehen können sie schlagartig auf den Boden stürzen. Schließlich kommen auch Phasen geistiger Abwesenheit (Absencen) und bewußtseinsbeeinträchtigende Dämmerzustände vor.

Behandlung

Ähnlich wie das EKG beim Herzkranken, dient beim Anfallspatienten die elektrische Hirnstrommessung (das Elektroenzephalogramm – EEG) dem Arzt dazu, festzustellen, ob Veränderungen vorliegen, die auf ein epileptisches Anfallsleiden schließen lassen. Das EEG läßt ferner oft den Ort der Störung im Gehirn erkennen. Ein Computertomogramm des Kopfes schließlich kann klären, ob ein Tumor die Anfälle auslöst. In diesem Fall wird man den Tumor möglichst entfernen.

Unabhängig von der Ursache ist das wichtigste Ziel der Behandlung, die Anfälle unter Kontrolle zu bringen. Hierzu gibt es heute eine ganze Reihe von wirksamen Medikamenten, die die Erregbarkeit der gestörten Gehirnzellen herabsetzen und somit die Krampfanfälle verhindern. Auf diesem Weg besteht sogar die Möglichkeit, bei konsequenter Behandlung eine Epilepsie langfristig auszuheilen.

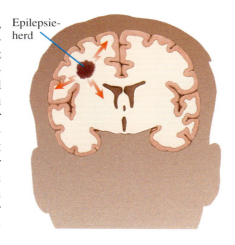

▲ Epileptische Anfälle gehen meist von einem eng begrenzten Bezirk im Gehirn aus.

Epilepsiekranke Kinder

So wichtig wie die dauerhafte ärztliche Behandlung des Epilepsiekranken ist die Aufklärung des Betroffenen und seiner Umgebung. Dies gilt besonders für das heranwachsende Kind, das großes Verständnis und Fürsorge benötigt. So ist es bei der Erziehung epilepsiekranker Kinder ganz besonders wichtig, daß das Kind die ihm angemessene Zuwendung und später auch Ausbildung erhält, die den besonderen Bedingungen Rechnung

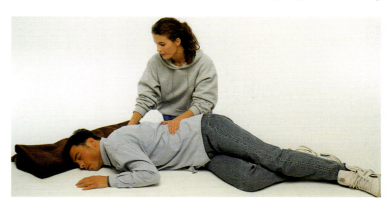

▲ Beim Anfall muß der Patient in die stabile Seitenlage gebracht werden. Eine zusammengerollte Decke im Bereich des Kopfes verhindert, daß sich der Patient während des Krampfanfalls verletzt.

trägt. Die Krankheit sollte allerdings weder überbewertet noch verleugnet werden. Die meisten Kinder können wie alle anderen Kinder zur Schule gehen, eine Lernbehinderung besteht in der Regel nicht. Den Lehrkräften sollte allerdings mitgeteilt werden, daß unter Umständen ein Anfall auftreten kann. Für einige Kinder, die durch das Anfallsleiden und die damit verbundenen Störungen häufiger in der Schule fehlen müßten, kann das Lernen in einer beschützten, auf das Kind abgestimmten Umgebung leichter sein. Welcher Weg für das Wohl des Kindes der geeignetste ist, können Eltern am besten in einem Gespräch mit dem behandelnden Arzt klären.

Erbrechen
Plötzliche Entleerung des Mageninhalts durch die Speiseröhre nach außen. Erbrechen ist oft eine Abwehrreaktion des Körpers auf Stoffe, die ihn schädigen könnten, wie Giftstoffe oder Krankheitskeime. Darüber hinaus ist es eine Begleiterscheinung verschiedener Erkrankungen des Magen-Darm-Trakts, etwa einer Magenentzündung. Der Brechvorgang kann auch durch das Brechzentrum im Gehirn ausgelöst werden. Deshalb gehen Hirnverletzungen und Störungen des zentralen Nervensystems oft mit Erbrechen einher. Manchmal muß man sich auch übergeben, ohne daß organische Ursachen dafür verantwortlich gemacht werden können: z.B. bei ekelerregenden Gerüchen, körperlicher oder seelischer Überlastung sowie in den ersten Monaten einer Schwangerschaft. Beim Erbrechen kann es zu hohen Flüssigkeitsverlusten kommen, die besonders für Säuglinge oder alte Menschen gefährlich sind.

Erektion
Aufrichtung des männlichen Glieds oder anderer Körperteile wie der Brustwarzen. Eine Erektion des Penis kann durch mechanische Reizung der Eichel oder durch geistige Vorstellungskraft ausgelöst werden. Der Penis enthält drei Schwellkörper, die aus einem dichten Geflecht von Blutgefäßen bestehen. Sie füllen sich bei sexueller Erregung mit Blut: Der Penis schwillt an und richtet sich auf.

Erfrierung
Gewebeschaden durch Kälteeinfluß. Erfrierungen entstehen, wenn unzureichend geschützte Haut (z.B. an den Ohren oder den Fingern) zu lange extremer Kälte ausgesetzt ist. Folge ist eine mangelnde Durchblutung der betreffenden Region. Leichte Erfrierungen greifen nur die obere Hautschicht an. Die Stelle erscheint dann zunächst blaß und verfärbt sich nach dem Auftauen rot. Je nach Dauer und Stärke der Kälteeinwirkung kann es aber auch zur Blasenbildung und zu bleibenden Gewebeschäden kommen. In schweren Fällen muß der erfrorene Körperteil amputiert werden. Erfrorene Körperteile müssen sehr langsam erwärmt werden. Siehe auch S. 750, *Erste Hilfe – Erfrierung*

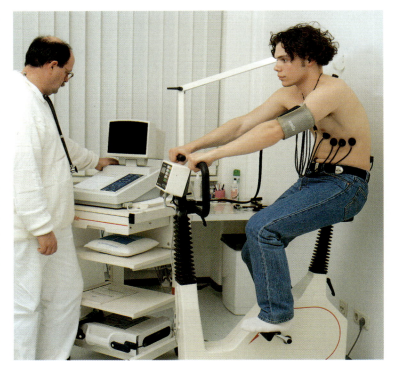

Ergometrie
Zusammen mit der Messung der körperlichen Arbeit wird meist ein EKG aufgezeichnet, um die Belastbarkeit des Herzens zu beurteilen.

Ergometrie
Messung körperlicher Arbeit. Als Hilfsmittel dient meist ein Fahrrad-Ergometer, mit dem eine bestimmte Körperbelastung erzeugt und abgelesen werden kann. Während der Patient belastet wird, kann man dann z.B. seinen Blutdruck, seine Atem- und Pulsfrequenz messen oder ein EKG anfertigen. Auf diese Weise erhält man Anhaltspunkte für die Funktion des Herz-Kreislaufsystems und der Atemwege.

Ergotherapie
Siehe *Beschäftigungstherapie*

Erinnerungslücke
Amnesie. Auf einen ganz bestimmten Zeitraum begrenzter Gedächtnisverlust. Erinnerungslücken treten v.a. bei leichten bis schweren Hirnverletzungen auf.

Der Zeitraum betrifft in der Regel die Geschehnisse unmittelbar vor dem Unfall und das Unfallereignis selbst. Typisch ist diese Störung nach Gehirnerschütterungen.

Erkältungskrankheit
Siehe *grippaler Infekt*

Ernährungszustand
Er wird durch die Versorgung des Körpers mit Nährstoffen, Vitaminen und Mineralstoffen bestimmt. Das körperliche und geistige Wohlbefinden kann durch einen schlechten Ernährungszustand erheblich beeinträchtigt werden. Er tritt ein, wenn dem Körper bestimmte Vitamine, Mineralien oder einfach nur Kalorien (Brennstoffe) fehlen, z.B. durch eine einseitige Ernährung. Überprüfen kann der Arzt den Ernährungszustand eines Patienten durch Bluttests und körperliche Untersuchungen.

Eröffnungswehen
Einleitung des Geburtsvorgangs mit rhythmischem, meist sehr schmerzhaftem Zusammenziehen der Gebärmutter. Die ersten Wehen kommen im Abstand von etwa zehn bis 15 Minuten, später immer häufiger. Durch die wellenförmigen Bewegungen der Gebärmutter erweitert und öffnet sich der Muttermund. Danach beginnt die Austreibung des Kindes.

erogene Zonen
Körperstellen, deren Berührung zu sexueller Erregung führt. Fast ebenso empfindlich wie die Geschlechtsregionen ist bei vielen Männern und Frauen auch die Haut an den Innenseiten der Oberschenkel und -arme, am Hals und um die Brustwarzen herum. Die Intensität der Empfindung an diesen erogenen Zonen kann jedoch bei jedem Menschen unterschiedlich sein und bleibt auch nicht immer gleich. Ständiges Streicheln einer einmal entdeckten erogenen Zone setzt die Wirkung eher herab, wenn dabei Sinnesfreude und Phantasie auf der Strecke bleiben.

Erste Hilfe
Notversorgung von Verletzten oder plötzlich Erkrankten, um akute Lebensgefahr und Gesundheitsschäden abzuwenden. Siehe S. 736

Erwerbsunfähigkeit
Wenn der Lebensunterhalt auf absehbare Zeit nicht mehr durch die eigene Arbeitsleistung gesichert werden kann, spricht man von Erwerbsunfähigkeit. Eine schwere Krankheit, ein körperliches oder geistiges Gebrechen oder ein Unfall können dazu führen, daß man keiner regelmäßigen Arbeit mehr nachgehen kann. Um Ansprüche aus der Renten- oder Unfallversicherung geltend machen zu können, muß die Erwerbsunfähigkeit durch ein Gutachten bestätigt werden.

erogene Zonen
Die Berührung der erogenen Zonen löst sexuelle Erregung unterschiedlicher Intensität aus.

Erysipel
Siehe *Wundrose*

Erythem
Hautrötung. Ursache ist eine übermäßige Blutfüllung der Gefäße. Sie wird

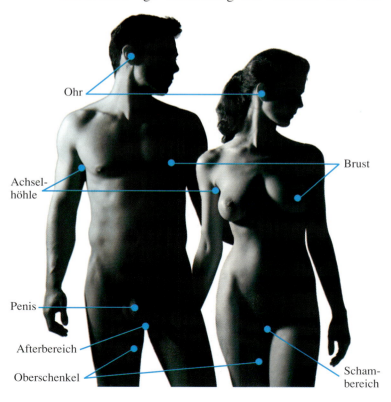

Erythrozyten

durch eine Entzündung, bei einer Allergie oder durch Hautreizung ausgelöst. Manchmal kommt es auch zu Bläschen- oder Knotenbildung. Bekanntestes Erythem ist der Sonnenbrand.

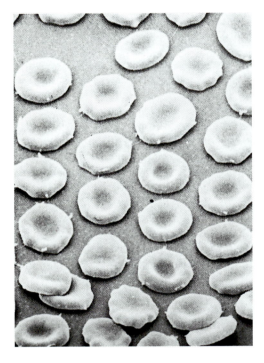

Erythrozyten
Rote Blutkörperchen werden ständig im Knochenmark neu gebildet. Sie haben eine Lebensdauer von rund 100 Tagen.

Erythrozyten
Rote Blutkörperchen. Aufgabe dieser spezialisierten Zellen ist es, mit Hilfe des roten Blutfarbstoffes (Hämoglobin) das Körpergewebe mit Sauerstoff zu versorgen. Gleichzeitig transportieren sie das beim Stoffwechsel entstehende Abfallprodukt Kohlendioxid in die Lunge zurück.

essigsaure Tonerde
Farblose, stechend riechende Flüssigkeit als Hausmittel zur äußerlichen Anwendung. Umschläge mit verdünnter essigsaurer Tonerde wirken kühlend und schwellungslindernd. Deshalb werden sie bei Verstauchungen oder Insektenstichen angewandt. Essigsaure Tonerde kann bei häufigem Gebrauch zu Hautreizungen führen.

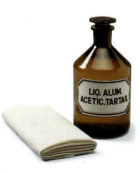

essigsaure Tonerde

Eßsucht
Siehe *Bulimie*

Eustress
Gesundes Maß an Belastung, das leistungssteigernd wirkt. In entscheidenden Situationen wird die Ausschüttung des Streßhormons Adrenalin aus der Nebenniere erhöht. Durch diesen Adrenalinstoß wird die Durchblutung der Muskeln und des Herzens verbessert, das Herz schlägt kräftiger und schneller. All diese Reaktionen setzen die Widerstandsfähigkeit und Leistungsbereitschaft des Körpers kurzfristig herauf. Das führt z.B. dazu, daß man in einer Prüfungssituation besonders gute Leistungen bringt. Übersteigt der Streß ein gewisses Maß oder dauert er länger an, kann der Effekt allerdings ins Gegenteil umschlagen. Siehe auch S. 656, *Streß*

Exanthem
Siehe *Hautausschlag*

Exophthalmus
Ein- oder beidseitiges Vortreten des Augapfels aus der Augenhöhle. Das Auge erscheint stark vergrößert, und seine Beweglichkeit ist oft eingeschränkt. Die Ursachen können Hormonstörungen (häufig bei einer Überfunktion der Schilddrüse), Entzündungen, Geschwülste, Krampfadergeflechte in den Augenhöhlen oder Schädelverletzungen sein.

Exsikkose
Siehe *Austrocknung*

Extrasystole
Herzstolpern. Der ansonsten regelmäßige Puls kann durch einen verfrühten oder verzögerten Herzschlag kurz unterbrochen werden. Herzstolpern kommt auch bei völlig gesunden Menschen häufig vor (z.B. nach Alkohol- oder Kaffeegenuß), kann aber auch auf eine Herzerkrankung hinweisen.

extrauterin
Außerhalb der Gebärmutter. Eileiter- oder Bauchhöhlenschwangerschaften werden auch als extrauterine Schwangerschaften bezeichnet.

F

Fadenfistel
Überschießendes Wachstum von Gewebe, ausgehend von einer Wundnaht. Der Faden kann als Fremdkörper Irritationen beim Heilungsprozeß auslösen. Komplikationen wie Sekretstau oder ein Abszeß kommen oft hinzu. Durch Neubildung von Gewebe wird der Fremdkörper abgekapselt, und schließlich bildet sich ein röhrenförmiger Gang. Eine Heilung erfolgt nur, wenn der Faden von selbst ausgestoßen oder zusammen mit der Fistel operativ entfernt wird.

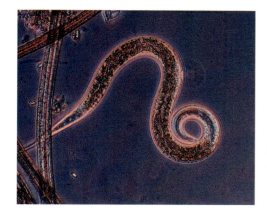

Fadenwürmer
Ein Befall mit Fadenwürmern ist mit Medikamenten gut zu behandeln.

Fadenwürmer
Zu diesen Parasiten, die den Menschen befallen, zählen Spulwurm, Madenwurm, Peitschenwurm, Hakenwurm, Filarien und Trichinen. Von wenigen Ausnahmen abgesehen, werden sie als Wurmeier bzw. Larven mit der Nahrung aufgenommen. Einige von ihnen gelangen durch die Darmwand in den Blutkreislauf und befallen in der Folge auch Lunge, Leber oder Gehirn. Teilweise verbleiben sie aber auch im Darm oder kehren über den Blutkreislauf wieder in den Darm zurück, gelangen dort zur Geschlechtsreife und scheiden wiederum Eier aus. Diese Eier sind im Stuhl nachweisbar. Alle Arten von Fadenwürmern verursachen schwere gesundheitliche Schäden: Verdauungsstörungen, Blutarmut, Mangelernährung sowie, wenn sie ins Blutsystem und in andere Organe gelangen, Fieber, Bronchitis, Herzinsuffizienz und Leberschäden. Die meisten Fadenwürmer sind nur in Vorderasien, Nordafrika oder in tropischen Ländern verbreitet.

Fahrradergometrie
Häufig angewandte Form des Belastungs-EKGs. Der Patient tritt, sitzend oder liegend, wie bei einem Fahrrad Pedale, während gleichzeitig ein Elektrokardiogramm aufgezeichnet wird. Mit Hilfe der Fahrradergometrie kann man die körperliche Belastbarkeit und das Kreislaufverhalten beobachten, um bei Verdacht auf bestimmte Herzkrankheiten, die gerade bei körperlicher Belastung auftreten (z.B. eine Minderdurchblutung der Herzkranzgefäße oder Herzrhythmusstörungen), eine genauere Diagnose zu erhalten.

Fallhand
Auch als Kußhand bezeichnet. Infolge der Lähmung eines Unterarmnervs ist es nicht mehr möglich, die Hand zu strecken. Sie fällt nach unten, und der Daumen kann nicht mehr abgespreizt werden. Teilweise ist auf dem Handrücken die Empfindung gestört. Eine Fallhand tritt infolge von Armbrüchen auf, sie ist aber auch ein typisches Symptom einer Bleivergiftung. Die Lähmungserscheinungen können sich durch Massage und Reizstrombehandlung teilweise wieder zurückbilden.

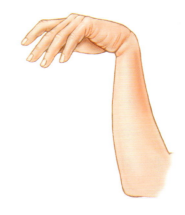

Fallhand
Bei dieser speziellen Lähmung ist der Unterarmnerv, der Radialis, im Bereich des Oberarms gestört.

Fallot-Tetralogie
Angeborene Herzfehlbildung. Die Herzklappe zur Lungenarterie ist verengt, dadurch ist die rechte Herzkammer vergrößert, weil sie vermehrt Kraft aufbringen muß, um Blut in die Lunge zu pumpen. Hinzu kommt ein Loch in der Scheidewand zwischen rechter und linker Herzkammer sowie eine über dem Scheidewand-Defekt beginnende Hauptschlagader, die sauerstoffreiches und sauerstoffarmes Blut führt. Im Körpergewebe entsteht ein Sauerstoffmangel, der meist deutlich als Blauverfärbung der Lippen (Blausucht, Zyanose) sichtbar ist. Die anhaltende Blaufärbung der Lippen beim Neugeborenen verbunden mit Atemnot gilt als erster Hinweis auf einen Herzfehler, der in vielen Fällen operativ behandelt werden kann.

Fallout
Niederschlag in Form winziger radioaktiver Staubteilchen. Er entsteht durch Atomversuche, Explosion von Kernwaffen und durch Betriebsunfälle in Kernkraftwerken, gelangt in die Atmosphäre, in die Luft, ins Regenwasser, in den Boden und damit in die Nahrung. Im menschlichen Körper werden die radioaktiven Teilchen in bestimmte Organe eingebaut, wo sie zellschädigend und krebserregend wirken können. Radioaktives Eisen z.B. wird bevorzugt in den roten Blutkörperchen eingelagert, Jod in der Schilddrüse und Cäsium im Muskelgewebe.

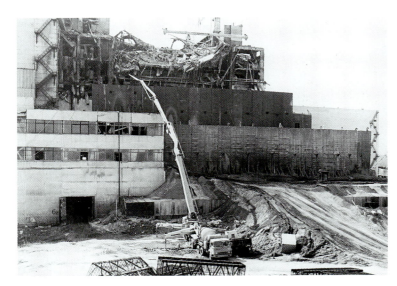

Fallout
Durch die Reaktorkatastrophe im ukrainischen Tschernobyl kam es 1986 zur bislang stärksten Ausbreitung radioaktiver Stoffe in der Atmosphäre.

Fallsucht
Veraltete Bezeichnung für *Epilepsie*. Siehe S. 258

Familienplanung
Gezielte Geburtenregelung und Geburtenkontrolle. Ein Sammelbegriff für alle Maßnahmen, mit Hilfe derer die Anzahl der Kinder sowie der Zeitpunkt der Geburten von den beiden Partnern bestimmt wird. Hierzu zählen also alle Methoden der Empfängnisverhütung, aber auch Maßnahmen, die bei ungewollter Kinderlosigkeit die Fruchtbarkeit steigern sollen.

Familientherapie
Als Sonderform der Psychotherapie versucht die Familientherapie, die Beziehungen der einzelnen Familienmitglieder untereinander zu klären. Auslöser für eine Familientherapie sind in den meisten Fällen Verhaltensauffälligkeiten oder -störungen der Kinder oder seltener eines anderen Familienmitglieds. Der Familientherapeut (Psychologe oder psychotherapeutisch tätiger Arzt) beschäftigt sich nur selten mit der Vergangenheit und nie mit einem Familienmitglied allein. Im Gespräch werden gestörte Kommunikationsmuster, unausgesprochene Gefühle und Erwartungen und krankmachendes Verhalten angesprochen und neue Möglichkeiten des Zusammenlebens erarbeitet. Die Sitzungen finden gewöhnlich wöchentlich über einen Zeitraum von zehn bis 20 Wochen statt.

Fango
Mineralschlamm vulkanischen Ursprungs, der auf dem Grund heißer Quellen abgelagert ist, wird als Packung, etwa 45 °C warm, direkt auf die Haut aufgetragen und mit Baumwoll- oder Wolltüchern fixiert. Wärme und Feuchtigkeit werden langsam und kontinuierlich an die Haut abgegeben, die

Mineralien entfalten ihre heilende Wirkung. Fango wird wegen seiner schmerzlindernden Wirkung v.a. bei Bandscheibenleiden (Hexenschuß), Gelenkerkrankungen und Unterleibserkrankungen angewandt.

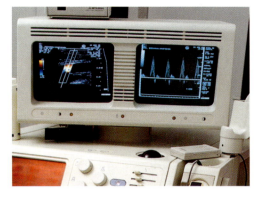

Farb-Doppler
Die spezielle Form der Ultraschalluntersuchung gibt Aufschluß über das Strömungsverhalten des Blutes in den Adern.

Farb-Doppler
Ultraschallmethode zur Untersuchung von Blutgefäßen, besonders der großen Herzgefäße und der Herzklappen. Das farbige Bild auf dem Bildschirm gibt Auskunft über die Fließrichtung des Blutes, über die ungefähre Fließgeschwindigkeit sowie Ort und Ausdehnung von Wirbelbildungen des Blutes. Es handelt sich um eine schmerzlose Untersuchung, und sie wird am häufigsten bei Verdacht auf eine Gefäßverengung eingesetzt.

Farbenblindheit
Man unterscheidet zwischen totaler Farbenblindheit – hier werden alle Bilder, wie im Dämmerlicht, als farblos wahrgenommen – und teilweiser Farbenblindheit, bei der die Farbempfindung für eine oder zwei der drei Farben Rot, Grün und Blau fehlt. Ist die Farbempfindung nur herabgesetzt, spricht man von einer Farbenanomalie.
In vielen Fällen liegt die Ursache der Störung in den Zapfenzellen auf der Netzhaut des Auges. Rot-Grün-Blindheit wird vererbt und betrifft vorwiegend Männer; daneben gibt es zahlreiche erworbene Formen von Farbenblindheit, etwa nach Netzhauterkrankungen oder Vergiftungen. Zur Prüfung des Farbensinns werden sogenannte pseudoisochromatische Tafeln verwendet, auf denen Zahlen und Buchstaben aus Punkten unterschiedlicher Farbe und Helligkeit zusammengesetzt sind.

Farbszintigraphie
Siehe *Szintigraphie*

Fasten
Siehe *Heilfasten*

Faszie
Dünne, sehr feste Hülle der Skelettmuskeln aus Bindegewebe, die auch eine ganze Muskelgruppe umschließen kann wie etwa die große Oberschenkelfaszie. Diese Gewebe werden häufig für körpereigene Transplantationen verwendet, z.B. zur Verstärkung der Naht bei einer Bruchoperation. Wenn eine Muskelfaszie krankhaft verkürzt ist, können Krümmungen und Verformungen an den Gliedmaßen auftreten.

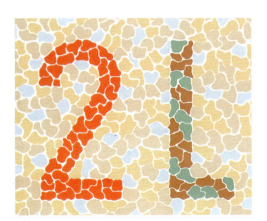

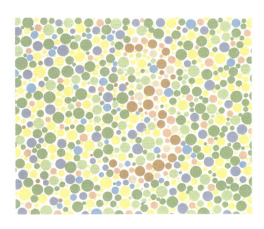

Farbenblindheit
Mit einfachen Tests kann eine Farbenblindheit festgestellt werden. Auf der linken Tafel sehen auch Farbenblinde die Zeichen 2 L. Rechts nehmen Personen mit einer Rot-Grün-Schwäche eine 8 wahr, während Normalsichtige eine 3 erkennen.

Fazialislähmung
Lähmung der Gesichtsmuskulatur, die vom Fazialisnerv versorgt wird. Siehe *Gesichtsnervenlähmung*

FCKW
Abkürzung für Fluorchlorkohlenwasserstoffe, die noch immer als Treibgase in Spraydosen, als Kältemittel in Kühl-

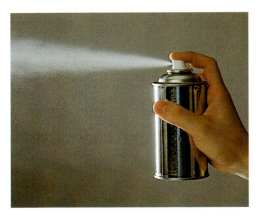

FCKW
Als Treibgas in Spraydosen wurden Fluorkohlenwasserstoffe lange eingesetzt. Heute sind in den Industrieländern weniger schädliche Ersatzstoffe schon weiter verbreitet.

schränken und Klimaanlagen oder zum Verschäumen von Kunststoffen eingesetzt werden. Die farblosen Gase gelangen mit der Luftströmung in die höheren Schichten der Atmosphäre, wo sie durch UV-Strahlen abgebaut werden und die Ozonschicht der Atmosphäre zerstören. Sie sind deshalb mit für die Entstehung des Ozonlochs und des Treibhauseffekts verantwortlich.

Fehlbildung
Teilweise oder vollständige Fehlgestaltung eines Organismus, seiner Organe oder von Organteilen, die bereits vor der Geburt entstanden oder zumindest angelegt ist. Eine Fehlbildung ist entweder genetisch bedingt oder wird durch eine Schädigung des mütterlichen Organismus verursacht (z.B. durch Infektionen, körpereigene oder -fremde Giftstoffe, hormonelle Störungen, physikalische Einwirkungen), die in der Folge auch den Embryo schädigt.

Fehlgeburt
Ausstoßung der unreifen, nicht lebensfähigen Frucht innerhalb der ersten 28 Schwangerschaftswochen. Bei der unvollständigen Fehlgeburt wird nur der Fötus, nicht aber der Mutterkuchen ausgestoßen, was eine Ausschabung der Gebärmutter erforderlich macht. Es sind vielerlei Ursachen für eine Fehlgeburt denkbar: Entzündungen oder krankhafte Veränderungen der Gebärmutter, seelische Erschütterungen, Verletzungen von außen, Vergiftungen, Infektionskrankheiten oder eine unbehandelte Zuckerkrankheit.

Feigwarzen
Hautwucherung, gutartige Hautgeschwulst. Die spitze Feigwarze, eine Abart der gewöhnlichen Warze, kommt in der After- und Geschlechtsgegend und in feuchten Körperfalten vor. Es handelt sich um eine Viruserkrankung, die meist durch Geschlechtsverkehr übertragen wird. Sie ist zunächst stecknadelkopfgroß und blaß-fleischfarben, kann aber zu beträchtlicher Größe und blumenkohlartigen Wucherungen anwachsen.

feingewebliche Untersuchung
Untersuchung eines größeren Gewebepräparates, das meist im Rahmen eines operativen Eingriffs entnommen wird. Im Labor werden verschiedene Schnitt-, Fixierungs- und Färbemethoden angewandt.

Feinnadelbiopsie
Entnahme von Gewebe durch eine dünnwandige Nadel zu Untersuchungszwecken. Sie dient der Früherkennung von Krebs, z.B. bei Knotenbildung in der Schilddrüse oder in der weiblichen Brust, bei Lymphknotenvergrößerung oder Erkrankungen der Prostata. Die Gewebeprobe wird im Labor auf Zellveränderungen hin untersucht.

Feldenkrais-Therapie
Form von Bewegungstherapie, benannt nach dem Kernphysiker und Physiologen Moshe Feldenkrais (1904–1984). »Bewußtheit durch Bewegung« lautet ein Schlagwort dieser Methode, die den

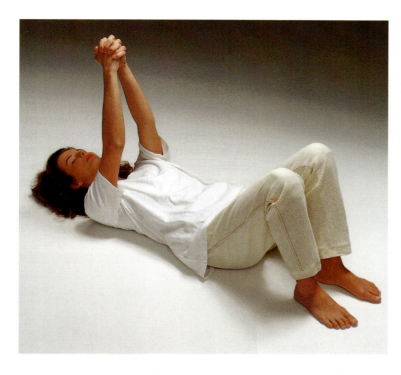

Feldenkrais-Therapie
Ziel der Feldenkrais-Arbeit ist, sich der Funktionen und der Möglichkeiten des Körpers bewußt zu werden.

Patienten dabei unterstützen soll, eingeschliffene Bewegungsmuster zu erkennen und sich neue Bewegungsmöglichkeiten anzueignen. Mit einer veränderten Körperhaltung geht – so die Grundlage der Methode – auch eine veränderte Geisteshaltung einher, alte Gewohnheiten lösen sich auf, und Alternativen werden sichtbar. Positive Ergebnisse werden bei chronischen Schmerzzuständen erzielt, in der Rehabilitation nach Unfällen oder Operationen und bei Bewegungsstörungen, deren Ursache im Nervensystem liegt.

Ferment
Siehe *Enzym*

Fernmetastase
Tochtergeschwulst, die sich über den Blut- oder Lymphweg fern des ursprünglichen Tumors angesiedelt hat. Meist ist die Fernmetastase Zeichen einer fortgeschrittenen Krebserkrankung. Sie kann größer werden und stärkere Schmerzen verursachen als der Primärtumor. Bei den verschiedenen Tumorarten sind unterschiedliche Ausbreitungswege feststellbar.

Fertilität
Fähigkeit zu geschlechtlicher Vermehrung. Siehe *Fruchtbarkeit*

Fetischismus
Erotischer Fetischismus ist eine Störung des Sexualverhaltens. Anstelle des natürlichen Sexualzieles lösen Körperpartien außerhalb der Genitalsphäre (Füße, Haare) oder Gegenstände eine geschlechtliche Erregung aus. Sexuelle Befriedigung wird meist durch Selbstbefriedigung erreicht. Geschlechtsverkehr ist häufig nicht möglich und wird auch nicht gesucht.

Fette
Wichtige Aufbau- und Transportstoffe sowie Energiequelle für den Organismus. Im Körper von Mensch und Tier unterscheidet man Organfett, als Bestandteil jeder Zelle, und Depotfett, das sich u.a. unter der Haut befindet oder die Eingeweide umhüllt. Es dient als Energiereserve, Polster und Kälteschutz. Fette werden entweder mit der Nahrung aufgenommen oder im Körper aus Kohlenhydraten, teilweise auch aus Eiweiß aufgebaut. Ein Gramm Fett, egal ob tierischer oder pflanzlicher Herkunft, hat einen Brennwert von 39 Kilojoule (ca. 9,3 Kilokalorien/kcal).
Von besonderer Bedeutung sind die ungesättigten (essentiellen) Fettsäuren, da der Organismus diese nicht selbst aufbauen kann. Sie müssen deshalb mit der Nahrung zugeführt werden. Alle Nahrungsfette werden im Dünndarm durch Verdauungsenzyme in ihre Bestandteile aufgespalten und mit Hilfe der Gallensäuren in eine feine Emulsion umgebaut. In dieser Form werden sie von der Darmwand aufgenommen und gelangen in den Blutkreislauf. Verschiedene Substanzen, wie z.B. die Vitamine A, D, E und K, aber auch bestimmte Schadstoffe können nur in Fett gelöst vom Darm aufgenommen werden.

Fettgeschwulst
Lipom. Die gutartige, langsam wachsende Geschwulst im Unterhautfettge-

Fieber

Ein »Thermostat« im Zwischenhirn sorgt dafür, daß unsere Körpertemperatur in einem bestimmten Rahmen konstant bleibt. Erhöht der Organismus seine Temperatur, rüstet er sich meist zum Kampf gegen Krankheitserreger oder andere schädliche Stoffe. Wer Fieber unterdrückt, gibt den Selbstheilungskräften seines Körpers keine Chance.

Wenn die weißen Blutkörperchen des Immunsystems sich über Bakterien und Viren hermachen, entstehen bestimmte Eiweißstoffe. Diese und manche andere Substanzen können das Wärmeregulationszentrum im Zwischenhirn irritieren, das dann eine höhere Wunschtemperatur einstellt.

Frösteln vor der großen Hitze

Immer dann, wenn der Körper kühler ist als die im Zwischenhirn vorgegebene Temperatur, wird ein Zitterreflex ausgelöst. Die Muskeln ziehen sich in rascher Folge zusammen, erschlaffen wieder und erzeugen so die geforderte Wärme. Sogar die Gesichtsmuskeln arbeiten oft mit, so daß man unwillkürlich mit den Zähnen klappert. Dieses heftige Frieren hört oft schon nach einer viertel bis einer halben Stunde wieder auf und macht einem Hitzegefühl Platz. Fieber ist entstanden. Es wird nicht nur mehr Wärme produziert, auch viele Stoffwechselvorgänge laufen schneller ab. Viren und Bakterien machen diese erhöhten Temperaturen schwer zu schaffen.

Dem Körper das Fieber lassen

Fieber ist in den meisten Fällen eine normale Reaktion des Organismus. Es zeigt, daß er stark genug ist, sich mit unerwünschten Eindringlingen auseinanderzusetzen. Deshalb sollte man nicht grundsätzlich zu fiebersenkenden Medikamenten greifen. Die Abgeschlagenheit ist ein Signal des Körpers, daß er Ruhe braucht. Fiebernde benötigen Bettruhe, das Zimmer sollte nicht zu hell, nicht zu warm und von Lärmquellen abgeschirmt sein.

Zum Essen sollte man sich keinesfalls zwingen, etwa aus Sorge, allzu kraftlos zu werden. Weil Fieber immer mit Schwitzen und daher mit erhöhtem Wasserverlust einhergeht, sollte man möglichst viel trinken, auch dann, wenn kein ausgesprochenes Durstgefühl besteht.

Am besten trinkt man Tee (keinen schwarzen Tee), Mineralwasser oder verdünnte Säfte. Es gibt auch sogenannte Fiebertees wie Lindenblüten- oder Hopfenblütentee. Spezialmischungen stellt der Apotheker her. Auch Wadenwickel lindern das Hitzegefühl.

▲ Die Fieberkurve gibt nicht nur wichtige Hinweise über den Verlauf einer Krankheit, sondern auch darüber, ob der Arzt mit seiner Behandlung Erfolg hat.

Hat man sich und dem Fieber ausreichend Ruhe und Zeit gegönnt, fühlt man sich meist schon bald wesentlich besser. Das Immunsystem geht gestärkt aus dieser Situation hervor. Manche Wissenschaftler vermuten, daß Menschen, die kein Fieber kennen, ein höheres Krebsrisiko haben. Bewiesen ist diese Theorie jedoch nicht.

Fieberkrämpfe – meist harmlos

Bei Kindern zwischen sechs Monaten und fünf Jahren kommt es vor allem bei raschem Fieberanstieg gelegentlich zu

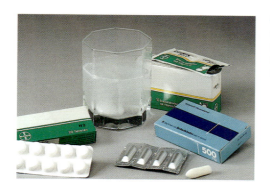

◀ Fiebersenkende Medikamente sollte man nur bei hohem Fieber und nach ärztlicher Anordnung einnehmen.

Krämpfen. Die ruckartigen und zuckenden Bewegungen von Armen und Beinen bei gleichzeitiger Bewußtlosigkeit wirken bedrohlich und erschreckend, doch in der Regel kann ein herbeigerufener Arzt die Eltern beruhigen. Muskelentspannende, krampflösende und fiebersenkende Mittel unterbrechen den Anfall recht schnell. Hirnschädigungen bleiben nach einem unkomplizierten Fieberkrampf nicht zurück.

Von komplizierten Fieberkrämpfen wird gesprochen, wenn
- der Verdacht auf eine erblich bedingte Epilepsie besteht, d.h. wenn ein Blutsverwandter des Kindes an einer angeborenen Epilepsie leidet,
- die Hirnströme (gemessen im EEG) verändert sind,
- der Anfall länger als 15 Minuten dauert,
- sich der Anfall innerhalb von 24 Stunden wiederholt.

In diesen Fällen müssen weitere Untersuchungen vorgenommen und eventuell Medikamente verordnet werden.

Fieber – und sonst nichts! Was tun?
Von uncharakteristischem Fieber spricht der Arzt, wenn die Ursache für die erhöhte Körpertemperatur nicht ohne weiteres festgestellt werden kann. Bei sonst gesunden Menschen – vor allem kreislaufgesunden Menschen unter 60 Jahren – wird dieses uncharakteristische Fieber zuerst nur beobachtet. Stellt sich jedoch zusätzlich eines der folgenden Warnsymptome ein, muß ein Arzt gerufen werden:

- Starke Kopfschmerzen, Lichtscheu, Erbrechen (Verdacht auf Hirnhautentzündung),
- Bauchschmerzen, Übelkeit, Erbrechen (dies kann auf Blinddarmentzündung, Infektionen im Bauchraum oder im Harnwegssystem hinweisen),
- Druckschmerzen am äußeren Gehörgang können eine Mittelohrentzündung anzeigen,
- Schluckbeschwerden, Atemnot (bei einer entzündlichen Kehlkopfeinengung besteht Lebensgefahr!),
- bellender Husten und Schmerzen hinter dem Brustbein können Symptome einer Lungenentzündung sein.

Fieber bei chronisch Kranken
Bei Menschen mit bestimmten Vorerkrankungen muß Fieber oft als Zeichen einer akuten Bedrohung gewertet werden. So sollten Zuckerkranke eine er-

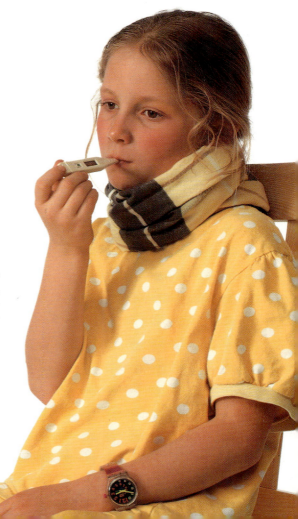

▶ Kinder reagieren auf einen Krankheitserreger oft schneller und mit höherem Fieber als Erwachsene.

Fieber

höhte Temperatur wegen ihres ohnehin belasteten Stoffwechsels nicht auf die leichte Schulter nehmen. Sie neigen besonders zu Harnwegs- und Hautinfektionen, die von Fieber begleitet werden und nicht unbehandelt bleiben dürfen. Darüber hinaus sind gefährdet:
- Menschen mit geschwächtem Immunsystem, wie etwa Patienten, die Kortison oder im Rahmen einer Chemotherapie Zytostatika einnehmen, sowie Empfänger einer Organspende. Sie müssen ebenso überwacht werden wie HIV-Infizierte.
- Werdende Mütter. Möglicherweise besteht eine unbehandelte Harnwegsinfektion, die sich zu einer Nierenbeckenentzündung entwickelt hat.
- Patienten mit Herzfehlern bzw. mit künstlichen Herzklappen. Rasche Fiebersenkung ist hier wichtig, weil die Erhöhung des Energiebedarfs, des Sauerstoffverbrauchs und der Blutmenge, die das Herz pro Minute pumpen muß, einen solchen Patienten überfordert.
- Alkoholkranke. Ihre Abwehrkraft kann enorm geschwächt sein.
- Kleinkinder und alte Menschen. Hier ist das Abwehrsystem noch unreif oder so geschwächt, daß es zu unerwartet heftigen Krankheitsverläufen kommen kann. Säuglinge verlieren durch hohes Fieber oft bedrohlich viel Flüssigkeit.

Fieber, das ohne erkennbare Ursache länger als eine Woche anhält, ist immer ein Alarmzeichen, und es müssen weitergehende Untersuchungen vorgenommen werden, um eine bösartige Erkrankung auszuschließen.

Fieber vor Aufregung?
Bei dem sogenannten Lampenfieber mischt sich Freude mit Erwartungsangst. Auf welche Weise allerdings Emotionen die Wärmezentren im Gehirn beeinflussen, ist nicht geklärt.
Dasselbe gilt für das Fieber, das manche Kinder bekommen, wenn sie stundenlang herumgetobt haben. Sie sind nicht krank, aber offensichtlich ist die Wärmeregulation des Körpers aus den Fugen geraten. Nach einer halben bis einer ganzen Stunde Ruhe hat sich die Körpertemperatur in der Regel wieder völlig normalisiert.

Der Wadenwickel

▲ Ein wirkungsvolles Hausmittel gegen Fieber ist das Anlegen eines Wadenwickels: Unter die Beine wird eine wasserdichte Unterlage gelegt. Zwei Lein- oder Baumwolltücher werden in eine Schüssel mit Eiswasser getaucht.

◄ Die nassen Tücher werden in zwei Lagen um den Unterschenkel gewickelt.

► Anschließend wird der Unterschenkel mit einem trockenen Handtuch umwickelt.

Fortsetzung von S. 269

ausgebildeten Klauen. Die Filzlaus findet sich hauptsächlich in den Scham-, seltener in Brust-, Achsel-, Barthaaren oder an den Augenbrauen. Charakteristisch sind stark juckende, bläuliche, geschwollene Stichstellen im Genitalbereich. Filzläuse werden fast ausschließlich durch direkten Kontakt, vor allem beim Geschlechtsverkehr übertragen.

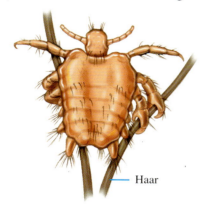

Haar

Filzlaus
Die Filzlaus wird etwa zwei Millimeter groß. Sie ernährt sich vom Blut des Menschen.

Fingernagelveränderungen

Sie sind meist Begleiterscheinung von Haut- oder Stoffwechselerkrankungen. Brüchigkeit kann die Folge von Mangelernährung (Kalzium- und Eisenmangel) sein. Farbveränderungen werden z.B. durch mangelnde Durchblutung verursacht. Das unter dem Nagel liegende Gewebe schimmert dann weiß oder bläulich. Durch bestimmte Vergiftungen entstehen quer über dem Nagel weiße Streifen, die allerdings nicht zu verwechseln sind mit den harmlosen, unregelmäßigen weißen Fleckchen, die durch Eindringen von Luft in die Hornlamellen entstehen. Uhrglasnägel sind zur Fingerkuppe hin übermäßig gewölbt, die Fingerkuppen rundlich aufgetrieben. Sie weisen auf eine chronische Sauerstoff-Unterversorgung bei Herz-/Lungenkrankheiten hin. Weißnägel, Tüpfelnägel, gestanzte Quer- oder Längsrillen an der Oberfläche entstehen bei Pilzkrankheiten oder Hautekzemen.

Fissur

Spalte, Furche oder Einschnitt, die sich natürlicherweise sowohl zwischen Organteilen, z.B. an den Leber- und Lungenlappen, als auch an der Durchtrittsstelle von Nerven durch den Knochen befindet. Bereits beim ungeborenen Kind können abnorme Fissuren angelegt sein, etwa als krankhafte Spaltenbildung am Bauch, im Gesicht, am Hals oder an den Lippen, ebenso an inneren Organen wie Blase oder Harnröhre. Solche Fehlbildungen können die Funktion der betroffenen Organe erheblich beeinträchtigen, sind aber durch eine Operation in der Regel leicht korrigierbar.
Unter der Fissur eines Knochens versteht man einen feinen Bruch, der auch als Haarbruch bezeichnet wird und bei dem die Bruchenden nicht gegeneinander verschoben sind.
Auch feine Einrisse der Haut werden Fissuren genannt. Als Analfissur wird ein schmerzhafter, oft geschwürig veränderter Schleimhauteinriß am Darmausgang bezeichnet.

Fistel

Abnormer röhrenförmiger Gang. Es gibt Fisteln, die nur im Körperinneren verlaufen und zwei oder mehrere Organe miteinander verbinden. Sie können sowohl angeboren als auch durch Verletzungen oder Entzündungen hervorgerufen sein. Am häufigsten entstehen auf diese Weise bei der Frau Blasen-Scheiden- oder Scheiden-Mastdarm-Fisteln.
Äußere Fisteln bilden sich oft nach Entzündungen oder Operationen. Sie gehen von einem Organ oder Hohlraum aus und münden an der Körperoberfläche wie die Harnblasenfistel oder die Gallenblasenfistel.
Oft werden Fisteln absichtlich vom Arzt angelegt, um z.B. den Darm oder die Harnblase zu entleeren.
Fisteln, die eine direkte Verbindung zwischen Arterie und Vene bilden, bezeichnet man als Shunt. Er kommt bei bestimmten angeborenen Herzfehlern vor. Ein angelegter Shunt am Arm ist von besonderer Bedeutung für die Blutwäsche mit einer künstlichen Niere.

Fitneßtraining
Siehe S. 274

Fitneßtraining

Jogger sterben fitter, sagen die Spötter. Und wenn schon, sagen die Sportler. Tatsächlich haben wir auf die individuelle Lebensuhr kaum Einfluß. Fest steht nur: Wer Sport treibt, ernährt sich meist auch vernünftig, lebt insgesamt gesundheitsbewußt und kann so bestimmte Krankheitsrisiken verringern.

Eugen Sandow, der Pionier der Fitneßbewegung, schrieb 1904 vom »Druck und Kampf des modernen Lebens«, dem man nur durch Training, Willenskraft und ein gestärktes Selbstbewußtsein begegnen könne. In dieser Hinsicht hat

gehen wie mit einem hochwirksamen Medikament: Anwendung mäßig, aber regelmäßig, am besten nach Rücksprache mit einem Arzt. Denn ob es nützt oder schadet, ist auch eine Frage der Dosierung.

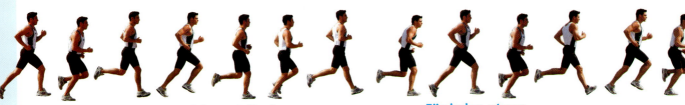

sich nichts gebessert: Erfolg und Kraft sind heute wichtiger denn je. Und ein wenig Eitelkeit gehört zum Programm. »Wellness« ist der neue Begriff für ein uraltes Bedürfnis, einen Zustand, den man auch durch Fitneßtraining, Sauna, Massage und Entspannung zu erreichen sucht: Wohlbefinden.

Natürlich bewirkt Fitneßtraining keine Wunder. Trotzdem muß man damit um-

▼ Körperlicher Ertüchtigung wurde auch schon zu Beginn des 20. Jahrhunderts ein hoher Stellenwert zugemessen.

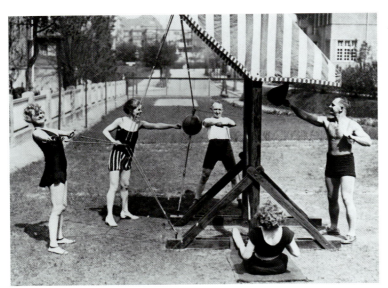

Für jeden etwas ...
Wer älter als 35 Jahre ist, sollte sich vor Trainingsbeginn untersuchen lassen und auch weiterhin regelmäßig seinen Gesundheitszustand überprüfen lassen. Ob man lieber schwimmt, läuft oder rudert, hängt auch von der individuellen Konstitution ab. Wer kranke Gelenke hat, sollte nicht gerade auf hartem Boden laufen und springen. Auch über die Wahl der Sportart sollte man sich deshalb mit einem Arzt beraten.

Wirkung auf den Körper
Der Organismus kann in erstaunlicher Weise auf körperliche Belastung reagieren. Wer über einen längeren Zeitraum kontinuierlich und vernünftig trainiert, nützt seinem Körper in vielfacher Weise:
- Durch die verstärkte Durchblutung der Muskulatur kommt es zu einer erhöhten Zufuhr von Sauerstoff und Nährstoffen. Die Muskeln werden größer, und auch die Anzahl der Muskelzellen wächst. Bei angemessener Ernährung werden zudem noch Fettpolster abgebaut.
- Das Herz arbeitet ökonomischer. Es pumpt mit jedem Schlag mehr Blut in

Fitneßtraining

den Körper. Bei gleicher Belastung schlägt es jetzt langsamer. Durch die verstärkte Leistung von Herz und Lunge wird dem Körper mehr Sauerstoff zur Verfügung gestellt, während die Muskelzellen sogar sparsamer damit umgehen. Zudem wirkt Bewegungstraining stabilisierend auf den Herzrhythmus.
- Frühzeitig begonnen, verbessert regelmäßiges Fitneßtraining auch die Fließeigenschaften des Blutes, das somit leichter zu pumpen ist. Dadurch sinkt die Gefahr einer ganzen Reihe von Krankheiten, unter anderem auch des Herzinfarkts.

Training kann allerdings sogar süchtig machen, wenn nämlich die Nervenzellen auf große körperliche Belastung und extreme Erschöpfung mit Ausschüttung der sogenannten Endorphine reagieren. Die körpereigenen Opiate dienen der Schmerzbekämpfung und lösen eine euphorische Stimmung aus, die lebenswichtige Warnsignale wie Schmerz und Müdigkeit ausschaltet.

Ratschläge für das Training

Richtige Ausrüstung, also gut federnde Schuhe und bequeme Kleidung, versteht sich von selbst. Um nicht unnötig den Kreislauf zu belasten, sollte man vor

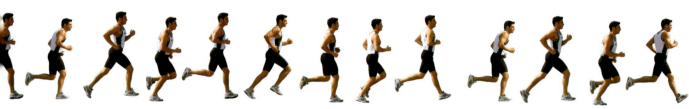

Es gibt vier Komponenten des Trainings:
- Schnelligkeit,
- Kraft,
- Ausdauer und
- Beweglichkeit.

Während auch bei intensivem Training die Schnelligkeit nur um ca. 20%, die Kraft schon um das Vierfache gesteigert werden kann, so ist im Optimalfall eine Steigerung der Ausdauer bis zum Zehnfachen möglich.

Regelmäßig sollten Be- und Entlastungspuls gemessen werden (15 Sekunden zählen und den Wert mit vier multiplizieren). Beim Belastungspuls gelten 130 Schläge pro Minute für »Leichttrainierer« als Obergrenze. Der Entlastungspuls während der Auslauf- und Abkühlphase sollte bereits nach zwei bis drei Minuten um rund 30% niedriger sein. Je schneller der Entlastungspuls sinkt, desto besser ist die Kondition.

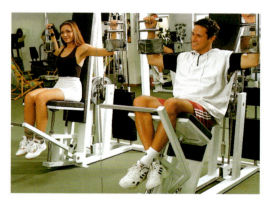

▲ Moderne Sport- und Fitneßgeräte stehen in Fitneßstudios zur Verfügung. Eine ausführliche Anleitung durch einen Trainer ist allerdings erforderlich.

▶ Gymnastik im Wasser wird nicht nur als Fitneßtraining, sondern auch als Rehabilitationsmaßnahme angewandt. Besonders für Menschen mit Gelenkerkrankungen bietet sie eine Möglichkeit, sich sportlich zu betätigen.

dem Ausdauertraining drei Stunden, vor Krafttraining zwei Stunden nichts essen. Wichtig ist eine intensive Aufwärmgymnastik.

Richtig trainieren heißt: Beim Laufen möglichst mit dem ganzen Fuß auftreten und abrollen, bei Gerätetraining auf korrekte Technik achten, einseitige Belastungen, starke Beschleunigungen und extreme Gelenkstellungen vermeiden, Bauchatmung statt Brustatmung. Seitenstechen kann man durch intensives und hörbares Ausatmen vermeiden.

Unbedingt zum Training gehört auch die Abkühlphase: lockeres Laufen, Gehen oder Gymnastik. Durch Schwitzen verliert man nicht nur Flüssigkeit, sondern

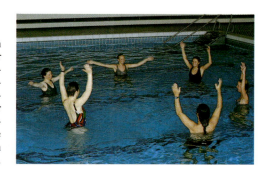

Fitneßtraining

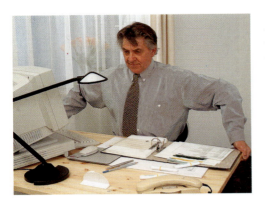

◀ Auch am Schreibtisch können viele einfache Fitneß-Übungen durchgeführt werden. Zusätzlich haben sie entlastende Wirkung auf den Bewegungsapparat. Broschüren mit entsprechenden Übungen erhält man bei den Krankenkassen.

- Cardio Funk: 60minütige Nonstop-Bewegung, in der rhythmisch und tänzerisch trainiert wird,
- Hip Hop: Steigerung des Cardio Funk,
- Intervall: Training durch Einsatz von Gewichten im Wechsel mit Herz- und Kreislaufübungen.

auch Mineralstoffe, die nach dem Sport durch reichlich Mineralwasser, evtl. auch durch ein Elektrolytgetränk ergänzt werden sollten.

Vielfältige Möglichkeiten
Für ein paar Übungen im Büro und vor dem Fernsehgerät ist immer Zeit. Wer ins Fitneßstudio geht, unterzieht sich einem gewissen Leistungsdruck, der natürlich auch anspornen kann.
Neben den Basisangeboten Aerobic und Stretching (= Dehngymnastik) kann man in den Studios auch an Schwerpunkttraining teilnehmen. Hierzu gehören
- P-Class: Ausschließliches Training der sogenannten Problemzonen an Bauch, Oberschenkel, Gesäß,
- Workout: Training der Problemzonen des ganzen Körpers, also zusätzlich zu den obengenannten auch Wirbelsäule, Brust und Arme,

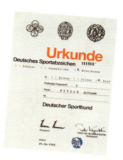

▲ Mit dem regelmäßigen Erwerb des Sportabzeichens kann man seine Fitneß unter Beweis stellen. Eine Altersbeschränkung gibt es nicht.

Die Sportvereine haben sich dem Trend angepaßt und ihr Angebot vielseitig erweitert. Auch kann man sich seine Leistung durch Erwerb eines Sportabzeichens vom Deutschen Sportbund bestätigen lassen.
Wettkampfsport ist nur für Geübte empfehlenswert, die – am besten in jungen Jahren – gründlich die Technik erlernt und ihre Ausdauer von Anfang an den Anforderungen des Wettkampfes angepaßt haben.
Fitneßtraining ist nicht unbedingt gleichbedeutend mit dem kostspieligen Besuch eines entsprechenden Zentrums. Für manche Menschen ist die Vorstellung eines solchen Instituts mit dem Bild schwitzender und heftig atmender Muskelpakete auf Ruderbänken und Trainingsfahrrädern verbunden. Sie sollten wissen: Fitneßtraining zur Erhaltung der Gesundheit hat nicht unbedingt etwas mit Streß und Hochleistung zu tun. Sport kann man in der freien Natur, aber auch zu Hause oder in einem Sportverein zusammen mit Gleichgesinnten betreiben. Bei der Wahl der Sportart sollte man sich an seinen Vorlieben orientieren. Am wichtigsten ist es, sie regelmäßig zu betreiben.

Muskelkater?
Schmerz und Verhärtung der Muskulatur signalisieren, daß auch die verstärkte Atmung nicht ausreicht, um dem Organismus genügend Sauerstoff zur Deckung seines Energiebedarfs zur Verfügung zu stellen. Der Muskel ist übersäuert durch Stoffwechselschlacken, v.a. durch Milchsäure, die nicht schnell genug abgebaut werden kann. Ein leichter Muskelkater schadet nicht und läßt sich am besten durch Gymnastik, Sauna oder ein warmes Bad lindern.

Laufprogramm – Steigerung individuell		
Stufe	Trainingsumfang	Laufzeit
I	1 min Joggen, 2 min Gehen im Wechsel (6mal)	6 min
II	1 min Joggen, 1 min Gehen (9mal)	9 min
III	2 min Joggen, 1 min Gehen (6mal)	12 min
IV	3 min Joggen, 1 min Gehen (5mal)	15 min
V	5 min Joggen, 1 min Gehen (4mal)	20 min
VI	6 min Joggen, 1 min Gehen (4mal)	24 min
VII	7 min Joggen, 1 min Gehen (4mal)	28 min
VIII	10 min Joggen, 1 min Gehen (3mal)	30 min

Fleckfieber
Auch Flecktyphus oder Hungertyphus. Eine akute Infektionskrankheit, deren Erreger durch Läuse und Flöhe übertragen wird. Zehn bis 14 Tage nach der Ansteckung setzt hohes Fieber ein, begleitet von bohrenden Kopf- und Gliederschmerzen, Abgeschlagenheit sowie einem kleinfleckigen rötlich-blauen Hautausschlag. Die Sterblichkeitsrate bei Fleckfieber war früher sehr hoch. Fleckfieber kann heute medikamentös mit Antibiotika in wenigen Tagen geheilt werden.

Fleischvergiftung
Vergiftung durch den Verzehr verdorbenen Fleischs. In ungekühlt gelagertem Fleisch bilden sich bei Fäulnis giftige Eiweißzersetzungsprodukte. Bei bakteriellem Befall, z.B. durch Staphylokokken oder Salmonellen, entstehen Bakteriengifte. Zwar ist in Deutschland die Fleischbeschau gesetzlich vorgeschrieben, doch kann unsaubere Handhabung von Fleisch während Transport, Verarbeitung und Lagerung einen bakteriellen Befall herbeiführen.
Die Krankheit beginnt wenige Stunden bis zwei Tage nach Verzehr mit akutem Brechdurchfall, Fieber, Kopf- und Leibschmerzen. Im Verlauf der Krankheit wird viel Flüssigkeit verloren; besonders gefährdet sind deshalb alte Menschen und Kinder. Die Behandlung einer Fleischvergiftung erfolgt mit Magenspülungen, Abführmitteln und Antibiotika. Gründliches Erhitzen beim Garen zerstört die Bakteriengifte und beugt einer Vergiftung vor.

Fleming, Alexander
Britischer Bakteriologe (1881–1955). Er entdeckte 1928 das Penicillin, das erste Antibiotikum. 1945 erhielt Fleming zusammen mit zwei weiteren Wissenschaftlern den Nobelpreis für Medizin.

Flohstiche
Hautquaddeln mit einer kleinen Blutung in der Mitte, oft verbunden mit starkem Juckreiz und einer örtlich um den Stich

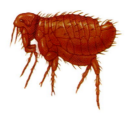

Floh
Häufig werden Flöhe von Haustieren auf den Menschen übertragen.

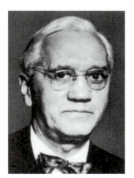

Alexander Fleming

begrenzten Entzündung. Der Menschenfloh, der in schmutzgefüllten Bodenritzen, Bettspalten oder im Abfall lebt, ist auch als Krankheitsüberträger von Bedeutung. Chemische Mittel, die als Kontakt-, Austrocknungs- und Atmungsgifte wirken, werden in Form von Sprays, Gels oder Shampoos zur Bekämpfung von Flöhen eingesetzt.

Fluor
1. Chemisches Element, das für den menschlichen Körper wichtig zum Knochenaufbau, zur Bildung des Zahnschmelzes und zur Verhütung von Zahnfäule ist. Von der Geburt bis zum zehnten Lebensjahr wird Fluor in Form von Tabletten vorbeugend zur optimalen Zahnschmelzbildung gegeben. Es ist darüber hinaus in den meisten Zahnpasten enthalten.
2. Vaginalfluor ist ein weißlicher Ausfluß aus der Scheide bei Scheidenentzündungen oder Infektionen. Fluor in Verbindung mit starkem Juckreiz im Genitalbereich deutet fast immer auf eine Infektion hin. Auch Reizungen durch ein Pessar oder eine Vaginalspülung sind manchmal Ursache für Vaginalfluor. Schließlich kann er auch erster Hinweis auf eine Krebsgeschwulst der Scheide oder der Gebärmutter sein. Jeder ungewöhnliche Ausfluß bedarf daher der Klärung durch eine gynäkologische Untersuchung.

Follikelhormon
Geschlechtshormon aus der Gruppe der Östrogene, das hauptsächlich in den reifenden Eibläschen (= Follikel) des weiblichen Eierstocks entsteht. Es bewirkt den Aufbau der Gebärmutterschleimhaut als Vorbereitung dafür, daß sich ein befruchtetes Ei einnisten kann.

Follikulitis
Siehe *Haarbalgentzündung*

Folsäure
Dieser besondere Vitamin-B-Komplex ist wichtig für den Zellaufbau, v.a. für die Blutbildung. Folsäure ist in grünen

Pflanzenblättern, in Leber, Hefe und Milch enthalten. Sie wird von der Dünndarmschleimhaut in den Blutkreislauf aufgenommen. Zur Umwandlung von Folsäure in eine für den Organismus verwertbare Form ist Vitamin B_{12} erforderlich. Ist Vitamin B_{12} oder Folsäure nicht in ausreichender Menge vorhanden (z.B. bei Fehlernährung, Resorptionsstörungen oder bei erhöhtem Bedarf während der Schwangerschaft), kommt es zu Mangelerscheinungen.

Fraktur
Siehe *Knochenbruch*

Fremdeiweiß
Körperfremdes Eiweiß, auf das das Immunsystem mit einer Antigen-Antikörper-Reaktion antwortet. Als Fremdeiweiß können bei Allergien vor allem Nahrungsmittel wie Fisch, Fleisch und Schalentiere wirken. Spenderblut oder Spenderorgane eines anderen Menschen werden vom Immunsystem des Empfängers als Fremdeiweiß bekämpft. Bei den sogenannten Autoimmunkrankheiten wird aufgrund einer Fehlsteuerung des Immunsystems körpereigenes Eiweiß als fremd angesehen.

Fremdkörper
Stoffe, die entweder über die normalen Körperöffnungen oder durch Gewalteinwirkung unbeabsichtigt in den Körper gelangen. Zu therapeutischen Zwecken werden Fremdkörper bewußt in den Körper eingeführt, z.B. ein Herzschrittmacher oder chirurgisches Nahtmaterial. Fremdkörper werden abgekapselt und nach einer leichten, meist unbemerkten Entzündung in den Körper aufgenommen. Im komplizierten Fall rufen sie eine akute Entzündung, die häufig von Eiterbildung begleitet ist, hervor.

Freßzellen
Diese besonderen weißen Blutkörperchen kommen im Blut und im Körpergewebe vor. Es wird zwischen seßhaften großen und mobilen kleinen Freßzellen unterschieden. Sie können Krankheitserreger oder andere schädigende Substanzen erkennen, in sich aufnehmen und auflösen. Freßzellen sind damit ein wichtiger Bestandteil der Immunabwehr. Gebildet werden sie im Knochenmark, in den Lymphknoten und in der Milz.

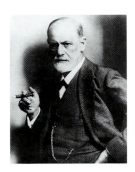

Sigmund Freud

Freud, Sigmund
Wiener Nervenarzt (1856–1939), Begründer der Psychoanalyse. Er führte den Begriff des Unbewußten in die Psychologie ein. 1938 emigrierte Freud wegen seiner jüdischen Herkunft nach London.

Frigidität
Bezeichnung für das Unvermögen der Frau, beim Geschlechtsakt sexuelle Lust, insbesondere einen Orgasmus zu erleben. Im Grunde handelt es sich um eine Vielzahl von Störungen, denen häufig seelische Ursachen zugrunde liegen: eine sexualitätsfeindliche Erziehung, körperliche oder seelische Mißhandlungen sowie uneingestandene erotische Neigungen. In den meisten Fällen liegt die Ursache jedoch in Schwierigkeiten in der Partnerschaft, in einer unzureichenden sexuellen Stimulation durch den Partner oder in belastenden Lebenssituationen.

Frischzellentherapie
Regenerations- und Vitalisierungskur. Aus dem Körper- und Organgewebe von Jungtieren oder Tierföten werden Zellen entnommen, speziell aufbereitet und dem Patienten gespritzt. Zuvor wird das Tier untersucht, um die Übertragung von Krankheitserregern auszuschließen. Das Risiko, daß der Empfänger das artfremde Eiweiß nicht annimmt und es zu allergischen Reaktionen kommt, bleibt bestehen. Die Wirkung der Frischzellenkur, die wissenschaftlich umstritten ist, soll darin bestehen, daß der Empfänger die tierischen Zellen in seinen Organen verwerten kann. Sie findet Anwendung als sogenannte Verjüngungskur und bei der alternativen Krebstherapie.

Frostbeule
Blau-violette, heftig juckende, weiche Hautschwellung nach wiederholter längerer Kälteeinwirkung. Die darüberliegende Haut ist straff gespannt und glänzend. Körperstellen, an denen sich früher schon einmal Frostbeulen gebildet hatten, sind bei geringer Kälte erneut betroffen, weil die feinen Blutgefäße der Haut nicht mehr die normale Elastizität aufweisen. Zur Behandlung werden spezielle Frostsalben verwendet.

Fruchtbarkeit
Fähigkeit zu geschlechtlicher Vermehrung. Bei der Frau reift etwa alle vier Wochen ein befruchtungsfähiges Ei heran, das sich nach der Befruchtung in der Gebärmutter einnisten kann. Beim Mann werden in ausreichender Menge bewegliche Samenzellen gebildet, die beim Geschlechtsverkehr mit dem Ejakulat ausgestoßen werden und in die Gebärmutter der Frau und von dort in die Eileiter gelangen, wo eine Samenzelle die Eizelle befruchtet. Die Fähigkeit zu geschlechtlicher Vermehrung besteht beim Mann von der Pubertät bis ins hohe Alter, bei der Frau vom ersten Eisprung im Alter von etwa zwölf Jahren bis zur Menopause, meist zwischen dem 47. und 52. Lebensjahr.

Fruchtblase
Aus drei Schichten bestehende Haut, die das ungeborene Kind und das Fruchtwasser bis zur Geburt umschließt. Mit dem Blasensprung beginnt die Austreibungsphase einer normalen Geburt.

Fruchtwasser
Die hauptsächlich von der inneren Eihaut gebildete Flüssigkeit umgibt während der Schwangerschaft schützend den Fötus und ermöglicht ihm Bewegungen in der Fruchtblase. Das Fruchtwasser ist zunächst klar, später durch Fruchtschmiere, Talgdrüsensekret, Haare, abgestoßene Zellen und geringe Mengen kindlichen Stuhls etwas getrübt. Am Ende der Schwangerschaft beträgt die Fruchtwassermenge etwa 1,5 Liter.

Fruchtwasserspiegelung
Amnioskopie. Endoskopisches Verfahren zur Fruchtwasserkontrolle am Ende der Schwangerschaft. Dabei wird durch die Scheide vorsichtig ein Endoskop in die Gebärmutter geschoben. Die Untersuchung ist nur bei durchgängigem Muttermund möglich. Das Fruchtwasser wird auf Menge, Farbe und feste Bestandteile hin in Augenschein genommen. Vermehrte Stuhlbeimengung oder farbliche Veränderungen lassen Rückschlüsse auf den Gesundheitszustand des Kindes zu. Die Amnioskopie wird vor allem dann durchgeführt, wenn der errechnete Geburtstermin überschritten ist.

Fruchtwasseruntersuchung
Durch Punktion werden zehn bis 15 Milliliter Fruchtwasser entnommen und im Labor untersucht. Es wird mit einer Nadel durch die Bauchhöhle aus der Fruchtblase abgezogen. Diese Untersuchung dient dem frühzeitigen Erkennen des Gesundheitszustands des Kindes bei Verdacht auf eine Schädigung des Erbguts. Sie erfolgt unter Ultraschallkontrolle und stellt für die Mutter praktisch

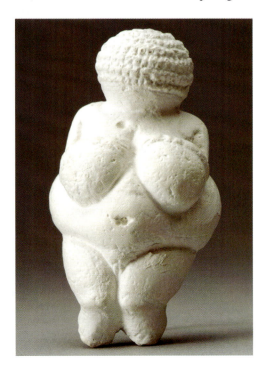

Fruchtbarkeit
Das Symbol für Fruchtbarkeit in der Altsteinzeit: Die berühmte Venus von Willendorf entstand ca. 30 000 v. Chr.

keine, für das Kind nur eine äußerst geringe Gefahr dar.

Frühgeborenengelbsucht

Die bis zu einem gewissen Grad normale Gelbsucht bei Neugeborenen ist beim Frühgeborenen besonders stark ausgeprägt und beruht auf der mangelnden Leistungsfähigkeit der noch unreifen Leber. Beim Abbau der überschüssigen roten Blutkörperchen wird der Blutfarbstoff Hämoglobin in gelblichen Gallenfarbstoff umgewandelt. Dieser Wert wird im Blutserum des Kindes gemessen. Erreicht er eine kritische Konzentration, besteht die Gefahr, daß durch Abbauprodukte auch Nervenzellen des Gehirns geschädigt werden. Ursache einer solchen schweren Gelbsucht ist fast immer eine Rhesusunverträglichkeit zwischen mütterlichem und kindlichem Blut. Um das Kind vor bleibenden Schäden zu schützen, wird häufig eine Blutaustauschtransfusion über die Nabelvene vorgenommen.

Frühgeburt

Geburt zwischen der 28. und 38. Schwangerschaftswoche. Nach einer anderen Definition wird jedes Neugeborene mit einem Geburtsgewicht von weniger als 2500 Gramm, unabhängig von der Dauer der Schwangerschaft, als Frühgeborenes bezeichnet. Folgende Merkmale gelten als Zeichen der Unreife: Flaumbehaarung am ganzen Körper, geringes Unterhautfettpolster, ungenügend entwickelte Finger- und Fußnägel. Da das zentrale Nervensystem oft nur ungenügend entwickelt ist, können nach der Geburt bedrohliche Atemstörungen bis hin zur Erstickung auftreten. Und weil ein »Frühchen« seine Körpertemperatur nicht gleichmäßig bei 37 °C halten kann, besteht zudem die Gefahr der Unterkühlung. Ein Inkubator, ein mit einer Heizanlage und anderen technischen Vorrichtungen ausgestatteter Brutkasten, hält die Temperatur konstant, und gleichzeitig kann hier bei Bedarf Sauerstoff zugeführt werden. Nahezu jedes Frühgeborene erkrankt an Rachitis und Blutarmut (= Anämie), wenn nicht rechtzeitig Maßnahmen (Vitamin D und Licht gegen Rachitis, Eisen gegen Anämie) durchgeführt werden.

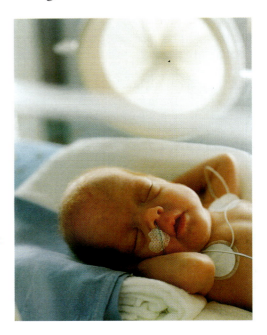

Frühgeburt
Meist werden Frühgeborene unmittelbar nach der Entbindung in den Inkubator, den Brutkasten, gelegt und ständig überwacht.

Zu den wichtigsten Ursachen für eine Frühgeburt zählen Anomalien und Erkrankungen der Gebärorgane, schwere Infektionskrankheiten, Zuckerkrankheit, Suchtmittelmißbrauch, aber auch bestimmte Erkrankungen des Fötus. Lange Zeit war Bettruhe für eine werdende Mutter die einzige Möglichkeit, um eine frühzeitige Wehentätigkeit und die damit drohende Frühgeburt zu beeinflussen. Heute können auch wehenhemmende Mittel verabreicht werden.

Frühsommer-Meningo-Enzephalitis

FSME. Durch Zeckenbiß übertragene Virusinfektion. Zecken, die das FSME-Virus übertragen können, kommen in vielen europäischen Ländern und in Asien vor, in Deutschland vor allem in Bayern, Baden-Württemberg, Hessen und Thüringen. Die Krankheit verläuft in zwei Phasen: In der ersten Phase treten die Symptome einer gewöhnlichen Erkältung auf. Häufig besteht nach dieser still verlaufenden Infektion Immunität. Bei etwa 10% aller Infektionen kommt es zur zweiten Phase, die von Gehirnhautentzündung mit plötzlichem Fieber, Erbrechen, Nackensteifigkeit, zunehmender Bewußtseinstrübung, gelegentlich auch von Krampfanfällen begleitet ist. Hinzu kommt insbesondere bei Personen im Alter von 40–60 Jahren eine Gehirnentzündung mit Lähmungserscheinungen.

Wenn Verdacht auf eine FSME-Infektion besteht, sollte umgehend ein Arzt aufgesucht werden, da eine passive Impfung möglich ist, die nach einem Zeckenbiß verabreicht werden kann und den Krankheitsverlauf abschwächt. Es besteht jedoch die Möglichkeit, sich durch eine aktive Impfung vorbeugend zu schützen.

Fünftagefieber
Auch Wolhynisches Fieber. Die in Osteuropa vorkommende Infektionskrankheit wird durch Läuse übertragen. Kennzeichen sind Fieberanfälle mit einem acht bis 48 Stunden anhaltendem Temperaturanstieg, die sich etwa alle fünf Tage wiederholen. Das Fünftagefieber ist begleitet von rheumatischen Schmerzen, leichtem Hautausschlag und gelegentlich auch Magen-Darm-Beschwerden. Es wird mit Antibiotika behandelt.

Fungizide
Chemische Stoffe, die Pilze und Pilzsporen abtöten. Sie werden, neben Insektiziden und Herbiziden, von der Landwirtschaft zum Pflanzenschutz eingesetzt. Es handelt sich meist um Schwefel-, Kupfer- oder Quecksilberverbindungen, die über die Nahrung auch in den menschlichen Organismus gelangen und dort gesundheitsschädigend wirken können.

Fußpflege
Nach der täglichen Reinigung sollte man die Füße gründlich trocknen, denn im feuchten Milieu siedeln sich schnell Pilze und andere Krankheitserreger an. Menschen, die unter Fußschweiß leiden, sollten möglichst Baumwollstrümpfe tragen. Im Gegensatz zu den Fingernä-

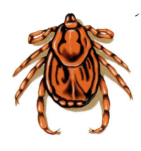

Frühsommer-Meningo-Enzephalitis
Die von Zecken übertragene Infektion kann zu Gehirnhaut- und Gehirnentzündung führen.

geln wachsen Fußnägel oft ein. Dies wird durch enge Schuhe und falsches Kürzen der Nägel begünstigt. Fußnägel sollten deshalb nicht rund, sondern immer gerade abgeschnitten und scharfe Kanten gefeilt werden. Wer unter Durchblutungsstörungen oder der Zuckerkrankheit leidet, muß seine Füße besonders vorsichtig pflegen, da auch kleinste Verletzungen schlecht abheilen und Komplikationen bis hin zu einem Wundbrand nach sich ziehen können. Hühneraugen und größere Hornhautauflagen sollte man nur vom Spezialisten entfernen lassen.

Fußpilz
Die durch Fadenpilze hervorgerufene Hauterkrankung befällt hauptsächlich die Zehenzwischenräume. Schuhe, die kaum luftdurchlässig sind, wie z.B. Sportschuhe oder Gummistiefel, begünstigen das Pilzwachstum. Die betroffenen Hautstellen sind gerötet und schuppen trocken ab. Fast immer besteht starker Juckreiz. Die Ansteckung erfolgt durch Übertragung der Pilzsporen, z.B. in öffentlichen Bädern. Dort sind meist Fußpilzanlagen installiert, an denen man sich die Füße mit einer pilzabtötenden Flüssigkeit einsprühen kann. Medikamente gegen Fußpilz gibt es in Form von Puder, Cremes oder Lösungen.

Fußreflexzonenmassage
Von medizinischen Laien zunehmend ausgeübte therapeutische Methode, die wissenschaftlich umstritten ist. Ihr liegt eine Einteilung des Körpers in Längszonen zugrunde. Die Fußreflexzonenmassage wurde in dem 1918 erschienenen Buch »Zone Therapy« des amerikanischen Hals-Nasen-Ohrenarztes W.H. Fitzgerald erstmals beschrieben. Seine Nachfolger haben dieses Schema ausgebaut, indem sie die Organe, die sich in den jeweiligen Längszonen befinden, auf die Fußsohle projizierten (Fußreflexzonen). Durch die Massage der entsprechenden Bereiche des Fußes soll es möglich sein, die jeweiligen Organe therapeutisch zu beeinflussen.

G

Galen

Galenos von Pergamon, berühmter griechischer Arzt (129–199 n. Chr.) in der Antike, Leibarzt mehrerer römischer Kaiser, u.a. Marc Aurels. In mehr als 500 Schriften vereinte er das medizinische Wissen seiner Zeit zu einem Lehrsystem. Seine aus der Tieranatomie gewonnenen Erkenntnisse übertrug er auf den Menschen.

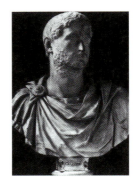

Galen
Galenos von Pergamon

Galenika

Nach dem griechischen Arzt Galen benannte Arzneimittel, die aus natürlichen Wirk-, Hilfs- und Grundstoffen zubereitet werden; hierzu zählen Kräutermischungen, Salben, Aufgüsse, Pulver, Tinkturen und Extrakte.

Galle

Verdauungssaft, der ständig von der Leber gebildet wird. Täglich werden etwa 0,5 bis ein Liter gelbgrüne Gallenflüssigkeit produziert, die entweder direkt in den Zwölffingerdarm gelangt oder in der Gallenblase eingedickt und gespeichert wird. Nach dem Genuß von fettreichen Speisen zieht sich die Gallenblase zusammen, und die Gallenflüssigkeit fließt über den Gallengang in den Zwölffingerdarm. Fettbestandteile der Nahrung werden mit Hilfe der Galle in feinste Tröpfchen gespalten, so daß sie von der Darmschleimhaut aufgenommen werden können. Der Gallensaft besteht aus Wasser, Säuren, Farbstoffen (v.a. Bilirubin, einem Abbauprodukt des Blutfarbstoffs) und Cholesterin. Außerdem enthält die Galle Abbauprodukte des Stoffwechsels.

Galleerbrechen

Das Erbrechen gallehaltigen Darminhalts aus dem Zwölffingerdarm kann durch einen Darmverschluß, ein Zwölffingerdarmgeschwür oder eine Gallenkolik verursacht sein. Wenn bereits der gesamte Mageninhalt erbrochen wurde, wird zum Schluß grünliche Galle nach oben transportiert. Der bittere Geschmack des Erbrochenen kommt durch den Gallensaft zustande.

Gallenblase

Birnenförmiges, etwa zehn Zentimeter langes Hohlorgan, das an der Unterseite der Leber im rechten Oberbauch liegt. Die Gallenblase dient als Speicher für etwa 50 Milliliter von der Leber gebildete Galle. Sie ist über einen Gang mit der Leber und über einen weiteren Gang mit dem Zwölffingerdarm verbunden. Bei der Nahrungsaufnahme zieht sich die Gallenblase zusammen und gibt Galle in den Darm ab.

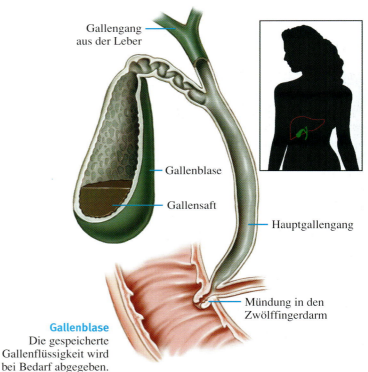

Gallenblase
Die gespeicherte Gallenflüssigkeit wird bei Bedarf abgegeben. Der Hauptgallengang mündet zusammen mit dem Ausführungsgang der Bauchspeicheldrüse in den Zwölffingerdarm.

Gallenblasenabszeß

Abgekapselte Eiteransammlung in der Gallenblase als Folge einer Entzündung durch Steine, die den Abfluß der Galle behindern, oder durch eine Infektion mit Keimen, die aus dem Darm aufgestiegen bzw. über die Blutgefäße in die Gallenblase gelangt sind. Es kommt zu starken Oberbauchschmerzen, die in die rechte Schulter ausstrahlen. In jedem Fall muß die Grunderkrankung vorrangig behandelt werden. Bei Gefahr eines Gallenblasendurchbruchs oder eines Übergreifens der Entzündung auf benachbarte Organe ist der Einsatz von Antibiotika erforderlich. In manchen Fällen muß der Abszeß auch operativ entfernt werden.

Gallenblasendarstellung
Spezielle Röntgenmethode zur Darstellung der Gallenblase und der Gallengänge. Ein für Röntgenstrahlen undurchsichtiges Kontrastmittel wird entweder geschluckt, in eine Vene oder direkt in die Gallengänge gespritzt. Es reichert sich in der Gallenblase und den -gängen an und macht ihre Konturen im Röntgenbild sichtbar. Verengungen oder Verschlüsse, z.B. durch Gallensteine, können so erkannt werden.

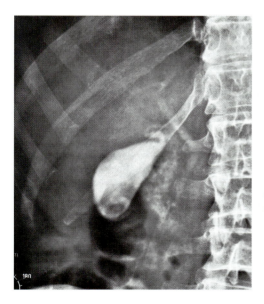

Gallenblasendarstellung
Auf einem Röntgenbild können Gallenblase und -gänge nur mit Hilfe eines Kontrastmittels sichtbar gemacht werden.

Gallenblasendurchbruch
Durchbruch der Gallenblasenwand infolge einer Drucksteigerung im Innern durch eine Entzündung oder Abflußstauung. Der Gallenblasendurchbruch ist eine gefürchtete Komplikation bei Gallenblasenabszeß oder -steinen. Der Inhalt kann in Magen, Darm, im schlimmsten Fall in die Bauchhöhle fließen. Die damit verbundene Bauchfellentzündung und Ausbreitung der Keime ist lebensgefährlich.

Gallenblasenentzündung
Entzündung der Gallenblase, meist im Zusammenhang mit Gallensteinen. Sie wird häufig von einem Verschluß des Gallengangs verursacht. Eine Entzündung durch Bakterien, die aus dem Darm aufsteigen, aus der Leber oder auf dem Blutweg in die Gallenblase gelangen, ist dagegen seltener. Die Gallenblasenentzündung verursacht Schmerzen im rechten Oberbauch, die oft in die rechte Schulter ausstrahlen und von Übelkeit, Erbrechen und Fieber begleitet werden. Zur Behandlung müssen die Abflußstörungen der Galle beseitigt und die Erreger mit Antibiotika bekämpft werden. Bei chronischen Entzündungen ist das Risiko, an Gallenkrebs zu erkranken, erhöht. Deshalb wird die Gallenblase häufig zusammen mit den Gallensteinen entfernt.

Gallenblasenoperation
Die operative Entfernung der Gallenblase ist notwendig bei chronischen Entzündungen, Gallensteinen oder Gallenblasenkrebs. Neben der herkömmlichen Operation gewinnt die endoskopische Entfernung der Gallenblase durch einen winzigen Schnitt im Bauch immer mehr an Bedeutung. Ideal ist die Entfernung in einem beschwerdefreien Zeitraum. Siehe Abbildungen S. 251, *endoskopische Operationsverfahren*

Gallengangsentzündung
Entzündungen der Gallengänge entstehen durch einen Gallengangsverschluß. Auch bakterielle Infektionen kommen in Frage, z.B. durch aufsteigende Keime aus dem Darm. Typische Beschwerden sind Schmerzen im rechten Oberbauch, Fieber und eine Gelbsucht.

Gallengangsspiegelung
Einführung eines Endoskops in den Gallengang über einen kleinen Bauchschnitt. Es lassen sich krankhafte Verän-

derungen erkennen und gleichzeitig auch Gewebe entnehmen oder kleinere Steine entfernen.

Gallengangsverschluß
Störung des Galleabflusses zum Darm durch Steine, Entzündungen oder Tumoren in den Gallengängen. Es kommt zu einem Rückstau der Galle mit Koliken, Schmerzen und Gelbsucht. Ein größerer Stein kann eine akute Gallenkolik, d.h. einen schweren Schmerzanfall auslösen. Löst der Stein sich nicht von selbst, muß er operativ entfernt werden.

Gallengrieß
Kleine grießartige Gallensteine, die häufig gar keine Beschwerden verursachen und daher meist unbemerkt bleiben. Der Gallengrieß entsteht, wenn die normale Zusammensetzung des Gallensafts gestört ist, die Löslichkeit der Gallensalze abnimmt und Substanzen als Kristalle ausfallen. Die Ursache ist nicht genau bekannt; einige Faktoren spielen jedoch bei der Entstehung eine Rolle: Übergewicht, Schwangerschaft und Stoffwechselstörungen.

Gallenkolik
Plötzliche, krampfartige, oft nachts auftretende Schmerzen im rechten Oberbauch durch einen Gallengangsverschluß. Der typische Kolikschmerz strahlt bis in die rechte Schulter aus und kann von Übelkeit und Galleerbrechen begleitet sein. Die Schmerzen nehmen kontinuierlich zu, erreichen einen Höhepunkt, um dann wieder abzufallen. Behandelt wird mit krampflösenden Medikamenten und durch die Beseitigung der Abflußstörung der Galle.

Gallensäuren
Bestandteile der Gallenflüssigkeit, die beim Abbau von Cholesterin in der Leber entstehen. Sie spalten die Fette im Darm in feinste Tröpfchen und regen die Bildung von Verdauungssäften in der Bauchspeicheldrüse an. Gallensäuren werden größtenteils vom Darm wieder aufgenommen und der Leber erneut zugeführt. Treten die Gallensäuren bei einem Gallestau ins Blut, verursachen sie Juckreiz am ganzen Körper.

Gallensteinauflösung, chemische
Die Auflösung von Gallensteinen mit Medikamenten bietet nur Aussicht auf Erfolg bei kleinen, kalkfreien Cholesterinsteinen. Die Behandlung ist langwierig, denn die Medikamente müssen mindestens über ein Jahr täglich eingenommen werden. Die Methode ist sinnvoll, solange die Steine keine starken Beschwerden verursachen oder bei Patienten, deren Allgemeinzustand eine Operation nicht zuläßt.

Gallensteine
Steine in der Gallenblase und den Gallenwegen sind sehr verbreitet, besonders mit zunehmendem Alter, und bleiben oft unbemerkt. Frauen sind deutlich häufiger betroffen als Männer. Wie Gallensteine entstehen, ist nicht sicher geklärt. Risikofaktoren sind Übergewicht, mehrere Schwangerschaften und Stoffwechselstörungen wie die Zuckerkrankheit. Die Zusammensetzung der grieß- bis walnußgroßen Gallensteine ist sehr unterschiedlich. Es gibt gemischte Steine aus Bilirubin und Kalk sowie reine Cholesterinsteine. Die Symptome reichen von Völlegefühl nach dem Essen, Fettunverträglichkeit sowie Blähungen und Druckgefühl im rechten Oberbauch bei leichten Beschwerden bis hin zu

Gallensteine
Im Ultraschallbild ist in der Gallenblase (dunkel) deutlich ein großer Stein zu erkennen.

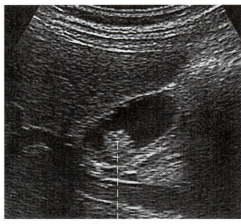

Gallenstein

akuten Gallenkoliken durch die Einklemmung eines Steins im Gallengang. Gallensteine können durch eine Gallengangsspiegelung und bei einer Ultraschall- oder Röntgenuntersuchung erkannt werden.

Gallensteinzertrümmerung
Zertrümmerung der Gallensteine ohne Operation mit Hilfe von Ultraschallwellen, sogenannten Stoßwellen, die von außen auf den Körper einwirken. Dieses Verfahren wird bei Nierensteinen schon seit längerer Zeit mit großem Erfolg angewandt. Die Gallensteine werden auf diese Weise zerkleinert und anschließend über den Darm ausgeschieden. Die Gallensteinzertrümmerung wird häufig kombiniert mit einer medikamentösen Steinauflösung. Diese Verfahren werden zunehmend als nichtoperative Therapie eingesetzt. Bei dieser Methode treten deutlich weniger Komplikationen auf als bei der operativen Entfernung der Steine. Sie kommt allerdings nur bei einer bestimmten Zusammensetzung und Größe der Steine sowie bei Steinen, die keine Beschwerden bereiten, in Frage.

galletreibende Mittel
Cholagoga. Mittel, die die Produktion von Galle und die Entleerung der Gallenblase anregen. Es gibt sie auf pflanzlicher und chemischer Basis. Zu ihnen zählen v.a. Fette, Fettsäuren und Gallensäuren. Galletreibend wirken auch Heilpflanzen wie Schöllkraut, Artischocke und Wermut. Bestimmte Hormone aus dem Dünndarm regen ebenso die Entleerung der Gallenblase an.

Gametentransfer
Methode der künstlichen Befruchtung bei ungewollter Kinderlosigkeit. Als Gameten bezeichnet man die weiblichen und männlichen Keimzellen (Eizellen und Spermien). Sie werden mit einem Katheter in den Eileiter übertragen. Zunächst werden aus dem Eierstock der Frau Eizellen entnommen und anschließend gemeinsam mit dem frisch gewonnenen Sperma des Mannes in den Eileiter eingebracht. Im Gegensatz zum Embryotransfer findet die eigentliche Befruchtung innerhalb des weiblichen Körpers und nicht im Reagenzglas statt. Die befruchtete Eizelle wandert vom Eileiter in die Gebärmutter und nistet sich dort ein.

Gamma-GT
Abkürzung für das Enzym Gamma-Glutamyltransferase, das vor allem in der Niere, weniger in Bauchspeicheldrüse, Leber und Dünndarm vorkommt und wichtige Aufgaben im körpereigenen Eiweißstoffwechsel übernimmt. Erhöhte Gamma-GT-Werte im Blut weisen auf eine Erkrankung von Leber und Gallenwegen (Gallestau) oder aber auf regelmäßigen Alkoholkonsum hin.

Ganglion
1. Siehe *Überbein*
2. Nervenknoten. Normale Ansammlung von Nervenzellen, die als Verdickung im Verlauf eines Nervs zu erkennen ist. Das Nervenganglion dient als Schaltstelle für die Übertragung von elektrischen Impulsen.

Gangrän
Siehe *Brand*

Gänsehaut
Reflexartiges Zusammenziehen der Haarbalgmuskeln durch Kälte oder psychische Erregung. Dabei werden die Körperhaare steil aufgerichtet, und die Haut an den Haarbalgmuskeln wölbt sich vor. Die Folge ist eine verminderte Hautdurchblutung und eine Oberflächenverkleinerung des Körpers mit einer reduzierten Wärmeabgabe nach außen. Gänsehaut tritt auch bei Infektionskrankheiten und Fieber auf.

Ganzheitsmedizin
Ausrichtung der Medizin, die Krankheiten nicht als isoliertes Geschehen an einer Stelle des Körpers betrachtet, sondern versucht, den Menschen als Ganzes bzw. in seiner körperlich-geistig-seelischen Einheit zu erfassen. Krankheiten

werden als Störung dieser Einheit begriffen. In der Ganzheitsmedizin werden in erster Linie Naturheilverfahren eingesetzt, die die Selbstheilungskräfte des Körpers fördern. Sie schließt jedoch die Anwendung von moderner Technik und Medikamenten keineswegs aus. Wesentliche therapeutische Maßnahme ist eine Änderung der Lebensweise, wodurch die Behandlung allerdings sehr umfassend und langwierig wird.

Gasbrand
Auch Gasödem. Der Gasbrand ist eine schwere Wundinfektion durch gasbildende Bakterien (Clostridien), die sich ohne Sauerstoff vermehren. Sie siedeln sich bevorzugt in stark verschmutzten und gequetschten Wunden sowie in Gewebetaschen an, die nach Verletzungen nur wenig bluten. Schon kurze Zeit nach der Infektion kommt es zur Gasbildung im Gewebe und einem plötzlichen starken Wundschmerz mit braun-bläulicher bis schwarzer Verfärbung. Die betroffene Stelle knistert bei Berührung. Sobald die von den Clostridien gebildeten Giftstoffe ins Blut gelangen, kann es zu Kreislaufstörungen kommen. Die Wunde muß sofort großflächig eröffnet werden. Die Behandlung erfolgt mit einem gegen Gasbrandbakterien gerichteten Immunserum und einem Gegengift (Antitoxin), Antibiotika, Sauerstoffüberdruckbehandlung, denn durch Sauerstoff sterben die Bakterien ab. Gasbrand kommt besonders bei schlechter Wundversorgung vor.

Gastrektomie
Operative Entfernung des Magens. Die Gastrektomie wird bei nicht mit Medikamenten behandelbaren Magengeschwüren und -tumoren durchgeführt. Je nach Ausmaß der Magenentfernung wird unterschieden zwischen einer Totaloperation und einer subtotalen Operation, bei der ein Teil des Magens erhalten bleibt. Der Dünndarm wird mit dem verbleibenden Magenrest verbunden und bildet den Ersatzmagen. Siehe auch *Billroth-Operation*

Gastritis
Siehe *Magenschleimhautentzündung*

Gastroenteritis
Siehe *Magen-Darm-Entzündung*

Gastroenterologie
Gebiet der inneren Medizin, das sich mit dem Bau und den Funktionen der Verdauungsorgane sowie allen in diesem Bereich auftretenden Krankheiten befaßt. Auch das Gebiet der Ernährung gehört zur Gastroenterologie. Sie wendet nichtoperative Verfahren an. Ein besonderes Diagnoseverfahren sind Spiegelungen des Magens und des Darms.

Gastroskopie
Siehe *Magenspiegelung*

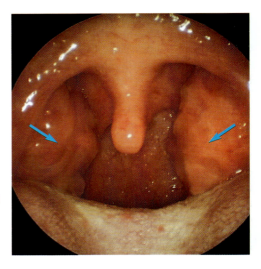

Gaumenmandel
Schon beim Blick in den Rachen sind die Mandeln (Pfeile) leicht zu erkennen.

Gaumenmandel
Paarig angelegtes mandelförmiges Organ, das sich auf beiden Seiten des Gaumens im hinteren Teil des Mundes am Übergang zum Rachen befindet. Mandeln bestehen aus Gewebe, das von besonders vielen Lymphzellen durchsetzt ist, die Schadstoffe oder schädliche Mikroorganismen zerstören oder abbauen können. Sie dienen der körpereigenen Immunabwehr. Bei einer Entzündung vergrößern sie sich, und man spricht im Volksmund von einer Angina. Eine besondere Form der Gaumenmandelentzündung ist Scharlach.

Gaumenspalte
Angeborene Fehlbildung, bei der der Gaumen in der Mitte gespalten ist. Die Gaumenspalte kommt oft in Kombination mit einer Lippen- und Kieferspalte vor. Siehe auch *Lippen-Kiefer-Gaumenspalte*

Gebärmutter
Uterus. Geschlechtsorgan der Frau. Die Gebärmutter ist ein sieben bis neun Zentimeter langes, birnenförmiges, muskulöses Hohlorgan im kleinen Becken zwischen Blase und Mastdarm. Sie wird unterteilt in Gebärmutterkörper und Gebärmutterhals mit dem Muttermund. Ihr Inneres ist mit Schleimhaut ausgekleidet, in die sich bei einer Schwangerschaft das befruchtete Ei einnistet. Siehe auch S. 60, *Der menschliche Organismus – Geschlechtsorgane*

Gebärmutterentzündung
Entzündung der Gebärmutterschleimhaut und der Gebärmuttermuskulatur im Bereich des Gebärmutterhalses. Ausgelöst wird sie durch Keime, die von den äußeren Geschlechtsorganen, Darm und Blase über die Scheide bis in die Gebärmutter aufsteigen. Dies ist häufig der Fall nach einer Entbindung oder einer Fehlgeburt, wenn der Muttermund noch nicht vollständig geschlossen ist, oder bei Verwendung einer Spirale. Die Beschwerden äußern sich als Ausfluß und ziehende Schmerzen im Unterbauch, die durch Bewegung und Berührung verstärkt werden. Auch Blutungsstörungen und Fieber können auftreten.

Gebärmutterhalsabstrich
Entnahme von Schleimhautzellen aus dem Gebärmutterhals zur Untersuchung im Rahmen der Krebsvorsorge. Diese Maßnahme ist vor allem geeignet zur Früherkennung von Gebärmutterhalskrebs. Außerdem dient sie dem Nachweis von Krankheitserregern. Mit einem Watteträger werden Zellen vom Gebärmuttermund und aus dem Gebärmutterhals entnommen und mikroskopisch untersucht. Veränderungen können frühzeitig erkannt werden, da Krebszellen sich von gesunden Zellen deutlich unterscheiden. Die Untersuchung sollte regelmäßig, ab dem 20. Lebensjahr mindestens einmal jährlich, durchgeführt werden.

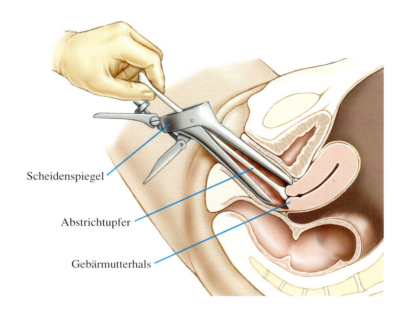

Scheidenspiegel

Abstrichtupfer

Gebärmutterhals

Gebärmutterhalsabstrich
Die beim Abstrich gewonnenen Zellen der Schleimhaut werden nach dem Pap-Schema (Tabelle auf S. 289) beurteilt.

Gebärmutterhalspolyp
Meist gutartige, von der Schleimhaut ausgehende Geschwulst, die sich innerhalb des Gebärmutterhalses bildet. Solange sie klein ist, verursacht sie meist keine Beschwerden. Größere bzw. zahlreiche Polypen können zu schleimigem, blutigem Ausfluß und Zusatzblutungen führen und sollten auf ihre Gutartigkeit untersucht werden. Gebärmutterhalspolypen werden entfernt.

Gebärmutterhalsschleim
Vom Gebärmutterhals abgesonderter Schleim. Während des Menstruationszyklus verändert sich seine Menge und Konsistenz. In der fruchtbaren Zeit wird er unter dem Einfluß von Östrogen dünnflüssig und spinnbar, und die Spermien finden ideale Lebensbedingungen. In der übrigen Zeit ist er zäh, dickflüssig und schützt die Gebärmutter als Schleimpfropf vor Keimen.

Gebärmutterkrebs
Siehe S. 288

Gebärmutterkrebs

Der Gebärmutterkrebs ist der häufigste bösartige Tumor der weiblichen Geschlechtsorgane. Je nach Entstehungsort wird zwischen Gebärmutterhalskrebs (Zervix-, Portio- oder Kollumkarzinom) und Gebärmutterkörperkrebs (Korpuskarzinom) unterschieden. Wird er früh erkannt, bestehen sehr gute Heilungschancen. Jede Frau sollte deshalb unbedingt regelmäßig zur Krebsvorsorgeuntersuchung gehen.

Im Bereich der Gebärmutter tritt Krebs vor allem an zwei Stellen auf (siehe Abbildung): am Gebärmutterhals und in der Tiefe der Gebärmutterhöhle, am Gebärmutterkörper (»Corpus uteri«).

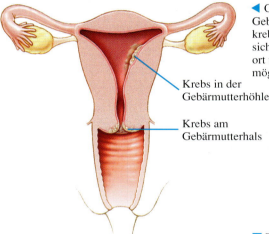

◀ Gebärmutterhals- und Gebärmutterkörperkrebs unterscheiden sich nach Entstehungsort und Behandlungsmöglichkeiten.

Krebs in der Gebärmutterhöhle

Krebs am Gebärmutterhals

Gebärmutterhalskrebs
Diese Form des Gebärmutterkrebses entwickelt sich im Bereich des äußeren Muttermundes. Betroffen sind überwiegend Frauen zwischen 40 bis 60 Jahren.

Symptome
Typische Beschwerden, die schon frühzeitig das Augenmerk auf einen Gebärmutterhalskrebs lenken, gibt es leider nicht. Jede Blutung und jeder blutige Ausfluß außerhalb der Menstruation, also Zwischen-, Schmier- oder auch Kontaktblutungen nach dem Geschlechtsverkehr, können ein Alarmzeichen sein und sollten umgehend vom Arzt untersucht werden.

Ursachen und Risikofaktoren
Die Entstehungsursachen des Gebärmutterhalskrebses sind ungeklärt. Es gibt allerdings Hinweise, daß bestimmte Viren, die beim Geschlechtsverkehr übertragen werden, an der Krebsentstehung beteiligt sein können. Auch andere Faktoren wie frühzeitiger Beginn des Geschlechtsverkehrs, häufiger Wechsel des Sexualpartners oder mangelhafte Körperhygiene des Partners können das Erkrankungsrisiko erhöhen. Letzteres wird durch die Feststellung bestätigt, daß das Zervixkarzinom in Ländern, in denen die Männer beschnitten werden, viel seltener auftritt. Man nimmt an, daß die Talgabsonderungen (Smegma), die sich unter der Vorhaut des Penis ansammeln, eine krebserregende Wirkung haben.

Diagnose und Früherkennung
Gebärmutterhalskrebs entsteht nicht plötzlich, sondern entwickelt sich im Verlauf mehrerer Jahre aus zunächst noch harmlosen Vorstufen. Diese ersten Zellveränderungen werden als Zell-

▼ Zur Diagnose werden Zellen der Gebärmutterschleimhaut mikroskopisch untersucht und nach dem Pap-Schema beurteilt.

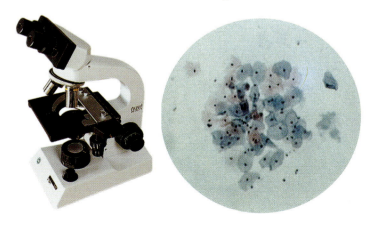

Gebärmutterkrebs

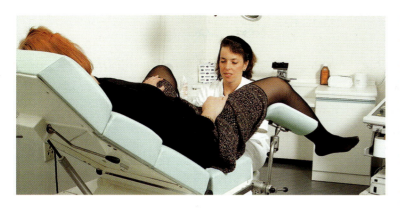

dysplasien bezeichnet und sind schon frühzeitig durch einen Zellabstrich (sogenannter Pap-Test) von der Oberfläche des Muttermundes, der im Rahmen jeder Krebsvorsorgeuntersuchung durchgeführt wird, mikroskopisch zu erkennen. Die Zellveränderungen wurden von dem Pathologen George Papanicolaou, nach dem dieser Test benannt ist, in fünf Stufen eingeteilt (siehe Tabelle).
Der starke Rückgang von Gebärmutterhalskrebs als Todesursache in den vergangenen zwanzig Jahren ist das Verdienst der kostenlosen Krebsvorsorgeuntersuchungen, die jede Frau ab dem 20. Lebensjahr unbedingt und regelmäßig wahrnehmen sollte.

Behandlung

Die Art und Weise der Behandlung richtet sich sowohl nach Größe und Sitz des Tumors, seiner Ausbreitung, als auch nach Alter und Allgemeinzustand der Patientin. Bei Zellveränderungen der Stufe Pap III D kann, speziell bei Frauen mit Kinderwunsch, die betroffene Schleimhaut oberflächlich (beispielsweise mit Laserstrahlen) verschorft werden. Die betroffenen Zellen werden dabei zerstört. Bei Zellveränderungen, die nicht nur auf die Oberfläche begrenzt sind (Pap IV a), wird eine sogenannte Konisation durchgeführt, die auch diagnostischen Zwecken dient. Dabei wird ein kegelförmiges Gewebestück vom Muttermund herausgeschnitten. Ist der Tumor auch in die tiefen Gewebeschichten vorgedrungen, muß die gesamte Gebärmutter einschließlich der angrenzenden Lymphbahnen, und gegebenenfalls auch der Eierstöcke, entfernt werden. An diese Operation schließt sich noch eine Strahlenbehandlung an, sofern sich der Tumor bereits auf eines oder mehrere der benachbarten Organe Scheide, Blase oder Mastdarm ausgebreitet hat. Um ein erneutes Auftreten des Tumors möglichst frühzeitig feststellen zu können, werden die Kontrolluntersuchungen zumindest in der Anfangszeit in kurzen Abständen (alle drei und später alle sechs Monate) durchgeführt.

▲ Bei der regelmäßigen Vorsorgeuntersuchung werden verdächtige Veränderungen frühzeitig erkannt.

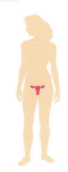

▶ Bei Gebärmutterhalskrebs, der sich noch nicht über den Bereich des Muttermundes ausgedehnt hat, ist häufig die Entfernung eines kleinen Bereiches des Muttermundes ausreichend (Konisation).

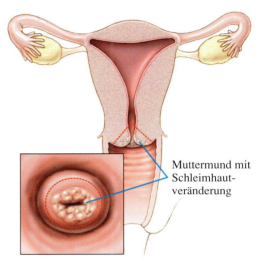

Muttermund mit Schleimhautveränderung

Gebärmutterkörperkrebs

Krebserkrankungen des Gebärmutterkörpers gehen fast immer von den Drüsenzellen der Gebärmutterschleimhaut aus

Stufe	Zellbild
I	normale Zellen
II	Zellveränderungen, aber kein Krebsverdacht
III	unklare Zellveränderungen, kurzfristige Kontrollen durch den Arzt erforderlich
III D	leichte bis mäßige Zellveränderungen
IV a	schwere Zellveränderungen oder oberflächlicher Krebs
IV b	wie IV a, ein beginnendes Tiefenwachstum der Zellen kann nicht ausgeschlossen werden
V	Krebszellen mit Wachstum in die Tiefe

Stufeneinteilung nach Papanicolaou (Pap)

Gebärmutterkrebs

und entwickeln sich relativ langsam. Wird der Krebs bereits frühzeitig erkannt und behandelt, bestehen sehr gute Heilungsaussichten. Unbehandelt kann sich die Erkrankung auf die Nachbarorgane (Scheide, Eileiter und Eierstöcke sowie Blase und Mastdarm) oder auch entfernt liegende Organe wie Leber und Knochen ausbreiten. Betroffen sind überwiegend Frauen jenseits des 50. Lebensjahres.

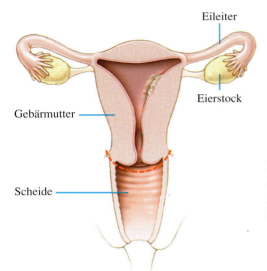

◀ Haben sich die Krebszellen auf weite Teile der Gebärmutter ausgedehnt, wird diese komplett entfernt.

Symptome und Diagnose

Da es bei dieser Krebsform keine zuverlässige Vorsorgeuntersuchung durch einen Zellabstrich wie zur Diagnose von Gebärmutterhalskrebs gibt, muß – übrigens auch bei jüngeren Frauen – das Augenmerk auf krebsverdächtige Frühsymptome gerichtet werden. Dazu zählen Blutungen außerhalb der Regel und Blutungen nach den Wechseljahren, die oft als »Wiederauftreten der Regelblutung« fehlgedeutet werden, sowie Schmierblutungen und blutig-eitriger Ausfluß. Natürlich können diese Blutungen auch harmlos sein. Sie gelten aber so lange als krebsverdächtig, bis dieser Verdacht durch eine gründliche Untersuchung beim Frauenarzt ausgeräumt worden ist. Dafür wird im allgemeinen eine Ausschabung der oberflächlichen Gebärmutterschleimhaut, die auch als Kürettage oder Abrasio bezeichnet wird, durchgeführt und das gewonnene Material eingehenden Laboruntersuchungen unterzogen.

Hat sich dabei der Verdacht auf eine bösartige Geschwulst bestätigt, wird durch weitere Untersuchungen (wie Röntgenuntersuchung, Ultraschall, Computertomographie, Blasen- und Mastdarmspiegelung) festgestellt, welches Stadium der Erkrankung vorliegt und ob der Tumor bereits auf andere Organe übergegriffen hat.

Die Ausschabung wird meist unter Vollnarkose durchgeführt und ist im allgemeinen mit einem mehrtägigen Klinikaufenthalt verbunden.

Ursachen und Risikofaktoren

Die Ursachen des Gebärmutterkörperkrebses sind unbekannt. Auch hier werden verschiedene Risikofaktoren diskutiert. Es besteht der Verdacht, daß eine langjährige alleinige Östrogenbehandlung, beispielsweise zur Linderung der Beschwerden in den Wechseljahren, zur Krebsentstehung beitragen kann. Außerdem wird bei den betroffenen Frauen überdurchschnittlich häufig Zuckerkrankheit, Übergewicht oder Bluthochdruck festgestellt. Auch Kinderlosigkeit und ein später Beginn der Wechseljahre (jenseits des 55. Lebensjahres) erhöhen offenbar das Erkrankungsrisiko.

Behandlung

Ob Operation, Bestrahlung, Hormon- oder Chemotherapie eingesetzt werden, hängt in erster Linie vom Ausbreitungsstadium der Erkrankung und vom Alter der Patientin ab. Im Frühstadium wird die Gebärmutter zusammen mit den Eileitern und Eierstöcken operativ entfernt. Ist der Tumor bereits weiter fortgeschritten, wird die Operation auf die umliegenden Lymphbahnen ausgedehnt und zusätzlich eine Strahlentherapie angeschlossen.

Um Folgeerkrankungen rechtzeitig zu erkennen und behandeln zu können, sind für einen Zeitraum von mindestens fünf Jahren regelmäßige Kontrolluntersuchungen notwendig.

Gebärmuttermyom
Gutartige Muskelgeschwulst der Gebärmutter. Myome sind ausgesprochen häufig und bereiten, solange sie klein sind, in der Regel keine Beschwerden. Größere Myome müssen operativ entfernt werden, wenn sie Druck auf benachbarte Organe wie die Blase ausüben oder durch ihre Lage eine Schwangerschaft beeinträchtigen. Durch Myome kommt es häufig zu Blutungsstörungen.

Gebärmutterschleimhautentzündung
Endometritis. Entzündung der Gebärmutterschleimhaut. Die Krankheitserreger sind meist Bakterien, die aus der Scheide in die Gebärmutter aufsteigen. Sie kann nach einer Entbindung gelegentlich entstehen, solange der Muttermund (die Verbindung zur Gebärmutter) geöffnet ist. Anzeichen für eine Endometritis sind oft leichte Unterbauchschmerzen, Ausfluß und Schmierblutungen.

Gebärmuttersenkung
Absinken der Gebärmutter in Richtung Scheide durch eine Schwäche der Bänder und der Beckenbodenmuskulatur, die die Gebärmutter nicht mehr in ihrer ursprünglichen Lage im kleinen Becken halten können. Eine Gebärmuttersenkung tritt häufig als Folge mehrerer Schwangerschaften und Geburten, Übergewicht und schwerer körperlicher Arbeit auf. Die Senkung führt zu einem Druckgefühl auf die Scheide und zu Störungen beim Wasserlassen bis hin zu Inkontinenz. Unwillkürlicher Harnabgang beim Husten oder Niesen deutet ebenfalls auf eine Schwäche der Muskulatur hin, die durch spezielle Beckenbodengymnastik gestärkt werden kann. Das Einlegen eines Stützrings in die Scheide kann eine vorübergehende Hilfe sein. Eine starke Senkung führt zu einem Gebärmuttervorfall.

Gebärmuttervorfall
Hervortreten der Gebärmutter aus dem Becken bis in den Bereich der äußeren Geschlechtsorgane; dabei zieht die Gebärmutter Darm und Blase mit herab. Die Ursache liegt in einer Erschlaffung der Haltebänder und der Beckenbodenmuskulatur. Es können Druckgefühl, Schmerzen beim Sitzen und Gehen, Blasenbeschwerden, Rückenschmerzen, Ausfluß und Entzündungen auftreten. Meist muß die Gebärmutter entfernt werden.

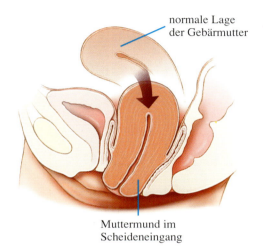

Gebärmuttervorfall
Bei einem teilweisen Vorfall ist der Gebärmuttermund im Scheideneingang sichtbar.

normale Lage der Gebärmutter

Muttermund im Scheideneingang

Gebirgsklima
Spezieller Klimareiz durch einen Höhenaufenthalt mit veränderten physikalischen Bedingungen hinsichtlich Luftdruck und Luftfeuchtigkeit, Temperatur und Lichteinwirkung und außerdem relativer Keimfreiheit. Das Gebirgsklima wird in einer Kur therapeutisch genutzt. Zu unterscheiden sind Mittelgebirgs- und Hochgebirgsklima.
Der Waldreichtum des Mittelgebirges bietet eine gute Luftqualität. Daher wird das Mittelgebirgsklima auch als Schonklima bezeichnet und eignet sich für Patienten mit Herz-Kreislauf- und Rheumaerkrankungen, da es keine starken Reize auf den Körper ausübt.
Das Hochgebirge zeichnet sich durch verringerten Luftdruck und intensive UV-Strahlung aus. Dieses Reizklima regt die Blutbildung an und ist geeignet für Patienten mit Herz- und Atemwegserkrankungen, Bluthochdruck und Hautkrankheiten.

Geburt
Siehe S. 292

Geburt

Die Geburt eines Kindes verändert das künftige Leben grundlegend: Aus einem Paar wird eine Familie. 40 Wochen lang wurde auf dieses Ereignis hingelebt, und die Spannung der werdenden Mutter wächst in den letzten Tagen der Schwangerschaft ganz besonders. Sie ist verbunden mit dem Wunsch nach einer normalen, möglichst schmerzfreien, schnellen Entbindung ohne Komplikationen.

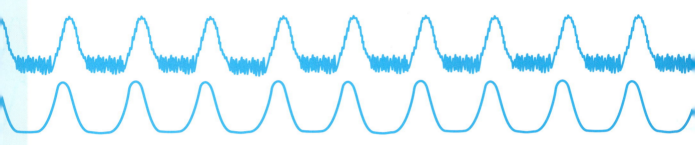

Der voraussichtliche Geburtstermin steht schon lange fest. Doch kaum ein Baby kommt am errechneten Geburtstag auf die Welt. Besonders bei Frauen, die das erste Kind bekommen, läßt die Geburt oft auf sich warten.

Klinik- oder Hausgeburt?

Diese Frage muß die werdende Mutter noch während der Schwangerschaft klären und alle damit verbundenen Vorbereitungen treffen. Am sichersten für Mutter und Kind ist die Entbindung in einer Klinik. Durch die dort vorhandene perfekte Technik können Hebamme und Arzt auch auf nicht vorhersehbare Situationen und Komplikationen während der Geburt schnell reagieren.

Manche Frauen empfinden die Klinikatmosphäre aber als zu unpersönlich und ziehen die wieder modern gewordene Geburt zu Hause vor, damit sie ihr Kind in ihrer vertrauten Umgebung auf die Welt bringen können. Die Hausgeburt ist jedoch nur mit Einschränkung zu empfehlen, weil niemand einen komplikationslosen Verlauf voraussagen kann. Aus Sicherheitsgründen sollte die künftige Mutter trotzdem vorher eine nahe gelegene Klinik aussuchen, falls sie während der Geburt doch ins Krankenhaus muß.

Ein Kompromiß zwischen Klinik- und Hausgeburt ist die ambulante Entbindung. Das Baby kommt in einer entsprechend ausgestatteten Arztpraxis, in einem Geburtshaus oder einer Klinik auf die Welt. Wenn alles problemlos verläuft, kann die junge Familie ein paar Stunden nach der Entbindung wieder nach Hause. Dort werden Mutter und Kind von Hebamme und Arzt weiter betreut.

Geburtsmethoden

Es steht einer Schwangeren heute meist frei, in welcher Position sie gebären will: sitzend, auf dem Rücken liegend, hockend oder kniend. In manchen Kliniken ist es möglich, das Kind im Wasser zu bekommen, was für die werdende Mutter während der Entbindung eine Erleichterung bedeutet.

▼ Bereits in der Geburtsvorbereitung, aber auch noch kurz vor der Geburt sind Entspannungsübungen für Mutter und Kind hilfreich. Das wippende Sitzen auf dem großen Ball hilft Verkrampfungen zu lösen und zu vermeiden.

Geburt

Eine sanfte Geburt findet in einer freundlichen, fast häuslichen Atmosphäre statt, das Licht ist gedämpft, die Stimmen der bei der Geburt anwesenden Personen sind leise. Aber auch hier sollte man aus Gründen der Sicherheit auf die apparative Überwachung nicht verzichten.

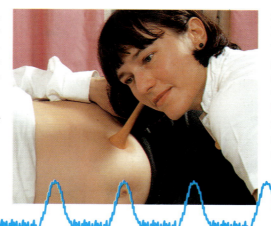

muttermuskulatur zusammen. Es gibt verschiedene Arten von Wehen: die unregelmäßigen Vorwehen (Senkwehen), die rhythmischen Eröffnungswehen bis zur vollständigen Eröffnung des Muttermundes und die ebenfalls rhythmischen Austreibungswehen (Preßwehen), schließlich die

Welche Methode die werdende Mutter bei ihrer Geburt wünscht, bespricht sie am besten rechtzeitig mit dem Arzt, ebenso, ob sie bei der Geburt Schmerzlinderung wünscht oder nicht.

Schmerzlinderung

Es stehen krampflösende Schmerzmittel zur Verfügung, die dem Kind nicht schaden, wozu auch einige homöopathische und naturheilkundliche Medikamente zählen. Schmerzlindernd kann auch Akupunktur eingesetzt werden. Hat die Schwangere Angst vor den Nadeln, kann auch eine Akupressur-Massage hilfreich sein. Der Dehnungsschmerz am Beckenboden während der Preßwehen läßt sich durch örtliche Betäubung lindern. Eine Möglichkeit, schmerzfrei zu entbinden, ist die Periduralanästhesie (PDA). Ein Betäubungsmittel wird in den Lendenwirbelbereich gespritzt, wodurch die umliegenden Nerven betäubt werden und der Bereich vom Bauchnabel abwärts schmerzunempfindlich wird.

Wehen

Die Geburt kündigt sich mit Wehen an. Bei einer Wehe zieht sich die Gebär-

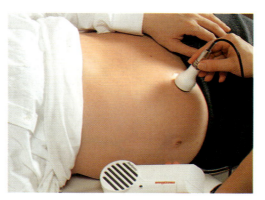

▲ Das Abhören der Herztöne des Kindes gehört zu den Routineuntersuchungen während der Geburt. Sie wird entweder mit dem Hörrohr (oben) oder mit einem Herztonverstärker (unten) durchgeführt. Meist werden die Herztöne zusammen mit der Wehentätigkeit mit dem Herz-Wehen-Schreiber, dem CTG, überwacht, der Puls- und Wehenfrequenz als Kurve aufzeichnet (beide Seiten).

Nachgeburtswehen zum Ausstoßen des Mutterkuchens (Plazenta) und die Nachwehen im Wochenbett.

Bei den ersten Anzeichen in die Klinik

Etwa drei bis vier Wochen vor der Geburt setzen die Senkwehen ein; der Leib senkt sich, und der Kopf des Kindes rutscht in den Beckeneingang. Die Schwangere empfindet das als deutliche Entlastung, da sie wieder freier atmen kann. Der Gebärmutterhals wird weicher, nachgiebiger, dehnbarer und kürzer. Als Zeichen der bevorstehenden Geburt beobachtet die Schwangere häufig das Absondern eines Schleimpfropfes.
Werden die Wehen regelmäßig, beginnt die Geburt. Diese Phase nennt man die Eröffnungsperiode. Unter den Wehen öffnet sich der Muttermund (Öffnung des Gebärmutterkanals). Dann platzt die Fruchtblase, und Fruchtwasser fließt ab. Dabei senkt sich der Kopf des Kindes weiter nach unten in die Gebärmutter und verschließt das Loch der Fruchtblase, so daß das meiste Fruchtwasser noch zurückgehalten wird. Manchmal erfolgt der Blasensprung, bevor die We-

Geburt

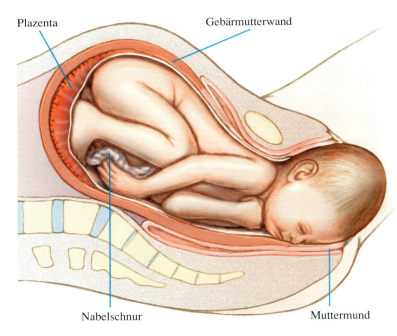

Plazenta • Gebärmutterwand • Nabelschnur • Muttermund

▲ Die Lage des Kindes bei der Geburt: normalerweise tritt der Kopf zuerst aus.

▼ Während der Geburt wird die werdende Mutter im Kreißsaal ständig von Arzt oder Hebamme, aber auch vom werdenden Vater betreut.

hen einsetzen, oder erst später in der Austreibungsphase. Man spricht dann vom vorzeitigen oder verspäteten Blasensprung.

Während der Eröffnungsperiode, also wenn die Wehen regelmäßig auftreten, ist es für die werdende Mutter Zeit, in eine Entbindungsstation zu kommen oder bei geplanter Hausgeburt Hebamme und Arzt zu rufen. Bei vorzeitigem Blasensprung muß sie auf jeden Fall in die Klinik, auch wenn sie noch keine Wehen spürt.

Die Betreuung in der Klinik

In der Klinik wird die Schwangere von Hebamme und Arzt gründlich untersucht. Die kindlichen Herztöne und die Wehentätigkeit werden kontrolliert, eventuell Blutdruck und Körpertemperatur der Mutter gemessen und ggf. mit einem Einlauf der Darm entleert. Bleibt genügend Zeit, kann die Schwangere noch ein entspannendes Bad nehmen. Eventuell wird eine Fruchtwasserspiegelung oder eine Ultraschalluntersuchung vorgenommen, wodurch sich die exakte Lage des Kindes in der Gebärmutter feststellen läßt. Die häufigste Lage ist die sogenannte Kopflage, bei der der Schädel des Kindes am tiefsten liegt und zuerst in den Geburtskanal eintritt. Sehr viel seltener sind Beckenend- oder Querlagen; hier ist in der Regel eine Kaiserschnittentbindung erforderlich.

Die Herztätigkeit des Kindes und die Wehentätigkeit werden mit einem Herz-Wehen-Schreiber (CTG) registriert, um die Sauerstoffversorgung des Kindes kontrollieren zu können. Besteht diese Möglichkeit nicht, werden vom Arzt oder von der Hebamme die kindlichen Herztöne nach jeder Wehe mit einem Rohr abgehört.

Die Unterstützung bei der Geburt

Während der Geburt ihres Kindes wird die Schwangere von der Hebamme begleitet. Aber ganz besonders die Anwesenheit des Partners oder einer anderen Bezugsperson und deren Zuneigung stellen für die Gebärende eine starke seelische Unterstützung dar.

Das Kind wird geboren

Ist der Muttermund vollständig geöffnet, erreichen die Wehen ihren Höhepunkt. Es beginnt die Austreibungsperiode mit den Preßwehen. Der Kopf des Kindes drängt aus der Gebärmutter in die immer weiter werdende Scheide nach außen. Damit das Gewebe zwischen After und Scheide beim Austreten

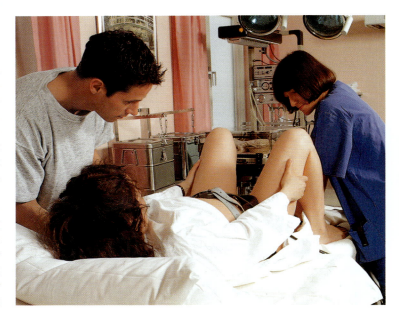

Geburt

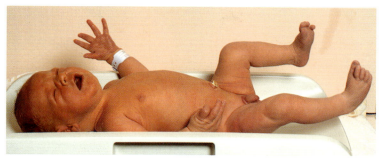

des Kopfes nicht einreißt, bremst die Hebamme mit ihrer Hand den Kopf des Babys und schützt mit der anderen Hand den Damm. Drückt das Kind sehr stark, wird ein kleiner Schnitt gemacht, um einem Dammriß vorzubeugen. Nach dem Köpfchen werden die Schultern geboren, anschließend gleitet der Körper – unter Abgang des restlichen Fruchtwassers – ganz leicht heraus.

▲ Ist das Kind abgenabelt, wird es unter der Wärmelampe gewogen.

Schema bewertet (siehe Tabelle). Werte von acht bis zehn gelten als normal. Nach der Geburt des Kindes werden durch Nachgeburtswehen Plazenta und Eihäute ausgestoßen, die vom Geburtshelfer genau auf Vollständigkeit untersucht werden, damit keine Reste in der Gebärmutter zurückbleiben, die eine Entzündung auslösen können. Die Mutter bleibt zur Kontrolle noch einige Stunden im Kreißsaal und wird dann auf die Wöchnerinnenstation verlegt oder – bei einer ambulanten Geburt – nach Hause entlassen.

Der glückliche Augenblick

Ist das Kind auf der Welt, werden ggf. seine Nasen-, Mund- und Rachenhöhle mit einem Schlauch abgesaugt, um zu vermeiden, daß es Fruchtwasser in die Luftröhre oder Lunge einsaugt. Der erschöpften Mutter wird ihr Kind unmittelbar nach der Geburt an die Brust gelegt. Erst dann wird die Nabelschnur durchtrennt, die Mutter und Kind über die Plazenta noch verbindet.
Herzschlag, Atmung, Reflexe, Haut und Bewegung des Neugeborenen werden ein, drei und fünf Minuten nach der Geburt kontrolliert und nach dem Apgar-

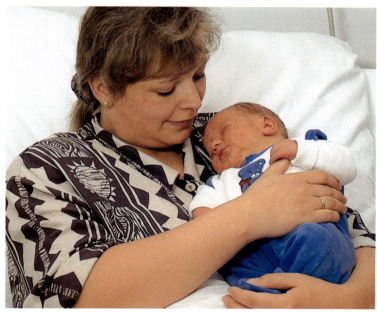

▲ Von den Strapazen der Geburt erholen sich Mutter und Kind recht schnell.

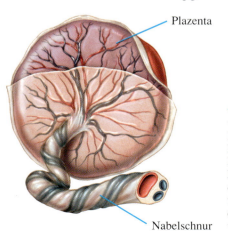

◀ Über die Nabelschnur war das Baby mit der Plazenta – dem Mutterkuchen – verbunden. Die Nabelschnur wird kurz nach der Geburt durchtrennt. Die Plazenta wird etwas später durch die Nachgeburtswehen ausgestoßen.

Apgar-Schema

	0 Punkte	1 Punkt	2 Punkte
Hautfarbe	blau, blaß	Körper rosig, Arme und Beine bläulich	insgesamt rosig
Pulsfrequenz	fehlt	unter 100	über 100
Reflexe	keine	leicht	lebhaft
Atmung	fehlt	flach und unregelmäßig	kräftig, Schreien
Muskelspannung	schlaff	schwache Arm- und Beinbewegungen	aktive, kräftige Bewegungen

Geburt, sanfte

Geburtsablauf, bei dem die äußeren Bedingungen so gestaltet werden, daß Mutter und Kind die Geburt möglichst entspannt erleben. Es wird Wert auf eine angenehme Atmosphäre gelegt, z.B. gedämpftes Licht, keine unnötig sterile Umgebung. Im Vordergrund steht ein langsames und behutsames Vorgehen bei der Entbindung.

Hilfreich ist eine Geburtsvorbereitung durch Entspannungs- und Atemübungen. Der sofortige Körperkontakt des Neugeborenen mit der Mutter und eine verzögerte Abnabelung mildern den sogenannten Geburtsschock. Ansätze dieser Methode, die etwa 1970 von Frederic Leboyer begründet wurde, haben sich mittlerweile in vielen Krankenhäusern durchgesetzt.

Geburtseinleitung

Medikamentöse Einleitung von Wehen, um eine Geburt in Gang zu bringen oder zu beschleunigen. Eine Möglichkeit ist die Verabreichung von Oxytocin über eine Infusion. Dieses Hormon regt die Gebärmutter zur Wehentätigkeit an. Häufig wird zusätzlich die Fruchtblase geöffnet. Die Geburt sollte nur dann eingeleitet werden, wenn die Weiterführung der Schwangerschaft für Mutter oder Kind ein Gesundheitsrisiko darstellt. Das ist z.B. der Fall beim vorzeitigen Sprung der Fruchtblase, ohne daß Wehen auftreten, da hierdurch das Risiko für eine Infektion des Kindes steigt. Bei manchen Erkrankungen der Mutter wie der Zuckerkrankheit oder bei Blutgruppenunverträglichkeit wird die Geburt zum errechneten Termin eingeleitet, außerdem, wenn der Geburtstermin deutlich überschritten ist.

Geburtsgeschwulst

Schwellung am Kopf des Kindes bzw. am zuerst geborenen Körperteil des Neugeborenen als äußeres Zeichen eines durch den Geburtsvorgang entstandenen Blutergusses. Sie entsteht durch Druck des Muttermundes während der Entbindung und tritt auch bei Anwendung einer Saugglocke auf, die zur Beschleunigung der Geburt eingesetzt wird. Die Geschwulst bildet sich ohne Behandlung nach kurzer Zeit zurück.

Geburtstermin

Zeitpunkt, an dem normalerweise mit der Geburt zu rechnen ist. Die durchschnittliche Dauer einer Schwangerschaft beträgt 280 Tage oder 40 Wochen. Da die meisten Frauen den genauen Tag der Befruchtung nicht kennen, wird der Geburtstermin ausgehend vom ersten Tag der letzten Menstruationsblutung berechnet, obwohl die Befruchtung erst später, etwa in der Mitte des Zyklus, erfolgt ist. Vom ersten Tag der letzten Menstruation werden drei Monate abgezogen und sieben Tage hinzugezählt. Dauert der Zyklus gewöhnlich länger als 28 Tage, wird die Schwangerschaft voraussichtlich einige Tage länger, bei einem kürzeren Zyklus einige Tage weniger als 40 Wochen dauern. Der Termin kann durch Ultraschalluntersuchungen der Schwangeren überprüft werden. Eine Abweichung des tatsächlichen Geburtstermins vom errechneten Termin um einige Tage gilt als normal.

Gedächtnis

Fähigkeit des Gehirns, Informationen zu speichern und bei Bedarf wieder ins Bewußtsein zu rufen. Unterschieden werden Kurz- und Langzeitgedächtnis sowie ein Wissens- und Verhaltensgedächtnis. Das Kurzzeitgedächtnis speichert Informationen nur für wenige Sekunden bis Minuten. Das Langzeitgedächtnis speichert dagegen länger zurückliegende Informationen. Sämtliche Seh-, Hör- und Geruchsempfindungen werden vom Gehirn aufgenommen und verarbeitet. Engramme, sogenannte Gedächtnisspuren, ermöglichen den Vorgang des Erinnerns an zuvor Gelerntes oder Wahrgenommenes. Die einzelnen Nervenzellen stehen durch Schaltstellen (Synapsen) miteinander in Verbindung. Das Gehirn ist in der Lage, diese Verbindungen zu verändern; auf diese Weise entstehen ständig neue Verschaltungen.

Gefäßersatz

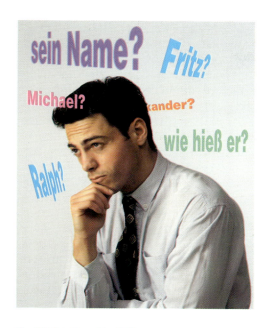

Gedächtnisschwäche
Unfähigkeit des Gehirns, bestimmte Informationen aufzunehmen und zu speichern. Die Gedächtnisschwäche bezieht sich vor allem auf das Kurzzeitgedächtnis, d.h., neue Reize können nicht mehr gespeichert werden. Im Alter kommt es zu einem natürlichen Nachlassen der Gedächtnisleistung. Auch psychische Mechanismen können zu unwillkürlichem Vergessen führen (Verdrängung von Konflikten). Ein zeitlich begrenzter, vorübergehender Gedächtnisausfall (Amnesie) kann nach einer Gehirnerschütterung durch einen Unfall auftreten. Bleibende Störungen sind auf organische Veränderungen zurückzuführen wie Arteriosklerose der Hirngefäße, Alzheimer-Krankheit, Gehirnverletzungen, oder sie entstehen durch chronischen Alkoholmißbrauch.

Gefäß
Kurzbezeichnung für Blutgefäß. Unterschieden werden die Arterien (Schlagadern), die sauerstoffreiches Blut vom Herzen weg zu den Muskeln und Organen transportieren, und die Venen, die sauerstoffarmes Blut zum Herzen zurückführen. Die kleinsten Gefäße sind die Haargefäße (Kapillaren), die den Stoffwechsel im Gewebe ermöglichen.

Gedächtnisschwäche
Bei einer Schwäche des Gedächtnisses muß zwischen einer vorübergehenden und einer dauerhaften Störung unterschieden werden. Anhaltende Störungen können auf Erkrankungen des Gehirns hindeuten.

Gefäßdarstellung
Durch Kontrastmittel können auch Blutgefäße im Röntgenbild dargestellt werden. Hier ist die Verzweigung der Körperschlagader in die beiden Beckenarterien zu sehen.

Außerdem gibt es im Körper Lymphgefäße, in denen die Gewebeflüssigkeit transportiert wird.

Gefäßdarstellung
Röntgenaufnahme der Blutgefäße, hauptsächlich der Arterien, seltener der Venen und Lymphgefäße. Nach dem Einspritzen eines Röntgenkontrastmittels wird der Weg, den das Kontrastmittel durch die Gefäße nimmt, in mehreren Röntgenbildern aufgezeichnet. Mit dieser Darstellung sind Veränderungen wie Verengungen oder Verletzungen der Gefäße zu erkennen.

Gefäßersatz
Operativer Austausch eines geschädigten oder verschlossenen Blutgefäßes durch körpereigene oder -fremde Ersatzgefäße (Transplantation) bzw. künst-

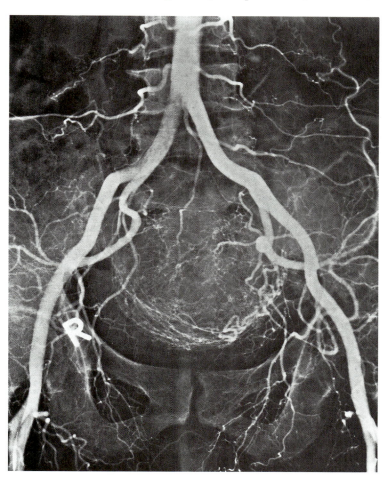

Gefäßgeschwulst

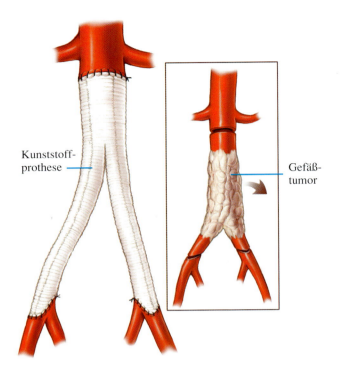

Kunststoffprothese

Gefäßtumor

Gefäßprothese
Zerstörte oder verschlossene Blutgefäße, die sich nicht mehr erweitern lassen, können durch Prothesen ersetzt werden. Die Abbildung zeigt einen Ersatz des gleichen Gefäßes, das im Röntgenbild auf S. 297 zu sehen ist.

liche Materialien. Körpereigene Gefäße werden zumeist aus dem Unterschenkel entnommen.

Ein Gefäßersatz wird vorwiegend durchgeführt bei schweren Durchblutungsstörungen im Bereich der Herzkranzgefäße, der Hauptschlagader (Aorta) und der Gehirnarterien. Bei Verschlüssen wichtiger Gefäße wird durch eine künstliche Prothese eine Umgehung geschaffen. Ebenso kann auch ein Gefäßteil ausgetauscht oder mit einem kleinen Ersatzstück eine geschädigte Gefäßwand ausgebessert werden.

Gefäßgeschwulst

Gutartige geschwulstartige Gefäßbildung, die meist bereits seit der Geburt besteht. Häufig sind die Gefäße verdickt und übermäßig lang, was ihnen ein geschlängeltes Aussehen gibt. Am häufigsten kommt in der Haut der sogenannte Blutschwamm vor. Eine Wucherung der kleinsten Hautgefäße wird als Feuermal bezeichnet. Gefäßgeschwülste können auch in inneren Organen wie Leber und Lungen vorkommen. Bei einer Blutungsneigung sollten sie operativ entfernt werden.

Gefäßprothese

Künstlicher Gefäßersatz, der bei schweren Durchblutungsstörungen bzw. Verengungen oder Schädigungen der Blutgefäße operativ eingesetzt wird. Die Prothese besteht aus einem Kunststoffrohr. Sie wird vorwiegend im Bereich des Herzens, der Beine, der großen Gefäße und der Gefäße zum Gehirn eingesetzt, insbesondere wenn keine körpereigenen Gefäßtransplantate zur Verfügung stehen.

Gefäßstenose

Verengung eines Blutgefäßes. Eine Gefäßstenose entsteht durch eine fortgeschrittene Arterienverkalkung (Arteriosklerose) oder durch ein Blutgerinnsel, die den Querschnitt des Gefäßes durch Ablagerung verkleinern und schließlich ganz verschließen. Möglich ist auch, daß eine Stenose durch Druck von außen auf die Gefäßwand entsteht, z.B. durch Tumoren in benachbarten Organen und Geweben. Ein nicht mehr durchgängiges Gefäß kann zu einer bedrohlichen Mangelversorgung der betroffenen Körperregion führen.

Gefäßsternchen

Sternchenförmige Veränderungen an den Blutgefäßen der Haut. Es handelt sich um meist im Gesicht auftretende stecknadelkopfgroße, rote Erhebungen mit feinen strahlenförmigen Gefäßausläufern, die ein spinnenartiges Aussehen haben. Die Gefäßsternchen sind ungefährlich und kommen durch Ausbuchtung eines Blutgefäßes zustande. Bei chronischen Lebererkrankungen ist ein gehäuftes Auftreten am ganzen Körper zu beobachten.

Gefäßsystem

Alle Blutgefäße, die zusammen mit dem Herz den Blutkreislauf bilden. Arterien, Venen und Haargefäße (Kapillaren) stellen zusammen ein in sich geschlossenes System dar, das dem Transport von Sauerstoff und Nährstoffen dient. Siehe auch S. 43, *Der menschliche Organismus – Blutgefäße und Kreislauf*

Gefäßverschluß
Verschluß des Gefäßinnenraums durch Blutgerinnsel, Arterienverkalkung oder Entzündungen. Ein akuter Verschluß (Embolie) durch ein Blutgerinnsel führt durch den Sauerstoffmangel zu heftigen Schmerzen in dem zu versorgenden Gebiet. Die Arterienverkalkung ist ein langsam fortschreitender Prozeß, bei dem es durch Ablagerungen an den Gefäßwänden auch allmählich zu einem totalen Verschluß des Gefäßes kommen kann.

Gegenanzeigen
Siehe *Kontraindikation*

Gegengift
Gegenmittel. Substanzen, die die Wirkung eines Giftes aufheben bzw. mindern. In Notfällen sind Gegenmittel telefonisch bei den toxikologischen Informationszentralen zu erfragen (Giftnotruf!). Dies sind offizielle Stellen, die Tag und Nacht Auskunft bei Vergiftungsfällen geben. Grundsätzlich gilt: Bei Vergiftungen muß man sofort ärztliche Hilfe holen und Reste des Giftes aufheben, sie sind wichtig für die Identifizierung und chemische Untersuchung des Stoffes.

Gehgips
Gipsverband des Beines oder des Unterschenkels, der gepolstert und mit einem Fersenabsatz ausgestattet wird.

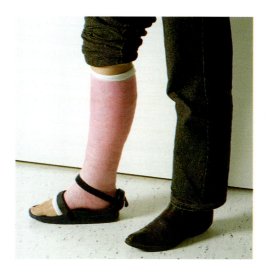

Gehgips
Anstelle von Gipsverbänden werden heute immer häufiger sehr viel leichtere Stützverbände aus Kunststoff verwendet. Da diese ebenso bruchfest und sogar wasserunempfindlich sind, werden sie auch als »Gehgips« eingesetzt.

Durch den Gipsverband wird das Bein ruhiggestellt und gestützt. Gleichzeitig bietet der Gehgips den Vorteil einer sofortigen Mobilität, d.h. Bewegungen in den nicht betroffenen Gelenken sind möglich, und der Betroffene kann gehen.

Gehirn
Es bildet zusammen mit dem Rückenmark das zentrale Nervensystem. Das Gehirn ist von den Schädelknochen und dem Hirnwasser schützend umgeben. Als übergeordnetes Zentrum des Nervensystems ist es verantwortlich für Bewegung, Steuerung der Atmung und des Kreislaufs. Milliarden von Nervenzellen im Gehirn ermöglichen außerdem Funktionen wie Denken, Erinnern und Lernen. Siehe S. 24, *Der menschliche Organismus – Nervensystem und Gehirn*

Gehirn-
Siehe auch *Hirn-*

Gehirnblutung
Blutung aus den Hirngefäßen in das Gehirngewebe. Eine Gehirnblutung entsteht meistens durch Zerreißung von Blutgefäßen bei Bluthochdruck, Verletzungen oder Gefäßausbuchtungen (Aneurysmen). Sie zerstört Gehirngewebe und führt – abhängig vom Ausmaß und dem Ort der Blutung – zu einem Ausfall bestimmter Hirnfunktionen. Es kommt zu plötzlich einsetzenden Kopf- und Nackenschmerzen, Schwindel, Erbrechen, ungleich großen Pupillen und zu Lähmungserscheinungen.
Schlaganfälle können auch auf eine Gehirnblutung zurückzuführen sein. Durch stumpfe Schädelverletzungen verursachte Gehirnblutungen sind fast immer Blutungen zwischen den Hirnhäuten bzw. zwischen Schädelknochen und harter Hirnhaut.

Gehirnentzündung
Entzündung des Hirngewebes durch eine Infektion mit Viren, Bakterien, Pilzen oder Parasiten. Gefürchtet ist die durch Zecken übertragene Frühsommer-Meningo-Enzephalitis (FSME). Eine Ge-

Gehirnerschütterung

hirnentzündung kann auch als Komplikation nach Infektionskrankheiten wie Masern, Röteln und Mumps oder als Folge einer Entzündung im Kopfbereich, die sich weiter ausbreitet, auftreten. Es sind häufig gleichzeitig Hirngewebe, Hirnhäute und Rückenmark betroffen. Die Symptome reichen von plötzlich einsetzendem hohem Fieber, Kopfschmerzen, Nackensteifigkeit, bis hin zu Wesensveränderungen, Bewußtseinstrübung, Lähmungen oder epileptischen Anfällen. Die Diagnose wird anhand der Symptome sowie durch eine Rückenmarkspunktion mit Untersuchung des Gehirnwassers (Liquor) gestellt.

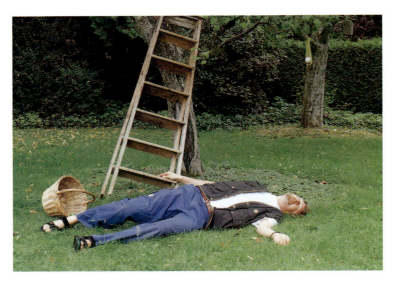

bilden sich die Beschwerden nach wenigen Tagen Bettruhe wieder vollständig zurück. Eine genaue ärztliche Untersuchung ist notwendig, um innere Verletzungen oder Blutungen des Gehirns auszuschließen.

Gehirnhautentzündung

Meningitis. Eine durch Bakterien und Viren verursachte Entzündung der Haut, die das Gehirn und das Rückenmark schützend umgibt. Besonders gefährdet sind Säuglinge und Kleinkinder. Eine Gehirnhautentzündung kann als Folge von Entzündungen im Bereich der Ohren, Nase und Nebenhöhlen auftreten, die sich auf die Hirnhaut ausbreiten. Häufiger ist sie jedoch eine Spätkomplikation von Infektionskrankheiten. Als Symptome treten Fieber, Kopfschmerzen, Nackensteife mit Schmerz beim Beugen des Kopfes nach vorne, Bewußtseinsstörungen und Krämpfe auf. Kinder und Säuglinge wirken apathisch und wollen nicht trinken. Die Diagnose wird anhand der Symptome und durch eine Rückenmarkspunktion zur Untersuchung des Gehirnwassers (Liquor) gestellt. Bei einer bakteriellen Infektion ist sofort die Gabe von Antibiotika notwendig. Eine unbehandelte Gehirnhautentzündung kann zu Komplikationen wie Seh- und Hörstörungen oder Lähmungen führen.

Gehirnerschütterung

Folge einer stumpfen Gewalteinwirkung auf das Gehirn durch Aufprall, Schlag oder Stoß. Der Schädelknochen bleibt unverletzt. Hauptsymptom ist eine sofortige Bewußtseinsstörung. Der Grad einer Gehirnerschütterung reicht von einer kurz anhaltenden Bewußtseinstrübung bis zur vollständigen Bewußtlosigkeit, die zwischen einigen Sekunden und wenigen Stunden dauern kann. Häufig bestehen Erinnerungslücken, besonders an kurz zurückliegende Ereignisse, wie z.B. das Unfallgeschehen. Weitere Symptome sind Schwindel, Kopfschmerzen, Übelkeit und Brechreiz. Bei einer einfachen Gehirnerschütterung

Gehirnerschütterung
Häufigste Ursache von Gehirnerschütterungen sind heftige Schläge oder Stürze auf den Hinterkopf.

Gehirnprellung

Gehirnverletzung durch Stoß, Schlag oder Aufprall, bei der die Schädelknochen unverletzt bleiben. Am Ort der Gewalteinwirkung sowie am gegenüberliegenden Punkt des Gehirns können die Hirnhaut und kleine Gefäße zerreißen. Symptome wie Bewußtseinsstörungen (Koma), Krämpfe, Pupillenstarre und Sprachstörungen können auftreten, bilden sich aber meist unter entsprechender Behandlung wieder zurück.

Gehirnquetschung

Gehirnschädigung durch eine Drucksteigerung oder als Spätfolge einer Gehirnprellung. Die Ursache liegt nicht immer in einer direkten Gewalteinwirkung von außen, sondern häufiger in einer Zunahme des Drucks im Schädel, ausgelöst durch eine Blutung bei einem Schlaganfall, einer Hirnschwellung oder durch einen Tumor. Bei steigendem Hirndruck durch Blutungen oder Schwellungen ist eine Gehirnquetschung lebensgefährlich.

Gehirnschlag
Siehe S. 606, *Schlaganfall*

Gehirntumor
Von Hirngewebe oder Hirnhäuten ausgehender Tumor, vielfach auch als Tochtergeschwulst (Metastase) eines außerhalb des Gehirns liegenden bösartigen Tumors, vor allem bei Lungen- und Brustkrebs. Gehirntumoren bilden selbst im allgemeinen keine Metastasen außerhalb des Gehirns und des Rückenmarks. Auch gutartige Gehirntumoren sind durch ihr raumforderndes Wachstum gefährlich. Sie führen zu einer Steigerung des Hirndrucks, verdrängen und schädigen das empfindliche Gehirngewebe. Je nach Sitz und Größe des Tumors kommt es zu unterschiedlichen Beschwerden wie Kopfschmerzen, Schwindel, Erbrechen, Sehstörungen, epileptischen Anfällen, Bewußtseinsstörungen, Wesensveränderungen und Lähmungen. Die Diagnose wird durch ein Computertomogramm (CT) oder mit Hilfe der Kernspintomographie gestellt. In den meisten Fällen kann der Tumor operativ entfernt werden.

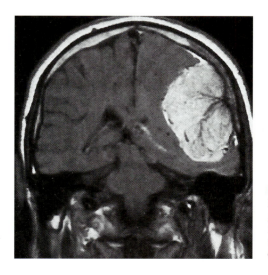

Gehirntumor
Im Kernspintomogramm ist deutlich zu erkennen, wie sich der Tumor im Gehirn ausbreitet.

Gehörgangsentzündung
Infektion des äußeren Gehörgangs durch Bakterien oder Viren. Es kommt zu Rötung und Schwellung des Gehörgangs und der Ohrmuschel mit Schmerzen und Fieber. Oft sind die Lymphknoten hinter dem Ohr vergrößert. Die Ursachen sind häufig eine Schwimmbadinfektion, Pilze, Fremdkörper oder eine von den Talgdrüsen ausgehende Infektion. Die Behandlung erfolgt mit Antibiotika und mit Kortisonsalben.

Gehörorgan
Der Teil des Hör- und Gleichgewichtsorgans, der dem Hören dient, besteht aus drei Abschnitten. Die ersten beiden Anteile, das äußere Ohr und das Mittelohr, fangen den Schall ein und leiten ihn verstärkt an das Innenohr weiter. Hier werden die Schallwellen in elektrische Impulse umgewandelt und an den Hörnerv weitergegeben. Zum Gehörorgan zählt außerdem die Hörbahn, die Reize vom Ohr zum Hörzentrum im Gehirn leitet. Siehe S. 30, *Der menschliche Organismus – Ohr und Gleichgewichtsorgan*

Gehtraining
Gehübungen bei arteriellen Durchblutungsstörungen in den Beinen, die sich in bewegungsabhängigen Schmerzen äußern. Beim Gehtraining geht der Patient bis zum Auftreten eines leichten Spannungsgefühls, um dann sofort eine Pause einzulegen, bis er wieder beschwerdefrei ist. Regelmäßige Übungen in Intervallen führen zu einer Anregung des Stoffwechsels und zur Ausbildung neuer kleiner Blutgefäße und somit zu einem verbesserten Durchhaltevermögen beim Gehen.

Gelbfieber
Tropische, durch Mücken übertragene Virusinfektionskrankheit, die vor allem in Afrika, Mittel- und Südamerika vor-

kommt. Drei bis sechs Tage nach der Infektion tritt die erste Fieberperiode auf. Danach kommt es zu einem fieberfreien Intervall von etwa zwei Tagen. Der dann auftretende zweite Fieberschub geht mit Leber- und Nierenschädigungen einher. Vielfach verläuft die Krankheit tödlich. Nach Überstehen der Infektion bleibt eine lebenslange Immunität zurück. Bei Reisen in gefährdete Gebiete wird unbedingt eine Schutzimpfung empfohlen, teilweise ist sie vorgeschrieben.

Gelbkörperhormon
Siehe *Progesteron*

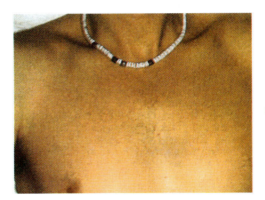

Gelbsucht
Durch den abgebauten roten Blutfarbstoff, der sich in der Körperoberfläche ablagert, kommt es zur Gelbfärbung der Haut.

Gelbsucht
Gelbliche Verfärbung der Haut, der Schleimhäute und der Augen. Gelbsucht ist keine eigenständige Erkrankung, sondern ein Symptom, das im Zusammenhang mit Leber- und Gallenwegserkrankungen sowie einigen Blutkrankheiten auftritt. Zu einer Gelbfärbung der Haut kommt es, wenn der Gehalt von Bilirubin, einem in der Leber gebildeten Abbauprodukt der roten Blutkörperchen, im Blut erhöht ist und es im Gewebe abgelagert wird. Die Ursache kann in einer Entzündung der Leber (Hepatitis), einer Abflußstörung der Galle oder einem vermehrten Zerfall von roten Blutkörperchen liegen.

Gelenk, künstliches
Gelenkersatz für ein geschädigtes oder zerstörtes Gelenk. Eine Gelenkprothese besteht aus Kunststoff, Keramik oder Metall. Es gibt Hüft-, Knie-, Fuß-, Schulter-, Ellenbogen- und Fingergelenkprothesen. Am häufigsten werden künstliche Hüftgelenke eingesetzt, denn sehr oft führt ein Sturz bei älteren Menschen oder eine Osteoporose (Knochenentkalkung) zu einem Bruch des Oberschenkels mit einer Beteiligung des Hüftgelenks. Auch eine fortgeschrittene Arthrose des Hüftgelenks mit erheblichen Schmerzen und starker Bewegungseinschränkung kann den Einsatz einer Prothese rechtfertigen.
Abhängig von der Schädigung wird das Gelenk entweder teilweise oder komplett ersetzt. Nach der Operation ist eine intensive Krankengymnastik zum Trainieren der Bewegungsabläufe wichtig.

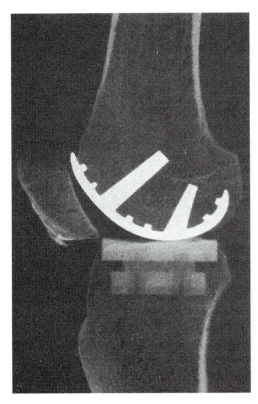

künstliches Gelenk
Durch Gelenkprothesen – hier eine sogenannte Schlittenprothese des Kniegelenks im Röntgenbild – kann die Beweglichkeit von zerstörten Gelenken wiederhergestellt werden.

Gelenkentzündung
Siehe *Arthritis*

Gelenkerguß
Absonderung von Flüssigkeit in den Gelenkinnenraum. Die von der Gelenkinnenhaut gebildete Flüssigkeit kann klar, blutig oder eitrig sein. Der Erguß

bildet sich nach einem Unfall, durch eine Entzündung oder als Folge einer bereits bestehenden Gelenkerkrankung. Es kommt zu einer Schwellung des Gelenks mit Schmerzen bei Druck und Bewegung. Besonders häufig ist das Kniegelenk betroffen. Die Behandlung besteht in der Entfernung der Flüssigkeit durch eine Punktion, Ruhigstellung, Kälteanwendung und der Gabe von abschwellend wirkenden Medikamenten.
Ein eitriger Gelenkerguß entsteht durch eine offene Wunde, die sich mit Bakterien infiziert, oder im Zusammenhang mit einer allgemeinen Infektion im Körper, deren Erreger in die Gelenke gelangen.

Gelenkerkrankungen, degenerative
Siehe S. 138, *Arthrose*

Gelenkkörper
Linsen- bis bohnengroßes Bruchstück, das sich frei im Gelenk bewegt. Es entsteht durch Verletzungen, bei denen Knorpel- oder Knochenteile abgesprengt werden, und durch das Eindringen von Fremdkörpern. Besonders häufig treten Gelenkkörper im Knie-, Ellenbogen- und Sprunggelenk auf. Die sogenannten Gelenkmäuse können lange symptomlos bleiben, führen bei Einklemmung jedoch zu einer schmerzhaften Bewegungseinschränkung.

Gelenkpunktion
Einstich mit einer Nadel in die Gelenkkapsel zur Entnahme von Gelenkflüssigkeit. Bei Gelenkentzündungen oder Gelenkergüssen wird die Flüssigkeit auf Bakterien oder Entzündungszeichen hin untersucht. Eine Punktion wird bei einem Gelenkerguß auch durchgeführt, um die überschüssige Flüssigkeit zu entfernen. Dies geschieht unter örtlicher Betäubung.

Gelenkrheumatismus
Siehe S. 304

Gelenkschwellung
Symptom bei zahlreichen Gelenkerkrankungen, das häufig zusammen mit einer Rötung und Schmerzen des Gelenks einhergeht. Eine Gelenkschwellung tritt auf bei akuter Gelenkentzündung (Arthritis), chronischen Verschleißerscheinungen (Arthrose) und bei einem Gelenkerguß sowie nach Unfällen, Verletzungen, Infektionen oder bei zu starker Dauerbelastung.

Gelenkspiegelung
Siehe *Arthroskopie*

Gelenksteife
Ausgeprägte und dauerhafte Einschränkung der Beweglichkeit eines Gelenks, ausgelöst durch Krankheitsprozesse im Innern des Gelenks wie Arthrose oder Rheuma. Eine Versteifung kann auch angeboren sein oder als Folge von Verletzung und Inaktivität auftreten. Eine künstliche Gelenkversteifung durch eine Operation wird als Maßnahme bei schwerer Arthrose durchgeführt, um Schmerzen zu lindern.

Gen
Erbanlage, Erbfaktor; sie enthalten die genetische Information eines Lebewesens. Das menschliche Genom besteht aus ca. 30 000 Genen. Jedes Gen trägt die Information für ein bestimmtes Merkmal wie Haut- oder Augenfarbe. Träger der genetischen Information ist
Fortsetzung auf S. 307

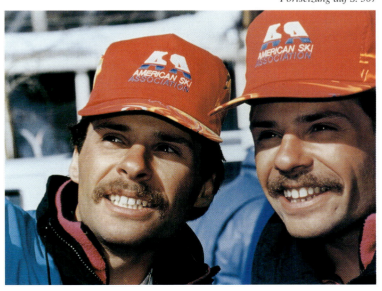

Gen
Nur bei eineiigen Zwillingen ist die in den Genen gespeicherte Erbinformation völlig gleich.

Gelenkrheumatismus

Unter dem Begriff Rheuma werden im Volksmund – fälschlicherweise – die vielfältigsten Abnutzungs- und Haltungsschäden, Rücken-, Nacken- und Gelenkschmerzen zusammengefaßt. Echtes Rheuma ist eine entzündliche Erkrankung der Gelenke, nicht lebensbedrohlich, dafür um so heimtückischer.

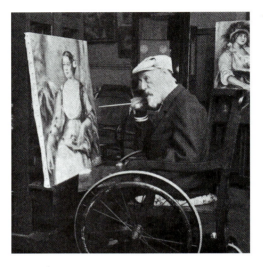

◀ Einer der bekanntesten Gelenkrheumatiker war der impressionistische Maler Auguste Renoir. Viele seiner Meisterwerke schuf er vom Rollstuhl aus.

▼ Veränderungen an einem Fingergelenk durch Gelenkrheumatismus: Beim gesunden Gelenk (a) verhindert die Knorpelschicht, daß die Knochen direkt aufeinander reiben. Die Gelenkinnenhaut entzündet sich, und der Knorpel wird allmählich zerstört (b und c), bis die Knochen direkt aufeinanderstoßen (d) und Deformationen der Gelenke entstehen (e).

Weltweit leiden deutlich mehr Frauen als Männer an Rheuma. Die Krankheit tritt meist zwischen dem 30. und 50. Lebensjahr auf. Ihre Grundsymptome – Schmerz und eingeschränkte Bewegungsfähigkeit – treten allerdings bei einer ganzen Reihe von Erkrankungen auf. Zunächst muß deshalb geklärt sein, ob es sich um den altersbedingten Verschleiß von Gelenken handelt – also um Arthrose –, oder ob ein entzündlicher Prozeß vorliegt. Nur letzterer ist mit dem Begriff Gelenkrheumatismus gemeint, der von Ärzten allgemein als pcP (primär chronische Polyarthritis) bezeichnet wird.

Krankheitszeichen und Verlauf

Gelenkrheuma beginnt schleichend mit Schmerzen in den Finger- und Zehengelenken. Der Befall dieser Gelenke erfolgt an beiden Körperhälften symmetrisch. Morgens sind die Finger so steif, daß man nur mit Mühe die Schnürsenkel binden kann.

Im weiteren – meist schubweisen – Verlauf der Krankheit schwellen die Gelenke an, die Finger sind kraftlos, die Hand läßt sich nicht mehr zur Faust schließen, manchmal ist an den betroffenen Stellen die Haut warm und gerötet.

Im dritten Stadium kommt es zu Verformungen der Gelenke, Fehlstellungen und Versteifung mit manchmal erheblichen Funktionsstörungen: Die Finger sind gekrümmt, die Handfläche weist nach außen, die Zehen verformen sich krallenförmig, wodurch der betroffene Fuß nicht mehr richtig abrollen kann und die Gehfähigkeit stark beeinträchtigt ist. Unmittelbar neben den kranken Gelenken bilden sich unter der Haut prall-elastische Knoten, sogenannte Rheumaknoten. Oft sind auch Muskeln, Sehnen und Bänder in Mitleidenschaft gezogen.

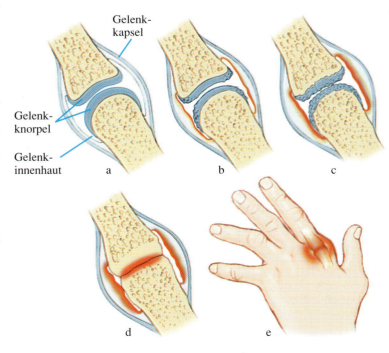

Gelenkrheumatismus

Im weiteren Verlauf der Krankheit wird der Gelenkknorpel und schließlich auch der darunterliegende Knochen zerstört. Dieser entzündliche Prozeß verursacht extreme Schmerzen.

Ursachen

Da eine familiäre Häufung beobachtet wurde, scheint die Anfälligkeit für Rheuma erblich begünstigt zu sein.
Fachleute zählen den Gelenkrheumatismus zu den sogenannten Autoimmunkrankheiten. Zur Abwehr von Krankheitserregern lebenswichtig, kann das Immunsystem bei diesen Krankheiten nicht mehr zwischen körpereigenen und körperfremden Stoffen unterscheiden und richtet sich gegen körpereigenes Gewebe. Die Substanzen, die diese Über- bzw. Fehlreaktion auslösen, sind noch immer nicht bekannt.

Diagnosemethoden

Bei einer Blutuntersuchung ist als Hinweis auf die Autoimmunkrankheit der sogenannte Rheumafaktor nachweisbar. Röntgenaufnahme und Computertomogramm zeigen Veränderungen am Gelenk. Da Gelenkrheuma nicht mit einem akuten, eindeutigen Krankheitsgeschehen beginnt, muß der behandelnde Arzt durch eine Reihe von Untersuchungen andere mögliche Erkrankungen ausschließen. Auch ist der Rheumafaktor oft in der Frühphase während der ersten sechs Monate der Erkrankung noch nicht nachweisbar.
Das Skelettszintigramm ist ein Verfahren, bei dem ein schwach radioaktiver Stoff gespritzt wird, der sich in den betroffenen Gelenkabschnitten anreichert und einen Entzündungsvorgang schon früh sichtbar macht. Die Arthrosonographie, eine Ultraschalluntersuchung, ist nicht strahlenbelastend, jedoch nur bei größeren Gelenken wie Knie oder Schulter anwendbar. Die Gelenkspiegelung (=Arthroskopie) ist ein Verfahren, bei dem jeder Winkel des Gelenks, auch Knorpel und Bänder, über ein Endoskop von innen in Augenschein genommen werden kann.

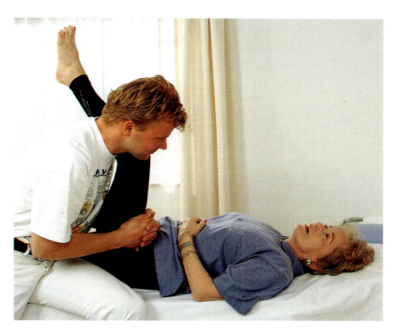

▲ Das wichtigste Mittel, die Beweglichkeit der Gelenke zu erhalten, sind krankengymnastische Übungen, die unter fachkundiger Anleitung, aber auch allein durchgeführt werden können.

Andere Formen von Gelenkrheuma

Neben der beschriebenen primär chronischen Polyarthritis als der klassischen Rheumakrankheit unterscheidet man solche Formen der Erkrankung, die im Anschluß an eine Infektion mit Bakterien entstehen, und eine solche, die in erster Linie die Wirbelsäule betrifft.

- Rheumatisches Fieber kann etwa zwei Wochen nach einer bakteriellen Infektion (meist Mandelentzündung) auftreten. Nach einer solchen Streptokokkeninfektion kommt es zu Fieber, schmerzhaften Gelenkentzündungen, eventuell sogar zur Herzklappenentzündung. Dank frühzeitiger Antibiotikatherapie tritt diese Krankheit in Mitteleuropa kaum noch auf.
- Zu einer rheumaartigen Gelenkentzündung (sogenannte reaktive Arthritis) kann es nach Genital- oder Magen-Darm-Infektionen kommen, wenn die Krankheitserreger verschleppt wurden. Auch sie kann mit Antibiotika erfolgreich behandelt werden.
- Von der chronisch-entzündlichen Bechterewschen Krankheit ist hauptsächlich die Wirbelsäule betroffen. Dabei verwachsen die Wirbelkörper miteinander zu einem gekrümmten, unbeweglichen Stock.

Gelenkrheumatismus

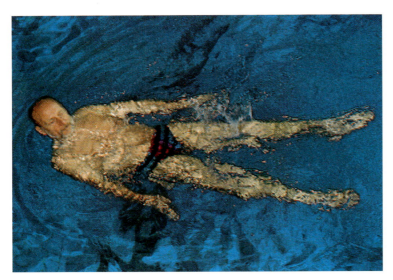

▲ Regelmäßiges Schwimmen entlastet die Gelenke und erhält die Beweglichkeit.

Behandlung

Solange der Auslöser für die fehlgesteuerte Immunreaktion unbekannt bleibt, ist eine Behandlung, die die Ursachen bekämpft, unmöglich; eine Linderung der Beschwerden kann durch verschiedene Maßnahmen erzielt werden:

- Schmerzlinderung und Bekämpfung der Gelenkentzündung durch Wirkstoffe wie Goldsalz, Kortisonpräparate oder Antirheumatika wie z.B. Acetylsalicylsäure (ASS). Hierdurch kann auch die Zerstörung des Gelenks und die drohende Invalidität um Jahre hinausgeschoben werden. Allerdings verursachen diese Medikamente oft Nebenwirkungen, wie Wassereinlagerungen im Gewebe bei Kortison oder Magenbeschwerden bei ASS. Bestimmte Medikamente (Kortison und radioaktive Substanzen) können auch in die betroffenen Gelenke injiziert werden. Sie sorgen dort sehr rasch für eine erhebliche Besserung der Beschwerden.
- Frühzeitige physikalische Therapie kann Gelenkversteifungen und Verkrümmungen verhindern oder verzögern. Hierzu zählen Maßnahmen wie Wärme- und Kälteanwendung, Elektro- oder Ultraschalltherapie, Massagen, krankengymnastische Behandlung, in erster Linie aber auch die Eigeninitiative des Rheumakranken und seine konsequenten und kontinuierlichen Bewegungsübungen. Die Heilanwendungen von Schlamm, Moor, Kohlensäure oder Schwefelwasserstoff (Balneotherapie) können die medikamentöse Therapie nicht ersetzen, wohl aber sinnvoll ergänzen.
- Angepaßtes Schuhwerk oder Schienen erleichtern die Mobilität.
- Die Wirksamkeit diätischer Maßnahmen ist noch immer umstritten, da es nach Fastenkuren zu heftigen Rheumaschüben kommen kann. Günstig ist eine fleischarme oder sogar vegetarische Ernährung, kalzium- und eisenhaltige Kost, Vitamin E sowie Fischöl wegen darin enthaltenen mehrfach ungesättigten Fettsäuren.
- Bei starker Funktions- und Bewegungseinschränkung wird bei einer Operation entweder die entzündete Gelenkinnenhaut entfernt oder aber ein künstliches Gelenk eingesetzt.

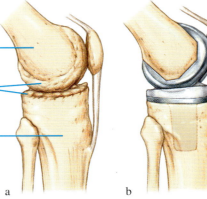

Oberschenkelknochen

zerstörte Gelenkflächen

Unterschenkelknochen

▶ Sind die Gelenke zerstört (a), kann oft nur eine Prothese (hier eine Kniegelenkendoprothese) die Beweglichkeit wiederherstellen (b).

Erfolgversprechend ist nur eine langfristig angelegte Therapie mit sorgfältiger Verlaufskontrolle. Zur Überprüfung und zur Korrektur der medikamentösen Behandlung sind immer wieder Krankenhausaufenthalte erforderlich.

Im fortgeschrittenen Krankheitsstadium sind die Patienten wegen der Schmerzen und der Gelenkversteifung manchmal nicht mehr in der Lage, die alltäglichen Dinge selbständig zu verrichten. Besondere Bedeutung kommt in diesem Zusammenhang Rehabilitations- und beruflichen Umschulungsmaßnahmen zu.

Gentechnologie

Fortsetzung von S. 303

die DNS (Desoxyribonukleinsäure) im Zellkern. Die Gene, Teilabschnitte des DNS-Moleküls, liegen auf fadenförmigen Chromosomen und sind in einer bestimmten Reihenfolge angeordnet. Diese Anordnung der Gene bestimmt die Merkmale eines Lebewesens bzw. die Ausprägung eines Erbmerkmals. Die Chromosomen haben die Fähigkeit, sich durch Teilung identisch zu verdoppeln. Bei der normalen Zellteilung wird so die Erbinformation exakt auf die beiden neu entstandenen Zellen übertragen.

Genetik

Vererbungslehre, Wissenschaft von den Vorgängen der Vererbung. Sie beschäftigt sich mit der Übertragung von Erbmerkmalen bzw. den angeborenen Eigenschaften eines Lebewesens. Die Genetik des Menschen, auch Humangenetik genannt, befaßt sich insbesondere mit vererbbaren Krankheiten mit dem Ziel, sie frühzeitig erkennen und behandeln zu können.

genetische Beratung

Individuelle Beratung über das Risiko einer Geburtsanomalie, einer Fehlbildung oder der Übertragung einer vererbbaren Krankheit. Sie wird in speziell dafür eingerichteten Beratungsstellen durchgeführt. Eine genetische Beratung ist wichtig, wenn ein früher geborenes Kind bereits eine Erbkrankheit aufweist oder die Familien des Paares mit Erbkrankheiten vorbelastet sind.
Die Beratung beginnt mit einer Befragung zur Krankheitsgeschichte des Paares und seiner Familien (über mehrere Generationen). Bei Bedarf folgen Laboruntersuchungen, Chromosomenanalysen oder eine Untersuchung des Fruchtwassers (Amniozentese). Die Beratung dient dem Zweck, betroffenen Paaren, die sich ein Kind wünschen, bei ihren Entscheidungen zu helfen.

Genickstarre

Nackensteifigkeit. Typisches Merkmal, das bei Gehirn- und Gehirnhautentzündungen, aber auch bei Infektionen wie Tetanus auftritt. Der Kopf ist überstreckt, und der Nacken kann nicht mehr gebeugt werden, jede Bewegung ist mit starken Schmerzen verbunden.

Genitalien

Geschlechtsorgane. Siehe S. 60, *Der menschliche Organismus – Geschlechtsorgane*

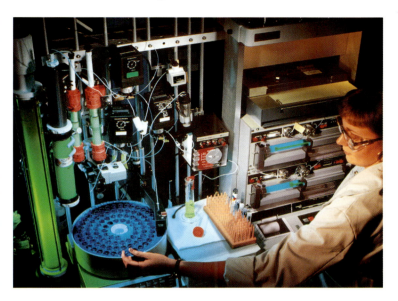

Gentechnologie

Nach wie vor ist die Gentechnologie umstritten: Einerseits können die Folgen von Eingriffen in das Erbgut nicht abgeschätzt werden, andererseits werden große Hoffnungen in diese Techniken gesetzt, bisher unheilbare Krankheiten erfolgreich behandeln zu können.

Gentechnologie

Wissenschaft, die sich mit der Übertragung von Genen auf fremde Organismen befaßt. So gelingt es u.a., die genetische Information für bestimmte menschliche Hormone (z.B. Insulin, Wachstumshormon), Interferon oder Gerinnungsfaktoren und zur Herstellung von Impfstoffen (z.B. gegen Virushepatitis B) auf geeignete Bakterienzellen zu übertragen, um diese zur Produktion dieser Substanzen anzuregen.
Gentechnische Methoden werden zur Diagnose von Erbkrankheiten eingesetzt; aber auch für die Behandlung bösartiger Geschwülste zeichnen sich neue Möglichkeiten ab. So wurden im Zusammenhang mit Krebserkrankungen veränderte Gene, sogenannte Onkogene, entdeckt. Es besteht die Hoffnung, auf diese Weise den genetischen Ursachen von Krebs auf die Spur zu kommen und ihn vielleicht auch heilen zu können.

Gentherapie
Gezielter Eingriff in das Erbgut von Organismen zur Korrektur von Erbkrankheiten. Grundsätzlich werden zwei Vorgehensweisen unterschieden: Unter der somatischen Gentherapie versteht man Eingriffe in die Körperzellen zur Behebung eines Gendefekts bzw. die Übertragung von gesunden Genen in die Zellen. Da keine Manipulation an den Keimzellen erfolgt, kann eine so behandelte Erbkrankheit bei den Nachkommen erneut auftreten. Umstritten ist dagegen die Gentherapie an Keimzellen, bei der embryonale Zellen und Keimzellen verändert werden, was eine Vererbung veränderter genetischer Information, aber auch Manipulationen an zukünftigen Generationen ermöglicht. Voraussetzungen für die Gentherapie sind Kenntnisse über die genaue Lage und die Identifizierung eines defekten Gens auf der DNS (Träger der genetischen Information). In klinischen Studien werden bereits Therapieansätze bei Patienten mit bösartigen Tumoren erprobt.

Geriatrie
Gebiet der Medizin, das sich mit Krankheiten beschäftigt, die bevorzugt im Alter auftreten. Im Mittelpunkt steht dabei die Tatsache, daß der alternde Mensch sehr häufig an mehreren, meist chronischen Krankheiten gleichzeitig leidet. Ein Teilgebiet befaßt sich mit den besonderen Bedürfnissen und der Integration des alten Menschen in seine Umwelt.

Gerinnsel
Siehe *Blutgerinnsel*

Gerinnungshemmer
Medikamente, die die normale Blutgerinnung herabsetzen. Bekannteste Substanzen sind Heparin und Dicoumarol. Heparin wird vor allem kurzfristig bei frisch operierten oder bettlägrigen Patienten gespritzt, da durch die Unbeweglichkeit ein erhöhtes Thromboserisiko besteht. Die Verordnung von Dicoumarol als Dauertherapie erfolgt vor allem bei Patienten nach einem Herzinfarkt.

Gerinnungsstörungen
Störungen der Blutgerinnung können angeboren oder erworben sein. Bei der angeborenen Bluterkrankheit fehlt ein Gerinnungsfaktor, der für die Blutstillung notwendig ist. Bereits geringfügige Verletzungen führen zu einem starken Blutverlust. Gerinnungsstörungen durch einen Mangel an Blutplättchen im Blut treten auf bei Infektionen, Leukämie und als Nebenwirkung von manchen Medikamenten.

Gerstenkorn
Entzündung der Augenliddrüsen durch eitererregende Bakterien. Die Infektion kann am Lidrand oder an der Innenseite des Lids auftreten. Das Augenlid ist eitrig geschwollen, gerötet und schmerzhaft. Ist die Entzündung nicht spätestens nach einer Woche abgeklungen, öffnet der Arzt das Gerstenkorn mit einem kleinen Instrument, damit der Eiter abfließen kann. Die Reifung des Gersten-

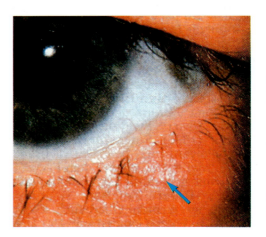

Gerstenkorn
Die Drüsen des Augenlids entzünden sich, ihre Ausführungsgänge verstopfen, und es kann kein Sekret abfließen.

korns kann man durch Wärme, z.B. Rotlicht, unterstützen. Berührungen sollten vermieden und auf Hygiene geachtet werden, um ein Übergreifen der Infektion auf die Augen zu verhindern. Das Gerstenkorn neigt zu wiederholtem Auftreten, besonders bei Menschen, die an der Zuckerkrankheit leiden.

Geruchsnerven
Teil des Geruchssinns. Der Anfang der Geruchsnerven besteht aus vielen klei-

nen Bündeln feinster Riechfäden, die Geruchsempfindungen aus der Nase aufnehmen. Sie liegen im oberen Bereich der Nase in der Riechschleimhaut und dringen durch das Siebbein in den Riechkolben des Gehirns ein. Von hier aus werden die Informationen über die aufgenommenen Gerüche an das Riechzentrum im Gehirn weitergeleitet.

Geschlechtshormone
Siehe *Sexualhormone*

Geschlechtskrankheiten
Siehe *sexuell übertragbare Krankheiten*

Geschlechtsorgane
Genitalien. Zu den weiblichen Genitalien gehören: Eierstock mit Eileitern, Gebärmutter und Scheide, Schamlippen, Klitoris und Schamhügel. Zu den männlichen Geschlechtsorganen gehören: Penis, Hodensack, Hoden mit Nebenhoden, Samenleiter, Samenblase und Prostata. Siehe S. 60, *Der menschliche Organismus – Geschlechtsorgane*

Geschmacksorgan
Die auf der Zunge liegenden Geschmacksknospen leiten Geschmacksempfindungen über bestimmte Nerven an das Gehirn weiter. Es gibt mehrere Tausend solcher Geschmacksknospen; sie liegen eingebettet in den Wänden der Zungenpapillen. Die Zungenoberfläche läßt sich in Felder einteilen, in denen jeweils eine Geschmacksrichtung besonders intensiv wahrgenommen wird. Die Geschmacksstoffe müssen löslich sein, damit sie von den Geschmacksknospen aufgenommen werden. Geruchs- und Temperatursinn tragen wesentlich zur Geschmacksempfindung bei.

Geschwulst
Siehe *Tumor*

Geschwür
Haut- oder Schleimhautdefekt mit Verlust des Oberflächengewebes. Geschwüre sind in Form und Größe sehr unterschiedlich. Häufig sind sie infiziert, eitrig oder blutig. Nach Abheilung bleibt meist eine Narbe zurück. Äußerlich treten Geschwüre bevorzugt an den Beinen auf, als Folge von Durchblutungsstörungen oder Zuckerkrankheit. Zur Geschwürbildung kommt es auch durch Infektionen oder Verletzungen. Im Innern des Körpers entstehen sie vor allem an der Schleimhaut der Verdauungsorgane.

Gesichtsfeldausfall
Skotom. Das Gesichtsfeld ist der Teil des Raums, den man sieht, ohne Kopf oder Augen zu bewegen. Eine Einschränkung der Sicht von außen her am Rande des Gesichtsfeldes weist auf Augen- oder Nervenerkrankungen hin, (Netzhautablösung). Der Gesichtsfeld-

Geschmacksorgan
Die Geschmacksempfindung ist nicht überall auf der Zunge gleich intensiv. Süß wird in der rot markierten Region besonders stark wahrgenommen, sauer im grünen, bitter im blauen und salzig in den orangen Bereichen.

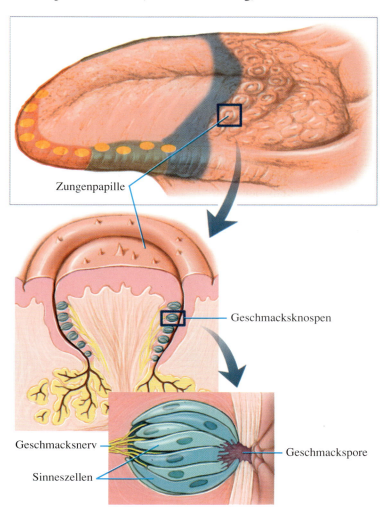

ausfall ist ein typisches Symptom bei erhöhtem Augeninnendruck (grüner Star). Durch die eingeschränkte Sicht können Gefahren, z.B. im Straßenverkehr, nicht erkannt werden.

Gesichtsfeldmessung

Augenärztliche Untersuchung zur Bestimmung der Größe des Gesichtsfeldes. Mit Hilfe eines Gerätes prüft der Arzt durch Verschieben verschiedener Zeichen seine Größe. Die Gesichtsfeldmessung ist eine wichtige Vorsorgeuntersuchung zur Früherkennung eines grünen Stars (Glaukom).

Gesichtsnerv

Zwei Gehirnnerven versorgen jede Seite des Gesichts: Der Fazialisnerv (Nervus facialis) steuert die Gesichtsmuskulatur und ist damit zuständig für jede Bewegung im Gesichtsbereich, der Trigeminusnerv (Nervus trigeminus) leitet Empfindungen wie Berührung, Geschmack, Kälte, Wärme und Schmerz vom Gesicht an das Gehirn weiter.

Gesichtsnervenlähmung

Fazialislähmung. Lähmung des Fazialisnerven, der die Gesichtsmuskulatur versorgt. Das Augenlid kann nicht vollständig geschlossen werden, Unterlid und Mundwinkel hängen herunter. Zusätzlich kann es auch zu Wahrnehmungs- und Geschmacksstörungen sowie zu Störungen der Speichel- und Tränenproduktion kommen.
Ursachen einer Gesichtsnervenlähmung sind Virusinfektionen, Unfälle, Entzündungen im Bereich von Gehirn und Gesicht. Eine Fazialislähmung kann auch bei Durchblutungsstörungen im Gehirn (Ursprungsgebiet der Gesichtsnerven) nach einem Schlaganfall oder Gehirntumor auftreten. In den meisten Fällen bildet sich die Lähmung nach der Behandlung der Ursache ohne bleibende Schäden zurück.

Gesichtsrose

Scharf begrenzte Entzündung der Haut im Gesicht, auch Wundrose genannt. Als Ursache kommt eine Infektion mit Bakterien in Frage, die sich auf dem Lymphweg ausbreitet. Kurze Zeit nach der Entzündung kommt es zu Schüttelfrost, hohem Fieber, starker Rötung mit Schwellung und häufig zu Bläschenbildung. Die Gesichtsrose hat im Aussehen oft eine Schmetterlingsform. Es ist eine sofortige ärztliche Behandlung unter Einsatz von Antibiotika notwendig, da sich die Entzündung im Kopfbereich weiter ausbreiten kann.

Gesprächstherapie

Form der Psychotherapie, entwickelt von dem amerikanischen Psychologen Carl Rogers. Im Mittelpunkt steht das von Akzeptanz getragene, auf Vertrauen und Aufrichtigkeit basierende Gespräch mit dem Therapeuten. In dieser offenen Atmosphäre gelingt es dem Patienten oft erstmalig, von belastenden oder angstmachenden Situationen zu berichten, die er alleine nicht befriedigend lösen kann. Im Gespräch werden gemeinsam Lösungsideen bzw. -strategien erarbeitet. Die Gesprächstherapie unterscheidet sich von der klassischen Psychoanalyse dadurch, daß sie situationsbezogen arbeitet und den Alltag konkret einbezieht. Bisherige Verhal-

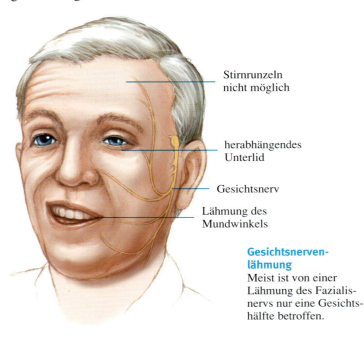

Stirnrunzeln nicht möglich

herabhängendes Unterlid

Gesichtsnerv

Lähmung des Mundwinkels

Gesichtsnervenlähmung
Meist ist von einer Lähmung des Fazialisnervs nur eine Gesichtshälfte betroffen.

tensweisen werden analysiert und ggf. ersetzt oder erweitert.

Gestagene
Verschiedene Hormone, die bei der Vorbereitung und Erhaltung der Schwangerschaft eine Rolle spielen. Das bekannteste Hormon aus dieser Gruppe ist das Progesteron, das während der zweiten Hälfte des Menstruationszyklus in Verbindung mit dem Eisprung einen deutlichen Anstieg der Körpertemperatur bewirkt. Es wird im Gelbkörper bzw. während der Schwangerschaft von der Plazenta gebildet und bereitet bei noch nicht Schwangeren die Gebärmutter zur Aufnahme des befruchteten Eies vor. Viele Abläufe im Körper hängen vom Verhältnis der Gestagene zu den Östrogenen ab. Synthetisch hergestellte Gestagene werden häufig bei gynäkologischen Beschwerden wie dem Ausbleiben der Menstruationsblutung (Amenorrhö) verordnet; außerdem sind sie Bestandteil der Anti-Baby-Pille.

Gestose
Erkrankungen, die unter dem Einfluß einer Schwangerschaft und der damit verbundenen Stoffwechselbelastung auftreten. Man unterscheidet Früh- und Spätgestosen. Zu den Frühgestosen zählt das Erbrechen im ersten Schwangerschaftsdrittel. Während im zweiten Drittel nur selten Beschwerden auftreten, kann es im letzten Drittel bei der Spätgestose zu Bluthochdruck, Störungen der Nierenausscheidung und zu Gewebeschwellungen, in schweren Fällen zu Krämpfen und schwangerschaftsbedingtem Koma (Eklampsie) kommen.

Gewebsunverträglichkeit
Abstoßungsreaktion zwischen Spender- und Empfängergewebe bei einer Transplantation. Um diese gefährliche Reaktion zu vermeiden, werden bestimmte Merkmale auf der Oberfläche des Spenderorgans bestimmt. Nur bei weitgehend exakter Übereinstimmung mit den Merkmalen des Empfängers ist eine Organtransplantation möglich.

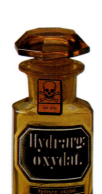

Gifte
Um Verwechslungen zu vermeiden, sollten giftige Stoffe immer deutlich gekennzeichnet sein.

Gicht
Siehe S. 312

Gichtknoten
Knotenartige Ansammlung von Harnsäurekristallen im Gewebe. Sie kommen hauptsächlich in schlechter durchbluteten Geweben wie Knorpel und Sehnen vor, z.B. als sogenannte Gichtperle am Ohr, sowie an Nase, Handfläche und in der Nähe von Gelenken. Die Verdickungen sind hart, gerötet und schmerzhaft.

Gifte
Stoffe, die bereits in geringen Dosen den Organismus schädigen und sogar zum Tode führen können. Die Wirkung hängt ab von Menge, Konzentration sowie Art und Weise der Giftaufnahme. Nach ihrer Herkunft unterscheidet man pflanzliche, tierische und chemische Gifte. Auch Arzneistoffe und Genußmittel können abhängig von der Dosis zum Gift werden. Siehe S. 772, *Erste Hilfe – Vergiftung*

Gingivitis
Siehe *Zahnfleischentzündung*

Ginkgo biloba
Den Fächerblatt- oder Chinesischen Tempelbaum gibt es etwa seit Anfang des 18. Jahrhunderts auch in Europa. Aus den grünen, fächerförmigen Blättern wird der sogenannte Ginkgo-biloba-Extrakt für Arzneimittel gewonnen. Er fördert die Durchblutung und wird u.a. bei Durchblutungsstörungen im Gehirn, die durch eine nachlassende Merkfähigkeit gekennzeichnet sind, eingesetzt.

Ginseng
Asiatische Heilpflanze. Der Ginsengwurzel wird seit mehr als 2000 Jahren eine umfassende Heilwirkung auf den Körper nachgesagt. Sie findet Anwendung als stimulierendes und anregendes Mittel bei Herz-Kreislauf-Erkrankungen, Erschöpfung, zur Steigerung der sexuellen Lust, insbesondere jedoch zur Behandlung und Vorbeugung von Alterskrankheiten.

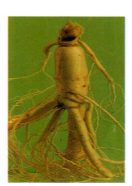

Ginseng
Die Wirkstoffe des Ginseng werden aus seinen Wurzeln gewonnen.

Gicht

Die Gicht ist ein Leiden, von dem besonders ältere Menschen betroffen sind. Oft macht sich die Krankheit – im Volksmund Zipperlein genannt – erst durch einen akuten Anfall mit enormen Schmerzen bemerkbar. Wird Gicht früh genug erkannt, läßt sie sich heute gut und erfolgreich behandeln.

Schon in der Antike war die Gicht den damaligen Ärzten gut bekannt. So beschrieb bereits Hippokrates (460–377 v. Chr.) stechende Gelenkschmerzen, die dazu führten, daß man nicht gehen könne. Auch erkannte man schon im Altertum einen weiteren Aspekt der Krankheit: Gicht war eine Krankheit der Reichen und Wohlhabenden und weniger das Los der armen Bevölkerung, die sich bescheiden ernähren mußte. Heute allerdings, wo eine üppige Ernährung in unseren Breiten nichts Besonderes mehr ist, tritt die Gicht in allen Bevölkerungsschichten auf. In Hungerzeiten wie zwischen den Weltkriegen gab es sehr viel weniger Gichtkranke. Hierdurch wird deutlich, daß Gicht in engem Zusammenhang mit der Ernährung steht. Die Überernährung zusammen mit einer erblich bedingten Anlage begünstigt den Ausbruch der Krankheit, und zwar häufiger bei älteren Männern als bei Frauen.

Symptome

Plötzlich, bei ansonsten guter Gesundheit, wacht der Betroffene nachts mit außergewöhnlich großen Schmerzen an einem Gelenk – meistens in der großen Zehe – auf. Die schmerzhaften Attacken dauern mehrere Stunden an und klingen dann erst ab. Der Kranke macht auch bald eine überraschende Beobachtung: Das betroffene Gelenk ist dick, der Zeh ist geschwollen und gespannt, die Haut gerötet. Befallen können aber auch alle anderen Gelenke sein: so z.B. das Sprunggelenk, die Fußwurzel, das Knie oder, ebenso häufig, die Hand- bzw. Fingergelenke. Ein Arzt kann feststellen, ob es sich um eine bis dahin noch unerkannte, nun aber an den Tag getretene Gicht handelt. Dazu läßt er im Labor den Harnsäuregehalt im Blut des Patienten bestimmen.

▲ Zu den am häufigsten von Gicht betroffenen Gelenken zählt das Grundgelenk der großen Fußzehe. Harnsäurekristalle lagern sich im Gelenk an und im fortgeschrittenen Stadium kommt es sogar zu Verformungen am Knochen (rechts).

Ursachen

Die Gicht entsteht dadurch, daß im Körper des Erkrankten zu viel Harnsäure vorhanden ist. Harnsäure ist auch beim Gesunden in einer bestimmten Konzentration im Blut zu finden, und selbst ein Überschuß kann über die Nieren – also mit dem Urin – ohne weiteres ausgeschieden werden. Beim Gichtkranken dagegen wird nicht nur sehr viel mehr Harnsäure im Körper produziert als beim Gesunden, sondern auch die Ausscheidung dieses Stoffes über die Nieren ist eingeschränkt. Werden nun bestimmte Nahrungsmittel – vor allem Fleischprodukte mit einem hohen Gehalt an sogenannten Purinen – aufgenommen, steigt der Harnsäurespiegel im Blut an, weil die Purine bei der Verdauung über einen komplizierten Mechanismus zu Harnsäure abgebaut werden.

Über die Nieren des Gichtkranken kann dieser Überschuß nicht mehr abgebaut werden. Die Harnsäure lagert sich in Form von Kristallen an den verschiedenen Gelenken ab. Durch diese Ablagerungen entstehen die enormen Schmerzen an den befallenen Gelenken, aber auch die typischen Gichtknoten, die Tophi genannt werden und als kleine bis mittelgroße (kirschkern- bis pflaumengroße) knotige Verformungen an den Gelenken erkennbar sind.

Bei den ersten Anzeichen zum Arzt!
Je früher Gicht erkannt und entsprechend behandelt wird, desto größer sind die Aussichten, ihr Einhalt zu gebieten und schwere Folgeschäden zu verhindern. Denn unbehandelt kommt es zum Befall immer weiterer Gelenke. Die Anfälle werden häufiger und die schmerzfreien Intervalle kürzer. Einer chronischen Gicht, die bis zur Zerstörung einzelner Gelenke führen kann, ist durch eine frühzeitige Behandlung vorzubeugen. Ebenso müssen sogenannte Gichtgeschwüre behandelt werden. Sie treten dann auf, wenn die Harnsäureablagerungen durch die Haut nach außen treten. Frühzeitig ergriffene Maßnahmen verhindern vor allem auch die Bildung von Harnsäuresteinen in den Harnwegen und den Nieren – oft verbunden mit äußerst schmerzhaften Koliken – oder schließlich die Entstehung einer sogenannten Gichtniere, bei der die Ablagerungen die Nierenfunktion beeinträchtigen.

Behandlung
Da die in der Nahrung enthaltenen Purine die Harnsäurebildung steigern, muß eine purinarme Diät eingehalten werden. Insbesondere Innereien wie Bries, Hirn, Leber, Herz und Nieren sollten gemieden werden, aber auch Alkohol, da er die Harnsäureausscheidung hemmt und damit zur Erhöhung des Harnsäurespiegels führt. Ein altes Mittel, das bereits vor mehr als 2000 Jahren bekannt war und aus der Herbstzeitlose gewonnen wird, das Colchicum, wird vor allem bei akuten Gichtanfällen eingesetzt. In der modernen Heilmittelkunde sind weitere Arzneimittel entwickelt worden, die den Harnsäurespiegel regulieren. In manchen Fällen konnte sogar eine gewisse Rückbildung der Knoten erreicht werden.

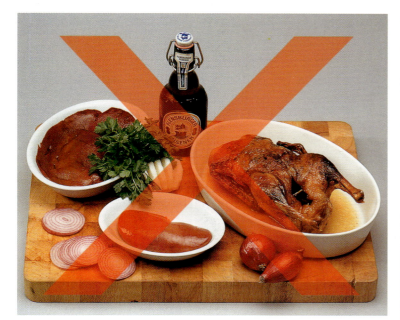

▲ Wichtigste Maßnahme, Gicht zu bekämpfen, ist eine strenge Diät: Alkohol – besonders Bier –, Fleisch und Innereien sollten unbedingt gemieden werden.

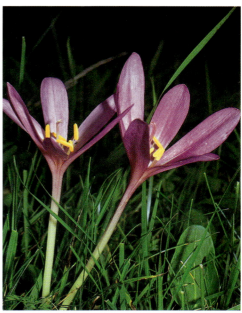

▶ Das Gift der Herbstzeitlose hat sich jahrhundertelang als Mittel gegen Gicht bewährt.

Inwieweit allein eine Diät ausreicht und ab wann zusätzlich eine medikamentöse Unterstützung beim Gichtpatienten angebracht ist, muß vom Arzt im Einzelfall geprüft werden.

Gipshose
Gipsverband, der um Hüfte, Becken und Oberschenkel angelegt wird. Das Ziel dieses Gipsverbandes ist die Fixierung der Hüfte, insbesondere bei Kleinkindern mit angeborener Hüftfehlstellung. Die Gipshose wird in seltenen Fällen auch bei Verrenkungen der Hüfte und bei manchen Oberschenkelbrüchen eingesetzt.

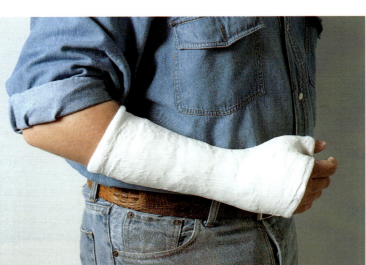

Gipsverband
Zur Heilung von Knochenbrüchen ist es nötig, das betroffene Körperglied absolut ruhigzustellen.

Gipsverband
Ein aus Gipsbinden hergestellter Verband zur Ruhigstellung von Gelenken oder Knochen. Der mit Wasser angefeuchtete Gips ist formbar und erlaubt deshalb eine genaue Anpassung an die therapeutisch erforderliche Stellung. Er wird nach Knochenbrüchen, Operationen und bei Fehlstellungen von Gelenken angewandt. Polsterungen aus Watte oder Schaumgummi verhindern Komplikationen wie Druckgeschwüre oder Nervenschädigungen.

Glasknochenkrankheit
Erbliche Störung der Knochenbildung mit erhöhter Knochenbrüchigkeit. Knochensubstanz und Knochenhaut sind so instabil, daß es bereits bei geringen Belastungen zu Verbiegungen und Knochenbrüchen bis hin zu beträchtlichen Deformierungen kommt. Es ist keine ursächliche Therapie möglich.

Glaskörper
Gallertartige, durchsichtige Masse im Innern des Auges, die zum größten Teil aus Wasser besteht. Der Glaskörper liegt hinter der Linse und verleiht dem Augapfel seine Form. Er ist rund und vorne, im Bereich der Linse, leicht eingedellt. Die hintere äußere Membran des Glaskörpers liegt der Netzhaut an.

Glaskörperblutung
Blutung in den Glaskörper des Auges nach Verletzung, Unfall, Bluthochdruck oder Schädigung der Netzhautgefäße. Die häufigste Ursache ist eine Gefäßschädigung im Rahmen der Zuckerkrankheit, verbunden mit punktförmigen Blutungen aus den Netzhautgefäßen. Eine Glaskörperblutung kann zu Sehstörungen führen; unter Umständen sieht der Betroffene »rote Wolken« oder ähnliche sich bewegende Gegenstände. Abhängig vom Ausmaß kann eine Glaskörperblutung zu Netzhautablösung, erhöhtem Augeninnendruck und Linsentrübung führen.

Glaskörperentfernung
Operative Entfernung des Glaskörpers des Auges. Die Entfernung des vorderen Abschnittes kann nach Verletzungen des Auges notwendig sein. Bei einer Glaskörpertrübung wird der hintere Teil

Glaskörperentfernung
Ist das Sehvermögen durch einen beschädigten oder getrübten Glaskörper eingeschränkt, wird er meist unter örtlicher Betäubung abgesaugt und der Augapfel mit Kochsalzlösung aufgefüllt.

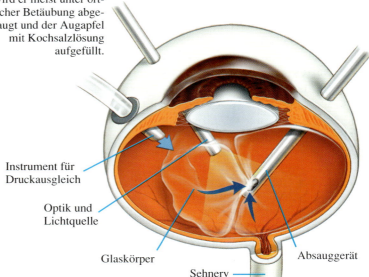

Instrument für Druckausgleich
Optik und Lichtquelle
Glaskörper
Sehnerv
Absauggerät

entfernt. Der Hohlraum wird mit Kochsalzlösung aufgefüllt.

Glaskörpertrübung
Verminderte Durchsichtigkeit des transparenten Glaskörpers nach Entzündungen, Verletzungen oder Einblutungen. Eine geringe Glaskörpertrübung mit zunehmendem Alter ist normal.

Glatzenbildung
Vorübergehender oder bleibender Verlust der Kopfhaare. Bei Männern kommt sie sehr häufig vor, wobei hormonelle Einflüsse (Androgene) und die erbliche Veranlagung eine Rolle spielen. Die Glatzenbildung beginnt häufig bereits im Alter von 20 bis 25 Jahren. Unter Umständen bleiben seitliche und hintere Haarpartien erhalten. Zu einem vorübergehenden Haarausfall bei Frauen und Männern kann es nach schweren Erkrankungen, bei seelischen Störungen, Ernährungsstörungen oder nach einer Krebsbehandlung kommen.

Glaubersalz
Natriumsulfat. Natürliches Abführmittel, benannt nach dem Arzt Johann Glauber (1604–1668), das auch als Heilwasser mit abführender und galletreibender Wirkung in Salzquellen gewonnen wird. Das schnell wirkende, in Flüssigkeit aufgelöste pulverförmige Glaubersalz zieht Wasser in den Darm und wirkt deshalb bei Verstopfung abführend. Für den Dauergebrauch ist es jedoch nicht geeignet, da der Darm sich an die Gabe des Salzes gewöhnt und seine normale Funktion ohne Salz nicht mehr ausüben würde.

Glaukom
Siehe S. 324, *grüner Star*

Gleichgewichtsorgan
Im Innenohr gelegenes labyrinthähnliches System aus drei Bogengängen, das mit einer wäßrigen Flüssigkeit gefüllt ist. Das Gleichgewichtsorgan verleiht dem Organismus die Fähigkeit zur räumlichen Orientierung, zusätzlich ist jedoch die Wahrnehmung mit dem Auge notwendig. Siehe S. 30, *Der menschliche Organismus – Ohr und Gleichgewichtsorgan*

Gleichgewichtsprüfung
Prüfung des Gleichgewichtssinns bei verschiedenen Bewegungen und Körperstellungen. Bei Drehbewegungen auf einem Drehstuhl werden auftretendes Unsicherheits- und Schwindelgefühl getestet. Nach Unterbrechung der Drehbewegung kommt es normalerweise auch bei Gesunden kurzzeitig zu ruckartigen Bewegungen beider Augen (Nystagmus). Hört diese Bewegung nicht nach kurzer Zeit auf, deutet das auf eine Störung des Gleichgewichtssinns hin. Auch Temperaturreize mit in den äußeren Gehörgang gefülltem kalten oder warmen Wasser lösen diese Augenbewegungen aus.

Gleichgewichtsstörungen
Eine Gleichgewichtsstörung ist mit einem Kontrollverlust der Körperstellung im Raum verbunden. Wesentliche Symptome sind Schwindel- und Unsicherheitsgefühl, unsicherer Gang und Neigung zum Fallen. Gezielte Bewegungen sind gestört. Weiterhin können Übelkeit und Erbrechen auftreten. Die Ursachen reichen von Infektionen des Innenohrs, Kopf- oder Gehirnverletzungen bis hin zu Tumoren.
Eine Gleichgewichtsstörung kann auch durch Alkohol oder eine Medikamentenunverträglichkeit ausgelöst werden.

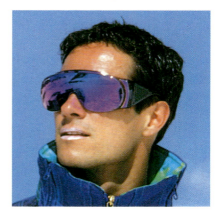

Gletscherbrand
Eine spezielle Gletscherbrille schützt die Augen vor dem durch Reflexion noch verstärkten Licht. Außerdem ist im Hochgebirge bei Schnee und Eis ein besonderer Hautschutz erforderlich.

Gletscherbrand
Starke Entzündung der Haut und Augen als Folge intensiver Sonnenstrahlung im Hochgebirge, die von Schnee und Gletschereis reflektiert wird. Neben Schmerzen, Blasenbildung und Schwellungen an der Haut kommt es zu Entzündungen der Horn- und Bindehaut am Auge. Vorbeugen sollte

man durch intensiven Hautschutz mit UV-Blockern, Sonnenbrille und gemäßigtem Aufenthalt in der Sonne.

Glioblastom
Hirntumor, der vom Stützgewebe der Nerven ausgeht, dem sogenannten Gliagewebe. Vor allem im höheren Alter auftretender, sehr bösartiger Tumor, der zu schnellem Wachstum und Blutungen neigt. Die Prognose ist ungünstig; Bestrahlungen können das Wachstum verzögern.

Glomerulonephritis
Nierenerkrankung mit Entzündung der Nierenkörperchen (Glomeruli). Bei Kindern ist sie häufig eine Komplikation nach einem bakteriellen Infekt mit Streptokokken (Scharlach, Angina). Ein bis zwei Wochen nach der Infektion kommt es zur Ablagerung von sogenannten Immunkomplexen in den Nierenkörperchen, die die Nierenfunktion beeinträchtigen; im Urin sind Eiweiß, Blut und Gewebeteilchen nachweisbar. Vor allem im Gesicht und an den Augenlidern bilden sich Gewebeschwellungen. In schweren Fällen kommt es zu einem erhöhten Blutdruck, Herz-Kreislauf-Beschwerden mit Atemnot, Sauerstoffmangel und Nierenschmerzen. Bei Einhaltung von strenger Bettruhe und einer Diät mit eiweißarmer Kost, der Einnahme von Antibiotika und harntreibenden Medikamenten bestehen gute Heilungsaussichten. Bei einem Teil der Patienten kann sich eine chronische Glomerulonephritis mit einer bleibenden Nierenschädigung entwickeln, die am Anfang häufig unbemerkt bleibt.

Glomerulus
Siehe *Nierenkörperchen*

Glukagon
Hormon, das in der Bauchspeicheldrüse gebildet wird und eine wichtige Rolle beim Zuckerstoffwechsel spielt. Glukagon ist der Gegenspieler des Insulins, das ebenfalls in der Bauchspeicheldrüse produziert wird. Während Insulin den Zuckerspiegel im Blut senkt, bewirkt das Glukagon bei Bedarf eine Erhöhung des Blutzuckers, indem es Zuckerreserven, die in der Leber gespeichert sind, freisetzt.

Glukokortikoide
Hormone, die in der Nebennierenrinde gebildet werden, wie Kortison und Hydrokortison. Sie sind u.a. für die Bildung von Kohlenhydraten aus Aminosäuren verantwortlich und wirken auf das Wachstum der Blutzellen sowie den Wasser- und Mineralhaushalt des Körpers ein. Synthetisch hergestellte Glukokortikoide werden vor allem wegen ihrer entzündungshemmenden und antiallergischen Wirkung verabreicht.

Glukose
Traubenzucker, Einfachzucker. Im Körper werden alle Kohlenhydrate zu Glukose umgebaut und ins Blut aufgenommen oder als Energievorrat in Form von Glykogen in Muskeln und Leber gespeichert. Glukose braucht der Organismus zur Energiegewinnung für Stoffwechselvorgänge, für Muskelarbeit oder auch für Leistungen des Gehirns. Bei der Blutzuckerbestimmung wird der Glukosegehalt im Blut gemessen.

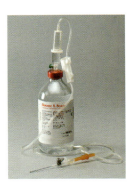

Glukose
Traubenzucker zählt zu den effektivsten Energielieferanten des menschlichen Körpers. Nach Operationen oder bei stark geschwächten Patienten wird deshalb manchmal eine Glukose-Infusion verabreicht.

Glycerin
Farblose, ölige Flüssigkeit mit süßlichem Geschmack. Glycerin ist ein Alkohol und wird aus Fetten gewonnen. Es bindet Wasser und ist Bestandteil vieler Arzneimittel, z.B. von Abführmitteln (Zäpfchen, Einläufe). Es wird außerdem als Pflegemittel bei trockener oder rissiger Haut angewendet.

Glykogen
Zuckerreserven des Organismus. Glykogen ist ein Kohlenhydrat und besteht aus Glukosemolekülen. Es wird als Energiereserve in Muskeln und Leber gespeichert. Bei Bedarf kann es kurzfristig wieder in Glukose umgewandelt und dem Körper zur Verfügung gestellt werden. Diesen Vorgang steuert das Hormon Glukagon.

Goldtherapie
Medikamentöse Behandlung bei chronischem Gelenkrheumatismus. Organische Goldverbindungen besitzen eine antirheumatische und entzündungshemmende Wirkung. Gold wurde bereits im Altertum therapeutisch angewandt, damals vor allem bei Tuberkulose, Syphilis und Lepra. Die genaue Wirkungsweise ist ungeklärt. Die Langzeitbehandlung mit Gold ist jedoch zum Teil mit erheblichen Nebenwirkungen verbunden. Es kann zu Entzündungen der Haut sowie zur Schädigung der Leber, Nieren und Blutzellen kommen.

Gonaden
Siehe *Keimdrüsen*

Gonadotropine
Hormone, die das Wachstum und die Funktion der Keimdrüsen steuern, sogenannte gonadotrope Hormone. Die Bildung der Gonadotropine erfolgt in der Hirnanhangsdrüse (Hypophyse) und in der Plazenta. Das follikelstimulierende Hormon (FSH) regt die Bildung der Samenzellen und die Reifung der Eibläschen an. Die Ausschüttung des luteinisierenden Hormons (LH) führt zum Eisprung. Siehe auch *Sexualhormone*

Gonorrhö
Geschlechtskrankheit, im Volksmund Tripper genannt. Sie wird durch Bakterien, sogenannte Gonokokken, übertragen, die eine Entzündung der Harn- und Geschlechtsorgane verursachen. Die Infektion erfolgt fast ausschließlich durch Geschlechtsverkehr, nur in Ausnahmefällen über Handtücher oder Toiletten, da die Gonokokken außerhalb der Schleimhaut sehr schnell absterben. Einige Tage nach der Ansteckung entwickelt sich beim Mann eine schmerzhafte und eitrige Entzündung der Harnröhre, die auf die Prostata übergreifen kann. Bei der Frau verläuft die Erkrankung oft unauffälliger; anfangs ist vielfach der Gebärmutterhals entzündet, später auch die Eierstöcke. Gonorrhö wird mit Antibiotika behandelt.

GOT
Das Enzym **G**lutamat-**O**xalacetat-**T**ransaminase ist für den Abbau von Eiweiß im Körper verantwortlich. Erhöhte Werte im Blut deuten auf Erkrankungen von Leber, Herz oder der Muskulatur hin, z.B. auf eine Leberentzündung (Hepatitis) oder Muskelschwund. Im Herzgewebe finden sich ebenfalls große Mengen dieses Enzyms, das bei einer Schädigung der Zellen freigesetzt wird. Erhöhte GOT-Werte im Blut können deshalb auf einen Herzinfarkt hinweisen.

GPT
Glutamat-**P**yruvat-**T**ransaminase. Das Enzym ist am Abbau von Eiweiß im Körper beteiligt und findet sich besonders in Leber, Niere, Herz und Muskel. Bei einer Entzündung oder Verletzung strömt GPT aus den Zellen ins Blut. Bei Virushepatitis, Vergiftungen und Leberzirrhose, aber auch bei Herz- und Muskelerkrankungen sind erhöhte GPT-Werte feststellbar.

Granulozyten
Größte Gruppe der weißen Blutkörperchen. Sie dienen der Abwehr von Infektionen, sind beweglich und können die Blutbahn verlassen, um an den Ort einer Entzündung zu wandern. Die Granulozyten nehmen Fremdkörper, Bakterien oder zerstörtes Gewebe in sich auf und machen sie unschädlich.

Grasmilbe
Erntemilbe. Zu den Spinnentieren zählender Parasit, der Getreide befällt. Beim Gehen durch Wiesen oder Felder können sich die Grasmilben an den Beinen festsaugen. Ihre Bisse verursachen juckende Hautausschläge (Ernte- oder Heukrätze).

grauer Star
Siehe S. 318

Gravidität
Schwangerschaft. Zeitraum von der Befruchtung bis zum Beginn der Geburt. Siehe S. 620, *Schwangerschaft*

Grauer Star

Grauer Star

Der graue Star ist eine Erkrankung der Linse im Auge. Diese ist wie das Objektiv des Fotoapparates für die Bildschärfe verantwortlich. Einfallendes Licht wird durch die Linse gebündelt und auf die Mitte der Netzhaut geleitet. Normalerweise ist die Linse durchsichtig und glasklar. Trübt sie ein, so spricht man von einer Katarakt oder im Volksmund vom grauen Star. Die Pupille, hinter der die Linse liegt, erscheint im ausgeprägten Stadium der Trübung nicht mehr schwarz, sondern grau bis weiß.

Die ersten Anzeichen eines grauen Stars sind Sehverschlechterung, Blendungsempfindlichkeit und Schleiersehen. Es ist, als würde man durch eine schmutzige Scheibe schauen; eine neue Brille bringt auch keine Besserung. Lichtquellen wie die Scheinwerfer entgegenkommender Autos blenden extrem, da die Lichtstrahlen durch die Trübung stärker gestreut werden. Diese Lichtstreuung verursacht oft auch ein Doppeltsehen.
Bei Kindern kann sich ein grauer Star auch durch Schielen bemerkbar machen: Das schlechter sehende Auge liefert ein unscharfes Bild, der Seheindruck wird vom Gehirn unterdrückt, und das Auge weicht ab.

Ursachen
Ab dem 60. Lebensjahr tritt etwa bei jedem dritten Menschen der sogenannte Altersstar auf. Die Linse nimmt im Laufe des Lebens an Volumen zu, wird dichter, und ihr Kern verhärtet sich. So kommt es meist zu Trübungen der Linse, die kurzsichtig machen, da die Brechkraft des Auges erhöht wird.

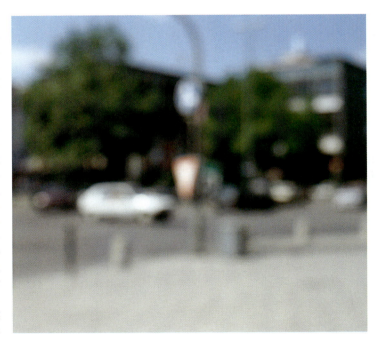

▲ Sind die Linsen durch einen grauen Star getrübt, wird der Seheindruck zunehmend unscharf.

Der graue Star ist also auch eine altersbedingte Veränderung. Er tritt immer an beiden Augen auf, kann aber unterschiedlich stark ausgeprägt sein und sich an beiden Augen unterschiedlich entwickeln.
Ein angeborener grauer Star ist eher selten. Er wird entweder vererbt oder entsteht infolge einer Entwicklungsstörung der Linse des Kindes während der Schwangerschaft. Besteht bei einem Elternteil ein angeborener Star, liegt die Wahrscheinlichkeit bei 50%, daß das Kind mit einer Linsentrübung auf die Welt kommt. Die Linse des ungeborenen Kindes entwickelt sich etwa ab der fünften Schwangerschaftswoche. Störungen (z.B. durch Alkohol oder Tabletten) und Virusinfektionen (z.B. Röteln) während der ersten drei Schwangerschaftsmonate können unter anderem zur Schädigung der Linse führen.
Der graue Star kann auch durch äußere Einflüsse und bei Allgemeinerkrankungen entstehen. Am häufigsten sind Augenverletzungen der Auslöser. Eine Prellung des Augapfels (z.B. durch einen

Grauer Star

Squashball oder einen Faustschlag) oder das Eindringen eines Fremdkörpers ins Augeninnere führt zum Einreißen und Aufquellen der Linse und so zu einer Trübung. Auch bei Starkstromverletzungen und Strahleneinwirkung kann die Linsensubstanz in Mitleidenschaft gezogen werden, ebenso bei Vergiftungen mit bestimmten Chemikalien. Röntgenstrahlen in der üblichen Dosierung oder Fernsehen schaden der Linse dagegen nicht.

Die Linse reagiert auch empfindlich auf Stoffwechselstörungen. Bei Zuckerkranken findet man häufig eine Linsentrübung, vor allem wenn der Blutzucker schwer einzustellen ist; schwankende Blutzuckerwerte stören den Wasserhaushalt der Linse, wodurch diese aufquillt und eintrübt.

Verlauf

Grauer Star ist nicht ansteckend. Er ist weder schmerzhaft noch hat er etwas mit einem Tumor zu tun. Allerdings gibt es keine Möglichkeit, die Linsentrübung rückgängig zu machen. Manche Menschen beeinträchtigt sie wenig, andere sind stark sehbehindert.

Auch der Verlauf der Krankheit ist sehr unterschiedlich. Eine verletzungsbedingte Trübung der Linse schreitet meist schnell voran, wogegen sich der Altersstar erst allmählich bemerkbar macht und sich unter Umständen erst über viele Jahre hinweg verschlimmert. Ange-

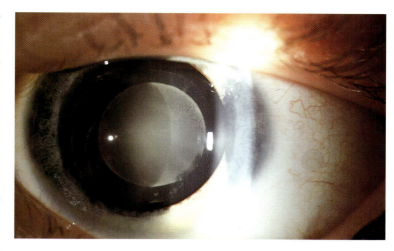

▲ Bei ganz erweiterter Pupille ist die weißlich-graue Eintrübung der Linse gut zu erkennen.

▼ Bei einer gesunden, klaren Linse passieren die Lichtstrahlen den Linsenkörper (a), beim grauen Star können sie ihn wegen der Trübung nur abgeschwächt durchdringen und werden teilweise schon an der Linsenoberfläche reflektiert (b).

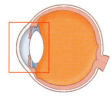

borener grauer Star verschlimmert sich kaum, da er meist schon bei der Geburt vollständig ausgeprägt ist. Die Linsentrübung greift nicht von einem auf das andere Auge über, sondern entsteht, abgesehen von Verletzungen, meist gleichzeitig, sie entwickelt sich nur unterschiedlich.

Auch wenn es sich beim grauen Star nicht um eine bösartige Erkrankung handelt, sollte man ihn nicht verharmlosen. Immerhin bedeutet grauer Star auch eine Sehbehinderung und damit für die Betroffenen eine erhebliche Gefährdung im Straßenverkehr. Bei Kindern folgt einer nicht behandelten Trübung eine bleibende Sehschwäche, da das Auge nicht lernen konnte zu sehen. Starke Schmerzen treten dann auf, wenn die Linse aufgequollen ist und eine Druckerhöhung im Auge verursacht.

Behandlung

Konservative Behandlungsmethoden in Form von Augentropfen führen lediglich zu einem vorübergehenden Stillstand der Trübung, sind aber nicht zuverlässig und können den grauen Star nicht stoppen.

Man kann den grauen Star zwar nicht heilen, aber dem Patienten seine Sehkraft durch die Entfernung der getrübten Linse weitgehend wiedergeben. Liegen keine anderen Augenerkrankungen vor, kann der Patient nach einem solchen Eingriff wieder völlig normal sehen. Die

Lichtstrahl Pupille Linse   Hornhaut

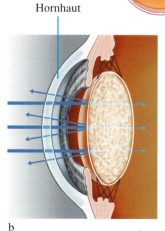

a b

Grauer Star

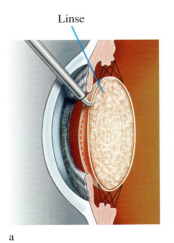
Linse

a

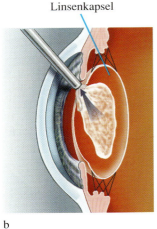
Linsenkapsel

b

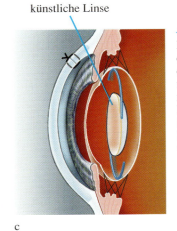
künstliche Linse

c

◄ Bei einer Star- oder Kataraktoperation wird die Linsenkapsel durch die Hornhaut hindurch mit einem Schnitt geöffnet (a), der getrübte Linsenkörper abgesaugt (b) und die künstliche Linse in der Linsenkapsel verankert (c).

Kataraktoperation wird heutzutage routinemäßig in Augenkliniken oder in Augenarztpraxen mit integriertem Operationsraum durchgeführt und kann ambulant und unter örtlicher Betäubung vorgenommen werden. Vor der Operation wird das Auge mit Hilfe eines speziellen Ultraschallgeräts vermessen und so die Stärke der künstlichen Linse bestimmt, die eingesetzt werden soll. Um Entzündungen zu vermeiden, werden vor dem Eingriff antibiotische Augentropfen verordnet und die Tränenwege gespült. Für die Operation wird die Pupille mit Hilfe von Augentropfen geweitet, um die dahinterliegende Linse freizulegen. Durch einen kleinen Schnitt am oberen Rand der Hornhaut wird der Linsenkörper mit Hilfe eines speziellen Instruments abgesaugt. In den meisten Fällen wird direkt nach der Entfernung der getrübten Linse das Implantat aus Kunststoff eingesetzt und so die Sehfähigkeit wiederhergestellt. Auch nach der Operation müssen die entzündungshemmenden Augentropfen weiterverwendet werden.

Nicht immer kann eine künstliche Linse eingepflanzt werden. Bei Kindern kommt sie nicht in Frage, da das Auge noch wächst. Die Alternative zur Kunstlinse ist die Kontaktlinse. Sie ist vor allem dann geeignet, wenn nur ein Auge operiert wurde. Kontaktlinsen können schon Babys und Kleinkindern angepaßt werden. Hier eignen sich spezielle Kontaktlinsen, die nicht jeden Abend herausgenommen werden müssen, sondern mehrere Tage und Wochen getragen werden können. Um das linsenlose Auge mit einer Brille zu korrigieren, bedarf es einer lupenähnlichen Glasstärke. Inzwischen gibt es spezielle dünnere Brillengläser, welche die sogenannte Starbrille durchaus zu einem passablen Ersatz für die entfernte Linse machen.

In jedem Fall benötigt der operierte Patient, ob Kind oder Erwachsener, eine zusätzliche Lesebrille, da sonst keine Möglichkeit besteht, mit dem operierten Auge in der Nähe scharf zu sehen. Dies gilt auch, wenn eine künstliche Linse eingesetzt wurde, die sich nicht durch Verformen unterschiedlichen Entfernungen anpassen kann.

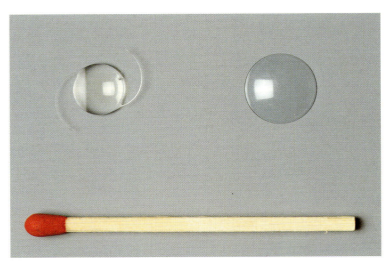
▼ Eine künstliche Linse, wie sie bei einer Staroperation eingesetzt wird (links), ist kleiner als eine Kontaktlinse (rechts).

Gynäkologie

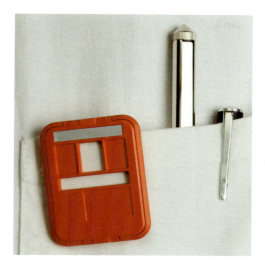

Gray (Gy)
Mit Hilfe des Dosimeters wird bei allen Personen, die mit Röntgenstrahlen arbeiten, die vom Körper aufgenommene Strahlendosis registriert.

Gray (Gy)
Maßeinheit der Energiedosis von Röntgenstrahlen, benannt nach dem englischen Physiker Louis Gray. Sie gibt die Menge der vom Körper aufgenommene Strahlenenergie an.

grippaler Infekt
Unechte Grippe. Hauptsächlich im Winter vorkommende Erkältung mit einer Entzündung der oberen Atemwege. Es handelt sich um eine Virusinfektion, die z.B. durch Anhusten übertragen wird. Siehe S. 322, *Grippe*

Grippe
Siehe S. 322

grüner Star
Siehe S. 324

Grünholzbruch
Knochenbruch bei Kindern, bei dem der Knochen nicht vollständig durchtrennt wird. Charakteristisch für einen Grünholzbruch ist, daß die Knochenhaut unverletzt bleibt. Es kommt zu einem typischen Abknicken des Knochens mit Druck- und Biegeschmerzen. Betroffen sind die langen Röhrenknochen, wie Oberschenkel oder Oberarm. Da Kinder sehr schnell wachsen, heilt der Bruch meist in kurzer Zeit.

Grützbeutel
Atherom. Kugelig-glattes, prall-elastisches, gelbliches, oft in großer Zahl vorkommendes Gebilde der Haut, das erblich bedingt ist und vor allem am Kopf oder am Hodensack auftritt. Atherome können apfelgroß werden. Große und kosmetisch störende Atherome werden chirurgisch entfernt.

Gürtelrose
Herpes zoster. Hauterkrankung, die durch das gleiche Virus hervorgerufen wird wie die Windpocken. Nach Überstehen der Windpocken verbleiben die Viren im Körper und können bei einem geschwächten Immunsystem oder bei schweren Erkrankungen wieder aktiv werden. Gerade im Alter, wenn die natürliche Abwehrkraft nachläßt, tritt Gürtelrose deshalb gehäuft auf. Auf einem gürtel- oder bandförmigen Hautbereich – besonders häufig am seitlichen Brustkorb und zumeist nur einseitig – entwickeln sich rote Bläschen. Die befallene Stelle entspricht dem Versorgungsgebiet eines Nerven. Charakteristisch sind die heftigen, brennenden Schmerzen und ein starker Juckreiz. Die Bläschen verkrusten und heilen nach etwa zwei Wochen ab. Die Nervenschmerzen können auch danach weiter bestehen. Es werden in der Regel nur die Schmerzen mit Hilfe von Medikamenten behandelt.

Gynäkologie
Frauenheilkunde. Fachgebiet der Medizin, das sich mit der Verhütung, Erkennung und Behandlung von Krankheiten der weiblichen Geschlechtsorgane einschließlich der Brust und mit der Geburtshilfe beschäftigt.

Grippe

In den Herbst- und Wintermonaten breiten sich alljährlich regelrechte Erkältungsepidemien aus. Bei den meisten Betroffenen sind die Beschwerden einer solchen unechten Grippe nach wenigen Tagen wieder verschwunden. Eine echte Grippe dagegen kann mehrere Wochen andauern und bei manchen Menschen sogar schwere Herz-Kreislauf-Beschwerden hervorrufen.

Schnupfen, Halsweh, Husten, Fieber, Kopf- und Gliederschmerzen – all das wird häufig als Grippe bezeichnet. Die meist harmlose Virusinfektion der oberen Luftwege ist sehr ansteckend, weil sie bereits durch Ansprechen, Husten oder Niesen übertragen wird – und dies auch durch Menschen, die von ihrer Erkältung noch nichts spüren.

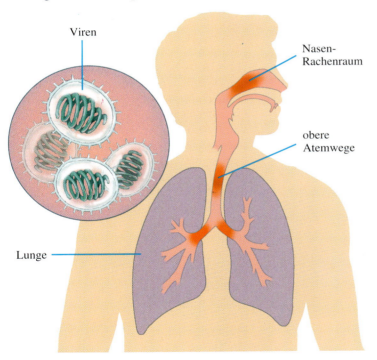

▲ Eine Grippe-Infektion erfolgt immer über die Atemwege.

Die auch als »grippaler Infekt« bezeichnete Erkrankung tritt in den Monaten Oktober bis März am häufigsten auf, wird aber nicht durch niedrige Temperaturen (»er-kälten«) verursacht. Die durch geheizte Räume getrockneten und damit geschwächten Schleimhäute bieten Viren eine ideale Angriffsfläche.

Wer ist besonders gefährdet?

In U-Bahnen, Bussen, Geschäften – überall kann man das Virus aufnehmen. Besonders häufig stecken sich Kinder an, deren Immunsystem noch nicht vollständig ausgebildet ist. Aber auch wer ständig starkem Streß ausgesetzt ist oder sich vitaminarm ernährt, erkältet sich leichter.

Ein durchlittener Schnupfen schützt nicht vor dem nächsten, denn die Viren treten in immer neuer Gestalt auf, und die nach einer Ansteckung vom Organismus gebildeten Antikörper können nur aktiv werden, wenn sie einen Gegner »wiedererkennen«.

Vorbeugung und Linderung

Trockenbürsten, Sauna, Wechselduschen, Spaziergänge bei jedem Wetter und regelmäßiges Lüften der Räume bieten einen gewissen Schutz vor einer Ansteckung. Wenn man die ersten Symptome wie Kribbeln der Nase und Kratzen im Rachen verspürt, kann man noch versuchen, mit reinem Vitamin C (Ascorbinsäure, weißes Pulver aus der Apotheke) und pflanzlichen Präparaten (Echinacea) die Krankheitszeichen zu mildern.

Ist die Krankheit dagegen voll ausgebrochen, sind einige Tage Ruhe erforderlich. Nasensprays lassen die Schleimhäute abschwellen. Weil diese Präparate aber auch unerwünschte Nebenwirkungen haben, sollten sie nur wenige Tage und höchstens in einem Sechs-Stunden-Rhythmus benutzt werden. Reichliches Trinken von Mineralwasser und Tee verflüssigt den Schleim und erleichtert das Abhusten ebenso wie das Inhalieren

Grippe

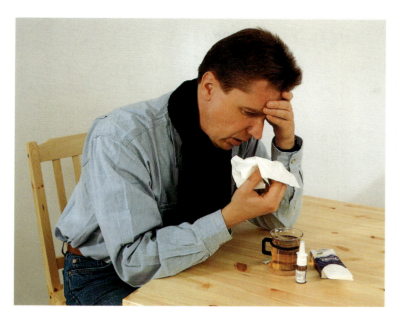

mit Kamille oder speziellen Medikamenten. Grippemittel nimmt man am besten nur auf Anraten des Arztes.
Hält die Erkältung länger als eine Woche an, sollte man zum Arzt gehen. Das gilt auch bei anhaltenden Kopfschmerzen, bellendem Husten oder verfärbten, schleimigen Nasenabsonderungen, die auf weitere Erkrankungen hinweisen können.

Eine Influenza ist gefährlich

Im Unterschied zur »einfachen Erkältung« setzt bei einer echten Grippe (Influenza) plötzlich und oft zusammen mit Schüttelfrost Fieber ein. Ein trockener Husten, gerötete Augen, Muskel- und Kopfschmerzen kommen hinzu. Wer sich mit diesem Grippevirus angesteckt hat, fühlt sich über mehrere Wochen schwer krank. Die Genesungsphase kann Monate dauern.

Rechtzeitige Impfung schützt

Einer Grippeschutzimpfung sollte man sich möglichst vor der allgemeinen Erkältungszeit, d.h. im September/Oktober unterziehen. Besonders dringend zu empfehlen ist sie:
- Personen mit Vorerkrankungen im Herz-Lungen-Bereich oder mit Nierenkrankheiten,

▲ Eine verstopfte Nase, Kopfschmerzen und ein deutlich verschlechterter Allgemeinzustand (allgemeine Erkältungszeichen) kennzeichnen in der Anfangsphase sowohl eine unechte als auch die echte Grippe.

- Personen jenseits des 60. Lebensjahres. Von diesem Alter an ist eine deutliche Verminderung der Abwehrkraft zu beobachten,
- Kindern mit chronischen Erkrankungen wie Zuckerkrankheit, Herz-Kreislauf-Leiden, Asthma,
- Pollen- und Hausstauballergikern,
- Personen mit herabgesetzter Abwehrkraft, etwa infolge ständig notwendiger Medikamenteneinnahme, Bestrahlungen, durch Tumorerkrankungen oder Zuckerkrankheit,
- Personen, die sehr viel mit anderen Menschen zu tun haben, wie Krankenhaus-Pflegepersonal oder Bewohner von Alten- und Pflegeheimen.

Grippeviren kommen aus dem Fernen Osten. Die Kommunikation unter den weltweit ansässigen Grippezentren ermöglicht es, daß man hierzulande schon im Frühjahr weiß, welches Grippevirus im Herbst zu erwarten ist. Dieser zeitliche Vorsprung ist wichtig, denn es dauert ungefähr drei Monate, bis der Impfstoff, der dem Virus angepaßt sein muß, verfügbar ist.
Die Impfung führt jeder Hausarzt durch, die Kosten übernimmt die Krankenkasse. Mögliche Impfreaktionen sind leichte Schmerzen an der Einstichstelle, die jedoch rasch wieder abklingen. Die Behauptung, man bekäme nach solch einer Impfung erst einmal eine Erkältung, trifft nicht zu.

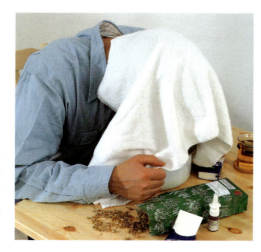

▶ Ein Kopfdampfbad mit Kamille ist neben anderen Hausmitteln eine der wirkungsvollsten Maßnahmen zur Lösung des Schleims aus den verstopften Atemwegen.

Grüner Star

In Deutschland leiden mehr als vier Millionen Menschen am grünen Star. Die Häufigkeit dieser Erkrankung nimmt ab der Lebensmitte stark zu. Bereits bei jedem 20. Erwachsenen, der älter als 40 Jahre ist, wird ein grüner Star festgestellt. Nach dem 60. Lebensjahr verdoppelt sich die Zahl der Betroffenen sogar. Nach wie vor ist der grüne Star die häufigste Erblindungsursache der Welt.

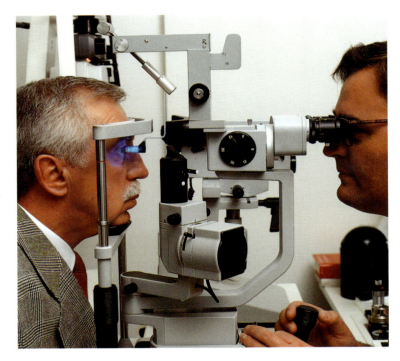

▲ Erste Anzeichen eines grünen Stars machen sich bei der Augendruck- und Gesichtsfeldmessung bemerkbar.

Die Messung des Augeninnendrucks wird vom Augenarzt vorgenommen. Hierbei wird ein stempelähnliches Gerät auf die Hornhaut gesetzt und ihr Widerstand gemessen. Vorher werden dem Patienten Augentropfen, die mit einem Betäubungsmittel gemischt sind, verabreicht. Neueste Geräte ermöglichen auch eine Messung mit einem Luftstrahl, so daß das Auge des Patienten nicht mehr berührt werden muß.

Die Untersuchungsmethoden sind absolut schmerzlos und sollten spätestens ab dem 40. Lebensjahr regelmäßig vom Augenarzt durchgeführt werden. Bei Glaukompatienten wird regelmäßig die Größe des Gesichtsfelds geprüft, das durch den grünen Star eingeschränkt wird. Der Betroffene nimmt in diesem Fall nur noch das Zentrum seines Blickfeldes, nicht mehr die Umgebung wahr.

Im vorderen Teil des Auges zirkuliert ständig eine Flüssigkeit, das Kammerwasser. Es versorgt die gefäßlose Linse und die Hornhaut mit Nährstoffen. Das Kammerwasser fließt durch einen Kanal im sogenannten Kammerwinkel zwischen Regenbogen- und Hornhaut in die Blutbahn ab. Um das Auge in seiner Form zu halten, ist ein Augeninnendruck von elf bis 20 mmHg notwendig.

Beim grünen Star ist der Augeninnendruck an einem oder an beiden Augen krankhaft erhöht. Seinen Namen erhielt er durch die grünliche Verfärbung der Regenbogenhaut, wie sie bei unbehandeltem grünen Star im Endstadium auftritt. Medizinisch wird er als Glaukom bezeichnet.

Ursachen

Ein Glaukomanfall wird ausgelöst durch die plötzliche Veränderung des Kammerwinkels und die daraus resultierende Blockierung des Abflußsystems für das Kammerwasser. Besonders Menschen mit anlagebedingt engen vorderen Augenabschnitten und mit einem grauen Star erkranken häufig am sogenannten Winkelblockglaukom. Hier drückt die aufquellende Linse die vor ihr liegende Regenbogenhaut nach vorne gegen die Hornhaut und verschließt so den Kammerwinkel.

Auch pupillenerweiternde Medikamente und psychische Erregung können zu einer Blockierung eines engen Kammerwinkels führen. Das akute Glaukom ist äußerst schmerzhaft. Allerdings werden

Grüner Star

▼ Im gesunden Auge fließt das Kammerwasser ungehindert durch den Kammerwinkel in die Venen ab (a). Ist der Abfluß z.B. durch eine Entzündung verschlossen oder verklebt (b), entsteht ein Überdruck im Augeninneren.

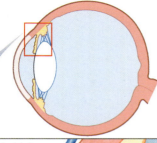

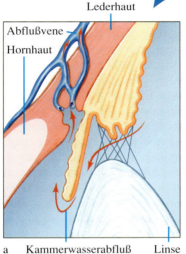

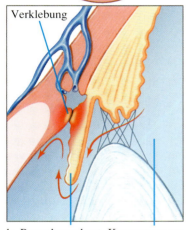

a Kammerwasserabfluß Linse   b Regenbogenhaut Kammerwasser

die Schmerzen, da sie in das ganze Gesicht ausstrahlen, häufig mit Migräne, Gesichtsnervenentzündung oder Zahnschmerzen verwechselt. Der Patient hat ein rotes, hartes und tränendes Auge. Die Pupille kann sogar verformt sein. Da durch die Drucksteigerung im Augeninneren auch Hornhautschwellungen entstehen, nimmt der Patient manchmal farbige Ringe um Lichtquellen wahr.
Diese akute Form des grünen Stars ist ein Notfall und muß sofort vom Augenarzt behandelt werden.

Abflußbehinderung
Ist der Kammerwinkel zwar offen, das Abflußsystem aber verstopft, z.B. durch eine entzündungsbedingte Verklebung oder durch altersbedingte Veränderungen, spricht man vom Offenwinkelglaukom, der häufigsten Art des grünen Stars. Er entwickelt sich nur langsam, meist über Jahre hinweg, ohne daß der Patient es bemerkt. Die ersten Anzeichen sind Nebelsehen, langsame Sehverschlechterung und eine Einschränkung des Gesichtsfeldes.

Veranlagung
Eine große Rolle spielt auch die Vererbung. Der grüne Star selbst wird nicht vererbt, aber die Veranlagung dazu, z.B. durch anatomische Gegebenheiten wie einen engen Kammerwinkel. Deshalb sollten Menschen, in deren Familie mehrere Personen bereits an grünem Star erkrankt sind, regelmäßig den Augendruck kontrollieren lassen.

Angeborene Fehlbildung
Ein angeborener grüner Star ist selten und wird durch eine Fehlbildung des Abflußsystems für die Augenflüssigkeit verursacht. Die Erkrankung tritt meist an beiden Augen auf und macht sich häufig schon unmittelbar nach der Geburt, ansonsten im Laufe des ersten Lebensjahres bemerkbar: Das Kind ist lichtscheu, kneift das tränende Auge zu, und die Hornhaut weist eine neblige Trübung auf.
Da das Gewebe des Auges beim Kleinkind noch sehr weich ist und leicht nachgibt, wird es durch den Druck gedehnt, und der Augapfel vergrößert sich. Schöne große Augen bei Kindern können also auch ein ernst zu nehmendes Krankheitszeichen sein.

Augenerkrankungen
Auch andere Augenerkrankungen können ein Glaukom auslösen. Meist sind Blutungen im Augeninneren, Tumoren oder Entzündungen, die Verklebungen mit sich bringen, die Ursache. Häufig wird das Abflußsystem auch durch Augenverletzungen blockiert. Diabetiker neigen zum Glaukom, da bei ihnen Gefäßwucherungen den Abfluß des Kammerwassers behindern. Bei Patienten, die längere Zeit mit Kortison behandelt werden, wird ebenfalls häufig ein erhöhter Augeninnendruck festgestellt, da Kortison die Produktion des Kammerwassers anregt.

Behandlung
In erster Linie versucht der Augenarzt, den Druck mit Hilfe von Augentropfen zu regulieren. Die Art des Medikaments

Grüner Star

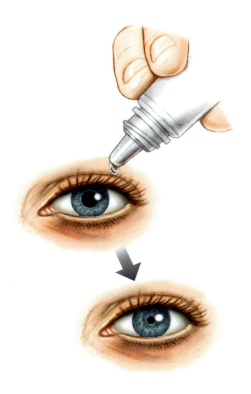

◀ Akute Glaukomanfälle werden medikamentös behandelt: Augentropfen bewirken eine Verkleinerung der Pupille, wodurch sich der Kammerwinkel erweitert.

ist abhängig von der Ursache des Glaukoms. Meistens werden Medikamente verschrieben, die die Kammerwasserproduktion senken. Diese Substanzen haben allerdings auch Einfluß auf Herztätigkeit und Atemwege, deswegen müssen Patienten ihrem Augenarzt entsprechende Vorerkrankungen mitteilen. Bei zu kleinem Kammerwinkel werden pupillenverengende Augentropfen angewandt. Durch das Zusammenziehen der Pupille wird die Regenbogenhaut gespannt, der Kammerwinkel erweitert und somit der Abflußwiderstand gesenkt.
Reichen medikamentöse Methoden zur Druckregulierung nicht aus, muß operativ ein besserer Abfluß für das Kammerwasser geschaffen werden. Ein Eingriff, bei dem das Auge nicht geöffnet werden muß, ist die Laserbehandlung, die nicht nur in Augenkliniken, sondern auch ambulant in vielen Augenarztpraxen möglich ist. Die Laserstrahlen bewirken ein Zusammenziehen des Gewebes im Abflußsystem und erweitern somit den Kammerwinkel. Bei ungenügendem Erfolg der Laserbehandlung muß bei einer Operation ein zusätzliches Loch im Abflußsystem für das Kammerwasser geschaffen werden. Manchmal sind auch mehrere Eingriffe nötig, um eine langfristige Regulierung des Augeninnendrucks zu erreichen. Dies gilt vor allem bei einem angeborenen Glaukom.
Eine weitere Operationsmöglichkeit, um die Produktion des Kammerwassers zu senken, ist die stellenweise Vereisung (Zerstörung mit einer Kältesonde) des Ziliarkörpers, der hinter der Regenbogenhaut liegt und größtenteils aus Muskelgewebe besteht. In ihm wird das Kammerwasser gebildet.

Rechtzeitig behandeln!

Der hohe Druck im Augeninnern schädigt den Sehnerv an der Stelle, wo er in die Augenhinterwand eintritt. Hierdurch wird nicht nur die Sehschärfe herabgesetzt, sondern vor allem verkleinert sich das Gesichtsfeld mehr und mehr. Diese Schäden sind irreparabel, keine Behandlung kann die geschädigten Nervenfasern heilen.
Um eine Erblindung zu vermeiden, ist die rechtzeitige, konsequente und gewissenhafte Behandlung unbedingt erforderlich. Glaukompatienten müssen ihre Lebensgewohnheiten wegen der Erkrankung nicht umstellen. Kaffee oder Tee steigert den Augendruck nur kurzzeitig, Alkohol – in Maßen genossen – dagegen senkt ihn eher. Nur Rauchern wird empfohlen, den Zigarettenkonsum einzuschränken oder aufzugeben, da Nikotin zur Gefäßverengung führt und dadurch eine Erhöhung des Augendrucks gefördert wird.

▼ Das normale Gesichtsfeld (a) wird beim grünen Star von außen her immer stärker eingeengt (b).

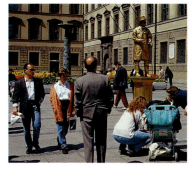

a

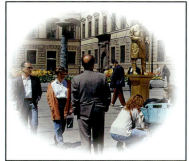

b

H

Haar

Fadenförmiges Hautanhangsgebilde. Haare bedecken – mit wenigen Ausnahmen wie den Handinnenflächen und den Fußsohlen – die gesamte Körperoberfläche. Man unterscheidet Langhaar (z.B. Kopf-, Bart- und Schamhaare), Borstenhaar (Augenbrauen, Wimpern, Haare im Nasen- und Gehöreingang) und das farblose Kurzhaar (z.B. am Ohrläppchen). Beim Neugeborenen finden sich noch Reste des flaumigen Wollhaares (Lanugobehaarung).

Die innere Schicht des Haares bildet als Aneinanderreihung von winzigen Hohlräumen das Haarmark, welches von der aus langen dünnen Fasern bestehenden Haarrinde umgeben ist. Die äußerste Hülle wird aus mehreren sich überlappenden Schichten abgestorbener Hornzellen gebildet. Der innerhalb der Haut befindliche Teil des Haares, die Haarwurzel, ist von einem bindegewebigen Sack, dem Haarbalg, umgeben. Am unteren Ende verdickt sich die Haarwurzel zur Haarzwiebel, in deren Zentrum die Haarpapille mit Anschluß ans Blutgefäßsystem liegt. Die Haarfarbe beruht auf eingelagerten Pigmenten, die im Alter weniger werden. Das Haar wird dann weiß.

Haarausfall

Anlage- oder krankheitsbedingter, teilweiser bis vollständiger Verlust vor allem des Kopfhaares. Häufigste Form ist der anlagebedingte Haarausfall des Mannes. Infolge einer übersteigerten Sensibilität der Haarwurzeln gegenüber männlichen Hormonen sterben Haare ab und gehen unwiederbringlich verloren. Dieser fortschreitende Haarverlust beginnt um das zwanzigste Lebensjahr, vorzugsweise im Stirnbereich (Geheimratsecken). Gelegentlich leiden auch Frauen an diesem sogenannten androgenen Haarausfall. Allerdings kann bei ihnen durch eine Hormontherapie entgegengewirkt werden. Eine Maßnahme, die sich bei Männern wegen Nebenwirkungen wie entstehender Potenzprobleme verbietet. Auch Krankheiten wie Pilzinfektionen oder Medikamente bei einer Chemotherapie können einen verstärkten Haarausfall bis hin zur Glatzenbildung bewirken. Die verlorengegangenen Haare wachsen hier jedoch nach Beseitigung der jeweiligen Ursache meistens wieder nach.

Haarbalgentzündung

Entzündung des die Haarwurzel sackartig umhüllenden Haarbalges oder dessen unmittelbarer Umgebung wie der Talgdrüse. Die Haarbalgentzündung zeigt sich als schmerzhaftes und oft eitriges Knötchen um ein Haar, meist infolge einer lokalen Infektion mit Bakterien. Sie kann an allen behaarten Stellen des Körpers auftreten.

Heilungsfördernd sind häufiges Waschen der Haut und tägliches Wechseln von direkt auf der Haut getragener Kleidung, Handtüchern und Waschlappen; in schwereren Fällen müssen zusätzlich Antibiotika gegeben werden.

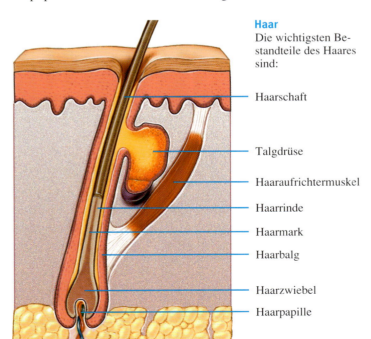

Haar
Die wichtigsten Bestandteile des Haares sind:

- Haarschaft
- Talgdrüse
- Haaraufrichtermuskel
- Haarrinde
- Haarmark
- Haarbalg
- Haarzwiebel
- Haarpapille

Haarbrüchigkeit
Häufiges Brechen oder Spalten der Haare. Haarbrüchigkeit tritt zumeist infolge einer mechanischen, thermischen oder chemischen Überlastung (z.B. hartes Bürsten, zu häufiges Kämmen, Hitzeeinwirkung durch Sonne, Dauerwellenbehandlung, aggressive Haarfärbemittel oder Shampoos) bei empfindlichem, längerem Haar auf.

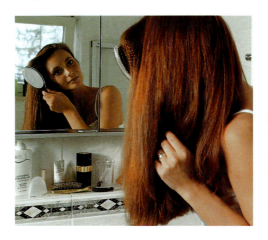

Haarpflege
Besonders langes Haar erfordert sorgfältige Pflege. Regelmäßiges Bürsten ist wichtig: wird zu häufig und kräftig gebürstet, brechen die Haare allerdings leichter.

Haarpflege
Sämtliche Maßnahmen, die geeignet sind, das Haar gesund und schön zu erhalten. Das Haar sollte mindestens einmal täglich gut durchgekämmt werden. Verfilzungen sind vorsichtig zu lösen; keinesfalls darf man gewaltsam durchkämmen, da die Haare sonst brechen. Bei langem Haar leistet eine Bürste mit weichen runden Spitzen bessere Dienste als ein Kamm. Friseure empfehlen, das Haar durchschnittlich zweimal in der Woche zu waschen. Da jedes Waschen die Talgproduktion der Kopfhaut anregt, sollte fettiges Haar eher seltener gewaschen werden. Je nach Haartyp sind entsprechende Spezialshampoos zu wählen. Nasses Haar darf nicht trocken gerubbelt, sondern sollte mit dem Handtuch trocken geknetet werden. Heißes Fönen belastet das Haar ebenso wie intensive Sonneneinstrahlung oder Salzwasser (Haar sollte deshalb nach dem Bad im Meer gut ausgewaschen werden). Jede chemische Behandlung wie Färben, Tönen oder Dauerwelle schadet dem Haar. Will man aus kosmetischen Gründen auf solche Maßnahmen nicht verzichten, sollte man zum Ausgleich einmal in der Woche eine Kurpackung anwenden. Sauere Dauerwellen toleriert das Haar besser als alkalische. Haarwuchsmittel sind teuer, versprechen viel und halten wenig. Um brüchigen Haarspitzen vorzubeugen, sollte das Haar mindestens alle zwei Monate um etwa einen Zentimeter gekürzt werden.

Haarwuchs, übermäßiger
Allgemeine oder örtlich begrenzte (z.B. auf Muttermalen oder über dem Kreuzbein) übermäßige Dichte der Körperbehaarung. In sehr seltenen Fällen besteht das fetale Wollhaar, welches sich normalerweise schon bis zum Geburtstermin wieder zurückbildet, lebenslang tierfellartig fort.
Übermäßiger Haarwuchs ist überwiegend anlagebedingt und meist nicht krankhaft, wenngleich er häufig kosmetisch störend ist. Bei einigen Medikamenten kann er als Nebenwirkung auftreten (z.B. bei Kortisonbehandlung) oder Ausdruck einer Erkrankung sein, die das Hormonsystem beeinflußt, besonders einer Tumorerkrankung der Nebenniere. Auch eine langfristige Druckbelastung der Haut und chronische Hitzeeinwirkung können an den betroffenen Stellen einen übermäßigen Haarwuchs hervorrufen.

Hagelkorn
Kugelförmige Schwellung am oberen oder unteren Augenlid, die durch den Verschluß einer Talgdrüse entsteht. Ein Hagelkorn kann sich entzünden. Die Schwellung nimmt dann zu, verfärbt sich rötlich und schmerzt. Falls Hagelkörner nach einigen Wochen nicht von alleine abheilen, werden sie durch einen kleinen operativen Eingriff entfernt.

Hahnemann, Samuel
Der Begründer der klassischen Homöopathie lebte von 1755 bis 1843, arbeitete und lehrte u.a. in Leipzig und Paris. Siehe auch S. 376, *Homöopathie*

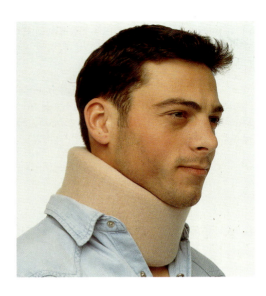

Halskrawatte
Nach übermäßigen Belastungen, wie sie meist bei Auffahrunfällen entstehen, muß die Halswirbelsäule gestützt und entlastet werden.

Halbseitenlähmung
Teilweise oder vollständige Lähmung einer Körperhälfte. Die Ursache ist zumeist eine auf der gegenüberliegenden Hirnhälfte liegende Verletzung, Blutung oder in selteneren Fällen ein Gehirntumor. Sie ist das klassische Symptom eines Schlaganfalls. Verletzungen oder Tumoren im Bereich des Rückenmarks können ebenfalls zu Halbseitenlähmungen führen, wobei dann allerdings nur Körperteile unterhalb des betroffenen Rückenmarksegments Ausfallerscheinungen zeigen.

Halluzination
Wahrnehmung von Dingen und Ereignissen, die tatsächlich nicht vorhanden sind. Halluzinierende sehen beispielsweise Gesichter, hören Stimmen oder nehmen Gerüche und Geschmacksreize wahr, ohne daß diese Eindrücke der Realität entsprechen. Die Ursache kann ein alkoholisches Delirium, eine psychische Erkrankung (v.a. Schizophrenie), Einnahme halluzinogener Drogen wie LSD oder gelegentlich eine Arzneimittelnebenwirkung (z.B. bei Anti-Parkinson-Mitteln) sein.

Halluzinogene
Substanzen, die Halluzinationen hervorrufen. Beabsichtigte Wirkung von illegalen Drogen wie LSD.

Halskrawatte
Orthopädisches Hilfsmittel zur Behandlung von Nackenschmerzen und Halswirbelsäulenverletzungen, auch Halskrause genannt. Sie muß häufig nach einem Schleudertrauma, z.B. nach Verkehrsunfällen, getragen werden.

Halsschlagader
Großes Blutgefäß, das den Kopfbereich mit sauerstoffreichem Blut versorgt. Die beiden Halsschlagadern entspringen der Hauptschlagader (Aorta) und verlaufen an der rechten und linken Halsseite. Sie teilen sich dort jeweils in den äußeren und inneren Halsschlagaderast. Die äußeren Äste versorgen in zahlreichen Verzweigungen das Gesicht und die Kopfhaut. Die inneren Äste gelangen durch eine Öffnung in der Schädelbasis ins Gehirn und sichern seine Durchblutung und die der Augenhöhlen.

Halsschlagaderverengung
Verengung im Bereich der hirnversorgenden Halsschlagadern. Eine Halsschlagaderverengung wird durch Bluthochdruck, Rauchen und erhöhte Blutfettwerte begünstigt. Sie ist zunächst symptomfrei. In fortgeschrittenen Stadien (Verengung von mehr als 70%) drohen schwere Durchblutungsstörungen des Gehirns mit vorübergehenden, meist einseitigen Sehstörungen, Anzeichen einer Halbseitenlähmung bis hin zum Hirninfarkt. Eine Halsschlagaderverengung kann durch spezielle Ultraschallverfahren festgestellt werden. Die Therapie besteht in der Ausschaltung von Risikofaktoren, medikamentöser Verbesserung der Blutflußeigenschaften und der operativen Beseitigung der Verengung.

Halsschmerzen
Schmerzen, oft verbunden mit Schluckbeschwerden, im Hals-Rachenbereich. Halsschmerzen treten häufig im Rahmen von Erkältungskrankheiten auf. Gurgeln mit Salzwasser oder Salbeitee desinfiziert und trägt zur Heilung bei. Sind Halsschmerzen von Fieber beglei-

tet und zeigen sich auf den Rachenmandeln weißlich-gelbe, eitrige Beläge, liegt eine bakteriell bedingte Mandelentzündung vor.

Halswirbelsäulensyndrom
Siehe *Schleudertrauma*

Haltungsfehler
Selten angeborene, häufig erworbene Fehlhaltung der Wirbelsäule (z.B. Rückgratverkrümmung). Erworbene Haltungsfehler sind gelegentlich Folge einer Wirbelsäulenverletzung oder unterschiedlich langer Beine. In den meisten Fällen sind sie jedoch auf eine Fehlhaltung beim Sitzen und eine zu schwach trainierte Bauch- und Rückenmuskulatur zurückzuführen. Haltungsfehlern kann durch vielseitige sportliche Betätigung, regelmäßige Gymnastik und eine aufrechte Sitzhaltung vorgebeugt werden. Durch spezielle krankengymnastische Übungen, die Rückenschule, kann man Haltungsschäden entgegen-

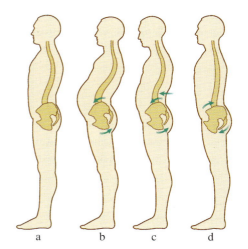

Haltungsfehler
Langfristig können Haltungsfehler zu Verformungen der Wirbelsäule führen: im Vergleich zur normalen Haltung (a) ist beim Hohlrundrücken die Lendenwirbelsäule nach vorn (b) und beim Rundrücken (c) die Brustwirbelsäule nach hinten gewölbt, während beim Flachrücken die typische S-Form des Rückgrats fast nicht vorhanden ist (d).

wirken. Bereits im Kindesalter sollte man deshalb auf eine korrekte Haltung besonders achten.

Hämangiom
Siehe *Blutschwamm*

hämatogen
Aus dem Blut stammend; unter Beteiligung des Blutes bzw. auf dem Blutweg entstanden. Von einer hämatogenen Infektionsausbreitung wird gesprochen, wenn sich Krankheitserreger über die Blutbahn im Körper ausbreiten.

Hämatokrit
Anteil des Volumens aller roten Blutkörperchen am Volumen des Gesamtblutes. Der Hämatokrit liegt bei Männern normalerweise bei 43,2–49,2%, bei Frauen bei 36,4–45,4%.

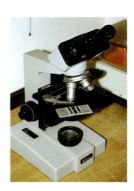

Hämatokrit
Der Anteil roter Blutkörperchen im Blut kann schon mit dem normalen Mikroskop festgestellt werden.

Hämatom
Siehe *Bluterguß*

Hämaturie
Siehe *Harn, blutiger*

Hammerzehe
Hammerförmige Deformierung einer Zehe mit Beugung des Zehenendgelenkes nach unten. Zumeist ist die zweite Zehe betroffen. Das gebeugte Gelenk drückt an den Schuh, und es bildet sich häufig ein Hühnerauge. Ein schützendes Filzkissen über der betroffenen Zehe kann den Druck und die dadurch bedingten Schmerzen lindern. Bei anhaltenden Beschwerden sollte ein kleiner korrigierender chirurgischer Eingriff an der Zehensehne erwogen werden.

Hämodialyse
Künstliche Blutwäsche. Sie wird erforderlich bei Versagen der Nierenfunktion. Siehe *Dialyse*

Hämodilution
Siehe *Blutverdünnung*

Hämoglobin
Der in den roten Blutkörperchen enthaltene rote Blutfarbstoff dient dem Transport von Sauerstoff und Kohlendioxid im Blut. Siehe *Blutfarbstoff*

Hämolyse
Zerstörung und Abbau der roten Blutkörperchen. Die Hämolyse ist ein natürlicher Vorgang im Rahmen der ständigen Blutneubildung. Sie ist krankhaft, wenn mehr Blutkörperchen zerstört als

neu gebildet werden (z.B. infolge einer Vergiftung).

Hämophilie
Angeborene Blutgerinnungsstörung. Infolge eines Mangels an Gerinnungsfaktoren kommen selbst kleine Blutungen nicht oder nur stark verzögert zum Stillstand. Siehe *Bluterkrankheit*

hämorrhagisch
Mit einer Blutung einhergehend beziehungsweise auf eine Blutung zurückzuführen (so bezeichnet hämorrhagischer Durchfall einen blutigen Durchfall oder hämorrhagischer Schock einen Schock infolge einer massiven Blutung).

Hämorrhoiden
Krampfaderartige, knotige Erweiterung von Venen in der Schleimhaut des Analkanals. Innere Hämorrhoiden liegen oberhalb des Afterschließmuskels und sind deshalb zunächst nicht sichtbar. Sie neigen jedoch dazu zu wachsen und können dann beim Stuhlpressen nach außen gedrückt werden. Derart vorgewölbte innere Hämorrhoiden sind von äußeren Hämorrhoiden zu unterscheiden, die von Anfang an unterhalb des Afterschließmuskels plaziert sind.
Hämorrhoiden sind sehr häufig und werden durch sitzende Tätigkeiten, Bewegungsmangel und Verstopfungen gefördert. Sie neigen zum Bluten (hellrote Blutspuren auf dem Toilettenpapier), Brennen, Jucken und Nässen im Afterbereich. Im Anfangsstadium werden entzündungshemmende Salben aufgetragen. Außerdem kann versucht werden, den Afterschließmuskel durch Einführen eines sogenannten Analdehners zu erweitern. Im fortgeschritteneren Stadium werden die Hämorrhoidalknoten durch Abbinden, Veröden oder mit Hilfe eines kleinen chirurgischen Eingriffs entfernt.

Handekzem
Ekzem an Fingern, Handrücken oder -innenflächen. Häufig bei beruflich bedingtem regelmäßigem Berühren von hautreizenden Stoffen (z.B. das Handekzem bei Maurern, ausgelöst durch Kalk oder Zement). Davon zu unterscheiden sind allergische Handekzeme, die durch Berühren von Stoffen ausgelöst werden, gegen die ein Mensch überempfindlich reagiert. Die dritte große Gruppe umfaßt Handekzeme, die auf Infektionen mit Bakterien oder Hautpilzen zurückzuführen sind. Entsprechend unterschiedlich ist die Therapie: meiden von reizenden Stoffen (ggf. Umschulung), antiallergische Hyposensibilisierung oder antibiotische Behandlung.

Handphlegmone
Bakteriell bedingte eitrige Entzündung von Hand oder Fingern. Im engeren Sinne wird die tiefe, unter den Sehnen der Beugemuskeln gelegene eitrige Entzündung an der Handinnenfläche unter der Handphlegmone verstanden. Sie ist verbunden mit starken pochenden Schmerzen. Befallene Finger sind oft gebeugt. Oberflächliche Handphlegmonen zeigen sich als durchschimmernde Eiterblasen direkt unter der Haut, die sich häufig unter Schwielen, um oder unter den Fingernägeln befinden.

Harn
Urin. Blaßgelbes, flüssiges Ausscheidungsprodukt der Nieren. Die beiden Nieren filtern täglich etwa 170 Liter so-

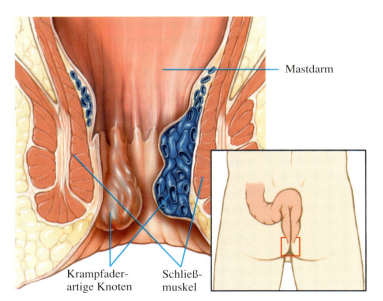

Hämorrhoiden
Im Bereich des Schließmuskels verengen Hämorrhoiden den After. Die Stuhlentleerung ist erschwert und kann schmerzhaft sein.

Mastdarm

Krampfaderartige Knoten

Schließmuskel

Hausapotheke

Ob Schnitt- oder Brandverletzung, rasende Kopfschmerzen oder plötzliches hohes Fieber in der Nacht: Für die kleinen Notfälle des Alltags sollte jeder gerüstet sein. Was dafür – vom Heftpflaster über das Brandgel bis hin zur Schmerztablette – gebraucht wird, gehört in die Hausapotheke.

Alles, was in die Hausapotheke gehört, sollte in einem abschließbaren Schrank untergebracht und an einem kühlen und trockenen Ort aufbewahrt werden (also nicht im Badezimmer oder im Keller). Wichtig ist auch, daß die Hausapotheke für die Benutzer jederzeit erreichbar, für Kinder dagegen unzugänglich ist. Außerdem muß sie übersichtlich geordnet sein, damit im entscheidenden Moment sofort alles griffbereit ist.

Eine kurze Anleitung zur Ersten Hilfe und eine Liste mit den wichtigsten Notrufnummern (Hausarzt, ärztlicher Notdienst, Giftzentrale u.a.) sollte auch einen Platz in der Hausapotheke haben.

Verbandmaterial

Heftpflaster, Mullbinden und Wundschnellverbände zählen erfahrungsgemäß zu den meistverwendeten Utensilien einer Hausapotheke und sollten deshalb immer in ausreichender Menge vorhanden sein. Während oberflächliche Schürf- und Schnittwunden nach Desinfektion und Anlegen eines keimfreien Verbandes meist komplikationslos abheilen, müssen tiefe Fleischwunden, Bißverletzungen, stark verschmutzte Wunden und ausgedehnte Brandverletzungen immer ärztlich versorgt werden. In diesen Fällen wird am besten nur schnell ein Notverband mit einer Kompresse und einer Binde angelegt und sofort ein Arzt aufgesucht. Zur Stabilisierung leichterer Gelenkzerrungen und -verstauchungen sollten immer elastische Binden (schmal und breit) verfügbar sein.

Medikamente – nicht nur für Notfälle

Kopfschmerzen, Fieber, Halsschmerzen treten auch am Wochenende, abends oder in der Nacht auf, also dann, wenn Apotheken geschlossen und Ärzte schlecht erreichbar sind. Deshalb empfiehlt es sich, gegen derartige Situationen gewappnet zu sein und die Hausapotheke entsprechend zu bestücken – von der Schmerztablette über das fiebersenkende Medikament bis hin zu Tabletten gegen Halsschmerzen und Erkältungskrankheiten oder Mittel gegen Durchfall. Auch ein Wunddesinfektionsmittel, ein Mittel gegen Insektenstiche, Brandgel für kleine Brandverletzungen und Isopropylalkohol für kühlende Umschläge bei starken Schwellungen sollten immer griffbereit sein. Alle im Haushalt verfügbaren Medikamente haben in der Hausapotheke ihren festen Platz: sowohl solche, die nur gelegentlich gebraucht werden (Nasentropfen, Halstabletten u.a.), als auch die Mittel, die regelmäßig eingenommen werden müssen. Bei allen Medikamenten müssen Kaufdatum und Verwendungszweck auf der Packung notiert und der Beipackzettel, der Informationen über die Zusammensetzung, Nebenwirkungen und Gegenanzeigen des jeweiligen Medikamentes enthält, mit aufbewahrt werden. Damit die Hausapotheke nicht zum Sammelplatz für alte, längst nicht mehr verwendungsfähige Medikamente wird, müssen solche mit abgelaufenem Haltbarkeitsdatum regelmäßig aussortiert und entsorgt werden.

Hilfsmittel

Schließlich gehören auch Utensilien in die Hausapotheke wie ein Fieberthermometer und ein Lederfingerling als Verbandschutz bei kleinen Verletzungen am Finger.

Hausapotheke

Grundausstattung einer Hausapotheke

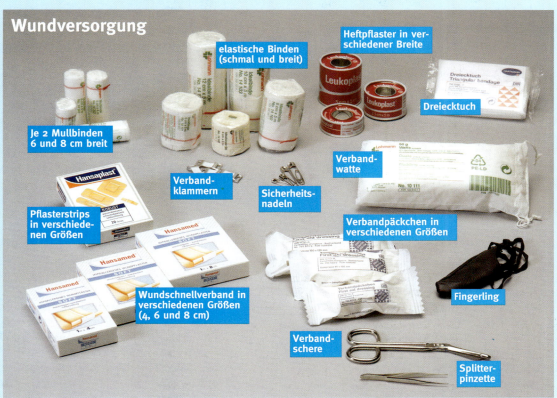

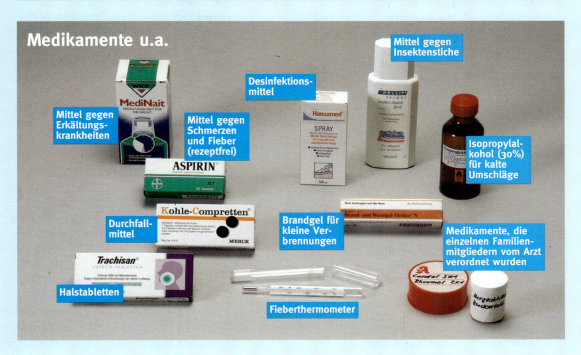

Hausmittel

Großmutters Hausrezepte haben Hochkonjunktur. Und viele Befindlichkeitsstörungen oder leichtere Erkrankungen lassen sich mit ihnen hervorragend kurieren. Doch nicht jedes vermeintliche »Wehwehchen« ist auch tatsächlich harmlos. Aus diesem Grund, und damit Komplikationen gar nicht erst auftreten, sollte im Zweifelsfall stets ein Arzt aufgesucht werden.

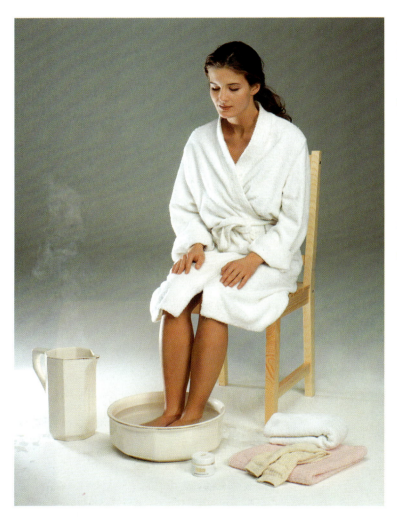

▲ Das einfachste Mittel bei Erkältungskrankheiten: ein heißes Fußbad.

Auch wenn die Wirkungsweise von Hausmitteln nicht immer wissenschaftlich untermauert werden kann, steht fest, daß sie oftmals Beschwerden lindern oder zum Abklingen bringen. Die sanften Heilmethoden finden inzwischen auch zunehmende Beachtung in der modernen medizinischen Wissenschaft. Und vieles, was heute längst zum Repertoire der Schulmedizin gehört, war ursprünglich ein einfaches Hausmittel.

Atemwegsinfekte/Bronchitis

Macht sich eine Erkältung bemerkbar, kann einiges getan werden, um Schnupfen und Husten schon im Vorfeld zu verhindern. Selbst bei voll ausgebrochenen Atemwegsinfektionen, wenn die Nasenneben- oder Stirnhöhlen entzündet sind oder eine Bronchitis quält, können die Symptome durch Hausmittel gelindert werden.

- Ein »ansteigendes Fußbad« kann gleich bei ersten Erkältungsanzeichen wie Abgeschlagenheit und Frösteln angewandt werden. Benötigt werden dazu Thymiantee (acht Teelöffel – TL – Thymian mit einem Liter kochendem Wasser übergießen, zehn Minuten ziehen lassen, dann abseihen) und Schachtelhalmtee (4 TL Schachtelhalm auf ½ l Wasser). Die Füße werden möglichst bis zur Hälfte der Waden in 35 °C warmes Wasser getaucht, in das zuvor der Kräuteraufguß gegeben wurde. Durch die Zugabe von heißem Wasser wird die Temperatur bis auf etwa 40 °C gesteigert. Nach zehn bis 15 Minuten sollen die abgetrockneten Füße noch in warme Wollsocken gesteckt werden.
- Für eine Inhalation wird 1 l Wasser zum Sieden gebracht, wahlweise ¼ TL Emser Salz, 2 EL Salbeitee oder 2 EL Kamillenblüten hinzugegeben und kurz mit aufgekocht. Anschließend wird (möglichst mit entblößtem Oberkörper) der heiße Dampf

Hausmittel

langsam und tief über Nase und Mund eingeatmet. Dabei sollte der Kranke mit einem großen Frotteehandtuch oder einer Decke zeltartig abgedeckt sein.
Inhaliert wird zwei- bis dreimal täglich zehn bis 15 Minuten lang. Läßt die Dampfentwicklung nach, muß das Wasser erneut erhitzt werden. Gut ist es, wenn anschließend eine halbstündige Ruhepause, warm eingepackt, im Bett eingehalten wird. Danach empfiehlt es sich, den Oberkörper mit kaltem Wasser zu waschen.
Vorsicht ist bei der Zugabe von Menthol oder Eukalyptus in das Inhalationswasser geboten: Beides kann Reizungen der Schleimhäute bis hin zu allergischen Reaktionen hervorrufen. Empfindliche Menschen und Kleinkinder sollten deshalb nicht mit diesen ätherischen Ölen inhalieren.

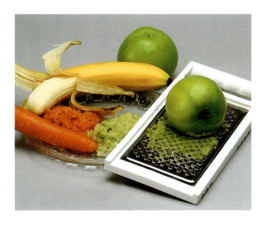

◀ Mit geriebenen Äpfeln, Karotten oder Bananen kann man bei Durchfallerkrankungen häufig schnelle Besserung erzielen.

Durchfall

Bei leichteren Durchfallerkrankungen hat sich eine Apfeldiät bewährt. Über den Tag verteilt werden ein bis zwei Kilogramm ungeschälte Äpfel frisch gerieben verzehrt. Das im Apfel enthaltene Pektin wirkt im Darm als Quellstoff. Gleichzeitig sorgt die Apfelmasse dafür, daß der Darminhalt mit seinen Schadstoffen hinausgeschoben wird. – Auch geriebene rohe Karotten und zerdrückte Bananen eignen sich für die Ernährung bei einer solchen Darmstörung.
Um den durchfallbedingten höheren Flüssigkeitsverlust auszugleichen, sollte ausreichend Kamillen-, Pfefferminz- und schwarzer Tee getrunken werden, jedoch nicht direkt vor oder nach den Mahlzeiten, da dies die Wirkung des Apfels herabsetzen würde. Klingen die Beschwerden ab, sollte anfangs Reis- oder Haferschleim gegessen werden. Zuvor empfiehlt es sich allerdings, einen ganzen Apfel zu verzehren. Hält der Durchfall an, wird er stärker oder treten Schmerzen auf, muß ein Arzt aufgesucht werden.

Fieber

Zur sanften Senkung von Fieber eignen sich Wadenwickel. Dazu werden zwei Leinen- oder Baumwolltücher (z.B. Küchentücher) in eine Schüssel mit kaltem Wasser und Eiswürfeln getaucht, bis zu den Knöcheln um die Waden gelegt (faltenfrei und nicht tropfnaß), mit einem trockenen Lein- oder Baumwolltuch und abschließend mit einem etwas schmaleren Flanelltuch umwickelt.

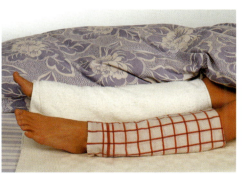

▼ Der kalte Wadenwickel bei Fieber gehört zu den Hausmitteln, die sich auch in der professionellen Krankenpflege durchgesetzt haben.

Die Wadenwickel sollten drei- bis viermal hintereinander etwa alle 15 Minuten erneuert werden. Bleiben sie zu lange liegen, kommt es zu einem Wärmestau, der das Fieber möglicherweise noch steigen läßt!
Da Fieber immer ein Zeichen für eine schwere Erkrankung sein kann, sollte unbedingt ein Arzt hinzugezogen werden, wenn das Fieber
- weiter ansteigt,
- länger als drei Tage besteht,
- mit einem schweren Krankheitsgefühl oder Schmerzen verbunden ist,
- bei Säuglingen oder alten Menschen auftritt oder
- nach einer Fernreise einsetzt.

Gelenkbeschwerden und Prellungen

Bei schmerzenden, geschwollenen Gelenken, bei einem Gelenkerguß, Prellungen oder Gichtanfällen verschafft ein

Hausmittel

Quarkwickel Linderung: Man verrührt etwa 250–500 g Quark mit etwas Milch, trägt diesen knapp fingerdick auf ein Lein- oder Baumwolltuch (z.B. ein Küchenhandtuch) auf und legt es auf die betroffene Stelle. Das Ganze wird mit einem kleineren Lein- oder Baumwolltuch umwickelt und anschließend mit einem Frotteehandtuch abgedeckt. Die Packung läßt man trocknen und wiederholt den Vorgang zwei- bis dreimal täglich. Unklare Gelenkbeschwerden gehören allerdings auf jeden Fall in ärztliche Behandlung.

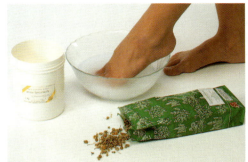
▶ Ein Bad in heißer Seifenlauge oder Kamille ist ein sicheres Heilmittel für ein entzündetes Nagelbett.

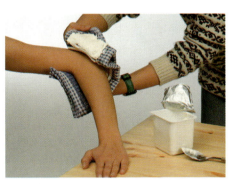
▲ Quarkwickel verschaffen bei Gelenkverletzungen und Prellungen Linderung.

Heiserkeit
Sind die Stimmbänder angegriffen oder schmerzt der Hals, hilft ein Halswickel mit heißen Kartoffeln. Dazu werden drei bis fünf Kartoffeln und ein Lein- oder Baumwolltuch sowie eines aus Wolle (z.B. ein Halstuch oder ein Schal) benötigt. Die Kartoffeln werden sehr weich gekocht und anschließend zerdrückt. Der noch heiße Kartoffelbrei wird in das Leintuch eingeschlagen, das zuvor heiß angefeuchtet wurde. Den Wickel legt man um den Hals und deckt ihn mit dem Wolltuch ab.
Der Wickel, der drei- bis viermal täglich angewendet werden kann, bleibt so lange liegen, bis er nicht mehr wärmt.

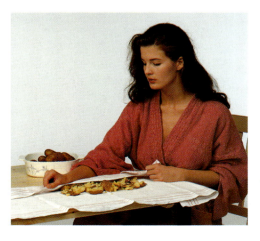
◀ Ein Halswickel mit heißen, gekochten Kartoffeln hilft gegen Heiserkeit.

Nagelbett- und Nagelfalzentzündung
Eine Entzündung des Nagelbettes oder Nagelfalzes wird meist durch unsachgemäße Pflege der Nägel hervorgerufen. Hier hat sich das möglichst heiße Baden der betroffenen Hand oder des Fußes in Seifenlauge oder Kamille, mehrmals täglich, bewährt. Ist die Entzündung noch geschlossen, sollte man auf keinen Fall mit einem spitzen Gegenstand nachhelfen, um den Eiterherd zu öffnen. In diesem Fall ist zusätzlich zu den Bädern ein Verband mit Zugsalbe angebracht.

Nasenbluten
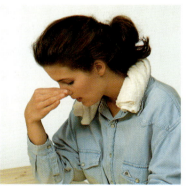
▲ Nasenbluten bringt man mit einem kalten Tuch im Nacken zum Stillstand. Das blutende Nasenloch drückt man außerdem vorsichtig zu.

Um Nasenbluten zum Stillstand zu bringen, legt man sich ein kaltes Tuch in den Nacken und setzt sich einige Minuten ruhig hin. Dabei wird der Kopf leicht vornübergebeugt in die Hände gelegt. Helfen kann auch, wenn man mit einem Finger auf den Nasenflügel des blutenden Nasenlochs drückt.
Hört das Nasenbluten nicht nach kurzer Zeit auf, läuft das Blut aus beiden Nasenlöchern oder handelt es sich um eine auffallend starke Blutung, muß sofort ein Arzt aufgesucht werden.

Schlafstörungen
Schlaflosigkeit oder Probleme beim Ein- und Durchschlafen können viele Ursachen haben. Grundsätzlich gilt, daß private ebenso wie berufliche Probleme, Hektik und Streß »Schlafräuber« sind. Deshalb sollte man sich zunächst über-

Hausmittel

legen, wie der Lebenswandel geändert werden kann, damit man leichter zur Ruhe kommt.
Folgende Hausmittel haben eine schlaffördernde Wirkung:
- Ein kaltes Fußbad vor dem Schlafengehen kann Wunder wirken. Allerdings sollte man es nur bei warmen, gut durchbluteten Füßen anwenden.
- Lauwarmes Abduschen ohne anschließendes Abtrocknen fördert den Schlaf.
- Warme Milch mit Honig vorm Schlafengehen hilft beim Einschlafen.

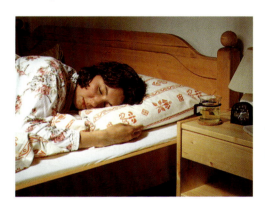

Mangelnde Schlafhygiene beeinträchtigt den Schlaf ebenfalls. Deshalb sollte man bedenken, daß
- ein ruhiger, dunkler und gut belüfteter Raum, eine mittelharte Matratze sowie ein Oberbett, das der Temperatur angepaßt ist, die besten Voraussetzungen für einen gesunden Schlaf bieten,
- ein voller Magen genauso wie ein hungriger eine unruhige Nacht beschert,
- Alkohol kein Schlafmittel ist,
- jegliche abendliche Anspannung, wie unangenehme Diskussionen oder aufregende Filme und Bücher, gemieden werden sollen und
- frische Luft und Bewegung vor dem Schlafengehen entspannend wirken.

Verbrühungen und Verbrennungen

Ist es zu einer Verbrühung oder Verbrennung ersten Grades (leichte Verbrennung mit schmerzhafter Rötung der Haut) ge-

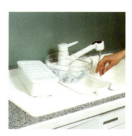

▲ Schnelle Kühlung unter fließendem Wasser und mit Eis ist bei einer Verbrennung besonders wichtig.

◄ Schlafstörungen können oft schon durch kleine Änderungen der Lebensgewohnheiten und der Umgebung günstig beeinflußt werden.

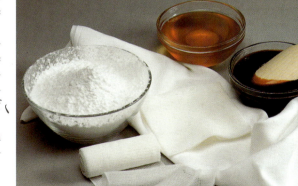

▲ Zucker ist nicht nur ein Energiespender, er hilft auch bei der Wundheilung.

kommen, wird die betroffene Stelle sofort für mindestens 15–20 Minuten unter fließendes kaltes Wasser gehalten. Auch eine Schüssel mit Wasser und Eiswürfeln, in die das verbrannte Körperteil gehalten wird, lindert die Schmerzen und verhindert unter Umständen die Bildung von Brandblasen.
Auf gar keinen Fall dürfen Butter, Schmalz oder Öl, aber auch keine Salben, Cremes oder Puder auf die Verbrennung aufgetragen werden.
Großflächige und starke Verbrennungen gehören sofort in ärztliche Behandlung.

Schlecht heilende Wunden

Hautverletzungen, die schlecht heilen, ebenso wie durchgelegene Stellen bei bettlägerigen Menschen können gut mit Honig, Puder- oder Rübenzucker behandelt werden, denn Zucker fördert die Wundheilung.
Je nach Lage der Wunde wird Honig oder Rübenzucker aufgetragen oder Puderzucker auf die Wunde gestreut. Anschließend wird die Stelle mit einem Leinenläppchen abgedeckt.

Ist mit allen Heilmaßnahmen keine Besserung zu erzielen, muß in jedem Fall ein Arzt konsultiert werden.
Für viele leichte Erkrankungen und Befindlichkeitsstörungen eignen sich neben den hier beschriebenen Mitteln auch Tees und Aufgüsse.

Haut

Fortsetzung von S. 335

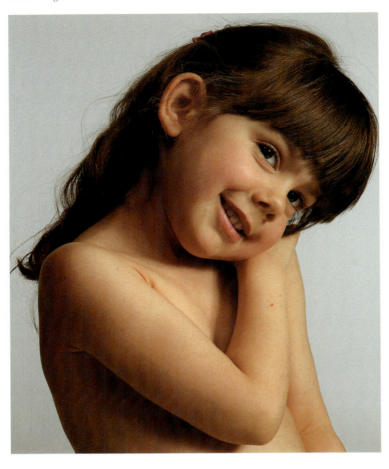

wie Milbenextrakte verabreicht. Falls dabei keine auffällige Reaktion auftritt und diese als Ursache ausgeschlossen werden können, führt man die Tests dann mit einzelnen Stoffen aus einem Staubsaugerbeutel aus dem Haushalt des Betroffenen so lange durch, bis der für die allergische Reaktion verantwortliche Stoff (Allergen) gefunden ist.

Soweit es möglich ist, wird versucht, die auslösenden Stoffe aus dem Haushalt des Patienten zu entfernen, indem z.B. bei einer Hausstaubmilbenallergie die Lebensbedingungen dieses weitverbreiteten Parasiten erschwert werden (Entfernen von Teppichböden, Spezialüberzüge für Bettwäsche usw.). Da solche Vermeidungsbestrebungen allerdings langfristig oft scheitern, hilft bei schweren Allergien oft nur die Hyposensibilisierung, bei der der Körper allmählich an das Allergen gewöhnt wird.

Haut
Bei Kindern ist die Haut von noch größerer Bedeutung als beim Erwachsenen: Die Körperoberfläche ist im Verhältnis zum Körpervolumen größer. Schädigende Einflüsse wie Kälte oder Hitze wirken deshalb schneller auf den Organismus ein.

Haut
Größtes Organ des Menschen. Die Hautfläche eines Erwachsenen beträgt durchschnittlich fast zwei Quadratmeter. Die aus mehreren Schichten bestehende Haut (verhornte Oberhaut, Lederhaut, Unterhautbindegewebe) besitzt eine Schutz-, Sinnes-, Immun- und Regulationsfunktion für den Wärme- und Feuchtigkeitshaushalt des Körpers. Siehe auch S. 68, *Der menschliche Organismus – Haut*

Hautausschlag
Exanthem. Juckende oder schmerzhafte Hautveränderung, die durch einen zeitlichen Ablauf mit Beginn, Höhepunkt und Ende charakterisiert ist. Der Ausschlag zeigt sich als Fleck, Knötchen, Knolle, Geschwulst, Blase, Verschuppung, Kruste, Abschürfung, Schrunde oder Geschwür.

Die Ursache kann am Ort des Geschehens selbst liegen (z.B. Pilzinfektion), oder aber der Hautausschlag ist Anzeichen einer Erkrankung wie Scharlach oder Masern. Häufige Auslöser sind Infektionen, mechanische (kratzende Kleidung), chemische und physikalische Reize (z.B. Bestrahlung), Allergien oder Nebenwirkungen von Medikamenten (Arzneimittelexanthem). Hautausschläge sind oftmals auch Ausdruck von Hauterkrankungen wie Schuppenflechte, Nesselsucht, Neurodermitis usw.

Hautkrebs
Siehe S. 344

Hautpflege
Siehe S. 348

Hautschrunden
Kleine, oft sehr schmerzhafte Risse in der Haut entstehen bevorzugt um natürliche Körperöffnungen und am Übergang von der Haut zur Schleimhaut (Mund- und Lidwinkel, Lippen, After). Hautschrunden werden zumeist durch chemische oder mechanische Belastungen der Haut verursacht, oder sie sind Folge eines Vitaminmangels. Sie neigen

Heilwasser

dazu, sich zu entzünden. Behandelt werden Hautschrunden häufig mit Zinksalbe, die die Heilung fördert und ein weiteres Einreißen verhindert.

Hauttransplantation
Übertragung von Spenderhaut, um einen größeren Hautdefekt (z.B. nach Verbrennungen) abzudecken. Spenderhaut stammt vorzugsweise von einer anderen Körperstelle des Patienten selbst oder gegebenenfalls von einem eineiigen Zwilling des Patienten, da in diesen Fällen das Risiko einer Abstoßungsreaktion gering ist. Oftmals bleibt jedoch nichts anderes übrig, als auf Fremdhaut eines verstorbenen Menschen oder eines Tieres zurückzugreifen. Solche Transplantate werden zwar in der Regel rasch abgestoßen, doch meist reicht diese Zeit aus, um die Dauer bis zur Bildung neuer Haut an der verletzten Stelle zu überbrücken.

HDL
High-**D**ensity-**L**ipoprotein (engl. für Fett-Eiweiß-Komplex mit hoher Dichte). Das HDL ist Teil des Gesamtcholesterins im Blut. Hohe HDL-Werte lassen im Gegensatz zu hohen Gesamtcholesterin- und LDL(Low-Density-Lipoprotein)-Werten auf ein niedriges Risiko schließen, an Arteriosklerose zu erkranken.

Heilerde
Ton oder Lehm aus Böden, die besonders reich an Kieselsäure und anderen natürlichen bioaktiven Substanzen wie Kalzium-, Aluminium- oder Eisenoxid sind. Heilerde eignet sich zur innerlichen (z.B. bei Gicht, Magen-Darm-Beschwerden) und äußerlichen Anwendung (z.B. bei Hautgeschwüren).

Heilfasten
Ärztlich überwachtes, bis zu drei Wochen dauerndes Fasten. Meist wird zu Beginn über mehrere Tage ausschließlich Obst gegessen. In der folgenden Zeit wird nur Flüssigkeit (z.B. Wasser, Tee oder heißes Zitronenwasser) zugeführt. Der Übergang zur Normalkost beginnt wiederum mit einer mehrtägigen Obstdiät. Ziel des Heilfastens ist die Umstellung zahlreicher Körperfunktionen (z.B. Verlangsamung der Herzfrequenz, Blutdrucksenkung) sowie Entschlackung und Gewichtsabnahme.
Jedes mehrtägige Fasten stellt eine erhebliche Belastung für den Organismus dar und sollte deshalb grundsätzlich auf ärztliche Veranlassung und unter Kontrolle durchgeführt werden.

Heilnahrung
Zu Heilzwecken genutzte Spezialdiät, vor allem bei Säuglingen, z.B. bei anhaltenden Durchfallerkrankungen oder Nahrungsmittelunverträglichkeiten. Die Zusammensetzung der Heilnahrung richtet sich nach der erwünschten Wirkung. So wird kuhmilchproteinfreie Säuglingsnahrung bei Kuhmilchallergie bzw. kalorienreiche Heilnahrung bei Untergewicht gegeben.

Heilpflanzen
Siehe S. 352

Heilwasser
Wasser, das aus einer anerkannten Heilquelle stammt. Es muß nachgewiesenermaßen eine heilende, lindernde oder sogar krankheitsverhütende Wirkung haben. Pro Liter Heilwasser müssen min-

Fortsetzung auf S. 347

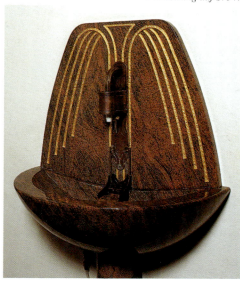

Heilwasser
In vielen Kurorten finden sich Brunnen für Trinkkuren mit Heilwässern.

Hautkrebs

Ob es an der dünner werdenden Ozonschicht liegt oder daran, daß sonnengebräunte Haut immer noch als Schönheitsideal gilt – Hautkrebserkrankungen werden von Jahr zu Jahr häufiger. Trotzdem besteht kein Grund zur Resignation, denn es gibt wirksame Waffen im Kampf gegen diesen gut sichtbaren und damit leicht erkennbaren Krebs: Aufklärung, Vorbeugung und Früherkennung.

Hautkrebs entsteht fast immer in den oberen Zellschichten der Haut. Je nachdem, von welcher Zellart er ausgeht, den Basal-, Stachel- oder Pigmentzellen, wird er als Basalzell- (Basaliom), Stachelzell- (Spinaliom) oder Pigmentzellkrebs (malignes Melanom) bezeichnet. Obwohl bei dem Begriff Hautkrebs die meisten Menschen als erstes an den »schwarzen Krebs«, das maligne Melanom, denken, rangiert dieser in der Häufigkeitsskala nach dem Basaliom und dem Spinaliom erst auf dem dritten Platz. Allerdings werden von Jahr zu Jahr mehr maligne Melanome registriert. Um so wichtiger ist es deshalb, alle Möglichkeiten zur Vorbeugung, zur Früherkennung und zur Frühbehandlung von Hautkrebs zu nutzen.

Risikofaktor Sonne

Die Sonne ist für uns lebensnotwendig: Sie stärkt Kreislauf, Knochen und Immunabwehr, außerdem trägt sie wesentlich zu unserem seelischen Wohlbefinden bei. Aber es kommt auf die richtige Dosis an: Sonnenbrand ist nicht nur schmerzhaft und unangenehm, sondern kann die Haut auch nachhaltig schädigen. Zwar muß nicht jeder Sonnenbrand unweigerlich zu Hautkrebs führen, doch die überhöhte Dosis der ultravioletten Sonnenstrahlen schädigt die Struktur der Hautzellen dauerhaft und kann auf längere Sicht zu Zellentartung und zu Hautkrebs führen. Das gilt auch für eine Einwirkung von Röntgenstrahlen oder Reizstoffen wie Arsen und Teer über einen längeren Zeitraum.

Der stärkere Einfluß der (Sonnen-)Strahlung hat viele Ursachen: die Abnahme der Ozonschicht, die uns vor den ultravioletten Strahlen schützt, und auch das veränderte Freizeitverhalten, bei dem eine Kurzreise in den fernen Süden zum »Sonne tanken« keine Ausnahmeerscheinung ist, tragen dazu bei. Denn braune Haut gilt nach wie vor als Inbegriff von Schönheit, Erholung und Wohlstand – und wer sich keine Reise leisten kann, holt sich die Bräune im Solarium. Auch hier ist Vorsicht geboten: Jedes ultraviolette Licht, das braun macht, führt zwangsläufig zu Hautveränderungen.

Oft werden die einfachsten Maßnahmen zum Schutz vor der Sonne (Eincremen mit einem dem Hauttyp angepaßten Sonnenschutzmittel, Schutz der Haut mit farbiger Kleidung, Meiden der intensiven Mittagssonne) vernachlässigt. Besonders gefährdet sind Kinder, die sich

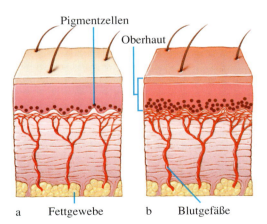

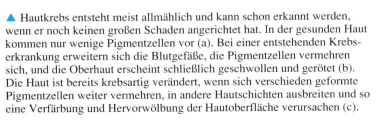

▲ Hautkrebs entsteht meist allmählich und kann schon erkannt werden, wenn er noch keinen großen Schaden angerichtet hat. In der gesunden Haut kommen nur wenige Pigmentzellen vor (a). Bei einer entstehenden Krebserkrankung erweitern sich die Blutgefäße, die Pigmentzellen vermehren sich, und die Oberhaut erscheint schließlich geschwollen und gerötet (b). Die Haut ist bereits krebsartig verändert, wenn sich verschieden geformte Pigmentzellen weiter vermehren, in andere Hautschichten ausbreiten und so eine Verfärbung und Hervorwölbung der Hautoberfläche verursachen (c).

Hautkrebs

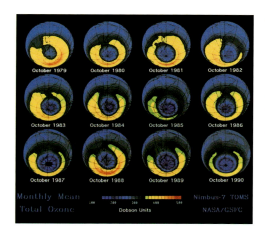

◀ In den zwölf Jahren von Oktober 1979 bis Oktober 1990 hat sich das Ozonloch über der Antarktis immer weiter vergrößert. Je dunkler die Farbe über dem Südpol erscheint, desto geringer ist die Ozonkonzentration.

viel im Freien aufhalten und deren Haut besonders sonnenempfindlich ist. Auch wer hellhäutig und blond oder rothaarig ist und leicht einen Sonnenbrand bekommt, viele Pigmentflecke (Sommersprossen) hat und bereits früher an Hautkrebs erkrankt war, muß in der Sonne besonders vorsichtig sein.

Früherkennung

Hautkrebs und seine Vorstufen sind auf der Haut sichtbar und teilweise auch zu ertasten. Die Chance, bereits frühe Stadien zu entdecken und zu behandeln, ist groß – vorausgesetzt, die Haut wird regelmäßig und sorgfältig untersucht. Das kann jeder bei sich selbst tun. Inspizieren Sie Ihre Haut in regelmäßigen Abständen, am besten gemeinsam mit Ihrem Partner. Dabei geht man systematisch vor und untersucht sich gegenseitig genau von Kopf bis Fuß. Dasselbe sollte man hin und wieder auch bei Kindern tun! Je häufiger man diese Untersuchungen durchführt, desto besser wird der Blick für eventuelle Veränderungen geschult. Falls irgendeine Hautveränderung einen verdächtigen Eindruck macht, sollte man am besten gleich zum Arzt gehen – lieber einmal zuviel als zuwenig! Denn je früher Hautkrebs entdeckt wird, desto besser sind die Chancen, ihn zu heilen.

▼ Intensive Sonnenstrahlung, wie man ihr beim ausgiebigen Sonnenbaden ausgesetzt ist, muß als eine der Ursachen für die Entstehung von Hautkrebs angesehen werden. Guter Schutz vor Sonneneinstrahlung sollte deshalb nicht nur für Kinder selbstverständlich sein.

Basalzellkrebs (Basaliom)

Basalzellkrebs, der häufigste Hauttumor, ist auch gleichzeitig der gutartigste, weil er keine Tochtergeschwülste bildet. Er wird deshalb auch als »halbbösartig« bezeichnet. Basalzellkrebs tritt fast immer an den Hautpartien auf, die der Sonne direkt ausgesetzt sind, also im Gesicht, an den Ohren und an der übrigen unbehaarten Kopfhaut. Am Anfang sieht dieser Tumor wie ein weißlicher Pickel aus, dessen Oberfläche von kleinsten Blutgefäßen durchzogen wird. Später bildet sich in der Mitte eine Mulde, die von einem Wall umgeben ist. Behandelt wird ein Basaliom am besten operativ. Nach erfolgter Operation sollte der Betroffene zunächst halbjährlich und nach zwei Jahren dann jährlich nachuntersucht werden.

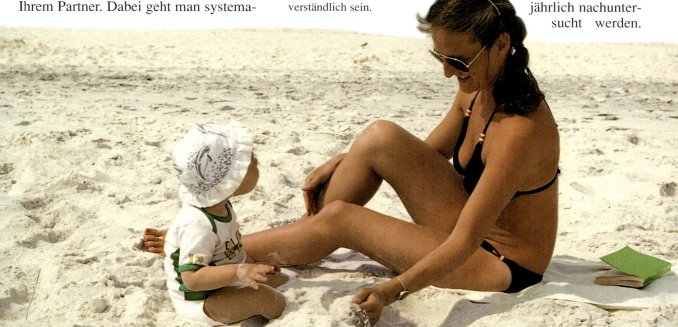

Hautkrebs

Stachelzellkrebs (Spinaliom)

Zweithäufigster Hautkrebs ist der Stachelzellkrebs. Auch er tritt bevorzugt an den Stellen auf, die die meisten Sonnenstrahlen abbekommen, das sind die unbehaarte Kopfhaut, Handrücken und Unterarme.

Häufig entwickelt sich das Spinaliom aus einer (noch gutartigen) Vorstufe, einer rötlichen, scharf begrenzten und mit einer Hornschicht bedeckten Hauterhebung. Wird dieses Krebsvorstadium nicht rechtzeitig behandelt, kann daraus ein Stachelzellkrebs entstehen. Die beste Behandlungsmethode ist auch hier eine Operation, bei der im fortgeschrittenen Stadium die angrenzenden Lymphknoten mit entfernt werden müssen. Nur wenn sich bereits Tochtergeschwülste in anderen Organen gebildet haben, ist eine zusätzliche Behandlung mit Medikamenten erforderlich, die das Wachstum der Krebszellen stoppen (Chemotherapie).

Kontrolluntersuchungen werden im ersten Jahr nach einer Operation viertel-, dann halb- und nach drei Jahren einmal jährlich durchgeführt.

Pigmentzellkrebs (malignes Melanom)

Das maligne (bösartige) Melanom, der »schwarze Krebs«, ist die noch seltenste, dafür aber gefährlichste Form von Hautkrebs. Seine Häufigkeit nimmt ständig zu. Betroffen sind alle Altersgruppen, besonders aber Menschen im fünften und sechsten Lebensjahrzehnt. Im Gegensatz zu den anderen Hautkrebsarten entsteht diese Krebsart oft an den Hautstellen, die der Sonne wenig ausgesetzt sind, wie beispielsweise dem Rükken. Sogar unter Finger- und Zehennägeln kann sich der »schwarze Krebs« verbergen.

In den meisten Fällen entsteht ein malignes Melanom als neuer Fleck auf der Haut. In rund einem Drittel der Fälle entwickelt es sich aus einem alten Pigmentmal, auch als Muttermal oder Leberfleck bezeichnet. Krebsverdacht besteht also immer, wenn sich – besonders jenseits des 35. Lebensjahres – ein Pigmentfleck neu bildet oder wenn ein bereits vorhandener alter Fleck plötzlich seine Größe, Farbe und Form verändert, brennt, juckt, näßt oder blutet. Jeder Pigmentfleck, der unregelmäßig geformt und unscharf begrenzt ist, einen Durchmesser von mehr als fünf Millimetern hat und unregelmäßig gefärbt ist, sollte sofort von einem Arzt untersucht werden. Hat sich aus einem zunächst flachen Fleck ein Knoten gebildet, ist das oft der Hinweis auf ein bereits fortgeschrittenes Krebsstadium.

Die Behandlung richtet sich in erster Linie danach, wie weit der Tumor in die tieferen Hautschichten vorgedrungen ist. Bei einer Tumordicke von weniger als 0,75 Millimetern wird nur das Melanom mit einem Streifen des angrenzenden gesunden Gewebes entfernt. Bei dickeren Tumoren, die oft bereits auf dem Lymphweg Tochtergeschwülste gebildet haben, müssen die angrenzenden Lymphknoten mit entfernt und gegebenenfalls eine Strahlenbehandlung angeschlossen werden. Nachuntersuchungen sollten in den beiden ersten Jahren alle zwei bis drei, danach alle sechs Monate und nach etwa fünf Jahren in einjährigen Abständen stattfinden.

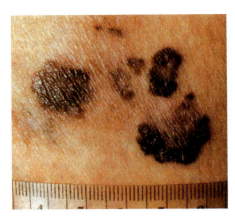

▲ Unregelmäßig geformte, veränderliche und schwarz-bläuliche Hautflecken sollten immer von einem Hautarzt begutachtet werden.

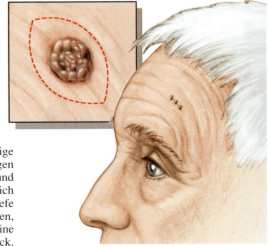

▶ Werden verdächtige Hautveränderungen frühzeitig entdeckt und entfernt, wenn sie sich noch nicht in die Tiefe ausgebreitet haben, bleibt meist nur eine kleine Narbe zurück.

Fortsetzung von S. 343

destens 0,1% Mineralstoffe enthalten sein (z.B. Magnesium, Kalzium, Natrium, Eisen oder Jod). Auch Wasser aus Thermen gilt als Heilwasser, wenn seine Temperatur mehr als 20 °C beträgt.

Heimdialyse
Blutwäsche mit Hilfe einer künstlichen Niere entweder zu Hause oder in Heimdialysezentren ohne Krankenhausatmosphäre. Siehe *Dialyse*

Heimlich-Griff
Für diese Erste-Hilfe-Maßnahme bei akuter Erstickungsgefahr durch einen in den Luftwegen steckenden Fremdkörper gibt es zwei Möglichkeiten: Der stehende Patient wird von hinten in der Höhe des unteren Brustkorbbereichs umfaßt. Man legt die Hände etwas unterhalb des Brustbeins übereinander und drückt den Patienten mehrmals heftig gegen den eigenen Körper.

Als Alternative kniet man sich neben den auf dem Rücken liegenden Patienten, legt ebenfalls die Hände über der Magengrube aufeinander und drückt in den Oberbauchraum. Durch den Druck wird das Zwerchfell nach oben geschoben, es entsteht ein Überdruck im Brustkorb, und der Fremdkörper wird aus den Atemwegen herausgepreßt.

Heiserkeit
Kratzige, belegte und tonlose Stimme, meist mit Halsschmerzen verbunden. Sie entsteht bei Erkrankungen der oberen Atemwege, insbesondere bei Entzündungen oder Wucherungen der Kehlkopfschleimhaut und der Stimmbänder, aber auch bei Lähmungen im Kehlkopfbereich. Sind die Stimmbänder stark verschleimt, ist die Heiserkeit morgens am stärksten. Verschlimmert sie sich im Laufe des Tages, so ist dies ein Zeichen für eine zusätzliche Entzündung. In diesen Fällen sind schleimlösende Medikamente und die Schonung der Stimmbänder durch wenig Sprechen angebracht. Bei trockener Heiserkeit helfen feuchte Luft und Dampfbäder.

Da über Wochen anhaltende Heiserkeit durchaus auf eine ernstere Kehlkopferkrankung hinweisen kann, sollte unbedingt ein Arzt aufgesucht werden.

Hemiplegie
Siehe *Halbseitenlähmung*

Hemisphären
Halbkugeln. Das Großhirn besteht aus zwei aneinanderliegenden, stark zerfurchten Hemisphären, die durch den sogenannten Balken miteinander verbunden sind.

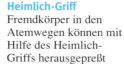

Heimlich-Griff
Fremdkörper in den Atemwegen können mit Hilfe des Heimlich-Griffs herausgepreßt werden.

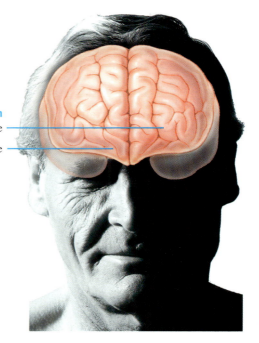

Hemisphären
linke Hemisphäre
rechte Hemisphäre

Heparin
Ein in bestimmten weißen Blutkörperchen, den Mastzellen, gebildeter Wirkstoff, der die Blutgerinnung hemmt und Blutgerinnsel (Thromben) auflösen kann. Der Stoff wird industriell hergestellt. Man setzt ihn zur Vorbeugung und Behandlung von Blutgerinnseln, aber auch bei Blutergüssen ein.

Hautpflege

Die Haut ist nicht nur Schutzschild unseres Körpers, sie ist auch ein Spiegel unserer Seele. Äußere Einflüsse wirken sich auf ihren Zustand aus, und so läßt Streß sie grau und müde aussehen. Man fühlt sich jedoch nur dann so richtig wohl in seiner Haut, wenn sie gesund ist und auch so aussieht.

Die Aufgaben der Haut sind vielfältig. Wie eine Barriere bewahrt sie den Körper vor Austrocknung und schädlichen Einflüssen. Als Sinnesorgan dient sie der Orientierung, durch Schmerzempfindung leitet sie dem Gehirn Warnsignale zu und veranlaßt so Schutzmaßnahmen gegen Verletzungen. Mit ihren Poren trägt sie außerdem zur Atmung bei.

Schutz – Schicht um Schicht

Aufgebaut ist die Haut aus drei Schichten. Die Unterhaut ist der Träger der Fettschicht. Die darüberliegende Lederhaut ist entscheidend für die Elastizität der Haut verantwortlich. Falten, die untrüglichen Zeichen des Älterwerdens, entstehen in dieser mittleren Schicht. Die abschließende Hülle bildet die Oberhaut. Von den hier liegenden, den Farbstoff Melanin bildenden Zellen (Melanozyten) hängt es ab, ob jemand helle oder dunkle Haut hat. Auch die Hautbräunung und somit der Schutz vor Sonnenstrahlung wird über diese Zellen reguliert.

Der Hauttyp ist entscheidend

Die Haut ist das größte Organ des Körpers: Ihre Oberfläche ist insgesamt etwa zwei Quadratmeter groß. Sie bietet damit eine große Angriffsfläche für Einwirkungen aller Art. Deshalb kommt es besonders auf ihre Pflege an. Welche Art der Pflege jedoch die richtige ist, hängt von der Talg- und Schweißproduktion und damit vom Hauttyp bzw. Hautzustand ab. Unterschieden werden vier Hauttypen:

- Fettige Haut – sie produziert zuviel Talg, wodurch die Poren verstopfen und sich Mitesser und Pickel bilden.
- Mischhaut – hier finden sich fettige, unreine Hautpartien vor allem im Gesicht, auf Stirn, Nase und Kinn, neben trockener Haut an den anderen Stellen.
- Trockene Haut – sie produziert zu wenig Talg. Dadurch treten Spannungsgefühle auf, die Haut ist spröde und neigt zur Bildung von Schuppen. Oft ist diese Haut auch empfindlich und reagiert auf äußere und innere Reize mit Rötungen oder Entzündungen. Außerdem neigt sie schnell zur Faltenbildung.
- Normalhaut ist ausgeglichen, was ihre Talg- und Fettproduktion anbelangt, und weist keine Unreinheiten auf.

Für den Zustand der Haut spielen noch weitere Faktoren eine Rolle. So beeinflußt der allgemeine Gesundheitszustand das Aussehen der Haut. Durch eine bal-

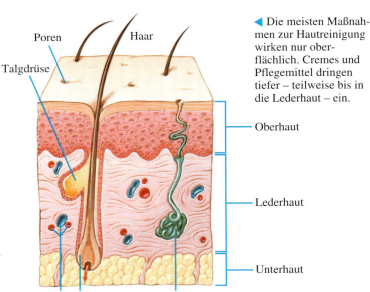

◀ Die meisten Maßnahmen zur Hautreinigung wirken nur oberflächlich. Cremes und Pflegemittel dringen tiefer – teilweise bis in die Lederhaut – ein.

Hautpflege

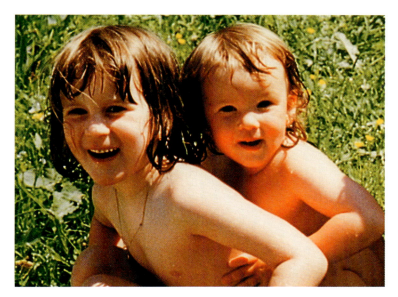

▲ Kinderhaut ist sehr zart und empfindlich, da sie noch keinen schädigenden und belastenden Einflüssen ausgesetzt war. Sie sollte besonders sorgfältig gepflegt werden.

last- und vitalstoffreiche Ernährung, ausreichende Flüssigkeitszufuhr (mindestens zwei Liter täglich), genügend Schlaf und viel Bewegung an der frischen Luft wird die Haut mit allen lebensnotwendigen Nährstoffen gut versorgt. Von einem solchen gesunden Lebenswandel profitieren übrigens auch Haare und Nägel, die mit zur Haut gehören. Der Hormonhaushalt ist ebenso wie das Alter ein weiterer Faktor. So neigt die Haut in der Pubertät und vor der Menstruation zu Unreinheiten, und das Haar wird schneller fettig. Im Alter ist die Haut eher trocken.

Auch von der Jahreszeit hängt der Zustand der Haut ab. So ist sie in der Regel im Winter trockener als im Sommer. Starke Sonneneinstrahlung und Salzwasser trocknen sie ebenfalls aus. Ungünstig wirken sich Alkohol, Nikotin, Streß sowie ausgiebiges Sonnenbaden auf die Haut aus.

Seifen oder Syndets?

Die tägliche Reinigung der Haut steigert nicht nur das Wohlgefühl, sie beugt auch Infektionen vor. Besonders ständig aneinanderliegende Hautpartien und die Bereiche, die direkten Umwelteinflüssen ausgesetzt sind, wie Gesicht und Hände, sind gefährdet. Jedes Waschen ist jedoch auch ein Angriff auf die Haut, denn es werden nicht nur Schmutz und Schuppen gelöst, sondern auch Fettstoffe und feuchtigkeitsbindende Substanzen. Deshalb ist das gründliche Abspülen des Reinigungsmittels wichtig.

Grundsätzlich stehen zwei verschiedene Mittel zur Verfügung. Sogenannte Syndets (synthetische Detergenzien) bestehen im Gegensatz zu Seifen, die aus natürlichen Fetten und Natron- oder Kalilauge hergestellt werden, aus chemischen Stoffen, sogenannten Tensiden. Seifen können ein Aufquellen der Haut verursachen, wodurch die Ausgänge der Talgdrüsen verstopft werden. Der gestaute Talg wird hart, und es entstehen Hautunreinheiten. Außerdem verändern sie für einige Zeit den natürlichen Säureschutzmantel der Haut, der das Eindringen von Krankheitserregern verhindert. Syndets haben zwar keinen Einfluß auf den Säureschutzmantel, doch vor einer Entfettung der Haut schützen sie nicht. Bei zu trockener Haut empfiehlt sich deshalb fetthaltige Seife und möglichst kühles Wasser. Wer eine empfindliche Haut hat, sollte reizarme Syndets verwenden sowie nicht lange und heiß duschen. Unter Umständen sollte ganz auf Reinigungsmittel verzichtet werden. Bei fettiger Haut sind Syndets und warmes Wasser zu empfehlen. Da allerdings

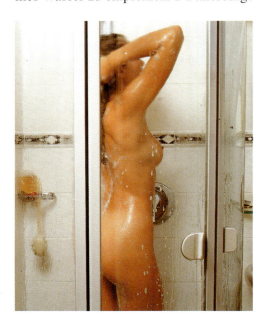

▶ Zur Körperreinigung ist das Duschen dem Wannenbad vorzuziehen, da es die Haut nicht so stark belastet. Doch auch zu häufiges und zu langes Duschen mit aggressiven Duschbädern und sehr heißem Wasser setzt dem Säureschutzmantel der Haut zu.

Hautpflege

auch Wasser allein austrocknend wirken kann, empfiehlt es sich, möglichst nur kurz zu duschen und höchstens einmal wöchentlich zu baden.

Pflegen – Öl, Creme oder Lotion?

Auch die Wahl des Pflegemittels hängt vom Hautzustand ab. Je trockener die Haut ist, desto größer ist ihr Bedarf an Feuchtigkeit. Hier empfehlen sich Cremes, die einen hohen Feuchtigkeitsgehalt haben, sogenannte Öl-in-Wasser-Emulsionen. Lotion und Milch enthalten ebenfalls wenig Fett und dringen rasch in die Haut ein. Hautöl sollte nach dem Duschen auf die noch nicht ganz trockene Haut gegeben werden. Das Öl bildet zusammen mit dem Wasser eine Emulsion, die gut in die Haut einzieht. Aber auch wer eine normale oder fettige Haut hat, sollte zu Pflegemitteln mit hohem Feuchtigkeitsgehalt greifen. Anders sieht es bei der älteren Haut aus. Hier empfehlen sich Cremes mit größerem Fettanteil (Wasser-in-Öl-Emulsionen).

Zu einer optimalen Hautpflege gehört auch eine spezielle Behandlung der Gesichtshaut. So helfen granulathaltige Peeling-Cremes, die auf den jeweiligen Hauttyp abgestimmt sein sollen, Unreinheiten zu entfernen. Bei Mischhaut sollten mit einem solchen Produkt jedoch nur die fettigen Bereiche abgerubbelt werden. Die anderen Hautpartien sind zu empfindlich.

Gesichtsmasken und Ampullenkuren, ebenfalls individuell abgestimmt, können die Haut entspannen, beruhigen, ihre Durchblutung verbessern und für kurze Zeit kleine Fältchen ausgleichen.

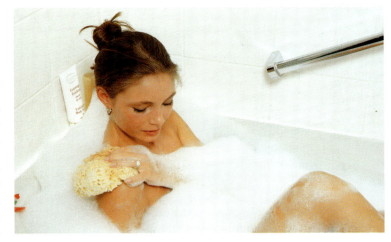

▲ Ein Vollbad dient vor allem der Entspannung. Spezielle Badezusätze wirken nicht nur einer Austrocknung der Haut entgegen, sie haben auch einen pflegenden Effekt.

▶ Die Hautdurchblutung wird durch Trockenbürstungen gefördert.

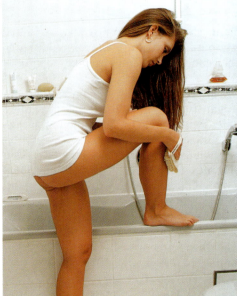

▼ Zur Hautpflege eignen sich nicht nur spezielle Pflegemittel und Kosmetika. Viele natürliche Substanzen – von Gurken über Quark bis hin zum Rosenwasser – wirken sich positiv auf die Haut aus.

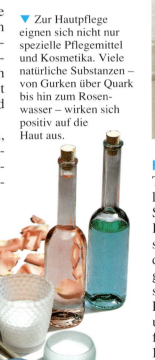

Förderung der Durchblutung

Trockenbürstenmassagen sind eine Möglichkeit, die Durchblutung und damit die Sauerstoff- und Nährstoffversorgung der Haut zu fördern und sie so straff und elastisch zu halten. Besonders geeignet für diesen Zweck ist eine Bürste mit langem, abnehmbarem Griff und Naturborsten sowie ein Luffahandschuh oder ein Luffaband. Bürsten sollte man morgens und abends und nicht länger als drei bis fünf Minuten. Wer jedoch sogenannte Besenreiser an den Beinen hat oder an einer Venenerkrankung leidet, für den ist das trockene Bürsten ungeeignet.

Hepatitis

Infektiöse Gelbsucht. Entzündung der Leber, meist durch Infektionen mit Hepatitisviren oder in Zusammenhang mit anderen Infektionskrankheiten wie Röteln, Typhus oder Gelbfieber, seltener bei Vergiftungen. Man unterscheidet je nach Virustyp zwischen Hepatitis A, B, C, D und E. Am häufigsten sind die Formen A und B.

Das Hepatitis-A-Virus wird durch Körpersekrete wie Urin, Stuhl oder Speichel übertragen. Das Virus kann in Nahrungsmittel und Trinkwasser gelangen, so daß unter ungünstigen hygienischen Bedingungen Epidemien ausbrechen können. Die Übertragung des Hepatitis-B-Virus erfolgt auf dem Blutweg, z.B. durch nicht sterile Spritzen, Tätowier- oder Akupunkturnadeln, Bluttransfusionen, aber auch durch Sexualkontakt.

Die Inkubationszeit beträgt bei der Hepatitis A zehn bis 50 Tage und bei Hepatitis B bis zu 180 Tage.

Erste Anzeichen der Krankheit sind Abgeschlagenheit, Appetitmangel, Übelkeit, Gelenkschmerzen, Fieber und ein dumpfes Druckgefühl im rechten Oberbauch. Durch die Schädigung der Leberzellen kommt es zu einem Übertritt von Gallefarbstoff in das Blut und damit zur Gelbfärbung von Haut und Augenweiß. Der Verlauf einer Hepatitis ist recht langwierig, die Genesung kann bis zu zwölf Wochen und länger dauern. In seltenen Fällen – vor allem bei der Hepatitis B – kann die Krankheit zum Tod führen. Eine ursächliche Behandlung ist nicht möglich, da es bisher noch kein Medikament gibt, das gegen die Viren wirksam ist. Man kann allerdings die körpereigene Abwehr mit sogenannten Immunglobulinen unterstützen. Strikte Bettruhe und eine fettarme Diät müssen eingehalten werden. Alkohol ist auf jeden Fall zu vermeiden. Dann heilt die akute Leberentzündung meist gut ab. Dennoch besteht die Gefahr des Überganges in die chronische Form der Hepatitis bis hin zur Leberzirrhose.

Heute gibt es Schutzimpfungen gegen Hepatitis A und B. Sie sind besonders solchen Menschen anzuraten, die beruflich mit Körpersekreten oder Blut anderer Menschen in Berührung kommen (z.B. Krankenhauspersonal).

Hernie
Siehe *Bruch*

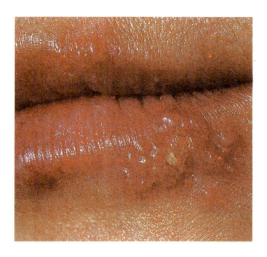

Herpes
Besonders häufig entstehen Herpesbläschen an den Lippen.

Herpes

Bläschenartige Viruserkrankung. Die Übertragung erfolgt über zwei Herpesvirusarten. Typ 1 betrifft die Haut vor allem im Kopfbereich an Nase und Lippen, die Hornhaut des Auges und die Mundschleimhaut, Typ 2 befällt den Genitalbereich und wird durch Geschlechtsverkehr oder bei der Geburt übertragen. Die Erstinfektion erfolgt meist schon im Kindesalter, ohne sich bemerkbar zu machen. Unter Juckreiz, Brennen und Spannungsgefühl entstehen kleine Bläschen, die leicht aufplatzen und sich rasch ausbreiten. Nach etwa einer Woche trocknen sie aus und verkrusten. Die Viren verbleiben aber im Gewebe und können später an derselben Stelle erneut Hautbläschen verursachen. Solche Rückfälle kommen bei Abwehrschwäche vor, z.B. während einer Grippe als Fieberbläschen, aber auch nach übermäßiger Sonneneinstrahlung. Werden die juckenden Bläschen nicht aufgekratzt, heilen sie ohne Narbenbildung ab.

Eine besondere Form der Herpeserkrankung ist die Gürtelrose (Herpes zoster), eine Virusinfektion im Bereich der

Fortsetzung auf S. 356

Heilpflanzen

Gegen jede Krankheit ist ein Kraut gewachsen – doch ganz so einfach ist es mit dieser alten Volksweisheit nicht. Denn nicht jede Krankheit läßt sich mit einem Kräutlein kurieren. Für den Hausgebrauch sind Heilpflanzen besonders dann geeignet, wenn es sich um vorbeugende Maßnahmen zur Erhaltung der Gesundheit, um die Behandlung von Unpäßlichkeiten sowie um harmlose Leiden handelt.

Pflanzliche Heilmittel gelten als natürlich und deshalb auch als sanft. Aus diesem Grund stehen sie bei all denen hoch im Kurs, die milde Arzneien chemischen Mitteln vorziehen. Doch auch die Wirkung von Heilpflanzen geht letztlich auf chemische Verbindungen zurück. Und so können sie ebenso Nebenwirkungen verursachen wie synthetisch hergestellte Medikamente. Viele dieser Pflanzen dienen sogar als Grundlage für zahlreiche Arzneimittel. So beinhalten beispielsweise einige rezeptpflichtige Medikamente zur Behandlung von Herzkrankheiten Substanzen aus dem Fingerhut, und manche Medikamente zur Gichtbehandlung enthalten Stoffe aus der Herbstzeitlose.

Dies macht deutlich, wie wirkungsstark Heilpflanzen sein können. Und deshalb gilt auch bei ihrer Anwendung der Satz des berühmten Arztes und Naturforschers Paracelsus: »Nichts ist Gift, und alles ist Gift – allein die Dosis macht's!« Die genauen Dosierungshinweise sind daher ebenso zu beachten wie mögliche Gegenanzeigen.

Und als wichtigste Regel gilt: Pflanzliche Heilmittel ersparen nicht den Gang zum Arzt!

Bei der hier getroffenen – natürlich stark eingeschränkten – Auswahl handelt es sich in erster Linie um Heilpflanzen, die nebenwirkungsarm oder sogar nebenwirkungsfrei sind. Da einige Heilkräuter unter Naturschutz stehen, Verwechslungen beim Sammeln vorkommen können und Erntezeit sowie Erntewetter ebenso eine Rolle spielen wie die richtige Aufbewahrung, sollten Heilpflanzen nicht selbst gesammelt werden. Apotheken oder Kräuterläden bieten hier eine reiche Auswahl. Die Pflanzen sind dort unter der Bezeichnung erhältlich, die hier in den Überschriften genannt ist.

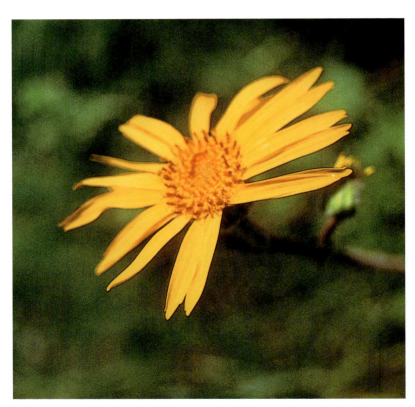

▲ Arnika wird zur Wundheilung eingesetzt. Die Pflanze wächst besonders auf kalkarmen Böden im Gebirge.

Arnika

Bereits Kneipp empfahl diese gelb blühende Pflanze zur äußerlichen Anwendung. Die auch als Bergwohlverleih

Heilpflanzen

bekannte Arnika wird in Form von Tinkturen (zur Herstellung werden die Blüten mit Alkohol aufgesetzt) oder als Salbe verwendet.

Arnika wirkt entzündungshemmend, wundheilungs- und durchblutungsfördernd. Als Umschlag (ein Teelöffel Tinktur auf $^1/_4$ l Wasser mit Zimmertemperatur) setzt man sie bei Prellungen, Zerrungen, Quetschungen, Blutergüssen und schlecht heilenden Wunden ein. Arnika-Salbe kann bei Venenleiden und rheumatischen Beschwerden Linderung verschaffen. Arnika-Tee zum Gurgeln ($^1/_2$ Teelöffel Tinktur in ein Glas lauwarmes Wasser) hilft bei Entzündungen im Mund- und Rachenraum.

Arnika-Tinktur ist stets nur verdünnt und äußerlich anzuwenden! Bei Unverträglichkeitserscheinungen und Reizungen der Haut, wie Rötungen oder Bläschenbildung, muß die Behandlung sofort abgebrochen werden.

Baldrian

Katzenkraut, Stinkwurz oder Dammarch sind weitere Namen des Baldrians. Er war als Heilpflanze schon im Altertum und im Mittelalter bekannt. Damals wurde Baldrian als eine Art Allheilmittel verwendet. Man behandelte mit ihm Frauenleiden, Gicht, Atemnot und Seitenstechen ebenso wie Kopfschmerzen oder Sehschwäche.

Erst im vergangenen Jahrhundert wurde die beruhigende und schlaffördernde Wirkung dieser Pflanze entdeckt. Da Baldrian auch krampflösend wirkt, wird er heute bei nervös bedingten Funktionsstörungen innerer Organe (nervöse Magen-Darm-Krämpfe, nervöse Herzbeschwerden) sowie bei Erregungszuständen, Schlafstörungen, Blähungen und Koliken eingesetzt.

Neben den Tinkturen oder Dragees hilft Baldrian auch als Tee: Zwei Teelöffel zerkleinerte, getrocknete Baldrianwurzel muß man mit $^1/_4$ l kaltem Wasser übergießen und etwa zwölf Stunden ziehen lassen. Davon trinkt man zwei- bis dreimal täglich eine Tasse, bei Schlafstörungen ein bis zwei Tassen am Abend.

Ein Baldrian-Bad ist zu empfehlen. Um den Badezusatz herzustellen, werden 100 g Baldrianwurzeln mit zwei Litern Wasser kurz aufgekocht und nach zehn Minuten durch ein Sieb abgegossen.

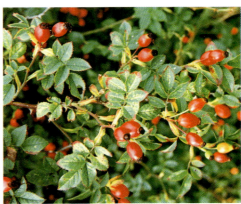

▶ Die Vitamin-C-haltigen Hagebutten können im Herbst von den Sträuchern der Heckenrose geerntet werden.

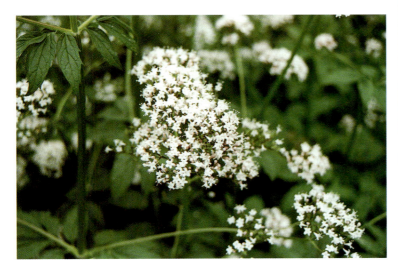

▲ Baldrian gilt als mildes Beruhigungsmittel. Das Kraut wächst auf feuchten bis sumpfigen Böden.

Hagebutte

Die Früchte der Heckenrose eignen sich wegen ihres hohen Vitamin-C-Gehalts vor allem zur Steigerung der Abwehrkräfte und auch zur Linderung fieberhafter grippaler Infekte. Für die Zubereitung eines Tees werden zwei gehäufte Teelöffel Hagebutten mit $^1/_4$ l Wasser zum Sieden gebracht und etwa zehn Minuten lang gekocht.

Hagebutten-Tee soll ebenso der Bildung von Nieren- und Blasengrieß oder Harnsteinen vorbeugen und diese Leiden mildern.

Heilpflanzen

Johanniskraut

Früher glaubten die Menschen, mit Hilfe des Hexenkrauts, wie das Johanniskraut volkstümlich bezeichnet wurde, Dämonen verjagen zu können. Auch wenn Johanniskraut keine »bösen Geister« bannt, hilft es doch bei leichten bis mittelschweren Depressionen, besonders in den Wechseljahren. Es wird als Tee oder in Form von Saft, Dragees und Kapseln angewandt.

Für den Tee übergießt man zwei gehäufte Teelöffel Johanniskraut mit $^1/_4$ l Wasser, kocht dies kurz auf und seiht es dann nach einigen Minuten ab. Während einer entsprechenden Kur wird vier bis sechs Wochen lang zwei- bis dreimal täglich eine Tasse Johanniskraut-Tee getrunken.

Der Name Wundkraut verweist auf ein weiteres Einsatzgebiet. Als Öl findet es äußerlich Anwendung bei rheumatischen Beschwerden, Verstauchungen, Verrenkungen, Muskelschmerzen, Blutergüssen und Hexenschuß. Ferner hilft es bei schlecht heilenden Wunden und bei Sonnenbrand.

Während einer längeren innerlichen Anwendung kann es besonders bei hellhäutigen Menschen zu einer Sonnenunverträglichkeit kommen. Deshalb sollte während einer Johanniskraut-Kur starke UV-Einwirkung (auch durch Solarium und Höhensonne!) gemieden werden.

Kamille

Die Kamille zählt zu den bekanntesten und ältesten Hausmitteln. Heute gehört sie zu den am besten erforschten Heilpflanzen überhaupt.

Kamillenblüten eignen sich innerlich zur Behandlung entzündlicher Magen-Darm-Beschwerden, wie einer Magenschleimhautentzündung oder eines Magengeschwürs. Bei Darmkrämpfen ist ihre Verwendung als Tee ebenfalls anerkannt. Zur Herstellung von Kamillentee werden etwa zwei Teelöffel Kamillenblüten mit 150 ml heißem Wasser (dies entspricht einer Tasse) überbrüht. Der Aufguß wird nach rund zehn Minuten durch ein Teesieb abgeseiht. Drei- bis

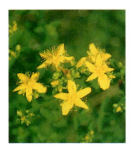

▲ Johanniskraut wird innerlich und äußerlich angewandt. Es wächst auf trockenen Wiesen und an Felsen.

viermal täglich soll eine Tasse warmer (nicht heißer!) Kamillentee getrunken werden.

Bei Entzündungen im Mund und Rachen empfiehlt es sich, mehrmals täglich mit Kamillentee zu spülen. Sind die Atemwege gereizt oder entzündet, kann mit Kamille inhaliert werden.

Zur Behandlung schlecht heilender Wunden, bei Verbrennungen und Furunkeln helfen Kamillen-Umschläge, bei Entzündungen im Anal- und Genitalbereich können Kamillen-Sitzbäder zur Anwendung kommen.

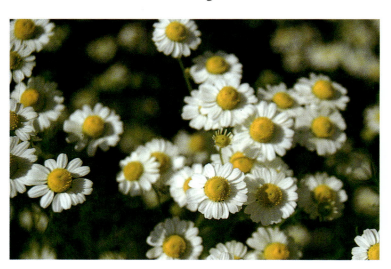

▲ Die vielfältigen Heilkräfte der Kamille finden auch in der Schulmedizin Anwendung.

Löwenzahn

Bereits im Altertum kannten griechische und arabische Ärzte den Löwenzahn als Heilmittel. Sein Einsatzspektrum – sowohl das Kraut als auch die Wurzel werden verwendet – ist breit. Anerkannt ist heute seine harntreibende, appetitanregende sowie verdauungsfördernde Wirkung. Außerdem hat Löwenzahn einen positiven Einfluß auf die Funktion von Galle und Leber. Er eignet sich zur Stärkung des Allgemeinbefindens genauso wie zur Behandlung unreiner Haut. Bei Rheuma hat die Pflanze eine lindernde Wirkung.

Eingenommen werden kann die auch als Pfaffenröhrlein bekannte Pflanze in Form von Saft (in der Apotheke erhältlich) oder als Tee. Es empfiehlt sich eine Anwendung über etwa fünf Wochen

Heilpflanzen

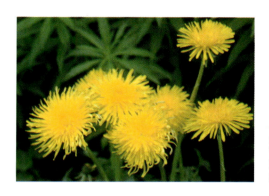

◀ Löwenzahn zählt zu den bekanntesten Wiesenblumen. Seine Blätter können auch als Salat verzehrt werden.

hinweg. Dabei wird zweimal täglich eine Tasse Tee getrunken oder jeweils ein Eßlöffel Saft eingenommen. Für den Löwenzahn-Tee übergießt man ein bis zwei Teelöffel getrocknete Löwenzahnblätter mit $1/4$ l kaltem Wasser. Der Aufguß wird erhitzt und etwa eine Minute gekocht. Anschließend läßt man ihn zehn Minuten ziehen.

Schafgarbe

Schon die Namen Allheil oder Bauchwehkraut, die der Schafgarbe im Volksmund gegeben wurden, weisen auf das große Spektrum dieser Heilpflanze hin. Mit ihrer galletreibenden, entkrampfenden, aber auch wundheilungsfördernden Wirkung dienen die Blüten und Blätter der Linderung vieler innerer und äußerer Beschwerden. So kommt die Schafgarbe als Tee zum Einsatz bei Katarrhen und Koliken von Magen oder Darm, bei

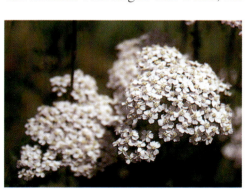

◀ Schafgarbe findet vor allem als Tee Anwendung und beeinflußt das Verdauungssystem. Das Kraut gedeiht besonders an sonnigen Standorten.

Gallenbeschwerden, Appetitlosigkeit und Verdauungsschwäche sowie bei Menstruationsproblemen. Für einen Tee werden zwei gehäufte Teelöffel Schafgarbenblätter mit $1/4$ l kochendem Was-

ser überbrüht. Anschließend läßt man den Aufguß abgedeckt 15 Minuten ziehen und gießt ihn dann durch ein Teesieb. Pro Tag sollten zwei bis drei Tassen warmer Schafgarbentee getrunken werden.
Das alte Heilmittel wird auch als Sitzbad zur Linderung krampfartiger Unterleibschmerzen bei Frauen eingesetzt. Für den Badeextrakt überbrüht man etwa 30 g Schafgarbe mit $1/2$ l kochendem Wasser. Nach 20 Minuten wird der Aufguß abgeseiht.
In manchen Fällen können allergische Reaktionen, wie Juckreiz oder Hautrötungen, auftreten. Dann muß die Anwendung abgebrochen werden.

Weißdorn

Erst seit wenigen Jahrzehnten wird Weißdorn (Crataegus) als Heilpflanze

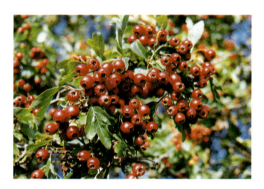

▶ Weißdorn hilft bei Herzproblemen. Seine Wirkstoffe finden sich vor allem in den Früchten und den Blüten.

verwendet. Die Blüten, Blätter und Beeren sind ein ausgezeichnetes Mittel zur Vorbeugung und zur Behandlung einer leichten Altersherzschwäche, nervöser Herzbeschwerden sowie leichter Herzrhythmusstörungen. Aber auch zur unterstützenden Therapie schwerer Herzkrankheiten eignet sich diese Pflanze.
Weißdorn ist in Form von Saft, Tropfen, Dragees, Tabletten und Kapseln erhältlich. Als Tee kann Weißdorn zwei- bis dreimal täglich getrunken werden. Dazu übergießt man zwei Teelöffel getrockneten Weißdorn mit $1/4$ l kochendem Wasser und läßt diesen Aufguß anschließend 20 Minuten ziehen. Selbst über einen langen Zeitraum kann Weißdorn bedenkenlos angewandt werden.

Herzinfarkt

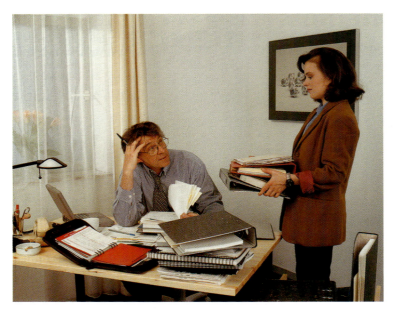

kann. Im schlimmsten Fall führt dies zum plötzlichen Tod durch Herzversagen. Zum Glück aber haben die meisten Infarkte nicht gleich dieses Ausmaß. Durch rechtzeitiges Erkennen und rasche Behandlung können sogar schwere Formen überlebt werden.
Im Laufe der Zeit entwickelt sich das abgestorbene Muskelgewebe zu einer Narbe, die nicht mehr die Funktion der gesunden Herzmuskelzellen erfüllen kann. In seltenen Fällen ist das abgestorbene Gebiet so klein, daß der Patient es nicht bemerkt; man nennt dies »stummen Infarkt«. Dieses wichtige Warnsignal wird oftmals erst später bei Routineuntersuchungen in einem Elektrokardiogramm (EKG) entdeckt.

▲ Dauernder Streß und Arbeitsüberlastung tragen neben anderen Risikofaktoren wesentlich zur Entstehung eines Herzinfarkts bei.

Symptome
Die ersten Beschwerden können ganz untypisch sein. Dadurch besteht die Gefahr, daß wertvolle Zeit bis zur Behandlung verstreicht. Manche Patienten haben zunächst nur Schmerzen im Rücken oder Oberbauch. Oftmals lassen Übelkeit und Erbrechen zunächst fälschlich an eine Magen-Darm-Verstimmung denken. Meistens jedoch sind die Zeichen eindeutig und drastisch: Plötzlich auftretende, heftige Schmerzen hinter dem Brustbein können bis in beide Arme, die Schultern und den Unterkiefer ausstrahlen. Der Patient hat Todesangst, meidet Bewegungen und tiefe Atemzüge. Blässe und kalter Schweiß als Folge der Kreislaufstörung lassen keine Zweifel: Der Notarzt muß sofort gerufen werden. Nur so bestehen gute Chancen, auch einen großen Infarkt zu überleben. Der Arzt beginnt sofort mit der Behandlung und betreut den Patienten beim Transport. Nur in der Klinik kann die akute Gefahr beherrscht und eine weitere Ausdehnung des Infarkts verhindert werden. Durch Laboruntersuchungen bestimmt man im Blut freigesetzte Stoffe aus dem abgestorbenen Herzmuskelgewebe, die die Diagnose bestätigen und der Verlaufskontrolle der Heilung dienen. Typische Veränderungen im EKG zeigen Ort und Größe des Infarkts an.

Behandlung
Bis zum Eintreffen des Arztes muß der Patient hingelegt werden, den Oberkörper jedoch in halbsitzender Position angehoben. Jede körperliche Aktivität ist zu vermeiden. Ruhige Ansprache kann die Angst mindern. Der Arzt spritzt als erstes stark schmerzstillende und beruhigende Medikamente. Hierdurch wird der Sauerstoffverbrauch des Herzens,

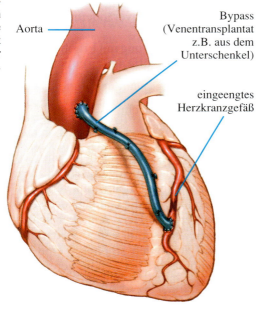

▶ Bei einer Bypass-Operation am Herzen wird das verstopfte Blutgefäß – meist mit einem Teil aus einer Beinvene – überbrückt.

Aorta

Bypass (Venentransplantat z.B. aus dem Unterschenkel)

eingeengtes Herzkranzgefäß

das vor Angst und Schmerz zu schnell schlägt, herabgesetzt. Drohende oder bestehende unregelmäßige Herzschläge (Rhythmusstörungen) werden durch ein spezielles Medikament verhindert oder bekämpft. Während des Transportes wird Sauerstoff zugeführt und das Herz durch weitere Medikamente gestärkt und entlastet. In mehreren Fällen wird auch ein Medikament – meist als Infusion in die Vene – verabreicht, das das verstopfende Blutgerinnsel auflöst. Wird dieses Medikament in den ersten sechs Stunden nach dem akuten Infarktereignis gegeben, steigt die Überlebenschance um 20%. In der Klinik kann das Ausmaß des Infarkts genau festgestellt werden, die Behandlung wird dann zielgerichtet unter dauerhafter Überwachung weitergeführt. Blutverdünnende Medikamente verhindern, daß sich Gerinnsel in den Adern bilden und das Herzkranzgefäß weiter verschließen. Zunächst ist Bettruhe erforderlich. Sobald die Situation es zuläßt, wird jedoch so früh wie möglich (meist nach wenigen Tagen) mit leichtem körperlichem Training begonnen.

Ist der akute Infarkt erfolgreich behandelt, kann in bestimmten Fällen die Engstelle im Herzkranzgefäß ohne Operation mit Hilfe der Ballondilatation für die Zukunft erweitert werden. Unter Röntgenkontrolle wird hierzu über eine Ader am Hals bis zu dieser Engstelle ein dünner Schlauch vorgeschoben. Ein kleiner Ballon an seiner Spitze, der von außen aufgeblasen werden kann, dehnt die Engstelle vorsichtig auf. In anderen Fällen kann eine Bypass-Operation notwendig sein. Das verschlossene Gefäß wird durch eine Umleitung überbrückt, indem ein (meist aus dem Unterschenkel entnommenes) kurzes Aderstück eingepflanzt wird. Das sichert die gute Durchblutung des vorher schlecht versorgten Gewebeabschnitts im Herzen.

Vorbeugung und das Leben nach einem Infarkt

Führt man sich nochmals die Ursachen für einen Herzinfarkt vor Augen, wird deutlich, wie man ihm vorbeugen kann.

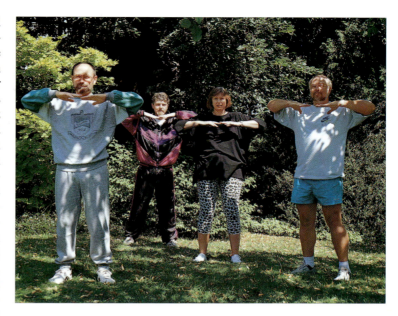

▲ Körpertraining ist fester Bestandteil der Rehabilitationsmaßnahmen nach einem Herzinfarkt.

Grundkrankheiten, die zu einer Arterienverkalkung führen, wie Bluthochdruck, Fettstoffwechselstörungen und Zuckerkrankheit, müssen wirksam und dauerhaft behandelt werden. Gegen Übergewicht, Rauchen, Streß und mangelnde körperliche Aktivität kann man am besten selbst durch eine Änderung der Lebensgewohnheiten etwas tun.

Hat man erst einen Infarkt erlitten, sind ebenfalls Änderungen in der Lebensgestaltung erforderlich, die zunächst gewöhnungsbedürftig erscheinen. Aber letztlich vermeiden sie nicht nur einen weiteren Infarkt, sondern schaffen eine neue, vielleicht bewußtere Lebensweise. In der Genesungsphase lernt der Patient in speziellen Zentren unter sachverständiger Anleitung ein Herz- und Kreislauftraining, er wird über eine gesunde Lebensweise, über die Notwendigkeit einer fett- und cholesterinarmen Ernährung und die Wichtigkeit der regelmäßigen Einnahme vorbeugender Medikamente informiert. Der Erfolg ist die Wiedereinbindung in das soziale Umfeld, vom Beruf bis hin zum Hobby, wenn sie nun auch unter einem neuen Aspekt erfolgen sollte: Der Mensch steht jetzt an erster Stelle, und erst dann kommen die Forderungen, die er sich selbst abverlangt oder die an ihn gestellt werden.

Herzklappenoperation

Fortsetzung von S. 357

normal. Auch bei fieberhaften Erkrankungen, nach Einnahme verschiedener Medikamente oder bei starkem Kaffee- oder Nikotinkonsum kann die Herzfrequenz gesteigert sein. Ein zeitweise oder ständig überhöhter Puls ohne entsprechenden Anlaß sollte jedoch immer von einem Arzt abgeklärt werden. Als krankhafte Ursache ist dabei vorrangig an eine Schilddrüsenüberfunktion, eine Herzkranzgefäßverengung oder Erkrankungen des Herzmuskels zu denken.

Herzklappenoperation

Chirurgischer Eingriff bei Herzklappendefekten. Je nach Ausprägung werden defekte Herzklappen entweder korrigiert oder entfernt und durch eine Herzklappenprothese ersetzt. Einige Herzklappenkorrekturen können heute bereits ohne offene Operation mit einem Ballonkatheter durchgeführt werden. Siehe *Herzklappensprengung*

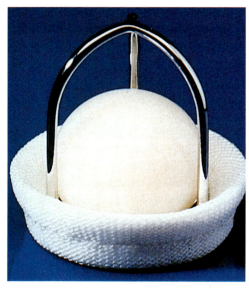

Herzklappenprothese
Das Einsetzen künstlicher Herzklappen gehört inzwischen zu den Routineeingriffen der Herzchirurgie.

Herzklappenprothese

Herzklappenersatz. Je nach Eignung können defekte Herzklappen heute entweder durch künstliche Herzklappen, durch Klappen, die aus Herzklappenmaterial von Tieren geformt werden, durch komplette Tier-Herzklappen oder auch durch Herzklappen von Organspendern ersetzt werden.

Herzklappensprengung

Korrektur einer Herzklappenverengung durch Aufweitung narbiger Verwachsungen an den Klappenrändern. Bei der operativen Methode werden Brustkorbwand und Herz eröffnet, und die verengte Herzklappe wird mit dem Finger oder einem speziellen Spreizinstrument geweitet. Eine Herzklappe kann auch mit Hilfe eines Ballonkatheters geweitet werden, der durch ein großes Blutgefäß bis zur defekten Herzklappe geschoben, dort aufgeblasen wird und so die Klappenöffnung erweitert (»sprengt«). Das gleiche Verfahren wird zur Erweiterung verengter Blutgefäße angewandt. Siehe auch *Ballondilatation*

Herzklopfen

Subjektive Wahrnehmung einer verstärkten oder beschleunigten Herztätigkeit, die in der Regel situationsbedingt und harmlos ist. Häufiges Herzklopfen ohne Anlaß kann allerdings auch ein Hinweis auf eine organische Erkrankung (z.B. Hormonstörung, Herzerkrankung) oder eine psychische Störung (Herzneurose) sein.

Herzkranzgefäßdarstellung

Röntgenverfahren zur Untersuchung der Herzkranzgefäße. Unter Röntgenkontrol-

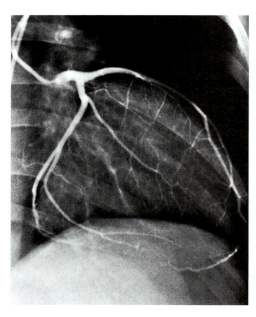

Herzkranzgefäßdarstellung
Mit Hilfe eines Kontrastmittels können die Herzkranzgefäße im Röntgenbild sichtbar gemacht werden.

le wird mit einem Herzkatheter ein Kontrastmittel in den Hauptstamm der Herzkranzgefäße gespritzt. Im Röntgenbild wird die Ausbreitung des Kontrastmittels sichtbar, und die Durchgängigkeit der Herzkranzgefäße kann begutachtet und Engstellen oder totale Verschlüsse erkannt werden. Eine Herzkranzgefäßdarstellung wird durchgeführt, wenn Beschwerden (z.B. belastungsabhängige Brustschmerzen) oder EKG-Befunde den Verdacht auf eine Verengung dieser Gefäße nahelegen; zur Untersuchung nach einem Herzinfarkt und vor jeder Herzoperation wird ebenfalls eine Herzkranzgefäßdarstellung vorgenommen.

Herzkranzgefäße
Blutgefäße, die das Herz umgeben und seine Blutversorgung sichern. Siehe S. 40, *Der menschliche Organismus – Herz*

Herzkranzgefäßverengung
Krankhafte Einengung der Herzkranzgefäße. Symptome wie belastungsabhängige Schmerzen hinter dem Brustbein (Angina pectoris) treten in der Regel erst auf, wenn sich der Durchmesser eines Herzkranzgefäßes an einer Stelle um mindestens 70% verengt hat. Eine fortschreitende Herzkranzgefäßverengung kann unbehandelt zum Herzinfarkt führen. Eine erfolgversprechende Therapie ist die operative Überbrückung des verengten Gefäßes durch ein Venenstück (Bypass).

Herzkranzgefäßverkalkung
Verdickung, Verhärtung und Elastizitätsverlust der Herzkranzgefäßwände. Sie führt zu einer Verengung der Herzkranzgefäße, welche die Blutversorgung des Herzens behindert. Hohe Blutfettwerte, hoher Blutdruck, Rauchen und Bewegungsmangel begünstigen eine Herzkranzgefäßverkalkung. An betroffenen Gefäßstellen kann sich leicht ein Blutpfropf bilden, der das ohnehin verengte Gefäß dann vollständig verschließt, und es kommt zum Herzinfarkt.

Herz-Kreislauf-System
Alle Blutgefäße und das Herz bilden zusammen das Herz-Kreislauf-System, das den gesamten Organismus versorgt. Siehe S. 40 und S. 43, *Der menschliche Organismus – Herz, Blutgefäße und Kreislauf*

Herzmassage
Sofortmaßnahme (rhythmischer starker Druck auf das Brustbein) bei Herzstillstand zur vorübergehenden Aufrechterhaltung der Blutversorgung des Organismus. Siehe S. 775, *Erste Hilfe – Wiederbelebung*

Herzmuskelentzündung
Akute oder chronische Entzündung des Herzmuskels. Sie entsteht meist als Folge einer Infektion mit Bakterien oder Viren, wobei der Herzmuskel direkt oder aber durch Bakteriengifte, die mit dem Blut angeschwemmt werden, in Mitleidenschaft gezogen wird. Gelegentlich tritt sie auch als Fehlreaktion des Immunsystems gegen das eigene Herzmuskelgewebe oder sogar ohne erkennbare Ursache auf. Mögliche Symptome sind Herzrhythmusstörungen, Zeichen einer Herzschwäche und Fieber. Die Entzündung kann mit Antibiotika behandelt werden.

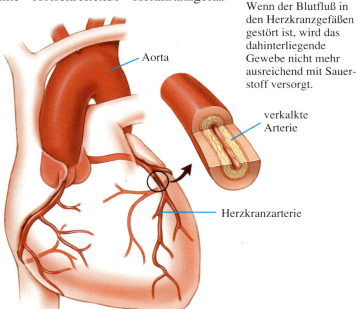

Herzkranzgefäßverengung
Wenn der Blutfluß in den Herzkranzgefäßen gestört ist, wird das dahinterliegende Gewebe nicht mehr ausreichend mit Sauerstoff versorgt.

Aorta

verkalkte Arterie

Herzkranzarterie

Herzmuskelerkrankung

Sammelbegriff für vielfältige Herzmuskelschäden. Je nach Schwere wird die Pumpleistung des Herzens zunehmend eingeschränkt, und es treten Zeichen einer Herzschwäche auf. Im Röntgenbild fällt häufig ein stark vergrößertes Herz auf. Am häufigsten sind Herzmuskelerkrankungen auf eine Fehlbildung der einzelnen Herzmuskelfasern, auf einen gestörten Stoffwechsel der Herzmuskelzellen oder auf eine verengte Ausstrombahn der Hauptschlagader zurückzuführen. Die Ursache für die oft angeborenen Defekte ist weitgehend unbekannt. Darüber hinaus können Infektionen, gegen Herzmuskelgewebe gerichtete Fehlreaktionen des Immunsystems, Vergiftungen (auch chronischer Alkoholkonsum) und langfristige Vitamin- oder Mineralienmängel zu einer Herzmuskelerkrankung führen.

Herzneurose

Übersteigerte Sorge um den Zustand des eigenen Herzens. Die Betroffenen verspüren oftmals subjektive Symptome einer Herzerkrankung (z.B. eines Herzinfarktes), ohne daß sich bei einer genauen Untersuchung plausible organische Ursachen finden lassen. Eine Herzneurose entwickelt sich besonders oft nach einem Herzinfarkt (Angst vor einem Wiederholungsinfarkt), kann aber auch bei völlig Herzgesunden auftreten. Es ist eine psychotherapeutische Behandlung anzuraten.

Herzrhythmusstörungen

Unregelmäßige oder zu schnelle (über 100 Herzschläge in der Minute) bzw. zu langsame (unter 60 Herzschläge in der Minute) Schlagfolge des Herzens. Herzrhythmusstörungen sind oft die Folge einer zu schwachen Durchblutung des Herzmuskels bei Herzkranzgefäßverengung. Auch jede Störung im Erregungsleitungssystems des Herzens kann eine Herzrhythmusstörung verursachen. Vergiftungen oder Medikamente (Nebenwirkungen) können die Ursache sein. Auch ein übermäßiger Koffein- oder Nikotingenuß kann Rhythmusstörungen mit beschleunigter Herzfrequenz auslösen. Bei durchtrainierten Ausdauersportlern ist ein verlangsamter Ruhepuls von unter 60 Schlägen in der Minute normal. Abgesehen vom verlangsamten oder beschleunigten Puls sind Herzrhythmusstörungen oft symptomlos. Sie können allerdings auch zu Herzschmerzen, Schwindel, Ohnmachtsattacken bis hin zu lebensbedrohlichen Herzanfällen führen. Auch wenn nicht jede Herzrhythmusstörung bedenklich ist und behandelt werden muß, sollte sie grundsätzlich von einem Arzt untersucht werden. Je nach Ursache und Ausprägung werden antiarrhythmische oder die Herzdurchblutung fördernde Medikamente eingesetzt.

Herzschallbild

Aufzeichnung der Herztöne und Herzgeräusche über spezielle Mikrophone und Schallverstärker.

Herzschmerz

Brennend-drückender, vorübergehender (bei Herzkranzgefäßverengung) oder anhaltender (bei Herzinfarkt) Schmerz hinter dem Brustbein, der besonders nach links in Schulter, Arm und Unterkiefer ausstrahlen kann. Ursache ist meist eine Mangeldurchblutung des Herzens, selten eine andere Herzkrankheit. Sporadische stechende und belastungsunabhängige Schmerzen von wenigen Sekunden Dauer in der gleichen Gegend gehen zumeist nicht vom Herzen aus und sind in der Regel harmlos.

Herzschrittmacher

Gerät zur Aufrechterhaltung einer regelrechten Schlagfolge des Herzens bei Herzrhythmusstörungen. Beim gesunden Menschen steuert der sogenannte Sinusknoten im rechten Vorhof des Herzens die Schlagfolge. Dabei werden im Sinusknoten regelmäßig elektrische Impulse erzeugt, die über die Herzmuskulatur geleitet werden und die Kontraktion bewirken. Bei Störungen der Sinusknotenfunktion oder der Erre-

Herztransplantation

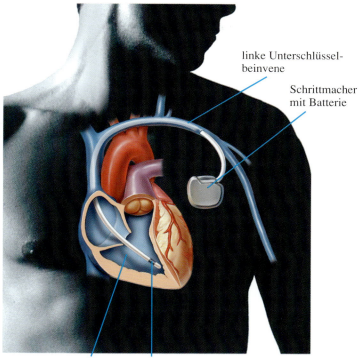

linke Unterschlüsselbeinvene
Schrittmacher mit Batterie
rechte Herzkammer
Schrittmachersonde

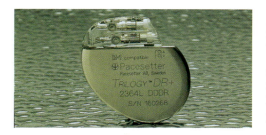

Herzschrittmacher
Die Elektrode eines Herzschrittmachers (links) wird über die großen Venen bis in die Herzspitze geschoben. Hier lösen die elektrischen Impulse den Herzschlag aus.

gungsleitung können Herzrhythmusstörungen durch einen künstlichen Herzschrittmacher kompensiert werden. Eine am Herzen eingesetzte Elektrode, die mit einem unter der Brusthaut eingepflanzten batteriegetriebenen Impulsgeber verbunden ist, simuliert über regelmäßige kleine Stromstöße die Funktion des Sinusknotens.

Herzschwäche
Eingeschränkte Pumpleistung des Herzens. Ursache ist meist ein ständig erhöhter Widerstand im Kreislaufsystem (z.B. bei Bluthochdruck oder schwerer chronischer Bronchitis). Infolge dieses erhöhten Widerstandes muß das Herz mehr leisten. Es paßt sich durch eine Größenzunahme, eine Herzwandverdickung und einen Herzfrequenzanstieg der erhöhten Anforderung an. Auf Dauer erschöpft sich jedoch die Anpassungsfähigkeit des Herzens, und die Herzschwäche wird häufig als Atemnot spürbar. Sie tritt zunächst nur bei Belastung auf, wobei die Belastungsgrenze langsam sinkt und sich schließlich auch in Ruhe Atemnot einstellt. Weitere Ursachen einer Herzschwäche sind angeborene Herzfehler, Absterben von Herzmuskelgewebe nach einem schweren Herzinfarkt und andere Herzmuskelerkrankungen. Soweit möglich, sollten zuerst die Ursachen behandelt werden. Darüber hinaus ist eine körperliche Schonung empfehlenswert sowie die Herzkraft stärkende Medikamente wie Digitalis. Im Endstadium ist eine Herztransplantation erforderlich.

Herzstillstand
Stillstand der Herztätigkeit. Symptome des Herzstillstandes sind bläuliche Lippen, blasse Haut, fehlender Puls und weite und starre Pupillen. Ohne sofortige Wiederbelebungsmaßnahmen tritt der Tod ein. Siehe S. 775, *Erste Hilfe – Wiederbelebung*

Herzstolpern
Herzschläge außerhalb des Grundrhythmus der Herzschlagfolge, die als unregelmäßiger Puls spürbar oder im EKG nachweisbar sind. Das Herzstolpern ist Zeichen einer vorzeitigen Kontraktion des Herzens, wobei oft nur einzelne Herzteile (Vorhof, Herzkammer) betroffen sind. Ursache ist eine Störung im Reizleitungssystem des Herzens. Herzstolpern kann in regelmäßigen Abständen oder sporadisch auftreten. Es ist oft harmlos, kann jedoch auch Hinweis auf eine ernst zu nehmende Herzerkrankung sein und sollte in jedem Fall gründlich untersucht werden. Siehe auch *Herzrhythmusstörungen*

Herztransplantation
Übertragung des gesunden Herzens eines Organspenders auf einen Men-

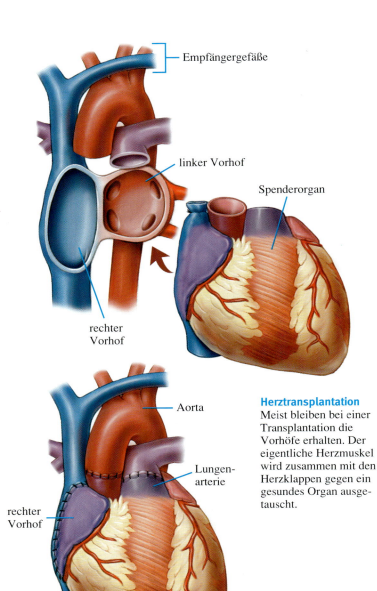

Herztransplantation
Meist bleiben bei einer Transplantation die Vorhöfe erhalten. Der eigentliche Herzmuskel wird zusammen mit den Herzklappen gegen ein gesundes Organ ausgetauscht.

Infolge der mangelnden Organspendebereitschaft der Bevölkerung stehen weniger transplantationsfähige Spenderherzen zur Verfügung als gebraucht werden. Während Engpässe bei Nierenkranken auch langfristig durch eine künstliche Niere überbrückt werden können, besteht diese Möglichkeit bei unheilbar Herzkranken bislang nur sehr eingeschränkt. Kunstherzen sind nur dazu in der Lage, in Einzelfällen einen kurzen Zeitraum bis zu einer Transplantation zu überbrücken.

Wie bei allen Transplantations-Patienten muß auch bei Herztransplantierten das Immunsystem mit Medikamenten lebenslang unterdrückt werden, um Abstoßungsreaktionen zu vermeiden.

Heusack

Ein mit Wildblumenwiesenheu gefüllter Sack dient in der Kurmedizin vor allem zur Behandlung rheumatischer Beschwerden. Dabei wird der auf etwa 42 °C erwärmte feuchte Sack dem liegenden Patienten auf die schmerzenden Stellen gelegt. Die durchblutungsfördernde, entspannende und schmerzlindernde Wirkung beruht auf Wärme und wohl auch auf Hautreizungen mit Reaktionen in tieferen Gewebsschichten durch die pflanzlichen Inhaltsstoffe.

Heuschnupfen
Siehe S. 368

Hexenschuß

Lumbago. Meist plötzlich einsetzender, starker, stechender Rückenschmerz im Lendenwirbelbereich, der oft nach einer Dreh- oder Bückbewegung auftritt. Als Ursache kommen Muskelverspannungen, Wirbelgelenkblockierungen oder ein Bandscheibenvorfall in Frage. Akutmaßnahmen sind Ruhigstellung, Schmerzmittel, muskelentspannende Medikamente, Kälte- oder Wärmepackungen, bei einem Bandscheibenvorfall ist gelegentlich eine Operation erforderlich. Zur Vorbeugung sind muskelkräftigende Übungen hilfreich (Krankengymnastik, Rückenschule).

schen mit einer schweren, unheilbaren Herzerkrankung. Obwohl Herztransplantationen zur medizinischen Routine gehören und Patienten ein deutlich verlängertes Leben verbesserter Qualität geschenkt werden kann, sind die Probleme größer als bei anderen Transplantationen. Die mythologische Besetzung des Herzens als Lebensquell und Ort der Gefühle bewirkt, daß Herzempfänger häufiger als andere Organempfänger unter psychischen Problemen leiden.

Hiatushernie
Teilweise oder vollständige Verlagerung des Magens durch eine für die Speiseröhre vorgesehene überdehnte Öffnung des Zwerchfells in den Brustraum. Siehe *Zwerchfellbruch*

Hilfsmittel
Im Sozialgesetzbuch geregelte Vorrichtungen und Gegenstände, die das Leben mit einer Krankheit, einem körperlichen oder geistigen Defekt erleichtern bzw. entsprechende Einschränkungen ausgleichen sollen wie Brillen, Leselupen, Hörgeräte, Prothesen, Krücken, Rollstühle usw. Ob und in welchem Umfang

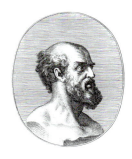

Hippokrates

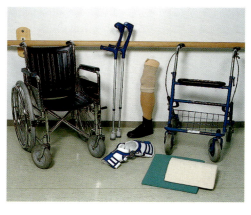

Hilfsmittel
Insbesondere nach Unfällen oder für alte oder körperlich behinderte Personen sind Hilfsmittel nötig, um mobil bleiben zu können.

die Kosten für Hilfsmittel erstattet werden, wird von den Krankenkassen festgelegt. Ähnliches gilt für die von den Hilfsmitteln abzugrenzenden Heilmittel. Hierunter werden Mittel und Maßnahmen verstanden, die über die engere Definition eines Arzneimittels hinausgehen. Zu den Heilmitteln zählen die physikalische Therapie (z.B. Massagen), Sprach- und Beschäftigungstherapie.

Hinterwandinfarkt
Herzinfarkt in der hinteren Wand der linken oder rechten Herzkammer. Siehe S. 358, *Herzinfarkt*

Hippokrates
Griechischer Heilkundiger (ca. 460–370 v. Chr.). Hippokrates erhob die Medizin zu einer eigenen Wissenschaft und gilt als Verfasser des hippokratischen Eides, der in überarbeiteter Form (Genf 1948) auch heute noch von jedem Arzt zu leisten ist. Als zentrale Aussage des Gelöbnisses gilt, daß die Erhaltung und Wiederherstellung der Gesundheit jedes Patienten das oberste Gebot ärztlichen Handelns sein muß.

Hirn-
Siehe auch *Gehirn-*

Hirnabszeß
Infektiöse Eiteransammlung im Gehirn. Die auslösenden Krankheitserreger gelangen entweder durch offene Schädelverletzungen ins Gehirn oder breiten sich von einer benachbarten Infektion (z.B. einer Nasennebenhöhlen- oder Mittelohrentzündung), aber auch von entfernten Infektionsherden (z.B. einer Herzinnenhautentzündung) auf dem Blutweg ins Gehirn aus. Häufigste Symptome sind Kopfschmerzen, Benommenheit und Erbrechen. Hirnabszesse werden unter Narkose mit einer Hohlnadel abgesaugt oder als Ganzes operativ entfernt.

Hirnanhangsdrüse
Hypophyse. Haselnußgroße Drüse am Boden des Zwischenhirns (etwa in Augenhöhe). Sie produziert Hormone, die in die Blutbahn abgegeben werden und direkte Wirkungen entfalten bzw. andere Organe wie die Keimdrüsen oder die Nebennierenrinde zur Hormonproduktion anregen. Zu den direkt wirkenden Hormonen, die in der Hirnanhangsdrüse produziert werden, zählen das wachstumsstimulierende Somatotropin und das bei Frauen nach der Geburt die Milchproduktion anregende Prolaktin. Entsprechend ihrer vielseitigen Funktion können Erkrankungen der Hirnanhangsdrüse zu zahlreichen komplexen Hormonstörungen führen. Siehe S. 36, *Der menschliche Organismus – Hormonproduzierende Organe*

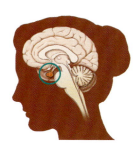

Hirnanhangsdrüse
Die Hypophyse ist für die Steuerung des gesamten Hormonhaushalts verantwortlich.

Hirnatrophie
Das gesamte Hirn oder bestimmte Hirnbereiche betreffender Schwund von Ner-

Fortsetzung auf S. 371

Heuschnupfen

Mit dem Frühjahr beginnt für viele nicht nur eine schöne Jahreszeit. Denn sobald es zu grünen und blühen beginnt, sind auch Pollen unterwegs. Schwirren diese kleinen Flugkörper durch die Luft, beginnen für Heuschnupfenkranke meist qualvolle Monate. Selbst nachts finden die Betroffenen oft keine Ruhe.

Ganz richtig ist die Bezeichnung »Heuschnupfen« oder auch »Heufieber« eigentlich nicht. Denn es ist nicht Heu, das für die allergischen Beschwerden verantwortlich ist, sondern der Blütenstaub (Pollen) bestimmter Bäume, Sträucher, Gräser, Kräuter, Getreide und selten auch von Blumen. Heuschnupfen ist bei uns die häufigste aller allergischen Erkrankungen. Etwa zehn Millionen Menschen in der Bundesrepublik sind an einer Überreaktion des Immunsystems auf Pollen erkrankt. Die »Pollinosis«, wie es in der Fachsprache heißt, betrifft dabei immer mehr vor allem jüngere Menschen.

Sturm krankmachender Stoffe

Welche Kraft jedes Frühjahr auf Heuschnupfenkranke einstürmt, wird daran deutlich, daß allein ein blühender Haselstrauch insgesamt etwa sechs Millionen Pollen freisetzt (die der Wind bis zu 400 Kilometer weit transportieren kann). Bereits etwa 20 Pollenkörner in einem Kubikmeter Luft reichen aus, um bei einem Heuschnupfenkranken die Nase laufen und die Augen tränen zu lassen. In Spitzenzeiten lassen sich in einem Kubikmeter Luft bis zu 5600 Pollenkörner feststellen.

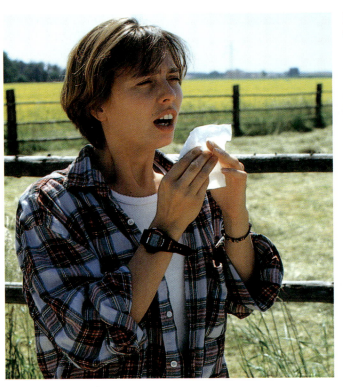

▲ Der Aufenthalt zur Blütezeit im Freien ist für Heuschnupfenkranke häufig eher beschwerlich als erholsam.

Eine Krankheit mit vielen Gesichtern

Bei einer Pollenallergie sieht das Immunsystem Pollen nicht mehr als harmlose Fremdstoffe an. Dies hat zur Folge, daß die körpereigenen Abwehrkräfte versuchen, sich gegen diese krankmachenden Stoffe (Allergene) zu wehren. Dabei treten die für eine Allergie typischen Symptome auf, die den Anzeichen einer Entzündung gleichen. Der Betroffene leidet unter Fließschnupfen, Niesreiz und verstopfter Nase. Weitere charakteristische Beschwerden sind gerötete, juckende und tränende Augen, Juckreiz im Rachenraum sowie in den Ohren, Husten, aber auch Atemnot bis hin zu Asthma. Nesselfieber und Magen-Darm-Probleme können ebenfalls auftreten.

Auch bei einem Heuschnupfen macht Pollenallergikern oftmals ein echtes Krankheitsgefühl zu schaffen. Sie sind müde, matt und unkonzentriert, dies kann besonders im Berufsleben oder im Schulalltag zu Problemen führen.

Eine ganze Reihe von Faktoren sind für die Entstehung einer Überempfindlichkeit verantwortlich. Neben einer erblichen Veranlagung, zunehmenden Umweltbelastungen und Streß gehören auch veränderte Ernährungs- und Lebensge-

Heuschnupfen

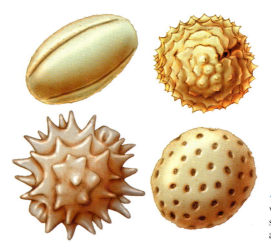

◀ Heuschnupfen wird von Pollen unterschiedlichster Form ausgelöst.

wohnheiten dazu. Darüber hinaus besteht der Verdacht, daß Blütenstaub heute aggressiver ist als noch vor einigen Jahrzehnten. Mit der wachsenden Luftverschmutzung, so die Annahme zahlreicher Fachleute, lagern sich zusätzlich Schadstoffe an der Oberfläche von Pollen an. Dies verstärkt deren allergisierende Kraft.

Beschwerden je nach Saison

Handelt es sich lediglich um eine Allergie gegen eine Pollensorte, halten die Symptome nur so lange an, wie die entsprechende Pflanze blüht. Für diejenigen, die auf sogenannte Frühblüher wie Hasel, Birke oder Erle allergisch reagieren, beginnt die Leidenszeit allerdings oft schon – bei mildem Wetter – im Januar oder Februar.

Bei einer Allergie gegen mehrere Pollenarten bleibt der Heuschnupfen über einige Monate hinweg bestehen. Und wer dazu auch noch unter einer Gräserpollenallergie leidet, für den reißen die Beschwerden bis in den Sommer hinein nicht ab.

Neben der Blühdauer beeinflußt die Stärke des Pollenfluges die allergischen Symptome. Je trockener, wärmer und windiger das Wetter ist, desto ausgeprägter sind die Gesundheitsprobleme. Deshalb verschaffen kühle, regnerische Tage, an denen weniger Blütenstaub umherfliegt und die Luft reingewaschen ist, oftmals Erleichterung.

▼ Von blühenden Wiesen geht eine Unzahl verschiedener Gräserpollen aus. Durch die unterschiedliche Blütezeit der einzelnen Gräser halten die Heuschnupfenbeschwerden bei diesen Betroffenen meist besonders lange an.

Kreuzallergien – keine Seltenheit!

Heuschnupfen kann mit einer Allergie auf pflanzliche Nahrungsmittel einhergehen. Manche ihrer Inhaltsstoffe ähneln bestimmten Allergieauslösern in Pollen. Die Folge ist, daß der Körper jedesmal nach dem Verzehr entsprechender Lebensmittel ebenso allergisch reagiert, als wäre er mit den krankmachenden Pollen in Kontakt gekommen. In diesem Fall spricht man von einer Kreuzallergie.

So leiden Baumpollenallergiker (besonders bei Birken-, Hasel- und Erlenpollenallergie) häufig unter einer Unverträglichkeit von Nüssen, Stein- und Kernobst. Wer unter einer Getreide- oder Gräserpollenallergie (gegen Roggen- und Gerstenpollen) leidet, bei dem verursachen unter Umständen neben Getreide auch Hülsenfrüchte, Karotten und Sellerie eine Allergie. Und wer auf Kräuterpollen (z.B. von Beifuß) allergisch reagiert, verträgt oft gar keine Kräuter und Gewürze. Es ist allerdings möglich, daß entsprechende Nahrungsmittel nach Erhitzen problemlos verzehrt werden können. Dadurch werden manche allergieauslösende Substanzen wirkungslos.

Heuschnupfen erkennen und behandeln

Hat ein Arzt mit Hilfe von Allergietests und Blutuntersuchungen die auslösenden Stoffe – in diesem Fall bestimmte Pollen – festgestellt, kann man einiges

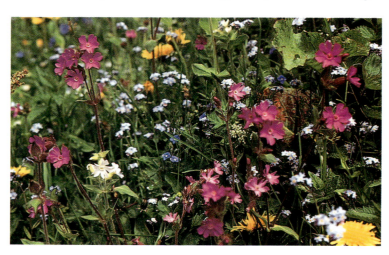

Hirntod

einer Drainageöffnung sowie nach Möglichkeit einer Behandlung der jeweiligen Ursache.

Hirntod
Völliges Erlöschen aller Hirnfunktionen. Der Hirntod gilt als unumkehrbares Ende des menschlichen Lebens auch dann, wenn Herz- und Lungenfunktionen durch maschinelle Unterstützung aufrechterhalten werden können.

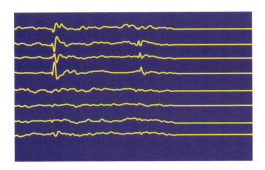

Hirntod
Mit der Aufzeichnung eines EEGs kann der Hirntod sicher festgestellt werden: die sogenannte Null-Linie zeigt keine Ausschläge mehr.

Hirnwasser
Siehe *Liquor*

Hirsutismus
Männliche Behaarung bei der Frau wie Brust-, Bauch-, Scham- oder Beinbehaarung, mehr oder weniger ausgeprägter Bart. Ein Hirsutismus ist meist anlagebedingt oder Ausdruck eines Überschusses an männlichen Hormonen. Ein plötzlich auftretender ausgeprägter Hirsutismus kann gelegentlich ein Hinweis auf ernste Erkrankungen wie Tumoren der Nebennierenrinde sein. Weitere Ursachen sind Nebenwirkungen hormonhaltiger Medikamente, Dopingmittel oder bestimmter Arzneimittel zur Unterdrückung des Immunsystems. Die Haare werden gebleicht oder entfernt. Das Gleichgewicht von männlichen und weiblichen Hormonen kann mit Hilfe von Medikamenten wiederhergestellt werden.

Histamin
Gewebshormon, das in nahezu allen Körperregionen vorkommt. Histamin wird verstärkt bei Gewebsverletzungen oder im Rahmen allergischer Reaktionen freigesetzt. Es löst Schwellungen, Rötungen und Juckreiz aus.

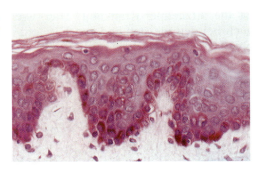

histologische Untersuchung
Bei einem Schnitt durch die Haut ist ihr Schichtaufbau unter dem Mikroskop gut zu erkennen.

histologische Untersuchung
Mikroskopische Untersuchung von Gewebeproben. Ein dünner Gewebeschnitt wird eingefärbt, wodurch die Zell- und Gewebestrukturen erkennbar werden. Diese Untersuchung wird u.a. durchgeführt, um festzustellen, ob Tumoren gut- oder bösartig sind.

Hitzewallung
Typische Erscheinung bei Frauen in den Wechseljahren. Charakteristisch sind mehrmals tägliche, wenige Minuten andauernde Rötungen von Gesicht, Hals und Oberkörper, verbunden mit Wärmegefühl und Schwitzen. Ursache ist die Abnahme der Östrogenproduktion in den Eierstöcken. Durch östrogenhaltige Arzneimittel oder Pflaster können die Hitzewallungen beseitigt oder zumindest gelindert werden.

Hitzschlag
Kreislaufzusammenbruch infolge einer längeren, starken Wärmeeinwirkung

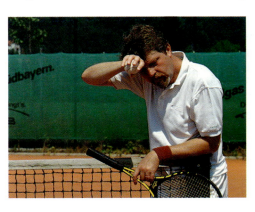

Hitzschlag
Anstrengende körperliche Betätigung in der prallen Sonne kann schnell zu einem Hitzschlag führen.

(meist intensive Sonnenbestrahlung) auf den Körper. Eine hohe Luftfeuchtigkeit schränkt die Selbstkühlung des Körpers durch Schwitzen ein und begünstigt so einen Hitzschlag. Er kündigt sich mit Müdigkeit, Ermattung und heftigem Schwitzen an, das jedoch oft schlagartig aussetzt. Die Haut ist rot, trocken und heiß, die Atmung flach und der Puls schnell. Da Lebensgefahr besteht, ist sofortige Hilfe erforderlich. Siehe S. 752, *Erste Hilfe – Hitzschlag*

HIV
Human **I**mmunodeficiency **V**irus. Erreger der Immunschwächekrankheit Aids. Siehe S. 98, *Aids*

Hochfrequenzstrombehandlung
Anwendung hochfrequenter Wechselströme zur therapeutischen Temperaturerhöhung im Gewebe. Je nach Verfahren werden auch tiefe Gewebsschichten erreicht. Eine leichte Erwärmung steigert die Durchblutung und kann bei rheumatischen oder bei arthritischen Erkrankungen schmerzlindernd wirken. Einzelne Gewebeteile können gezielt so stark erwärmt werden, daß das Blut gerinnt (Koagulation) und das manipulierte Areal abstirbt. Dieses Verfahren kann angewandt werden, um ohne Operation eine krankhaft vergrößerte Prostata einzuschmelzen oder einen Tumor zu zerstören.

Hoden
Paarig im Hodensack liegende Keimdrüsen des Mannes. Die Hoden produzieren den Samen und die männlichen Sexualhormone, die ins Blut abgegeben werden und den Geschlechtstrieb sowie das Wachstum der männlichen Geschlechtsmerkmale (Körperbehaarung, Bart, männlicher Körperbau) steuern. Siehe auch S. 60, *Der menschliche Organismus – Geschlechtsorgane*

Hodenbruch
Spezielle Form des Bruchs, bei dem Eingeweideteile durch den Leistenkanal in den Hodensack eindringen.

Hodenentzündung
Entzündung eines Hodens mit Schwellung und Schmerzen, die in die Leistengegend und in den unteren Rückenbereich ausstrahlen können. Ursache ist meist eine über den Blutweg sich ausbreitende Infektion aus anderen Körperregionen. So entwickeln beispielsweise rund 25% aller erwachsenen Männer, die an Mumps erkranken, eine Hodenentzündung. Behandelt wird in der Regel mit Antibiotika. Gefürchtete mögliche Komplikation einer unbehandelten Hodenentzündung ist Unfruchtbarkeit.

Hodenhochstand
Verbleib eines, manchmal auch beider Hoden in der Bauchhöhle oder im Leistenkanal. Während der Embryonalentwicklung wandern die Hoden üblicherweise von der Bauchhöhle durch den Leistenkanal in den Hodensack. In seltenen Fällen unterbleibt die Hodensenkung bis über die Geburt hinaus. Falls sie nicht bis zum Alter von drei Jahren vollständig erfolgt ist, muß eine operative Korrektur stattfinden, da anderenfalls ein Funktionsverlust des nicht voll abgestiegenen Hodens droht. In den meisten Fällen kann eine Hormontherapie die Senkung des Hodens herbeiführen.

Hodenprellung
Verletzung des Hodens durch Stoß oder Schlag. Eine Hodenprellung ist sehr

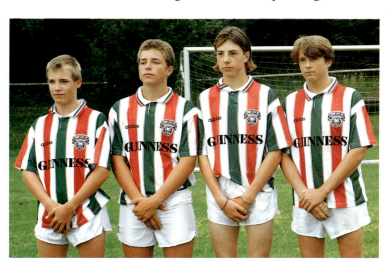

Hodenprellung
Durch einen scharf geschossenen Fußball kann es – wenn man sich nicht entsprechend schützt – leicht zu einer Hodenprellung kommen.

Hodentumor

schmerzhaft, heilt aber in der Regel von alleine ab. In seltenen Fällen kann eine schwere Hodenprellung einen Riß in der Hodenwand mit Blutungen in den Hodensack verursachen. Häufig ist dann ein operativer Eingriff erforderlich.

Hodentumor
Meist bösartige, üblicherweise schmerzlose Geschwulst am Hoden. Bösartige Hodentumoren zählen zwar zu den selteneren Krebserkrankungen, allerdings treten sie bevorzugt schon bei relativ jungen Männern auf. Da bei frühzeitiger Behandlung sehr gute Heilungschancen bestehen, sollte jeder Mann seine Hoden regelmäßig abtasten. Bei plötzlichen Vergrößerungen eines Hodens oder Veränderungen seiner Oberflächenstruktur sowie einem Schwere- oder Zuggefühl im Unterleib sollte man unbedingt einen Arzt aufsuchen.

Hodenverdrehung
Ein- bis mehrfache Drehung eines Hodens um seine Längsachse mit Verdrehung der versorgenden Gefäße und des Samenstranges. Eine Hodenverdrehung tritt am häufigsten während der Pubertät auf, ist aber in jedem Alter möglich. Sie ist äußerst schmerzhaft und geht mit ausgeprägten Schwellungen des betroffenen Hodens und des Hodensackes einher. Ohne eine schnelle Operation droht ein Absterben des Hodens.

Höhenkrankheit
Beschwerden bei zu raschem Vordringen in Höhenlagen über 3000 Meter infolge einer unzureichenden Anpassung an den niedriger werdenden Luftdruck und den sinkenden Sauerstoffgehalt. In leichteren Fällen beschränken sich die Symptome auf Kopfschmerzen, Übelkeit und Schwindel. In Extremfällen kann es zu Wasseransammlungen in der Lunge und im Gehirn mit schwerer Atemnot, Bluthusten, Halluzinationen und Bewußtseinsverlust kommen. In diesen Fällen besteht akute Lebensgefahr. Gegenmaßnahmen: vorsichtiger Abtransport ins Tal, Beatmung mit reinem Sauerstoff und die Gabe wasserausschwemmender Medikamente.

Hohlvene
Sammelvene, über die das sauerstoffarme und kohlendioxidhaltige Blut aus dem Körper in den rechten Vorhof des Herzens geleitet wird. Man unterscheidet zwischen oberer Hohlvene mit Zuflüssen aus den Hals- und Schlüsselbeinvenen und unterer Hohlvene mit Zuflüssen aus den Becken-, Nieren- und Lebervenen.

Hollywood-Kur
Eiweißreiche Diät zur Gewichtsreduzierung. Steaks, Fisch und Eier sind in unbegrenzter Menge erlaubt. Ansonsten sollen täglich nur noch eine Scheibe Toastbrot und fünf Apfelsinen bzw. Pampelmusen gegessen werden. Die unbestrittene Gewichtsabnahme wird jedoch zwangsläufig mit einer ungesunden, einseitigen und cholesterinreichen Ernährung erkauft, weshalb Ärzte von dieser Diät abraten.

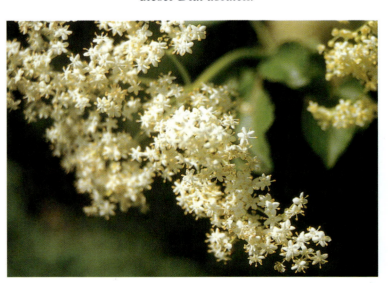

Holunderblütentee
Bei Erkältungskrankheiten hilft ein Tee aus Holunderblüten: Zwei Teelöffel Blüten werden pro Tasse Wasser benötigt.

Holunderblütentee
Tee aus getrockneten oder frischen Holunderblüten. Aufgrund der schweiß- und harntreibenden Wirkung eignet sich Holunderblütentee für Schwitzkuren und zur Entwässerung. Zusätzlich treten abwehrsteigernde Effekte auf.

Homöopathie
Siehe S. 376

Homosexualität
Auf das eigene Geschlecht gerichtetes sexuelles Begehren. Es ist strittig, ob Homosexualität anlagebedingt ist, durch prägende Erfahrungen in der sexuellen Entwicklungsperiode erworben wird oder durch eine Kombination aus beidem entsteht. Homosexualität ist nicht krankhaft. Eine psychotherapeutische Behandlung richtet sich deshalb auch nur auf Hilfen zur Selbstakzeptanz und Bewältigung evtl. Lebenskrisen. Manche Menschen zeigen sowohl am eigenen als auch am anderen Geschlecht sexuelles Interesse. Man spricht dann von Bisexualität.

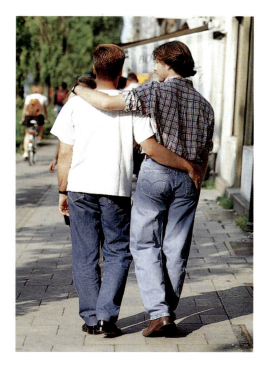

Homosexualität
Obwohl die Akzeptanz in der Gesellschaft gegenüber homosexuellen Menschen zugenommen hat, werden sie noch immer häufig diskriminiert, wenn sie ihre Sexualität offen ausleben.

Hormone
Chemische Stoffe, die von bestimmten Drüsen oder Geweben des Organismus produziert, über den Blutweg verbreitet werden und an verschiedenen Orten des Körpers bestimmte Wirkungen entfalten. Hormone regulieren u.a. den Zellstoffwechsel, das Wachstum und die Geschlechtsentwicklung. Spezifische Geschlechtshormone wie das Testosteron stimulieren den Geschlechtstrieb. Reaktionen des Körpers auf Streß, Sonnenlicht usw. werden ebenfalls durch Hormone beeinflußt.
Hormonproduzierende Organe sind z.B. Hoden, Eierstöcke, Nebennieren, Bauchspeicheldrüse, Thymus- und Schilddrüse. Oberstes Steuerorgan, das auch selbst Hormone ausschüttet, ist die Hirnanhangsdrüse (Hypophyse). Siehe auch S. 36, *Der menschliche Organismus – Hormonproduzierende Organe*

Hormontherapie
Therapeutischer Einsatz von Hormonen oder von Hormonvorstufen, die im Körper zu aktiven Hormonen umgewandelt werden. Eine Hormontherapie kann durchgeführt werden, um natürliche Hormone, die im Körper nicht mehr in ausreichendem Umfang produziert werden, zu ersetzen. Hierzu zählt die Östrogenersatztherapie bei Frauen in den Wechseljahren oder nach Entfernung der Eierstöcke.
Die überschüssige oder unerwünschte Produktion körpereigener Hormone kann mit Gegenhormonen bekämpft werden. Am häufigsten werden Antiandrogene eingesetzt, die gegen männliche Sexualhormone gerichtet sind. Bei Frauen wirken sie einem übermäßigen Haarwuchs entgegen, bei Männern Prostatakrebs. Beides wird durch männliche Sexualhormone gefördert. Hormontherapeutika können geschluckt, gespritzt oder über ein Hautpflaster verabreicht werden.

Hornhaut
1. Aus Horn bestehende, dünne Außenschicht der Körperhaut.
2. Glasklare, blutgefäßfreie Haut, die kuppelförmig Pupille und Iris (Regenbogenhaut) des Auges bedeckt. Die Hornhaut geht über in die weiße Lederhaut und bildet mit ihr die vordere Hülle des Augapfels. Sie besitzt eine Schutzfunktion und zählt darüber hinaus ebenso wie die Linse zum lichtbrechenden System des Auges.

Husten

Husten ist nicht immer ein Zeichen für eine Erkrankung, sondern oft ein nützlicher Schutzreflex des Körpers. Hin und wieder hustet jeder Mensch, um die Atemwege von Schleim, Staub und anderen Fremdkörpern zu reinigen. Als Krankheitszeichen tritt Husten häufig bei Erkältungen auf, die in der Regel harmlos verlaufen. Husten kann aber auch auf eine ernste Krankheit hinweisen.

Der Hustenreflex ist ein wichtiger Abwehrmechanismus der Atemwege, der durch verschiedene Reize wie Staubpartikel, Keime, aber auch Rauch, Schleim und kalte Luft ausgelöst wird. Zu besonders heftigem Husten kommt es, wenn Fremdkörper in die Luftwege geraten, z.B. beim Verschlucken von Flüssigkeiten. Diese Reize wirken auf die Nerven in der Schleimhaut, mit der die Atemwege ausgekleidet sind, und setzen den vom Gehirn unbewußt gesteuerten Hustenreflex in Gang: Nach einer tiefen Einatmung verschließt sich die Stimmritze im Kehlkopf, und die Bauchmuskulatur wird angespannt. Dabei entsteht kurzfristig ein hoher Druck in den Atemwegen, der dann als Hustenstoß explosionsartig Fremdstoffe sowie Schleim nach außen befördert.

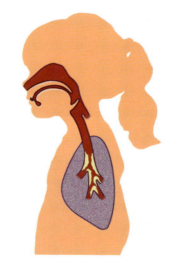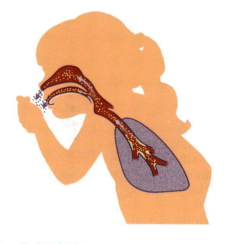

▲ Beim Husten werden die übermäßigen Schleimbeläge aus den Bronchien (gelb) herausgeschleudert. Die Atemwege sind freier und die Atmung erleichtert.

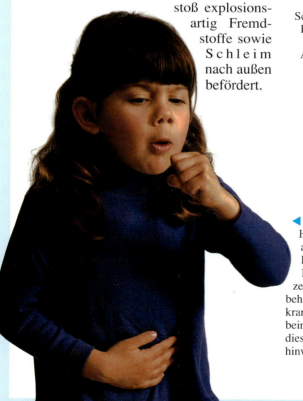

◄ Bei Kindern deutet Husten meist nicht auf eine schlimme Erkrankung hin. Ist allerdings gleichzeitig die Atmung behindert und verkrampft sich das Kind beim Husten, kann dies auf Keuchhusten hinweisen.

Husten bei Erkältungen

Die häufigste Ursache für Husten ist eine Infektion der Atemwege. Der Hustenreiz, der bei einer Erkältung auftritt, weist auf eine Entzündung durch Viren oder Bakterien hin. In der ersten Phase ist der Husten zunächst eher trocken. Weil kein Schleim gebildet wird, spricht man auch von »unproduktivem« Husten. Nach einigen Tagen kann dieser sogenannte Reizhusten in verschleimten, »produktiven« Husten mit Auswurf übergehen.

Rauchen – eine häufige Ursache

Unter Husten leiden die meisten Raucher, denn der Zigarettenrauch führt zu einer nachhaltigen Reizung und Schädigung der Atmungsorgane. Charakteristisch ist der morgendliche Raucherhusten mit Auswurf. Da dieser Husten nur langsam über einen langen Zeitraum entsteht und zunächst wenig Beschwerden macht, wird er oft verharmlost. Sehr

Husten

häufig entwickelt sich daraus jedoch eine chronische Entzündung der Atemwege (Bronchitis), die ohne den Verzicht auf Zigaretten nicht mehr heilt.

Ein häufiges Symptom

Zunehmend spielt auch verschmutzte Luft eine große Rolle bei der Entstehung von Husten. Reagieren die Atemwege auf bestimmte Stoffe wie Staub, Blütenpollen oder Nahrungsmittel allergisch, so kann dies ebenfalls zu Husten mit oder ohne Auswurf führen. Das nervöse Hüsteln ist dagegen meistens psychisch bedingt.

Auch Patienten mit einer Herzschwäche leiden wegen eines Blutstaus in den Lungenadern häufig unter Husten. Beim Asthma kommt es anfallsweise zu Husten mit Auswurf von zähem Schleim. Krampfartige Hustenstöße bei Kindern, verbunden mit einer erschwerten Einatmung, deuten häufig auf Keuchhusten hin.

Warnsignale bei Husten

Manchmal verbergen sich hinter dem Symptom Husten auch ernste Erkrankungen wie Lungenentzündung, Lungentuberkulose oder gar Krebs. Besondere Aufmerksamkeit gilt dem Husten, wenn sich zusätzlich Symptome einstellen wie
- Schmerzen beim Atmen,
- Fieber,
- Atemnot,
- grüner, brauner oder blutiger Auswurf.

In diesen Fällen sollte unverzüglich ein Arzt aufgesucht werden. Auch bei akutem Husten, der länger als eine Woche andauert, ist ein Arztbesuch ratsam. Von chronischem Husten spricht man, wenn er länger als sechs Wochen andauert.

Spätfolgen

Chronischer Husten ist immer behandlungsbedürftig, denn jeder Hustenanfall reizt die Atemwege zusätzlich. Außerdem stellt die ständig gereizte Schleimhaut auch einen idealen Nährboden für weitere Infektionen dar.

Bei der chronischen Bronchitis verschlimmern sich die Symptome allmählich. Der vermehrt gebildete Schleim kann nicht mehr vollständig nach außen transportiert werden und verstopft die Bronchien. Im Schleim siedeln sich Bakterien an, die eine ständige Entzündung verursachen, wodurch Lungengewebe zerstört wird. Als Spätfolge kann es zu einer Lungenüberblähung kommen, dem sogenannten Lungenemphysem, das mit chronischem Husten und Atemnot einhergeht. Eine frühzeitige Behandlung des Hustens und die Beseitigung der auslösenden Faktoren, wie z.B. mit dem Rauchen aufzuhören, kann eine bleibende Schädigung der Lunge und der Atemwege verhindern.

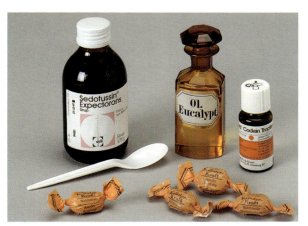

▲ Säfte, ätherische Öle, Tropfen und Bonbons zum Lutschen – die Palette der Hustenmittel ist groß. Die meisten dienen dazu, den zähen Schleim zu verflüssigen.

Hustenmittel

Die Hustenblocker, sogenannte Antitussiva, dämpfen das Zentrum im Gehirn, von dem aus der Hustenreflex gesteuert wird. Sie werden nur bei trockenem Reizhusten verordnet, bei dem keine Gefahr eines Sekretstaus in den Bronchien besteht. Der bekannteste Wirkstoff aus dieser Gruppe ist das Kodein.

Bei einer Verschleimung mit zähflüssigem Sekret werden auswurffördernde Mittel, sogenannte Expektoranzien, eingesetzt. Sie verflüssigen den Schleim, so daß er sich leichter abhusten läßt.

Für die Behandlung eines Erkältungshustens eignen sich ätherische Öle, wie z.B. Eukalyptusöl. Sie beruhigen die Schleimhaut und dämpfen den Hustenreiz, wirken aber auch schleimlösend, wenn sie inhaliert oder in Form von Salben auf die Haut aufgetragen werden. Viele Heilpflanzen, wie z.B. Spitzwegerich und Isländisches Moos, besitzen eine hustenlindernde Wirkung.

Hydrozele

Fortsetzung von S. 381

vielfältig. Güsse mit kaltem Wasser regen den Kreislauf an und stillen Blutungen. Umschläge mit kaltem Wasser wirken fiebersenkend und lindern Entzündungen. Ein warmes Vollbad entspannt und entwässert.

Wasseranwendungen können zu verschiedenen Tageszeiten einen gegensätzlichen Effekt zeigen. So wirkt kaltes Duschen am Morgen belebend, am Abend einschlaffördernd. Zur Hydrotherapie zählt auch die Unterwassergymnastik. Sie ist besonders sinnvoll, wenn nach Verletzungen zu trainierende Körperteile noch nicht voll belastet werden dürfen.

Hydrozele
Siehe *Wasserbruch*

Hydrozephalus
Abnormes Schädelwachstum, das durch den mangelhaften Abfluß der Gehirnflüssigkeit (Liquor) aus den Gehirnkammern entsteht (Wasserkopf). Der starke Druck erweitert den Schädel bei noch ungeborenen Kindern, Säuglingen und Kleinkindern übermäßig. Außerdem treten im fortgeschrittenen Stadium Lähmungen und geistige Behinderung auf. Behandelt wird der Hydrozephalus durch eine Drainage zur Ableitung des Liquors aus den Gehirnkammern.
Ein Hydrozephalus kann jedoch auch aufgrund von Infektionen, Unfällen oder Tumoren entstehen. Bei älteren Kindern und Erwachsenen, bei denen das Wachstum des Schädels abgeschlossen ist, kann der steigende Hirndruck nicht nach außen entweichen. Hier stehen Symptome wie Kopfschmerz, Erbrechen, Verminderung des Herzschlages sowie Atem- und Bewußtseinsstörungen im Vordergrund. Behandelt wird mit abschwellenden Medikamenten sowie mit operativen Maßnahmen.

hyperaktives Kind
Leicht ablenkbares Kind mit gesteigertem Bewegungsdrang, Konzentrationsstörungen, manchmal auch gekoppelt mit auffällig aggressivem Verhalten gegenüber anderen. Die Grenzen zwischen einem besonders aktiven, aber gesunden Verhalten und einer krankhaften Ausprägung sind fließend, und die Einschätzung eines konkreten Einzelfalles unterliegt in hohem Maße der Subjektivität des Beurteilers.
Hyperaktives Verhalten kann auch Ausdruck eines frühkindlichen Gehirnschadens sein. Weit häufiger sind die Ursachen jedoch in einem gestörten familiären Umfeld oder in Nahrungsmittelunverträglichkeiten zu suchen.

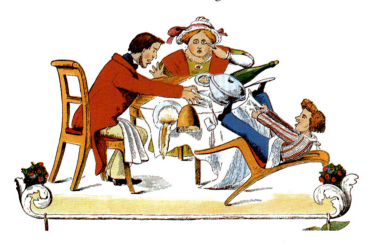

hyperaktives Kind
Eine gesteigerte Aktivität wird auch heute noch – wie schon beim Zappelphilipp – vielfach als ungehorsames Verhalten abgetan. Nicht selten sind allerdings psychische oder organische Störungen die Ursache.

Hyperglykämie
Zu hohe Zuckerkonzentration im Blut (über 120 mg pro 100 ml), wie sie bei der Zuckerkrankheit auftritt. Hyperglykämie kann jedoch auch bei einer Reihe anderer Erkrankungen und organischen Störungen auftreten, z.B. bei einem frischen Herzinfarkt, bei Hirnhautentzündungen oder bei einer Überfunktion der Nebennierenrinde.

Hyperthermiebehandlung
Künstliche Überwärmung des ganzen Körpers oder von einzelnen Körperteilen durch Wärmezufuhr von außen. Als einfachste Methode wird der Patient in Heizmatten eingebettet. Es existieren zahlreiche weitere, komplizierte Techniken für die Hyperthermiebehandlung. So kann beispielsweise das Blut über einen äußeren Umleitungskreislauf geführt und dabei erwärmt werden. Mit elektromagnetischen Wellen lassen sich

gezielt tiefere Körperregionen erwärmen, ohne die vorgelagerten Gewebsschichten zu überhitzen. Zweck der Hyperthermiebehandlung ist u.a. die Bekämpfung wärmeempfindlicher Tumoren. Sie wird häufig zur Unterstützung einer Chemotherapie eingesetzt.

Hyperthyreose
Siehe *Schilddrüsenüberfunktion*

Hypertonie
Überhöhter Blutdruck, Bluthochdruck. Laut Definition der Weltgesundheitsorganisation (WHO) liegt eine Hypertonie vor, wenn der systolische Druck über 159 mmHg oder der diastolische Blutdruck über 94 mmHg liegt. Systolische Werte von 140–159 mmHg und diastolische von 90–94 mmHg gelten als Grenzwerthypertonie, die zumindest zu einer regelmäßigen ärztlichen Kontrolle Anlaß geben sollte. Siehe auch S. 184, *Bluthochdruck*

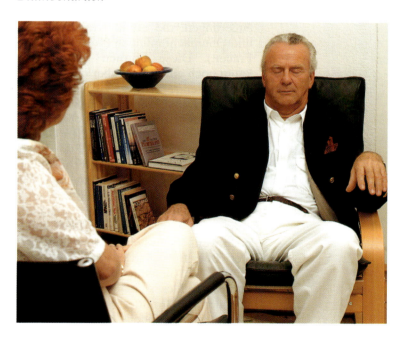

Hypnose
Schlafähnlicher Bewußtseinszustand, in dem eine gezielte Beeinflussung der Gedankenwelt des Betroffenen möglich ist. Voraussetzung für eine Hypnose ist, daß der Patient bereit ist, sich durch monotone Befehle und Konzentrationslenkung in einen tranceartigen Zustand versetzen zu lassen. Hypnose ist gelegentlich Bestandteil einer psychotherapeutischen Behandlung. Sie hat zum Ziel, verdrängte dramatische Ereignisse (z.B. sexueller Mißbrauch als Kind) ins Bewußtsein zu rufen oder durch hypnotische Suggestionen den Willen für bestimmte angestrebte Ziele (z.B. mit dem Rauchen aufzuhören) zu stärken; sie kann auch zur Schmerzbehandlung eingesetzt werden.

Hypnotika
Schlafmittel. Sammelbegriff für alle Medikamente und Substanzen mit ein- und durchschlaffördernder Wirkung.

Hypoglykämie
Zu niedriger Zuckerwert im Blut (unter 40 mg pro 100 ml). Leichte Hypoglykämien sind eine harmlose Erscheinung und Mitauslöser des Hungergefühls. Speziell bei Zuckerkranken können sie jedoch ein lebensbedrohliches Ausmaß annehmen, wenn die verabreichte Insulindosis des Zuckerkranken zu hoch ist bzw. bei ungewohnten körperlichen Anstrengungen nicht angemessen reduziert wird. Symptome der Hypoglykämie sind Heißhunger, Schwitzen, Zittern, innere Unruhe, Bewußtseinstrübung bis hin zur Bewußtlosigkeit. Traubenzucker oder zuckerhaltige Getränke helfen meist rasch. Bei Bewußtlosigkeit muß sofort ein Notarzt verständigt werden, der Glukose direkt in die Blutbahn spritzt.

Hypophyse
Hirnanhangsdrüse. Siehe S. 36, *Der menschliche Organismus – Hormonproduzierende Organe*

Hypophysentumor
Meist gutartige geschwulstartige Vergrößerung der Hirnanhangsdrüse. Hypophysentumoren können sowohl eine vermehrte als auch eine verminderte Freisetzung von Hypophysenhormonen bewirken. Die Folge kann das Ausbleiben der Menstruation, ein Versiegen der

Hypnose
Nur wenn der Patient bereit ist, sich hypnotisieren zu lassen, hat diese Behandlungsmethode Aussicht auf Erfolg.

Immunsystem

Immunsystem

Die Umwelt, die Nahrung, die Luft, die wir atmen – alles ist voller Keime. Um diese potentiellen Krankheitserreger in Schach halten zu können, hat der menschliche Körper eine Vielzahl verschiedener, sehr erfolgreicher Abwehrstrategien entwickelt.

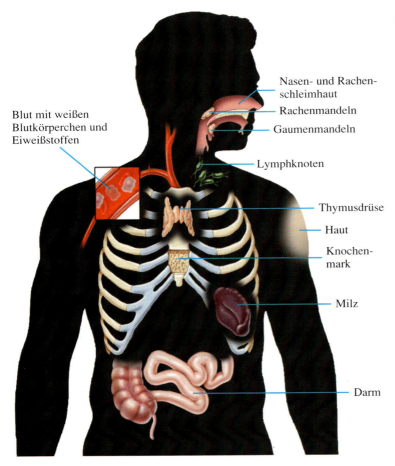

Blut mit weißen Blutkörperchen und Eiweißstoffen
Nasen- und Rachenschleimhaut
Rachenmandeln
Gaumenmandeln
Lymphknoten
Thymusdrüse
Haut
Knochenmark
Milz
Darm

▲ Eine Vielzahl von Organen gehört zum Immunsystem und ist auf diese Weise an der Abwehr von Krankheitserregern beteiligt.

Das Immunsystem ist eines der kompliziertesten Organsysteme unseres Körpers. Es ist lern- und anpassungsfähig und verfügt über ein Gedächtnis. Es besteht aus den weißen Blutkörperchen, zahlreichen in Blut und Gewebesäften enthaltenen Eiweißstoffen und einigen spezialisierten Organen. Zu seinen Aufgaben zählt die Abwehr von Krankheitserregern und Schadstoffen sowie die Beseitigung abgestorbener oder entarteter Körperzellen wie Krebszellen.

Angeborene Schutzmechanismen

Die einfachste Art, Krankheiten zu vermeiden, ist, den Erregern den Zutritt zum Körper zu verwehren. Diese Aufgabe erfüllt in erster Linie die Haut. Unverletzt ist sie für die meisten Keime ein unüberwindbares Hindernis. In der Nase filtern darüber hinaus Haare eindringenden Schmutz aus. Die Oberflächen im Inneren des Körpers sind meist von Schleimhäuten überzogen. Sie wirken – beispielsweise im Rachen – durch ihren zähen, mit Enzymen versetzten Schleim gegen Bakterien. Haben es die Keime dennoch geschafft, in den Körper einzudringen, rückt ihnen das Immunsystem mit Abwehrzellen und -stoffen auf den Leib. Die erste, ganz unspezifische Front bekämpft jeden fremden Eindringling mit den gleichen Waffen: Freßzellen – spezialisierte weiße Blutkörperchen – können Keime in sich aufnehmen und verdauen.

Unterstützt werden die weißen Blutkörperchen von Abwehr-Eiweißstoffen, die in ihrer Gesamtheit als Komplementsystem bezeichnet werden. Diese im Blut gelösten Substanzen werden durch das Eindringen eines Fremdstoffs (z.B. Bakterien, Viren) aktiviert, locken daraufhin die Freßzellen zu dem Fremdstoff und machen ihnen den Eindringling so schmackhaft. Darüber hinaus können sie Fremdstoffe auch selbst unschädlich machen.

Erworbene Immunität

Viele Krankheitserreger haben Strategien entwickelt, die angeborenen, allgemeinen Abwehrkräfte zu umgehen. Deshalb besitzt der Körper zusätzliche Abwehrmechanismen, die individuell

Immunsystem

auf den jeweiligen Eindringling zugeschnitten sind. Diese ganz spezifische Immunität wird erst in den ersten Lebensjahren eines Kindes perfektioniert. Ihre tragenden Säulen sind die sogenannten B- und die T-Zellen, die beide im Knochenmark gebildet werden. Der größte Teil besiedelt dann die Organe des Immunsystems: Milz, Mandeln, Lymphknoten und Darm. Darüber hinaus strömen Milliarden von Abwehrzellen durch die Blut- und Lymphbahnen.
Über ein kompliziertes Netzwerk von sogenannten Botenstoffen stehen alle Teile des Immunsystems miteinander in Verbindung.
Die B-Zellen – auch Plasmazellen genannt – produzieren spezifische Abwehrstoffe, sogenannte Antikörper, die man sich als Y-förmige Moleküle vorstellen kann. Diese richten sich jeweils gegen einen bestimmten Fremdstoff, ein Antigen. Trifft ein solcher Antikörper auf das entsprechende Antigen, bleibt er daran haften. Mehrere Antikörpermoleküle verklumpen die Bakterien zu einem unbeweglichen Haufen, und die Freßzellen können alles übrige tun.

Unterscheidung von »fremd« und »eigen«

T-Zellen sind die Erkennungsspezialisten und Ordnungshüter des Immunsystems. Sie müssen zunächst in der Thymusdrüse reifen. Dort lernen sie, körpereigene von körperfremden Stoffen zu unterscheiden. Dieses Wissen stellt sicher, daß das Immunsystem kein eigenes Gewebe angreift. Ein Teil der T-Zellen entwickelt sich dann zu sogenannten Helferzellen, die Fremdsubstanzen erkennen und dann den B-Zellen das Startsignal zur Antikörperproduktion geben.
Andere T-Zellen verwandeln sich in sogenannte Killerzellen. Dieser Zelltyp erkennt Bakterien und Viren, die bestimmte Körperzellen befallen haben, und gibt daraufhin aggressive Substanzen ab, um diese Zellen mitsamt den Eindringlingen zu vernichten.

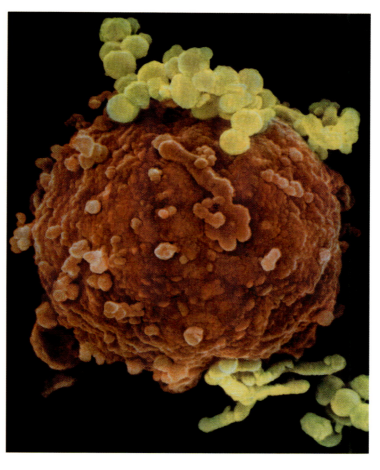

▲ Die rasterelektronenmikroskopische Aufnahme zeigt einen Lymphozyten. Als B- oder T-Zellen gehören sie zu den aktivsten Bestandteilen des Immunsystems.

Ablauf einer Immunreaktion

Dringt ein Fremdstoff in den Körper ein, treten meist zuerst die Freßzellen in Aktion. Sie nehmen den Keim oder anderen Fremdkörper auf, verdauen ihn und lagern ihn – in kleine Teile zerlegt –

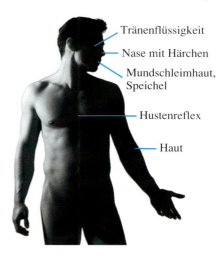

▶ Der Körper besitzt verschiedene Schutzmechanismen, die Krankheitserreger daran hindern, überhaupt in ihn einzudringen.

Tränenflüssigkeit
Nase mit Härchen
Mundschleimhaut, Speichel
Hustenreflex
Haut

393

Immunsystem

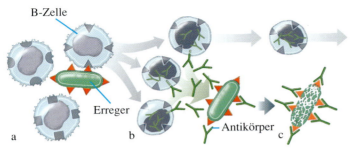

Zerstörung eines Erregers durch antikörperproduzierende B-Zellen

Der Erreger (grün-rot) tritt mit der B-Zelle in Kontakt (a). Der Kontakt löst in der B-Zelle die Bildung Y-förmiger Antikörper aus, die gegen den Erreger gerichtet sind und ihn angreifen (b). Die Antikörper umgeben die Außenhülle des Erregers und zerstören ihn (c).

der Zelloberfläche an. Diese Antigene können von angelockten T-Zellen erkannt werden, die daraufhin Substanzen absondern und noch mehr Immunzellen an den Ort des Geschehens locken. Diese Zellinvasion kann sich als Entzündung äußern. T-Helferzellen regen außerdem B-Zellen an, die passenden Antikörper zu produzieren. Auch Teile von Parasiten, die sich im Inneren einer Körperzelle verbergen, werden an die Zelloberfläche transportiert und dort zur Schau gestellt. Das ist das Signal für die Killerzellen, die Zelle zu zerstören. Durch bestimmte Oberflächenmoleküle können die Immunzellen erkennen, welche Zellen abgestorben, nicht mehr funktionsfähig oder entartet sind. Diese werden ebenfalls vernichtet. Nach einer überstandenen Infektion leben stets einige der beteiligten B- und T-Zellen als Gedächtniszellen weiter. Wenn der gleiche Keim ein zweites Mal in den Körper eindringt, sorgen sie dafür, daß die Immunreaktion wesentlich schneller und effektiver abläuft. Jede gewonnene Abwehrschlacht trainiert also das Immunsystem. Dieses immunologische Gedächtnis wird auch bei Impfungen genutzt.

Entgleisungen des Immunsystems

Zu Allergien kommt es, wenn das Immunsystem auf an sich harmlose Substanzen – wie etwa Pollen beim Heuschnupfen – überschießend reagiert. Noch verheerender können sich fehlgeleitete Abwehrzellen auswirken, die körpereigenes Gewebe bekämpfen. Die Folge sind sogenannte Autoimmunerkrankungen wie beispielsweise die Zuckerkrankheit bei Kindern, bestimmte chronische Darmentzündungen oder entzündlicher Gelenkrheumatismus. Wenn die körpereigene Abwehr nicht stark genug ist, wird man häufiger krank. Ursache dafür können Medikamente oder andere Chemikalien sein, aber auch ein mangelndes Training des Immunsystems. Manchmal ist es sogar notwendig, die Abwehrkräfte zu reduzieren: etwa bei einer Organtransplantation, wenn das verpflanzte Gewebe vom Körper als fremd erkannt wird und es zu einer sogenannten Abstoßungsreaktion kommt.

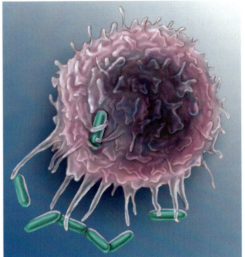

▶ Häufig werden Erreger (grün) bereits von den Freßzellen (Phagozyten) eingefangen und zerstört.

Auch die Psyche beeinflußt das Immunsystem. Streß kann die Zahl der Abwehrzellen im Blut vermindern und die Infektionsanfälligkeit erhöhen. Nerven, Gehirn und Immunsystem arbeiten in einem dicht verwobenen Netzwerk zusammen. Der Glaube an die eigene Gesundheit kann deshalb oft Wunder wirken. Offensichtlich wird das Immunsystem von positiven Gedanken beeinflußt, die so entscheidend zur Genesung beitragen – manchmal sogar bei vermeintlich unheilbaren Krankheiten.

Innenohrschwerhörigkeit

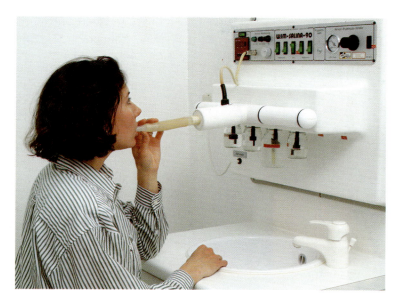

Inhalation
Einatmen von Gasen, Dämpfen und Nebeln, die Salze, ätherische Öle oder Arzneimittel enthalten. Sie wird zur Behandlung von Atemwegserkrankungen eingesetzt (z.B. zur Erweiterung der Bronchien bei Asthma, zur Behandlung bei Entzündungen der Atemwege und Allergien). Damit das Arzneimittel konzentriert in die Atemwege gelangt, wird diese Therapie meistens mit einem sogenannten Inhalator durchgeführt.
Bei der Inhalationsanästhesie werden dem Patienten die Narkosemittel (Lachgas, Halothan) über eine Atemmaske oder mit Hilfe eines Schlauches aus Kunststoff oder Gummi durch die Luftröhre zugeführt.

Inhalation
Mit Hilfe spezieller Inhalatoren werden die Wirkstoffe, die eingeatmet werden sollen, der Luft zugesetzt.

Inhalator
Gerät, mit dem eine Inhalation durchgeführt wird. Es besteht in der Regel aus Vernebler oder Verdampfer, Druckregler und Atemmaske oder Mundstück.

Injektion
Spritzen von Flüssigkeit in den Körper zu therapeutischen und diagnostischen Zwecken. Es werden drei Methoden von Injektionen unterschieden: direkt in die Blutbahn (intravenös), unter die Haut (subkutan) oder in das Muskelgewebe (intramuskulär).

Inkontinenz
Unfähigkeit, Harn oder Stuhl willentlich im Körper zurückzuhalten. Siehe *Harninkontinenz* und *Stuhlinkontinenz*

Inkubationszeit
Zeit zwischen Ansteckung mit einem Erreger (Eindringen des Keimes in den Körper) und Ausbruch der Krankheit mit Auftreten der Beschwerden. Jeder Erreger hat eine andere, für ihn typische Inkubationszeit.

Inkubator
1. Brutschrank für Bakterienkulturen.
2. Brutkasten (klimatisierte Kammer) für unreife Frühgeborene zur Weiterentwicklung; in diesem Brutkasten werden ständig Sauerstoffgehalt, Temperatur und Luftfeuchtigkeit kontrolliert.

Innenohr
Tief im Schädelknochen sitzender Teil des Ohres. Es wird auch als Labyrinth bezeichnet und ist mit Haut ausgekleidet. Das Innenohr besteht aus dem Vorhof (Vestibulum), den mit Flüssigkeit und Sinneszellen gefüllten Bogengängen und der Schnecke (Cochlea).
Vorhof und Bogengänge sind für das Gleichgewicht verantwortlich. Die Sinneszellen reagieren auf Schwerkraft, Beschleunigung, Kopfhaltung und Kopfbewegungen. Die Schnecke ist das eigentliche Hörorgan. Die aufgenommenen Schallwellen werden vom Innenohr über den Hörnerv zum Gehirn übertragen. Siehe auch S. 30, *Der menschliche Organismus – Ohr*

Innenohrschwerhörigkeit
Durch Erkrankungen des Innenohrs hervorgerufene Schwerhörigkeit. Bei dieser Form der Hörbehinderung wird der Schall zwar problemlos vom Gehörgang über das Trommelfell und die Gehörknöchelchen weitergeleitet, die Wahrnehmung des Schalls in der Schnecke mit den Sinneszellen und die Weiterleitung über den Hörnerv ans Gehirn ist aber gestört. Siehe auch S. 628, *Schwerhörigkeit*

Impfung

Mit dem Slogan »Schluckimpfung ist süß, Kinderlähmung ist grausam« wurde Anfang der sechziger Jahre für die damals neu eingeführte Schluckimpfung gegen Kinderlähmung geworben. Mit Erfolg, wie sich gezeigt hat. Denn diese Krankheit und auch andere gefährliche Infektionskrankheiten sind dank der Impfung heute fast in Vergessenheit geraten.

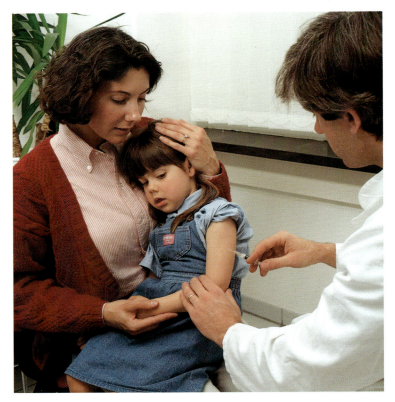

▲ Der Impfplan sollte bei Kindern unbedingt eingehalten werden. Nur so ist ein wirkungsvoller Schutz gegen viele Krankheiten gewährleistet.

Daß der Organismus dazu in der Lage ist, körperfremde Stoffe, die in ihn eingedrungen sind (sogenannte Antigene), zu erkennen und unschädlich zu machen, ist das Verdienst des Immunsystems. Es kann gegen diese Antigene Abwehrstoffe, sogenannte Antikörper, bilden. Darüber hinaus verfügt es über die Fähigkeit, diese Antigene auch nach Jahren, beispielsweise bei einer erneuten Infektion mit dem gleichen Erreger, wiederzuerkennen und dann um so schneller unschädlich zu machen: Der Körper ist gegen diesen Erreger »immun« geworden. Diese erhöhte Abwehrbereitschaft gegenüber körperfremden Stoffen wird als Immunität bezeichnet, die sich auch künstlich durch eine aktive Impfung erzeugen läßt.

Methoden der Impfung

Es gibt grundsätzlich zwei Möglichkeiten der Immunisierung: eine »passive« und eine »aktive« Form. Bei der passiven Immunisierung werden dem Körper bereits wirksame Abwehrstoffe – sogenannte Immunglobuline – zugeführt, die andere Menschen oder Tiere gegen einen bestimmten Erreger gebildet haben. Diese Art der Immunisierung kann notwendig sein, wenn sich jemand mit einer schweren Infektionskrankheit angesteckt hat und sein Immunsystem nicht mehr genug Zeit hat, eigene Abwehrstoffe zu bilden. Die Wirkung tritt sofort ein, hält aber nur drei bis vier Wochen an. Außerdem besteht die Gefahr einer Überempfindlichkeitsreaktion, weil es sich bei den Immunglobulinen um körperfremde Eiweißstoffe handelt.

Bei der aktiven Immunisierung (auch Schutzimpfung) werden dem Körper Krankheitserreger in abgeschwächter (Lebendimpfstoff) bzw. abgetöteter Form (Totimpfstoff) oder deren Gifte (Toxoid) zugeführt, gegen die er dann selbst gezielt Antikörper bilden muß.

Die Anfänge dieses Verfahrens reichen sehr weit zurück. Bereits vor mehr als dreitausend Jahren sollen die Inder versucht haben, den Inhalt von Pockenblasen auf Gesunde zu übertragen, um so einen Schutz vor der Krankheit zu erzeugen. Die eigentliche Pockenimpfung wurde 1796 von dem englischen Arzt Edward Jenner eingeführt und hat be-

Impfung

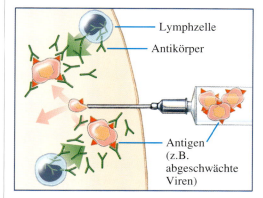

Aktive und passive Impfung

Aktive Impfung:
Das Antigen, ein abgeschwächter Krankheitserreger, wird mit der Impfung verabreicht. Es bewirkt im Organismus die Bildung von Antikörpern (Y). Die Wirkung hält lange an.

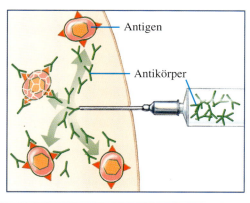

Passive Impfung: Antikörper (Y) gegen ein bestimmtes Antigen werden mit der Impfung verabreicht. Sie heften sich sehr schnell an die Krankheitserreger (Antigene) an und zerstören sie. Die Wirkung hält nur kurz an.

wirkt, daß die Pocken heute vollständig ausgerottet sind.

Die Lebendimpfstoffe zur aktiven Immunisierung werden für Impfungen gegen Masern, Mumps, Röteln, Gelbfieber oder Tuberkulose verwendet. Werden diese Impfstoffe einzeln verabreicht, muß immer ein zeitlicher Mindestabstand von einem Monat eingehalten werden. Dank einer besonderen Impfstoffzubereitung besteht aber auch die Möglichkeit, mit einem Mehrfach- oder Kombinationsimpfstoff gegen mehrere Krankheiten gleichzeitig zu impfen. Zeitliche Abstände zwischen den einzelnen Impfungen sind bei der Verwendung von Totimpfstoffen, die zur Impfung gegen Keuchhusten (Pertussis), Leberentzündung (Hepatitis) oder Gehirnentzündung durch Zeckenbiß eingesetzt werden, nicht erforderlich. Dasselbe gilt für Impfungen mit abgeschwächten Bakteriengiften (Toxoiden), beispielsweise gegen Diphtherie und Tetanus (Wundstarrkrampf).

Ein großer Fortschritt

Impfungen zählen zu den wirksamsten vorbeugenden Maßnahmen überhaupt. Sie tragen wesentlich dazu bei, die Häufigkeit und Schwere bestimmter Infektionskrankheiten zu verringern, und machen damit auch den Aufwand einer Behandlung überflüssig. Ein weiterer Vorteil: Sie bieten nicht nur dem Geimpften selbst Schutz, sondern – indirekt – auch Nichtgeimpften, weil die Ausbreitung der jeweiligen Krankheit eingeschränkt wird. Ein solcher »Kollektivschutz« ist allerdings nur gewährleistet, wenn ein hoher Prozentsatz der Bevölkerung (80 bis 90%) geimpft ist. Werden Impfungen vernachlässigt, können bestimmte Infektionskrankheiten wieder auftreten und sich schnell epidemieartig ausbreiten.

Man kann sich sowohl gegen Viruskrankheiten (Kinderlähmung, Masern, Mumps, Röteln usw.) als auch gegen bakterielle Erkrankungen wie Diphtherie, Tetanus und Keuchhusten impfen lassen. Doch nicht für jede lebensbedrohliche Infektionskrankheit steht ein Impfstoff zur Verfügung.

Bei einigen Impfungen wie gegen Diphtherie und Tetanus ist eine sogenannte Grundimmunisierung erforderlich. In diesem Fall besteht die Erstimpfung aus einer Serie von drei Einzelimpfungen, die zur Bildung einer ausreichenden Antikörpermenge notwendig sind. Der Impfschutz hält im allgemeinen mehrere Jahre an und muß dann durch eine einzelne (Auffrisch-)Impfung verlängert werden.

Auch der richtige Zeitpunkt einer Impfung ist wichtig. Säuglinge, die in den ersten Lebensmonaten noch durch mütterliche Antikörper geschützt sind, erhalten ihre ersten Impfungen meist im Alter zwischen drei und fünf Monaten, damit später zum Zeitpunkt des größten Risikos, an der jeweiligen Infektionskrankheit zu erkranken, bereits ein optimaler Impfschutz besteht.

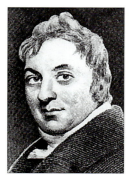

▲ Der britische Arzt Edward Jenner (1749–1823) wagte 1796 die erste Pockenschutzimpfung.

Impfung

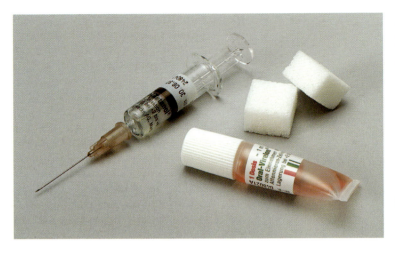

▲ Es gibt unterschiedliche Möglichkeiten, die Impfstoffe zu verabreichen. Am weitesten verbreitet sind die Schluckimpfung und die Injektion in den Muskel.

Der Patient sollte bei der Impfung vollkommen gesund sein. Leidet er an einer akuten fiebrigen Erkrankung, muß die Impfung verschoben werden; besteht eine Immunschwäche oder Allergie gegen bestimmte Bestandteile des Impfstoffs, sollte ganz darauf verzichtet werden.

Jede Impfung muß dokumentiert, also in einen Impfpaß eingetragen werden. Nur so kann ein Überblick über den bestehenden Impfschutz gewonnen und können zu seltene (oder zu häufige) Impfungen vermieden werden.

Wogegen soll man sich impfen lassen?

Es gibt derzeit in Deutschland keine gesetzlich vorgeschriebenen Impfungen; sie sind also freiwillig. Aufgrund der Vielzahl möglicher Impfungen hält man sich am besten an einen bestimmten Plan.

Empfohlen werden bei Kindern Impfungen gegen Diphtherie, Wundstarrkrampf, Keuchhusten, Infektionen mit Haemophilus-influenzae-B-Bakterien, Kinderlähmung (Polio), Masern, Mumps und Röteln (sogenannte Regel- oder Standardimpfung). Eine routinemäßige Auffrischimpfung alle zehn Jahre ist bei Diphtherie, Tetanus und Kinderlähmung erforderlich.

Eine Reihe von Impfungen – gegen Tuberkulose, Gehirnentzündung durch Zeckenbiß, Leberentzündung (Hepatitis A und B), Grippe (Influenza), Windpocken und Tollwut – sind nur bei besonders gefährdeten Personen erforderlich und werden als Indikationsimpfung bezeichnet.

Wer in außereuropäische Länder reisen will, sollte sich rechtzeitig beim Arzt, Reisebüro, Gesundheitsamt oder Tropenmedizinischen Institut über die aktuellen Bestimmungen für Reiseimpfungen, beispielsweise gegen Cholera, Gelbfieber, Hepatitis oder Typhus, informieren.

Impfkomplikationen

Wirksamkeit, Verträglichkeit und Qualität der einzelnen Impfstoffe und auch die Frage, ob und welche Impfungen überhaupt notwendig sind, werden regelmäßig durch Nutzen-Risiko-Abwägungen überprüft. Durch entsprechende vorbeugende Maßnahmen sind örtliche Impfreaktionen wie Rötung, Schwellung oder Juckreiz an der Injektionsstelle selten geworden. Bleibende Schäden sind fast völlig auszuschließen.

Außerdem werden Impfstoffe ständig weiterentwickelt und so immer besser verträglich. Schwere Impfkomplikationen kommen z.B. bei der Masernimpfung heute 1000mal seltener vor als Komplikationen bei der Infektionskrankheit selbst.

Impfkalender

Lebensalter	Impfung gegen
2. Lebensmonat	Keuchhusten (Pertussis), Wundstarrkrampf (Tetanus), Diphtherie (DPT-Impfung), Kinderlähmung (Poliomyelitis), Haemophilus-influenzae-B, Hepatitis B
3. Lebensmonat	DPT (siehe oben)
4. Lebensmonat	wie im 2. Monat
ab 11. Lebensmonat	wie im 2. Monat dazu Masern, Mumps, Röteln
ab 15. Lebensmonat	Masern, Mumps, Röteln (Kombinationsimpfstoff)
ab 5. Lebensjahr	Diphterie, Wundstarrkrampf (Tetanus)
9. bis 17. Lebensjahr	Keuchhusten (Pertussis), Wundstarrkrampf (Tetanus), Diphterie (DPT-Impfung), Kinderlähmung (Poliomyelitis), bzw. Grundimmunisierung bei nicht ausreichendem Impfschutz
alle 10 Jahre	Diphterie, Wundstarrkrampf (Tetanus)

Innervation

Unter Innervation wird einerseits die Versorgung von Organen oder Körperteilen mit Nerven, andererseits die Erregung der Nerven verstanden.

Sowohl die Nervenerregung durch Impulse von außen zur Wahrnehmung von Reizen (Sensorik) als auch die Weiterleitung von Impulsen vom Gehirn oder vom zentralen Nervensystem zur Auslösung von Bewegungen und anderen Körperfunktionen (Motorik) wird als Innervation bezeichnet.

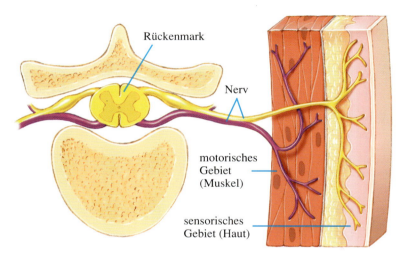

Innervation
Im Rückenmark entspringen sowohl die motorischen Nerven (lila), die Muskelreaktionen auslösen, als auch die für die Sinneswahrnehmungen verantwortlichen sensorischen Nerven (gelb).

Insektenstich

Mit dem Stich gelangt Insektengift in den Körper. Durch die im Gift enthaltenen Entzündungssubstanzen treten örtliche, meist schmerzende Rötungen und Schwellungen auf, die teilweise bis zu zwei Tage anhalten können.

In der Regel ist ein Insektenstich harmlos, es sei denn, es sind Menschen betroffen, die auf das jeweilige Gift allergisch reagieren, oder daß – bei einem Stich in den Mund- oder Rachenraum – die Atemwege zuzuschwellen drohen. Siehe auch S. 753, *Erste Hilfe – Insektenstich/Insektenbiß*

Insemination

Nicht über den Geschlechtsverkehr erfolgende Befruchtung der Frau mit männlichem Samen. Bei der Insemination wird Samen des Partners (homologe Insemination) oder eines fremden Mannes (heterologe Insemination) zum Zeitpunkt des Eisprungs mit einer sterilen Spritze in die Gebärmutter eingebracht. Der Samen wird zuvor durch Selbstbefriedigung gewonnen.

Insulin

Hormon der Bauchspeicheldrüse, das in den B-Zellen der Langerhansschen Inseln in der Bauchspeicheldrüse gebildet und direkt in die Blutbahn abgegeben wird. Insulin ist ein Eiweiß und reguliert den Blutzuckerspiegel, indem es bei hohen Blutzuckerwerten den Transport des Zuckers vom Blut in die Zellen bewirkt. Außerdem hat es im Körper zahlreiche weitere Funktionen wie den Aufbau von Körpersubstanz (Fettgewebe, Muskeln).

Bei Zuckerkranken wird nicht genügend wirksames Insulin gebildet, wodurch es zu einer Überhöhung des Blutzuckerspiegels kommt.

Insulin wird seit 1920 zur Behandlung der Zuckerkrankheit eingesetzt. Dazu wird heute eine breite Palette verschiedener Insulinpräparate eingesetzt. Diese Insuline werden aus den Bauchspeicheldrüsen von Rindern oder Schweinen gewonnen, außerdem gibt es synthetisches oder gentechnisch hergestelltes Insulin (Humaninsulin). Die Zusammensetzung und Wirkungsdauer des jeweils angewandten Insulins ist von großer Bedeutung. So unterscheidet man zwischen kurzwirksamen, sogenannten Alt- oder Normalinsulinen, den mittellang wirkenden Intermediär- oder Verzögerungsinsulinen und den Mischinsulinen.

Die kurzwirksamen Alt- oder Normalinsuline wirken innerhalb von 15–30 Minuten für einen Zeitraum von vier bis sechs Stunden. Mittellang wirkende Intermediär- oder Verzögerungsinsuline enthalten meistens Zusatzsubstanzen, durch die das Insulin langsamer in die Blutbahn übertritt. Ihre Wirkung setzt erst ein bis zwei Stunden nach der Injektion ein und hält zehn bis 24 Stunden an. Mischinsuline werden aus der Kombination von Altinsulin und Verzöge-

Fortsetzung auf S. 403

Infektion

Eine Infektion ist die Ansteckung mit einem Krankheitserreger. Irgendwann trifft es jeden einmal: die gewöhnliche Erkältung gehört zu den Krankheiten, die durch eine Infektion verursacht werden, Kinderkrankheiten wie Mumps oder Masern, aber auch viele Darmerkrankungen. Nicht immer muß jedoch aus einer Infektion auch eine Infektionskrankheit werden.

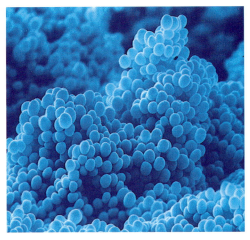

◀▼ Streptokokken unter dem Rasterelektronenmikroskop (oben) und Staphylokokken unter einem Lichtmikroskop (unten). Diese beiden Bakterienarten zählen zu den häufigsten Verursachern von Infektionskrankheiten.

Verursacher von Infektionen sind winzige Lebewesen, die man mit dem bloßen Auge meist nicht erkennen kann – oft nicht einmal mit einem normalen Mikroskop. Man kann sie in verschiedene Gruppen einteilen:

- Viren gehören zu den kleinsten und primitivsten Krankheitskeimen. Sie können sich nicht selbständig, sondern nur mit Hilfe anderer Zellen vermehren. Eine große Zahl von Infektionskrankheiten wird von ihnen hervorgerufen: der einfache Schnupfen z.B., Masern, aber auch Aids.
- Bakterien vermehren sich durch Zellteilung. Einige leben auch als Parasiten im Inneren von anderen Zellen. Zusammen mit den Viren bilden die Bakterien die weitaus größte Zahl der Krankheitserreger. Sie können so unterschiedliche Krankheiten wie Lungenentzündung oder Wundstarrkrampf verursachen.
- Pilze besiedeln gelegentlich die Haut (z.B. Fußpilz) und die Schleimhäute im Mund, im Darm oder an den Geschlechtsorganen. Auch bei Erkrankungen der Atemwege können sie beteiligt sein.
- Tierische Einzeller (Protozoen) gleichen im Aufbau unseren Körperzellen. Zu ihren Lasten gehen einige Tropenkrankheiten wie Malaria oder Amöbenruhr.
- Würmer und Insekten können nicht nur als Überträger, sondern auch selbst Krankheiten auslösen. Sie spielen in unseren Breiten als Erreger allerdings keine große Rolle.
- Noch relativ wenig ist über die Bedeutung bestimmter Eiweißstoffe, sogenannter Prionen, als Krankheitserreger bekannt. Sie werden mit dem Rinderwahnsinn und sehr seltenen Nervenerkrankungen beim Menschen in Zusammenhang gebracht.

Von der Infektion zur Krankheit

Mikroorganismen sind nicht grundsätzlich schädlich für den Menschen: Ohne

Infektion

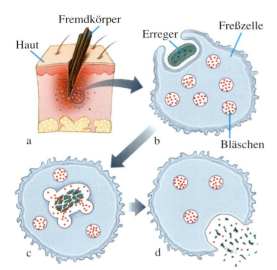

Bei der Infektion einer Wunde sammeln sich weiße Blutkörperchen (Freßzellen) an der Wunde an (a) und umschließen die Erreger (b). Ist der Erreger vollständig von der Freßzelle eingeschlossen, wirken spezielle Stoffe (rot) auf ihn ein und zerstören ihn (c). Die Reste des Erregers werden von der Freßzelle ausgestoßen (d).

fen und andere Erkältungskrankheiten breiten sich durch winzige Tröpfchen beim Niesen oder Husten aus. Manche Erreger vermehren sich auch in Tieren oder benutzen sie als Überträger. Andere lauern an verunreinigten Lebensmitteln, in unsauberem Trinkwasser oder an bereits benutztem Geschirr. Einige, wie z.B. das Aids- oder das Hepatitis-B-Virus, werden vor allem durch ungeschützten Geschlechtsverkehr oder bei der Geburt übertragen.

Die unversehrte Haut bildet normalerweise einen wirkungsvollen Schutzwall gegen unerwünschte Eindringlinge. Einige verschaffen sich dennoch über kleine Verletzungen Zutritt, beispielsweise bestimmte Arten von Bakterien würde beispielsweise unsere Verdauung nicht funktionieren. Um eine Krankheit auszulösen, müssen die Keime körperschädigende Stoffe produzieren können – beispielsweise Giftstoffe, fiebererregende Substanzen oder Fermente, die das Gewebe angreifen.

Außerdem besitzt der Körper verschiedene Möglichkeiten, um die Erreger abzuwehren. Er verfügt über eine ganze Reihe besonderer Zellen, die darauf spezialisiert sind, unerwünschte Eindringlinge abzuwehren. Ein Teil dieser Zellen bekämpft ganz allgemein jeden unerwünschten Fremdkörper. Eine zweite Form rückt bestimmten Arten von Erregern im speziellen entgegen. Nur wenn die Krankheitskeime es schaffen, das Immunsystem zu überlisten, können sie sich vermehren und den Körper schädigen; erst dann kommt es zum Ausbruch einer Krankheit.

Dringen Erreger in den Körper ein, die früher schon einmal eine Infektion verursacht haben, kann sich der Körper wesentlich besser zur Wehr setzen. Dieses Gedächtnis des Immunsystems nützt man bei Schutzimpfungen, z.B. gegen Kinderlähmung, Mumps oder Röteln.

Wege der Ansteckung

Krankheitskeime können auf verschiedene Arten von einem Menschen auf den anderen übertragen werden. Schnup-

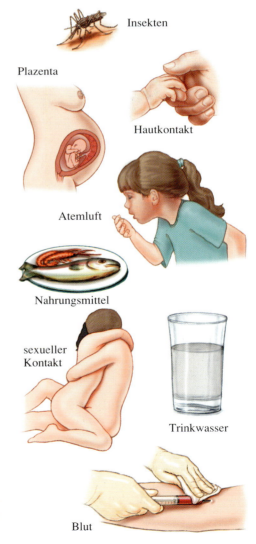

Infektionen können auf vielfältige Weise übertragen werden.

Infektion

Eitererreger oder der Erreger des Wundstarrkrampfes (Tetanus). Andere durchdringen die Schleimhäute und wandern durch die Atemwege, den Verdauungstrakt, die Bindehaut der Augen oder durch die Geschlechtsorgane in den Körper ein.

Ausbreitung im Körper

Von der Eintrittspforte aus können sich die Erreger auf verschiedenen Wegen im Körper ausbreiten. Manche wandern einfach Stück für Stück weiter. Bei dieser recht langsamen Art der Fortbewegung kann das Immunsystem die Keime meist erfolgreich bekämpfen – die Infektion bleibt daher örtlich begrenzt.
Viele Erreger können jedoch in den Blutkreislauf oder das Gefäßsystem der Lymphflüssigkeit eindringen. Mit Hilfe dieser Transportmittel gelangen sie rasch in bestimmte Organe, in denen sie sich vermehren. Daraufhin überschwemmen sie dann den ganzen Körper, und es entsteht eine Allgemeininfektion. Früher hat man diesen Zustand auch als Blutvergiftung bezeichnet.

Zeichen einer Infektion

Von der Ansteckung bis zu den ersten Krankheitsanzeichen vergeht in der Regel einige Zeit, die sogenannte Inkubationszeit. Je nach Krankheitserreger können das wenige Stunden sein, oft aber auch einige Wochen, manchmal sogar Monate oder Jahre – abhängig davon, wie schnell sich die Erreger vermehren.
Zu den Krankheitsanzeichen tragen einerseits die Erreger und von ihnen ausgeschiedene Schadstoffe, andererseits aber auch die Reaktion der körpereigenen Abwehrkräfte bei. Am Eintrittsort äußert sich der Kampf des Immunsystems gegen die Eindringlinge oft als Entzündung, etwa bei einer Wundinfektion oder einer Mandelentzündung. Typische Zeichen dafür sind die Rötung von Haut oder Schleimhäuten, Schwellung, Erwärmung und Schmerzen. Auch

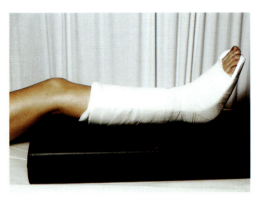

▲ Um eine weitere Ausbreitung der Erreger nicht zu erleichtern, werden infizierte Wunden, nachdem sie desinfiziert und verbunden worden sind, meist ruhiggestellt und hochgelagert.

Fieber ist eine Abwehrreaktion des Körpers gegen die Keime.
Zu den allgemeinen Krankheitsanzeichen wie Fieber, Kopf- und Gliederschmerzen und Abgeschlagenheit kommen oft spezielle, je nach Art der Infektion unterschiedliche Symptome: etwa ein Hautausschlag bei Windpocken, Halsschmerzen und Husten bei einer Mandelentzündung oder Durchfall bei Darminfektionen.

Behandlung

Alles, was über eine normale Erkältung hinausgeht, sollte man nicht in Eigenregie zu kurieren versuchen: Verschleppte Infektionen können gefährliche Folgen haben. Fieber ist immer ein Zeichen dafür, daß der Körper Ruhe benötigt, um mit den Krankheitserregern fertig zu werden. Ein Arztbesuch ist spätestens dann notwendig, wenn Fieber länger als zwei bis drei Tage anhält, über 38,5 °C steigt oder andere Beschwerden hinzukommen.
Sind die Erreger der Infektion Bakterien, kann die Erkrankung meist mit einem Antibiotikum behandelt werden. Das ist ein Stoff, der Bakterien entweder abtötet oder zumindest ihre Vermehrung blockiert. Manche Keime entwickeln jedoch Strategien, die sie widerstandsfähig gegen bestimmte Antibiotika machen. Nicht jedes Antibiotikum hilft deshalb gegen jede Art von Bakterien. Einige Substanzen wirken auch gegen Pilze.
Viren können in der Regel nicht ursächlich bekämpft werden. Hier können Medikamente nur die Beschwerden lindern oder die körpereigenen Abwehrkräfte unterstützen.
Ein gesundes, leistungsfähiges Immunsystem kann allerdings viele Erreger abwehren, bevor es überhaupt zum Ausbruch einer Krankheit kommt. Alles, was den Körper gesund und fit hält, hilft deshalb auch bei der Vorbeugung gegen Infektionen: eine vitaminreiche Ernährung, viel Bewegung und – nicht zuletzt – Freude am Leben.

Fortsetzung von S. 399

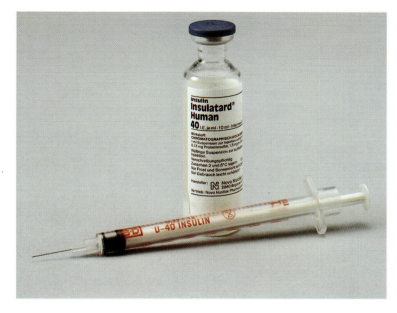

Insulin
Für Zuckerkranke gehört der Umgang mit Insulin und Spritze zu den überlebenswichtigen Verrichtungen des Alltags.

rungsinsulin gewonnen. Sie lassen sich individuell dem gewünschten Wirkungsablauf anpassen.

Insulinallergie
Überempfindlichkeitsreaktion gegen Insulinpräparate, die sich besonders an der Einspritzstelle durch juckende Veränderungen bemerkbar macht. Insulinallergien sind seit Einführung hochgereinigter Schweine- und Rinderinsuline und durch die Umstellung auf gentechnisch hergestelltes Humaninsulin seltener geworden.

Insulin-Pen
Insulin-Injektionshilfe, die einem Füllfederhalter ähnelt und wie eine Spritze funktioniert. Der Pen enthält Patronen mit Insulin. Die exakte Dosis muß nicht wie bei einer Spritze aufgezogen werden, da das Gerät eine Dosiervorrichtung enthält, die per Knopfdruck betätigt wird.

Insulinpumpe
Elektronisch gesteuertes Gerät für die Insulintherapie, das am Körper getragen werden kann. Über einen dünnen Plastikschlauch mit einer eingeschweißten Nadel gelangt das Insulin wie beim Spritzen in das Unterhautgewebe, in eine Vene oder in die Bauchhöhle.

Die Insulinpumpe gibt kontinuierlich über 24 Stunden eine bestimmte Menge Insulin ab und deckt so den Grundbedarf. Bei den Hauptmahlzeiten wird eine zusätzliche Insulindosis vom Zuckerkranken selbst abgerufen.
Mit der Insulinpumpe läßt sich der Blutzuckerspiegel nahezu auf normale Werte einstellen.

Interferenzstrombehandlung
Elektrotherapie mit Wechselstrom zur Behandlung von Entzündungen an Sehnen und Gelenken. Dabei werden über dem entsprechenden Körperteil Elektroden angelegt, die den Strom in das Gewebe leiten.

Interferone
Von weißen Blutkörperchen nach einer Virusinfektion gebildete Eiweißkörper. Sie wirken als Hemmstoff gegen die weitere Virusvermehrung in der Zelle und erhöhen die Aktivität des körpereigenen Immunsystems (z.B. bestimmter Lymphozytenarten, sogenannten Killerzellen).
Interferone können heute gentechnisch hergestellt und therapeutisch gegen einige Krebsarten (Leukämie, Hautkrebs) und gegen Infektionen, die einen Immundefekt bewirken (z.B. Aids), eingesetzt werden.
Die Behandlung mit Interferonen kann Nebenwirkungen wie Kopfschmerzen, hohes Fieber, Übelkeit und Erbrechen, manchmal auch Haarausfall zur Folge haben.

Interkostalneuralgie
In der Regel gürtelförmige oder bohrende Schmerzen mit Überempfindlichkeitsreaktion in einem oder mehreren Rippenzwischenräumen, die besonders nach Rippenbrüchen und Wirbelsäulenerkrankungen auftreten und häufig in den ganzen Brustraum ausstrahlen. Die Schmerzen können so stark sein, daß sie – wenn sie auf der linken Seite auftreten – irrtümlich für einen Herzinfarkt gehalten werden können. Die Ursache kann auch eine Virusinfektion (Gürtelrose)

Interleukine

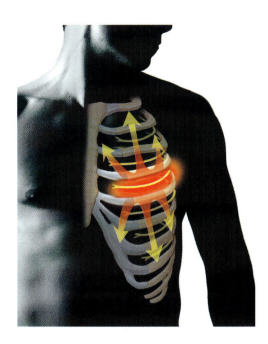

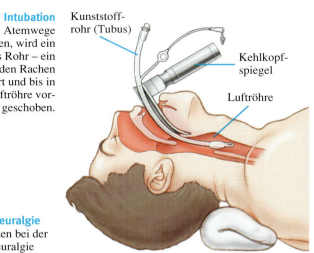

Intubation
Um die Atemwege freizuhalten, wird ein spezielles Rohr – ein Tubus – in den Rachen eingeführt und bis in die Luftröhre vorgeschoben.

Interkostalneuralgie
Die Schmerzen bei der Interkostalneuralgie gehen von einem Nerv in den Rippenzwischenräumen aus und können in den gesamten Brustkorb ausstrahlen.

im Wirbelsäulenbereich, ein Rückenmarktumor oder eine Rippenfellentzündung sein.

Interleukine
Von manchen der weißen Blutkörperchen produzierte Signalstoffe, die an der Immunregulation beteiligt sind. Man unterscheidet verschiedene Interleukine mit unterschiedlichen Funktionen: Sie sind für die Stimulation der Eiweißbildung, für die Vermehrung von Immun- und Freßzellen, für die Blutbildung und für eine erhöhte Antikörperproduktion verantwortlich. Wegen ihrer großen immunregulierenden Wirkung werden einige Interleukine zum therapeutischen Einsatz gentechnisch hergestellt.

Intrauterinpessar
IUP. Auch als Spirale bezeichneter Kunststoffkörper mit oder ohne Kupferbeschichtung, der zur Empfängnisverhütung in die Gebärmutter eingelegt wird. Siehe auch S. 244, *Empfängnisverhütung*

Intubation
Einführung eines Beatmungsrohrs in die Atemwege. Es wird über den Mund oder die Nase eingeführt und zwischen die Stimmbänder in die Luftröhre geschoben. Es dient zum Freihalten der Atemwege bei künstlicher Beatmung (z.B. während einer Narkose) oder bei Bewußtlosigkeit.

Intubationsnarkose
Moderne Inhalationsnarkose, bei der ein Schlauch durch den Mund oder die Nase in die Luftröhre eingeführt wird. Über ihn wird das Narkosemittel in den Organismus verabreicht.

Intubationsnarkose
Die gasförmigen Narkosemittel werden direkt in die Luftröhre verabreicht.

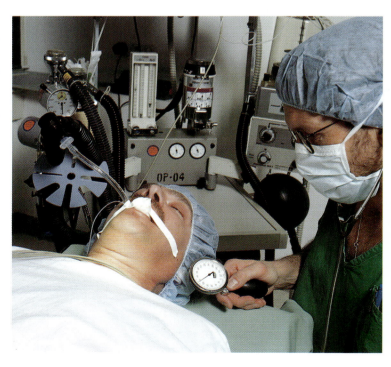

invasiv
1. Von invasivem Wachstum spricht man bei bösartigen Tumoren, wenn die Krebszellen in das umliegende Gewebe einwachsen und es zerstören.
2. Bei invasiven Verfahren wird ein Gerät zu diagnostischen oder therapeutischen Zwecken in den Organismus eingeführt (z.B. bei einer Herzkatheteruntersuchung).

In-vitro-Fertilisation
Die Befruchtung eines reifen weiblichen Eis außerhalb des Körpers mit männlichem Samen wird bei Sterilität der Frau (z.B. bei fehlenden oder zerstörten Eileitern) angewandt.

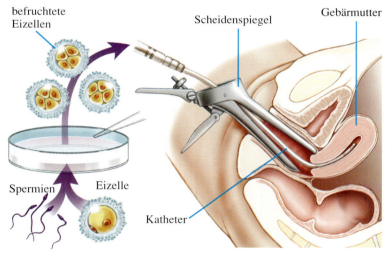

In-vitro-Fertilisation
Erst etwa vier Tage nach der Befruchtung werden die Eizellen in die Gebärmutterhöhle eingeführt.

befruchtete Eizellen · Scheidenspiegel · Gebärmutter · Spermien · Eizelle · Katheter

Durch die Behandlung mit Hormonen werden zunächst die Eierstöcke zur Eiproduktion und -reifung angeregt. Kurz vor dem Eisprung werden mehrere reife Eizellen aus den Eierstöcken entnommen und in einer Petrischale mit den Samenzellen zusammengebracht. Hat eine Befruchtung stattgefunden, erfolgen die ersten Zellteilungen noch außerhalb des Körpers, dann werden die befruchteten Eizellen durch die Scheide in die Gebärmutter eingesetzt.
Bei nur etwa 20% der Frauen kommt es auf diese Weise zu einer Schwangerschaft. Allerdings muß bei diesem Verfahren gehäuft mit dem Auftreten von Fehlgeburten, Eileiter- und Mehrlingsschwangerschaften gerechnet werden. Siehe auch S. 690, *unerfüllter Kinderwunsch*

Iontophorese
Einführung von elektrisch geladenen Teilchen (Ionen) oder Medikamenten mit Hilfe von Gleichstrom durch die Haut in den Körper. Die auf eine Elektrode aufgebrachten Wirkstoffe wandern in die Richtung einer Gegenelektrode und gelangen auf diese Weise in den Blutkreislauf. Die Iontophorese wird vielfach bei Sportverletzungen angewandt, wobei auf diesem Weg die in Gels und Salben enthaltenen Wirkstoffe in tiefere Schichten eingebracht werden können, um die dort entstandenen Entzündungen zu heilen.

Iridektomie
Teilentfernung der Regenbogenhaut, die zur Verbesserung des Sehens, zur Behandlung einer Entzündung oder eines grünen Stars durchgeführt wird.

Iris
Regenbogenhaut des Auges. Das kreisförmige, mit pigmenthaltigen Zellen versehene Häutchen umgibt die Pupille zwischen vorderer und hinterer Augenkammer. Mit Hilfe von zwei Muskeln in ihrem Bindegewebe wird die Pupille

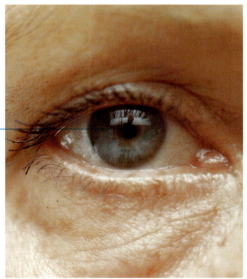

Iris
Als Blende, die sich je nach Helligkeit verengt oder weitet, dient dem Auge die Iris.

Irisdiagnostik

durch Lichteinwirkung verengt oder erweitert. Die pigmenthaltigen Zellen der Regenbogenhaut sind verantwortlich für die Augenfarbe. Siehe auch S. 28, *Der menschliche Organismus – Auge*

Irisdiagnostik
Die häufig von Heilpraktikern angewandte Diagnose von Krankheiten des Körpers anhand bestimmter Veränderungen der Iris. Sie ist wissenschaftlich umstritten.

Iritis
Entzündliche Veränderung der Regenbogenhaut des Auges durch äußere Einflüsse (Verletzung), Geschwüre oder durch Horn-, Leder- oder Netzhauterkrankungen. Eine Iritis kann aber auch durch Verbrennungen, Insektenstiche, Toxoplasmose oder Syphilis entstehen oder im Rahmen einer rheumatischen Erkrankung auftreten.

Ischämie
Durchblutungsstörung eines oder mehrerer Gefäße (Arterien, Venen). Die Folge ist die Unterversorgung eines Organs, Organteils oder Gewebes, die zu Funktionsstörungen führt. Zu den wichtigsten Ursachen der Ischämie zählt die Arteriosklerose.

Ischias (Ischiassyndrom)
Anfallsweise auftretende oder länger bestehende Schmerzen entlang des Ischiasnervs. Der Ischiasnerv ist der längste Nerv im Körper. Er erstreckt sich vom Gesäß bis in die Fußspitze. Die Schmerzen treten zunächst hauptsächlich in der Hüfte auf und können ins Bein ausstrahlen. Schmerzen des Ischiasnervs entstehen durch Reizung oder Druck auf den Nerv und seine Wurzeln.
Die häufigste Ursache des Ischiassyndroms ist ein Bandscheibenvorfall. Weitere Ursachen können Tumoren im Rückenmark oder im Becken, Erkrankungen der Wirbelsäule, insbesondere der Lendenwirbelsäule, sowie Brüche und Verrenkungen sein. In vielen Fällen läßt sich die Ursache eines Ischiassyndroms nicht feststellen. Die Behandlung erfolgt meist mit Schmerzmitteln und Krankengymnastik zur Stärkung der Bauch- und Rückenmuskulatur.

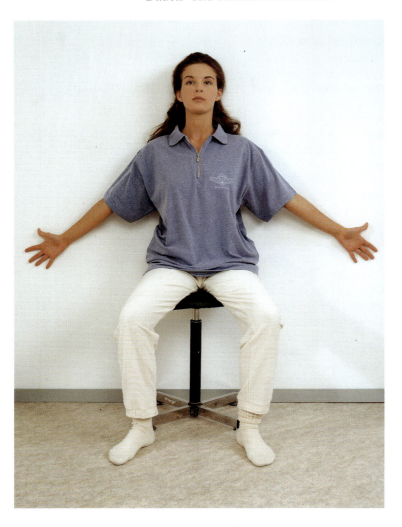

isometrische Übungen
In einer Ruheposition, die während der Übung nicht verändert wird, werden die Muskeln auf beiden Seiten des Körpers gleichmäßig angespannt und langsam wieder entspannt.

isometrische Übungen
Den Kreislauf nur gering belastende Methode des Krafttrainings, bei der die Muskulatur ohne Längendehnung der Muskeln angespannt wird. Sie findet als Rehabilitationstraining nach einer Vielzahl von Operationen im Gelenkbereich statt.

Jackson-Anfälle
Nach dem englischen Neurologen John H. Jackson benannte Sonderform der Epilepsie. Beim Anfall treten an einem bestimmten Körperteil Zuckungen auf,

die sich vom Ausgangspunkt auf benachbarte Körperregionen ausbreiten. Der Anfall wird durch Veränderungen im Zentralhirn verursacht. Siehe auch S. 258, *Epilepsie*

Jejunum
Der Leerdarm reicht als Teil des Dünndarms vom Zwölffingerdarm bis zum Krummdarm. Siehe S. 55, *Der menschliche Organismus – Darm*

Jod
Chemisches Element, das in geringen Mengen im menschlichen Organismus zum Aufbau des Schilddrüsenhormons benötigt wird. Der Mensch hat einen täglichen Bedarf von 150–200 Mikrogramm Jod.
Jod wird als Tinktur verdünnt zur Desinfizierung bei der Wundbehandlung verwendet. Radioaktiv angereichertes Jod kann zur Therapie einer Schilddrüsenüberfunktion eingesetzt werden, um die Schilddrüsenaktivität zu verringern oder um die Schilddrüse durch ein bildgebendes Verfahren zu untersuchen (Szintigraphie).

Jodausschlag
Blasenförmige oder knotige Hauterscheinungen, die durch eine Überempfindlichkeit gegen Jodpräparate ausgelöst werden. Ein Jodausschlag kann sich auch als Akne äußern.

Jodmangelkrankheit
Bei einer Jodzufuhr von weniger als 150–200 Mikrogramm pro Tag und wenn ein Mehrbedarf während der Pubertät, Schwangerschaft oder Stillzeit nicht gedeckt wird, können krankhafte Mangelerscheinungen entstehen.
Die harmloseste Form der Jodmangelkrankheit äußert sich in einer Vergrößerung der Schilddrüse (Kropf), wobei die Schilddrüsenfunktion nicht eingeschränkt wird.
Zu den schweren Jodmangelkrankheiten zählt der Kretinismus mit verzögerter geistiger Entwicklung bis hin zum Intelligenzdefekt, mit Minderwuchs und trockener, verdickter Haut. Er wird von einem Jodmangel der Mutter während der Schwangerschaft verursacht.
In Gebieten mit jodarmen Böden (z.B. Gebirge) nehmen die Menschen mit der Nahrung nicht ausreichend Jod auf. Ein solches Defizit kann mit jodangereichertem Salz ausgeglichen werden.

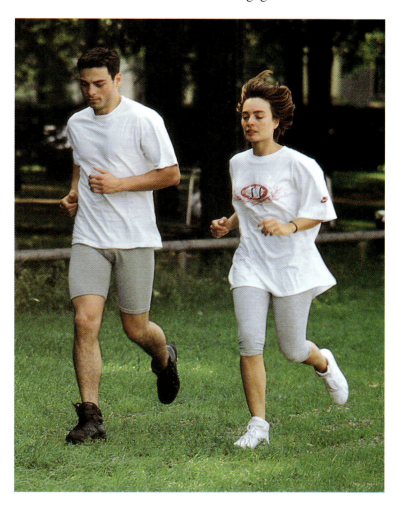

Jogging
Das lockere Laufen eignet sich hervorragend als Ausgleichssport, da es den individuellen Bedürfnissen und Möglichkeiten optimal angepaßt werden kann.

Jogging
Lauftraining zur Stärkung von Herz, Kreislauf, Muskulatur und Gelenken bzw. Ausgleichssport zur Vorbeugung gegen Herz-Kreislauf-Erkrankungen und zum Streßabbau. Das Jogging sollte von untrainierten Personen langsam begonnen und gesteigert werden, da sonst der Organismus, insbesondere das Herz, überanstrengt wird. Siehe auch S. 274, *Fitneßtraining*

Joule

Nach dem englischen Physiker James Prescott Joule benannte international angewandte Einheit der Arbeit, Energie und Wärmemenge. Der Energiewert der aufgenommenen Nahrung wird in Joule (J) und nicht mehr wie früher in Kilokalorien (kcal) angegeben; ein Kilojoule entspricht 0,24 Kilokalorien.

Juckreiz

Hautspezifische quälende Empfindung, die ein zwanghaftes Kratzen auslöst. Juckreiz kann örtlich begrenzt auftreten, aber auch die gesamte Hautoberfläche betreffen. Das Kratzen verursacht unter anderem strichförmige Rötungen, oft sogar blutige Krusten.

Sehr häufig sind die Ursachen unbekannt, und nicht immer liegt eine Erkrankung zugrunde. So kann beim Gesunden ein Juckreiz durch zu trockene Haut, aber auch durch Nervosität, bei Schmerzen, nach starker Kälteeinwirkung oder Medikamenteneinnahme auftreten. Juckreiz kann aber auch ein Symptom innerer Krankheiten sein, z.B. von Zuckerkrankheit, Allergien, Leberfunktionsstörungen oder Nierenkrankheiten, ohne daß Hautveränderungen erkennbar sind.

In manchen Fällen ist Juckreiz eine Begleiterscheinung von Hautkrankheiten, z.B. bei Neurodermitis oder Nesselsucht. Juckreiz am After wird häufig von Hämorrhoiden verursacht, an den Geschlechtsorganen handelt es sich nicht selten um einen Pilzbefall oder um hormonelle Störungen in den Wechseljahren bei der Frau.

Jede Behandlung von Juckreiz richtet sich nach der zugrundeliegenden Störung. Pflege der Haut durch Fett- und Feuchtigkeitszufuhr sowie Auftragen von kühlenden Gels kann akute Beschwerden lindern.

K

Kadmium
Zu den Metallen zählendes chemisches Element, das in jeder Form giftig ist. In winzigen Mengen kommt es auch im menschlichen Organismus vor, wird über den Harn ausgeschieden und hat für die Körperfunktionen wohl keine Aufgabe. Seine gesundheitsschädigende Bedeutung hat es vor allem als Umweltgift. Es reizt die Schleimhäute von Nase, Rachen und Bronchien, schädigt auf Dauer die Nieren, verringert die Bildung von Vitamin D im Körper und beeinträchtigt die Knochenneubildung. Eine Vergiftung durch Einatmen oder Schlucken führt zu Schwindelgefühl, Übelkeit, Erbrechen, Durchfall und einer Schädigung der Leber. Da Kadmium vom Körper nur äußerst langsam abgebaut wird, hinterläßt es schwere Schäden an den Organen.

Kaiserschnitt
Operativ vorgenommene Geburt des Kindes durch die Bauchdecke der Mutter. Der Eingriff findet in der Regel unter Vollnarkose oder Betäubung des Unterleibs statt. Mit einem etwa zwölf bis 15 Zentimeter langen Schnitt werden Gebärmutter und Fruchtblase geöffnet. Danach werden das Kind, der Mutterkuchen und die Eihäute aus der Gebärmutter geholt. Schließlich wird die Wunde so verschlossen, daß zumindest bei einem Querschnitt später kaum eine Narbe zu sehen ist.

Ein Kaiserschnitt ist notwendig, wenn das Kind so im Becken der Mutter liegt, daß es nicht durch die Scheide geboren werden kann, oder wenn für das Kind oder die Mutter eine bedrohliche Situation vorliegt, die einen weiteren Aufschub der Geburt nicht zuläßt.

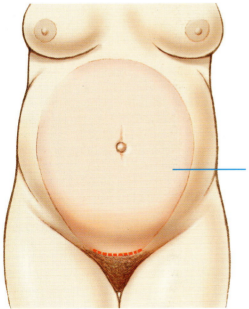

Gebärmutter

Kaiserschnitt
Für eine operative Entbindung wird direkt oberhalb der Schamhaargrenze ein Schnitt (rot gestrichelte Linie) durchgeführt.

Kalium
Lebensnotwendiger Mineralstoff. Kalium ist ein unentbehrlicher Bestandteil jeder Körperzelle. Dort regelt es den Wasserhaushalt der Zelle und steuert im Zusammenspiel mit Natrium die Übertragung der elektrischen Reize auf Nerven und Muskeln, damit diese ihre Funktionen erfüllen können. Vom Kalium beeinflußt wird auch die Herztätigkeit. Besteht ein Überschuß, z.B. bei eingeschränkter Ausscheidung durch die Nieren, kann es zu gefährlichen Herzrhythmusstörungen kommen.

Nicht weniger gefährlich ist ein Kaliummangel, der besonders durch den übermäßigen Gebrauch von Abführmitteln, aber auch bei der Einnahme von harntreibenden, entwässernden Medikamenten oder durch häufiges Erbrechen und Durchfälle verursacht wird. Er führt zu allgemeiner Muskelschwäche, von der sowohl der Herzmuskel als auch die Darmmuskeln betroffen sind: Unregelmäßigkeiten der Herztätigkeit und verstärkte Darmträgheit sind die Folgen.

Kallus
Neues Gewebe, das nach einem Knochenbruch an den Bruchstellen entsteht. Anfangs bildet sich an den Bruchstellen einfaches Bindegewebe, das sich aus dem Knochenmark oder der Knochen-

Kalorie

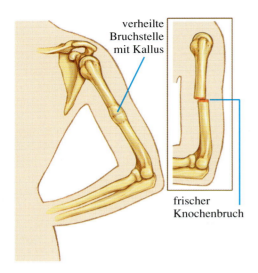

verheilte Bruchstelle mit Kallus

frischer Knochenbruch

Kallus
Nach einem Knochenbruch bildet sich an der Bruchstelle erst allmählich wieder feste Knochensubstanz.

haut entwickelt. Dieses Gewebe verfestigt sich durch Kalkeinlagerungen und bildet sich dann allmählich zu festem Knochen um.

Kalorie
Frühere Maßeinheit für die Wärme- oder Energiemenge, welche die Nahrung in Form von Kohlenhydraten, Fett und Eiweiß dem Körper liefert (kcal). Alle aufgenommenen Nährstoffe werden im Verdauungstrakt verarbeitet, über das Blut in die einzelnen Zellen weitergeleitet und dort unter Freisetzung von Wärme und Energie verbrannt.
Die Wärmemenge wird heute in Kilojoule (kJ) angegeben. Eine Kilokalorie entspricht 4,19 Kilojoule.

Kalorienbedarf
Durchschnittliche Energiemenge, die ein Mensch pro Tag benötigt und mit der Ernährung aufnehmen soll. Der Kalorienbedarf ist abhängig von Körpergewicht, Alter, Geschlecht und der ausgeübten Tätigkeit. Ein 80 kg schwerer Mensch hat bei leichter körperlicher Tätigkeit einen durchschnittlichen täglichen Kalorienbedarf von ungefähr 3200 Kilokalorien. Entspricht die Energiezufuhr dem Energiebedarf, besteht ein ausgewogenes Verhältnis, und das Körpergewicht bleibt gleich. Enthält die Nahrung mehr Kalorien, als verbraucht werden, nimmt man an Gewicht zu.

Kälteallergie
Überempfindlichkeitsreaktion des Körpers auf Kälteeinwirkung. Durch Kälte werden verschiedene allergische Reaktionen ausgelöst, wie die Nesselsucht, ein Ausschlag mit stark juckenden Quaddeln. Durch Kälteeinfluß können aber auch wäßrige Ansammlungen (Ödeme) an Lippen, Zunge, Rachen oder Asthma hervorgerufen werden. Ursache ist wahrscheinlich, daß bei manchen Allergikern durch Kälte verstärkt Abwehrstoffe sowie das allergieauslösende Histamin freigesetzt werden.

Kältebehandlung
Kälte bewirkt eine Verengung der Gefäße, fördert die Rückbildung von Schwellungen, wirkt blutstillend und schmerzhemmend. Besonders bei Prellungen, Schwellungen, Verstauchungen und Zerrungen, aber auch bei Kopfschmerzen kann ein kalter Verband oder Wickel, ein Eisbeutel oder eine Kompresse abschwellend und schmerzlindernd wirken. Kaltwasseranwendungen sind auch Bestandteil der Kneipp-Therapie.

kalter Knoten
Kritischer Bereich der Schilddrüse, der bei der szintigraphischen Untersuchung festgestellt wird: eine rasch zerfallende radioaktive Substanz wird gespritzt, die sich in der Schilddrüse verteilt. Auf dem Szintigramm kann man erkennen, inwieweit sich das radioaktive Material in der Schilddrüse anreichert. Von einem kalten Knoten spricht man, wenn das radioaktive Kontrastmittel in einem Bezirk nicht oder geringer als in der Umgebung gespeichert wird. Ursachen können Zysten, Blutungen, Entzündungen oder auch ein Tumor sein.

Kalzium
Lebenswichtiger Mineralstoff. Kalzium ist notwendig, damit Muskeln und Nervenzellen auf Reize reagieren können. Es dient der Knochenbildung und wird in die Knochen und die Zahnsubstanz eingelagert. Außerdem spielt es bei der Blutgerinnung eine bedeutende, die Ge-

fäße abdichtende Rolle und hat eine antiallergische Wirkung. Kalzium kann vom Darm nur aufgenommen werden, wenn genügend Vitamin D bereitsteht. Es wird in erhöhtem Maße von Heranwachsenden, Schwangeren im letzten Drittel der Schwangerschaft und während der Stillzeit benötigt. Zusätzlich wirkt es vorbeugend gegen Knochenschwund.
Ein zu niedriger Kalziumspiegel im Blut kann Kribbeln in den Gliedern und Muskelkrämpfe, gelegentlich Erbrechen oder Durchfälle verursachen.

Kalziumantagonisten
Kalziumblocker. Sie hemmen den Kalzium-Einstrom in die Zellen, wirken deshalb gefäßerweiternd und verbessern die Sauerstoffausnutzung am Herzmuskel. Kalziumblocker finden bei der Therapie von Herzkrankheiten Anwendung, um Häufigkeit und Schwere von Angina-pectoris-Anfällen zu vermindern, Herzrhythmusstörungen zu normalisieren oder um den Blutdruck zu senken. Zusammen mit den sogenannten Betablockern und mit harntreibenden Mitteln helfen sie, bei Infarktpatienten das Risiko eines weiteren Herzinfarkts zu verringern.

Kamille
Heilpflanze, die sowohl äußerlich als auch innerlich angewendet werden kann. Die getrockneten Blütenköpfe werden mit kochendem Wasser als Tee, Aufguß, Dampf oder Bad zubereitet. Kamille enthält den entzündungshemmenden Wirkstoff Azulen. Sie wirkt außerdem krampflösend und beruhigend bei Magen-Darm-Beschwerden sowie schweißtreibend und lindernd bei Erkältungskrankheiten. Sie ist auch für Spülungen bei Halsentzündungen geeignet.

Kamillenbad
Ein Bad mit Kamillenzusätzen kann als Voll- oder Teilbad (Fuß-, Arm- oder Sitzbad) bei Wunden oder als Augenbad bei einer Bindehautentzündung angewandt werden. Ein Kamillendampfbad hilft bei Entzündungen von Blase, Niere und Unterleib, bei Krämpfen und Störungen im Magen-Darm-Trakt sowie bei entzündlichen Hautkrankheiten; es beruhigt bei Nervosität.

Kammerflimmern
Unregelmäßige, übererregte Tätigkeit der Herzkammern, bei der die Fasern des Herzmuskels sich nicht mehr geordnet zusammenziehen und erschlaffen können. Durch die fortgesetzte eigenständige Erregung kleinster Herzabschnitte ist das Herz nicht mehr fähig, seine Pumpaufgabe wahrzunehmen: Nach übermäßiger Aktivität (über 300 Schläge pro Minute) kann ein Kreislaufstillstand mit Atemlähmung eintreten. Ohne sofortige Wiederbelebung verläuft dieser Zustand tödlich. Siehe S. 775, *Erste Hilfe – Wiederbelebung*

Kammerwasser
Klare salz-, nährstoff- und eiweißhaltige Flüssigkeit in den Hohlräumen des Auges. Sie dient der Formerhaltung des Augapfels und enthält Nährstoffe, mit denen Teile des Auges versorgt werden. Produktion und Abfluß des Kammerwassers im Auge müssen genau aufeinander abgestimmt sein. Wenn der Abfluß eingeschränkt ist, vermehrt sich das Kammerwasser, und der Druck im Innenauge steigt. Durch diesen erhöhten Druck kann ein grüner Star entstehen.

kanzerogen
Als krebserregend gelten alle Stoffe oder Faktoren, die bei Einwirkung auf den Organismus Krebs erzeugen oder seine

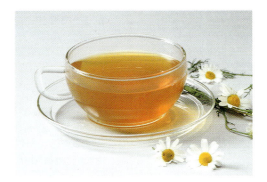

Kamille
Eine der häufigsten Anwendungsformen von Kamillenblüten ist – nicht nur als Heilmittel – der Kamillentee.

Entstehung begünstigen können. Sie rufen entweder am Ort ihres Eintreffens selbst bösartige Zellentartungen hervor – wie beim Hautkrebs durch UV-Strahlen – oder aber entfernt davon über den Nahrungsweg und Blutkreislauf an Organen wie Leber oder Blase. Zu den Krebserregern zählen Teer (Rauchen), Asbest, einige Chemikalien, radioaktive Strahlen und die meisten Umweltgifte.

Kapillaren
Die kleinsten Blutgefäße – auch Haargefäße genannt – schließen sich an die kleineren Arterien an. In ihnen findet der Stoffaustausch zwischen Blut und Gewebe statt. Sie sind dünnwandig und lassen Nähr- und Abbaustoffe durch ihre feinen Wände hindurchtreten. Mit dem Blut werden auf diese Weise Nährstoffe zu den Körpergeweben und Organen transportiert und zugleich Abfallstoffe aufgenommen.

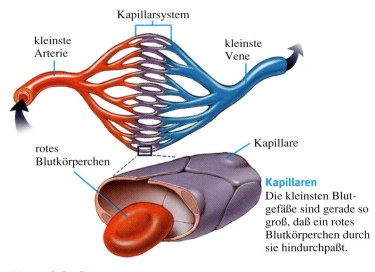

Kapillaren
Die kleinsten Blutgefäße sind gerade so groß, daß ein rotes Blutkörperchen durch sie hindurchpaßt.

Kaposi-Sarkom
Braune bis rot-violette, meist von Blutungen durchsetzte knotenförmige Gefäßgeschwulst auf der Haut, im Bereich des Gaumens und im Magen-Darm-Trakt. Die Geschwülste gehören zu den bösartigen Krebsformen und breiten sich durch Wachstum und Bildung neuer Knoten aus. Heute ist das Kaposi-Sarkom bekannt als Begleiterkrankung von Aids im fortgeschrittenen Stadium.

Karbunkel
Eine durch Bakterien hervorgerufene, schmerzhafte eitrige Entzündung, die aus einer Ansammlung mehrerer nebeneinander liegender Furunkel besteht, die unter der Haut miteinander in Verbindung stehen können. An der Oberfläche reifen mehrere hellgelbe Eiterkuppen heran. Ein Karbunkel kann handtellergroß werden und kommt häufig im Nacken- und Rückenbereich vor. Um Ausbreitung und Narben zu vermeiden, sollte ein Arzt das eitrige Geschwür behandeln.

Kardiaka
Arzneimittel bei Herzkrankheiten, die die Tätigkeit des Herzmuskels, den Herzrhythmus oder die Herzkranzgefäße beeinflussen.

Kardiomyopathie
Siehe *Herzmuskelerkrankung*

Kardiotokographie
Siehe *CTG*

Karies
Siehe S. 414

Karlsbader Salz
Künstlich hergestelltes, körniges Gemisch aus Kochsalz, Natrium- und Kaliumsulfat sowie Natriumkarbonat, das den Salzen der Mineralquellen des Kurorts Karlsbad nachgebildet ist. Es regt den Darm an, hat eine abführende Wirkung und dient bei manchen Heil- und Fastenkuren als Entschlackungsmittel. Ein häufiger Gebrauch kann zu Darmschäden führen.

Karotis
Siehe *Halsschlagader*

Karpaltunnelsyndrom
Der Karpaltunnel ist eine feste Hülle aus Bindegewebe, die quer in der Beuge des Handgelenks verläuft und durch die Sehnen und Nerven vom Unterarm in die Hand geleitet werden. Mit Karpaltunnelsyndrom wird eine Verdickung

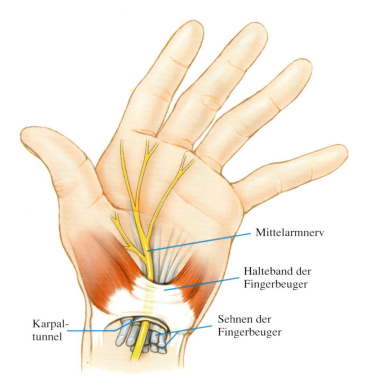

Mittelarmnerv
Halteband der Fingerbeuger
Karpaltunnel
Sehnen der Fingerbeuger

dieser Hülle bezeichnet, deren Ursache oft eine rheumatische Entzündung ist. Durch die Verdickung wird der Tunnel enger, die Nerven haben weniger Platz und werden auf Dauer durch die Reibung und den Druck geschädigt. Folge sind Schmerzen beim Bewegen der Finger, vor allem des Daumens, Taubheitsgefühle und eine zunehmende Versteifung der Finger.
Im Anfangsstadium können Kühlung und Schonung Linderung bringen. Im fortgeschrittenen Stadium wird bei einer Operation der verengte Tunnel erweitert, indem Verwachsungen gelöst und Unebenheiten beseitigt werden.

Karzinom
Krebsgeschwulst. Siehe S. 444, *Krebs*

Katarakt
Siehe S. 318, *grauer Star*

Katarrh
Entzündung der Schleimhäute mit schleimigen oder wäßrigen Absonderungen (Schnupfen, Auswurf). Ursache ist meist eine Virusinfektion. Betroffen

Karpaltunnelsyndrom
Durch das Anschwellen des Haltebandes der Beugemuskeln wird auf den Nerv, der die Hand versorgt, übermäßig Druck ausgeübt und die Beweglichkeit der Fingersehnen eingeschränkt.

ist vor allem die Nase, die Entzündung kann aber auch auf den Rachen- und Halsbereich sowie bis auf die Bronchien übergreifen. Häufig verschlechtert sich dabei das Allgemeinbefinden durch Kopfschmerzen und leichtes Fieber. Auch der Magen-Darm-Trakt und die Harnblase können von einem Katarrh betroffen sein.

Katecholamine
Zusammenfassende Bezeichnung für eine Gruppe von Hormonen mit verschiedenen Aufgaben: Adrenalin, das im Inneren der Nebenniere (Nebennierenmark) gebildet wird, wird besonders ausgeschüttet bei Anstrengung, Angst, Kälte, Hitze, Schmerzen, Sauerstoffmangel, Blutdruckabfall und anderen Streßsituationen. Es mobilisiert die Energiereserven in den Fettpolstern des Körpers, steigert Kraft und Tempo des Herzschlags, verbessert die Muskelleistung, erweitert die Luftröhre und die Pupillen, verengt die Arterien und führt dadurch zu einer Blutdruckerhöhung.
Noradrenalin wird ebenfalls im Nebennierenmark gebildet und hat ähnliche Aufgaben wie Adrenalin. Außerdem dient es als Überträgerstoff in den Nerven und bewirkt hier eine Aktivitäts- und Leistungssteigerung.
Dopamin ist eine Vorstufe des Noradrenalins und dient vor allem im Gehirn als Überträgerstoff zwischen den einzelnen Nervenzellen.

Kater
Körperlich-seelischer Zustand nach übermäßigem Alkoholgenuß mit Kopfschmerzen, geröteten Augen, großem Durst, allgemeinem Unwohlsein und depressiver Stimmung. Ursachen sind eine Alkoholvergiftung und die Wirkung von ebenfalls schädlichen Alkoholabbauprodukten. Da sowohl der Wasser- als auch der Zuckergehalt im Blut sinkt, sollte man viel Mineralwasser und Fruchtsäfte trinken. Den Kater mit Alkohol zu bekämpfen, führt nur zum nächsten Kater und kann leicht in eine Alkoholabhängigkeit münden.

Karies

Die meisten Bewohner von Urwäldern und der Arktis kennen keine Karies. Der Rest der Menschheit leidet mehr oder weniger stark an dieser auch als Zahnfäule bezeichneten Erkrankung. Das ist kein unabänderliches Schicksal. Mit der richtigen Vorsorge ist ein kariesfreies Gebiß keine Utopie.

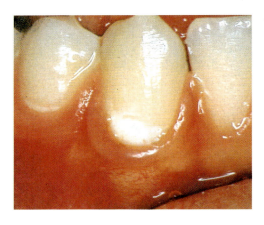

◀ Weiße Flecken auf dem Zahnschmelz deuten auf die Entstehung von Karies hin.

Die Mundhöhle ist von unzähligen Bakterien bevölkert, die durchaus nützlich sind. Doch fast immer sind auch Streptokokken und Laktobazillen darunter, die Zucker in schädliche Säuren verwandeln. Eine besonders starke Säureproduktion findet in den fest haftenden Zahnbelägen statt, in denen sich Millionen von Bakterien aufhalten.

Der Zahnschmelz wiederum ist säureempfindlich, denn er enthält Mineralkristalle, die durch Säuren herausgelöst werden können.

Erste Anzeichen

Die Folge eines solchen Säureangriffs sind zunächst kalkig-weiße Flecken auf dem Zahnschmelz. Wer einen solchen weißen Entkalkungsfleck, der paradoxerweise wie eine Verkalkung aussieht, entdeckt und sich umgehend zahnärztlich behandeln läßt, hat die Karies bald überwunden. Im Anfangsstadium dieser Erkrankung besteht die Behandlung darin, dem Zahnschmelz die herausgelösten Mineralien wiederzugeben. Und das geschieht durch eine fluoridhaltige Zubereitung, die auf den Zahn aufgetragen wird. Fluoride fördern die Reparatur der kleinen Defekte und härten den Zahnschmelz. Gebohrt werden muß in diesem Stadium also nicht.

Karies liebt Verstecke

Alles wäre sehr einfach, wenn die Entkalkungsflecken immer gut sichtbar wären. Zahnbeläge und die darin lebenden säurebildenden Bakterien finden sich aber besonders in Nischen und Zahnzwischenräumen, wo die üblichen Mundhygienemaßnahmen meist nichts oder nur wenig bewirken.

Da Karies frühestens dann Schmerzen verursacht, wenn das Zahnbein (Dentin) bereits angegriffen ist, werden Entkalkungsflecken meistens nur durch zahnärztliche Untersuchungsinstrumente wie Sonde und Spiegel entdeckt. Nicht zuletzt deshalb ist der halbjährliche Kontrollbesuch beim Zahnarzt so wichtig.

Bei Zahnschmerzen zum Zahnarzt

Karies kann sich bis in tiefere Zahnbeinschichten oder gar zu den Zahnner-

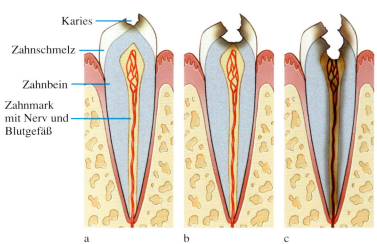

▼ Karies entwickelt sich langsam, und je schneller der kranke Zahn behandelt wird, desto kleiner ist der Schaden, der zurückbleibt: sind Zahnschmelz (a) oder Zahnschmelz und Zahnbein (b) betroffen, wird die kariöse Stelle mit dem Bohrer entfernt und der Zahn gefüllt. Ist auch das Zahnmark betroffen (c), ist eine Wurzelbehandlung erforderlich, um den Zahn zu erhalten.

ven vorarbeiten, ohne daß der Betreffende von den unheilvollen Vorgängen in seinem Mund etwas bemerkt. Deshalb sind ziehende Zahnschmerzen nicht nur eine einfache Warnung – die Karies ist schon in bedrohlichem Maß vorangeschritten.

Der Zahnarzt schabt die kariöse Stelle, an der die ehemals harte Schicht aufgeweicht ist, aus. Anschließend wird weiteres angegriffenes Gewebe herausgebohrt und das entstandene Loch mit einem geeigneten Material gefüllt.

Bohren – kein Grund zum Fürchten!

Früher konnte man durchaus eine Gänsehaut bekommen, wenn der Zahnarzt zum Bohrer griff. Aus Angst vor den Schmerzen bei dieser Prozedur haben viele Menschen ihre Zahnschmerzen lieber Tage und Wochen mit Tabletten und manchmal sogar Alkohol betäubt, statt zum Zahnarzt zu gehen. Dank der verfeinerten Technik und schonender Betäubungsspritzen hat das Bohren seine Schrecken verloren.

Unbehandelt lassen zwar auch die schlimmsten Zahnschmerzen irgendwann wieder nach, doch dies bedeutet nichts Gutes. Der Fäulnisprozeß hat die schmerzleitenden Nerven im Zahninneren (Zahnmark) erreicht und sie zerstört. Jetzt kann nur noch eine Wurzelbehandlung den Zahn erhalten. Dabei werden die Reste des zerstörten Markgewebes aus dem Wurzelkanal entfernt und dieser mit einer Füllung versehen. Mehrere Zahnarzttermine sind notwendig.

Ist Karies ansteckend?

Karies ist eine Infektionskrankheit und deshalb ansteckend. Kinder holen sich die Erreger oft von der Mutter, zum Beispiel, weil diese den Brei mit dem Babylöffel vorkostet oder den heruntergefallenen Schnuller ableckt.

Nicht jeder Mensch ist gleichermaßen gefährdet, Karies zu bekommen. Zur Abschätzung des persönlichen Kariesrisikos gibt es einen Speicheltest, den der Zahnarzt durchführt. Ein niedriges Risiko bedeutet jedoch nicht, daß man von nun an auf alle gründlichen Pflegemaßnahmen verzichten kann.

Vorsorge

Eine naturbelassene Kost, wie sie nur noch an wenigen Stellen unserer Erde genossen wird, setzt den Zähnen bei weitem nicht so zu wie unsere verfeinerte, stark zuckerhaltige Ernährung.

▶ Gründliches Zähneputzen, bei dem die richtige Bewegungsrichtung (vom Zahnfleisch zur Kaufläche, »von rot nach weiß«) entscheidend ist, bietet den bestmöglichen Schutz vor Karies.

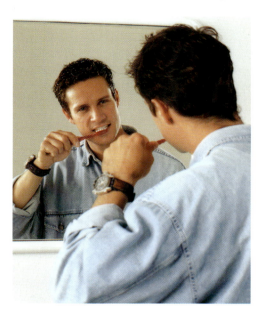

Eine Impfung gegen Karies wird es – wenn überhaupt – erst im nächsten Jahrhundert geben. Bis dahin wird der Kampf gegen Karies weiter mit der Dreifach-Prophylaxe geführt:
- Optimale Mundhygiene; richtiges Zähneputzen ist die wichtigste Maßnahme, den kariesverursachenden Bakterien zu begegnen.
- Einschränkung des Zuckerkonsums.
- Anwendung von Fluoriden; seit 1992 wird in Deutschland fluoridiertes Speisesalz angeboten. Säuglinge und Kleinkinder, die keine gesalzenen Speisen bekommen, können Fluoridtabletten oder -tropfen erhalten. Enthält das Trinkwasser mehr als 0,7 Milligramm Fluorid pro Liter, braucht man weder fluoridiertes Salz zu verwenden noch entsprechende Präparate einzunehmen. Das Wasserwerk gibt über den Fluoridgehalt Auskunft.

Katheter

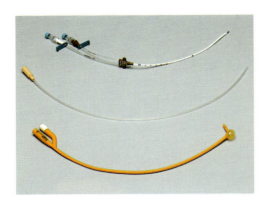

Katheter
Venenkatheter (oben) werden verwendet, um Infusionen in den Blutkreislauf einzuleiten, mit Absaugkathetern (Mitte) wird Schleim aus der Luftröhre entfernt, und mit Blasenkathetern (unten) wird die Harnblase entleert.

Katheter
Röhrenförmiges Instrument, das in die Hohlräume des Körpers wie die Blase eingeführt wird, um diese zu entleeren, zu spülen, dort Heilmittel oder Kontrastmittel für eine Röntgenaufnahme einzubringen. Sie sind meist aus biegsamem Kunststoff hergestellt, seltener aus Metall.

Katheterdilatation
Siehe *Ballondilatation*

Katzenkratzkrankheit
Infektionskrankheit, die von Katzen, die selbst nicht erkrankt sind, durch Bisse und Kratzer auf den Menschen übertragen wird. Der Erreger ist noch unbekannt. Bei einer Infektion bilden sich an der Biß- bzw. der Kratzstelle Pusteln und kleine Knötchen, die Stelle ist oft gerötet, gelegentlich entwickelt sich ein Ausschlag. Unter der Haut können sich Wasseransammlungen bilden, und die Lymphknoten der näheren Umgebung schwellen an. Die Krankheit ist mit Antibiotika gut behandelbar.

Kaverne
Hohlraum im Körpergewebe, der mit Luft oder mit Eiter (zerfallenen Gewebs- und Zellstücken mit Bakterien) gefüllt ist. Solche Hohlräume bilden sich, wenn Gewebe durch Krankheit abgebaut wird und zerfällt.

Kehldeckel
Epiglottis. Bewegliche, knorpelige Platte mit Schleimhautüberzug, die hinter der Zungenwurzel über dem Eingang des Kehlkopfs liegt. Sie bildet beim Schlukken einen fest schließenden Deckel für die Luftröhre, so daß aufgenommene Nahrung nur in die Speiseröhre gelangt. Eine Schwellung des Kehldeckels durch einen Insektenstich oder eine schwere allergische Reaktion kann die Luftröhre verschließen.

Kehlkopfentzündung
Entzündung im Bereich des gesamten Kehlkopfs. Betroffen sind außer dem Kehlkopf selbst meist auch die Stimmbänder. Die betroffene Region schwillt an und schmerzt. Folgen sind eine heisere, schwache Stimme, Halsschmerzen, Husten und ein trockener Hals. Die Entzündung entsteht durch Überlastung der Stimmbänder, im Rahmen von Erkältungskrankheiten, durch Viren, Schadstoffe und durch Rauchen.

Kehlkopfkrebs
Krebsgeschwulst im Bereich des Kehlkopfs, die auch die Stimmbänder erfassen kann. Er kann sich aus einer gutartigen Geschwulst oder aus chronischen Entzündungen entwickeln. Anzeichen sind ständige Heiserkeit, Schluckbeschwerden und das Gefühl, einen Fremdkörper im Hals zu haben. Zu den wichtigsten Ursachen zählt das Rauchen. Der Tumor muß bestrahlt oder operativ entfernt werden. Handelt es sich um eine wuchernde Geschwulst, wird der gesamte Kehlkopf entfernt.

Kehlkopfspiegelung
Laryngoskopie. Sie erfolgt entweder mit Hilfe eines Spiegels, der bei herausgestreckter Zunge in den Rachen gehalten wird, oder mit einem Endoskop. Die Kehlkopfspiegelung dient der Klärung chronischer Heiserkeit und Stimmveränderungen, aber auch von Halsschmerzen, Schluckbeschwerden und Geräuschen beim Einatmen.

Keimdrüsen
Geschlechtsdrüsen (Gonaden). Bei der Frau sind die Eierstöcke (Ovarien), beim

Mann die Hoden für die Bildung der Keimzellen und die Produktion der Geschlechtshormone verantwortlich. Siehe S. 60, *Der menschliche Organismus – Geschlechtsorgane*

Keloid
Wulstnarbe, die sich bei manchen Menschen nach einer Verletzung, Verbrennung oder Operation bildet. Der Körper hat die Fähigkeit, nach einer Verletzung von Haut und Unterhaut Narbengewebe zu bilden und damit offene Wunden zu verschließen. Dieses neu entstandene

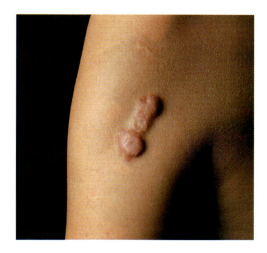

Keloid
Durch übermäßig wachsendes Narbengewebe kann sich beim Verheilen einer Wunde ein Keloid bilden.

Narbengewebe hat weder Poren noch Haare und besitzt die kleinen Feldeinteilungen der normalen Haut nicht. Bei manchen Menschen hört die Narbengewebsbildung nicht auf, wenn die Wunde verschlossen ist, sondern wächst weiter. Dadurch kommt es zu derben, knotigen oder bandartigen Bindegewebswucherungen, die von kleinen Blutgefäßen durchsetzt sind. Die Wucherungen sind gutartig. Zur Behandlung können Keloide mit kortisonartigen Substanzen unterspritzt werden.

Keratitis
Siehe *Hornhautentzündung*

Keratokonus
Kegelförmige, nach außen gerichtete Ausdehnung der Hornhaut des Auges. Die krankhafte Vorwölbung der Hornhaut führt dazu, daß die einfallenden Strahlen im Auge nicht zu einem Bild vereinigt werden können. Der Sehfehler ist meist durch speziell geschliffene Brillen korrigierbar.

Keratoplastik
Siehe *Hornhauttransplantation*

Kernspintomographie
Untersuchungsverfahren, bei dem der Mensch nicht mit Röntgenstrahlen durchleuchtet, sondern mit Magnetwellen durchflutet wird, und das nach heutigem Kenntnisstand ungefährlich ist. Das Resultat der Untersuchung ist eine vom Computer zusammengestellte schichtweise Darstellung des Inneren des betreffenden Körperteils, die nicht nur wie das Röntgenbild Knochen und die groben Umrisse von Weichteilen zeigt, sondern eine sehr gute und zuverlässige Darstellung der verschiedenen Gewebe und Hohlräume bietet. Das Untersuchungsgerät gleicht einer Röhre, in die der Patient hineingeschoben wird. Obwohl die Kernspintomographie (oder auch Magnetresonanztomographie) ein kostspieliges Verfahren ist, wird sie in vielen Bereichen der Medizin bei der Suche nach Gewebeveränderungen wie Tumoren, umschriebenen Entzündungsherden, Zysten und Verletzungen des Bandapparates eingesetzt.

Keuchhusten
Durch Bakterien ausgelöste Infektionskrankheit bei Kindern, die durch heftige, typische Hustenanfälle gekennzeichnet ist: Auf ein pfeifendes Einatmen folgen kurze, harte Hustenstöße, oft mit heraushängender Zunge, die von Einatmungen unterbrochen sind; nach einem weiteren Einatmen folgt ein weiterer, schwächerer Hustenanfall. Häufig sind die quälenden Anfälle verbunden mit Schleimabsonderungen beim Aushusten oder Erbrechen. Da es sich nicht um eine Infektion der Atemwege, sondern des Gehirns handelt, bleiben die üblichen Hustenmittel erfolglos. Die Krankheit zieht sich über mehrere Monate hin und

schwächt die Kinder oft stark, so daß im Rahmen der Vorsorgeuntersuchungen für Säuglinge ab dem dritten Lebensmonat Schutzimpfungen durchgeführt werden sollten. Impfkomplikationen, die früher gelegentlich beobachtet wurden, sind bei modernen Impfstoffen praktisch ausgeschlossen.

Kieferhöhlen
Die größten der an die Nasenhöhle angrenzenden Nasennebenhöhlen im knöchernen Gesichtsschädel. Die beidseitig neben der Nase angeordneten Hohlräume liegen zwischen Augenhöhlen und Oberkieferknochen. Sie befinden sich dicht neben der eigentlichen Nasenhöhle und sind eng, teilweise nur mit einer leicht durchlässigen Wand, mit ihr verbunden. Sie sind luftgefüllt, und ihre Wände sind mit einer Schleimhaut ausgekleidet.

Kieferhöhlenentzündung
Vorübergehende oder auch dauerhafte Entzündung der Schleimhäute, die die Kieferhöhlen auskleiden. Sie ist oft mit Schleim- und Eiterbildung verbunden. Es treten Schmerzen unterhalb der Augen, im Wangen- und im Backenknochenbereich und besonders beim Bücken Kopfschmerzen im Stirnbereich zusammen mit Fieber auf. Viren oder Bakterien können von der Nase zu den Kieferhöhlen wandern, dort Entzündungen sowie Schwellungen hervorrufen, wodurch der Abfluß von Sekret verhindert wird. Auch Zahnwurzelkrankheiten und Verletzungen des Kiefers verursachen gelegentlich eine Kieferhöhlenentzündung.

Kieferklemme
Unfähigkeit, den Unterkiefer zu bewegen. Ursache kann ein Bruch im Kiefergelenk, eine Verschiebung der Gelenkflächen von Ober- und Unterkiefer, eine Entzündung oder ein Krampf des Kaumuskels sein. Die Behandlung reicht von der Gabe abschwellender Medikamente bis hin zur operativen Versorgung eines Kieferbruchs.

Kieferregulierung
Behandlung von Zahn- und Kieferfehlstellungen. Ober- und Unterkiefer mit den Zahnreihen bilden eine Einheit, die das Beißen, Kauen und Sprechen ermöglicht. Damit dies geschehen kann, müssen die beiden Kiefer und ihre Zähne in einer funktionsgerechten Position zueinander stehen. Eine Korrektur von Zahnfehlstellungen erfolgt durch den langfristigen Einsatz von Zahnspangen und -klammern.

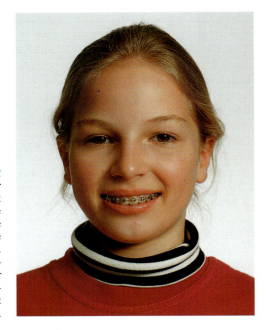

Kieferregulierung
Die Korrektur einer Kieferfehlstellung mit einer Zahnspange erfordert Geduld. Sie muß meist mehrere Jahre getragen werden. Aber: Je früher begonnen wird, desto besser sind die Erfolgsaussichten und desto kürzer ist die Behandlungszeit.

Kindbettfieber
Früher häufig auftretende, gefährliche, fieberhafte Infektionserkrankung bei Frauen in den ersten Wochen nach der Entbindung, die durch das Eindringen von Bakterien in die Geburtswunden verursacht wird. Die Erreger, die bei der Geburtshilfe durch die Hände der Geburtshelfer, unreine Instrumente oder mangelnde Hygiene im Wochenbett übertragen werden, dringen in die Gebärmutter und von hier aus in den Organismus ein. Seit der Entdeckung dieses Zusammenhangs durch den Gynäkologen Ignaz Semmelweis Mitte des 19. Jahrhunderts kommt die Erkrankung dank strengerer Hygienemaßnahmen nur noch selten vor.

Kinderkrankheiten
Siehe S. 420

Kinderlähmung
Poliomyelitis. Ansteckende Infektionserkrankung des Rückenmarks und des Gehirns, die Lähmungen auslösen kann und unbehandelt in bis zu 20% aller Fälle zum Tode führt. Betroffen sind vor allem Kinder, aber auch Erwachsene können sich anstecken. Übertragen wird die Krankheit durch Viren, die über Kontakt mit infiziertem Abwasser, Milch oder Nahrungsmitteln in den Verdauungstrakt und von dort ins Blut und ins Nervensystem gelangen. Zwischen Ansteckung und Ausbruch der Krankheit können ein bis drei Wochen vergehen, in denen leichtes Fieber, Halsbeschwerden, Husten, Gliederschmerzen und Durchfall auftreten.

Die Viren dringen bis ins Gehirn vor, besonders aber ins Rückenmark, wo die Nervenbahnen verlaufen, die die Muskeln versorgen. Auf diese Weise kommt es innerhalb weniger Tage zu Lähmungserscheinungen, besonders der Beinmuskeln, seltener ist auch die Atemmuskulatur betroffen. Die Lähmungen klingen nur langsam innerhalb von zwölf bis 18 Monaten ab. Bestehen sie nach dieser Zeit fort, ist eine Besserung unwahrscheinlich. Den einzigen Schutz gegen die Kinderlähmung bietet eine frühzeitige Impfung.

Kinderwunsch, unerfüllter
Siehe S. 690, *unerfüllter Kinderwunsch*

Kindesmißbrauch, sexueller
Sexueller Umgang mit Kindern. Gemeint ist jede sexuelle Handlung eines erwachsenen Menschen mit einem Jungen oder Mädchen: intime Küsse, Spielen mit den Geschlechtsteilen des Kindes, die eigenen Geschlechtsteile vom Kind berühren lassen oder gar Geschlechtsverkehr. Kinder, die das Opfer sexuellen Mißbrauchs geworden sind, tragen dauerhaft schwere seelische Schäden und Störungen davon. Meist sind auch die erwachsenen Täter seelisch schwer gestört. Mißbräuchliche Handlungen an Kindern sind strafbar. In letzter Zeit entstanden Beratungs- und Therapieangebote für Täter, die ihr zwanghaftes Verhalten ändern wollen.

Kindesmißhandlung
Körperliche oder seelische Gewaltanwendung gegen Kinder durch Erwachsene. Hierzu sind harte Strafen, ausgeführt als Erziehungsmittel, ebenso wie leichtsinnige oder vorsätzliche Quälereien zu zählen. Kinder erleiden durch Mißhandlungen nicht nur Schmerzen, auf Dauer können psychische Krankheiten entstehen. Häufig sind die mißhandelnden Erwachsenen, oft Eltern oder Erziehungsberechtigte, in ihrer Kindheit selbst mißhandelt worden.

Kindesmißhandlung ist strafbar; zahlreiche Anlaufstellen bieten heute Erwachsenen, die aus ihrem schädigenden Verhalten Auswege suchen, Rat und Hilfen an. Zuständig für Erwachsene und Kinder ist das Jugendamt. Es geht auch Hinweisen von Nachbarn und Verwandten nach, die den Verdacht auf eine Mißhandlung äußern.

Kindstod, plötzlicher
Plötzlicher, unerwarteter Tod scheinbar gesunder Säuglinge oder Kleinkinder. Er tritt häufig ohne deutlich erkennbare Vorankündigung während des Schlafs ein. Eine Verlangsamung des Herzschlags und Pausen im regelmäßigen Atmen können Vorboten sein. Dem Eintritt des Todes gehen oft Phasen voraus, in denen der Atem für längere Zeit aussetzt. Der Sauerstoffmangel führt schließlich zum Tod. Frühgeborene und Kinder rauchender Eltern sind häufiger betroffen, aber auch unentdeckte Krankheiten wie angeborene Herzfehler, Vergiftungen oder Infektionen kommen als Ursache in Frage. Oft wird geraten, Risikobabys nicht in Bauchlage schlafen zu lassen. Überwachungssysteme, die bei einem Atemstillstand des Kindes Alarm auslösen, werden für Risikokinder in der Regel von den Krankenkassen finanziert.

Kinderkrankheiten

Jeder Mensch macht die meisten von ihnen einmal durch, denn sie gehören zum Leben wie der erste Zahn. Kinderkrankheiten sind sehr ansteckend und werden über Viren oder Bakterien übertragen. Wenn der Körper nach einer durchgemachten Erkrankung genügend Antikörper gebildet hat, bleibt er normalerweise ein Leben lang gegen diese Krankheit immun.

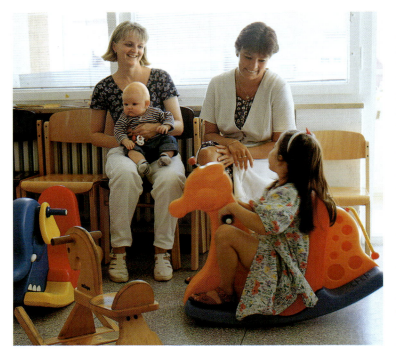

▲ Kinder können selten genau äußern, was ihnen fehlt. Der Besuch beim Kinderarzt sollte deshalb in Zweifelsfällen selbstverständlich sein.

Kinder sollten bei Krankheiten mit hohem Fieber und Komplikationen wie bei einer Mittelohrentzündung unbedingt Bettruhe einhalten; wenn das Kind nicht im Bett liegen bleiben will, sollte es im Haus möglichst etwas Ruhiges spielen oder Bücher anschauen. Mit Fieber darf das kranke Kind auf keinen Fall in die Schule oder den Kindergarten geschickt werden. Je mehr Ruhe es hat, um so schneller wird es gesund. Dabei ist auch auf einen gut gelüfteten Raum zu achten. Eine Zimmertemperatur von 18 bis 20 °C ist ideal. Zuwendung und ein Gefühl von Geborgenheit sind oft wirkungsvoller als die beste Medizin.

Die meisten Kinderkrankheiten werden durch Viren verursacht. Da sie nicht wie Bakterien mit Antibiotika abgetötet werden können, besteht die Therapie nur in einer Behandlung der Symptome, z.B. durch Verabreichung husten- oder juckreizstillender Medikamente. Bei Fieber und trockenem Husten sollte das Kind auf jeden Fall viel trinken, am besten eignen sich Tee oder Obstsäfte. Das beschleunigt die Entgiftung und erleichtert das Abhusten.

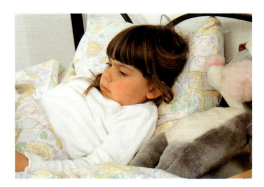

◄ Bettruhe in einem gut gelüfteten und leicht abgedunkelten Raum ist bei den meisten Kinderkrankheiten das beste Mittel, um schnell wieder gesund zu werden.

Masern

Ansteckungen mit Masern häufen sich in den Wintermonaten. Das Virus wird durch die Luft übertragen (»fliegende« Infektion) und dringt über die Schleimhäute der Atemwege und die Augenbindehaut in den Körper ein.

Die Masern beginnen etwa zehn Tage nach der Ansteckung (Inkubationszeit) mit unspezifischen Krankheitszeichen wie leichtem Fieber, Husten oder Schnupfen, Bindehautentzündung mit verklebten Augen und Lichtempfindlichkeit. Zudem wirkt das Gesicht aufgedunsen. An der Mundschleimhaut entstehen kleine kalkspritzerartige Flecken. Nachdem die erhöhte Körpertemperatur erst leicht zurückgegangen ist, zeigt sich

Kinderkrankheiten

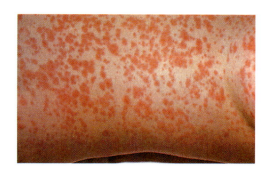

die eigentliche Erkrankung mit dem Hautausschlag (Exanthem), und es kommt zu einem Anstieg des Fiebers bis auf 40 °C.

Der Ausschlag in Form kleiner, hellroter und leicht erhabener Flecken bricht zuerst im Gesicht und hinter den Ohren aus; er breitet sich dann innerhalb weniger Tage körperabwärts aus. Während der Masernerkrankung ist die Abwehrkraft des Körpers gegen weitere Erreger stark geschwächt, und es können sich gefährliche Krankheiten wie Lungenentzündung oder eine eitrige Mittelohrentzündung anschließen. In seltenen Fällen kann eine Entzündung des Gehirns oder eines Gehirnnerven hinzukommen. So tritt manchmal während der Masern ein Innenschielen auf, was auf eine Augenmuskellähmung hinweist. Aufgrund dieser Komplikationen raten inzwischen viele Ärzte zur Schutzimpfung gegen Masern im zweiten Lebensjahr.

Eine Ansteckungsgefahr besteht von den ersten Symptomen an bis fünf Tage nach Ausbruch des Exanthems.

Klingt das Fieber ab und steigt auch der Appetit wieder, erholt sich das Kind rasch. Nach vier bis sieben Tagen bildet sich der Ausschlag zurück und hinterläßt zunächst bräunliche Flecken, die nach weiteren zwei bis drei Wochen abschuppen und verschwinden.

Röteln

Röteln werden häufig mit einer leichten Masernerkrankung verwechselt. Auch

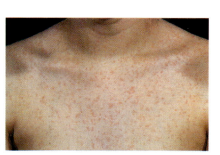

◄▼ Bei den häufigsten Kinderkrankheiten tritt ein Hautausschlag auf: Während Masern (links) und Rötelnflecken (Mitte) fast keine Probleme bereiten, juckt der Windpockenausschlag (rechts) stark und bildet Narben, wenn man an den Bläschen kratzt.

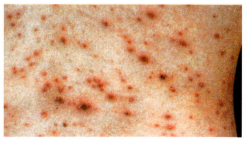

sie werden durch Viren über den Nasen-Rachen-Raum übertragen. Meist sind ältere Kinder betroffen.

Die Rötelnerkrankung unterscheidet sich von den Masern im wesentlichen durch ihren milderen Verlauf.

Erst zwei bis drei Wochen nach der Infektion treten katarrhähnliche Symptome wie Husten, Halsentzündung oder Schnupfen auf. Die Körpertemperatur ist nur mäßig erhöht. Etwa zwei Tage später bilden sich kleine, hellrote Flecken, die sich wie bei den Masern rasch über den ganzen Körper ausbreiten. Der Ausschlag ist feiner als der bei Masern. Ein deutlicher Unterschied zur Masernerkrankung ist die Lymphknotenschwellung, die bei Röteln am Hals, im Nacken und hinter den Ohren auftritt. Insgesamt ist der Verlauf von Röteln bei Kindern komplikationslos. Eventuell auftretende Gelenkschmerzen, besonders bei Jugendlichen und jungen Erwachsenen, verschwinden wieder. Der Ausschlag verblaßt meist schon nach einigen Tage ohne Schuppenbildung.

Oft werden Röteln wegen ihres leichten Verlaufes nicht als solche erkannt. Gewißheit über eine durchgemachte Erkrankung und eine bestehende Immunität erhält man nur bei einer Blutuntersuchung, bei der die Antikörper gegen Rötelnviren bestimmt werden.

Infiziert sich eine schwangere Frau erstmalig mit Rötelnviren, besteht für das Kind im Mutterleib die Gefahr der sogenannten Rötelnembryopathie. Je früher während der Schwangerschaft die Ansteckung erfolgt, desto größer ist die Gefahr, daß das Kind mit schweren Fehlbildungen von Gehirn, Herz, Augen

Kinderkrankheiten

und Ohren zur Welt kommt. Allein zur Vermeidung dieser Rötelnembryopathie sollten sich Mädchen ab dem 13. Lebensjahr, falls sie nicht im Kindesalter schon die Dreifachimpfung erhalten haben, gegen Röteln impfen lassen, wenn keine Antikörper gegen Röteln im Blut nachweisbar sind.

Die Ansteckungsgefahr bei Röteln besteht von einer Woche vor bis zehn Tage nach Ausbruch des Hautausschlags.

Windpocken

Durch ein Herpes-Virus werden die Windpocken übertragen. Im Gegensatz zu vielen anderen Infektionskrankheiten kann eine Ansteckung nicht nur per Tröpfcheninfektion oder durch direkten Kontakt mit einer erkrankten Person erfolgen, sondern auch »fliegend« wie bei den Masern über eine kürzere Distanz (Wind-Pocken!).

Die Zeit von der Ansteckung bis zum Ausbruch der Krankheit beträgt zwei bis drei Wochen. Ohne vorausgehende Krankheitszeichen brechen Windpocken plötzlich mit Fieber, Gliederschmerzen und dem typischen Hautausschlag aus. Die roten, stark juckenden Flecken treten bevorzugt auf der Kopfhaut, dem Oberkörper und den Schleimhäuten auf. Schubweise verwandeln sie sich in lästig juckende, wäßrig gefüllte und an den Schleimhäuten ziemlich schmerzhafte Bläschen, die leicht aufplatzen. Nach und nach trocknen die Bläschen aus, verkrusten und fallen ab. Narben entstehen nur, wenn die Bläschen aufgekratzt werden und sich die Wunden entzünden. Die Ansteckungsgefahr beginnt schon zwei Tage vor Ausbruch des Ausschlags und dauert an, bis das letzte Bläschen verkrustet ist. Am häufigsten erkranken Kinder zwischen dem fünften und zehnten Lebensjahr an Windpocken. Eine zweite Infizierung ist nicht ausgeschlossen, aber sehr selten. Beim Erwachsenen äußern sich Windpocken meist als Gürtelrose. Da das Virus der Gürtelrose mit dem der Windpocken identisch ist, kann ein Erwachsener ein Kind mit Windpocken anstecken.

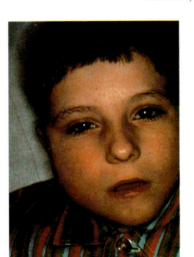

▲ Die typische Schwellung der Wangen bei Mumps geht von der Ohrspeicheldrüse aus.

Bei Windpocken handelt es sich im allgemeinen um eine unkomplizierte Erkrankung, eine Schutzimpfung ist nur bei geschwächten und extrem anfälligen Kindern notwendig.

Mumps

Der im Volksmund »Ziegenpeter« genannte Mumps ist eine hochansteckende Viruserkrankung. Die Erreger werden durch Husten und Niesen verbreitet.

Nach der Infizierung vermehren sich die Viren in der Ohrspeicheldrüse. Nach einer Inkubationszeit von zwei bis drei Wochen, in der sich der Betroffene meist unwohl fühlt, schwellen die Ohrspeicheldrüse und die umliegenden Lymphknoten unter Fieber schmerzhaft an, und die Körpertemperatur steigt. Diese Schwellungen, die meist erst auf einer Seite beginnen und nach einigen Tagen auch auf die andere Seite übergreifen, ähneln Hamsterbacken. Außerdem klagt das Kind über Schluck- und Kaubeschwerden, die durch warme Ölumschläge und breiige Kost gelindert werden können. Drei bis vier Tage später klingen das Fieber und die anderen Symptome rasch ab. Die Ansteckungsgefahr besteht allerdings noch etwa eine weitere Woche.

Normalerweise verläuft Mumps harmlos. Nur selten werden Hirnhäute, Bauchspeicheldrüse, Mittelohr oder Hoden in Mitleidenschaft gezogen.

Eine mit der Masernimpfung kombinierte Schutzimpfung ist ab dem 15. Lebensmonat möglich.

Scharlach

Die Ansteckung mit Scharlachbakterien erfolgt über direkten Kontakt oder durch Tröpfcheninfektion.

Nach einer Inkubationszeit von zwei bis vier Tagen kommt es zu hohem Fieber, Kopfschmerzen, Schüttelfrost und Erbrechen. Die Mandeln und der gesamte Rachenraum sind eitrig entzündet und

Kinderkrankheiten

scharlachrot. Die Zunge ist in den ersten Tagen stark belegt. Danach schwellen die Geschmacksknospen auf der Zunge an und lassen sie wie eine Himbeere aussehen. Mit dieser Zunge tritt auch der typische Scharlachausschlag auf. Die Haut, vor allem an Brust, Rücken und in der Leistenbeuge, ist mit stecknadelkopfgroßen, leicht hervorschwellenden, dichten roten Flecken übersät und fühlt sich samtartig an. Charakteristisch für Scharlach ist, daß die Gesichtspartie um Mund und Kinn nicht vom Ausschlag betroffen ist.

Sind die Bakterien durch einen Rachenabstrich nachgewiesen, verordnet der Arzt in der Regel ein Antibiotikum. Unbehandelt kann Scharlach Herz und Nieren schwer in Mitleidenschaft ziehen. Die Erkrankung klingt rasch ab, der Ausschlag schuppt ab, und das Kind kann zwei Wochen nach Ausbruch der Krankheit wieder die Schule oder den Kindergarten besuchen.

Keuchhusten

»Drei Wochen kommt er, drei Wochen bleibt er und drei Wochen geht er«, so sagt es richtig der Volksmund.

Die Ansteckung bei Keuchhusten erfolgt durch Bakterien. Nach ein bis zwei Wochen beginnt die Erkrankung mit Husten, der sich täglich verschlimmert. Besonders nachts kommt es zu quälenden Hustenanfällen, zwischen denen das Kind in große Atemnot gerät. Sein Gesicht läuft häufig blaurot an. Wenn der zähe Schleim, der sich beim Keuchhusten in den Atemwegen ablagert, herausgewürgt wird, erbrechen viele Kinder. Sie werden mager, blaß und aufgedunsen. Die Körpertemperatur wechselt häufig. Erst wenn sich der Schleim verflüssigt und leichter abgehustet werden kann, tritt eine Erholung ein.

Keuchhusten wird antibiotisch behandelt, die Ansteckungsgefahr hält allerdings noch sechs Wochen nach Beginn der Erkrankung an.

Da Keuchhusten bei Säuglingen neben Erstickungsanfällen zu schweren Komplikationen wie Lungenentzündung und Gehirnblutungen führen kann, wird eine Schutzimpfung im dritten bis fünften Lebensmonat empfohlen.

Diphtherie

Diphtherie ist wegen ihrer Komplikationen die wohl gefürchtetste Kinderkrankheit. Durch die weitverbreitete Impfung tritt sie aber heute nur noch sehr selten auf. Überträger sind Bakterien, die sogenannte Toxine – gefährliche Giftstoffe – bilden und bei direktem Kontakt mit einem Erkrankten übertragen werden. Nach zwei bis sechs Tagen kommt es zu den ersten Symptomen. Neben Fieber treten an den Schleimhäuten der oberen Luftwege dicke, borkenartige Beläge (vor allem an den Mandeln) auf, die zu Erstickungsanfällen führen können. Gefürchtet ist die Wirkung der Bakteriengifte auf Herz, Nieren und Nerven. Die Behandlung besteht in der sofortigen Gabe eines Gegengifts (Antitoxin) und von Antibiotika. Wegen der Erstickungsgefahr muß das kranke Kind intensiv überwacht werden.

Entzündungen im Nasen-Rachen-Raum

Die meisten klassischen Kinderkrankheiten gehen mit einer Infektion der Atemwege einher. Da diese Erkrankungen, zu denen auch Mandel- und Mittelohrentzündungen zählen, bei Kindern wesentlich häufiger auftreten als bei Erwachsenen, werden sie im weiteren Sinne ebenfalls zu den Kinderkrankheiten gezählt.

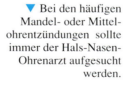

▼ Bei den häufigen Mandel- oder Mittelohrentzündungen sollte immer der Hals-Nasen-Ohrenarzt aufgesucht werden.

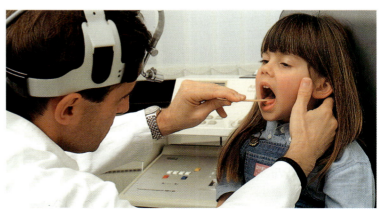

Kitzler

Klitoris. Organ im vorderen Bereich der kleinen Schamlippen. Der Kitzler enthält zwei Schwellkörper, die die reich mit Nerven ausgestattete, hochempfindliche Eichel umschließen. Ähnlich wie der Penis beim Mann, schwillt das Organ bei sexueller Erregung und Reizung an und kann durch Stimulierung einen Orgasmus auslösen.

Klaustrophobie

Krankhafte Furcht vor engen, geschlossenen Räumen. Die objektiv unbegründeten, subjektiv aber um so bedrohlicher erfahrenen Angstzustände setzen plötzlich ein, wenn sich der Betroffene z.B. im Aufzug oder einer überfüllten U-Bahn befindet. Panikartig überfällt ihn die beklemmende Angst, eingeschlossen zu sein, ersticken zu müssen oder umzufallen. Die ursprünglich seelisch bedingte Angst wandelt sich in körperliche Erscheinungen um: Schweißausbrüche, ein erhöhter Puls mit Kreislaufstörungen, Flimmern vor den Augen und Schwindelzustände. Um solchen Situationen aus dem Weg zu gehen, vermeiden Betroffene oft kritische Situationen, benutzen weder Fahrstühle noch öffentliche Verkehrsmittel, meiden Tiefgaragen, Kinos, volle Restaurants etc., was bis zur Isolation und zur Arbeitsunfähigkeit führen kann. Erfolgversprechend sind verhaltenstherapeutische Maßnahmen und Selbsthilfegruppen.

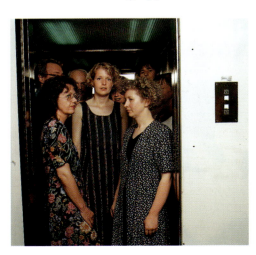

Klaustrophobie
Enge, geschlossene Räume lösen bei klaustrophobisch veranlagten Menschen Panikreaktionen und Angstzustände aus.

Klimakterium
Siehe S. 714, *Wechseljahre*

Klimatherapie

Naturheilverfahren, das sich bestimmte Klimaeigenschaften zunutze macht. Meist wird dieses Heilverfahren in Form einer Kur durchgeführt, bei der sich der Kranke entsprechend seinem Grundleiden in dem für ihn geeignetsten Klima aufhält. Die Entfernung aus dem Heimatklima kann bei Allergien oder Krankheiten, die durch Umweltbelastungen entstehen, bereits hilfreich sein. Zur Wiederherstellung des gerade Genesenden oder bei nervösen Beschwerden eignet sich ein mildes Schonklima. Zur Abhärtung und Umstimmung des Körpers dient das Reizklima am Meer. Die frische salzhaltige Luft wirkt stärkend, besonders bei asthmatischen Beschwerden und bei Krankheiten der Atemwege. Im Vordergrund der Therapie steht eine Umstellung des gesamten Organismus durch Klima- und Luftwechsel.

Klistier
Siehe *Einlauf*

Klitoris
Siehe *Kitzler*

Kloßgefühl

Globus. Anfallsweise oder ständig auftretendes Engegefühl im Rachen oder Hals. Es kann Anzeichen einer Erkrankung im Rachen-, Speiseröhren- oder Kehlkopfbereich sein. Das Gefühl, daß jemandem »etwas im Hals steckengeblieben ist«, kann aber auch der Ausdruck einer seelisch bedingten Befindlichkeitsstörung sein.

Klumpfuß

Angeborene oder erworbene Fehlbildung des Fußes. Beide Füße verlaufen einwärts, wobei der vordere Teil des Fußes nach oben weist. Das Gehen erfolgt auf den Außenkanten des Fußes.
Eine Behandlung muß frühzeitig erfolgen, da es sonst zu einer bleibenden De-

formierung der einzelnen Fußknochen kommen kann. Die Füße werden mit der Hand, durch Gipsverbände oder Schienen geformt. In schweren Fällen kann eine korrigierende Operation durchgeführt werden.

Knaus-Ogino-Methode
Natürliche Methode zur Empfängnisverhütung, bei der während der fruchtbaren Tage auf Geschlechtsverkehr verzichtet wird.
Zur Ermittlung der fruchtbaren Tage werden drei Konstanten vorausgesetzt: Der Eisprung findet meist 14 Tage vor Beginn der nächsten Menstruationsblutung statt, die Eizelle ist nur etwa zwölf Stunden und die Spermien drei Tage befruchtungsfähig.
Bei einem Zyklus von konstant 28 Tagen Dauer und einem tatsächlich immer am 14. Tag stattfindenden Eisprung könnte es also nur bei Geschlechtsverkehr zwischen dem 11. und 15. Zyklustag zu einer Befruchtung kommen.
Bei den meisten Frauen variiert allerdings sowohl die Dauer des Zyklus als auch der Termin des Eisprungs um einige Tage. Um dennoch die fruchtbaren Tage möglichst sicher ermitteln zu können, ist es nötig, daß der Zyklus über einen Zeitraum von mindestens einem Jahr beobachtet und die Zyklusdauer notiert wurde. Vom kürzesten gemessenen Zyklus werden dann 17 Tage und vom längsten Zyklus 13 Tage abgezogen. Zur Sicherheit sollte man jeweils einen weiteren Tag hinzuzählen. Bei einer Zyklusdauer, die zwischen 26 und 30 Tagen schwankt, gelten somit die Tage zwischen dem achten (26 minus 18) und dem 18. Tag (30 minus zwölf) als fruchtbar. In dieser Zeit muß entweder auf Geschlechtsverkehr verzichtet oder aber eine andere empfängnisregelnde Maßnahme angewandt werden.
Die Knaus-Ogino-Methode gilt als unzuverlässig. Unter den natürlichen Methoden zur Verhütung einer Schwangerschaft gilt die Temperaturmethode als wesentlich sicherer. Siehe auch S. 244, *Empfängnisverhütung*

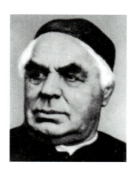

Sebastian Kneipp

Kneipp, Sebastian
Katholischer Pfarrer in Bad Wörishofen und Naturheilkundiger (1821–1897). Er entwickelte aufgrund eigener Beobachtungen umfangreiche nicht-medikamentöse Behandlungsmethoden. Am bekanntesten sind die Kaltwasserkuren, Wassergüsse, Wassertreten und Abhärtungskuren durch kaltes Wasser. Kneipp gab aber darüber hinaus viele Anregungen zu einer naturgemäßen, gesunden Lebensweise und hat auch die moderne physikalische Therapie beeinflußt.

Kneipp-Therapie
Das von Kneipp entwickelte Verfahren beruht auf der natürlichen Heilwirkung des Wassers und des Wärmeaustauschs. Durch verschiedene Anwendungen wie kaltes Waschen, Wechselbäder, Duschen, Wasserübergießungen einzelner Körperteile, Tau- und Wassertreten wird beabsichtigt, auf die inneren Körpervorgänge einzuwirken. Die Blutverteilung wird beeinflußt, Stoffwechsel, Kreislauf und Nervensystem werden angeregt. Viel Bewegung in frischer Luft und eine gesunde Vollwertkost dienen dazu, die körpereigenen Kräfte zu aktivieren und die körperlich-seelische Gesundheit herzustellen. Eine Kneipp-Kur kann hilfreich sein bei Herz- und Gefäßerkrankungen, bei allgemeinen Schwächezuständen, bei Erkrankungen des Verdauungssystems und bei manchen rheumatischen Beschwerden. Sie dient zur Vorbeugung und bei chronischen Leiden zur Genesungsförderung.

Kniegelenksentzündung
Kurz- oder längerfristige Entzündung des Kniegelenks, die häufig nach Verletzungen, Infektionen oder infolge infektiöser Geschlechtskrankheiten, aber auch im Zusammenhang mit rheumatischen Beschwerden auftritt. Die Entzündung kann einen Gelenkerguß mit sich bringen und schließlich auch zu einer sehr schmerzhaften Gelenkeiterung führen. Dies kann eine Versteifung des Kniegelenks nach sich ziehen. Ärztliche Behandlung, die von der Ruhigstellung mit

Kniescheibe

einer Schiene bis zur Operation mit Eröffnung des Kniegelenks reicht, ist in jedem Fall erforderlich.

Kniescheibe
Patella. Verschiebbare, schalenförmige, knöcherne Scheibe, die dem Oberschenkelknochen am unteren Ende vorgelagert ist und sich oberhalb des Kniegelenks befindet. Über sie hinweg läuft die Zugsehne des Oberschenkelmuskels, der das Bein im Kniegelenk streckt. Sie mindert die Reibung der Sehne beim Gleiten über das Gelenk und verstärkt deren Zugwirkung.

Kniescheibenverrenkung
Patelluxation. Starke Verdrehung der Kniescheibe, die im allgemeinen durch Gewalteinwirkung verursacht wird. Die Kniescheibe wird dabei aus ihrer normalen Position gebracht. Meist geschieht die Verlagerung der Kniescheibe in seitliche Richtung, aber auch eine Verschiebung nach oben, unten oder sogar in den Gelenkspalt hinein ist möglich. Jeder Bewegungsversuch im Kniegelenk ruft starke Schmerzen hervor. Oft werden bei der Verletzung Sehnen und Bänder geschädigt. Umgekehrt können aber auch erschlaffte Bänder erst zu der Verrenkung der Kniescheibe führen. Nur selten ist eine Einrenkung möglich, meist ist eine Operation erforderlich.

Knoblauch
Pflanze mit nachgewiesener Vorbeuge- und Heilwirkung. Der in den Zehen der Pflanze enthaltene Wirkstoff Allium eignet sich besonders zur Behandlung von geringem Bluthochdruck, leicht erhöhten Blutfettwerten und zur Vorbeugung von Arteriosklerose. Da der Wirkstoffgehalt der Zehen stark schwankt und relativ gering ist, sind Knoblauchpräparate vorzuziehen.

Knochen
Sie bilden das Skelett, das stabile Gerüst unseres Körpers, und sind durch straffe, bindegewebige Bänder miteinander verbunden. Knochen bestehen aus dem Knochenmark, dem eigentlichen harten Knochen selbst und der Knochenhaut. Siehe S. 63, *Der menschliche Organismus – Bewegungsapparat*

Knochenbruch
Fraktur. Bruch des Knochens durch Druck-, Zug- oder Stoßeinwirkung. Anzeichen für einen Knochenbruch sind Schmerzen in Ruhe oder bei Belastung, Schwellungen, Bewegungsschwierigkeiten und Fehlstellungen. Man unterscheidet – je nach Art des Bruchs – Längs-, Schräg- oder Trümmerbrüche. Bei offenen Brüchen sind auch die Weichteile (Haut, Gewebe) verletzt, und es entsteht eine offene Wunde. Jeder

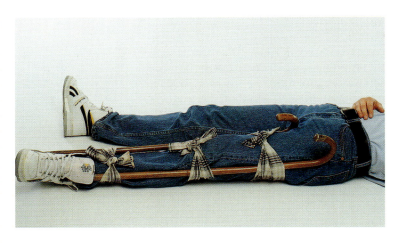

Knochenbruch
Muß der Verletzte transportiert werden, bevor ärztliche Hilfe möglich ist, sollte der Bruch provisorisch geschient werden. Stöcke oder Schirme, Bretter oder Stangen und Tücher leisten hierbei gute Dienste.

Knochenbruch ist sofort ruhigzustellen. Ziel der Behandlung ist es, die Knochenteile so zusammenzufügen, daß der Knochen wieder voll gebrauchsfähig wird. Je nach Ort und Verlauf des Bruchs kann dies mit einem Gipsverbands oder durch eine operative Stabilisierung der Bruchenden durch Metallteile (Nägel oder Platten) erreicht werden. Siehe auch S. 754, *Erste Hilfe – Knochenbrüche*

Knochenbrüchigkeit
Der Verlust an stützender Knochensubstanz ist in geringem Umfang eine ganz normale Alterserscheinung. Ursache sind kalziumarme Ernährung, zu wenig körperliche Bewegung und starkes Rauchen über Jahrzehnte hinweg. Bei Frauen in den Wechseljahren kann Knochen-

brüchigkeit aber auch Folge einer hormonell bedingten Osteoporose sein. Außerdem kann sie als Nebenwirkung bestimmter Medikamente (z.B. Kortison) und bei einem Krebsleiden mit Tochtergeschwülsten im Knochen auftreten. Eine extreme Brüchigkeit der Knochen findet sich darüber hinaus bei der seltenen Glasknochenkrankheit.

Knochenentzündung
Meist eitrige Entzündung des Knochens, von der auch Knochenhaut und Knochenmark betroffen sein können. Ursache sind Eitererreger, die z.B. bei offenen Brüchen von außen durch die Wundöffnung eindringen. Häufiger noch wandern die Erreger von einer entfernt im Körper vorhandenen Entzündung über die Blutbahn in den Knochen. Die Außenhaut ist an der entsprechenden Stelle entzündlich gerötet, der Knochen schmerzt stark, und es kann zu Fieber mit Schüttelfrost kommen. Behandelt wird mit Antibiotika. Manchmal muß der infizierte Knochenherd bei einer Operation ausgeräumt und der entstandene Hohlraum gespült werden.

Knochenerweichung
Skelettveränderung, bei der die Knochen ungewöhnlich biegsam und weich werden. Häufigste Form der Knochenerweichung ist die Rachitis, die bei Kindern im Wachstumsalter durch Vitamin-D-Mangel und unzureichenden Kalziumeinbau in den Knochen hervorgerufen wird.

Knochenhaut
Die den Knochen umhüllende Haut besteht aus zwei Schichten. Sie enthält kleine Blutgefäße und Nerven, die in das Innere des Knochens führen und ihn mit Nahrung versorgen. Außerdem trägt sie zur Knochenneubildung bei und ist deshalb wichtig für das Wachstum und die Heilung von Knochen.

Knochenhautentzündung
Bakteriell oder durch äußere Einwirkung hervorgerufene Entzündung der Knochenhaut. Oft kommen die Erreger von einem anderen Ort über die Blutbahn in die kleinen Gefäße der Knochenhaut. Die Entzündung kann dazu führen, daß sich der darunterliegende Knochen ebenfalls entzündet oder wegen der mangelnden Versorgung durch die erkrankte Haut in Mitleidenschaft gezogen wird. Zur Behandlung wird der betroffene Körperteil ruhiggestellt, bei bakteriellen Entzündungen werden Antibiotika verabreicht.

Knochenkrebs
Seltene, bösartige Geschwulst, die von den Zellen des Knochengewebes ausgeht und besonders Kinder und Jugendliche befällt. Die Geschwulst kann mit einer zunehmenden Auflösung des Knochengewebes, aber auch mit der Wucherung neuen, brüchigen Knochengewebes einhergehen. Relativ frühzeitig kommt es zu Tochtergeschwülsten (Metastasen), meist in der Lunge. Zur Behandlung werden zunächst Substanzen gegeben, die das Krebszellwachstum behindern. Immer ist eine Operation notwendig, wobei versucht wird, die betroffenen Gliedmaßen zu erhalten.

Knochenmark
Zellmasse im Inneren des Knochens, die an seinem Auf- und Umbau beteiligt ist. Im Mark der langen Röhrenknochen (z.B. des Oberschenkels), im Brustbein und in der Beckenschaufel werden außerdem die weißen und roten Blutkörperchen gebildet. Man unterscheidet zwischen rotem und gelbem Knochenmark. Das gelbe Mark besteht weitgehend aus Fett und wird deshalb auch Fettmark genannt. Sein Anteil nimmt im Alter zu; es kann sich bei starken Blutverlusten in rotes Mark umwandeln. Das rote Knochenmark ist der Entstehungsort der roten Blutkörperchen. Täglich werden im Knochenmark etwa 200 Milliarden rote Blutkörperchen gebildet.

Knochenmark
Der größte Raum innerhalb des Knochens wird vom Knochenmark ausgefüllt. Nur zum kleineren Teil bestehen die Knochen aus festem Gewebe.

Knochenmarkentzündung
Osteomyelitis. Meist durch Keime über die Blutbahn eingeschleppte Entzündung des blutbildenden, roten Knochen-

marks. Die neu gebildeten Blutkörperchen verteilen die Keime im ganzen Körper. In der Regel ist der gesamte Knochen mitsamt der Knochenhaut betroffen. Da die Gefahr einer Blutvergiftung besteht und Knochengewebe absterben kann, ist eine rasche chirurgische Hilfe notwendig. Bei einer Operation werden Antibiotika direkt in den Entzündungsherd eingebracht.

Knochenmarkpunktion
Entnahme von Knochenmark mit Hilfe einer speziellen Kanüle (Hohlnadel) aus den Markhöhlen der platten Knochen (Brustbein oder Becken). Meist dient sie der Untersuchung des inneren Knochengewebes oder des blutbildenden, roten Knochenmarks: Art und Form der dort gebildeten Blutkörperchen und die Blutzusammensetzung (zentrales Blutbild) werden bestimmt. Das Ergebnis gibt Hinweise auf mögliche Erkrankungen des blutbildenden Systems. Bei einer Knochenmarkpunktion können auch heilende Wirkstoffe in die Knochen gespritzt werden.

Knochenmarkspende
Freiwillige Bereitstellung eigenen Knochenmarks zur Transplantation. Voraussetzung ist, daß Spender und Empfänger Knochenmark mit einer ähnlichen genetischen Struktur besitzen. Durch eine Knochenmarkpunktion kann dies vorher festgestellt werden. Bei einer zweiten Punktion läßt sich der Spender das Knochenmark für die Transplantation entnehmen.

Knochenmarktransplantation
Übertragung von Knochenmark, das einem geeigneten Spender entnommen wird, auf einen Menschen, dessen Knochenmark so zerstört ist, daß es kein gesundes Blut mehr bilden kann. Das dem gesunden Spender durch Punktion des Beckenknochens entnommene Knochenmark wird so aufgelöst, daß es dem Empfänger als Flüssigkeit über die Vene verabreicht werden kann. Um die Gefahr von Abstoßungsreaktionen zu senken, kommen als mögliche Spender am ehesten die leiblichen Geschwister des Empfängers in Betracht.

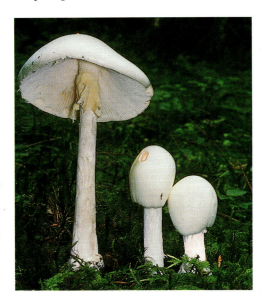

Knollenblätterpilz
Als giftigste Pilzart Mitteleuropas gilt der Knollenblätterpilz; der hier gezeigte kegelförmige ist nicht minder giftig als der bekanntere Grüne Knollenblätterpilz.

Knollenblätterpilzvergiftung
Oft tödlich verlaufende Vergiftung durch den Genuß von Knollenblätterpilzen. Am giftigsten ist der Grüne Knollenblätterpilz. Sein Hut, dessen Durchmesser acht bis zwölf Zentimeter beträgt, ist weiß bis olivgrün. Aber auch die artverwandten, zum Teil spitzhütigen Exemplare können tödlich wirken. Die ersten Vergiftungsanzeichen treten erst dann auf, wenn sich das Gift bereits im Körper verteilt hat. Erst nach zehn bis 24 Stunden stellen sich Beschwerden wie Leibschmerzen, Übelkeit und Erbrechen ein. Die begleitenden schweren, wäßrigen Durchfälle führen zu großen Verlusten an Wasser und Mineralstoffen. Darauf folgt häufig quälender Durst, anschließend kommt es zu Bluteindickung, Blutdrucksenkung, Nierenversagen und Kreislaufkollaps. Nach ein bis drei Tagen treten die ersten Anzeichen einer Leber- und Nierenschädigung auf, die zum Tode führen kann.

Knorpel
Biegsame und weiche Gewebeart, die in Gelenken als Gleitfläche die Knochen überzieht und als Puffer dient. Der

Meniskus im stark belasteten Kniegelenk besteht ebenso aus Knorpel wie die Bandscheiben zwischen den Wirbeln. Auch das Gerüst der Ohrmuschel und der Luftröhre sowie der untere Teil der Nasenscheidewand sind aus Knorpel geformt.

Koch, Robert

(1843–1910). Der Begründer der modernen Bakterienkunde konnte als erster Wissenschaftler mit Hilfe des Mikroskops nachweisen, daß kleinste Lebewesen Ursache vieler Erkrankungen sind. Neben vielen anderen Bakterien entdeckte er die Erreger von Milzbrand, Tuberkulose, Cholera und Rückfallfieber. Von 1891 an leitete er das Berliner Institut für Infektionskrankheiten, das noch heute nach ihm benannt ist. Er erhielt 1905 für seine Tuberkuloseforschung den Nobelpreis.

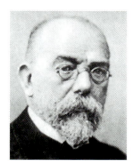

Robert Koch

Kodein

Ein dem Morphium verwandter Stoff, der in einer Reihe von Arzneimitteln enthalten ist und besonders auf das Atemzentrum wirkt. Kodein ist Bestandteil von vielen Hustentropfen und -säften und wirkt mildernd auf den Hustenreflex bei Reiz- oder andauerndem Husten. Es wirkt allgemein beruhigend und dämpfend, so daß das Reaktionsvermögen beeinträchtigt werden kann. Kodein kann süchtig machen.

Koffein

Anregender Stoff, der besonders in Kaffeebohnen, Kolanüssen, Tee- und Mateblättern enthalten ist. Koffein wirkt gefäßerweiternd und entfaltet seine Wirkung besonders auf das Atem- und Kreislaufzentrum. Dadurch entsteht die als belebend empfundene Wirkung. Auch die Harnausscheidung wird gefördert. Durch übermäßigen Genuß kann eine Koffeinvergiftung entstehen. Anzeichen sind Unruhe, nervöse Erregung, schneller bis rasender Puls, Harndrang, evtl. Herz- und Kreislaufkollaps.

Kohlendioxid

CO_2. Farb- und geruchloses Gas, das überall in der Natur vorkommt. Es entsteht bei allen natürlichen und künstlichen Verbrennungsprozessen. Beim Menschen bildet es sich als Abfallprodukt, wenn energiehaltige Nahrung verbrannt wird; das Kohlendioxid wird mit der Ausatemluft abgegeben. Die Pflanzen hingegen nehmen Kohlendioxid auf und bilden Sauerstoff.

Zu den geringen Mengen, die der Mensch ausatmet, kommen aber heute riesige Mengen hinzu, die aus der Verbrennung in Motoren und aus der Industrie stammen. Dadurch hat der Kohlendioxidgehalt der Luft stark zugenommen. Ein erhöhter CO_2-Gehalt, wie er z.B. bei Bränden entsteht, verursacht Kopfschmerzen, einen Anstieg des Blutdrucks, Atemnot, Bewußtlosigkeit und Atemstillstand. Ein CO_2-Gehalt der Luft von 20% und mehr wirkt auf den Organismus tödlich.

Kohlenhydrate

Energielieferanten in der Nahrung. Sie sind neben Fett, Eiweiß, Vitamin- und Mineralstoffen wichtige Bestandteile der Ernährung. Enthalten sind Kohlenhydrate in Form von Stärke in allen pflanzlichen Nahrungsmitteln und in Milchprodukten. Einen besonders hohen Kohlenhydratanteil besitzen Mehl und Zucker und alle daraus hergestellten Nahrungsmittel, also z.B. Nudeln, Klöße oder Kuchen. Alle Kohlenhydrate werden auf dem Verdauungsweg zu einer bestimmten Form von Zucker verarbeitet, gelangen durch den Dünndarm schnell in die Blutbahn und versorgen über den

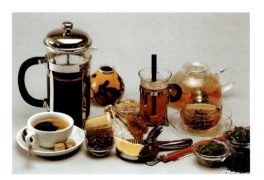

Koffein
Besonders in Kaffee und Tee ist das anregende Koffein enthalten.

Kohlenmonoxid

Blutkreislauf die einzelnen Zellen mit Energie. Ein Teil von ihnen kann als Energiereserve gespeichert werden.
Bei der Nahrungsaufnahme sorgen besonders die Kohlenhydrate für den sättigenden Effekt. Die Energiemenge, die sie liefern, wird in Kilojoule (kJ) bzw. Kilokalorien (kcal) angegeben. Man geht davon aus, daß etwa 50–60% des gesamten Kalorienbedarfs durch Kohlenhydrate gedeckt werden können, der Rest durch Fett und Eiweiß. In vielen kohlenhydrathaltigen Nahrungsmitteln sind auch wichtige andere Aufbaustoffe wie Vitamine und Mineralstoffe enthalten (z.B. in Obst, Getreide, Gemüse). Zu kohlenhydratreiche Nahrung führt zu Übergewicht, da die überschüssigen Energiereserven nicht vom Körper ausgeschieden, sondern in Form von Fett eingelagert werden.

Kohlenmonoxid
CO. Giftiges, farb-, geschmack- und geruchloses Gas, das bei Verbrennung entsteht. Kohlenmonoxid bildet sich in der Erde selbst, bei unvollkommener Verbrennung von Kohle, Gas und Öl sowie zu rund zwei Dritteln durch den Autoverkehr. Es führt beim Menschen dazu, daß das Blut den in die Lunge eingeatmeten Sauerstoff nicht mehr aufnehmen kann. Durch die Sauerstoffverarmung des Organismus (typisches Anzeichen für eine CO-Vergiftung ist eine kirschrote Verfärbung des Gesichts) kommt es zu Atemnot, Schwindel, Kopfschmerzen, bei hohen CO-Werten zu Bewußtlosigkeit und Atemstillstand. Häufigste Ursache für diese Vergiftungen sind schlecht ziehende, schwelende Kohleöfen.
Durch Katalysatoren kann die Entstehung von Kohlenmonoxid in Autoabgasen weitgehend vermieden werden.

Kokain
Nervengift, das in den Blättern des südamerikanischen Kokastrauchs enthalten ist. Es besitzt eine stark anregende und betäubende Wirkung und wurde früher auch als Mittel zur örtlichen Betäubung eingesetzt. In Form von farblosen, bitter schmeckenden Kristallen wird es illegal als Pulver verkauft. Es wird meistens geschnupft, wirkt über die Schleimhäute auf das Gehirn und verursacht kurz anhaltende Rauschzustände mit anschließendem Kater.

Kolitis
Siehe *Colitis*

Kollagen
Fasrig leimige Substanz aus Eiweiß, die in Bindegeweben, Sehnen, Knorpeln und Knochen eine stützende Funktion hat. In der Chirurgie dient es bei Verbrennungen und großen Narben als vorübergehender Hautersatz, bis die neue Haut nachgewachsen ist. Auch in der plastischen Chirurgie wird es als Füll- und Straffungsmaterial unter die Haut gespritzt. Aus tierischem Kollagen gewonnenes Material wird zum Nähen von offenen Wunden und Operationsschnitten verwendet.

Kollagenkrankheiten
Oberbegriff für Bindegewebskrankheiten, bei denen sich das Kollagen im Gewebe verändert. Sie entstehen durch eine Fehlsteuerung des Immunsystems, das aus noch ungeklärter Ursache das Bindegewebe des eigenen Körpers für fremd hält und in einer allmählichen Abstoßungs- und Entzündungsreaktion an-

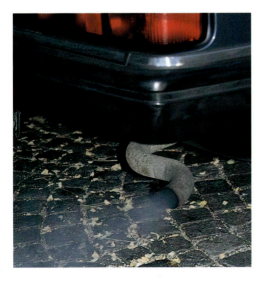

Kohlenmonoxid
Besonders alte Fahrzeuge ohne Katalysator setzen große Mengen Kohlenmonoxid frei.

greift. Eine solche Bindegewebsschädigung ist nicht auf ein bestimmtes Organ begrenzt.

Eine Erscheinungsform der Kollagenschädigung sind rheumatische Erkrankungen, bei denen das Bindegewebe von Gelenken, Herz oder Muskeln geschädigt wird. Ebenso kann die Kollagenschädigung Haut- und Muskelveränderungen hervorrufen. Schließlich gehören verschiedene Hautkrankheiten zu den Kollagenkrankheiten, etwa die sogenannte Schmetterlingsflechte mit roten, schuppenden Flecken, von der meist Nasenrücken und Gesicht befallen werden, oder die Sklerodermie, ein Hautleiden, bei dem sich Hautstellen zu harter Lederhaut verfestigen.

Kolonkarzinom
Siehe S. 212, *Darmkrebs*

Koloskopie
Siehe *Darmspiegelung*

Kolpitis
Siehe *Scheidenentzündung*

Kolposkopie
Untersuchung der Scheide, ihrer Schleimhaut und des Gebärmuttermundes mit einer Lupe, dem sogenannten Kolposkop, einem Gerät, durch das der Arzt den Innenraum der Scheide in 20- bis 30facher Vergrößerung betrachten kann. So können frühzeitig Veränderungen an der Scheidenschleimhaut und am Eingang der Gebärmutter festgestellt werden. In sehr vielen Fällen können auf diese Weise Vor- und Frühformen von Gebärmutterhalskrebs erkannt und rechtzeitig behandelt werden.

Koma
Tiefe Bewußtlosigkeit als Folge einer Gehirnschädigung. Ursache können Verletzungen, Blutungen oder Sauerstoffmangel des Gehirns bei einem Schlaganfall oder Herzstillstand sein. Auch bei schweren Stoffwechselentgleisungen (bei der Zuckerkrankheit), Vergiftungen durch Leber- und Nierenversagen oder von außen zugeführte Gifte (Alkohol) sowie bei Tumoren, die bei ihrem Wachstum zunehmenden Druck auf das Gehirn ausüben, besteht die Gefahr, daß der Betroffene in ein Koma fällt. Das Koma ist ein akut lebensbedrohlicher Zustand, dessen Ursachen unverzüglich behandelt werden müssen. Folgeschäden sind nicht auszuschließen.

Kompressionsverband
1. Druckverband. Durch strenges Anziehen der Verbandsbinde über einer stark blutenden Wunde wird das geschädigte Gefäß so abgedrückt, daß die Blutung

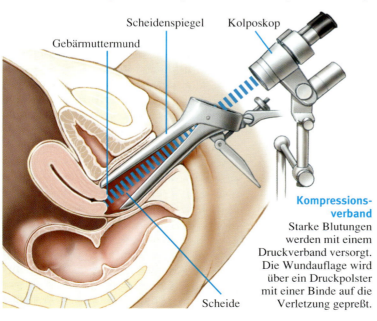

Kolposkopie
Die Untersuchung der Schleimhaut von Scheide und Gebärmuttermund mit dem Kolposkop gehört zur jährlichen Krebsvorsorge-Untersuchung.

Gebärmuttermund — Scheidenspiegel — Kolposkop — Scheide

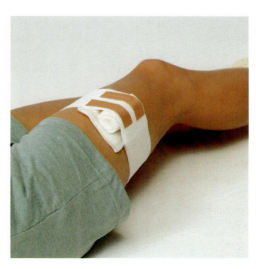

Kompressionsverband
Starke Blutungen werden mit einem Druckverband versorgt. Die Wundauflage wird über ein Druckpolster mit einer Binde auf die Verletzung gepreßt.

Kondom

zum Stillstand kommt. Bei offenen Wunden muß zuerst ein steriles Polster auf die Wunde gelegt werden. Der Verband darf jedoch niemals das betreffende Körperglied abschnüren.
2. Kompressionsverbände oder -strümpfe werden auch bei Krampfadern und nach Thrombosen in den Unterschenkeln verwendet, um Wasseransammlungen im Gewebe zu vermeiden und den Blutstrom in den Venen des Unterschenkels zu verbessern.

Kondom
Die aus strapazierfähigem, reißfestem Gummi bestehenden Kondome sind – bei sorgfältiger Anwendung – ein sicheres Mittel zur Empfängnisverhütung und schützen wirksam vor der Übertragung von Geschlechtskrankheiten und Aids. Das Kondom wird vor dem Geschlechtsverkehr vollständig über den erigierten Penis gestreift. Beim Herausziehen des Penis aus der Scheide sollte es am unteren Rand festgehalten werden, um zu verhindern, daß es vom erschlafften Glied herunterrutscht und Samenflüssigkeit in die Scheide gelangt.

Kondylom
Siehe *Feigwarzen*

Konisation
Entnahme von Gewebe aus dem Muttermund, dem unteren, in die Scheide hineinragenden Teil der Gebärmutter. Der Eingriff wird vorgenommen, wenn ein begründeter Verdacht auf Gebärmutterhalskrebs besteht. Die kegelförmige Gewebsentnahme wird unter Narkose durchgeführt. Das Gewebe wird mikroskopisch untersucht. So kann man gegebenenfalls genau abgrenzen, wo sich gesundes Gewebe befindet und in welchem Bereich sich bösartige Zellen verteilt haben. Wird Gebärmutterhalskrebs sehr früh erkannt, kann eine Konisation zur Behandlung bereits ausreichend sein.
Siehe auch S. 288, *Gebärmutterkrebs*

Konjunktivitis
Siehe *Bindehautentzündung*

Konservierungsmittel
Stoffe zur Haltbarmachung von Lebensmitteln und anderen Substanzen. Lebensmittel sind verderblich, weil sie für Kleinstlebewesen wie Hefen, Schimmelpilze und Bakterien einen guten Nährboden bieten. Das Essen wird nicht nur unansehnlich, sondern auch ungenießbar, und manche Speisen werden sogar giftig, was dann nach dem Verzehr eine Lebensmittelvergiftung auslösen kann. Althergebrachte Konservierungsmethoden sind Salzen, Pökeln, Räuchern, mit Zucker einkochen und der Zusatz natürlicher Benzoe- oder Ascorbinsäure (Vitamin C). Außerdem werden industriell hergestellte Konservierungsmittel verwendet, die Bakterien und Pilze zwar nicht abtöten, aber ihre Entwicklung hemmen.
Waren, die Konservierungsstoffe enthalten, müssen entsprechend gekennzeichnet sein (ein E in Verbindung mit einer Zahl zwischen 200 und 300 auf dem Etikett). Bei manchen Menschen können Konservierungsstoffe Unverträglichkeitserscheinungen auslösen.

Kontaktekzem
Entzündliche, allergische Reaktion der Haut bei Kontakt mit bestimmten Stoffen. Auslöser können Seifen, Metall-Legierungen in Modeschmuck und Jeansknöpfen, Gummihandschuhe oder Waschmittel sein. Aber auch Stoffe wie Zement, Terpentin, Leder und technische Öle können ein Ekzem hervorrufen. Nach der ersten allergischen Reaktion löst jeder erneute Kontakt mit dem Stoff auf der Haut wieder Reaktionen aus, die nicht abklingen. Dadurch entsteht ein Ekzem: Die Haut ist gerötet, sie schuppt, näßt und juckt; es bilden sich kleine Knötchen und Bläschen. Gemeinsam mit dem behandelnden Arzt muß nach dem Stoff gesucht werden, durch dessen Kontakt das Ekzem verursacht worden ist.
Das Ekzem kann mit Medikamenten behandelt werden. Wichtigste Maßnahme ist allerdings, den Kontakt mit dem auslösenden Stoff zu vermeiden.

Kontaktlinse

Linse, die zur Korrektur eines Sehfehlers direkt auf der Hornhaut des Auges getragen wird. Sie dient dem gleichen Zweck wie eine Brille, besteht aus Kunststoff oder Glas und muß luftdurchlässig sein, damit die Hornhaut mit Sauerstoff versorgt wird. Harte Linsen können auch Hornhautverkrümmungen korrigieren, werden aber von manchen Menschen trotz ausreichender Eingewöhnungszeit nicht gut vertragen.

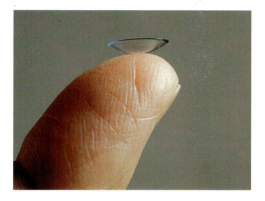

Kontaktlinse
Die direkt auf der Hornhaut getragenen Kontaktlinsen sind besonders bei erheblicher Fehlsichtigkeit, die dicke, stark brechende Gläser erfordert, eine Alternative zur Brille.

Weiche Linsen sind für das Auge meist angenehmer, sind aber bei Hornhautverkrümmung nicht geeignet und müssen häufiger ausgetauscht werden als harte. Werden die Linsen nicht sorgfältig gereinigt, drohen dem Auge Infektionen.

Kontamination

Verunreinigung von Räumen, Wasser, Gegenständen oder Personen durch Krankheitserreger (Bakterien, Pilze, Viren), Umweltgifte oder radioaktive Strahlen.

Kontraindikation

Gegenanzeige. Bestehende Erkrankungen oder Umstände, die die Anwendung bestimmter Medikamente oder Behandlungsmethoden ausschließen, weil sie diese verschlimmern könnten. Sie müssen bei Medikamenten auf dem Beipackzettel unter dem Stichwort Gegenanzeigen genannt werden. Es gibt absolute Kontraindikationen, bei denen auf keinen Fall eine Behandlungsmethode angewandt werden darf, z.B. die Anwendung von erbgutverändernden Aknemitteln bei Schwangeren, und relative Kontraindikationen, bei denen unter Abwägung der Umstände der Nutzen das Risiko für den Patienten deutlich überwiegen kann.

Kontrasteinlauf

Spülung des Dickdarms mit einem metallhaltigen Brei, um spezielle Röntgenaufnahmen durchzuführen. Der Darm wird vorab gereinigt. Anschließend wird das Kontrastmittel eingeführt, das sich dünn auf der Wand des Dickdarms verteilt und so die Schleimhaut des Darms, die für Röntgenstrahlen sonst unsichtbar bleibt, sichtbar macht und Hinweise auf Erkrankungen wie Polypen, Geschwüre, Entzündungen oder Geschwülste gibt.

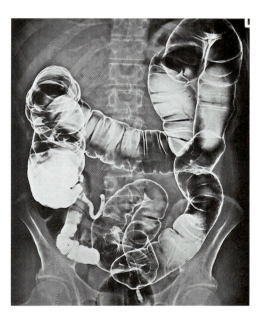

Kontrasteinlauf
Durch einen Einlauf mit einem speziellen Kontrastmittel sind der Verlauf des gesamten Dickdarms und der Wurmfortsatz im Röntgenbild gut zu erkennen.

Kontrastmittel

Mittel, die vor Röntgenaufnahmen in Hohlräume des Körpers gefüllt oder gespritzt werden. Sie enthalten Metalle, die für Röntgenstrahlen undurchdringlich sind, so daß die mit ihnen gefüllten Organe auf dem Röntgenbild sichtbar werden. Kontrastmittel werden verwendet zur Darstellung von Blutgefäßen, vor allem der Herzkranzgefäße, der Halsschlagader, der Beinvenen, und zur Diagnose von Darmkrankheiten.

Kontrazeptiva
Mittel zur Empfängnisverhütung, die verhindern sollen, daß es beim Geschlechtsverkehr zu einer Schwangerschaft kommt. Dies kann mechanisch geschehen durch einen Gummischutz (Kondom für den Mann oder Diaphragmapessar für die Frau), durch eine Spirale (Intrauterinpessar/IUP), die das Einnisten des befruchteten Eis in der Gebärmutter verhindert, chemisch durch spermientötende Gele oder Cremes oder durch Beeinflussung des weiblichen Hormonhaushalts (Anti-Baby-Pille). Siehe auch S. 244, *Empfängnisverhütung*

Konzentrationsstörungen
Unfähigkeit, die Aufmerksamkeit über längere Zeit auf ein bestimmtes Ziel zu richten. Mögliche Ursache ist eine Überlastung; Ermüdung und Erschöpfungszustände der aufnehmenden Sinne und des Gehirns sind die Folge. Auch besonders aufwühlende seelische Erlebnisse und Vergiftungen durch Alkohol, Koffein oder Medikamente können zu Konzentrationsstörungen führen. Treten sie häufiger auf, können sie auch erste Anzeichen einer beginnenden Hirnleistungsstörung sein. In diesem Fall sollte mit einem Arzt über die Störungen gesprochen werden, damit rechtzeitig entsprechende Gegenmaßnahmen getroffen werden können.

Kopflaus
Grauer, ein bis zwei Millimeter langer Parasit, der das Kopfhaar und die Gegend hinter den Ohren des Menschen bevorzugt. Kopfläuse befestigen ihre kleinen, weißlichen Eier, die Nissen, mit einer Kittmasse an den Haaren, so daß diese mit einem normalen Kamm nicht abgestreift werden können. Nach einer Woche schlüpft die nächste Läusegeneration. Kopfläuse ernähren sich vom Blut ihres Wirts. Werden die juckenden Bisse aufgekratzt, können eitrige Wunden oder Ekzeme entstehen. Abhilfe schafft ein Entlausungsmittel aus der Apotheke. In schweren Fällen müssen die Haare abrasiert werden.

Kopfmassage
Mechanische Behandlung des Kopfbereichs einschließlich des Halses und der oberen Wirbel mit Händen, Bürsten oder entsprechenden Werkzeugen. Die Kopfmassage dient dem Wohlbefinden, der Entspannung und auch der Behandlung von Kopfschmerzen. Durch Streichen, Reiben, Kneten, Drücken und andere Methoden wird eine bessere Durchblutung der Haut und eine Lockerung der Muskeln erreicht, so daß sich schmerzhafte Verspannungen und Verkrampfungen lösen können.

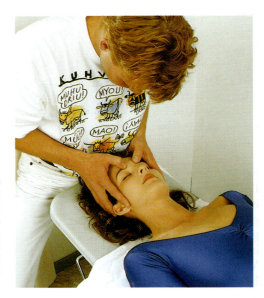

Kopfmassage
Von Fachleuten wie Masseuren und Krankengymnasten richtig angewandt, kann vor allem Spannungskopfschmerz durch gezielte Massage bekämpft werden.

Kopfschmerzen
Siehe S. 436

koronar
Die Herzkranzgefäße betreffend. Für die gewaltige Arbeit, die der Herzmuskel leisten muß, braucht er eigene Blutgefäße, die ihn versorgen; diese Gefäße umziehen ihn kranzförmig und werden deshalb Koronargefäße oder Koronararterien genannt. Eine Verengung dieser Blutgefäße führt zu Störungen der Herzmuskeltätigkeit, zu Angina-pectoris-Anfällen mit Schmerzen und Atemnot und schlimmstenfalls zum Herzinfarkt.

Koronarangiographie
Siehe *Herzkranzgefäßdarstellung*

Koronargefäße
Siehe *Herzkranzgefäße*

Koronarinsuffizienz
Mangeldurchblutung der Herzkranzgefäße, weil diese beschädigt, verstopft oder verengt sind. Der Herzmuskel erhält weniger Nahrung als er braucht und wird langfristig geschädigt. Erste Anzeichen sind meist Herzschmerzen bei körperlicher Belastung, später auch in Ruhe.

Körpergewicht
Das von Geschlecht, Alter, Körpergröße, Ernährung und der Funktion des Hormonsystems abhängige Gewicht des nackten Körpers (Istgewicht). Es nimmt in den ersten Lebenstagen durch Wasserverlust ab, erreicht das Geburtsgewicht wieder nach ungefähr 14 Tagen. Das Normalgewicht kann nach unterschiedlichen Formeln berechnet werden. Siehe auch S. 684, *Übergewicht*

Körpertemperatur
Die normale Temperatur des Menschen beträgt, im After oder unter der Zunge gemessen, etwa 37 °C, unter der Achsel gemessen etwa 36,5 °C. Voraussetzung ist die gleichmäßige, wärmespendende Verbrennung von Energieträgern wie Kohlenhydraten und Fett in den Körperzellen, besonders in den Muskeln. Ist die Umgebung kalt, wird die Durchblutung von Haut, Händen und Füßen vermindert, damit sich das Blut nicht zu sehr abkühlt und die inneren Organe durch den Temperaturabfall keinen Schaden nehmen. Ist es warm, öffnen sich die Adern der Haut, Schweiß tritt aus und erzeugt Verdunstungskälte, so daß ein Hitzestau vermieden wird.
Die Körpertemperatur steigt bei Infektionen an und ist dann ein sinnvolles Mittel zur Bekämpfung der Erreger. Auch bei starker und langdauernder körperlicher Anstrengung kann die Körpertemperatur bis auf 40 °C ansteigen.

Korpuskarzinom
Siehe S. 288, *Gebärmutterkrebs*

Kortison
Hormon, das in Form des Kortisols auch in der Nebennierenrinde gebildet wird. Es wird als Streßhormon bezeichnet, weil es in diesen Situationen vermehrt ausgeschüttet wird, um den Körper vor inneren Überreaktionen zu schützen. Es erhöht den Blutzuckerspiegel, wirkt entzündungshemmend und hat die Fähigkeit, die Bildung weißer Blutkörperchen zu hemmen und Abwehrreaktionen des Körpers zu reduzieren. Deshalb wird es als Medikament gegen allergisch-entzündliche Erkrankungen wie Hautekzeme, Bronchialasthma, Darmentzündungen sowie bei Rheuma und bei Kortisonmangelkrankheiten eingesetzt. Werden über längere Zeit kortisonhaltige Cremes und Salben auf die Haut aufgetragen, wird sie dünn und verletzlich. Infektionen mit Bakterien und Hefepilzen nehmen zu. Steigt der Hormonspiegel im Blut langfristig an, stellt der Körper seine eigene Kortisonproduktion ein. Eine länger andauernde Behandlung mit Kortisonpräparaten sollte deshalb unter ärztlicher Kontrolle regelmäßig unterbrochen werden.

Krampf
Siehe *Muskelkrampf*

Krampfaderbruch
Varikozele. Krampfaderbildung im Hodensack durch eine krankhafte Erweiterung der Venen des Samenstrangs. Der Hoden ist stellenweise von vielen kleinen rotblauen Gefäßen durchzogen, die mit Blut gefüllt sind. Auch eine Geschwulstbildung durch knäuelartig verbundene Gefäße kommt vor. Bildet sich die Krampfadergeschwulst nicht durch die Gabe von Medikamenten zurück, wird sie operativ entfernt.

Krampfadern
Siehe S. 440

Krampfaderoperation
Die operative Entfernung von Krampfadern wird meistens dann durchgeführt, wenn es sich bei den betroffenen Ge-

Fortsetzung auf S. 439

Kopfschmerzen

maske, die auf die Stirn gelegt wird, und Massagen bei verspannten Rücken- und Nackenmuskeln helfen, den Kopfschmerz zu vertreiben. Bei vielen Betroffenen wirken Akupunktur und Akupressur schmerzlindernd. Letztere läßt sich selbst anwenden, indem man mit beiden Daumen intensiven Druck auf die sogenannten Triggerpunkte insbesondere an den Schläfen und Nackenmuskeln ausübt. Triggerpunkte sind Stellen besonderer Druckempfindlichkeit im Kopf- und Halsbereich.

Gegen Spannungskopfschmerzen und Migräne helfen vorbeugende verhaltenstherapeutische Methoden oft besser als Tabletten. Bewährt hat sich hier vor allem ein spezielles muskuläres Entspannungstraining. Es macht die Verspannungen bewußt, indem einzelne Muskelgruppen nacheinander zuerst angespannt, dann wieder gelockert werden. Darüber hinaus lernt man bei einem Streßbewältigungstraining seine persönlichen Streßfaktoren kennen und diese zu bewältigen. Die Teilnehmer eines solchen Entspannungstrainings werden im Rollenspiel mit realen Streßsituationen konfrontiert, die sie dann mit Hilfe eines Psychotherapeuten schrittweise verarbeiten, ohne mit Kopfschmerz zu reagieren. Vorbeugend wirkt auch, wenn man sich öfter Ruhepausen und Bewegung an der frischen Luft gönnt und am besten, zumindest aber in der Kopfschmerzphase, auf Alkohol und Zigaretten verzichtet.

Um den behandelnden Arzt über Art, Häufigkeit und Stärke der Kopfschmerzen zu informieren, ist das Führen eines Kopfschmerztagebuchs sinnvoll.

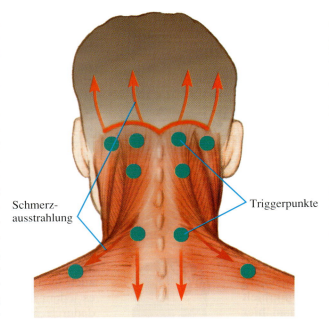

▲ Beim Spannungskopfschmerz erreicht man durch Druck auf die Triggerpunkte häufig Linderung.

▼ Die Eismaske verschafft vielen Kopfschmerzpatienten Linderung. Sie ist in Apotheken erhältlich.

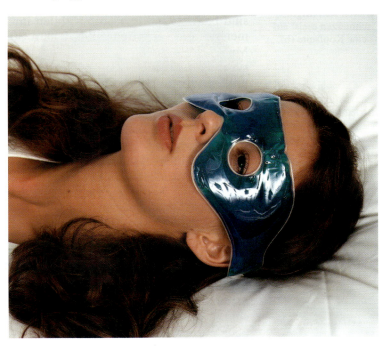

Wenn Kinder leiden

Mindestens jedes zweite Kind klagt hin und wieder über Kopfschmerzen. Sie können schon im frühen Kindesalter auftreten und sollten immer ernst genommen werden. Schuld sind nach Ansicht von Experten oft übersteigerte Erwartungen oder Forderungen der Eltern und der Schule. Auch zuviel Fernsehkonsum, das stundenlange Sitzen am Computer und zu wenig Bewegung im Freien machen Kindern zu schaffen.

Genauso wie bei Erwachsenen helfen ein Entspannungstraining und reizabschirmende Maßnahmen wie spontanes Hinlegen in einem abgedunkelten und ruhigen Raum. Häufig schlafen die Kinder ein und erwachen nach Stunden oder am nächsten Morgen schmerzfrei. Überdies können schon eine intensivere Zuwendung und weniger Leistungsdruck von seiten der Eltern eine große Hilfe sein.

Krankengymnastik

Fortsetzung von S. 435

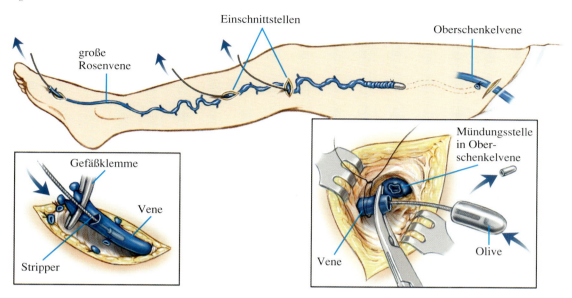

fäßen um die beiden äußeren Hauptvenen des Beins handelt oder eine Krampfaderverödung nicht erfolgreich durchgeführt wurde. Der Eingriff wird im Krankenhaus unter Narkose durchgeführt und ist nur möglich, wenn die tiefen, im Inneren des Beins verlaufenden Venen ausreichend durchlässig sind, um den Rücktransport des Blutes aus den Füßen und Unterschenkeln allein zu übernehmen. Dies muß vor der Operation durch eine Röntgenuntersuchung überprüft werden, bei der die tieferliegenden Venen durch ein Kontrastmittel sichtbar gemacht werden. Sind sie durchgängig, und können sie später die Gesamtleistung übernehmen, werden die äußeren Krampfadern entfernt. Durch kleine Schnitte am Fußknöchel, in der Kniekehle und in der Leiste werden die erkrankten Venen herausgezogen und ein starker Druckverband angelegt, der bis zum Ausheilen des Beins getragen werden muß. Damit keine Blutgerinnsel entstehen, sollte man nach der Operation bald wieder umhergehen. Der Aufenthalt im Krankenhaus dauert in der Regel eine Woche.

Krampfaderverödung

Künstlich angelegter Verschluß von einzelnen Krampfadern. In die sich nach außen schlängelnde Krampfader wird

Krampfaderoperation
Von drei Stellen des betroffenen Beins aus werden Krampfadern mit Hilfe einer Metallsonde, dem Stripper, an deren Ende die sogenannte Olive das Ende des kranken Gefäßes hält, herausgezogen.

ein Verödungsmittel gespritzt, das im Innern der Vene eine Entzündung der Gefäßwände verursacht. Anschließend wird das Bein so bandagiert, daß ein Druck auf die Ader entsteht. Durch die Entzündung, die später abklingt, und den Druck von außen verkleben die Wände der Krampfader so sehr, daß kein Blut mehr durch sie hindurchfließen kann. Die Krampfader bildet sich bei mehrwöchigem Tragen des stützenden Kompressionsverbandes weitgehend zurück. Die vorhandenen gesunden Venen übernehmen den Rücktransport des Blutes zum Herzen.

Krampfanfall

Anfall mit den äußeren Anzeichen von Muskelkrämpfen. Ausgelöst werden solche Anfälle durch einen vorübergehenden oder bleibenden Hirnschaden. Die Ursachen sind verschieden und reichen (im harmlosesten Fall) von hohem Fieber bis zu schwerem Sauerstoffmangel des Gehirns. Am häufigsten treten Krampfanfälle bei Epilepsie auf. Die Behandlung erfolgt mit krampflösenden Medikamenten.

Krankengymnastik

Einsatz körperlicher Übungen mit dem Ziel, die Bewegungsfähigkeit und körperliche Leistungskraft zu erhalten oder

Fortsetzung auf S. 442

Krampfadern

In den Industriestaaten leidet etwa jede zweite Frau und jeder vierte Mann unter Krampfadern. Bleistiftdick schlängeln sich die Venen über die Unterschenkel. Fußsohlen, Waden, Kniekehlen und Oberschenkel schmerzen. Bisweilen können ernsthafte Komplikationen auftreten, denn Krampfadern sind mehr als ein kosmetisches Problem.

In den Venen fließt das verbrauchte und sauerstoffarme Blut zurück zum Herzen. Aber der Herzschlag – als Puls nur in den Arterien zu tasten – hat nicht genügend Kraft für den Rücktransport; zudem ist in den Beinvenen das Blut nach oben zu transportieren. Ein komplexes System gewährleistet den Rücktransport:

- Beim Zusammenziehen der Waden- und Oberschenkelmuskulatur werden die Venen zusammengedrückt, und das Blut wird nach oben gepreßt. Unterstützt wird diese Muskelpumpe durch das Pulsieren von oft benachbarten Arterien sowie durch eine geringe Saugwirkung des Herzens.
- Venenklappen, die wie Ventile arbeiten, lassen das Blut nur in Richtung Herz passieren.
- Durch elastische Bindegewebsfasern in der Gefäßwand dehnen und verengen sich die Venen.

Bei Krampfadern, den Varizen, sind die Bindegewebsfasern der Venenwände schwach und überdehnt, so daß sich die Venenklappen nicht mehr richtig schließen. Es kommt zu einem Rückstrom, das Blut versackt und dehnt die ohnehin schon ausgeleierten Gefäßwände noch weiter aus.

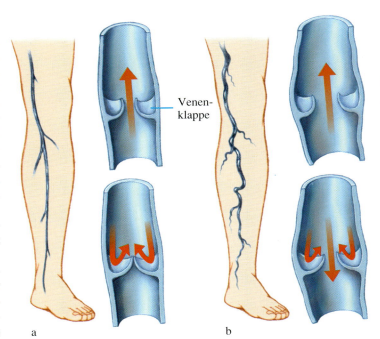

▲ Die Venenklappen verhindern, daß das Blut auf seinem Weg zurück zum Herzen nach unten versackt. Der Rückstrom des Blutes an den Beinen wird beim Gehen durch die Pumparbeit der Beinmuskulatur unterstützt (a). Krampfadern bilden sich, wenn die Gefäße überdehnt sind, die Venenklappen das Gefäß nicht mehr richtig schließen können (b).

Ursachen

Häufig liegt eine ererbte Bindegewebsschwäche zugrunde. Doch wie bei allen anderen Zivilisationskrankheiten zählen Übergewicht, Rauchen und Bewegungsmangel zu den Risikofaktoren. Stark belastet sind Menschen, die berufsbedingt lange stehen oder sitzen müssen. Während einer Schwangerschaft können die hormonellen Veränderungen die Venenwand schwächen und die Krankheit verschlimmern. Die Anti-Baby-Pille bewirkt dieselben hormonellen Veränderungen. Deshalb besteht für venenkranke Frauen, wenn sie die Pille nehmen, eine erhöhte Gefahr, daß sich in den Venen Blutgerinnsel bilden (Thrombose), die die Gefäße verstopfen können.

Begleiterscheinungen und Risiken

Zunächst hat der Betroffene nur schwere und müde Beine, geschwollene Füße und Gelenke, manchmal krampfartige, ziehende Schmerzen. Die geschädigte Gefäßinnenwand entzündet sich leicht, und es können sich ebenfalls Blutgerinnsel bilden, die mit dem Blutstrom in andere Körperregionen oder Organe – z.B.

Krampfadern

in die Lunge – verschleppt werden und dort ein Gefäß verstopfen (Embolie). Außerdem kann es in dem betroffenen Bein zu erheblichen Wassereinlagerungen, evtl. sogar zu einem offenen Unterschenkelgeschwür kommen.

Primäre oder sekundäre Krampfadern?
Je nach Ursache unterscheidet man zwischen primären und sekundären Krampfadern.

Primäre Krampfadern
Bei dieser weitaus häufigsten und harmloseren Form von Krampfadern ist der Blutfluß nur im sichtbaren oberflächlichen Venensystem gestört.

Sekundäre Krampfadern
Liegt in den tiefer liegenden Beinvenen eine Störung vor, die den ungehinderten Rückfluß des Blutes zum Herzen verhindert, sucht sich das Blut einen ungehinderten Weg und fließt durch die Oberflächenvenen. Können diese Venen der zusätzlichen Belastung durch die größere Blutmenge nicht standhalten und kommt es deshalb zu einem Blutstau, spricht man von sekundären Krampfadern. Sie entstehen am häufigsten durch den Verschluß einer tiefen Beinvene mit einem Blutgerinnsel oder durch Ablagerungen an der Gefäßwand.

Untersuchungsmethoden
Ob es sich um primäre oder sekundäre Varizen handelt, kann nur ein Arzt feststellen. Neben Klopf-, Stauungs-/Entstauungstests stehen zur Diagnose zur Verfügung:
- die Röntgendarstellung der Venen unter Verwendung eines Kontrastmittels (Phlebographie),

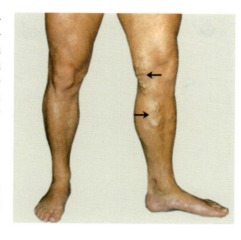

▲ Das typische Erscheinungsbild von Krampfadern sind die verhärteten, geschlängelten Venen am Unterschenkel.

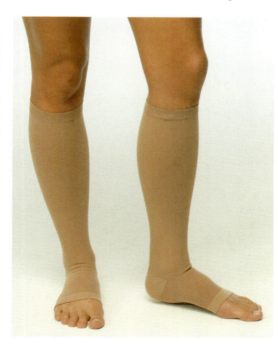

▲ Elastische Stützstrümpfe unterstützen den Rückfluß des Blutes aus den Beinen und sind besonders bei stehenden und sitzenden Tätigkeiten empfehlenswert.

- die Strömungsmessung des Blutes mit Hilfe eines Ultraschallmeßgeräts.

Vorbeugung und Behandlung
Tägliches Ausstreichen der Beine mit beiden Händen in Richtung Herz fördert den Rückstrom des Blutes. Wer viel stehen muß, sollte Schuhe mit hohen Absätzen vermeiden. Durch wiederholtes Wippen von der Fußspitze zur Ferse und zurück kann man die Muskelpumpe aktivieren. Die Beine sollten häufig hochgelagert und nachts das Fußende am Bett hochgestellt werden. Das Tragen von individuell angepaßten Stützstrümpfen oder das sorgfältige Wickeln der Beine mit elastischen Binden schafft ebenso Linderung wie regelmäßige Gymnastik, Kneippgüsse, Wandern, Radfahren, Bergsteigen und Schwimmen. Normalgewicht ist eine höchst wirksame Medizin! In leichteren Fällen helfen u.a. die Wirkstoffe der Roßkastanie. Ist das Krankheitsbild stärker ausgeprägt oder machen sich Anzeichen einer Entzündung bemerkbar, muß ein Arzt zu Rate gezogen werden.

Bei primären Krampfadern sind unmittelbare Behandlungen möglich:
- Bei der Verödung (Sklerosierung) wird ein Mittel in die Vene gespritzt, das die Gefäßwand verklebt und so die Vene verschließt. Das Blut sucht sich dann seinen Weg durch die gesunden, tiefen Beinvenen. Die Sklerosierung erfolgt ambulant und ohne Narkose; sie ist weitgehend schmerzfrei.
- Bei einer Krampfaderoperation, dem Strippen, werden die kranken Gefäße entfernt. Ein etwa einwöchiger Klinikaufenthalt ist erforderlich.

Krätze

Fortsetzung von S. 439

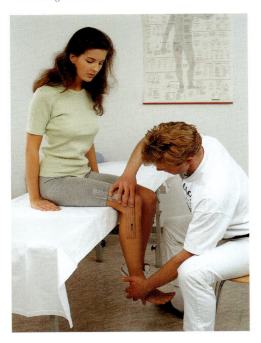

Krankengymnastik
Das Messen der Beweglichkeit eines Gelenks gehört zur Arbeit des Krankengymnasten. Auf der Grundlage dieser Messungen wird das Übungsprogramm optimal abgestimmt.

nach Krankheiten und Verletzungen wiederherzustellen. Passive Übungen, wie das Beugen und Strecken durch einen Physiotherapeuten, werden bei Schwerkranken und Gelähmten angewandt, um die Beweglichkeit der Gelenke zu erhalten und die Durchblutung anzuregen. Aktive Übungen bedürfen der Mithilfe des Kranken. Sie sollen helfen, Fehlstellungen und Fehlbelastungen zu korrigieren, Schmerzen in Gelenken und Muskeln zu lindern, Verkrampfungen zu lösen, Bänder, Sehnen und Muskeln zu kräftigen und aufzubauen sowie Lähmungen und Versteifungen zu überwinden oder zu kompensieren.

Krätze
Durch direkte Berührung übertragbare Hauterkrankung, die von befruchteten Weibchen der Krätzmilbe hervorgerufen wird. Die Milbe bohrt Gänge in die Hornschicht zarter Hautstellen und legt dort ihre Eier ab, die als kleine, dunkle Punkte sichtbar werden. Durch Kratzen an den stark juckenden Stellen entstehen kleine Wunden, durch die Keime eindringen. Es können Eiterbläschen und Ekzeme entstehen. Häufig betroffen sind die Seiten der Finger, die Handgelenks- und Armbeugen sowie die Achselhöhlen und die Oberschenkelinnenseiten.

Krebs
Siehe S. 444

Kreislauf
Zum Kreislaufsystem gehören das Herz, die von ihm ausgehenden Blutgefäße (Arterien), die sich anschließenden haarfeinen Kapillaren, in denen der Stoffaustausch zwischen Blut und Körperzellen stattfindet, und die Blutgefäße, die wieder zum Herzen zurückführen (Venen). Der große Kreislauf führt vom Herzen durch den Körper, der kleine Kreislauf vom Herzen in die Lungen und zurück. Siehe S. 40 und 43, *Der menschliche Organismus – Herz, Blutgefäße und Kreislauf*

Kreislaufkollaps
Zusammenbruch des Blutkreislaufs durch starke Abnahme der Herzleistung, Blutverlust oder plötzliche Weitstellung von vielen kleinen Blutgefäßen infolge einer allergischen Reaktion oder Überhitzung. Die Schwäche oder Ohnmacht entsteht, weil das Gehirn nicht ausreichend mit Sauerstoff versorgt wird.
Der Körper ergreift eine Reihe von Sofortmaßnahmen: Das Herz schlägt schneller, um den Abfall des Blutdrucks auszugleichen; die Blutgefäße der Haut und der Muskeln ziehen sich zusammen, das Blut fließt zurück ins Körperinnere zu den lebenswichtigen Organen

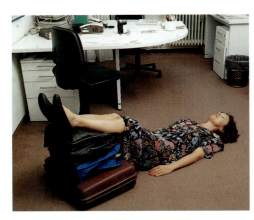

Kreislaufkollaps
Die Erste Hilfe bei einem Kreislaufkollaps entspricht der Schockbehandlung: Der Betroffene wird flach auf den Boden gelegt und die Beine hochgelagert, damit nicht noch mehr Blut versackt.

Herz, Niere und Gehirn; Muskelschwäche und drohende Ohnmacht erfordern es, sich hinzulegen, wodurch ebenfalls das Herz entlastet wird. Zusätzlich kann man die Beine hochlegen, damit das Blut zum Herzen zurückfließt. Ein leichter Kreislaufkollaps ist oft ohne weitere Maßnahmen schnell überstanden.

Kreislaufmittel
Als Kreislaufmittel werden Medikamente zur Steigerung des Blutdrucks und zur allgemeinen, leichten Anregung der Herztätigkeit bezeichnet.

Kreuzbandriß
Riß des vorderen oder hinteren Kreuzbandes im Kniegelenk. Gelegentlich sind die Menisken in Mitleidenschaft gezogen. Die Verletzung entsteht meist durch Schlag an den gestreckten oder gebeugten Unterschenkel oder durch sein plötzliches Einwärtsdrehen. Diese Verletzung tritt besonders beim Fußballspielen oder Skifahren auf. Nach einem kompletten Riß ist der Unterschenkel gegenüber dem Oberschenkel nach vorn und hinten abnorm beweglich. Um das Gelenk herum und im Kniegelenk selbst bildet sich in der Regel ein Erguß. Das gerissene Band kann wieder zusammengenäht werden. Zerrungen oder leichtere Faserrisse der Kreuzbänder werden meist nur mit Bandagen und Krankengymnastik behandelt.

Kreuzschmerzen
Beschwerden im unteren Teil der Wirbelsäule werden meist hervorgerufen durch Fehl- und Überbelastungen der Wirbel und Bandscheiben durch falsches Tragen und Sitzen, einseitige Haltung, hohe Absätze, Osteoporose, aber auch durch seelische Anspannung, die zu Muskelverkrampfungen führt. Sie treten auch als Begleitsymptom der Menstruation oder während der Schwangerschaft auf. Behandelt werden Kreuzschmerzen durch Übungen zur Haltungskorrektur, gezielte Entspannung, gegebenenfalls durch die Gabe von schmerz- und spannungslindernden Medikamenten.

Kropf
Vergrößerung der Schilddrüse, die auf Jodmangel zurückzuführen ist. Jod ist zur Bildung der Schilddrüsenhormone erforderlich. Wenn nicht genügend Schilddrüsenhormone im Blut zirkulieren, schüttet das Gehirn vermehrt schilddrüsenstimulierende Hormone aus: die Drüse wächst und erreicht manchmal ein Vielfaches ihrer ursprünglichen Größe. Jodmangel kann durch jodiertes Speisesalz ausgeglichen werden.

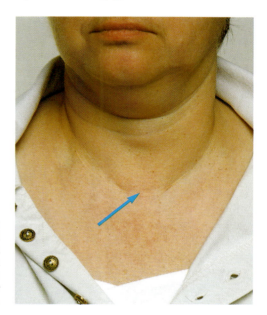

Kropfoperation
Der Schnitt wird bei einer Kropfoperation entlang der natürlichen Beugefalte des Halses ausgeführt. Er ist später kaum zu erkennen.

Kropfoperation
Operative Entfernung eines Kropfs, bei der ein Teil des Schilddrüsengewebes, oder – bei bösartigen Wucherungen – sogar die gesamte Schilddrüse entfernt wird. Eine Operation ist notwendig, wenn der Kropf die Luftröhre einengt, die Blutversorgung des Halses behindert oder wenn bei der Kropfbildung Gewebsteile entstanden sind, die keine Hormone mehr produzieren und auf dem Röntgenbild als sogenannter kalter Knoten erscheinen. In diesem Fall besteht immer die Gefahr, daß dieses Gewebe zu Krebs entartet. Es wird deswegen auch vorbeugend entfernt.

Kryotherapie
Siehe *Kältebehandlung*

Krebs

Die Angst, an Krebs zu erkranken, ist in der Bevölkerung weit verbreitet, da mit dieser Krankheit Sterben und Tod verbunden wird. Die moderne Krebsforschung hat dazu geführt, daß heute einige Krebsarten bereits im frühen Stadium erkannt und erfolgreich behandelt werden können – manche bösartige Tumoren lassen sich sogar heilen. Heute weiß man auch, daß vorbeugende Verhaltensweisen helfen, dieser Krankheit entgegenzusteuern.

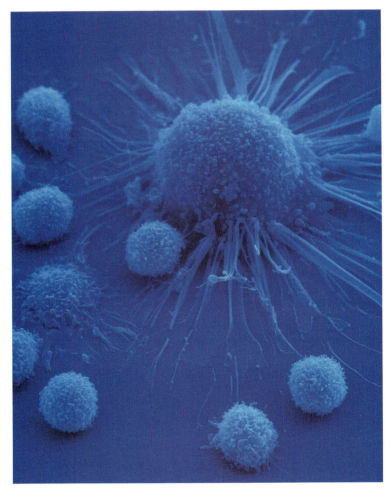

▲ Unter dem Rasterelektronenmikroskop ist eine sternförmige Krebszelle zu erkennen. Sie ist von speziellen weißen Blutkörperchen, sogenannten Killerzellen, umgeben.

Die Krebskrankheit hat in unserem Jahrhundert stark zugenommen. Dies erklärt sich einerseits durch die drastisch gestiegenen krebsverursachenden Umwelteinflüsse und durch die erheblich veränderten Lebensweisen. Andererseits hat die gestiegene Lebenserwartung dazu geführt, daß heute viele Menschen ein Alter erreichen, in dem diese Krankheit – von einigen Krebsarten abgesehen – sehr viel häufiger auftritt als in jungen Jahren, denn es kann 30 Jahre dauern, bis eine schlummernde Krebserkrankung ausbricht. Krebs fängt damit an, daß sich zunächst eine einzige Zelle des Körpers verändert und zur Krebszelle entwickelt.

Unfall in der Erbinformation der Zelle

Neues Gewebe entsteht in unserem Organismus durch Zellteilung bereits vorhandener Zellen. Die neuen Zellen übernehmen genau die Funktion der alten Zellen, aus denen sie hervorgegangen sind. Diese Zellteilung ist ein geregelter Prozeß und wird von den Genen – das sind Zellbausteine, die bestimmte Informationen beinhalten – gesteuert. Bei der Zellteilung werden diese Informationen mit weitergegeben, sie werden vererbt. Dabei kann es zu Fehlern kommen. Die gesunde Zelle ist dann in der Lage, sich selbst zu reparieren. Durch nicht mehr reparierbare Veränderungen im Erbgut der Zelle kann diese Fähigkeit allerdings verlorengehen; sie entartet und wird zur Krebszelle.

In Krebszellen herrscht bei der Zellteilung ein Chaos: die zelluläre Ordnung ist zerstört, die Zellen wachsen unkontrolliert. Das heißt, sie vermehren sich unterschiedlich rasch – also nicht mehr nach dem geordneten Teilungsgesetz des Organismus –, sind unterschiedlich groß, besitzen meist einen größeren Zellkern und haben oft bizarre Formen. Anders als die gesunde Zelle erfüllt die Krebszelle keinerlei Funktionen mehr,

Krebs

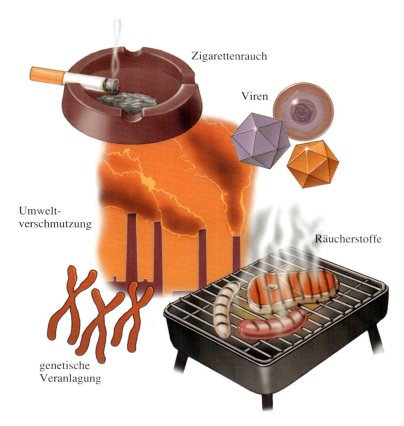

▲ Viele Stoffe, die die Entstehung von Krebs fördern, sind mittlerweile bekannt. Trotzdem ist es möglich, jahrelang einem solchen Stoff ausgesetzt zu sein, ohne daß Krebs entsteht.

sondern ist nur noch damit beschäftigt, sich zu teilen. Dabei überlistet sie das körpereigene Abwehrsystem, so daß die Krebszellen nicht ausreichend als fremd erkannt und deshalb auch nicht bekämpft werden.
Krebszellen wuchern dann zunächst an ihrem Ursprungsort zu bösartigen Zellverbänden, einem Tumor. Irgendwann dringen die Krebszellen in gesundes Nachbargewebe ein und zerstören es. Es kann viele Monate, bei manchen Krebsformen sogar viele Jahre dauern, bevor sie die Umgebung in Mitleidenschaft ziehen. Gutartige Geschwülste dagegen wachsen grundsätzlich nur in einem klar begrenzten Gebiet und sind in der Regel von einer Kapsel umgeben.

Einflüsse auf die Entstehung

Die tatsächlichen Ursachen der Krebsentstehung sind immer noch nicht bekannt. Ein Unfall im Informationsgut der Zelle scheint aber u.a. durch äußere Einflüsse ausgelöst zu werden, denen der Mensch ausgesetzt ist: Schadstoffe in der Umwelt, radioaktive Strahlen, Viren, Ernährung oder Hormone. Es sind Zusammenhänge zwischen einigen Lebensgewohnheiten bzw. Umwelteinflüssen und bestimmten Krebsarten zweifelsfrei festgestellt worden.
An erster Stelle der krebserregenden Substanzen rangieren die Inhaltsstoffe des Zigarettenrauchs. 90% aller Menschen, die an Lungenkrebs leiden, sind Raucher. Auch von einigen Industriestoffen – wie Asbest – ist erwiesen, daß sie krebsfördernd oder sogar krebserzeugend sind. Zu starke Einwirkung von ultravioletten Strahlen, auch in Form von Sonnenlicht, leistet der Entstehung von Hautkrebs Vorschub. Radioaktive Stoffe, denen der Mensch ausgesetzt ist, führen zu einer Zunahme von Blutkrebserkrankungen.
Auch bestimmte Viren stehen im Verdacht, Krebs zu erzeugen, wie etwa das Gelbsucht verursachende Hepatitis-B-Virus, das möglicherweise einen Leberkrebs auslöst. Auch viele Aids-Kranke entwickeln bösartige Geschwülste; und Viren, die Warzen verursachen, werden mit Gebärmutterhalskrebs in Verbindung gebracht.
Außerdem wird der Ernährungsweise und übersteigertem Alkoholkonsum ein wesentlicher Anteil an zahlreichen Krebskrankheiten zugeschrieben.

Kann Krebs vererbt werden?
Das Risiko, an Krebs zu erkranken, ist größer für Menschen, deren Eltern oder Geschwister ebenfalls betroffen sind. Wissenschaftler sprechen in diesem Zusammenhang auch von Krebsfamilien. Sie gehen zwar davon aus, daß die Krankheit selbst nicht vererbt wird, wahrscheinlich aber die Veranlagung dazu. Das heißt jedoch nicht, daß sich zwangsläufig bei jeder Frau, deren Mutter an Brustkrebs erkrankt war, auch ein Brustkrebs entwickelt.

Was sind Metastasen?
Tumorzellen bewegen sich auch durch Blutgefäße und Lymphbahnen. Auf diesem Weg siedeln sie sich irgendwo im

Krebs

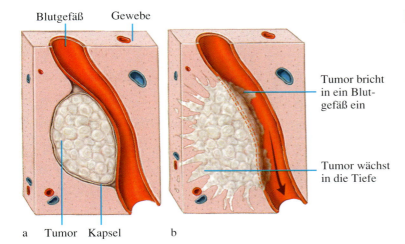

a Tumor Kapsel b

▲ Ein gutartiger Tumor ist von einer Kapsel umgeben (a). Eine Krebsgeschwulst hingegen wächst unkontrolliert tief in das umgebende Gewebe hinein und bricht häufig in Blutgefäße ein, wodurch sich die Tumorzellen im ganzen Körper ausbreiten können (b).

Körper an, setzen dort ihr zerstörerisches Werk fort und bilden Tochtergeschwülste, sogenannte Metastasen. Folglich handelt es sich bei einer Tochtergeschwulst um die gleiche Tumorart wie bei dem Ausgangstumor.

Wird ein Tumor erst spät entdeckt, ist die Wahrscheinlichkeit groß, daß dieser Ausbruch der Tumorzellen in den Körper bereits stattgefunden hat. Die Aussichten auf eine Heilung verschlechtern sich dann rapide. Tochtergeschwülste sind für den Krankheitsverlauf und damit vor allem für die Überlebenschance des Krebskranken schicksalsbestimmend: 80% der Menschen, die an Krebs sterben, sterben nicht am Muttertumor, sondern an seinen Metastasen.

Früherkennung ist die größte Chance

Wegen der Ausbreitung der Metastasen ist es wichtig, eine Krebskrankheit möglichst in einem Frühstadium zu erkennen. Denn zu Beginn wächst der Tumor im allgemeinen langsam, richtet noch keine große Zerstörung an und kann daher noch gut behandelt und oft geheilt werden. Zur Entdeckung der Krebskrankheit werden heute Röntgen- und Ultraschalluntersuchung, die Computer- und Kernspintomographie, Spiegelung innerer Organe sowie Gewebeuntersuchungen angewandt. Sind Krebsgeschwülste noch kleiner als ein halber Zentimeter, können sie mit Hilfe dieser Verfahren nicht aufgespürt werden.

Behandlung

Die bisher wirksamsten Behandlungsmethoden sind die Entfernung des Krebsgeschwürs durch eine Operation, die Strahlenbehandlung sowie die Chemotherapie. Die Bestrahlung wird mit energiereichen Strahlen durchgeführt, bei der Chemotherapie werden zellwachstumshemmende Medikamente, sogenannte Zytostatika, gegen die Krebszellen eingesetzt.

Krebskrankheiten, die unter dem Einfluß von körpereigenen Hormonen entstanden sind, werden mit künstlichen Hormonen behandelt, in manchen Fällen auch mit Substanzen, die gegen solche Hormone gerichtet sind. Ergänzende Maßnahmen dienen zur Stärkung des Immunsystems, vor allem Pflanzenpräparate (z.B. Mistel) werden hier eingesetzt. Das Wissen über ihre Wirkung ist jedoch gering, und ein möglicher Einfluß auf den Tumor ließ sich bisher nicht nachweisen.

Große Hoffnungen werden in die Gentherapie gesetzt. In Forschungen versucht man herauszufinden, wie man Fehlentwicklungen im Erbgut der Zellen unterbrechen kann.

▶ Mit Hilfe der Skelettszintigraphie können Metastasen sichtbar gemacht werden, die sich in weit entfernten Körperregionen an den Knochen angesiedelt haben. In diesem Fall befinden sich die meisten Metastasen in den Rippen und im Hüftknochen.

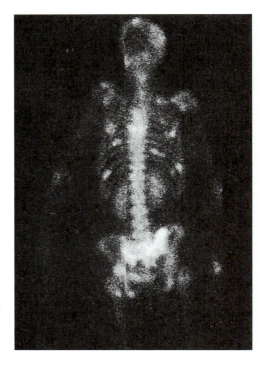

Kann man sich vor Krebs schützen?

Da man über den genauen Entstehungsmechanismus von Krebs nur wenig weiß, gibt es bisher keine sichere Methode zur Vorbeugung. Aber durch eine vernünftige Lebensweise und gesunde Ernährung lassen sich manche krebserzeugenden Einflüsse reduzieren. Das heißt: Zigarettenrauchen einstellen, den Alkoholkonsum verringern, starke Sonnenbestrahlung und Übergewicht sowie fettreiche Ernährung vermeiden und statt dessen möglichst frische Nahrungsmittel wie Obst und Gemüse essen.

Mögliche Warnsignale

Jeder, der Unregelmäßigkeiten oder Veränderungen an seinem Körper entdeckt, sollte zum Arzt gehen. Sie können – müssen aber nicht – Hinweise auf eine Krebskrankheit sein. Warnsignale sind insbesondere erheblicher Gewichtsverlust, nicht heilende Wunden, Knoten oder Verdickungen unter der Haut oder in der Brust, geschwollene Lymphknoten, Muttermale oder Warzen, die sich verändern, anhaltende Magen-, Darm- oder Schluckbeschwerden, Dauerhusten und -heiserkeit, unregelmäßige Monatsblutungen der Frau sowie Blut im Urin oder Stuhl. Durch Selbstbeobachtung kann man solche Warnsignale oft sehr früh feststellen.

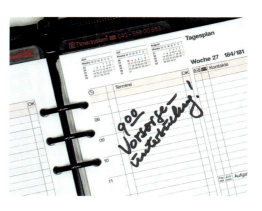

▶ Die wichtigste Maßnahme zur Vorbeugung und Früherkennung von Krebserkrankungen ist die gesetzliche Vorsorgeuntersuchung.

Vorsorgetermine einhalten

Einige Krebsarten sind lassen sich bei Früherkennung durch entsprechende Behandlung heilen. Deswegen wurden vom Gesetzgeber die Vorsorgeuntersuchungen eingeführt. Jeder einzelne kann den Kampf gegen diese Krankheit antreten, wenn er sich regelmäßig untersuchen läßt. Würden die Vorsorgetermine besser genutzt, wäre die Sterblichkeit durch Krebs erheblich geringer.

▼ Die häufigsten Krebsarten bei Männern und Frauen (Anteil von allen festgestellten Krebserkrankungen).

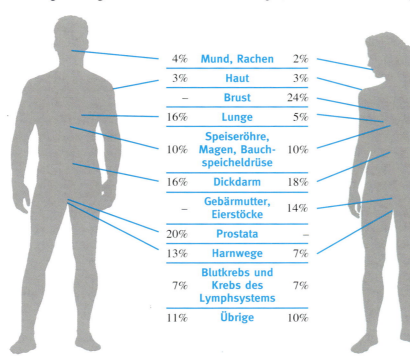

Männer		Frauen
4%	Mund, Rachen	2%
3%	Haut	3%
–	Brust	24%
16%	Lunge	5%
10%	Speiseröhre, Magen, Bauchspeicheldrüse	10%
16%	Dickdarm	18%
–	Gebärmutter, Eierstöcke	14%
20%	Prostata	–
13%	Harnwege	7%
7%	Blutkrebs und Krebs des Lymphsystems	7%
11%	Übrige	10%

Kümmel
Die Gewürzpflanze enthält ätherische Öle, die bei vielen Magen- und Darmbeschwerden lindernd wirken. Für einen Tee verwendet man drei Eßlöffel gestoßenen Kümmel, der mit siedendem Wasser überbrüht wird. Die Öle lösen Darmkrämpfe und bewirken so eine erleichternde Entblähung von Darmgasen. Reines Kümmelöl – ein Tropfen genügt – wird zur Bauchmassage bei Säuglingen, die zu Koliken neigen, eingesetzt.

Kunstfehler
Ärztliche Behandlungsweise, die im krassen Gegensatz zu den Kenntnissen der medizinischen Wissenschaft und Erfahrung steht und dem Patienten Schaden zufügt. Bei Fehldiagnosen, falschen Behandlungsweisen oder dem Unterlassen wichtiger therapeutischer Maßnahmen steht meist die Frage im Mittelpunkt gerichtlicher Auseinandersetzungen, ob der Arzt seiner Sorgfalts- und Fürsorgepflicht nachgekommen ist oder ob er grob fahrlässig gehandelt hat. Unvorhersehbare Komplikationen, die während einer regelrechten Behandlung auftreten und zu Folgeschäden führen, zählen nicht zu den Kunstfehlern.

Kur
Meist mehrwöchiges Heilverfahren zur Stärkung des Organismus oder zur Nachbehandlung von Krankheiten. Im Mittelpunkt steht immer der gesamte Mensch, der, fern vom Streß des Alltags, sich in der Geborgenheit und Ruhe des Kurorts erholen und Kräfte sammeln kann. Je nach Krankheit wird er mit einem Arzt zusammen den Kurort auswählen, in dem die Anwendungen angeboten werden, die eine gezielte Behandlung seiner Leiden erwarten lassen.

Kürettage
Siehe *Ausschabung*

Kurzsichtigkeit
Myopie. Unscharfes Sehen in der Ferne, das entsteht, weil die ins Auge einfallenden Lichtstrahlen wegen einer Über-

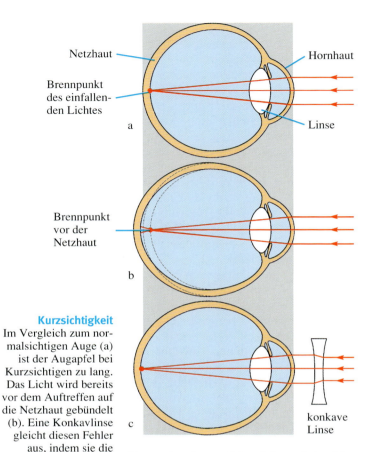

Kurzsichtigkeit
Im Vergleich zum normalsichtigen Auge (a) ist der Augapfel bei Kurzsichtigen zu lang. Das Licht wird bereits vor dem Auftreffen auf die Netzhaut gebündelt (b). Eine Konkavlinse gleicht diesen Fehler aus, indem sie die Lichtstrahlen vor ihrem Eintreten in das Auge streut (c).

länge des Augapfels nicht auf der Netzhaut zu einem Bild vereinigt werden, sondern davor. Ohne Korrektur durch eine Brille oder Kontaktlinsen sieht der Kurzsichtige in der Nähe zwar deutlich, weiter entfernte Gegenstände nimmt er aber nur verschwommen wahr. Operationen und Laserbehandlungen der Hornhaut zur Korrektur starker Kurzsichtigkeit werden mit wachsendem Erfolg erprobt.

Kurzwellenbehandlung
Wärmebehandlung mit elektromagnetischen Wellen. Ein Körperteil wird mit energiereichen Kurzwellen durchflutet, die vom Körper aufgenommen werden und Wärme erzeugen. Die Kurzwellenbehandlung wird zur Verbesserung der Durchblutung und zur Abheilung entzündlicher Prozesse angewandt.

Kyphose
Siehe *Buckel*

L

Labyrinth
Schallaufnahme- und Gleichgewichtsorgan im Innenohr. Siehe S. 30, *Der menschliche Organismus – Ohr und Gleichgewichtsorgan*

Lähmung
Bewegungsunfähigkeit infolge einer Nervenschädigung. Man unterscheidet zwischen der Bewegungs- oder Funktionsminderung (Parese) und dem völligen Ausfall (Paralyse) eines Körperteils oder Organs. Lähmungen sind sehr häufig auch mit einer Minderung bzw. einem völligen Ausfall des Empfindens (Schmerz-, Kälte-, Wärmeempfinden) verbunden.

Verursacht werden sie durch Erkrankungen des zentralen Nervensystems (Gehirn und Rückenmark) oder im Ausbreitungsgebiet eines oder mehrerer Nerven. Auch Verletzungen (Ausriß oder Quetschung von Nerven) kommen in Frage. Die Behandlung setzt immer an der Grunderkrankung an. Die Lähmungserscheinungen können durch gezielte krankengymnastische Übungen gelindert werden.

Langzeit-EKG
Aufzeichnung der elektrischen Impulse des Herzmuskels über 24 Stunden. Ein Langzeit-EKG wird vor allem bei unklaren Herzbeschwerden durchgeführt. Um Herzrhythmusstörungen und Durchblutungsstörungen zu erkennen, die sich nicht durch Beschwerden äußern, bietet sich das Langzeit-EKG ebenfalls an. Siehe auch *EKG*

Langzeitgedächtnis
Fähigkeit des Gehirns, Jahre oder Jahrzehnte zurückliegende Ereignisse oder Eindrücke und Gefühle zu speichern und wieder abzurufen. Das Langzeitgedächtnis kann im Alter noch ausgezeichnet sein, während man sich an kurz zurückliegende Ereignisse nicht erinnern kann.

Laparoskopie
Siehe *Bauchspiegelung*

Laparotomie
Operatives Öffnen der Bauchdecke. Früher wurde auch bei unklaren Beschwerden im Bauch manchmal eine Laparotomie durchgeführt. Heute kann mit Hilfe von Ultraschall und Bauchspiegelung eine Diagnose gestellt werden, ohne den Bauch zu öffnen.

Lärmschaden
Schädigung vor allem des Gehörs, aber auch des Gesamtorganismus durch Lärm, der auf das dem Willen nicht unterworfene (vegetative) Nervensystem einwirkt und oft nicht bewußt wahrgenommen wird. Schlaf und Entspannung sind gestört. Die Folgen sind Herzprobleme, Schwindel, Magendrücken, Unruhegefühle und andere Beschwerden. Eine Schallempfindungsschwerhörigkeit kann durch gesundheitsschädigende Lautstärken am Arbeitsplatz entstehen und hat bei Jugendlichen vor allem durch überhöhte Lautstärken über Kopfhörer und in Diskotheken erschreckende Ausmaße erreicht. Siehe auch S. 628, *Schwerhörigkeit*

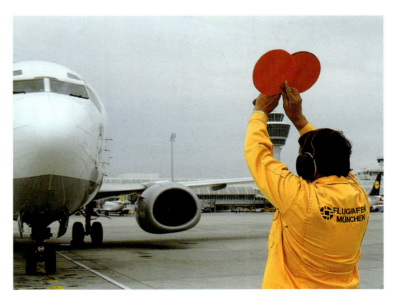

Lärmschaden
Insbesondere am Arbeitsplatz ist es häufig nicht möglich, Lärmbelastungen zu vermeiden. Ein Gehörschutz reduziert die schädigenden Einflüsse oder blockt sie sogar vollständig ab.

Laryngoskopie
Siehe *Kehlkopfspiegelung*

Laserstrahlen
Intensive, stark gebündelte Lichtstrahlen. Schwache Laserstrahlen fördern die Wundheilung, lindern Schmerzen, Schwellungen und Entzündungen. Laser mit hoher Intensität dienen der zielgerichteten Zellzerstörung bei der Tumorbehandlung, sie können Gewebe ohne nachfolgende Blutungen durchtrennen.
In der Augenheilkunde werden Laser zur Behandlung von Netzhautablösungen, zur Wiederherstellung der Sehkraft nach einer Staroperation sowie zur Korrektur mancher Formen von Fehlsichtigkeit eingesetzt.

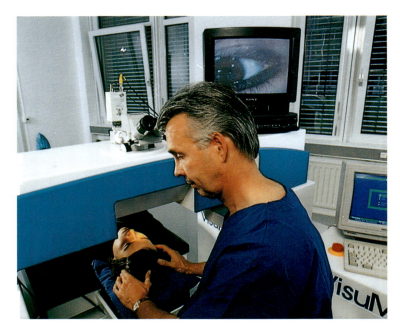

Mutter- und Feuermale, Tätowierungen sowie Gesichtsfalten können mit Hilfe eines Lasers entfernt werden, allerdings bleiben dabei meist Narben zurück.

Laserstrahlen
Mit Hilfe von Laserstrahlen können Operationen am Augenhintergrund durchgeführt werden, die keine Schnitte erfordern.

Lassa-Fieber
1969 erstmals in Lassa (Nigeria) beobachtete, durch Viren hervorgerufene Infektionskrankheit. Sie geht mit Fieber, Kopf- und Muskelschmerzen, Halsentzündungen, Flüssigkeitseinlagerung ins Gewebe und Blutungen einher. Gelegentlich treten Erkrankungen durch Fernreisende auch in Europa auf. Zur Behandlung wird ein spezielles Serum gespritzt.

Laugenverätzung
Siehe *Verätzung*

Läuse
Blutsaugende Insekten. Entgegen einer weitverbreiteten Meinung ist der Befall mit Menschenläusen nicht immer die Folge mangelnder Hygiene. Übertragungsmöglichkeiten bestehen vor allem in Kindergärten, Schulen und anderen Gemeinschaftseinrichtungen sowie in öffentlichen Verkehrsmitteln. Am häufigsten treten Kopfläuse auf. Die Übertragung kann durch gemeinsam benutzte oder dicht zusammenliegende Kämme, Mützen, Schals, Handtücher und Bettwäsche erfolgen. Kleiderläuse legen ihre Eier (Nissen) in Nähten und Falten von Kleidungsstücken ab.

LDL
Low-**D**ensity-**L**ipoprotein (Fett-Eiweiß-Komplex mit geringer Dichte). LDL gilt als blutgefäßschädigend und wird für die Entstehung von Arteriosklerose verantwortlich gemacht. Sein Gegenspieler ist das **H**igh-**D**ensity-**L**ipoprotein (Fett-Eiweiß-Komplex mit hoher Dichte). Bei Blutuntersuchungen werden die Mengen an LDL und HDL zueinander in Beziehung gesetzt. Bei einem erhöhten Anteil an LDL ist eine Ernährungsumstellung im Sinne einer verminderten Zufuhr tierischer Fette dringend anzuraten.

Lebensmittelvergiftung
Krankheitsbild, das durch den Genuß verunreinigter, verdorbener, giftiger oder mit Krankheitserregern infizierter Lebensmittel ausgelöst wird. Übelkeit, Bauchschmerzen, Erbrechen und Durchfall sind typische Symptome. Am häufigsten treten Vergiftungen durch Bakterien wie Salmonellen, Campylobacter und Listerien auf.
Schutz vor einer Lebensmittelvergiftung bietet der sachgemäße Umgang mit den

Nahrungsmitteln. So sollte rohes Geflügel oder die Auftauflüssigkeit tiefgekühlter Ware niemals mit anderen Lebensmitteln in Berührung kommen. Hackfleisch muß am Tag des Kaufs verarbeitet oder eingefroren werden, Fleisch soll nur gut durchgebraten verzehrt werden. Speisen, die nicht das gewohnte Aussehen oder den üblichen Geruch haben, sollte man wegwerfen. Dasselbe gilt für Lebensmittel, deren Mindesthaltbarkeitsdatum überschritten ist.

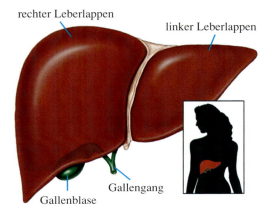

Leber
Unter dem rechten Rippenbogen liegt das schwerste Organ des Menschen – die Leber.

Leber
Etwa 1,5 kg schwere Drüse mit vielfältigen Aufgaben im Stoffwechsel. Siehe S. 52, *Der menschliche Organismus – Leber und Galle*

Leberbiopsie
Entnahme einer Gewebeprobe aus der Leber. Unter örtlicher Betäubung wird eine Hohlnadel durch einen kleinen Hautschnitt in die Leber eingeführt und Gewebe abgesaugt. Die gewonnene Probe wird im Labor mikroskopisch untersucht und dient vor allem zur Diagnose von Lebererkrankungen.

Leberentzündung
Siehe *Hepatitis*

Leberfleck
Siehe *Muttermal*

Leberkoma
Schwere Bewußtlosigkeit (Koma) infolge eines fortschreitenden Leberversagens, zu dem es durch virusbedingte Leberentzündungen, Arzneimittel- und andere Vergiftungen oder eine Leberzirrhose gekommen ist. Wahrscheinlich wird dieser lebensbedrohliche Zustand durch eine Schädigung des Gehirns ausgelöst. Sie entsteht durch die giftigen Stoffwechselprodukte, die sich beim Zerfall der Leberzellen bilden. Zur Behandlung wird versucht, die giftigen Stoffwechselprodukte aus dem Körper zu entfernen.

Leberkrebs
In Westeuropa selten vorkommender bösartiger Tumor der Leber, der in der Regel erst spät Beschwerden macht. Der Zusammenhang mit einer virusbedingten Leberentzündung (Hepatitis B) gilt als erwiesen. Gewichtsverlust, Appetitlosigkeit, Antriebsschwäche und Schmerzen im rechten Oberbauch sind Warnsignale.
In bestimmten Fällen kommt eine operative Entfernung des Tumors in Betracht, gelegentlich ist auch eine Lebertransplantation möglich.
Neben diesem sogenannten primären Leberkrebs tritt der wesentlich häufigere sekundäre Leberkrebs auf. Hierbei handelt es sich um Tochtergeschwülste anderer Krebsarten (Metastasen) wie etwa des Magens, des Darms oder der Brust, die auf dem Blutweg in die Leber gelangen und sich hier ansiedeln. In diesen Fällen können zellwachstumshemmende Substanzen (Zytostatika) das Leben des Patienten verlängern.

Leberpunktion
Einstich einer Hohlnadel in das Lebergewebe unter örtlicher Betäubung. Eine Punktion kann sowohl zu diagnostischen Zwecken (mikroskopische Untersuchung von Lebergewebe) durchgeführt werden als auch dem direkten Einspritzen von Medikamenten dienen.

Leberschaden
Folgeerscheinung einer dauerhaften Überlastung des Entgiftungsorgans Leber. Ein Schaden durch Alkohol, Medi-

Lebertransplantation

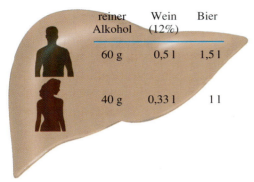

	reiner Alkohol	Wein (12%)	Bier
♂	60 g	0,5 l	1,5 l
♀	40 g	0,33 l	1 l

Leberschaden
Am häufigsten ist übermäßiger Alkoholkonsum für einen Leberschaden verantwortlich. Die Mengen, die gerade noch abgebaut werden können, ohne einen Schaden zu verursachen, sind bei Männern und Frauen unterschiedlich.

kamente oder andere Schadstoffe bleibt lange ohne spürbare Folgen. Rasche Ermüdbarkeit kann ein erstes Anzeichen sein, später kommt eine orange-gelbe Verfärbung von Haut, Schleimhaut und dem weißen Bereich des Auges hinzu.
Besonders häufig wird ein Leberschaden durch übermäßigen, langjährigen Alkoholmißbrauch herbeigeführt. Eine Schädigung tritt ein, wenn Männer 60 g reinen Alkohol pro Tag und Frauen 40 g Alkohol zu sich nehmen. Verzichtet man rechtzeitig auf jegliche alkoholischen Getränke, kann sich die Leber in vielen Fällen wieder regenerieren.

Lebertransplantation
Erstmals im Jahre 1963 mit Erfolg durchgeführte Übertragung der Leber eines Spenders in den Körper eines Empfängers. Den Patienten, die dringend einer Lebertransplantation bedürfen, steht eine zu geringe Zahl möglicher Spenderorgane gegenüber. Allerdings bieten die erst in jüngerer Zeit durchgeführten Übertragungen von Leberteilen lebender Spender eine neue Hoffnung für diese Patienten, da die Leber ihre Aufgaben für den Organismus auch dann voll erfüllen kann, wenn zwei Drittel ihres Gewebes fehlen oder nicht funktionieren.
Eine Lebertransplantation kommt vor allem bei Patienten mit schweren Lebererkrankungen wie Leberzirrhose oder chronischen Leberentzündungen in Betracht, seltener bei Patienten mit Leberkrebs. Einige Wochen nach dem Eingriff können die meisten Patienten bereits wieder ein normales Leben führen.

Leberzirrhose
Häufigste Folge von übermäßigem und langfristigem Alkoholkonsum in den Industrieländern. Giftstoffe, Viren, Bakteriengifte, Mangel- oder Fehlernährung können weitere Ursachen für die Umwandlung von funktionstüchtigem Lebergewebe in funktionsloses Binde- bzw. Narbengewebe sein. Da Narben zur Schrumpfung neigen, ist auch die Bezeichnung Schrumpfleber gebräuchlich. Eine Leberzirrhose bleibt jahrelang ohne Beschwerden und wird nicht selten zufällig entdeckt.
Eine Heilung ist nicht möglich. Es kann zum Blutstau vor der Leber, zu Bauchwassersucht, zu Speiseröhrenkrampfadern (Verblutungsgefahr!), zur Beeinträchtigung der Hirnfunktion und zum Leberkoma kommen. Als aussichtsreiche Behandlungsmethode kommt letztlich nur eine Lebertransplantation in Frage.

Lederhaut
1. Unter der Oberhaut gelegene Schicht der Haut, in der Blutgefäße und Nerven verlaufen.
2. Lederhaut nennt man auch die äußere der drei Hüllen, die den Augapfel umgeben. Die etwa einen halben Millimeter dicke Lederhaut des Auges ist undurchsichtig und als weißer Bereich des Auges zu erkennen.
Siehe auch S. 28 und 68, *Der menschliche Organismus – Auge* und *Haut*

Lederhautentzündung
Skleritis. Schmerzhafte Erkrankung der Lederhaut des Auges. Das Auge ist rotbläulich verfärbt und angeschwollen. Die Entzündung kann durch Bakterien und deren Gifte ausgelöst werden, sie kann aber auch Begleiterscheinung rheumatischer Leiden sein, ebenso kommt sie bei Gicht, Tuberkulose und selten bei Syphilis vor. Die Behandlung erfolgt mit speziellen Augensalben oder -tropfen. Kortisonhaltige Präparate erzielen unter bestimmten Bedingungen gute Heilerfolge. Die Therapie erfordert viel Geduld.

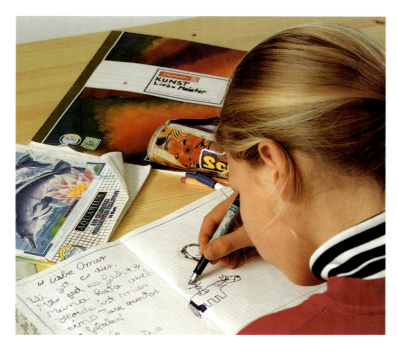

Legasthenie
Lese-Rechtschreibschwäche bei ansonsten normaler oder überdurchschnittlicher Intelligenz. Man kennt sehr unterschiedliche Erscheinungsbilder wie Leseunfähigkeit am Ende der ersten Klasse, fehlerhaftes Lesen und Abschreiben, Verwechslung klangähnlicher Buchstaben (b und p) oder die Unfähigkeit, einen Begriff zu finden. Hinzu kommen meist Verhaltensauffälligkeiten, die Ausdruck der seelischen Not des betroffenen Kindes sind. Es gibt spezielle Testverfahren, mit denen man prüfen kann, ob es sich um Legasthenie handelt oder ob Übungsmangel vorliegt. Mit entsprechenden Förderprogrammen kann man Legasthenikern wirkungsvolle Hilfe anbieten.

Legasthenie
Eine Entwicklungsverzögerung des zentralen Nervensystems ist vermutlich Ursache der Lese- und Rechtschreibschwäche. Durch eine gezielte Förderung kann sie meist ausgeglichen werden.

Legionärskrankheit
Besonders im Spätsommer und Herbst auftretende Erkrankung, die mit Kopfschmerzen, Übelkeit, hohem Fieber und trockenem Husten beginnt und sich binnen weniger Tage zu einer Lungenentzündung entwickelt. In Deutschland werden pro Jahr zwischen 6 000 und 7 000 Erkrankungen festgestellt. Erreger sind Bakterien, die in feuchter, warmer Umgebung beste Entwicklungsbedingungen vorfinden. Das Einatmen feinster Tröpfchen entsprechend verseuchten Wassers aus Klimaanlagen, Duschen und Luftbefeuchtern kann zur Infektion führen. Die Behandlung mit Antibiotika bringt rasche Genesung.

Leishmaniase
Sammelbegriff für Erkrankungen, die durch bestimmte Parasiten (Leishmanien) ausgelöst werden. Sie kommen v.a. in Südeuropa, im Vorderen Orient und in Asien vor. Die Einzeller werden durch den Stich der Sandmücke auf den Menschen übertragen. Auf Haut und Schleimhäuten bilden sich nach dem Einstich Geschwüre.
Es kann aber auch zu einer Allgemeinerkrankung mit dem Befall innerer Organe kommen. Bei rechtzeitiger antibiotischer Behandlung sind alle Formen der Leishmaniasen heilbar.

Leistenbruch
Vor allem bei Männern auftretende Ausstülpung von Darmabschnitten durch die Bauchwand der Leistengegend. Die Betroffenen nehmen eine Schwellung wahr, die sich über den Zeitraum mehrerer Wochen entwickelt, aber auch plötzlich nach dem Heben schwerer Lasten, Husten oder Pressen auftreten kann. Läßt sich die Schwellung zurückschieben, kann man sich zunächst mit dem Anlegen eines Bruchbandes behelfen. Langfristig ist aber eine Operation ratsam, da eine Einklemmung des ausgetretenen Darmabschnitts schmerzhaft und gefährlich ist. Siehe auch *Bruch*

Leistenbruch
Ein Bruchband hält den Darm in seiner Lage zurück; es lindert allerdings nur die Symptome. Um den Bruch zu schließen, ist eine Operation unausweichlich.

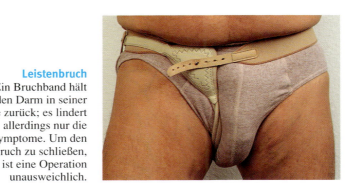

Leistenhoden
Normalerweise wandern die zunächst in der Bauchhöhle angelegten Hoden ab der sechsten Lebenswoche des Embryos allmählich in den Hodensack. Bei 4% aller neugeborenen Jungen ist mindestens einer der beiden Hoden nicht herabgestiegen. Im Verlauf des ersten Lebensjahres wird dieser Prozeß bei vielen Kindern noch nachgeholt. Erfolgt dies nicht, kann durch die Gabe bestimmter Hormone in etwa der Hälfte der Fälle das Herunterwandern der Leistenhoden bewirkt werden. Bei allen anderen Jungen ist eine Operation notwendig, da sich ein Leistenhoden nicht normal entwickeln kann und bei beidseitigen Leistenhoden sogar eine Unfruchtbarkeit zu befürchten ist.

Lendenwirbelbruch
In der Regel sehr schmerzhafte Verletzung eines oder mehrerer Wirbel im Bereich der Lendenwirbelsäule, meist als Folge eines Unfalls (z.B. Verkehrsunfall oder Sturz aus größerer Höhe). Empfindungs- oder Bewegungsstörungen oder eine Verringerung der Kraft in den Beinen können auf eine Schädigung des Rückenmarks hindeuten. Bei der Erstversorgung solcher Verletzten ist besonders darauf zu achten, daß es nicht durch falsche Lagerung zu einer Querschnittslähmung kommt.
Häufig bedarf es einer Stabilisierung der Wirbel, die in bestimmten Fällen nur durch das Einsetzen von Metallplatten, Drähten oder Nägeln erreicht werden kann. Krankengymnastische Übungen und Bewegungstherapie tragen dazu bei, bleibenden Beeinträchtigungen entgegenzuwirken. Siehe auch S. 777, *Erste Hilfe – Wirbelsäulenverletzung*

Lepra
Durch Bakterien hervorgerufene Infektionskrankheit, die vor allem in Asien, Afrika und Lateinamerika vorkommt. Zwischen Ansteckung und Ausbruch der Krankheit können bis zu fünf Jahre vergehen. Die Ansteckungsgefahr ist gering, da offenbar nur wenige Menschen

Lepra
Äußeres Anzeichen von Lepra sind die typischen Hautgeschwülste, die am ganzen Körper auftreten können.

anfällig sind. Knotige Schwellungen besonders im Gesicht sind die ersten auffallenden Symptome, bei weiter fortschreitender Krankheit und kompliziertem Verlauf kommt es zum Verlust der Empfindlichkeit in Händen und Füßen. Verletzungen oder Entzündungen in diesen Bereichen können nicht mehr wahrgenommen werden, so daß es nicht selten zu schweren Verstümmelungen kommt. Wird die Krankheit rechtzeitig erkannt, ist sie rasch durch bakterientötende Mittel zu behandeln.

Lernschwierigkeiten
Durch körperliche oder seelische Störungen bedingte Beeinträchtigung der Lernfähigkeit. Als Ursachen sind vor allem unerkannte Sehschwächen oder Schwerhörigkeit, aber auch Konzentrations- und Verhaltensstörungen von Bedeutung. Während Verminderungen des Hör- und Sehvermögens mit geeigneten Hilfsmitteln (Brille, Hörgerät) leicht korrigierbar sind, werden Lernschwierigkeiten mit seelischem Hintergrund oft als Faulheit oder Desinteresse abgetan.
Die Ursache einer wie auch immer gearteten Verhaltens- oder Konzentrationsstörung herauszufinden, bedarf einer einfühlsamen und gezielten Befragung des Betroffenen. Kinder erleben eine angespannte Atmosphäre im Elternhaus als so belastend, daß sie dem Unterricht

nicht mehr folgen können. Eine Abwehrhaltung bei den Hausaufgaben kann auf mangelndes Selbstvertrauen und Versagensängste hinweisen. Fühlt sich ein Kind in der Klasse isoliert, können auch Lernschwierigkeiten die Folge sein. Schulpsychologen bieten entsprechende Beratungen an. Zur weiterführenden Behandlung wird an speziell ausgebildete Therapeuten überwiesen.

Leukämie
Blutkrebs. Oberbegriff für verschiedene Krankheitsformen, die durch eine Vermehrung veränderter weißer Blutkörperchen im Knochenmark gekennzeichnet sind. Die ersten Anzeichen sind Müdigkeit, Blässe, Infektanfälligkeit, leichtes Fieber und Neigung zu blauen Flecken.
Dank der modernen Therapiemöglichkeiten sind die Heilungschancen besonders bei Kindern deutlich gestiegen. Die Behandlung erfolgt meist mit Medikamenten, die die bösartigen Zellen zerstören. In manchen Fällen ist zusätzlich eine Knochenmarktransplantation notwendig. Während die akute Form der Leukämie eher jüngere Menschen betrifft, findet man die chronische Form im mittleren Lebensalter und später. Eine chronische Leukämie kann über Jahre bestehen, ohne daß die Betroffenen etwas davon merken. Erste Anzeichen sind mitunter Nachtschweiß, Fieber, Lymphknotenschwellungen sowie eine Vergrößerung von Leber und Milz.
Die Therapie richtet sich nach dem Schweregrad der Erkrankung und kann die Gabe von zellwachstumshemmenden Medikamenten (Zytostatika), Bluttransfusionen und eine Knochenmarktransplantation umfassen.

Leukopenie
Verminderung der im Blut vorhandenen weißen Blutzellen. Die Leukopenie gilt als Hinweis auf Schädigungen des Knochenmarks, z.B. nach einer Krebstherapie mit Bestrahlungen, sowie für bestimmte Blutkrankheiten. Auch bei Virusinfektionen kann eine Leukopenie vorliegen.

Leukoplakie
Auch unter dem Begriff Weißschwielenkrankheit zusammengefaßte Veränderungen, die vor allem bei älteren Menschen und Aids-Patienten anzutreffen sind. Man findet weiße Beläge an der Wangenschleimhaut, auf der Zunge, den Lippen und im Genitalbereich. Als Ursache für die Entstehung der Leukoplakie im Mund kommen Rauchen, schlechtsitzende Prothesen, zu heiße oder zu scharf gewürzte Speisen in Frage. Die Schwielen sollten entfernt werden, da die Gefahr einer bösartigen Weiterentwicklung besteht.

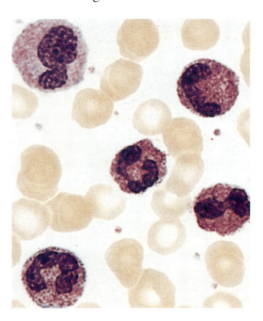

Leukozyten
Weiße Blutkörperchen (dunkel) unterscheiden sich deutlich von den wesentlich zahlreicheren roten Blutzellen (hell).

Leukozyten
Sammelbegriff für alle weißen Blutzellen, deren Hauptaufgabe die Bekämpfung eingedrungener Erreger ist. Siehe auch *Blut*

Leukozytose
Deutliche Erhöhung der Leukozytenanzahl. Sie ist ein Hinweis darauf, daß im Organismus eine Entzündung vorliegt.

Leukozyturie
Das Auftreten von weißen Blutzellen im Urin. Die Ausscheidung einer gewissen Anzahl von Leukozyten auf diesem Weg ist normal; ist sie stark erhöht, be-

steht der Verdacht auf Harnwegsinfekte und andere Erkrankungen der ableitenden Harnwege.

Libido
Bewußtes Verlangen nach sexueller Betätigung. Ein Libidomangel tritt als Nebenwirkung einiger Medikamente auf, ist jedoch weitaus häufiger ein Hinweis auf seelische Störungen wie Depressionen oder ungeklärte Konflikte in der Partnerschaft.

Lichtallergie
Siehe *Sonnenallergie*

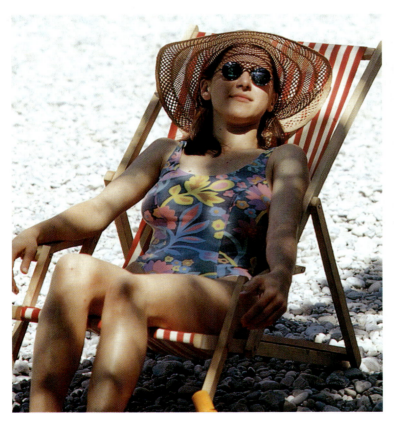

Lichtschutz
Bedecken oder Eincremen der Haut zum Schutz vor ultravioletter Strahlung und zur Vermeidung eines Sonnenbrands. Sonnenschutzpräparate haben meist einen sogenannten Lichtschutzfaktor. Er gibt an, wieviel länger man in der Sonne bleiben kann, wenn man das Präparat anwendet. Die Eigenschutzzeiten (Zeitdauer, die man ohne Schutz in der Sonne bleiben darf, ohne einen Sonnenbrand zu bekommen) richten sich u.a. nach dem Hauttyp (Dunkelhaarige z.B. 20 bis 30 Minuten, Rothaarige fünf bis zehn Minuten). Neuere Forschungen haben ergeben, daß sich die Haut bei den bislang angegebenen maximalen Besonnungszeiten nicht vollständig regenerieren kann, so daß Strahlenschäden an Strukturen des Zellkerns bestehenbleiben können. Bei erneuter Sonnenbestrahlung setzt man sich der Gefahr eines chronischen Lichtschadens aus: Hauttrockenheit, Juckreiz, typische rhombenartige Fältchen, Altersflecken und Hautkrebs sind die Folgen. Die heute angewandte Formel lautet: Eigenschutzzeit mal Lichtschutzfaktor (der Sonnencreme) mal 0,6. Siehe auch *Sonnenbad*

Lichttherapie
Auch als Phototherapie bezeichnete Behandlung mit intensivem Licht. Zur Therapie der Neugeborenengelbsucht wird sichtbares, bläuliches Licht eingesetzt. Die Strahlung bewirkt, daß der überschüssige gelbe Farbstoff in eine leicht ausscheidbare Form umgewandelt wird. Zur Linderung der Schuppenflechte und anderer Hauterkrankungen setzt man ultraviolette Strahlung ein. Vor einer solchen Behandlung wird ein Präparat verabreicht, das die Haut gegenüber Licht empfindlicher macht (PUVA-Therapie). Menschen, die in den Herbst- und Wintermonaten zu depressiven Verstimmungen neigen, kann ebenfalls mit Lichttherapie geholfen werden.

Lidentzündung
Siehe *Augenlidentzündung*

Liften
Operatives Heben und Straffen der Gesichtskonturen. Wie jede Operation ist auch das Liften nicht ohne Risiko. Siehe auch *Schönheitsoperationen*

Linse
Hinter der Regenbogenhaut des Auges gelegenes Gebilde, das für das Scharfse-

Lichtschutz
Nicht nur Menschen mit empfindlicher Haut sollten übermäßige Sonneneinstrahlung meiden. Schattenpausen sind nach der sogenannten Eigenschutzzeit dringend erforderlich, um bleibende Hautschäden zu vermeiden.

hen verantwortlich ist. Durch ihre Elastizität, die im Alter nachläßt, kann sich die Linse auf verschiedene Entfernungen einstellen. Die gesunde Linse ist glasklar und durchsichtig.

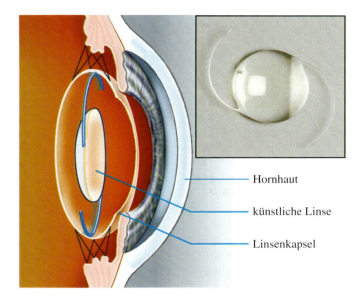

Hornhaut
künstliche Linse
Linsenkapsel

Linse, künstliche
Kunststoffimplantat, das nach der Entfernung der Linse ins Auge eingesetzt wird. Während früher eine starke Brille die entfernte Linse im Auge ersetzte, stehen heute zwei Arten künstlicher Augenlinsen zur Verfügung: die Vorder- und die Hinterkammerlinse. Die Hinterkammerlinse besitzt zwei Häkchen, die in der Linsenkapsel verankert werden. Wenn aus anatomischen Gründen oder bei Komplikationen während der Operation keine Hinterkammerlinse verwendet werden kann, wird eine Vorderkammerlinse zwischen Regenbogen- und Hornhaut eingesetzt. Bei Kindern, denen ein angeborener grauer Star oder eine verletzte Linse entfernt wird, kann keine künstliche Linse implantiert werden, da das Auge noch wächst. Künstliche Linsen können sich im Auge nicht wölben, weshalb eine Lesebrille nötig ist, um auch in der Nähe scharf sehen zu können.

Linsentrübung
Siehe S. 318, *grauer Star*

künstliche Linse
Eine Hinterkammerlinse wird an der Stelle eingesetzt, an der die kranke Linse entfernt wurde.

Lippen-Kiefer-Gaumenspalte
Durch die Spalte sind Mund- und Nasenraum direkt miteinander verbunden. Atmung und Nahrungsaufnahme sind erschwert.

Lipidsenker
Medikamente zur Senkung eines krankhaft erhöhten Blutfettgehalts (Hyperlipidämie), mit dem Ziel, das Risiko der Arteriosklerose zu vermindern. Meist wird zunächst versucht, durch Ernährungsumstellung (weniger tierische Fette, mehr Ballaststoffe und Vermeidung bestimmter Lebensmittel) eine Normalisierung der Blutfettwerte zu erreichen. Gelingt dies nicht, wird der medikamentöse Weg beschritten. Einige Lipidsenker wirken, indem sie die Bildung bestimmter Fettstoffe in der Leber verhindern. Andere sorgen dafür, daß mehr Cholesterin beim Stoffwechsel verbraucht wird.

Lipom
Fettgeschwulst. Harmlose, meist kugelförmig tastbare Wucherung von Fettgewebe in der Haut. Eine operative Entfernung wird meist nur aus kosmetischen Gründen vorgenommen.

Lippen-Kiefer-Gaumenspalte
Angeborene Spaltbildung in Lippen, Kiefer und Gaumen. Bereits in den ersten Lebenstagen sollte dem betroffenen Neugeborenen eine Kunststoffplatte eingesetzt werden, die das offene Gaumendach verschließt. Auf diese Weise wird die Nasenatmung gefördert und die Nahrungsaufnahme erleichtert. Die eigentliche Korrektur der Fehlbildung wird in mehreren Operationsschritten vorgenommen. Die Spalten im knöchernen Gewe-

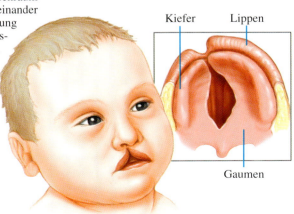

Kiefer Lippen

Gaumen

be sollen erst ab der Mitte des dritten Lebensjahres verschlossen werden, um Wachstumsstörungen zu vermeiden.
Heute ist es möglich, den betroffenen Kindern ein ansprechendes Äußeres zu geben und auch Behinderungen ihrer Sprachentwicklung so gering wie möglich zu halten.

Liquor
Klare, farblose Flüssigkeit, die Gehirn und Rückenmark umspült. Der Liquor dient dem Schutz dieser empfindlichen Gewebe und ist am Stoffwechsel in Gehirn und Rückenmark beteiligt. Bei Verdacht auf bestimmte Erkrankungen, wie Hirnhautentzündung, wird Liquor entnommen und untersucht. Man ermittelt die Zahl der weißen Blutkörperchen und den Eiweißgehalt. Auch eine Druckmessung des Liquorraums kann aufschlußreich sein. Veränderte Werte können Hinweise auf die Art der Störung geben.

Liquorpunktion
Entnahme von Gehirn-Rückenmarksflüssigkeit mit Hilfe einer Hohlnadel aus dem Rückenmarkskanal. Vor der Punktion bekommt der Patient eine örtliche Betäubung. Der Eingriff kann in wenigen Fällen Kopfschmerzen nach sich ziehen, die jedoch in der Regel rasch abklingen.

Lithium
Alkalimetall. Medikamente auf Lithiumbasis werden zur Behandlung manisch-depressiver Erkrankungen eingesetzt, die geprägt sind von heftigen Stimmungsschwankungen (zwischen Euphorie und Niedergeschlagenheit).
Lithium stabilisiert die Gefühlslage, kann die Krankheit an sich aber nicht heilen. Da die Gefahr einer Überdosierung besteht, müssen die ärztlichen Vorgaben unbedingt befolgt werden. Anzeichen eines zu hohen Lithiumgehalts im Blut sind Übelkeit, Erbrechen, Durchfall, Zittern und Benommenheit.

Lithotripsie
Siehe *Steinzertrümmerung*

Logopädie
Siehe *Sprachtherapie*

Lokalanästhesie
Siehe *Betäubung, örtliche*

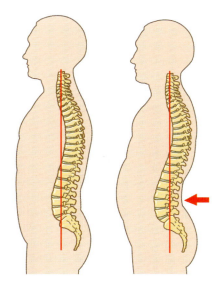

Lordose
Bei einer übermäßigen Krümmung der Wirbelsäule (rechts) ist eine krankengymnastische Therapie anzuraten.

Lordose
Nach vorn gerichtete Krümmung der Wirbelsäule im Hals- und Lendenwirbelsäulenbereich. In geringer Ausprägung ist diese Verbiegung normal.

LSD
Lysergs**ä**ure**d**iethylamid. Zu den Halluzinogenen zählendes, künstlich hergestelltes Rauschmittel, das bereits in geringen Mengen vorübergehende Bewußtseinsveränderungen und Sinnestäuschungen auslöst. Die Aufnahme von LSD kann schwere, gefährliche Nebenwirkungen haben und süchtig machen. LSD zählt zu den illegalen Drogen. Es unterliegt den Bestimmungen des Betäubungsmittelgesetzes.

Luftröhre
Trachea. Ein etwa zehn Zentimeter langes Rohr, durch das die Atemluft zwischen Kehlkopf und Bronchien strömt. Hufeisenförmige Knorpelspangen sind so angeordnet, daß sich die Luftröhre beim Einatmen nicht zusammenzieht. Spezielle Härchen auf der Innenfläche transportieren mit Hilfe wellenförmiger

Bewegungen Staubpartikel hinaus. Siehe S. 38, *Der menschliche Organismus – Luftwege und Lunge*

Lumbago
Siehe *Hexenschuß*

Lumbalanästhesie
Auch Spinalanästhesie. Das fälschlicherweise manchmal als Rückenmarksspritze bezeichnete Einspritzen eines Betäubungsmittels zwischen zwei Lendenwirbel hindurch in die Gehirn-Rückenmarksflüssigkeit. Die Gefahr einer Rückenmarksverletzung ist äußerst gering. Durch diese Art der Betäubung erreicht man, daß der Körper unterhalb der Einstichstelle völlig schmerzunempfindlich wird, da die Schmerzsignale nicht mehr an das Gehirn weitergeleitet werden können. Eingriffe am Unter-

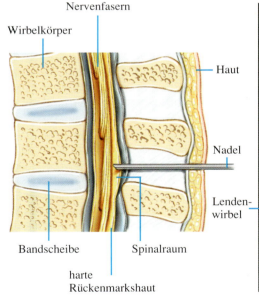

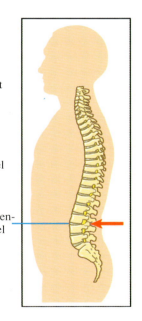

bauch, Kaiserschnitte sowie Operationen an den Beinen können unter Lumbalanästhesie durchgeführt werden.

Lumbalpunktion
Einführen einer Hohlnadel in den Rückenmarkskanal im Lendenbereich zur Entnahme von Gehirn-Rückenmarksflüssigkeit (Liquor) oder zum Einspritzen von Medikamenten.

Lumbalanästhesie
Mit verhältnismäßig kleinen Mengen Narkosemittel kann bei der Lumbalanästhesie ein großer Körperbereich betäubt werden.

Lunge
Beim ruhenden Erwachsenen füllt sich das wichtigste Atemorgan weniger als 20mal in der Minute mit frischer Luft.

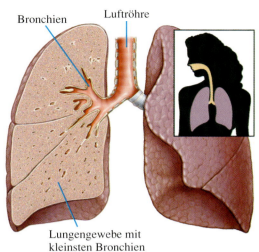

Lunge
Zweiflügeliges Atmungsorgan, das den Sauerstoff aus der einströmenden Atemluft aufnimmt und an das Blut weitergibt sowie das Kohlendioxid aus dem Blut an die Ausatemluft abgibt. Siehe auch S. 33, *Der menschliche Organismus – Luftwege und Lunge*

Lungenblähung
Lungenemphysem. Vermehrung von Luft in der Lunge, meist infolge einer langjährigen, chronischen Bronchitis. Die Bronchialschleimhaut ist durch die chronische Entzündung ständig geschwollen. Der Patient atmet gegen einen erhöhten Widerstand der verdickten Bronchialschleimhaut aus, was zu einer dauerhaften Druckerhöhung in den Lungenbläschen führt. Die Folge ist, daß diese platzen und absterben. Die Elastizität des Lungengewebes läßt nach, und die für die Sauerstoffaufnahme notwendige Fläche innerhalb der Lunge wird geringer. Das klassische Symptom der Lungenblähung ist erhebliche Atemnot, die auch schon bei geringer Belastung auftritt.

Lungenembolie
Verschluß einer Lungenarterie durch einen verschleppten Fremdkörper (Embolus). Je nach Bedeutung des betroffenen Gefäßes spricht man von einer kleinen oder großen Lungenembolie. Embolien

Lungenemphysem

werden begünstigt durch höheres Lebensalter, Übergewicht, Entzündungsprozesse, Operationen, Entbindungen und extreme Klimabedingungen. Symptome sind ein ausstrahlendes starkes Schmerzgefühl im Brustkorb, das sich beim Atmen verstärkt, Umklammerungsgefühle, Herzklopfen, Angstzustände, kalter Schweiß, evtl. Hustenreiz. Kleine Lungenembolien werden von den Betroffenen mitunter nicht bemerkt.

Eine Röntgenuntersuchung der Lunge sowie die Darstellung der Lungenblutgefäße durch eine Röntgenaufnahme nach dem Einspritzen eines Kontrastmittels (Angiographie) sichert die Diagnose. Da eine Embolie meist von einem Blutgerinnsel (Thrombus) ausgelöst wird, müssen dem Patienten Medikamente verabreicht werden, die die Auflösung des Blutpfropfs beschleunigen, sowie Präparate, die die Blutgerinnung hemmen und der Bildung neuer Gerinnsel vorbeugen. In bestimmten Fällen muß der Fremdkörper operativ entfernt werden.

Lungenemphysem
Siehe *Lungenblähung*

Lungenentzündung
Pneumonie. Meist durch Viren oder Bakterien hervorgerufene Entzündung eines Teils oder des gesamten Gewebes der Lunge. Die Lungenentzündung gehört zu den häufigsten Todesursachen in den Industrieländern und entsteht oft als Komplikation einer anderen Erkrankung (wie etwa der Grippe). Auch lange Bettlägerigkeit birgt wegen der unzureichenden Belüftung der Lunge das Risiko einer Lungenentzündung. Deshalb werden Kranke und Operierte zu täglichen Atemübungen angehalten.

Charakteristisch für eine beginnende Lungenentzündung sind Schüttelfrost vor einem rasch einsetzenden Fieberanstieg, Hinfälligkeitsgefühl sowie ein meist starker Hustenreiz mit bellendem Husten. Häufig kommen Brustschmerzen und Atembeschwerden hinzu. Die Untersuchung des Bluts und des Auswurfs (abgehusteter Schleim) sowie eine Röntgenaufnahme des Brustraums sind zur Diagnose notwendig. Die Behandlung richtet sich in erster Linie nach der Art des Erregers. Meist werden Antibiotika eingesetzt.

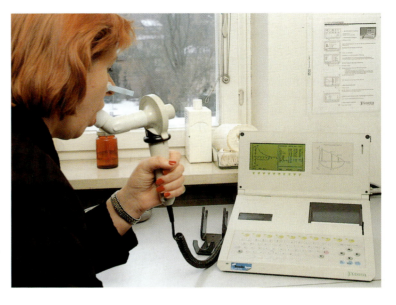

Lungenfunktionsprüfung
Bestandteil der Lungenfunktionsprüfung ist die Messung des Lungenvolumens anhand der Menge der ausgeatmeten Luft.

Lungenfunktionsprüfung
Oberbegriff für verschiedene Testverfahren, mit denen die Leistungsfähigkeit der Lunge in Ruhe und unter Belastung ermittelt wird. Die Ergebnisse geben Aufschluß über Lungenerkrankungen oder Störungen in Teilgebieten der Lunge. Auch vor manchen Operationen an der Lunge werden solche Funktionstests durchgeführt.

Es wird u.a. das Volumen der Lunge ermittelt, die Aufnahme von Sauerstoff, der Kohlendioxidgehalt der Ausatemluft sowie die nach Ausatmung in der Lunge verbleibende Restluft.

Lungenkollaps
Pneumothorax. Zusammenfallen eines Teils der Lunge infolge Veränderung der Druckverhältnisse im Brustraum. Normalerweise herrscht Unterdruck im Bereich der Lunge. Durch Verletzungen des Brustkorbs, Lungenerkrankungen (z.B. Asthma), aber auch ohne erkennbaren Auslöser kann es zum Kollaps der Lunge kommen. Unwohlsein und ver-

minderte Belastbarkeit können ebenso Anzeichen eines Pneumothorax sein wie schwere (meist plötzlich auftretende) Atemnot und Schmerzen im Brustraum. Die Behandlung besteht im Absaugen der eingedrungenen Luft mit einem Drainagerohr, das durch einen kleinen Schnitt in den Brustraum eingeführt wird.

Lungenkrebs
Siehe S. 462

Lungenödem
Flüssigkeitsansammlung in der Lunge, meist verursacht durch eine beeinträchtigte Herzleistung. Der Sauerstoff aus der Atemluft kann aufgrund des Flüssigkeitsstaus nicht mehr in ausreichender Menge an das Blut abgegeben werden. Die Folgen sind Atemnot, beschleunigte und erschwerte Atmung, rasselnde Geräusche beim Atmen, Verschlimmerung der Atemnot im Liegen, schaumiger Auswurf, meist Husten.
Eine schnelle Behandlung ist erforderlich, um dem zunehmenden Sauerstoffmangel zu begegnen. Der Patient bekommt Medikamente, die das Herz stärken sowie die Ausscheidung von Wasser fördern und auf diese Weise zu einer raschen Rückbildung der Wasseransammlung führen.

Lungentuberkulose
Durch Tuberkelbakterien verursachte Erkrankung der Lunge. Die Tuberkulose gehört zu den meldepflichtigen Infektionskrankheiten. Sie ist zwar in Deutschland selten geworden, jedoch nicht vollkommen ausgerottet. Eine Ansteckung erfolgt in der Regel nur dann, wenn man von einem Kranken, der an offener Tuberkulose leidet, aus nächster Nähe angehustet wird.
Lebensbedrohlich ist die Tuberkulose in den Industrieländern nicht mehr, sofern sie rechtzeitig entdeckt und mit entsprechenden Medikamenten behandelt wird. In unkomplizierten Fällen ist die langwierige Krankheit in sechs bis neun Monaten ausgeheilt.

Luxation
Meist durch einen Unfall hervorgerufene Ausrenkung eines Knochens aus einem Gelenk.

Lyme-Borreliose
Siehe *Borreliose*

Lymphbahnen
Gefäßsystem, in dem die Gewebsflüssigkeit transportiert wird. Siehe S. 46, *Der menschliche Organismus – Lymphsystem*

Lymphdrainage
Schonende Massagemethode, die angestaute Gewebsflüssigkeit zum Abfließen bringt. Sie ist von der allgemein bekannten Massage zur Beseitigung von Muskelverspannungen zu unterscheiden. Durch rhythmisch kreisende Bewegungen der flach auf der Haut liegenden Finger wird die Flüssigkeit in Richtung der Lymphbahnen weggestrichen. Sämtliche Beschwerden, die von schmerzhaften Schwellungen (z.B. Lymphstau nach Entfernung einer Brust) herrühren, können mit Hilfe der Lymphdrainage behandelt werden.

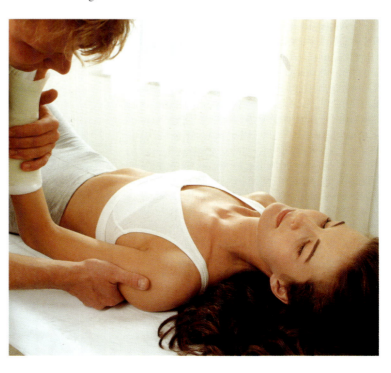

Lymphdrainage
Durch das Ausstreichen wird der Abfluß der Lymphflüssigkeit aus verstopften Lymphbahnen gefördert. Die Lymphdrainage wird von Krankengymnasten oder Masseuren durchgeführt.

Lungenkrebs

Lungenkrebs zählt zu den häufigsten Tumorerkrankungen in den westlichen Industrieländern. Die Tendenz ist steigend. Noch bis vor wenigen Jahren waren vor allem Männer betroffen. Inzwischen wird aber auch bei Frauen eine deutliche Zunahme beobachtet, da ihr Anteil unter den Rauchern stark gestiegen ist. Zigarettenrauchen gilt als die wichtigste Ursache des Lungenkrebses.

Die meisten bösartigen Lungentumoren gehen von der Schleimhaut der Bronchien aus. Daher wird der Begriff »Lungenkrebs« in der Regel gleichbedeutend mit Bronchialkrebs oder -karzinom verwendet. Männer sind etwa dreimal so häufig betroffen wie Frauen. Die Erkrankung tritt bevorzugt nach dem 50. Lebensjahr auf.

Ursachen

Der enge Zusammenhang zwischen Rauchen und Lungenkrebs ist eindeutig: 90% aller Patienten, die an Lungenkrebs erkranken, sind Raucher. Das Risiko steigt mit der Anzahl der Raucherjahre und der täglichen Zigarettenmenge: Die Gefahr einer Lungenkrebserkrankung ist bei einem Kettenraucher etwa 30mal so groß wie bei einem Nichtraucher. Das Risiko ist auch dann erhöht, wenn bereits sehr früh mit dem Rauchen begonnen wurde.

Chronische Entzündungen wie die Bronchitis, unter der die meisten Raucher leiden, begünstigen die Entstehung von Lungenkrebs. Auch Passivrauchen stellt ein Risiko dar.

Da aber nicht alle Raucher an Lungenkrebs erkranken, scheinen noch andere Faktoren die Entstehung zu begünstigen. Erwiesen ist das gehäufte Auftreten dieser Krebsart bei Menschen, die beruflich Kontakt mit Asbest, Chrom, Arsen, Nickel oder radioaktiven Stoffen wie Uran haben. Auch die zunehmende Luftverschmutzung durch Verkehrs- und Industrieabgase ist von Bedeutung. Besonders gefährlich ist es, wenn mehrere dieser Faktoren zusammenwirken. Die krebserregende Wirkung von Asbest

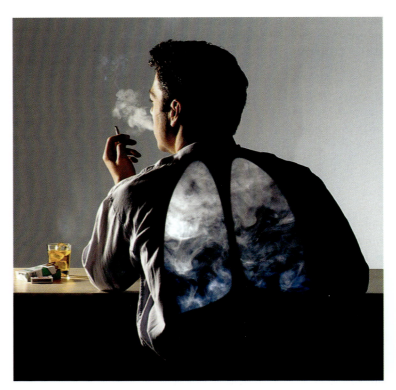

▲ Zigarettenrauch dringt tief in die Lungen ein. Er trägt zur Entstehung von Lungentumoren bei.

wird durch zusätzliches Rauchen erheblich gesteigert. Inzwischen ist auch nachgewiesen, daß eine erbliche Veranlagung besteht: Ein erhöhtes Risiko liegt vor, wenn bereits ein Elternteil an Lungenkrebs erkrankt ist.

Gibt es Frühsymptome?

Die ersten Anzeichen sind wenig charakteristisch, da sie auch bei vielen anderen Lungenkrankheiten auftreten. Eine frühe Diagnose ist daher schwierig. Gerade am Anfang werden die Beschwerden oftmals einer chronischen Bronchitis zugeschrieben und nicht ernst genommen. Damit geht wertvolle

Lungenkrebs

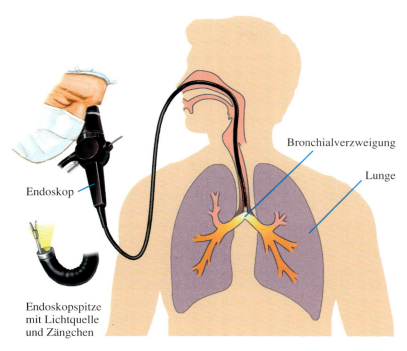

▲ Bei der Bronchoskopie können Veränderungen der Schleimhaut frühzeitig erkannt und Gewebeproben entnommen werden.

Zeit verloren, und die Behandlung verzögert sich um Monate.
Folgende Symptome können ein Warnhinweis für Lungenkrebs sein:
- hartnäckiger Husten,
- blutiger Auswurf,
- Heiserkeit,
- Atemnot und
- Brustschmerzen.

Besonders verdächtig sind auch wiederholt auftretende Lungenentzündungen, starke Gewichtsabnahme und Leistungsabfall. Allerdings deutet nicht jedes dieser Symptome gleich auf Krebs hin!

Diagnose
Nur bei einer sehr frühzeitigen Diagnose besteht Aussicht auf Heilung. Der geringste Verdacht sowie unklare Beschwerden, die von Rauchern allerdings oft verharmlost werden, machen einen sofortigen Arztbesuch erforderlich.
Eine der ersten Untersuchungsmethoden ist eine Röntgenaufnahme des Brustkorbs. Nicht immer kann jedoch mit Hilfe des Röntgenbildes eine sichere Diagnose gestellt werden. Dann ist eine Bronchoskopie, die Untersuchung der Bronchien mit dem Endoskop, notwendig.

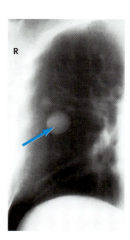

▲ Nicht immer sind Lungentumoren auf dem Röntgenbild so gut zu erkennen.

Über das Gerät, das durch Nase oder Mund in die Luftwege eingeführt wird, kann der Arzt die Bronchien direkt betrachten und gleichzeitig Gewebeproben entnehmen. Manchmal lassen sich Krebszellen auch im Auswurf nachweisen.

Behandlung
Die Therapie richtet sich nach Sitz und Art des Tumors. Der Arzt wird daher bei jedem Patienten eine Behandlung einleiten, die seinem Krankheitsstadium am ehesten entspricht. Aussicht auf Heilung bietet nur eine Operation. Dabei wird entweder ein ganzer Lungenflügel oder ein kleinerer Teil der Lunge entfernt. Hat sich der Tumor bereits so ausgedehnt, daß eine Operation nicht mehr möglich ist, kommen eine Strahlenbehandlung oder die Verabreichung von Medikamenten in Frage (Chemotherapie), die das weitere Wachstum des Tumors hemmen. Trotz aller medizinischen Fortschritte ist Lungenkrebs noch immer durch eine schlechte Prognose gekennzeichnet. Eine unzureichende Früherkennung und das aggressive Wachstum dieses Tumors sind hierfür verantwortlich. Er neigt frühzeitig zur Bildung von Tochtergeschwülsten, den sogenannten Metastasen, die sich über die Blut- und Lymphbahnen ausbreiten und vor allem in Leber, Gehirn, Nebennieren und Knochen ansiedeln. Ebenso können bösartige Tumoren aus anderen Organen, wie Magen, Knochen, Brust und Prostata, wiederum in der Lunge Metastasen bilden. Nur ein kleiner Anteil aller Lungentumoren ist gutartig.

Krebsauslösende Stoffe meiden
Der Verzicht auf Zigaretten ist immer lohnend. Nach etwa zehn Jahren ist bei ehemaligen Rauchern das Erkrankungsrisiko wieder so gering wie bei Nichtrauchern. Wer sich das Rauchen nicht abgewöhnen will, sollte zumindest die Möglichkeit der regelmäßigen Vorsorgeuntersuchungen nutzen.
Wichtig ist auch die genaue Einhaltung von Arbeitsschutzmaßnahmen beim Umgang mit krebsauslösenden Stoffen.

Lymphdrüse

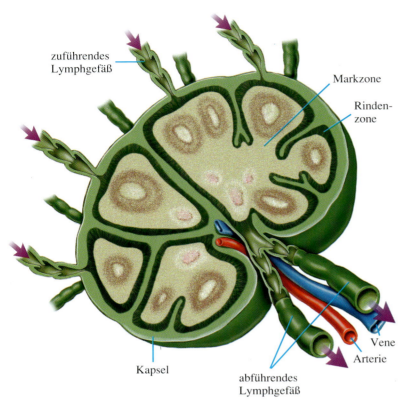

zuführendes Lymphgefäß
Markzone
Rindenzone
Kapsel
abführendes Lymphgefäß
Vene
Arterie

Lymphdrüse
Siehe *Lymphknoten*

Lymphe
Hellgelbe Flüssigkeit, die die Zellen des Organismus umspült. Die Lymphe erfüllt Versorgungs- und Entsorgungsaufgaben vor allem in den Regionen, die nicht direkt von Blutgefäßen versorgt werden. Eine weitere wichtige Funktion der Lymphe besteht in der Infektionsabwehr. Sie enthält eine bestimmte Form von weißen Blutkörperchen (Lymphozyten). Mit der Lymphe gelangt das mit der Nahrung aufgenommene Fett aus dem Darm ins Blut.

Lymphgefäßtransplantation
Verpflanzung von Lymphgefäßabschnitten. Dieses Verfahren wird vor allem angewandt nach Brustkrebsoperationen, bei denen die Achsellymphknoten entfernt und die Region bestrahlt werden mußte, aber auch nach anderen Operationen, durch die der Lymphfluß blockiert worden ist.

Lymphknoten
In den Lymphknoten wird die Lymphflüssigkeit gefiltert, bevor sie ins Blut übertritt.

Lymphknoten
Bis zu haselnußgroße Gebilde, die sich entlang der Lymphgefäße befinden und in denen die Neubildung von Lymphozyten und Entgiftung stattfinden. Siehe S. 46, *Der menschliche Organismus – Lymphsystem*

Lymphknotenschwellung
Verdickungen von Lymphknoten an charakteristischen Stellen (z.B. unter dem Ohr) können Hinweise auf eine Krankheit geben. Da die Lymphknoten als Schranke für Krankheitserreger und deren Gifte wirken, deutet ihre Schwellung auf besondere Aktivitäten des Immunsystems hin. Je nach Lage der vergrößerten Lymphknoten können Rückschlüsse gezogen werden, welches Organ oder Gewebe erkrankt ist.

Lymphkrebs
Seltene, bösartige Erkrankung, bei der sich Zellen in den Lymphknoten oder der Milz unkontrolliert vermehren. Erste Anzeichen können geschwollene Lymphknoten am Hals, in den Achselhöhlen oder in der Leistengegend sein. Die Krankheit befällt mit der Zeit immer mehr Lymphknoten. Eine Beeinträchtigung des Immunsystems ist eine der Folgen. Die Betroffenen fühlen sich unwohl, manche haben Fieber, sind appetitlos und leiden unter nächtlichen Schweißausbrüchen. Die Untersuchung einer Gewebeprobe aus einem der vergrößerten Lymphknoten dient zur Bestimmung des Krankheitsstadiums. Bei rechtzeitiger Therapie (meist Bestrahlung) können viele Patienten geheilt werden.

Lymphödem
Eine durch Lymphstau verursachte Gewebeschwellung. Dazu kommt es z.B. nach größeren Operationen, bei denen Lymphgefäße durchtrennt oder Lymphknoten entfernt werden müssen.

Lymphographie
Darstellung der Lymphknoten und der Lymphgefäße auf dem Röntgenbild. Ein

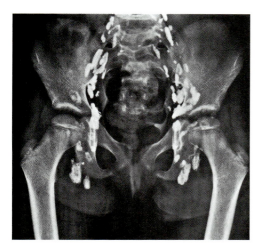

für Röntgenstrahlen undurchlässiges Kontrastmittel muß zuvor in eine Lymphbahn der darzustellenden Region gespritzt werden.

Lymphom
Oberbegriff für gut- und bösartige Formen der Lymphknotenvergrößerung.

Lymphozyten
Weiße Blutkörperchen, die sich durch ihre Fähigkeit zu gezielten Abwehrreaktionen auszeichnen. Lymphozyten haben die Möglichkeit, einmal als Krankheitserreger wahrgenommene Zellen immer wieder zu erkennen und sofort zu bekämpfen. Diese Eigenschaft macht man sich bei Impfungen zunutze.
Die sogenannten Killerzellen, eine spezielle Art von Lymphozyten, sind in der Lage, veränderte Zellen (z.B. Tumorzellen) zu erkennen und zu zerstören.

Lymphographie
In der Röntgenaufnahme des Unterleibs sind die Lymphknoten der Leistenregion gut zu erkennen.

Lymphozyten
Zu den weißen Blutzellen zählen die Lymphozyten, die einen besonders großen Zellkern aufweisen und zum Teil in den Lymphknoten gespeichert werden.

Lysetherapie
Medikamentöse Auflösung von Blutgerinnseln, die ein Gefäß verengen. Die Lysetherapie spielt eine bedeutende Rolle in den ersten Stunden nach einem Herzinfarkt. Je rascher man mit der Auflösung des Blutpfropfs beginnen kann, um so geringer ist die Schädigung des betroffenen Gewebes. Bereits sechs Stunden nach dem Gefäßverschluß muß damit gerechnet werden, daß das Muskelgewebe im betroffenen Bereich durch den Sauerstoffmangel abgestorben ist.
Die Lysetherapie wird auch eingesetzt bei Lungenembolie, bei Gefäßverschlüssen im Darmbereich sowie bei Thrombosen.

Lyssa
Siehe *Tollwut*

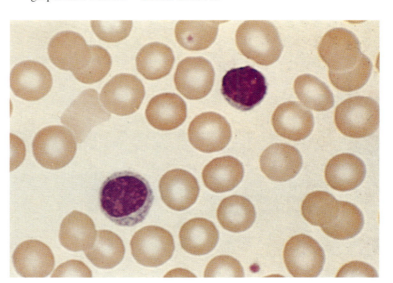

M

Magen
Im Magen werden Speisen gesammelt und für die Verdauung im Darm vorbereitet. Siehe S. 49, *Der menschliche Organismus – Magen*

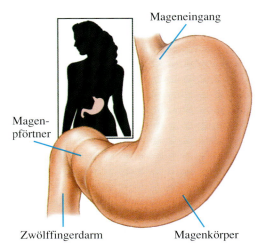

Magen
Etwa sechs bis acht Stunden verbleibt die Nahrung im Magen, bevor sie an den Darm weitergegeben wird.

Magenbeschwerden
Magenschmerzen, saures Aufstoßen, Sodbrennen und Magendrücken können verschiedene Ursachen haben. Oft sind seelische Probleme, Streß oder Ängste verantwortlich. Gelegentlich wehrt sich der Magen auch gegen zu fettes oder zu scharf gewürztes Essen, gegen Alkohol oder bestimmte Medikamente. Siehe auch *Magenschmerzen*

Magenblutung
Blutung aus einem Magengeschwür oder -tumor in das Mageninnere. Typische Zeichen sind kaffeesatzähnliche Blutbeimengungen im Erbrochenen oder teerartiger, schwarzer Stuhl. Bei größeren Blutungen kann es zu einem Schock kommen mit kalten Schweißausbrüchen, schnellem, flachem Puls, Durst, Schwindel oder Ohnmacht und beschleunigter Atmung. Um die Blutung zu stillen, können blutgerinnungsfördernde Medikamente eingesetzt, das Blutgefäß mit Hilfe eines durch die Speiseröhre eingeschobenen Lasergerätes verödet oder eine Operation durchgeführt werden.

Magen-Darm-Entzündung
Gastroenteritis. Gleichzeitige Entzündung der Schleimhaut des Magens und des Dünndarms. Ursache ist meist eine Infektion durch Bakterien (z.B. Salmonellen) oder Viren, manchmal aber auch eine Lebensmittel- oder Alkoholvergiftung. Typische Anzeichen für eine Magen-Darm-Entzündung sind Übelkeit, Erbrechen, Durchfall, Bauchschmerzen und leichtes Fieber. Vor allem bei kleinen Kindern und älteren Menschen besteht die Gefahr, daß sie durch Erbrechen und Durchfall zu viel Flüssigkeit verlieren. Wichtig ist deshalb, viel zu trinken (z.B. schwarzen Tee mit Zucker) und bald einen Arzt aufzusuchen.

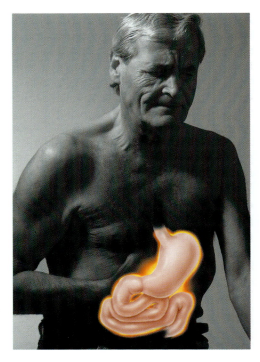

Magen-Darm-Entzündung
Eine akute Magen-Darm-Entzündung löst zum Teil heftige Schmerzen im Oberbauch aus.

Magen-Darm-System
Größter Teil des Verdauungstrakts. Siehe S. 49 und 55, *Der menschliche Organismus – Magen* und *Darm*

Magendurchbruch
Aufbrechen der Magenwand und Entleerung des Mageninhalts in die Bauch-

höhle. Verursacht wird der Durchbruch meist von einem Magengeschwür, das die Magenwand durchwachsen hat. Der Betroffene leidet unter plötzlichen, sehr heftigen Oberbauchschmerzen, die Bauchdecke ist hart angespannt, und es kommt zu einem Schock mit kalten Schweißausbrüchen, flachem, schnellem Puls und blasser Hautfarbe. Treten diese Symptome auf, muß sofort ein Notarzt alarmiert werden. Eine Operation ist notwendig.

Magengeschwür

Ulcus ventriculi. Schädigung der Magenschleimhaut, die sich bis in tiefe Schichten der Magenwand ausweiten kann. Begünstigt werden solche Geschwüre durch eine übermäßige Produktion von Magensäure, die z.B. durch scharf gewürztes Essen angeregt wird. Die Säure greift die Magenschleimhaut an. Darüber hinaus können auch seelischer und körperlicher Streß, eine Infektion mit bestimmten Bakterien, Rauchen und die Einnahme mancher Medikamente zur Entstehung eines Magengeschwürs beitragen. Meistens äußert sich die Erkrankung durch ziehende Schmerzen und Druckgefühl in der Magengegend unmittelbar nach den Mahlzeiten. Die Diagnose wird meist anhand einer Magenspiegelung oder einer Röntgenuntersuchung gestellt. Bleibt ein Magengeschwür unerkannt, kann es gelegentlich zu Komplikationen kommen:

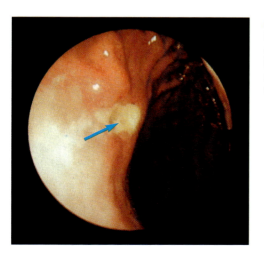

Magengeschwür
Der Schleimhautdefekt eines Magengeschwürs ist bei einer endoskopischen Untersuchung gut zu erkennen.

zur Magenblutung oder – im schlimmsten Fall – zum Magendurchbruch.
Bei der Abheilung bilden sich manchmal Narben, die den Magenausgang verengen und dadurch den Weitertransport der Nahrung behindern. Behandelt wird ein Magengeschwür durch säurehemmende Medikamente sowie eine magenschonende, gewürzarme Diät. Nur selten ist eine Operation notwendig.

Magenkrebs

Magenkarzinom. Bösartige Geschwulst der Magenschleimhaut. Der Tumor bleibt lange auf die Schleimhaut begrenzt und beginnt – meist im fortgeschrittenen Lebensalter – plötzlich, sich rasch auszubreiten. In der Anfangsphase verläuft die Erkrankung oft ohne oder mit uncharakteristischen Beschwerden wie Druck- und Völlegefühl, Brennen und Schmerzen in der Oberbauchgegend. Später verstärken sich die Symptome; hinzu kommen oft Appetitlosigkeit, eine Abneigung gegen Fleisch sowie Erbrechen und Gewichtsverlust.
Zur Diagnose eines Magenkarzinoms wird bei einer Magenspiegelung eine Gewebeprobe der Geschwulst entnommen. Bestätigt sich der Verdacht, muß der betroffene Teil des Magens in der Regel operativ entfernt werden. Die Heilungsaussichten sind um so besser, je früher der Krebs entdeckt wurde. Einige Zeit nach der Operation kann man bereits wieder normale Nahrung zu sich nehmen.

Magennervendurchtrennung

Vagotomie. Operative Unterbindung bestimmter Nerven, die den Magen versorgen. Der Vagus steuert die Magensäureproduktion. Zuviel Magensäure fördert die Entstehung von Magen- und Zwölffingerdarmgeschwüren. Wenn die Nervenfasern ganz oder teilweise durchtrennt werden, geht die Säureproduktion zurück. Dadurch können sich auch die Geschwüre zurückbilden. Aufgrund der verringerten Magensäureproduktion kommt es nach der Operation manchmal zu Verdauungsstörungen, Übelkeit

Magenpförtnerkrampf

und Völlegefühl. Diese Nebenwirkungen verschwinden jedoch nach einigen Wochen wieder, wenn entsprechende Medikamente eingenommen werden.

Magenpförtnerkrampf
Pylorusstenose. Verengung des Magenausgangs. Das untere Ende des Magens ist von einem ringförmigen Schließmuskel (Magenpförtner) umgeben, der den Übertritt des Nahrungsbreis in den Dünndarm steuert. Ist dieser Durchgang blockiert, staut sich der Mageninhalt und wird schließlich schwallartig erbrochen. Ursache für eine solche Verengung kann eine angeborene Verdickung des Schließmuskels sein. Das äußert sich bei Säuglingen meist zwei bis vier Wochen nach der Geburt durch heftiges, dauerhaftes Erbrechen, Gewichtsverlust und Entwicklungsstörungen. Bei Erwachsenen ist meist eine Verkrampfung des Magenpförtners oder ein Geschwür am Magenausgang schuld an der Verengung. Je nach Krankheitsursache wird die Stenose durch Medikamente oder eine Operation behandelt.

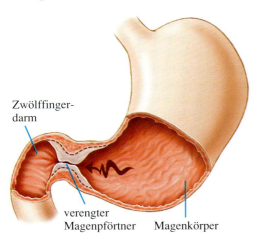

Magenpförtnerkrampf
Die Verengung des Magenausgangs führt zu einer Stauung der Nahrung im Magen.

Magenresektion
Operative Entfernung (Resektion) eines erkrankten Magenteils. Bei Magenkrebs oder einem Magendurchbruch kann sie lebensrettend sein. Aber auch ein ständig wiederkehrendes Magengeschwür ist manchmal Anlaß zu einer solchen Operation – besonders dann, wenn es Blutungen verursacht. Verengungen des Magenausgangs können ebenfalls operativ korrigiert werden.
Nach einer Magenresektion ist die Verdauung vorübergehend eingeschränkt. Anfänglich kommt es manchmal zu Durchfällen, Erbrechen, Magenschmerzen und Völlegefühl. Nach einer Magenoperation kann man normale Kost in kleinen Portionen zu sich nehmen. Siehe auch *Billroth-Operation*

Magenschleimhautentzündung
Akute oder chronische Gastritis. Eine akute Magenschleimhautentzündung ist meist Folge einer Reizung durch Schadstoffe wie Alkohol und Nikotin, Medikamente, Säuren, Laugen oder verdorbene Nahrung. Auch Streß kann für eine Gastritis verantwortlich sein. Sie äußert sich durch Schmerzen in der Magengegend, Übelkeit, Erbrechen und Appetitlosigkeit. Manchmal kann die geschädigte Magenschleimhaut auch bluten. Dann erbricht man Blut oder scheidet schwarzgefärbten Stuhl aus. In diesem Fall sollte man sofort zum Arzt gehen. Leichtere Beschwerden lassen normalerweise schnell nach, wenn man den Magen etwas schont – also einige Stunden nichts oder nur kleine Portionen (z.B. Zwieback) ißt und Tee trinkt.
Die chronische Gastritis tritt vor allem bei älteren Menschen relativ häufig auf. Ihre Ursachen sind noch nicht völlig geklärt: Vermutet werden Infektionen mit bestimmten Bakterien (Helicobacter pylori), Alkoholmißbrauch sowie Rückfluß von Gallensaft und Darminhalt. Oft verspüren die Betroffenen keinerlei Beschwerden. Manchmal treten ein Druck- und Völlegefühl in der Magengegend, Brennen, Schmerzen und Appetitlosigkeit auf. Hilfe können eine magenschonende Diät, das Meiden von Alkohol und spezielle Medikamente bringen.

Magenschmerzen
Schmerzen im Oberbauch können verschiedene Gründe haben – viele davon sind harmlos, sie können aber auch auf schwerwiegende Erkrankungen zurückzuführen sein. Oft treten Magenschmer-

zen nach einer zu üppigen, schwerverdaulichen Mahlzeit oder starkem Alkoholkonsum auf. Bei empfindlichen Menschen können auch seelische Probleme und Streß sowie manche Medikamente (besonders acetylsalicylsäurehaltige Schmerzmittel) Magenschmerzen verursachen. Wenn die Schmerzen mit Übelkeit, Erbrechen oder Durchfall einhergehen, kann eine Magenschleimhautentzündung, ein Magengeschwür oder eine Vergiftung durch verdorbene Lebensmittel die Ursache sein. In sehr seltenen Fällen sind Magenschmerzen die Folge von Tumoren. Vorsicht ist geboten, wenn das Erbrochene Blut enthält oder der Stuhl teerartig schwarz gefärbt ist. Dann könnte eine Magenblutung zugrunde liegen. Zum Arzt gehen sollte man auch dann, wenn die Schmerzen sehr stark sind, häufiger auftreten, länger als ein bis zwei Tage anhalten oder andere Krankheitsanzeichen hinzukommen.

Magenspiegelung
Gastroskopie. Untersuchung des Mageninneren mit einem Endoskop. Durch die Optik mit einer Lichtquelle kann in den Magen hineingesehen werden. Entzündungen, Geschwüre, Krebs oder Fremdkörper im Magen und im Zwölffingerdarm können auf diese Weise festgestellt werden. Bei einer Magenspiegelung können auch Gewebeproben von einer verdächtigen Geschwulst entnommen, blutende Gefäße verschlossen und gutartige Wucherungen oder verschluckte Fremdkörper entfernt werden. Besonders wichtig ist die Magenspiegelung zur Früherkennung von Magenkrebs.
Durch die Entwicklung immer kleinerer medizinischer Instrumente ist eine Gastroskopie heute längst nicht mehr so unangenehm, wie viele Menschen befürchten. Darüber hinaus stehen Medikamente zur Verfügung, die dem Patienten die Untersuchung erleichtern und sowohl die Schmerzen als auch den Würgereiz unterdrücken.

Magenspülung
Auswaschen von Gift- oder anderen Schadstoffen aus dem Magen. Zu diesem Zweck wird der Magen durch einen Schlauch mehrmals mit Wasser (manchmal mit Zusatz von Medikamenten) gefüllt und wieder entleert. Magenspülungen werden häufig bei akuten Vergiftungen durchgeführt.

Magersucht
Anorexia nervosa; krankhafte Eßstörung. Magersüchtige gestatten sich selbst nur eine äußerst begrenzte Nahrungsaufnahme. Sie haben panische Angst davor, zu dick zu sein – auch wenn sie bereits bis auf die Knochen abgemagert sind. In schweren Fällen kann die Erkrankung bis zum Hungertod führen. Unter Magersucht leiden vor allem heranwachsende Mädchen. Meist hat die Eßstörung seelische Ursachen wie Identitätsprobleme.
Sehr oft beginnt die Magersucht mit einer normalen, freiwilligen Diät. Schließlich wird das Abnehmen zum inneren Zwang. Das natürliche Hungergefühl wird zunächst unterdrückt und allmählich gar nicht mehr wahrgenommen. Auch der Magen paßt sich an die verringerte Nahrungsaufnahme an und

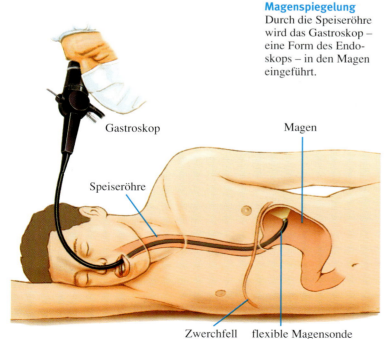

Magenspiegelung
Durch die Speiseröhre wird das Gastroskop – eine Form des Endoskops – in den Magen eingeführt.

Gastroskop — Magen — Speiseröhre — Zwerchfell — flexible Magensonde schrumpft zusammen; der bloße Gedanke an Essen verursacht bereits Übelkeit. Aufgrund des Untergewichts bleiben schließlich die Monatsblutungen aus. Weil viele Magersüchtige ihre Eßstörung leugnen und zu verbergen versuchen, wird die Erkrankung oft erst spät erkannt. Meist ist dann ein Krankenhausaufenthalt nötig, um eine allmähliche Gewichtszunahme sicherzustellen. Magersüchtige brauchen in erster Linie psychologische Hilfe, um die Krankheitsursachen aufzudecken und zu beseitigen. Siehe auch *Bulimie*

Magnesium
Dieses Mineral ist an fast allen Stoffwechselvorgängen des Körpers beteiligt. Auch die Herztätigkeit wird durch Magnesium verbessert. Im Gegensatz zum Kalzium hemmt es die Blutgerinnung. Bei einem Magnesiummangel kann es zu Wadenkrämpfen, Muskelzittern und Herzrhythmusstörungen kommen. Besonders hoch ist der Magnesiumbedarf bei starkem Alkoholkonsum, Magen-Darm-Erkrankungen mit heftigem Erbrechen oder Durchfall und in Zeiten hoher körperlicher und geistiger Anspannung. Magnesiumreiche Nahrungsmittel sind besonders Vollkorngetreide, Nüsse, Hülsenfrüchte und grünes Gemüse.

Magnetresonanztomographie
Siehe *Kernspintomographie*

Makrophagen
Freßzellen des Immunsystems. Diese spezialisierten weißen Blutkörperchen können in den Körper eingedrungene Keime erkennen, sich an sie heften und sie schließlich in sich aufnehmen. Im Inneren der Makrophagen werden die Keime verdaut. Die Vorläuferzellen der Makrophagen werden im Knochenmark gebildet und in das Blut abgegeben. Die reifen Makrophagen können sich im Gewebe ansiedeln, z.B. in der Lunge, der Leber oder der Milz. Von dort aus sind sie am besten in der Lage, fremde Eindringlinge abzufangen.

MAK-Wert
Maximale **A**rbeitsplatz**k**onzentration. Gesetzlich zulässiger Höchstwert für gesundheitsgefährdende Stoffe (z.B. Quecksilberdampf) in der Luft am Arbeitsplatz. Unterhalb dieses Werts wird die Gesundheit der Arbeitnehmer nach dem gegenwärtigen Wissensstand nicht beeinträchtigt. Zugrunde gelegt wird in der Regel eine 40-Stunden-Woche.
Die Liste der zulässigen MAK-Werte wird jährlich neu herausgegeben. Nicht in ihr enthalten sind krebserregende Stoffe, von denen man annimmt, daß sie auch schon in kleinen Mengen schädlich sind.

Malaria
Tropenkrankheit; auch Sumpf- oder Wechselfieber. Die Malaria wird durch den Stich der Anophelesmücke übertragen. Dabei gelangen einzellige Parasiten, sogenannte Plasmodien, in den Blutkreislauf des Menschen. Sie ver-

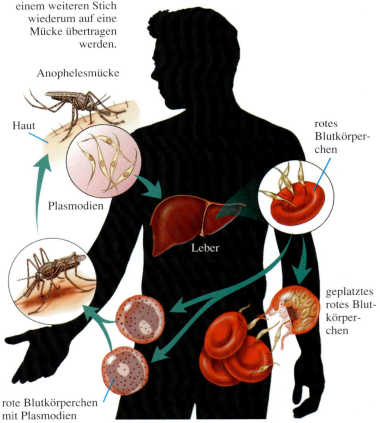

Malaria
Durch den Stich der Anophelesmücke dringt der Malariaerreger in den Körper ein. Nachdem er sich mit den roten Blutkörperchen im ganzen Körper verteilt hat, kann er bei einem weiteren Stich wiederum auf eine Mücke übertragen werden.

mehren sich in der Leber und in der Milz, dringen schließlich in die roten Blutkörperchen ein, vermehren sich dort, bringen sie zum Platzen und dringen in weitere rote Blutkörperchen ein. Das Platzen löst einen Fieberschub aus, der sich in regelmäßigen Zeitabständen wiederholt. Dazu kommen oft Bauch- und Gliederschmerzen, Schüttelfrost und Durchfall.

Malaria ist vor allem in den feuchtwarmen Gebieten der Tropen und Subtropen verbreitet. Besonders gefährlich wird die Krankheit dadurch, daß die ersten Anzeichen manchmal erst Monate nach der Rückkehr von einer Tropenreise auftreten, wenn meist niemand mehr an die Möglichkeit einer Malaria-Infektion denkt. Durch die vorbeugende Einnahme von Malariamitteln kann man das Risiko einer Erkrankung deutlich verringern. Zusätzlich sollte man sich bei einer Reise in ein Malariagebiet so gut wie möglich vor Mückenstichen schützen (durch geeignete Kleidung, Insektenabwehrmittel und Moskitonetze).

Malariamittel
Medikamente, die die Vermehrung der Malariaerreger im Körper bremsen. Der bekannteste Wirkstoff ist das Chinin. Die vorbeugende Einnahme – vor, während und einige Zeit nach einer Reise in ein Malariagebiet – verringert die Gefahr einer Malariaerkrankung. Die Mittel wirken in entsprechender Dosierung auch einer Infektion mit Malariaerregern entgegen. Es gibt allerdings auch Malariaerreger, gegen die keines der bekannten Medikamente wirksam ist.

maligne
Bösartig, zerstörerisch. Eine maligne Erkrankung neigt dazu, sich rasch auszubreiten und auch gesundes Gewebe zu befallen. Vor allem bei Tumoren unterscheidet man bösartige und gutartige (= benigne) Wucherungen. Um welche Form es sich handelt, kann durch die Entnahme und mikroskopische Untersuchung einzelner Zellen oder Gewebeproben festgestellt werden.

Mamma
Lateinische Bezeichnung für die Brust, im eigentlichen Sinn für die weibliche Brust. Sie besteht aus Milchdrüsengewebe, Bindegewebe und Fett.

Mammakarzinom
Siehe S. 194, *Brustkrebs*

Mammaplastik
Korrektur oder Wiederaufbau der weiblichen Brust. Eine als zu klein empfundene Brust kann vergrößert oder große Brüste verkleinert werden.
Häufig wird auch nach einer krebsbedingten Entfernung ein Brustwiederaufbau vorgenommen. Siehe auch Abb. auf S. 197, *Brustkrebs*

Mammographie
Röntgenuntersuchung der weiblichen Brust. Auf dem Röntgenbild sind Veränderungen des Brustgewebes wie Tumoren zu erkennen. Die Mammographie dient deshalb hauptsächlich zur Krebsfrüherkennung. Auch wenn die Frau bereits einen Knoten in ihrer Brust bemerkt hat, kann ein Röntgenbild Hinweise darauf geben, ob es sich um eine bösartige Geschwulst handeln könnte. Die Mammographie wird im Rahmen der Vorsorgeuntersuchung für Frauen ab dem 35. Lebensjahr in regelmäßigen Abständen empfohlen.

Mandelabszeß
Eitergefüllter Hohlraum an den Mandeln. Er entsteht meist infolge einer schweren chronischen Mandelentzündung. Normalerweise kann der Eiter, der sich bei einer Mandelinfektion bildet, durch kleine Kanäle abfließen. Sind diese Kanäle z.B. durch vorangegangene Entzündungen vernarbt und verschlossen, wächst im Inneren der Mandel eine Eiterhöhle. Wenn sich die Krankheitserreger auch in der Blutbahn ausbreiten, droht eine Blutvergiftung. Je nach Art und Größe des Abszesses werden entweder keimhemmende Medikamente (Antibiotika) eingesetzt oder die Mandeln operativ entfernt.

Mandelentzündung
Tonsillitis. Entzündliche, schmerzhafte Schwellung der Mandeln. Sie kommt besonders im Kindesalter häufig vor. Ursache ist meist eine Infektion mit Bakterien. Sie äußert sich durch starke Halsschmerzen und Schluckbeschwerden sowie leichtes Fieber. Im hinteren Rachenraum sind die geröteten, angeschwollenen Mandeln zu erkennen. Oft sind sie auch von kleinen weißlichen Punkten bedeckt. Wenn eine Mandelentzündung nicht ganz ausheilt, wird sie manchmal chronisch. Die Mandeln bleiben dann dauerhaft vergrößert und entzünden sich immer wieder.

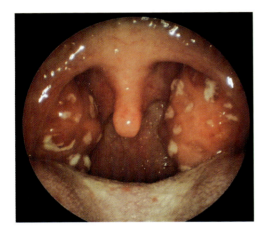

Mandelentzündung
Beim Blick in den Rachen sind die geschwollenen und mit weißlichen Belägen bedeckten Mandeln meist deutlich zu erkennen.

Mandeln
Tonsillen. Organe zur Immunabwehr im Rachenraum. Neben den beiden Gaumenmandeln gibt es eine Zungen- und eine Rachenmandel. Ihre Aufgabe ist es, Krankheitserreger im Rachen abzuwehren. Zu diesem Zweck besitzen sie eine große, zerklüftete Oberfläche, die die Keime ausfiltern kann. Als Teil des Immunsystems stellen die Mandeln Immunzellen her.

Mandeloperation
Die operative Entfernung der Gaumenmandeln kann notwendig werden, wenn die Mandeln dauerhaft angeschwollen oder häufig entzündet sind. Dann können sie keine Krankheitskeime mehr abwehren und schaden dem Körper unter Umständen mehr, als sie ihm nützen. Die Operation erfolgt normalerweise unter örtlicher Betäubung: Durch den Mund werden die erkrankten Mandeln abgetragen. Eine Mandeloperation wird in manchen Krankenhäusern ambulant vorgenommen.

Mangan
Spurenelement. Das Schwermetall Mangan ist an vielen Stoffwechselvorgängen des Körpers und der Knochenbildung beteiligt. Mit einer ausgewogenen Ernährung wird der Tagesbedarf normalerweise problemlos gedeckt. Relativ viel Mangan ist in Vollkorngetreide, Hülsenfrüchten und Nüssen enthalten.

manisch-depressive Krankheit
Schwere Gemütskrankheit, bei der sich Phasen von überschäumender Aktivität (Manie) mit Zeiten tiefer Traurigkeit (Depression) abwechseln. Die Stimmung manisch-depressiver Menschen wechselt von einer Minute auf die andere – meist ohne äußeren Anlaß. Während einer manischen Phase kann sich die Hochstimmung bis zu tobsuchtartiger, rasender Erregung steigern. Nach deren Abklingen fallen die Betroffenen fast immer in tiefe Depressionen. In dieser Zeit sind sie stark selbstmordgefährdet. Die Ursache der manisch-depressiven Erkrankung ist nicht vollständig geklärt. Wahrscheinlich liegen chemische Veränderungen im Gehirn zugrunde. Obwohl manisch-depressive Menschen sich selbst meist nicht als krank empfinden, bedürfen sie dringend ärztlicher Behandlung. Während einer depressiven Phase können Medikamente die Stimmung heben und dadurch die Selbsttötungsgefahr reduzieren. Darüber hinaus mildert eine langfristige medikamentöse Therapie die extremen Stimmungsschwankungen und ermöglicht den Betroffenen, ein weitgehend normales Leben zu führen. Zur Unterstützung kann eine Psychotherapie hilfreich sein.

Marihuana
Tabakartige Rauschdroge. Marihuana besteht aus den getrockneten Blättern,

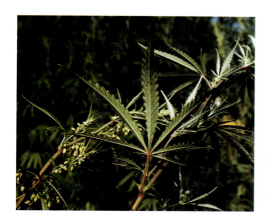

Marihuana
Wie Haschisch ist auch Marihuana ein Produkt aus der Pflanze des indischen Hanfs.

Blüten und Stengeln des indischen Hanfs (Cannabis). Meistens wird es geraucht. Es soll die Sinneseindrücke steigern, Alltagsprobleme unwichtig erscheinen lassen, entspannend und euphorisierend wirken. Als unerwünschte Nebenwirkungen können Schwindel, Depression, Angst und Übelkeit auftreten. Bei längerem Mißbrauch kann die Leistungs- und Konzentrationsfähigkeit dauerhaft nachlassen. Marihuana macht nicht körperlich, wohl aber psychisch abhängig.

Marisken
Kleine Hautläppchen am After. Sie entstehen manchmal aus Hämorrhoiden, wenn die darin enthaltenen Blutgefäße veröden. Meist geschieht das durch ein Blutgerinnsel, das die Venen verstopft (Thrombose). Marisken sind an sich eine völlig harmlose Erscheinung. Sie können aber das sorgfältige Säubern des Afters nach dem Stuhlgang behindern. Manchmal führt das zu Juckreiz oder Entzündungen. Größere Marisken sollten deshalb vom Arzt entfernt werden.

Masern
Ansteckende Krankheit, die vor allem bei Kindern auftritt. Typische Symptome sind ansteigendes Fieber, Schnupfen, tränende Augen und ein roter Hautausschlag, der ungefähr zehn Tage nach der Ansteckung auftritt und sich von Ohren und Stirn über den ganzen Körper ausbreitet. Krankheitsursache ist eine Virusinfektion, die durch Husten oder Niesen übertragen wird. Manchmal kann es bei Masern zu ernsten Komplikationen wie Mittelohr-, Lungen- oder Gehirnentzündungen kommen. Durch eine Schutzimpfung im Säuglingsalter kann man die Krankheit verhüten. Siehe auch S. 420, *Kinderkrankheiten*

Masernenzephalitis
Gehirnentzündung als Komplikation einer Maserninfektion. Sie äußert sich meist durch einen steifen Hals, Kopfschmerzen, Übelkeit und Erbrechen. Oft tritt sie gerade dann auf, wenn der Hautausschlag und das Fieber schon wieder zurückgehen. Die Gehirnentzündung kann schwere lang anhaltende Nachwirkungen haben, wie Lähmungen, Hör- und Sprachschäden sowie geistige Behinderungen.

Masochismus
Sexuelle Vorliebe, bei der die Erregung durch Mißhandelt- und Erniedrigtwerden erzielt wird. Einem Masochisten verschafft es Lust, vom Sexualpartner gequält zu werden. Das kann vom wüsten Beschimpfen bis zum Fesseln und Auspeitschen reichen.

Massage
Mechanische Behandlung der Haut und tiefer liegender Gewebe. Massage kann sowohl den Körper als auch die Seele

Massage
Entspannung bewirkt Massage nicht nur für verspannte Muskelpartien; auch das Allgemeinbefinden wird verbessert.

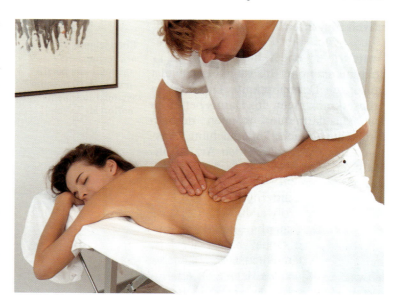

Medikamente

portiert. Einige Wirkstoffe der Medikamente können allerdings während des Verdauungsprozesses ihre Wirksamkeit verlieren. Andere Wirkstoffe wiederum werden vom Magen nicht vertragen und können Übelkeit hervorrufen. Wieder andere treten nur in so geringen Mengen durch die Darmwand, daß eine ausreichende Wirkung am Zielort nicht mehr gewährleistet ist. Als Alternative bleibt dann oft nur die Injektion in den Muskel oder in die Armvene.

Medikamente, die in sehr geringer Konzentration, dafür aber kontinuierlich in den Organismus gelangen sollen, können gelegentlich in Pflaster eingearbeitet sein, die auf die Haut geklebt werden (z.B. gewisse Herzmedikamente oder Hormone). Durch die Haut gelangt der Wirkstoff dann langsam und gleichmäßig über viele Tage verteilt ins Blut.

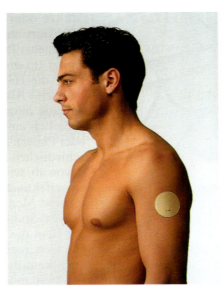

▲ Spezielle Pflaster, die ihre Wirkstoffe nur langsam und allmählich an den Körper abgeben, werden bei Herzbeschwerden, zur Hormonbehandlung oder auch zur Raucherentwöhnung eingesetzt.

Keine Wirkung ohne Nebenwirkung

Nahezu jedes Medikament kann zusätzlich zu den erwünschten Wirkungen auch unerwünschte Nebenwirkungen verursachen. Der menschliche Organismus ist so komplex, daß sich die Wirkung einer Arznei nicht ausschließlich auf eine Krankheit oder ein Organ konzentrieren läßt. In der Regel gilt, daß mit der Stärke der gewünschten Wirkung auch die Wahrscheinlichkeit von Nebenwirkungen wächst. Innerlich verabreichte Medikamente besitzen aufgrund ihrer zwangsläufig umfassenderen Beeinflussung des Gesamtorganismus mehr und schwerwiegendere Nebenwirkungen als kleinflächig äußerlich angewandte Medikamente.

Nebenwirkungen sind manchmal lediglich übersteigerte gewünschte Wirkungen. Dieses Problem ist zumeist mit einer Verminderung der Wirkstoffdosis in den Griff zu bekommen. Andere Nebenwirkungen hängen nur indirekt oder überhaupt nicht (z.B. allergische Nebenwirkungen) mit der erwünschten Wirkung zusammen. Treten sie auf, werden die verantwortlichen Medikamente nach einer Nutzen-Risiko-Abwägung des Arztes unter Umständen gegen ein besser verträgliches Präparat ausgetauscht. Manche Nebenwirkungen, sogenannte Wechselwirkungen, sind nur zu befürchten, wenn mehrere Medikamente gleichzeitig verabreicht werden, die dann möglicherweise ungünstig im Körper miteinander reagieren. Wieder andere Nebenwirkungen treten nur auf, wenn zusätzlich zu der neu medikamentös zu behandelnden Krankheit bereits bestimmte andere Krankheiten vorliegen (Gegenanzeigen).

Um unkalkulierbare Wirkungen auszuschließen, muß der Arzt deshalb bei der Wahl eines Medikaments nicht nur die zu behandelnde Krankheit, sondern auch Begleiterkrankungen und bereits verordnete Arzneien berücksichtigen.

Angst vor Nebenwirkungen

Viele Patienten nehmen ein vom Arzt verordnetes Medikament nicht ein, nachdem sie zu Hause einen ängstlichen Blick auf den Abschnitt »Nebenwirkungen« des Beipackzettels geworfen haben. Die Arzneimittelbehörde läßt allerdings nur solche Medikamente zu, bei denen in zahlreichen Versuchsreihen sichergestellt wurde, daß der Nutzen klar das Risiko überwiegt. Zudem bleiben die meisten Patienten aufgrund einer individuell angeordneten Dosierung von den im Beipackzettel aufgeführten Nebenwirkungen ohnehin verschont. Läßt man ein verordnetes Medikament einfach weg, kann die nun unbehandelte Krankheit für den Patienten ein weit größeres Risiko bedeuten als die Nebenwirkungen, die das Medikament im ungünstigsten Fall auslösen kann.

Das günstige Nutzen-Risiko-Verhältnis gilt allerdings nur dann, wenn ein Medikament streng nach Vorschrift eingenommen wird. Unregelmäßigkeiten in der Einnahme können den Nutzen mindern und gleichzeitig das Nebenwirkungsrisiko erhöhen.

Zu viele Medikamente?

Die pharmazeutische Industrie bietet heute rund 38 000 verschiedene Fertigarzneimittel an. Über die Hälfte davon sind chemisch erzeugte Präparate. Der Rest verteilt sich auf pflanzliche und homöopathische Mittel. Grundlage dieser breiten Palette wiederum sind etwa 2 500 chemisch erzeugte und 1 000 pflanzliche Wirkstoffe. Die große Differenz zwischen der Zahl der Wirkstoffe und der Zahl der fertigen Arzneimittel hat ihre Ursache darin, daß ausgehend von einem Wirkstoff verschiedene Medikamente hergestellt werden, die sich hinsichtlich Wirkstoffmenge, Anwendungsform (z.B. Tablette, Spritze, Zäpfchen) sowie im Mischungsverhältnis der Wirk- und Zusatzstoffe unterscheiden.

Trotz dieser großen Auswahl an Medikamenten besteht angesichts zahlreicher noch unbefriedigend zu behandelnder Krankheiten nach wie vor die Notwendigkeit zur Entwicklung neuer Arzneimittel. Es werden daher ständig unterschiedliche natürliche und synthetische, neuerdings auch gentechnisch hergestellte Stoffe auf ihre Eignung als neuer Medikamentenwirkstoff untersucht. Legen experimentelle Befunde und theoretische Überlegungen nahe, daß ein vielversprechender neuer Wirkstoff gefunden wurde, wird daraus ein Prüfmedikament hergestellt. Wirksamkeit und Verträglichkeit werden zunächst im Labor, dann im Tierversuch überprüft. Bei positivem Ergebnis steht eine Verträglichkeitsüberprüfung an gesunden Versuchspersonen an. Erweist sich das neue Präparat auch dabei als unbedenklich, wird es schließlich in kontrollierten Vergleichsstudien an Patienten getestet, die hiermit einverstanden sein müssen. Die Marktzulassung erfolgt nur dann, wenn es in bezug auf die zu behandelnde Krankheit ein mindestens ebenso günstiges oder sogar besseres Nutzen-Risiko-Verhältnis aufweist wie ein zum Vergleich herangezogenes Medikament mit einem anderem Wirkstoff, das sich bereits auf dem Markt befindet.

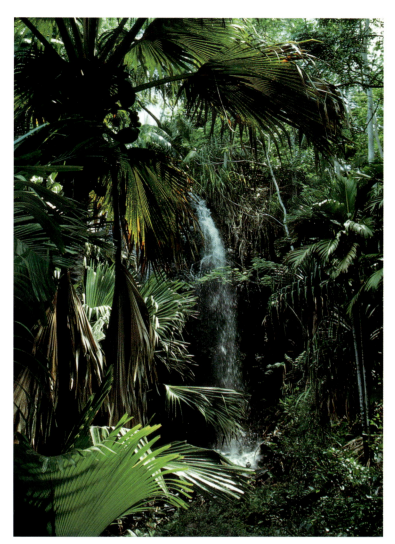

▲ Viele natürliche Wirkstoffe in Medikamenten stammen aus Pflanzen des tropischen Regenwaldes. Auch eine Vielzahl heute noch unbekannter Wirkstoffe wird hier vermutet.

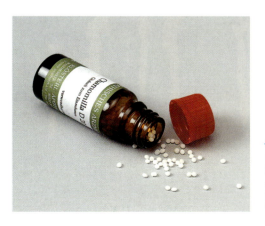

◀ In der Homöopathie werden Medikamente in Form von Kügelchen, den sogenannten Globuli, Tabletten oder Tropfen eingenommen.

Fortsetzung von S. 475

Knie kommen. Wenn der Meniskus bereits vorgeschädigt ist, reichen oft auch geringfügige Belastungen aus. Ein Meniskusriß äußert sich durch plötzliche heftige Schmerzen und eine rasche Gelenkschwellung. Meist wird der eingerissene Knorpel operativ entfernt.

Menstruation

Menses, Monats-, Perioden- oder Regelblutung. Die mit Blutungen einhergehende periodische Abstoßung der Gebärmutterschleimhaut aus der Scheide. Etwa alle vier Wochen reift in den Eierstöcken der Frau eine Eizelle heran. Ungefähr in der Mitte des Zyklus erfolgt der Eisprung. Der im Eierstock verbleibende Rest des Eibläschens entwickelt sich zum Gelbkörper. Im Eibläschen und im Gelbkörper werden die weiblichen Geschlechtshormone Östrogen und Progesteron produziert, die u.a. das Wachstum der Gebärmutterschleimhaut anregen. So wird die Gebärmutter auf eine Schwangerschaft vorbereitet. Nistet sich keine befruchtete Eizelle in der Gebärmutter ein, wird die Schleimhaut wieder abgestoßen, und es kommt zur Menstruation.

Ein Zyklus vom ersten Tag der Blutung bis zum ersten Tag der nächsten dauert im Durchschnitt 28 Tage. Viele gesunde Frauen haben jedoch einen regelmäßigen Zyklus zwischen 22 und 35 Tagen. Durch Streß, Aufregung oder Krankheiten kann sich der Eisprung – und damit die nächste Menstruation – verschieben. Die Periode selbst hält zwei bis sieben Tage an. Als Menstruationsstörungen gelten sehr schmerzhafte oder länger als zehn Tage anhaltende Monatsblutungen, Zwischenblutungen, Unregelmäßigkeiten oder das Ausbleiben der Regel (außer im Fall einer Schwangerschaft).

Meridiane

Begriff aus der Akupunktur: Leitbahnen an der Körperoberfläche, die den einzelnen Organen oder Körperregionen zugeordnet sind. Auf den Meridianen liegen die Akupunkturpunkte, über die man die Organfunktion beeinflussen kann. Siehe auch S. 104, *Akupunktur*

Metastase

Absiedelung eines Krankheitsherds. Bei einer Mandelentzündung können z.B. einige Krankheitskeime zum Herz verschleppt werden und dort einen zweiten Entzündungsherd entstehen lassen.
Im engeren Sinne versteht man unter Metastasen meist Tochtergeschwülste eines Krebsgeschwürs: Bösartige Tumoren zeichnen sich dadurch aus, daß einzelne Zellen aus dem Tumorverband ausbre-

Menstruation
Während des etwa 28 Tage dauernden Zyklus baut sich unter dem Einfluß der Hormone Östrogen und Progesteron die Gebärmutterschleimhaut auf. Kommt es zu keiner Einnistung eines befruchteten Eis, wird sie abgestoßen.

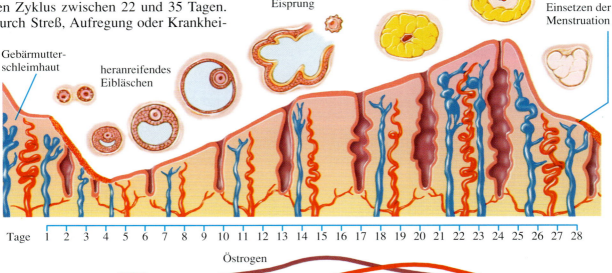

chen und entfernt liegende Organe oder Körperregionen besiedeln können. Verbreitet werden die Tumorzellen mit dem Blut oder der Lymphflüssigkeit.

Methadon
Künstlich hergestellte Ersatzdroge. Im Rahmen von sogenannten Methadonprogrammen soll Heroinabhängigen der Ausstieg aus ihrer Sucht erleichtert werden. Methadon wirkt im Körper ähnlich wie Heroin oder Morphium und macht auch ebenso abhängig. Da die Wirkung allerdings langsamer eintritt und länger anhält, kommt es nicht wie bei anderen Drogen zu einem euphorischen Rausch. Durch die medizinische und sozialpädagogische Betreuung kann sich der Süchtige aus dem Drogenmilieu lösen und muß sich das Suchtmittel nicht mehr auf kriminellem Wege beschaffen. Die normalerweise beim Drogenentzug auftretenden starken körperlichen Beschwerden, wie Durchfälle, Schmerzen und Krämpfe, werden vermieden. Nach der – oft Jahre dauernden – Methadontherapie gelingt der schrittweise, endgültige Ausstieg aus der Abhängigkeit durch den dann anstehenden Methadonentzug leichter.

Migräne
Siehe S. 482

Mikropille
Sehr niedrig dosiertes Hormonpräparat zur Empfängnisverhütung. Anders als die Anti-Baby-Pillen der Anfangszeit enthalten die modernen Präparate nur noch winzige Mengen des weiblichen Hormons Östrogen, um Nebenwirkungen so gering wie möglich zu halten.

Mikrowellenbehandlung
Medizinische Anwendung hochfrequenter Schwingungen. Durch die Mikrowellen wird tiefer liegendes Gewebe direkt – also nicht durch Temperaturübertragung – mit Hilfe einer äußeren Schwingungsquelle erwärmt. Besonders stark ist dieser Effekt in flüssigkeitsreichen Geweben wie Muskeln oder inneren Or-

ganen. Die Mikrowellentherapie wird insbesondere zur Behandlung von rheumatischen Erkrankungen oder Frauenleiden, z.B. nach einer Eierstockentzündung, eingesetzt.

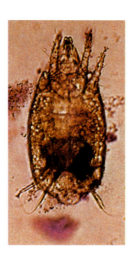

Milben
Die mikroskopisch kleinen Spinnentiere sind für eine Reihe von Krankheiten und Allergien verantwortlich.

Milben
Winzige Spinnentiere. Ihr bekanntester Vertreter ist die Hausstaubmilbe. Sie besiedelt vor allem Matratzen, Bettzeug und Teppichböden und ernährt sich u.a. von menschlichen Hautschuppen. Ihre getrockneten Exkremente gelten als Auslöser der Hausstauballergie. Von medizinischer Bedeutung sind außerdem die Krätz- und die Räudemilbe: Sie bohren sich in die Haut hinein und rufen die Krätze hervor. Diese äußert sich durch charakteristische rote, juckende Schwellungen und Pickel. Auch die Zecke zählt zu den Milben.

Milchfluß
Galaktorrhö. Milchabsonderung aus der weiblichen Brust. Nach der Geburt eines Kindes sind die Milchgänge der Brust prall gefüllt, und die Absonderung von etwas Milch ist normal. Das gleiche Hormon, das die Milchproduktion während und nach der Schwangerschaft anregt, das Prolaktin, wird jedoch auch als Reaktion auf andere Reize ausgeschüttet: z.B. bei einer starken körperlichen oder seelischen Belastung, durch bestimmte Medikamente oder bei einer Schilddrüsenunterfunktion. In diesen Fällen kann es ebenfalls zum Milchfluß kommen. In seltenen Fällen kann die Milchabsonderung – besonders, wenn sie nur auf einer Seite auftritt – ein Hinweis auf eine Krebserkrankung sein.

Milchschorf
Hauterkrankung von Säuglingen. Typische Zeichen für Milchschorf sind schuppende, juckende Hautausschläge an den Wangen, der Kopfhaut und dem Hals. Später sind manchmal auch Kniekehlen, Armbeugen und andere Körperfalten betroffen. Oft kratzt das Kind die Haut auf. Das Ekzem beginnt zu nässen und bildet Krusten. Die Ursachen der

Fortsetzung auf S. 485

Migräne

Etwa jeder achte Deutsche leidet unter Migräne, die damit den Charakter einer Volkskrankheit hat. In den meisten Fällen beginnt sie zwischen dem zehnten und 20. Lebensjahr und tritt bei den 20- bis 40jährigen am häufigsten auf. Zwei Drittel der Betroffenen sind Frauen, und etwa drei von vier Patienten wird die Veranlagung für Migräne in die Wiege gelegt. Migräne ist nicht heilbar, aber die Anfälle lassen sich abschwächen oder verhüten.

Lange wurde vermutet, daß der Migräneschmerz lediglich auf eine Verengung und anschließende Erweiterung der Blutgefäße im Gehirn oder eine verminderte Durchblutung zurückzuführen ist. Neuere Erkenntnisse besagen jedoch, daß für die Migräne sowohl das Verhalten der Blutgefäße als auch die Reaktionen der entsprechenden Nervenzellen im Gehirn verantwortlich sind.

Symptome

Die Attacken der Migräne wiederholen sich in bestimmten Zeitabständen. Die Schmerzen sind ziehend, bohrend oder pochend. Sie konzentrieren sich meistens auf eine Kopfhälfte, gelegentlich auch auf beide Seiten des Kopfes und treten am stärksten im Bereich der Stirn und Schläfe, um das Auge herum, am Hinterkopf und manchmal auch im Nacken auf. Oft wechselt die Seite der Schmerzen von einem Migräneanfall zum anderen. Typische Begleitsymptome sind Appetitlosigkeit, Übelkeit, Erbrechen, Schwindel sowie Empfindlichkeit gegen Licht und Lärm. Manche Betroffene haben nur wenige Anfälle im Jahr, bei anderen kommen vier und mehr Attacken im Monat vor.

Die Kopfschmerzen der Migräne ohne Vorphase (Aura) dauern in der Regel zwischen vier und 72 Stunden an, bei leichtem Verlauf auch kürzer. Sie verstärken sich bei körperlicher Anstrengung. Einem Fünftel der Betroffenen kündigt sich der Migräneanfall an: Innerhalb von wenigen Minuten kommt es zu Sehstörungen mit Funken, Blitzen oder Flimmern vor den Augen, zu Kribbeln oder einem Taubheitsgefühl an Armen und Beinen. Diese Reiz- und Ausfallserscheinungen bilden sich binnen 30 Minuten wieder völlig zurück.

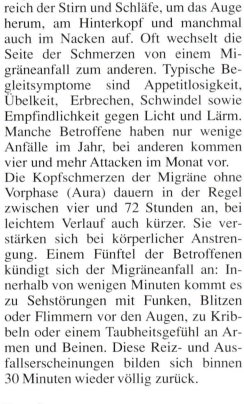

▼ Migräneanfälle halten teilweise bis zu drei Tagen an. Frauen sind von dieser sehr unangenehmen, aber nicht gefährlichen Krankheit häufiger betroffen als Männer.

Ursachen

Das Gehirn reagiert, anders als bei Gesunden, übersteigert auf Streß, Hormone oder andere Auslöser. Nach Beendigung der Vorphase erweitern sich die Blutgefäße nicht nur im Gehirn, sondern auch im Bereich der Kopfhaut, des Gesichts und der Schläfen.

Während der Migräneattacke weiten sich schließlich die kleinen Äderchen in der Hirnhaut besonders stark und werden leicht durch-

Migräne

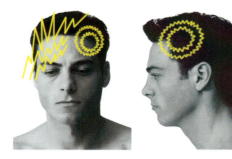

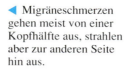
Migräneschmerzen gehen meist von einer Kopfhälfte aus, strahlen aber zur anderen Seite hin aus.

lässig. Durch die undichten Stellen treten jetzt bestimmte Wirkstoffe aus dem Blut in das Gewebe der Hirnhaut über. Diese Wirkstoffe – sogenannte Botenstoffe – verstärken die Gefäßerweiterung noch und verursachen für kurze Zeit eine Schwellung und Mehrdurchblutung. Das sehr empfindliche Nervengeflecht der Hirnhaut wird gereizt. Der typische Migräneschmerz entsteht. Schon das normale Pulsieren des Blutes in den Kopfadern ist dann imstande, unerträgliche Schmerzen hervorzurufen.

Auslösende Faktoren

Viele der Betroffenen reagieren auf bestimmte Situationen und Reize (Hormonschwankungen, Streß, Wetterwechsel, manche Nahrungsmittel wie Rotwein, Käse, Schokolade und auch Kaffee oder dessen Entzug, zu wenig oder zu viel Schlaf, Lärm, flackerndes Licht, Zeitverschiebungen nach Fernreisen) mit den typischen Kopfschmerzattacken. Auch ein plötzliches Absinken des Östrogenspiegels unmittelbar vor Beginn der Menstruation kann bei Frauen das feinabgestimmte Hormonsystem durcheinanderbringen und einen Migräneanfall auslösen.

Vorbeugung

Wer die auslösenden Faktoren seiner Migräne kennt, hat recht gute Chancen, Attacken abzuschwächen oder gar zu vermeiden, indem er bestimmte Nahrungsmittel meidet, Schlafgewohnheiten ändert oder versucht, Streßfaktoren abzubauen. Ein sogenanntes Streßbewältigungstraining gelingt meistens nur unter psychotherapeutischer Anleitung. Die Schmerzam-

bulanzen der großen Kliniken oder Schmerztherapeuten bieten solches Training in Gruppen an, wo zunächst die individuellen Auslösefaktoren anhand eines vom Patienten zu führenden Kopfschmerztagebuchs und durch Streßanalyse ermittelt werden. Während der Therapiesitzung erlebt der Patient seine Stressoren (etwa Lärm) körperlich nach und lernt anschließend, diese Reize durch eine sogenannte Gegenkonditio-

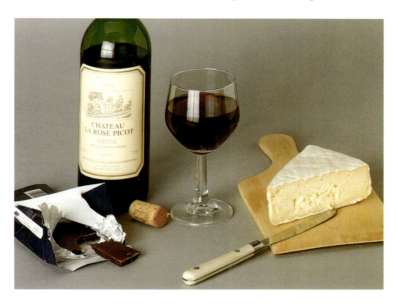

▲ Rotwein, Käse und Schokolade zählen zu den wichtigsten Migräneauslösern unter den Nahrungsmitteln.

▼ Yogaübungen können helfen, Migräneattacken vorzubeugen.

nierung zu überwinden. Bewährt hat sich hier ein muskuläres Entspannungstraining, das der Betroffene später im Alltag leicht selbst praktizieren kann. Auch locker betriebener Ausdauersport – am günstigsten sind Jogging, Schwimmen und Radfahren – kann die Krankheit lindern. Manchen Betroffenen hilft Yoga oder Akupunktur. Einige Spezialeinrichtungen für Migränepatienten erzielen gute Erfolge mit dem sogenannten Biofeedback-Verfahren. Bei diesem Gefäßtraining wird versucht, der schmerzhaften Erweiterung von Gehirngefäßen während einer Migräneattacke entgegenzusteuern. Deshalb lernen die Migränekranken, die Blutgefäße des Kopfes durch Konzentration gezielt zu verengen, indem sie sich z.B. vorstellen, durch einen Tunnel zu fahren. Währenddessen werden

Migräne

Puls und Arterienumfang mit einem Meßfühler aufgezeichnet und an den Patienten über einen Monitor optisch und akustisch rückgemeldet. Rund 60% der so Behandelten gelingt es mit einiger Übung, die Häufigkeit der Anfälle zu verringern und ihre Schmerzen zu lindern.

Verhaltensmaßnahmen und Behandlung

Leichte Migräneattacken lassen sich auch dadurch bekämpfen, daß man sich in ein ruhiges, abgedunkeltes Zimmer zurückzieht und versucht zu schlafen. Sind die Schmerzen weniger intensiv, kann auch das Auflegen von Eisbeuteln helfen, andere Betroffene erfahren dagegen durch heiße Kompressen Linderung. Auch physiotherapeutische Maßnahmen durch erfahrene Krankengymnasten helfen in manchen Fällen bei akuten Schmerzattacken.

Viele Betroffene werden gelegentlich in akuten Situationen auf Medikamente zurückgreifen müssen. Bei leichten Attacken empfehlen sich zur Schmerzbekämpfung einfache und freiverkäufliche Arzneimittel (als Tablette, Brausetablette oder Zäpfchen). Hier bewähren sich die schmerzstillenden Substanzen Acetylsalicylsäure, Paracetamol oder Ibuprofen.

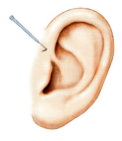

▲ Manche Migränekranke werden erfolgreich mit Ohrakupunktur behandelt.

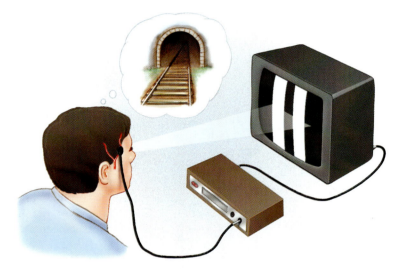

▲ Das Biofeedback-Verfahren beruht auf dem Prinzip der Autosuggestion: die Vorstellung, durch einen engen Tunnel zu fahren, bewirkt eine meß- und auf einem Bildschirm darstellbare Verengung der Blutgefäße in der Hirnhaut.

Bei mittelschweren und schweren Migräneanfällen sowie bei Übelkeit sind verschreibungspflichtige Wirkstoffe für eine effektive Behandlung erforderlich. Bei Übelkeit und Erbrechen sollte man etwa 15 Minuten vor dem Kopfschmerzmittel ein entsprechendes Medikament gegen die Übelkeit (Antiemetikum) einnehmen. Sind Schmerzmittel zur Therapie der Migräne nicht ausreichend, können sogenannte Mutterkornalkaloide helfen, die direkt auf die Blutgefäße des Kopfes wirken.

Erleidet der Kranke in schweren Fällen trotz aller therapeutischen Möglichkeiten weiterhin mehr als zwei bis drei Anfälle im Monat, dauern diese länger als 48 Stunden an und werden die Schmerzen als unerträglich empfunden, wird der Arzt eine Vorbeugung mit Hilfe von Medikamenten gegen die Migräne erwägen. Sie sollte wegen möglicher Nebenwirkungen nicht zu lange durchgeführt und muß vom Arzt sorgfältig überwacht werden.

In jüngster Zeit wurden Medikamente entwickelt, die vorrangig die entzündungsfördernde und gefäßerweiternde Wirkung der Botenstoffe auf die Adern blockieren. Sie sind allerdings für Menschen mit hohem Blutdruck oder Herzerkrankung unverträglich, da sie auch zur Verengung anderer Blutgefäße – vor allem der Herzkranzadern – führen. In den USA werden bereits Substanzen entwickelt, die nur auf die Gefäße im Gehirn wirken, ohne gleichzeitig das Herz zu belasten.

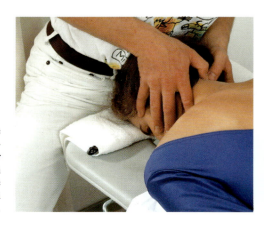

▶ Durch Druck auf die sogenannten Triggerpunkte im Rahmen einer physiotherapeutischen Behandlung können die Migräneschmerzen gelindert werden.

Fortsetzung von S. 481

Erkrankung sind noch nicht völlig geklärt. Man nimmt aber an, daß allergische Reaktionen eine Rolle spielen. Die Beschwerden können mit Medikamenten gelindert werden.
Hilfreich sind auch feuchte Umschläge, kurzzeitige Sonnenbestrahlung, vor allem aber feuchtigkeitsspendende Cremes, Salben und Ölbäder. Meist verschwindet die Krankheit spätestens im Schulalter von selbst wieder, manchmal bleibt sie aber auch als Neurodermitis bis ins Erwachsenenalter bestehen.

Milchzähne
Die ersten Zähne eines Kindes. Sie beginnen im Alter von etwa einem halben Jahr durchzubrechen. Bis zum dritten Geburtstag ist das Milchgebiß mit 20 Zähnen meistens voll ausgebildet. Die Milchzähne dienen als Platzhalter für die bleibenden Zähne und sorgen für eine geregelte Kiefer- und Gesichtsentwicklung. Deshalb müssen auch sie sorgfältig gepflegt werden.

Milien
Kleine weiße Knötchen in der Haut, die auch Hautgrieß genannt werden, entstehen, wenn Hornperlen einen Schweißdrüsenausgang oder eine Haarwurzeltasche verstopfen. Milien treten meist im Gesicht auf und sind völlig harmlos. Nach einiger Zeit verschwinden sie in der Regel von selbst wieder.

Milz
Organ des Immunsystems. In der Milz werden Immunzellen und Abwehrstoffe gegen Krankheitskeime gebildet. Siehe auch S. 48, *Der menschliche Organismus – Milz*.

Milzbrand
Anthrax. Durch Bakterien hervorgerufene ansteckende Krankheit. Milzbrand kommt hauptsächlich bei Tieren (Schafen, Rindern, Pferden) vor, kann aber auch auf den Menschen übertragen werden. In den meisten Fällen dringen die Erreger durch kleine Verletzungen in die Haut ein (Hautmilzbrand). Ein bis drei Tage später bildet sich an dieser Stelle dann ein blutig-eitriges Bläschen, dessen Umgebung anschwillt. Wird die Infektion nicht rechtzeitig behandelt, kann sie sich auf den ganzen Körper ausbreiten und zu einer schweren Blutvergiftung führen. Ebenso gefährlich ist es, wenn der Erreger über die Lunge eingeatmet wird (Lungenmilzbrand) oder durch verseuchte Nahrungsmittel in das Verdauungssystem gelangt (Darmmilzbrand). Aufgrund strenger Kontrollen in Viehzuchtbetrieben ist der Milzbrand in Mitteleuropa heute allerdings stark zurückgedrängt. Milzbrand wird mit speziellen Antibiotika behandelt.

Mineralstoffe
Lebensnotwendige Nahrungsbestandteile, die auch in unbelebter Materie vorkommen. Mineralstoffe regulieren den Wasserhaushalt des Körpers und viele Stoffwechselvorgänge. Manche Mineralstoffe benötigt der Körper in relativ großen Mengen, z.B. Kalzium, Kalium, Natrium und Magnesium. Andere, die sogenannten Spurenelemente, müssen nur in sehr kleinen Mengen in der Nahrung enthalten sein, wie Eisen, Zink, Kobalt, Kupfer, Jod und Selen. In bestimmten Lebensphasen, z.B. während des Wachstums, in der Schwangerschaft oder bei manchen Erkrankungen, steigt der Mineralstoffbedarf an.

Minipille
Anti-Baby-Pille, die nur das Hormon Gestagen enthält. Um einen zuverlässigen Empfängnisschutz zu erreichen, muß die Minipille jeden Tag zur exakt gleichen Uhrzeit eingenommen werden. Häufiger als bei östrogenhaltigen Präparaten kommt es bei der Anwendung der Minipille zu Zwischenblutungen und Zyklusunregelmäßigkeiten.

Mistel
Heilpflanze. Extrakte aus den Blättern und Zweigen der Mistel sollen blutdrucksenkend, gefäßerweiternd und beruhigend wirken. Darüber hinaus können sie das körpereigene Abwehrsystem

Mitesser

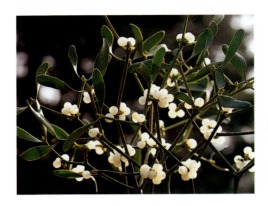

Mistel
Die Mistel ist ein bis zu 50 Zentimeter großer Strauch, der als Schmarotzer auf Bäumen wächst.

beeinflussen. Gelegentlich werden Mistelpräparate auch zur Krebsbekämpfung eingesetzt. Ihre Wirksamkeit ist allerdings umstritten.
Bei manchen Menschen löst der Pflanzenextrakt Unverträglichkeitsreaktionen und Allergien aus. Eine Misteltherapie sollte deshalb nur in Absprache mit einem Arzt durchgeführt werden.

Mitesser
Komedo. Pfropf aus Talg und Hornlamellen in einer Hautpore. An der Hautoberfläche kann sich der Talg durch eine chemische Reaktion mit der Luft schwarz färben. Geschlossene Mitesser erscheinen dagegen als kleine, weißliche Erhebungen auf der Haut. Der Talgpfropf stellt einen idealen Nährboden für Bakterien dar. Deshalb neigen Mitesser oft zu Entzündungen, was durch unsachgemäßes Ausdrücken noch gefördert wird. Damit sich aus der unreinen Haut keine schweren Infektionen entwickeln, sollte man die Wahl der geeigneten Behandlung einem Hautarzt überlassen.

Mitralklappenfehler
Funktionsstörung der Herzklappen im linken Herzraum wie eine mangelnde Öffnungs- oder Schließfähigkeit der Klappe zwischen Herzkammer und Vorhof. Siehe auch *Herzfehler*

Mittelmeerfieber
Maltafieber, Bruzellose. Durch Bakterien verursachte fiebrige Erkrankung. Normalerweise sind in erster Linie Rinder, Ziegen und Schweine von dieser Infektion betroffen. Durch verseuchte Rohmilch und durch direkten Kontakt mit infizierten Tieren können die Erreger jedoch auch auf den Menschen übertragen werden. Etwa zwei Wochen nach der Ansteckung kommt es zu Kopf- und Gliederschmerzen sowie zu typischen, wellenförmigen Fieberschüben. Die mitteleuropäischen Viehbestände gelten heute als bruzellosefrei.

Mittelohrentzündung
Otitis media. Infektion innerhalb der Paukenhöhle hinter dem Trommelfell. Das Mittelohr ist über die Ohrtrompete (Eustachische Röhre) mit dem Nasen-Rachen-Raum verbunden. Durch diesen Gang wird normalerweise Flüssigkeit aus dem Mittelohr abgeleitet. Ist er beispielsweise bei einer Erkältungskrankheit verstopft, sammeln sich häufig Schleim und Krankheitskeime im Raum hinter dem Trommelfell. Dadurch kommt es zu einem Druckgefühl im Ohr, zu Ohrenschmerzen, Hörstörungen, Übelkeit, Erbrechen und Fieber. Manch-

Mittelohrentzündung
Hinter dem Trommelfell sammelt sich bei einer Mittelohrentzündung Eiter an, der nicht abfließen kann.

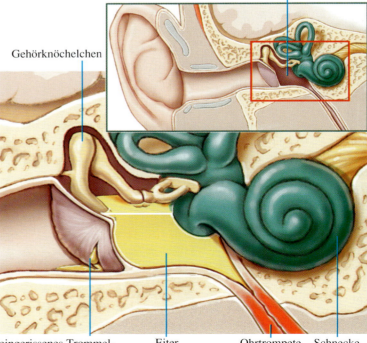

eingerissenes Trommelfell mit Eiteraustritt — Eiter — Ohrtrompete — Schnecke (Innenohr) — Gehörknöchelchen — Paukenhöhle

mal reißt durch den erhöhten Druck auch das Trommelfell ein, und eine eitrige Flüssigkeit fließt heraus. Danach verringern sich die Schmerzen.
Besonders anfällig für Mittelohrentzündungen sind Kleinkinder, weil bei ihnen die Ohrtrompete noch sehr schmal ist und leichter verstopft als bei Erwachsenen. Wird die Krankheit rasch mit Antibiotika behandelt, heilt sie in der Regel problemlos innerhalb einiger Tage ab. Auch ein eingerissenes Trommelfell wächst bald wieder zu.
Bei einer verzögerten oder falschen Behandlung kann es allerdings zu Komplikationen kommen, z.B. zu einer Entzündung im Schädelknochen hinter dem Ohr (Warzenfortsatz), einem durchlöcherten Trommelfell und sogar einem dauerhaftem Hörverlust.

Mongolismus
Veralteter Begriff für das Down-Syndrom bzw. Trisomie. Siehe *Trisomie*

Mononukleose
Siehe *Pfeiffersches Drüsenfieber*

Moorbad
Voll- oder Teilbad mit Zusatz von Torf. Moor entsteht durch die Zersetzung von Pflanzenteilen unter Luftabschluß. Es enthält verschiedene medizinisch wirksame Bestandteile, die zusammen mit der Wärme des Bades zur Linderung von Frauenleiden, rheumatischen Beschwerden und chronischen Entzündungskrankheiten beitragen können.

Moorpackung
Breiige Paste aus warmem Wasser und Moor, die auf erkrankte oder schmerzende Körperbereiche aufgetragen wird. Moorpackungen werden vor allem bei Muskelverspannungen, rheumatischen Beschwerden, Abnutzungserscheinungen der Gelenke (Arthrose), Überlastungsschmerzen oder nach Verletzungen angewandt.

Morbus
Lateinisches Wort für Krankheit.

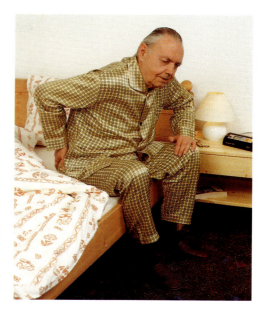

Morgensteifigkeit
Gelenkerkrankungen machen sich besonders nach einer längeren Bewegungspause wie der Nachtruhe bemerkbar.

Morgensteifigkeit
Bewegungseinschränkung und Schmerzen nach dem morgendlichen Aufwachen. Daß die Gliedmaßen am Morgen manchmal noch schwer oder steif sind, gilt als normal. Ist aber jede Bewegung mit Schmerzen verbunden und dauert dieser Zustand regelmäßig länger als eine halbe Stunde an, kann dies als ein erstes Anzeichen für eine Erkrankung des Bewegungsapparats wie eine rheumatische Gelenkentzündung (Arthritis) oder andere entzündliche und die Knochensubstanz zerstörende Gelenkerkrankungen angesehen werden.

Morning-after-pill
Siehe *Pille danach*

Morphium
Starkes, suchterzeugendes Schmerz- und Betäubungsmittel, das auf das zentrale Nervensystem wirkt, wo es durch seine strukturelle Ähnlichkeit mit körpereigenen Substanzen die Schmerzweiterleitung unterbricht. Als Medikament wird es eingesetzt, wenn sehr starke Schmerzen (z.B. bei fortgeschrittenem Krebs) durch andere Medikamente nicht mehr ausreichend bekämpft werden können. Bei längerer Einnahme kann es zu einer körperlichen Abhängigkeit kommen. Da

Morphium darüber hinaus stimulierende Wirkung hat, wird es gelegentlich auch als Rauschmittel mißbraucht.

Mouches volantes
Französisch für »fliegende Mücken«; Mückensehen. Kleine dunkle Punkte oder fadenartige Strukturen tanzen im Gesichtsfeld. Besonders deutlich wird das beim Blick in den hellen Himmel. Stark kurzsichtige Menschen leiden manchmal unter diesem Phänomen. Ursache sind Strukturveränderungen und Eintrübungen des Glaskörpers im Auge. Sie können auch durch Entzündungen oder Blutungen im Auge entstehen.

Moxibustion
Methode der chinesischen Medizin, bei der auf bestimmten Hautstellen Kräuter abgebrannt werden. Siehe auch S. 104, *Akupunktur*

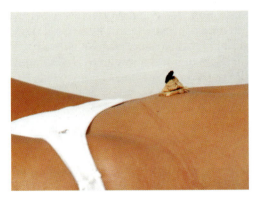

Moxibustion
Das Abbrennen von Beifußkraut auf den Akupunkturpunkten soll eine ähnliche Wirkung haben wie das Einstechen von Nadeln.

Müdigkeitssyndrom
Ständige, lähmende Müdigkeit. Betroffene klagen außerdem häufig über Kopfschmerzen sowie Antriebsschwäche und Schlaflosigkeit. Vom Müdigkeitssyndrom sind besonders jüngere Menschen betroffen, die voll im Berufsleben oder in der Ausbildung stehen. Die Ursachen der chronischen Erschöpfung sind noch nicht hinreichend geklärt. Angenommen werden psychische Probleme, seelisch-nervliche Überlastung, Streß oder eine Virusinfektion. Manchmal kann die ständige Müdigkeit auf eine fehlerhafte Lebensführung, z.B. Bewegungsmangel und Vitamin- oder Eiweißmangel durch einseitige Ernährung, zurückgeführt werden. Auch ernsthafte Erkrankungen wie die Zuckerkrankheit kommen als Ursache in Frage.

Mukoviszidose
Erbkrankheit, durch die Atmung und Verdauung erheblich beeinträchtigt sind. Durch einen Defekt in den Erbanlagen sind die in der Lunge und in der Bauchspeicheldrüse produzierten Sekrete zäher als bei gesunden Kindern. Dieser Schleim verstopft die feinen Verästelungen der Bronchien. Die betroffenen Kinder leiden unter häufigen Hustenanfällen, Atembeschwerden, Verdauungsstörungen und Magerkeit. Ihre Haut sondert übermäßig viel und stark salzhaltigen Schweiß ab. Weil der zähe Schleim in den Lungen außerdem einen idealen Nährboden für Krankheitskeime darstellt, kommt es häufig zu Lungenentzündungen und anderen Infektionen. Je früher Mukoviszidose erkannt wird, desto länger ist die Lebenserwartung der Kinder. Durch eine spezielle Diät und verschiedene Methoden der Schleimentfernung können sich manche Betroffene heute normal entwickeln. Denkbar ist in Zukunft auch eine Behandlung mit Hilfe der Gentherapie.

Multiple Sklerose
MS. Chronische, schubweise verlaufende Erkrankung des zentralen Nervensystems. Sie macht sich meist zwischen dem 20. und 40. Lebensjahr bemerkbar. Die Beschwerden können verschiedenartig sein: Schwäche- oder Taubheitsgefühle in Armen und Beinen, Zittern und Lähmungserscheinungen, Sprech- oder Sehstörungen. Am Anfang sind die Beschwerden meist nur von kurzer Dauer. Nach einer Pause von Monaten oder Jahren kommt es dann zum nächsten Krankheitsschub. Mit zunehmender Erkrankungsdauer bilden sich die Beschwerden oft nicht mehr zurück, und es treten zunehmende Behinderungen auf. Die Ursache für diese Krankheitserscheinungen ist eine zunehmende Zerstörung der Markscheiden von Nerven-

Münchhausen-Syndrom

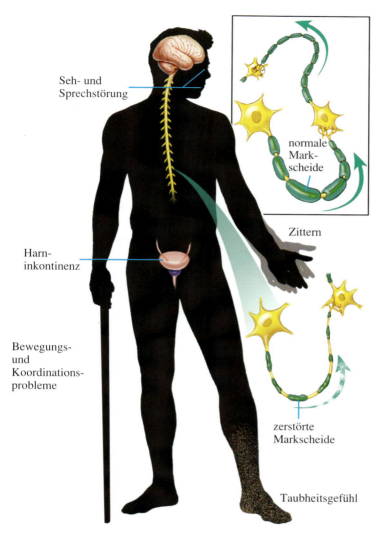

Seh- und Sprechstörung

normale Markscheide

Zittern

Harninkontinenz

Bewegungs- und Koordinationsprobleme

zerstörte Markscheide

Taubheitsgefühl

Multiple Sklerose
Die Verbindungen der Nervenzellen untereinander werden bei MS allmählich zerstört; die Impulsübertragung zum und vom Gehirn wird gestört.

fasern in Gehirn und Rückenmark. Möglicherweise ist ein Fehler im Immunsystem verantwortlich, der durch eine frühere Virusinfektion ausgelöst wurde. MS ist bisher nicht heilbar; die Beschwerden können aber durch verschiedene Medikamente und Bewegungstherapie gelindert werden.

Multivitaminpräparate
Mischung aus verschiedenen Vitaminen, oft in Form von Kau- oder Brausetabletten und Säften. Normalerweise deckt eine ausgewogene Mischkost mit viel Obst und Gemüse den Vitaminbedarf des Körpers ausreichend ab. In Ausnahmefällen kann eine Ergänzung mit Multivitaminpräparaten sinnvoll sein.

Mumps
Ansteckende Krankheit (Ziegenpeter), die vor allem bei Kindern vorkommt. Typisches Anzeichen für Mumps ist eine dicke Wange, die von einer Schwellung der Ohrspeicheldrüsen verursacht wird. Außerdem leiden die Kinder häufig unter Fieber, Kopfschmerzen, Schluckbeschwerden und Appetitlosigkeit. Das Virus wird durch Husten, Niesen, Körperkontakt oder durch Gegenstände, die mit Speichel verunreinigt sind, übertragen. Eine ursächliche Therapie gegen das Virus gibt es nicht. Die Behandlung richtet sich nur gegen die Symptome (Fieber- und Schmerzmittel, Bettruhe). Schutz vor der Ansteckung bietet eine Impfung oder eine bereits durchlittene Mumpsinfektion.

Mumpshodenentzündung
Schmerzhafte Hodenentzündung durch eine Mumpsinfektion. Sie kann entstehen, wenn sich Jungen erst nach der Pubertät oder erwachsene Männer mit dem Mumpsvirus anstecken. Meist betrifft die Entzündung nur einen Hoden und klingt nach wenigen Tagen wieder ab. Wenn keine abschwellenden Medikamente gegeben werden, kann sie zur Unfruchtbarkeit führen.

Mumpsmeningitis
Entzündung der Hirnhäute durch das Mumpsvirus. Sie kann gleichzeitig mit oder nach dem Anschwellen der Ohrspeicheldrüsen auftreten. Mögliche Anzeichen sind ein steifer Nacken, Kopfschmerzen, Übelkeit und Erbrechen. Bei diesen Symptomen sollte man sofort einen Arzt aufsuchen, damit durch eine rechtzeitige Behandlung mögliche Folgeschäden vermieden werden können.

Münchhausen-Syndrom
Vortäuschen von Krankheitszeichen. Münchhausen-Patienten ahmen bewußt bestimmte Krankheitsbilder sehr eindrucksvoll und dramatisch nach, z.B. einen akuten Blinddarmdurchbruch, einen Herzinfarkt oder Hirntumor. Ihr Ziel ist es, damit eine Krankenhauseinweisung

Mundfäule

oder Operation zu erreichen. Zu diesem Zweck fügen sie sich sogar selbst Verletzungen zu. Das Münchhausen-Syndrom ist eine schwerwiegende, gesundheitsgefährdende psychiatrische Störung. Für die Betroffenen ist das Vorspielen einer Krankheit oft die einzige Möglichkeit, in Beziehung zu anderen Menschen zu treten oder seelische Probleme abzureagieren. In manchen Fällen gelingt es, die Störung durch eine psychiatrische Behandlung zu mildern.

Mundfäule

Mit Geschwüren verbundene Entzündung der Mundschleimhaut, bei der meist ein starker, unangenehmer Mundgeruch entsteht. Ohne Behandlung können sich die schmerzhaften Geschwüre im Mund immer weiter ausbreiten. Die Nahrungsaufnahme und das Geschmacksempfinden sind gestört. Die Ursache der Mundfäule ist meist mangelnde Zahnhygiene, gelegentlich aber auch eine Verletzung oder Reizung der Mundschleimhaut. Zur Behandlung werden Mundspülmittel, in schweren Fällen Antibiotika verordnet.

Mundgeruch

Häufigste Ursache für Mundgeruch ist mangelnde Zahnhygiene. Werden nicht entfernte Essensreste durch Bakterien zersetzt, entstehen übelriechende Gase. Auch kariöse Zähne, in denen sich Eiterherde gebildet haben, machen sich oft durch Mundgeruch bemerkbar. Entzündungen der Mundschleimhaut, des Zahnfleischs oder der Mandeln können genauso Mundgeruch auslösen wie eine Erkrankung in anderen Bereichen des Körpers, z.B. im Magen-Darm-Trakt oder in der Lunge.

Mundhygiene
Siehe S. 492

Mundschleimhautentzündung

Stomatitis. Die entzündete Mundschleimhaut ist gerötet und geschwollen, sie schmerzt und brennt. Oft bilden sich kleine Bläschen oder Geschwüre,

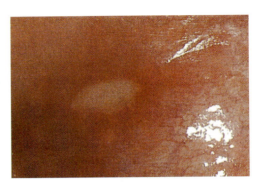

Mundschleimhautentzündung
Helle Schleimhautdefekte in einer geröteten und geschwollenen Umgebung sind typische Anzeichen einer Mundschleimhautentzündung.

die bluten können. Dazu kommen häufig Beläge auf der Zunge und Mundgeruch. Ursache für eine Mundschleimhautentzündung kann mangelnde Mundhygiene sein, aber auch Infektionen mit Bakterien, Viren oder Pilzen, Kontakt mit Giftstoffen und starkes Rauchen sowie Blutkrankheiten kommen in Frage. Zur Behandlung werden Mundspülungen mit einem Desinfektionsmittel verordnet. In schweren Fällen verschreibt der Arzt Antibiotika.

Mundwinkelentzündung

Eingerissene, entzündete Mundwinkel. Sie können ein Zeichen für Eisenmangel, Zuckerkrankheit, andere Stoffwechselerkrankungen oder eine Infektion mit Bakterien, Viren oder Pilzen sein.

Mund-zu-Mund-Beatmung

Erste-Hilfe-Maßnahme bei Atemstillstand. Siehe S. 775, *Erste Hilfe – Wiederbelebung*

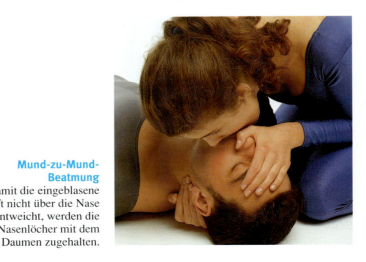

Mund-zu-Mund-Beatmung
Damit die eingeblasene Luft nicht über die Nase entweicht, werden die Nasenlöcher mit dem Daumen zugehalten.

Muskelkrampf

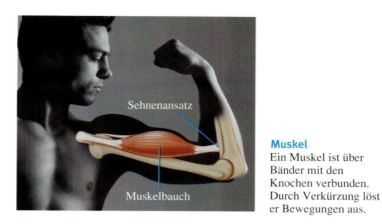

Muskel
Ein Muskel ist über Bänder mit den Knochen verbunden. Durch Verkürzung löst er Bewegungen aus.

Muskel
Siehe S. 163, *Der menschliche Organismus – Bewegungsapparat*

Muskelbiopsie
Entnahme einer Gewebeprobe aus einem Muskel. Normalerweise wird sie unter örtlicher Betäubung durchgeführt. Einzelne Muskelzellen können unter dem Mikroskop untersucht werden. Das ermöglicht oft die Unterscheidung, ob die Ursache einer Erkrankung im Muskel selbst oder in den ihn versorgenden Nerven liegt.

Muskelentzündung
Myositis. Schmerzhafte Erkrankung und Rückbildung einer Muskelgruppe. Sie kann sich durch muskelkaterartige Schmerzen, Muskelschwäche und Lähmungserscheinungen bemerkbar machen. Ursache einer Muskelentzündung ist meist ein gestörtes Immunsystem, das die körpereigene Muskulatur angreift und allmählich zerstört. Manchmal wird sie auch durch Bakterien, Viren oder Pilze ausgelöst. Eine Muskelentzündung kann sich über Jahre hinweg immer weiter verschlimmern. Deshalb sollte sie möglichst frühzeitig mit Medikamenten behandelt werden.

Muskelhartspann
Verhärtung einzelner Muskeln oder ganzer Muskelgruppen. Ein Muskelhartspann tritt häufig im Rücken- oder Schulterbereich auf. Manchmal sind im betroffenen Muskel Knoten tastbar. Ursache des Hartspanns ist in der Regel Über- oder einseitige Belastung einer Muskelgruppe, z.B. durch dauernde Schreibtischtätigkeit. Zur Behandlung werden elektrotherapeutische Verfahren (z.B. schwacher Reizstrom), Massage und Wärme eingesetzt. Um eine erneute Erkrankung zu vermeiden, ist es wichtig, seine Lebensweise dauerhaft umzustellen. Beruflich bedingte einseitige Belastungen der Muskulatur können schon durch kurze Unterbrechungen und gezielte Ausgleichsgymnastik gemildert werden.

Muskelhernie
Muskelbruch. Jeder Skelettmuskel ist von einer Bindegewebshülle (Faszie) umgeben. Durch einen Riß dieser Hülle kann das Muskelgewebe hervorquellen. Die Vorwölbung ist manchmal von außen sicht- oder tastbar. Oft entstehen solche Defekte durch einen Knochenbruch oder eine Einquetschung des Muskels. Kleinere Muskelbrüche heilen meist von selbst, größere müssen operativ verschlossen werden.

Muskelkater
Schmerzende Muskeln, ein bis zwei Tage nach einer ungewohnten Beanspruchung. Bei der Muskelarbeit entstehen Stoffwechselprodukte wie Milchsäure, die auf Nervenenden im Muskel einwirken und Schmerzen verursachen. Die beste Vorbeugung ist regelmäßige körperliche Betätigung. Linderung können ein heißes Bad, leichte Massagen sowie Lockerungs- und Dehnungsübungen bringen.

Muskelkrampf
Schmerzhaftes, unwillkürliches anfallartiges Zusammenziehen eines Muskels. Ursachen können mangelnde Durchblutung, Erschöpfung sowie Nerven- oder Stoffwechselprobleme sein. Häufig sind auch Störungen im Mineralstoff- und Wasserhaushalt des Körpers Auslöser für Muskelkrämpfe, wie Kalzium- oder Magnesiummangel. Treten die Muskelkrämpfe häufiger auf, sollte ein Arzt ihre

Fortsetzung auf S. 494

Mundhygiene

Zähneputzen gehört für viele Menschen zu den lästigen Pflichten, die man am besten möglichst rasch hinter sich bringt, ohne lang darüber nachzudenken. Schade – denn nur mit der richtigen Technik, einiger Übung und Sorgfalt macht die Sache Sinn. Falsche Mundhygiene ist nicht nur unnütz, sie kann sogar die Zähne zerstören.

Das alte Hausrezept, vor dem Schlafengehen einen Apfel zu essen, um die Zähne zu reinigen, kann man getrost vergessen. Besser wäre tatsächlich ein Stück Emmentaler auf dem Nachtkästchen, denn bestimmte Käsesorten neutralisieren die schädlichen Säuren in der Mundhöhle. Zahnbeläge entfernen kann Käse jedoch auch nicht.

Zähne richtig putzen!

Ein Zahn ohne Beläge wird nicht krank. Um alle Beläge (Plaques) zu entfernen, reicht es nicht, während der zahnärztlich empfohlenen drei Minuten Putzdauer irgendwie hin- und herzubürsten. Bei der

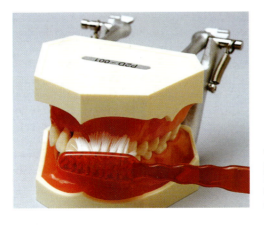

◀ Das richtige Zähneputzen läßt man sich am besten vom Zahnarzt anhand eines Modells demonstrieren.

heute von den meisten Experten befürworteten Rotationsmethode bewegt man die Zahnbürste langsam kreisend über die Zahnflächen und läßt auch den Übergang zum Zahnfleisch nicht aus. Zur Erfolgskontrolle kann man gelegentlich eine Plaquefärbetablette kauen, die es in Apotheken zu kaufen gibt.

Auf diese Weise kann man sich auch vergewissern, ob man wirklich alle Flächen geputzt hat: Innenseite, Außen- und Kaufläche des Unter- und Oberkiefers. Schwachstellen der Mundhygiene sind bei fast allen Menschen:
- Der jeweils hinterste Zahn. Er wird meistens vernachlässigt, weil man ihn schlecht erreicht,
- die rechte Kieferseite bei Rechtshändern, die linke Kieferseite bei Linkshändern.

Zähneputzen nach jeder Mahlzeit?

Strenggenommen sollen die Kauwerkzeuge nach getaner Arbeit jedesmal gereinigt werden. Doch es gibt eine wichtige Ausnahme: Nach dem Verzehr von Obst, besonders von Zitrusfrüchten, sollte man mindestens eine halbe Stunde vergehen lassen, bevor man zur Zahnbürste greift. Der Zahnschmelz ist durch die Säuren angegriffen, so daß die Zahnbürste unter Umständen aufgeweichte Schmelzschichten abträgt.

Nur morgens und abends zur Zahnbürste zu greifen genügt auch, wenn man sich zwei Dinge zur Gewohnheit macht:
- Keine zuckerhaltigen Desserts oder Zwischenmahlzeiten wählen,
- nach jeder Mahlzeit einen zuckerfreien Kaugummi kauen.

Im Speichel, der durch das Kauen reichlich fließt, sind übrigens viele Mineralstoffe enthalten, die helfen, eventuell entstandene Schäden am Zahnschmelz zu reparieren.

Elektrisch oder mit der Hand?

Die modernen elektrischen Zahnbürsten haben kleine Rundköpfe, die die erwünschte rotierende Bewegung ausfüh-

Mundhygiene

ren und zudem »sensibel« reagieren, wenn man zu fest aufdrückt. Fehler in der Anwendung, wie sie anfangs häufig auftraten und so unübersehbare Schäden anrichteten, sind dadurch heute praktisch ausgeschlossen. Für Kinder sind diese Geräte besonders zu empfehlen, weil die kleinen Hände schnell ermüden und auch die richtige Technik noch nicht im Griff haben.

Ob Handzahnbürste oder Aufsteckbürstchen – nach etwa einem Monat sollten sie ausgewechselt werden, denn Bakterien und beschädigte Borstenspitzen lagern sich zwischen den Borsten ein. Wer die Zahnbürste erst aussondert, wenn sie strubbelig aussieht, hat seinem Zahnfleisch meist schon geschadet.

Wo die Zahnbürste nicht hinkommt ...

Wenn die Zähne dicht stehen, ist es fast unmöglich, mit der Zahnbürste in die Zwischenräume zu gelangen. Hier hilft Zahnseide, deren Benutzung allerdings ein paarmal geübt werden muß, damit man sich nicht verletzt. Die Zahnseide soll höchstens einmal täglich angewendet werden.

Wer nach dem Zähneputzen und »Fädeln« den Mund spült und eine Munddusche einsetzt, ist oft erstaunt, wie viele Speisereste noch zutage treten. Das kann zu der falschen Vorstellung führen, Spülung und Munddusche allein könnten Beläge entfernen. Doch dazu haften die Beläge zu fest. Die Munddusche hat einen erfrischenden Effekt, das Zahnfleisch wird massiert und gestrafft.

Die Zahncreme – das A und O?

Wie wirksam eine Mundhygiene ist – darüber entscheidet vor allem die Putztechnik und nicht die Zahncremes, die alle eine sehr ähnliche Zusammensetzung haben und sich fast nur im Geschmack unterscheiden. Der ist nicht unwichtig, denn eine Zahncreme muß gut schmecken, damit man sie gerne anwendet. Außerdem soll die Zahncreme Fluorid enthalten, um den Zahnschmelz widerstandsfähig zu machen. Vorsicht ist geboten bei Zahncremes, die besonders weiße Zähne bescheren sollen. Sie wirken oft wie ein Scheuermittel und schaden dem Zahnschmelz.

Sonderfall Kinderzähne

Zahnpflege muß mit dem Durchbruch des ersten Milchzahnes beginnen. Für die Schneidezähnchen im Milchgebiß reicht regelmäßiges Abreiben mit einem feuchten Tuch. Wenn die ersten Backenzähne durchbrechen – das ist im Alter von etwa anderthalb Jahren der Fall –, ist es Zeit für die erste Zahnbürste. Allerdings wird es noch Jahre dauern, bis das Kind sich die Zähne ohne Hilfe der Eltern richtig putzen kann. Zum einen erfordert Zähneputzen einige feinmotorische Fertigkeiten der Hände, zum anderen können sich Kinder nur schwer in die Dreidimensionalität des Gebisses hineindenken.

Milchzähne sind keine zweitklassige Übergangslösung. Sie sind Platzhalter für die bleibenden Zähne. Fallen sie zu früh aus, kommt es meist zu Fehlstellungen der nachwachsenden Zähne. Konsequente Mundhygiene ist bei Kindern aber auch aus einem anderen Grund enorm wichtig: Die heißbegehrten Süßigkeiten kann man kaum vollständig verbieten.

Was früher absolut verpönt war, wird heute von Zahnärzten empfohlen: Wenn schon Süßigkeiten, dann – auf einmal! Besser eine Zuckerorgie mit anschließendem Zähneputzen als ständiges Naschen. Das gilt natürlich nicht nur für Kinder!

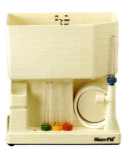

▲ Hilfsmittel wie die elektrische Zahnbürste und die Munddusche unterstützen die tägliche Zahnpflege.

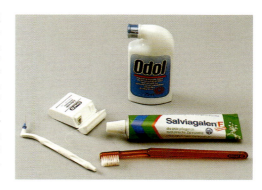

▶ Die richtige und regelmäßige Anwendung von Zahnbürste, Zahncreme und Zahnseide erhält die Zähne am längsten gesund. Eine spezielle Bürste für die Zahnzwischenräume kann bei der Pflege besonders gefährdeter Bereiche hilfreich sein.

Muskelprellung

Fortsetzung von S. 491

Ursachen herausfinden. Im akuten Fall kann man versuchen, den Muskel entgegen der Krampfrichtung zu dehnen (bei einem Wadenkrampf zieht man die Zehen mit der Hand zum Knie hin).

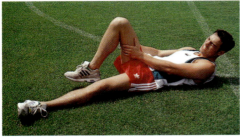

Muskelkrampf
Durch Überanstrengungen beim Sport treten Krämpfe am häufigsten auf.

Muskelprellung

Verletzung des Muskelgewebes und der versorgenden Blutgefäße durch Stöße oder Schläge. Aus den verletzten Äderchen unter der Haut tritt Blut aus, und es entsteht ein Bluterguß. Um die Heilung zu fördern, sollte man die betroffenen Gliedmaßen hochlagern und die verletzte Stelle kühlen.

Muskelriß

Teilweise – selten völlige – Durchtrennung eines Muskels. Auslöser ist meist ein Stoß oder Schlag gegen den angespannten Muskel. Ein Muskelriß verursacht schlagartig einsetzende, reißende Schmerzen. An der Verletzungsstelle ist manchmal eine Delle sichtbar, die später anschwillt. Oft bildet sich ein Bluterguß. Kleinere Risse heilen meist durch Ruhigstellung und spätere Krankengymnastik wieder ab, bei größeren Rissen ist eine Operation notwendig.

Muskelschwund

Rückbildung der Muskelmasse. Daß die Muskulatur allmählich verkümmert, wenn sie nicht regelmäßig trainiert wird, ist normal. Der seltene krankhafte Muskelschwund ist meist erblich bedingt. Muskelkraft und Bewegungsfähigkeit nehmen mit zunehmendem Alter übermäßig ab. Der Muskelschwund kann entweder von den Muskeln selbst (Muskeldystrophie) oder von den sie steuernden Nerven ausgehen (neurogene Muskelatrophie). Ein Fortschreiten des Muskelschwunds kann oft durch Krankengymnastik verlangsamt werden.

Muskelzerrung

Kleine Einrisse in einzelnen Muskelfasern. Sie entstehen durch Überdehnen und Verkrampfen eines untrainierten Muskels. Der betroffene Muskel schmerzt bei Bewegung oder Druck und fühlt sich hart an. Um die Heilung zu fördern, muß der entsprechende Körperteil geschont und durch einen speziellen Verband entlastet werden.

Mutterkuchen

Siehe *Plazenta*

Muttermal

Nävus, Pigmentfleck oder Leberfleck. Muttermale können unterschiedlich groß, gelblich-braun bis schwarz, flach oder hervorgewölbt, glatt oder behaart sein. Meist entwickeln sie sich während der ersten 30 Lebensjahre. Muttermale sind fast immer harmlos. In seltenen Fällen kann Hautkrebs aus ihnen entstehen, besonders, wenn sie häufig der Sonne ausgesetzt sind. Deshalb sollte man sie regelmäßig auf Veränderungen untersuchen. Verdächtige Male kann ein Arzt unter örtlicher Betäubung entfernen.

Mutterschaftsrichtlinien

Gesetzlich festgelegte Regeln über den Umfang ärztlicher Untersuchungen während der Schwangerschaft. Hierzu zählen die Termine zur Schwangerenvorsorge mit den vorgeschriebenen Tast-, Blut- und Urinuntersuchungen, die Kontrolle der kindlichen Herztätigkeit, die Feststellung der Lage des Kindes im Mutterleib sowie Ultraschall-Untersuchungen. Außerdem soll die werdende Mutter über die Ernährung während der Schwangerschaft und die Gefährdung des Kindes durch Medikamente, Genußmittel oder Drogen beraten werden.

Mutterschaftsvorsorge

Siehe *Schwangerenvorsorge*

Mutterschutzgesetz
Dieses Gesetz regelt die Beschäftigungsmöglichkeiten und den Kündigungsschutz einer werdenden Mutter. Untersagt sind alle Tätigkeiten, die der Gesundheit von Mutter oder Kind schaden könnten, wobei keine finanziellen Nachteile entstehen dürfen. In den letzten sechs Wochen vor dem errechneten Geburtstermin und in den ersten acht Wochen (bei Früh- und Mehrlingsgeburten in den ersten zwölf Wochen) nach der Entbindung besteht für Frauen ein Beschäftigungsverbot. Vor der Entbindung darf die werdende Mutter auf ihren ausdrücklichen Wunsch hin allerdings weiterarbeiten. Während der gesamten Schwangerschaft und vier Monate nach der Geburt genießt die Frau Kündigungsschutz.

Myasthenie
Krankhafte Muskelschwäche. Anfangs sind vor allem die Muskeln der Augen, des Gaumens und Rachens betroffen. Es kommt zu Schluckstörungen, einer näselnden Sprache und hängenden Augenlidern. Später wird manchmal auch die Bewegungsfähigkeit der Arme, der Beine oder der Rumpfmuskulatur eingeschränkt. Ursache der Erkrankung ist eine Störung des Immunsystems. Der Körper bildet Abwehrstoffe, die die Befehlsübertragung von den Nerven auf die Muskeln blockieren. Wahrscheinlich zählt eine Fehlbildung der Thymusdrüse mit zu den Ursachen. Durch die operative Entfernung der Thymusdrüse und mit Medikamenten kann die Erkrankung günstig beeinflußt werden.

Mykose
Siehe *Pilzkrankheit*

Myokard
Herzmuskel. Durch das Zusammenziehen dieses Hohlmuskels wird das Blut in den Körper gepumpt. Siehe auch S. 40, *Der menschliche Organismus – Herz*

Myokardinfarkt
Siehe S. 358, *Herzinfarkt*

Myokarditis
Siehe *Herzmuskelentzündung*

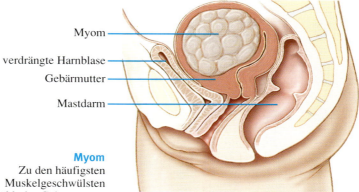

Myom
Zu den häufigsten Muskelgeschwülsten zählt das Gebärmuttermyom; größere oder zahlreich auftretende Myome müssen operativ entfernt werden.

Myom
Gutartige Geschwulst des Muskelgewebes. Relativ häufig treten Myome in der Gebärmutter auf und verursachen kaum Beschwerden. Manchmal leiden die betroffenen Frauen unter Schmerzen, verstärkten und verlängerten Menstruationsblutungen oder häufigem Harndrang. Das Wachstum von Myomen ist hormonabhängig. Sie bilden sich nach den Wechseljahren meist zurück. In seltenen Fällen kann aus einem Myom Krebs entstehen.

Myositis
Siehe *Muskelentzündung*

N

Nabelbruch
Eingeweidebruch, bei dem sich der Nabel nach außen vorwölbt. Ein leichter Nabelbruch tritt bei Säuglingen häufig auf, wenn sich der vor der Geburt vorhandene Faserring um den Nabel nach der Geburt nicht vollständig geschlossen hat. Diese Lücke wächst meist innerhalb des ersten Lebensjahres zu. Bei Erwachsenen ist ein Nabelbruch seltener, muß aber aufgrund seiner Größe und der damit verbundenen Gefahr einer Einklemmung von Darmschlingen in der Regel operativ behoben werden.

Nabelentzündung
Infektion des Nabels bzw. der Nabelwunde bei Neugeborenen in den ersten Lebenstagen. Eine Nabelentzündung geht mit einer Rötung und Schwellung im Nabelbereich, ggf. mit Eiterbildung, einher. Bei Neugeborenen sind diese Entzündungen gefährlich, weil die Krankheitskeime über die frisch verödeten und noch nicht abgeheilten Nabelgefäße in die Bauchhöhle eindringen und zu einer Bauchfellentzündung führen können. Deshalb muß grundsätzlich ein Arzt zu Rate gezogen werden.

Nabelschnurumschlingung
Umschlingung eines oder mehrerer Körperteile des Kindes (Hals, Arme, Beine, Schultern) in der Gebärmutter mit der – meist zu langen – Nabelschnur. Zieht sich eine Schlinge zu, kann es zur Abschnürung dieser Körperteile und, als Folge des Sauerstoffmangels, zu Entwicklungsstörungen, schlimmstenfalls sogar zum Tod des Kindes durch Erdrosseln kommen. Für den Geburtshelfer ergibt sich der Verdacht auf eine Nabelschnurumschlingung, wenn die Herztöne des Kindes während der Geburt schwächer werden.

Nabelschnurvorfall
Das Vorfallen einer oder mehrerer Nabelschnurschlingen nach dem Blasensprung (also unmittelbar vor der Geburt) in den Geburtskanal, wo sie während des Geburtsvorgangs vom vorangehenden Teil des Kindes (meist dem Kopf) eingeklemmt werden. Der daraus resultierende Sauerstoffmangel kann beim Neugeborenen zu einer schweren Schädigung des Gehirns führen. Deshalb ist es wichtig, daß ein Nabelschnurvorfall rechtzeitig erkannt und das Kind – notfalls durch eine Kaiserschnittentbindung – aus dieser bedrohlichen Lage befreit wird.

Nachgeburt
Das Ausstoßen von Mutterkuchen (Plazenta), Eihäuten und Resten der Nabelschnur im Anschluß an die Geburt. Dieser Vorgang wird durch ein erneut einsetzendes Zusammenziehen der Gebärmuttermuskulatur (Nachgeburtswehen) ausgelöst. Wichtig ist, daß keine Reste des Mutterkuchens in der Gebärmutter zurückbleiben, die sich leicht entzünden können. Nur so kann die Blutung der Gebärmutter, die durch das Ablösen des Mutterkuchens entsteht, vollständig zum Stillstand kommen.

Nachgeburtswehen
Zusammenziehungen der Gebärmuttermuskulatur nach der Geburt, um Mutterkuchen (Plazenta), Eihäute und die Reste der Nabelschnur auszustoßen. Im

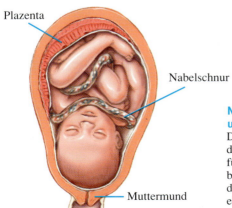

Nabelschnurumschlingung
Die Umschlingung mit der Nabelschnur kann für das Baby lebensbedrohlich sein. In diesem Fall ist häufig ein Kaiserschnitt notwendig.

Gegensatz zu den Wehen während der Geburt sind diese Nachgeburtswehen im allgemeinen nicht schmerzhaft.

Nachsorgekalender
Kleines Heft, das jeder Krebspatient nach der Erstbehandlung eines Tumorleidens erhält. In diesen Kalender, den der Patient zu allen Kontrolluntersuchungen mitbringen muß, werden sowohl die durchgeführten Behandlungsmaßnahmen als auch die Ergebnisse der Nachsorgeuntersuchungen (Labordaten über Tumormarker, Befunde der Röntgen- und Ultraschalluntersuchungen u.a.) eingetragen. Außerdem wird nach jeder Untersuchung eine Empfehlung für den nächsten Nachsorgetermin vermerkt.

Nachtblindheit
Stark herabgesetzte Anpassungsfähigkeit des Auges an die Dunkelheit. Sie beruht auf einer Funktionseinschränkung oder dem Ausfall des Stäbchenapparates auf der Netzhaut und führt dazu, daß der Betroffene in der Dämmerung und vor allem nachts nur schlecht sieht. Während bei der angeborenen Form der Nachtblindheit keine Behandlungsmöglichkeit besteht, kann die durch Mangel- oder Fehlernährung bedingte Form durch gezielte Zufuhr von Vitamin A meist rasch behoben werden.

Nachtschweiß
Starkes Schwitzen in der Nacht und in den frühen Morgenstunden, meist als Begleiterscheinung einer Krankheit. Nachtschweiß zählt zu den typischen Symptomen einer aktiven Tuberkulose, kann aber auch im Zusammenhang mit hormonellen Störungen, wie einer Überfunktion der Schilddrüse, Regulationsstörungen des vegetativen Nervensystems oder streß- und infektionsbedingten Erschöpfungszuständen auftreten. Bei länger anhaltendem Nachtschweiß sollte ein Arzt konsultiert werden.

Nachwehen
Rhythmisches Zusammenziehen der Gebärmuttermuskulatur in den ersten Stunden und Tagen nach der Geburt. Sie bewirken eine Verkleinerung der Gebärmutter auf ihre ursprüngliche Größe. Nachwehen werden durch das Stillen angeregt und sind für Frauen, die bereits mehrere Kinder zur Welt gebracht haben, häufig besonders schmerzhaft.

Nackenschmerzen
Schmerzen durch eine Verspannung der Nackenmuskulatur, die durch ungeschickte Bewegungen, aber auch durch Kälte, Nässe oder Zugluft ausgelöst werden können. Nicht selten liegt den Nackenschmerzen eine organische Ursache zugrunde, wie ein Bandscheibenvorfall im Bereich der Halswirbelsäule, eine akute Gelenkerkrankung an den Wirbelgelenken, Muskelrheumatismus oder eine Verrenkung der Wirbelkörper. Schmerzlindernd wirken durchblutungsfördernde Maßnahmen wie Wärmeanwendung, Massage und Fangopackungen. Darüber hinaus sind schmerzstillende Medikamente notwendig, da durch Schmerzen oft Fehlhaltungen ausgelöst werden, die wiederum schmerzverstärkend wirken. Bei einer Verrenkung hilft oft ein von kundiger Hand ausgeführter spezieller Handgriff. Siehe auch *Chirotherapie*

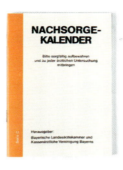

Nachsorgekalender
Als Fahrplan für die oft jahrelange Nachbehandlung eines Krebsleidens dient Arzt und Patient der Nachsorgekalender.

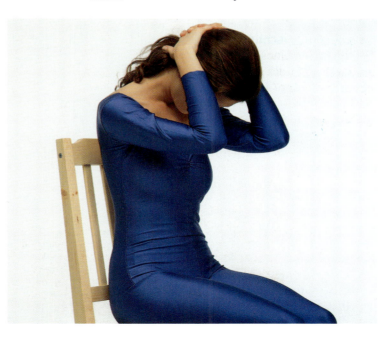

Nackenschmerzen
Verspannungen im Nacken kann man lösen, indem man den Kopf kräftig gegen die über dem Hinterkopf verschränkten Hände drückt.

Nadelbiopsie
Siehe *Biopsie*

Nagel
Hautanhangsgebilde aus Horn. Die Nägel schützen die Fuß- und Zehenkuppen. Außerdem ermöglichen sie ein genaues Greifen und bieten der weichen Fingerkuppe einen Widerstand; dadurch ist eine wesentlich feinere Tastempfindung möglich.

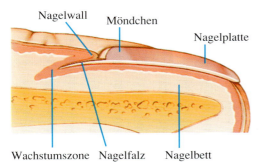

Nagel
Nur eine sorgfältige Pflege von Finger- und Fußnägeln kann Entzündungen in diesen Bereichen vorbeugen. Besonders zu tiefes Einschneiden verursacht häufig Verletzungen.

Nagel, eingewachsener
Einwachsen des seitlichen Nagelrands in den Nagelwall infolge ungeschickter Nagelpflege (zu tief eingeschnittene Nagelecken) oder bei stark einengendem Schuhwerk. Betroffen sind meist die Zehennägel, insbesondere die Außenseite des Großzehennagels. Beschwerden treten auf, wenn sich der Nagelwall entzündet, was mit einer Rötung und Schwellung, häufig auch mit Eiterbildung einhergeht.
Behandelt wird ein eingewachsener Nagel am besten mit heißen Seifenbädern, gegebenenfalls auch mit antibiotischen Salben. Nur in hartnäckigen Fällen ist ein kleiner operativer Eingriff unter örtlicher Betäubung notwendig.

Nagelbettentzündung
Onychie. Meist eitrige Entzündung des Nagelbetts, die auf unsachgemäße Nagelpflege zurückzuführen ist, aber auch Folge einer Verletzung oder eines eingewachsenen Nagels sein kann. Bei akutem Verlauf kommt es zu einer entzündlichen Rötung und Schwellung des Nagelbetts mit oft sehr starken, klopfenden Schmerzen. Sammelt sich unter dem Nagel Eiter an, ist die Nagelplatte gelbgrün verfärbt. Eine Nagelbettentzündung kann auch – mit immer wieder auftretenden Rückfällen – chronisch verlaufen. Wichtig ist, daß möglichst frühzeitig behandelt wird, damit sich die Entzündung nicht auf den ganzen Finger oder (über die Sehnenscheiden) bis in die Hand oder den Arm ausbreitet.
Zur Behandlung werden heiße Seifenbäder, Alkoholumschläge und antibiotische Salben angewandt; gegebenenfalls muß der Finger ruhiggestellt werden. Falls diese Maßnahmen nicht zum Erfolg führen, muß ein kleiner chirurgischer Eingriff unter örtlicher Betäubung durchgeführt werden.

Nagelfalzentzündung
Akute oder chronische Entzündung des Nagelfalzes und des angrenzenden Nagelwalls. Sie ist meist die Folge kleiner Verletzungen, eines eingewachsenen Nagels oder einer Abwehrschwäche und tritt häufig bei Zuckerkranken auf.
Bei akuten Entzündungen des Nagelfalzes, die meist durch Bakterien, Viren oder Pilze hervorgerufen werden, ist der Nagelwall verdickt und gerötet. Häufig bildet sich Eiter. Chronische Nagelfalzentzündungen werden fast immer von einer Infektion mit Hefepilzen ausgelöst und führen häufig zu warzenähnlichen Wucherungen am Nagelbett (sogenanntes wildes Fleisch).
Behandelt wird eine Nagelfalzentzündung mit heißen Seifenbädern, Alkoholumschlägen, antibiotischen Salben und, wenn diese Maßnahmen nicht ausreichen, mit einem kleinen chirurgischen Eingriff unter örtlicher Betäubung.

Nägelkauen
Abbeißen der Finger- und manchmal auch der Zehennägel bis in das Nagelbett. Diese häufig bei Kindern, manchmal aber auch bei Erwachsenen anzutreffende Angewohnheit ist in den meisten Fällen Ausdruck nervöser Spannungen oder Aggressionen, die der Betreffende auf diese Weise abzureagieren versucht. Deshalb ist das beste und si-

cherste Mittel gegen Nägelkauen, für Entspannung und einen Abbau von Aggressionen zu sorgen.

Nagelpilzerkrankung
Pilzerkrankung der Finger oder Zehen, die in den meisten Fällen durch Sproß- oder Hefe-, seltener auch durch Schimmelpilze verursacht wird. Der betroffene Nagel ist gelblich verfärbt und verdickt, kann sich spalten oder absplittern; typisch ist auch eine Rillenbildung.
Je nach Art des Erregers wird der Nagel mit pilzabtötenden Lösungen oder Salben behandelt. Diese Behandlung ist meist sehr langwierig. Bei ausgeprägtem Pilzbefall müssen die Medikamente in Tablettenform eingenommen werden, so daß der Wirkstoff auf dem Blutweg zum erkrankten Nagel vordringen kann.

Nahrungsmittelallergie
Überempfindlichkeitsreaktion auf bestimmte Nahrungsbestandteile, insbesondere auf Eiweißstoffe in Milch, Eiern oder Fisch. Sie äußert sich meist in Form von Übelkeit, Erbrechen, Hautausschlag, Atembeschwerden und migräneartigen Kopfschmerzen. Auch pseudo-allergische Reaktionen auf spezielle Nahrungsmittelzusätze wie Glutamat oder Nahrungsmittel mit hohem Gehalt an Histamin wie Fisch oder Käse sind denkbar. Siehe auch S. 112, *Allergie*

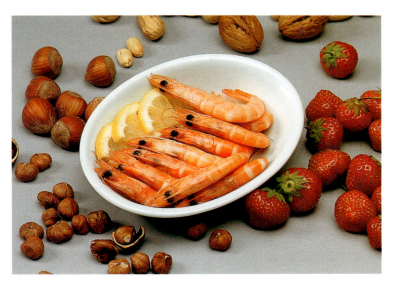

Nahrungsmittelallergie
Zu den Nahrungsmitteln, die häufig Allergien auslösen, zählen Erdbeeren, Nüsse und Schalentiere.

Nahrungsmittelunverträglichkeit
Reaktion auf bestimmte Nahrungsmittel und -bestandteile wie Zitrusfrüchte, Fett, Kuhmilch- oder andere Eiweiße, die meist durch einen Mangel an bestimmten im Körper gebildeten Enzymen ausgelöst wird. Diese Unverträglichkeiten können zu Verdauungsstörungen, Kopfschmerzen, Juckreiz im Afterbereich und anderen Symptomen führen. Die Abgrenzung gegenüber einer Nahrungsmittelallergie ist oft schwierig.

Nahrungsmittelvergiftung
Siehe *Lebensmittelvergiftung*

Nährwert
Der in Joule oder Kalorien gemessene Nährstoffgehalt der einzelnen Nahrungsmittel, die den Organismus mit Energie versorgen. Siehe auch S. 75, *Ernährung – Nährwerttabelle*

Narbenbruch
Eingeweidebruch, der an einer unvollständig verheilten Operationsnarbe (meist an der Bauchwand) auftritt. Ursache ist häufig eine verzögerte Wundheilung nach erfolgter Bruchoperation, bei der die einzelnen Schichten der Bauchwand nicht fest genug zusammengewachsen sind. Die Operationsnarbe kann dem Druck der Eingeweide, insbesondere beim Husten, Niesen, bei Blähungen, Schluckauf oder großer körperlicher Anstrengung, nicht mehr standhalten. Da die Gefahr einer Brucheinklemmung besteht, sollte jeder Narbenbruch möglichst umgehend operativ behoben werden.

Narkose
Siehe S. 500

Narkoserisiko
Das mit jeder Narkose verbundene Risiko einer gesundheitlichen Schädigung bis hin zum Tod des Patienten, das von seinem Alter und Allgemeinzustand sowie Art und Dauer der durchgeführten Operation abhängig ist. Dank moderner Narkosetechniken konnte dieses Risiko in den letzten Jahrzehnten erheblich ge-

Fortsetzung auf S. 503

Narkose

Der Zustand Narkose wird definiert als Schmerzfreiheit, Schlaf und Muskelerschlaffung zur gleichen Zeit. Um Operationen und andere medizinische Eingriffe am Menschen ausführen zu können, ist die Narkose notwendig, und besonders ausgebildete Ärzte – die Anästhesisten – sind für sie verantwortlich. Die rasante Entwicklung in diesem Bereich der Medizin ermöglicht heute Operationen sogar an stark geschwächten und alten Personen.

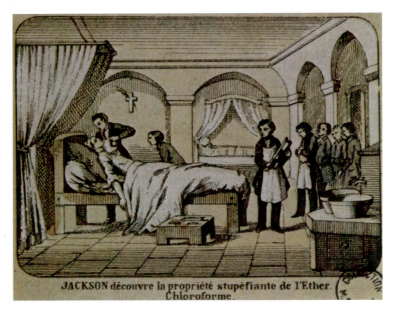

▲ Durch die Einführung der Narkose mit Äther bzw. Chloroform konnte die Chirurgie seit Mitte des 19. Jahrhunderts große Fortschritte machen.

Schon aus dem Altertum und dem Mittelalter gibt es Hinweise auf Betäubungsverfahren. Die erste Narkose mit Hilfe von Äther führte der Arzt William Morton 1846 in Boston durch. Hierdurch wurde eine stürmische Entwicklung der Chirurgie ermöglicht.

Bahnbrechend für den Fortschritt der Narkosetechnik war später die Entwicklung der künstlichen Beatmung bei gelähmter Atemmuskulatur. 1952 erkrankten in Dänemark viele Menschen gleichzeitig an Kinderlähmung. Bei mehreren von ihnen waren auch die Atemmuskeln betroffen. Schwestern, Pfleger und Studenten beatmeten die Erkrankten tagelang. Sie senkten dadurch die Sterblichkeit drastisch. Man gewann grundlegende Erkenntnisse über die Auswirkung künstlicher Beatmung und entwickelte spezielle Beatmungsgeräte – eine wichtige Voraussetzung für die heutige Allgemeinnarkose, bei welcher der schlafende Patient von einem Narkosegerät beatmet wird.

Die Fortschritte in Bereichen der Medizin, in denen operiert wird, erforderten zunehmend Spezialisten, die für die Narkose zuständig waren. 1953 wurde in Deutschland die Berufsbezeichnung »Facharzt für Anästhesie« eingeführt.

Vorbereitung

Bevor der Narkosearzt den Patienten zur Untersuchung und zum Gespräch aufsucht, macht er sich ein Bild von dessen Gesundheitszustand. Er bespricht mit allen beteiligten Ärzten die geplante Operation, beurteilt erhobene Befunde und ordnet, falls noch nicht vorhanden, die wesentlichen Voruntersuchungen an. Die Laboruntersuchungen von Blut und Urin geben Auskunft über die Funktion der wichtigen Organe wie Leber, Bauchspeicheldrüse und Nieren. Eine Röntgenaufnahme des Brustkorbs und ein EKG (Herzstromkurve) zeigen, ob Lungen und Herz gesund sind. Im persön-

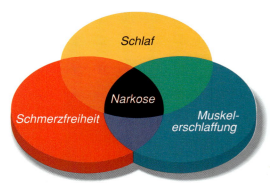

▶ Wenn gleichzeitig Schmerzfreiheit, Muskelerschlaffung und Schlaf herbeigeführt werden, spricht man von Narkose.

Narkose

lichen Gespräch klärt der Narkosearzt, welche Beschwerden der Patient hat, ob er regelmäßig Medikamente einnimmt oder auf bestimmte Dinge allergisch reagiert. Nach der körperlichen Untersuchung kann der Arzt nun Gesundheitszustand und mögliche Risikofaktoren beurteilen. Er wählt das geeignetste Narkoseverfahren. Wichtig ist ein Vertrauensverhältnis zwischen Patient und Arzt und ein gut informierter Patient. Ohne seine Einwilligung darf eine Narkose nicht durchgeführt werden (Ausnahmen gelten nur bei akuten, lebensbedrohlichen Notfällen).

Der Patient soll am Vorabend der Operation nichts mehr essen und trinken. Er erhält für die Nacht ein Schlafmittel sowie am Operationstag ein Medikament, das ihm die Aufregung nimmt. Diese sogenannte Prämedikation soll nicht nur eine angenehme Nachtruhe gewährleisten; Untersuchungen haben gezeigt, daß die Narkose bei einem entspannten Patienten schonender durchzuführen ist.

Ablauf der Narkose

Im ruhigen Vorraum des Operationssaales wird die Narkose eingeleitet. Von nun an wird der Patient bis zum Aufwachen ständig überwacht. Hierzu wird er an ein EKG-Gerät angeschlossen, dadurch kann der Arzt ständig über einen Bildschirm seine Herztätigkeit verfolgen. Ebenso wird regelmäßig der Blutdruck gemessen. Nach einer örtlichen Betäubung der Haut wird in ein Blutgefäß (meist am Unterarm) eine Kanüle gelegt und sicher befestigt. Durch sie können die notwendigen Medikamente jederzeit in die Blutbahn verabreicht werden. Nun beginnt die eigentliche Narkose: In die Kanüle wird ein Arzneimittel gespritzt, und der Patient schläft innerhalb von Sekunden tief ein. Ein weiteres Medikament bewirkt die Muskelentspannung, so daß ein weicher Schlauch (Tubus) durch den Mund in die Luftröhre eingeführt werden kann. Hierüber erfolgt die Beatmung durch das Narkosegerät, die der natürlichen Atmung des Patienten entspricht. Neben dem lebensnotwendigen Sauerstoff gelangen nun gasförmige Narkosemittel in die Lunge, wo sie in die Blutbahn aufgenommen werden und ihre Wirkung entfalten.

Während der Operation verabreicht der Anästhesist in bestimmten Zeitabständen Medikamente in die Blutbahn, die weiterhin Schlaf, Schmerzfreiheit und Muskelerschlaffung bewirken. Letztere ist deshalb so wichtig, weil einerseits die natürliche Anspannung der Muskulatur (z.B. die der Bauchdecke) die Arbeit des Chirurgen erschweren würde und andererseits eine schonende Beatmung durch Husten und Pressen des schlafenden Patienten nicht möglich wäre.

Durch die Kombination verschiedener Mittel können die Nebenwirkungen verringert werden, und die Narkose ist mit so geringen Gefahren verbunden, daß heute sogar große Eingriffe bei alten und

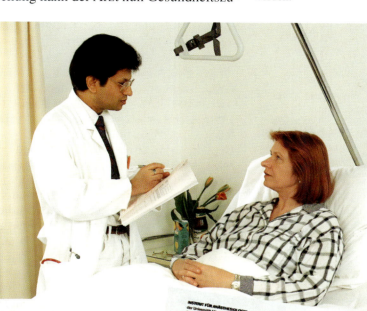

▼ Vor jeder Narkose ist ein Gespräch zwischen Arzt und Patient nötig, bei dem Voraussetzungen, Wirkungsweise und Risiken besprochen werden.

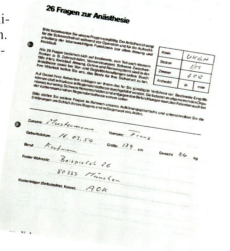

▲ Besonders wichtige Fragen zur Person und Krankengeschichte sind in Form eines Fragebogens vorgegeben, den der Patient ausfüllen muß.

Narkose

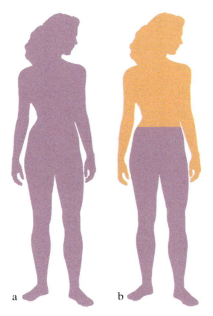

◀ Von einer Vollnarkose ist der ganze Körper betroffen (a). Wird das Betäubungsmittel in die Nähe des Rückenmarks gespritzt, ist der unterhalb liegende Bereich des Körpers schmerzfrei (b).

kranken Patienten zum medizinischen Alltag gehören.
Die Körperfunktionen werden während der Narkose ständig durch den Arzt und entsprechende Geräte überwacht.

Aufwachphase und Nachbetreuung

Durch den ständigen Kontakt mit den Operateuren weiß der Narkosearzt immer, in welcher Phase die Operation ist, und kann die Zufuhr der Narkosemittel so reduzieren, daß der Patient rechtzeitig erwacht. Jede Narkose ist ein vorübergehender und relativ schnell abklingender Zustand. Vom Organismus werden die gasförmigen Narkosemittel wieder ausgeatmet, die in die Blutbahn verabreichten Mittel werden besonders von der Leber und den Nieren abgebaut und ausgeschieden. Die künstliche Beatmung geht wieder in die Eigenatmung über, und der Schlauch wird aus der Luftröhre entfernt, bevor der Patient es wahrnimmt. Neben dem natürlichen Abbau der Narkosemittel kann der Anästhesist bei Bedarf entsprechende Gegenmittel verabreichen, durch die die Aufwachphase beschleunigt wird. Im Aufwachraum wird der Patient so lange überwacht, bis er so wach ist, daß er auf eine normale Station zurückverlegt werden kann.

Örtliche Betäubung

Auch für die verschiedenen Arten der örtlichen Betäubung (Regionalanästhesie) sind Anästhesisten ausgebildet. Hier können zwei Verfahren unterschieden werden: Bei der gezielten Betäubung bestimmter Nerven – z.B. durch die Spritze beim Zahnarzt – wird das Schmerzempfinden unterdrückt, indem das Narkosemittel direkt in den betreffenden Bereich eingespritzt wird.
Größere Körperbereiche werden betäubt, indem der Arzt (z.B. bei der Lumbalanästhesie) in die Nähe der aus dem Rückenmark austretenden Nerven ein Betäubungsmittel spritzt. Die Schmerzreize, die im Versorgungsgebiet dieser Nerven entstehen, können dann nicht mehr zum Gehirn weitergeleitet und dort nicht mehr wahrgenommen werden. Dieses Verfahren wird deshalb auch als Leitungsanästhesie bezeichnet. Das ermöglicht – wenn nötig – auch Operationen am wachen Patienten. Der Körper baut diese Mittel rasch wieder ab. Wird in die Nähe dieser Nerven vorübergehend ein dünner Schlauch eingelegt, können Schmerz- oder Betäubungsmittel (z.B. nach Operationen) verabreicht werden. Ein solches Verfahren wird u.a. zur schmerzfreien Geburt angewandt (Periduralanästhesie).

▼ Bei der Periduralanästhesie, die als geburtserleichternde Maßnahme angewandt wird, spritzt der Anästhesist das Betäubungsmittel in den Hohlraum (Periduralraum) vor den Rückenmarksnerven (kleines Bild).

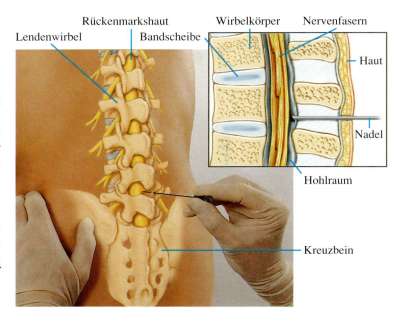

Fortsetzung von S. 499

senkt werden, so daß Komplikationen während oder nach der Narkose, wie Überempfindlichkeitsreaktionen auf das Narkosemittel, Kreislaufschocks, Embolien oder Lungenentzündungen, nur noch sehr selten auftreten.

Nase, trockene
Austrocknung der Nasenschleimhaut als Folge eines übermäßigen Gebrauchs von Nasentropfen. Bei Patienten mit trockener Nase ist das Nasensekret eingetrocknet und borkenähnlich; es kommt häufig zu Nasenbluten. Der übermäßige Gebrauch von Nasentropfen führt nicht nur zur Austrocknung, sondern gleichzeitig auch zu einer Schwellung der Nasenschleimhaut mit Behinderung der Nasenatmung – also zu den Beschwerden, gegen die sonst Nasentropfen angewandt werden. Bei trockener Nase dürfen deshalb auf keinen Fall Nasentropfen verwendet werden. Ziel einer Behandlung ist es, mit speziellen Salben die Borkenbildung der Nasenschleimhaut zu vermindern. Außerdem sind Kopfdampfbäder empfehlenswert.

Nasenbluten
Blutung aus einem Gefäß der Nasenschleimhaut meist im vorderen Bereich der Nasenscheidewand. Nasenbluten kann Folge einer örtlichen Schleimhautreizung durch Niesen, heftiges Naseschneuzen oder einer Verletzung durch einen Fremdkörper sein, aber auch im Zusammenhang mit bestimmten Erkrankungen wie Bluthochdruck, Gefäßerkrankungen, Blutgerinnungsstörungen und akuten Entzündungen auftreten. Siehe auch S. 338, *Hausmittel* und S. 746, *Erste Hilfe – Blutungen*

Nasennebenhöhlen
Die luftgefüllten Hohlräume im Schädelknochen in unmittelbarer Nachbarschaft der Nase werden als Nebenhöhlen bezeichnet. Zu ihnen zählen die Kieferhöhlen, die Stirnhöhlen, die Siebbeinzellen und die dahinterliegenden Keilbeinhöhlen. Sie sind jeweils paarig angeordnet, aber in der Regel nicht völ-

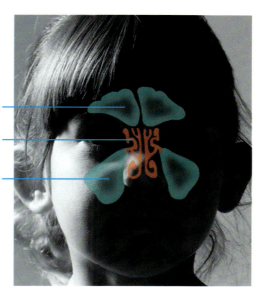

Nasennebenhöhlen
Die größten Nasennebenhöhlen sind die Kieferhöhlen. Die Keilbeinhöhlen tief im Schädel befinden sich hinter den Siebbeinzellen.

lig symmetrisch gebaut. Die Nasennebenhöhlen entstehen erst nach der Geburt und haben erst etwa beim 25jährigen Menschen ihre volle Größe erreicht. Alle Nebenhöhlen sind direkt mit der eigentlichen Nasenhöhle verbunden und wie sie mit einer Schleimhaut ausgekleidet. Erkältungskrankheiten und Entzündungen der Nasenschleimhaut greifen deshalb häufig auf die Nebenhöhlen über.

Nasennebenhöhlenentzündung
Akut oder chronisch verlaufende Entzündung einer oder auch sämtlicher Nasennebenhöhlen. Eine akute Entzündung der Nasennebenhöhlen (akute Sinusitis) tritt häufig im Zusammenhang mit Erkältungskrankheiten auf. Dagegen liegen der chronischen Verlaufsform in der Regel anatomische Besonderheiten (Verkrümmung der Nasenscheidewand, Nasenpolypen oder Wucherungen der Nasenmuscheln) zugrunde, die die Entleerung des Sekrets aus den Nebenhöhlen erschweren oder vollständig blockieren.

Typische Beschwerden sind ein dumpfes Druckgefühl über den betroffenen Nebenhöhlen, pulsierende Kopfschmerzen, die sich beim Herabneigen des Kopfes verstärken, und Fieber. Damit die Entzündung nicht auf Augenhöhlen oder auf Gehirn und Hirnhäute übergreifen kann, muß sie rechtzeitig erkannt und mit Hilfe von Nasentropfen, Wärmeanwendungen (Kopfdampfbäder, Rotlicht) oder Spülungen der Nebenhöhlen zur Beseitigung der Sekretstauung behandelt werden. Bei chronischer Sinusitis und in besonders schweren Fällen kann nur durch einen operativen Eingriff (Begradigung der Nasenscheidewand oder Vergrößerung der Abflußöffnung aus den Nebenhöhlen) Abhilfe geschaffen werden.

Nasenpolypen
Sackförmige Wucherungen der Schleimhaut in der Nase und in den Nasennebenhöhlen. Diese gutartigen Schleimhautgeschwülste können erhebliche Beschwerden verursachen, die Nasenatmung behindern und die Schleimhaut zur Produktion größerer Mengen wäßrigen oder eitrigen Sekrets anregen. In diesem Fall ist eine operative Entfernung der Polypen dringend anzuraten.

Natrium
Chemisches Element aus der Gruppe der Alkalimetalle. Natrium ist nicht nur ein lebensnotwendiges Bauelement des Körpers, sondern spielt auch bei der Reizübertragung von Nerven auf Muskeln eine entscheidende Rolle. Außerdem ist es im Blutplasma enthalten und hat als Bestandteil des Kochsalzes (Natriumchlorid) sowohl für den Salz-Wasser- als auch den Säure-Laugen-Haushalt des Körpers eine wichtige Bedeutung.

Naturheilverfahren
Siehe S. 506

Nävus
Angeborene, nicht erbliche, oft aber auch erst in den späteren Lebensjahren auftretende gutartige Fehlbildung der Haut oder Schleimhaut. Diese Hautmale, die zunächst immer scharf begrenzt sind, können groß oder klein, flach oder erhaben, behaart oder unbehaart sein, eine glatte oder rauhe Oberfläche haben und in den unterschiedlichsten Farbschattierungen von weiß über rot, bläulich und braun bis hin zu tiefschwarz auftreten.
Eine Behandlung ist im allgemeinen nicht erforderlich, es sei denn, der Nävus wird aus kosmetischen oder anderen Gründen als störend empfunden. Vorsicht ist allerdings geboten, wenn sich ein Nävus vergrößert, seine Farbe verändert und zu schmerzen, jucken oder bluten beginnt. In diesem Fall sollte umgehend ein Arzt aufgesucht werden, weil die Gefahr besteht, daß der Nävus entartet und bösartig wird.

Nebelzelt
Aus einer Kunststoffplane bestehendes Zelt, das bei Patienten mit schweren Erkrankungen der Atemwege über das Krankenbett gestülpt wird. Innerhalb des Zeltes können husten- und schleimlösende Medikamente vernebelt werden, die der Patient ständig einatmet und die auf diese Weise schnell und direkt ihre Wirkung entfalten können.

Nebenhoden
Längliches, mit der Hinterwand des Hodens verwachsenes Organ, in dem die endgültige Reifung der Samenzellen

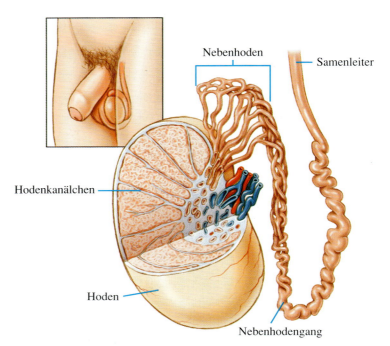

Nebenhoden
Auf der Rückseite der Hoden befinden sich die Nebenhoden. Sie bilden den Übergang zu den Samenleitern.

(Spermien) stattfindet. Der Nebenhoden enthält etwa ein Dutzend stark verknäuelter Samenausführungsgänge, in denen die Spermien zunächst gespeichert und bei einer Ejakulation in den Samenleiter geleitet werden.

Nebenhodenentzündung
Akute oder chronische Entzündung eines oder beider Nebenhoden. In den meisten Fällen handelt es sich um eine von der Harnröhre, der Prostata, der Blase oder dem Samenleiter ausgehende Entzündung; sie kann auch durch einen Unfall oder eine Operation wie bei der Entfernung der Vorsteherdrüse ausgelöst werden.

Eine akute Nebenhodenentzündung tritt häufig als Begleiterscheinung anderer Krankheiten wie Gonorrhö, Syphilis oder Tuberkulose auf. Sie äußert sich in Form starker, bis in die Leistenbeuge ausstrahlender Schmerzen und hohem Fieber. Der betroffene Nebenhoden ist stark angeschwollen und als harter, höckriger Knoten zu tasten. In vielen Fällen geht die akute in eine chronische, meist weniger schmerzhafte Entzündung über.

Zur Behandlung sind Bettruhe, Hochlagern des Hodensacks, kalte Umschläge und gegebenenfalls Antibiotika notwendig. Wird eine Nebenhodenentzündung nicht behandelt, besteht die Gefahr einer Abszeß- oder Fistelbildung.

Nebenniere
Halbmondförmige, flache, ungefähr 15 Gramm schwere Drüse, die wie eine Haube über dem oberen Nierenpol sitzt. In dem aus Nebennierenmark und Nebennierenrinde bestehenden Organ werden Hormone gebildet.

Im Nebennierenmark werden die Hormone Adrenalin und Noradrenalin, die sogenannten Katecholamine, produziert, die Blutdruck und Herzfrequenz und damit die Herz-Kreislauffunktion beeinflussen. Außerdem steigt unter dem Einfluß dieser Hormone, die auch als Streßhormone bezeichnet werden, der Blutzuckerspiegel an.

In der Nebennierenrinde werden die Steroidhormone Kortisol, Kortison, Aldosteron und männliche Sexualhormone (Androgene) gebildet. Sie spielen bei Entzündungs- und Heilungsprozessen eine wichtige Rolle und haben außerdem Einfluß auf den Kohlenhydrat-, Fett- und Eiweißstoffwechsel sowie den Salz- und Wasserhaushalt des Körpers. Siehe auch S. 36, *Der menschliche Organismus – Hormonproduzierende Organe*

Nebenschilddrüse
Die vier kleinen, ungefähr linsengroßen Einzeldrüsen, die Epithelkörperchen, befinden sich an der Rückseite der Schilddrüse. In ihnen wird das Parathormon

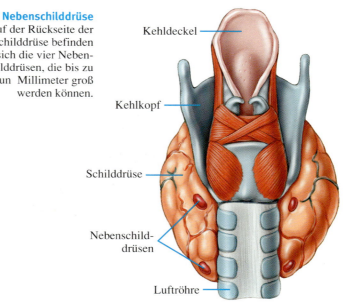

Nebenschilddrüse
Auf der Rückseite der Schilddrüse befinden sich die vier Nebenschilddrüsen, die bis zu neun Millimeter groß werden können.

Kehldeckel
Kehlkopf
Schilddrüse
Nebenschilddrüsen
Luftröhre

gebildet, das den Kalziumspiegel im Blut reguliert. Bei einer Überfunktion der Nebenschilddrüse wird zuviel Parathormon gebildet; dies führt zu einer vermehrten Freisetzung von Kalzium aus den Knochen, damit zu einer erhöhten Knochenbrüchigkeit und zur Einlagerung von Kalk in Organe. Bei einer Unterfunktion der Epithelkörperchen sinkt der Kalziumspiegel im Blut, und es kann häufiger zu Muskelkrämpfen kommen. Siehe auch S. 36, *Der menschliche Organismus – Hormonproduzierende Organe*

Naturheilverfahren

Immer mehr Menschen zeigen Interesse an natürlichen Heilverfahren. In einer hochtechnisierten Welt wächst der Wunsch, wieder naturverbundener und bewußter zu leben. Oft ist es schon mit einfachen und natürlichen Mitteln möglich, die Entstehung von Krankheiten zu verhindern. Naturheilverfahren unterstützen die Selbstheilungskräfte des Organismus.

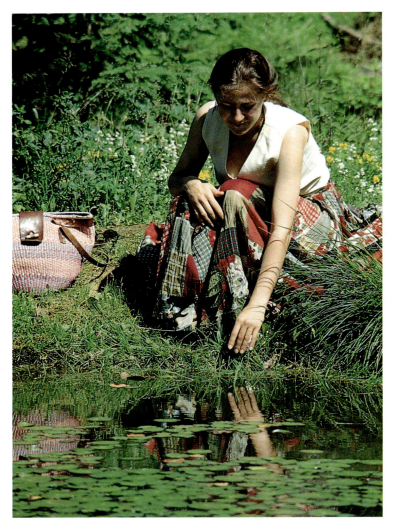

Naturheilverfahren sind Heilmethoden, die zur Vorbeugung und Behandlung von Krankheiten vor allem natürliche Reize der Umwelt einsetzen. Eine besondere Rolle spielen dabei die Anwendung von Wasser, Wärme, Kälte, Licht, Luft, Erde und Heilpflanzen sowie Bewegung, Atmung und Ernährung. Die Naturheilkunde greift Umwelteinflüsse auf, um natürliche Vorgänge nachzuahmen und therapeutisch auszunützen. Daraus entwickelte Verfahren, die sich über einen langen Zeitraum bewährt haben und deren Tradition teilweise bis in die Antike zurückreicht, werden als klassische Naturheilverfahren bezeichnet.

▲ Wasser und Pflanzen gelten als eine fast unerschöpfliche Quelle natürlicher Heilkraft.

Grundsätze der Naturheilkunde

Naturheilverfahren bemühen sich um ein ganzheitliches Verständnis des Menschen: Körper, Seele und Geist stehen miteinander in enger Verbindung und beeinflussen sich gegenseitig. Außerdem wird der Mensch nicht als isoliertes Einzelwesen, sondern in seinem Verhältnis zur Umwelt gesehen. Nicht die Behandlung einzelner Symptome steht im Vordergrund, denn Krankheiten weisen immer auf eine Störung des gesamten Organismus hin. Grundprinzip der Naturheilkunde ist die Umstimmung des Körpers, um die Selbstheilungskräfte des Menschen anzuregen. Paracelsus, der berühmte Vertreter der Naturheilkunde im 16. Jahrhundert, spricht in diesem Zusammenhang vom inneren Arzt, der letztlich die Heilung vollbringt; die Medizin wirkt nur unterstützend.

Naturheilverfahren verstehen sich vor allem als eine Reiztherapie, die den Körper zu heilsamen Reaktionen befähigt. Dies geschieht in der Regel mit unschädlichen und nebenwirkungsarmen Methoden. Aber nicht immer ist es richtig, Naturheilverfahren mit »sanfter Medizin« gleichzusetzen: So kann manche Heilpflanze in der falschen Dosierung überaus giftig sein.

Naturheilverfahren

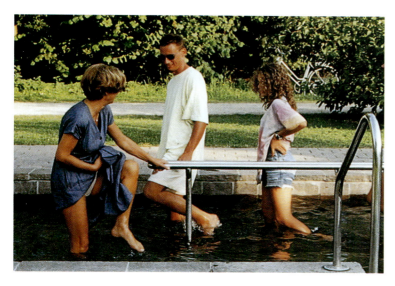

Das Wassertreten gehört zu den bekanntesten Bestandteilen einer Kneipp-Kur.

In der Naturheilkunde spielt die Krankheitsvorbeugung, die sogenannte Prävention, eine zentrale Rolle. Eine wichtige Voraussetzung für die natürlichen Heilverfahren ist die aktive Mitarbeit des Patienten, der selbst die Verantwortung für die Gesundheitsvorsorge übernehmen soll. Naturheilkunde und Schulmedizin schließen sich nicht aus. Häufig führt erst die Kombination beider Möglichkeiten zum Erfolg.

Heilkraft des Wassers

Die Behandlung mit Wasser, die sogenannte Hydrotherapie, hat in der Naturheilkunde eine lange Tradition. Als ihr bekanntester Vertreter gilt Sebastian Kneipp (1821–1897).
Die Heilwirkung der Hydrotherapie beruht vor allem auf einem Wärme- oder Kältereiz, zusätzlich auch auf dem Druck, den das Wasser auf den Körper ausübt. Nach Art der Anwendung werden unterschieden: Waschungen, Güsse, Bäder, Packungen, Wickel, Auflagen, Sauna, Wassertreten und Dämpfe. Die Wirkung hängt von der Temperatur (kalt, warm, heiß, wechselwarm, ansteigend) und der Stärke des Reizes ab. Kalte Anwendungen wirken anregend auf Kreislauf und Stoffwechsel, während warme Anwendungen eher einen beruhigenden Effekt besitzen. Heiße Anwendungen führen ebenso wie Kältereize zu einer starken Reaktion der Hautdurchblutung. Sogenannte ansteigende Bäder sind schonender, weil die Temperatur schrittweise erhöht wird. Die Wirkung bleibt nicht auf den Ort der Behandlung beschränkt, sondern setzt sich im gesamten Organismus fort. Positiv beeinflußt werden Kreislauf und Nervensystem, der Stoffwechsel und das Immunsystem. Verschiedene einfachere Anwendungen können im Rahmen der Gesundheitsvorsorge auch zu Hause leicht durchgeführt werden. Tägliche Wechselduschen ohne Zusätze fördern die Widerstandskraft und Abhärtung des Körpers.
Wasseranwendungen lassen sich besonders gut mit anderen Mitteln der Naturheilkunde kombinieren: Bäder mit pflanzlichen Zusätzen, Wickel und Umschläge mit natürlichen Stoffen wie Quark, Lehm oder Heublumen. Heilbäder (z.B. Schwefel, Moor), Trinkkuren mit Heilwässern und Kuraufenthalte an der See können den Verlauf vieler Krankheiten günstig beeinflussen.

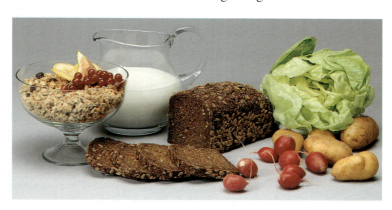

Eine Grundlage der Naturheilkunde ist eine ausgewogene, vollwertige Kost, die möglichst ohne künstliche Zusätze auskommen soll.

Ernährung und Gesundheit

Die Ernährung ist eines der einfachsten und gleichzeitig natürlichsten Mittel, um Einfluß auf den Körper zu nehmen. Heute weiß man, daß viele Zivilisationskrankheiten, wie Karies oder Arteriosklerose, durch bestimmte Ernährungsgewohnheiten gefördert werden. Die Naturheilkunde bewertet Nahrungs- und Lebensmittel nach dem Grad ihrer Naturbelassenheit. Eine möglichst naturbelassene, einfache Kost mit viel frischem Obst, Gemüse, Getreide und nur

Naturheilverfahren

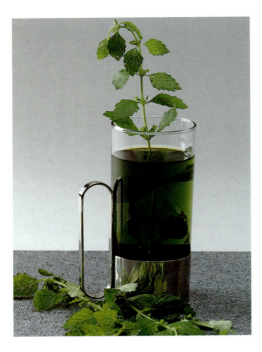

◀ Von Atembeschwerden bis Blasenschwäche: Naturbelassene Kräutertees werden zur Behandlung vieler Krankheiten eingesetzt.

wenig Fleisch wird als biologisch hochwertig eingestuft. Diese sogenannte Vollwertkost beruht auf einem ausgeglichenen Verhältnis von Nährstoffen, Vitaminen und Spurenelementen. Zucker, Konserven und Fertigprodukte gelten dagegen als minderwertig. Nahrungsmittel mit Zusatzstoffen, z.B. Konservierungsstoffen, sollten möglichst gemieden werden; und bei Genußmitteln wie Kaffee, Tee oder Alkohol ist der maßvolle Umgang wichtig.

Zur Behandlung von Krankheiten wie Gicht oder Diabetes werden in der Naturheilkunde zahlreiche Heil- und Schondiäten verordnet. Auch das freiwillige und zeitlich begrenzte Fasten zur Umstimmung und Entlastung des Körpers sowie Darmreinigungskuren sind wichtige Behandlungsprinzipien in der Naturheilkunde.

Heilpflanzen

Die Behandlung mit Heilpflanzen (Phytotherapie) gehört zu den ältesten Therapieformen des Menschen. Die Volksmedizin wandte Heilpflanzen aufgrund von Erfahrung und Überlieferung an. Die moderne Phytotherapie dagegen stützt sich auf wissenschaftliche Erkenntnisse über die Wirkstoffe der einzelnen Pflanzen.

Heilpflanzen haben ihren festen Platz bei der Behandlung und Vorbeugung von vielen akuten und chronischen Erkrankungen sowie bei Alltagsbeschwerden. Altbekannte Kräuter sind z.B. Arnika, Baldrian, Kamille, Melisse und Ringelblume. Heilpflanzen sind trotz ihres natürlichen Ursprungs Medikamente!

Zur Anwendung kommen ganze Pflanzen oder Pflanzenteile wie Blätter, Blüten oder Wurzeln. Neben ihrer Anwendung als Tee, Badezusatz oder Inhalationsmittel werden Heilpflanzen auch in Form von Tropfen, Tabletten oder Säften angeboten. Eine besondere Variante ist die Behandlung mit Düften, die sogenannte Aromatherapie.

Auch in anderen Kulturkreisen hat die Anwendung von Heilpflanzen eine lange Tradition. So wird z.B. die Ginsengwurzel in Asien seit etwa 5000 Jahren medizinisch genutzt.

Bewegungstherapie

Ausreichende Bewegung ist Voraussetzung für körperliches Wohlbefinden. Die Bewegungstherapie mit ihren Bereichen Krankheitsvorbeugung, Krankengymnastik und Sporttherapie ist heute fest in die moderne Medizin integriert. Sie kann viele Krankheiten günstig beeinflussen, besonders im Rahmen der

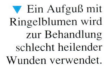

▼ Ein Aufguß mit Ringelblumen wird zur Behandlung schlecht heilender Wunden verwendet.

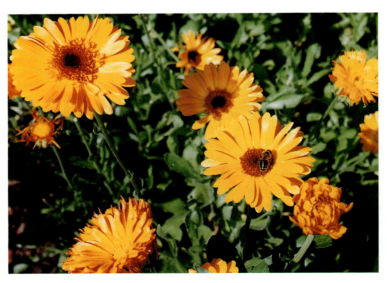

Naturheilverfahren

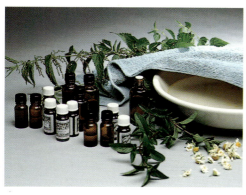

Rehabilitation. Eine individuell angepaßte, regelmäßige und in der Belastung langsam gesteigerte Bewegungstherapie macht auch Spaß. Ausdauersportarten wie Joggen, Radfahren oder Schwimmen haben einen positiven Einfluß auf den gesamten Organismus.

Massagen
Massagen entspannen und beleben die Muskulatur, unterstützen den Blut- und Lymphfluß. Sie wirken aber auch seelisch entspannend. Es gibt verschiedene Arten von Massagetechniken: Das Spektrum reicht von der zu Hause durchführbaren Bürstenmassage der Haut bis zur Bindegewebsmassage durch eine entsprechende Fachkraft.

Ordnung im Leben
Die bewußte Lebensführung, in der Naturheilkunde als Ordnungstherapie bezeichnet, gewinnt in der heutigen Zeit wieder eine besondere Bedeutung. Im Vordergrund steht dabei eine sinnvolle und aktive Lebensgestaltung als Voraussetzung für ein seelisches Gleichgewicht. Psychische Belastung und übermäßiger Streß schwächen die körpereigenen Abwehrkräfte. Ziel ist es, einen natürlichen Rhythmus zwischen Aktivität und Passivität (z.B. Streß und Entspannung) zu finden. Bei einer tieferen Störung dieses Gleichgewichts ist eine Neuordnung der Lebensumstände sinnvoll. Das ausführliche und vertrauensvolle Gespräch mit dem Arzt ist dabei von besonderer Bedeutung. Die Naturheilkunde setzt zusätzlich Entspannungsmethoden ein, wie Atemtherapie, Autogenes Training oder Yoga.

◀ Extrakte und Lösungen aus Pflanzen werden als naturheilkundliche Heilmittel eingenommen, inhaliert, aber auch äußerlich angewandt.

Andere Heilverfahren
Von alters her gelten auch einfache Heilmaßnahmen wie z.B. das Schröpfen (Blutansaugen durch Anlegen einer Glas- oder Gummiglocke, in der sich ein Unterdruck befindet), der Aderlaß oder die Behandlung mit Blutegeln zu den Naturheilverfahren. Neben diesen klassischen Verfahren existiert noch eine Vielzahl weiterer Methoden, die sich ebenfalls um die Bezeichnung Naturheilverfahren bemühen. Erste Voraussetzung ist dabei immer, daß sie grundsätzlich mit den in der Natur allgemein geltenden Gesetzen übereinstimmen.

▶ Die anregende Wirkung der Ginsengwurzel ist in Ostasien schon seit über 5000 Jahren bekannt.

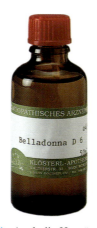

▲ Auch die Homöopathie zählt zu den Naturheilverfahren. Die verwendeten Wirkstoffe sind nicht immer pflanzlichen Ursprunges wie Belladonna, stammen aber alle aus der Natur.

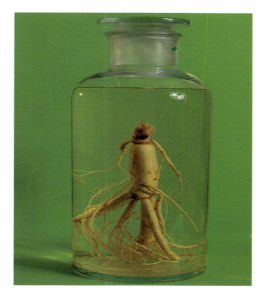

Dazu gehören sogenannte Regulationsverfahren wie Akupunktur, Neuraltherapie und Homöopathie.
Die Wirkungsweise anderer Therapieformen, die in der Schulmedizin kaum Anwendung finden und daher als »alternativ« bezeichnet werden, lassen sich wissenschaftlich bisher nicht oder nur teilweise erklären und sind entsprechend umstritten – was allerdings nicht heißen muß, daß sie nicht helfen. Das Angebot ist groß und unüberschaubar: Es reicht von der Bachblüten- bis hin zur Ozontherapie.

Nekrose
Räumlich begrenzter Gewebstod, bei dem Organe ganz oder teilweise absterben. Als Ursachen kommen Gefäßverschlüsse (Infarkte), Stoffwechselstörungen, chemische und bakterielle Gifte, übermäßige Wärme oder Kälte sowie eine Schädigung durch Strahlen oder Verletzungen in Frage.

Nematoden
Siehe *Fadenwürmer*

Neoplasma
Neubildung von Körpergewebe im Sinne eines Tumors. Dabei wird unterschieden zwischen einem gutartigen (benignen) Neoplasma, das meist langsam wächst, keine Tochtergeschwülste bildet und den Allgemeinzustand nicht wesentlich beeinträchtigt, und einem bösartigen (malignen) Neoplasma, das zerstörend wächst und dazu neigt, auf dem Blut- oder Lymphweg in andere Gewebe und Organe vorzudringen und dort Tochtergeschwülste (Metastasen) zu bilden.

Nephrektomie
Operative Entfernung einer Niere bei einem Tumor oder nach Verletzungen mit starken Blutungen innerhalb des Organs. Eine Nephrektomie ist bei einer gesunden zweiten Niere, die die Aufgabe der entfernten problemlos mit übernehmen kann, ohne negative Folgeerscheinungen möglich.

Nephritis
Siehe *Nierenentzündung*

Nephrolithiasis
Siehe *Nierensteine*

Nephropathie
Sammelbezeichnung für Nierenerkrankungen aller Art. Der Begriff wird in erster Linie für Nierenschädigungen verwendet, die im Zusammenhang mit der Zuckerkrankheit (Diabetes mellitus) auftreten, auf Vergiftungen – insbesondere durch Schmerzmittel – zurückzuführen oder erblich bedingt sind.

Nephrose
Frühere Bezeichnung für Nierenkrankheiten, die mit vermehrter Eiweißausscheidung durch den Urin einhergehen. Für diese Erkrankungen wird heute der Begriff »nephrotisches Syndrom« verwendet.

nephrotoxisch
Nierenschädigend. Als nephrotoxisch werden Medikamente bezeichnet, die neben ihrer eigentlichen Wirkung zu einer Schädigung der Niere führen. Typisches Beispiel ist das Phenacetin, das früher in vielen Schmerzmitteln enthalten war, heute allerdings zurückhaltend verwendet wird; nach langjähriger übermäßiger Einnahme führt es zu Nierenschädigungen und schließlich zum Nierenversagen.

Nerv
Ein aus Nervenfasern und Bindegewebe bestehender Strang, in dem Informationen in Form von elektrischen Impulsen vom Gehirn oder Rückenmark zu den Muskeln, Gefäßen, Drüsen und Sinnesorganen und zurück geleitet werden. Siehe auch S. 24, *Der menschliche Organismus – Nervensystem und Gehirn*

Nervenblockade
Unterbrechung der Erregungsleitung in einer Nervenfaser oder Nervenzelle. Während eine unwillkürliche, spontane Nervenblockade durch Überlastung entstehen kann, läßt sie sich auch willkürlich herbeiführen, beispielsweise durch Anwendung von Druck, Kälte oder durch den Einsatz bestimmter Medikamente. Auf diesem Prinzip beruht auch die sogenannte Leitungsanästhesie, bei der einzelne Nerven mit einem örtlichen Betäubungsmittel umspritzt werden und auf diese Weise die Schmerzweiterleitung zum Gehirn verhindert wird. Siehe auch *Betäubung, örtliche*

Nervendruckpunkte
Punkte, an denen durch Druck auf den Hauptast eines Nervs eine Schmerzreaktion erzeugt werden kann. Dies ist aller-

dings nur möglich, wenn der betreffende Nerv aufgrund einer Entzündung oder Reizung (Neuritis, Neuralgie) bereits empfindlich reagiert.

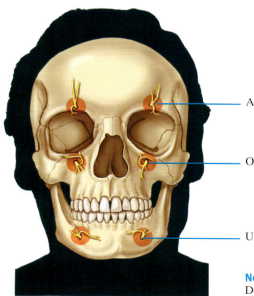

- Augenhöhlennerv
- Oberkiefernerv
- Unterkiefernerv

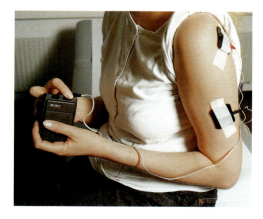

Nervenstimulation
Die Stärke der elektrischen Impulse kann bei der transkutanen Nervenstimulation vom Patienten selbst geregelt werden.

Nervendruckpunkte
Dort, wo die Gesichtsnerven aus dem Schädelknochen austreten, liegen die Nervendruckpunkte des Gesichts.

Nervenentzündung
Neuritis. Entzündliche Erkrankung eines oder mehrerer Nerven. Sie kann sowohl durch Infektionen mit Bakterien oder Viren als auch durch Vergiftungen (Blei, Alkohol), Verletzungen oder Degenerationserscheinungen verursacht werden. Die Beschwerden reichen von Empfindungsstörungen (Kribbeln, Taubheitsgefühl) und vollständiger Empfindungslosigkeit über Schmerzen bis hin zu Lähmungserscheinungen.
Ob zur Behandlung Medikamente eingesetzt werden oder ob die richtige Lagerung der betroffenen Körperabschnitte zusammen mit krankengymnastischen Übungen im Vordergrund steht, hängt in erster Linie von der Ursache der Nervenentzündung ab.

Nervenstimulation
Reizung von Nerven mit Hilfe elektrischer Impulse. Sie dient in erster Linie zur Behandlung chronischer oder im Anschluß an eine Operation auftretender Schmerzzustände und erfolgt meist über Elektroden, die über dem schmerzenden Areal befestigt werden (transkutane elektrische Nervenstimulation).

Nervensystem
Aus Nervenzellen und Nervenfasern bestehendes System, das den gesamten Körper durchzieht und dessen Aufgabe es ist, Informationen aus dem Körper und der Umwelt aufzunehmen, zu verarbeiten, zu speichern und weiterzuleiten. Siehe S. 24, *Der menschliche Organismus – Nervensystem und Gehirn*

Nerventransplantation
Operative Verpflanzung eines Nervenabschnitts, wenn nach einem Unfall oder einer Verletzung das Teilstück eines Nervs fehlt und ersetzt werden soll. Im günstigsten Fall wird für diesen Zweck eigenes Nervengewebe des Patienten an einer anderen Körperstelle entnommen und verpflanzt.

Nervenzusammenbruch
Umgangssprachliche Bezeichnung für eine psychische Krise als Reaktion auf eine als extrem belastend empfundene Situation. Zu solchen Krisen kommt es, wenn der Betreffende keine Möglichkeit mehr sieht, eine Lebenssituation zu bewältigen; es handelt sich hierbei nicht um eine Nervenkrankheit, sondern um eine rein psychische Reaktion. Sie kann in Form von hysterischem Schreien, Weinen, Zittern oder Kurzschlußreaktionen zum Ausdruck kommen.
Ärztliche Hilfe ist dringend angeraten. Im allgemeinen wird zunächst ein Beru-

nervöser Magen

higungsmittel verabreicht, bis der Betreffende in der Lage ist, seine Krise mit Hilfe therapeutischer Gespräche zu bewältigen.

nervöser Magen

Magenbeschwerden, die meist beim Essen auftreten und durch Streß hervorgerufen werden. Während oder unmittelbar nach einer Mahlzeit treten krampfartige, manchmal auch brennende Leibschmerzen, Druck- und Völlegefühl, Übelkeit und Erbrechen auf. Häufig gehen die Beschwerden mit Unruhe, Schlafstörungen, manchmal auch Zittern der Hände oder Herzbeschwerden einher.

Auslösende Ursache ist in den meisten Fällen beruflicher oder familiärer Streß (Über- oder Unterforderung im Beruf, Berufswechsel, Scheidung, familiäre Spannungen u.a.). Dauern die nervösen Magenbeschwerden über längere Zeit an, kann sich aus ihnen ein Magengeschwür entwickeln.

Da es in den seltensten Fällen möglich ist, die Ursachen sofort zu beseitigen, sollte der Betroffene zunächst versuchen, Streß und Konfliktsituationen zu klären oder zu vermeiden. Entspannungsübungen und der Verzicht auf schwerverdauliche oder magensäureerzeugende Nahrungsmittel (einschließlich Kaffee, Alkohol und Zigaretten) wirken sich ebenfalls positiv aus. Dauern die Beschwerden längere Zeit an oder treten sie immer wieder auf, muß unbedingt ein Arzt konsultiert werden.

Nesselsucht

Akut auftretende Hauterscheinungen in Form weißlich-roter Flecken, aus denen sich – ähnlich wie nach Berührung einer Brennessel – flüssigkeitsgefüllte, flächenhafte Blasen (Quaddeln) entwickeln. Diese Veränderungen gehen fast immer mit starkem Juckreiz und manchmal auch mit Fieber einher.

Ursache einer Nesselsucht ist in den meisten Fällen eine Allergie auf Nahrungsmittel (Nüsse, Käse, Eier, Milch, Fisch usw.), Nahrungsmittelzusatzstoffe oder Arzneimittel, Insektenstiche sowie Infektionen durch Bakterien oder Viren. Zur Linderung der Beschwerden wird der Hautbezirk gekühlt, oder es werden Medikamente eingesetzt.

Netzhaut

Lichtempfindliche innere, aus Sinneszellen (Stäbchen und Zapfen) und Nervenfasern bestehende Schicht des Augapfels, die die optischen Eindrücke aufnimmt und über den Sehnerv an das Gehirn weiterleitet. Siehe S. 28, *Der menschliche Organismus – Auge*

Netzhautablösung

Augenerkrankung, bei der sich die Netzhaut ganz oder teilweise von der hinter ihr liegenden Aderhaut abhebt. Eine Netzhautablösung wird häufig durch einen Riß in der Netzhaut verursacht, durch den Flüssigkeit aus dem Glaskörper zwischen Netz- und Aderhaut gelangen und dadurch diese Schichten voneinander trennen kann. Oft sind auch Blutungen, Tumoren der Aderhaut, Augenverletzungen oder eine Überdehnung der Netzhaut (z.B. bei starker Kurzsichtigkeit) die Ursache.

Erste Hinweise auf eine Netzhautablösung können Lichtblitze oder das sogenannte Mückensehen (Mouches volantes) sein. Bei fortschreitender Ablösung nimmt die Lichtempfindlichkeit des Auges immer weiter ab, und es kommt

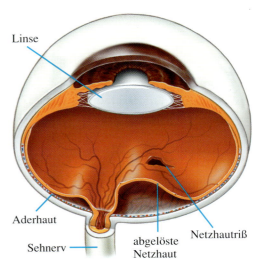

Netzhautablösung und -riß
Zwischen Netz- und Aderhaut entsteht ein Hohlraum, die empfindlichen Sinneszellen werden nicht mehr mit Nährstoffen versorgt und sterben ab.

Linse
Aderhaut
Sehnerv
abgelöste Netzhaut
Netzhautriß

schließlich zur Erblindung. Bei den ersten Anzeichen einer Netzhautablösung muß ein Augenarzt aufgesucht werden, damit dieser sofort die operative Verlötung der Netzhaut mit ihrem Untergrund mit Hilfe von Laserstrahlen durchführen kann.

Netzhautriß
Häufig reißt die Netzhaut, wenn sie durch Abbauprozesse bereits stark geschädigt ist. Auslösende Ursache können starke Erschütterungen des Kopfs (Sturz, Autounfall), stumpfe Augenverletzungen (Aufprall eines Balls auf das Auge) oder starkes Reiben der Augen sein. Ein Netzhautriß kann eine Netzhautablösung zur Folge haben.

Neugeborenengelbsucht
Meist harmlose Gelbsucht bei Neugeborenen in den ersten Lebenstagen, die innerhalb von ein bis zwei Wochen wieder abklingt. Nach der Geburt werden vermehrt rote Blutkörperchen abgebaut, und die Leber ist noch nicht in der Lage, den dabei frei werdenden Blutfarbstoff ebenso schnell abzubauen, wie er entsteht.
Während eine leichte Gelbsucht bei Neugeborenen als normal gilt, kann eine sehr starke oder lang anhaltende Gelbsucht, die beispielsweise durch eine Blutgruppen-Unverträglichkeit zwischen Mutter und Kind oder eine Infektion ausgelöst werden kann, schwerwiegende Folgen wie eine Gehirnschädigung haben; sie muß deshalb frühzeitig behandelt werden.

neural
Auf das Nervensystem bezogen, einzelne Nerven oder das gesamte Nervensystem betreffend.

Neuraltherapie
Hauptsächlich zur Schmerztherapie eingesetztes Behandlungsverfahren, bei dem örtliche Betäubungsmittel (sogenannte Lokalanästhetika) entweder in die Haut über dem schmerzenden Bereich gespritzt werden oder in ein Hautsegment, das über bestimmte Nervenbahnen mit dem schmerzenden Organ in Verbindung steht. Das Besondere dieser Behandlungsform ist, daß die Wirkung sofort einsetzt und länger anhält, als es dem eigentlichen Effekt des Betäubungsmittels entspricht.
Da sowohl die verabreichten Medikamente selbst als auch deren unsachgemäße Anwendung erhebliche Komplikationen wie allergische Reaktionen und Herzrhythmusstörungen nach sich ziehen können, sollte diese Behandlungsform nur von Ärzten mit entsprechender Erfahrung angewandt werden.

Neuritis
Siehe *Nervenentzündung*

Neurodermitis
Siehe S. 514

Neuroleptika
Zur Gruppe der Psychopharmaka zählende Medikamente mit beruhigender, angstlösender und vor allem Wahnideen verhindernder Wirkung. Neuroleptika werden zur Behandlung psychischer Störungen, insbesondere bei schizophrenen Erkrankungen eingesetzt. Aufgrund ihrer negativen Begleiterscheinungen (Apathie, Bewegungsstörungen), vor allem bei längerer Anwendung, sollten diese Medikamente nur bei schweren psychischen Erkrankungen und unter ständiger ärztlicher Kontrolle über einen längeren Zeitraum angewandt werden.

Neurom
Gutartiger Tumor an einem Nerv. Eine solche Tumorbildung tritt nach Nervenverletzungen oder infolge einer Durchtrennung von Nerven auf, beispielsweise nach der Amputation von Gliedmaßen.

Neurose
Seelische Störung, die auf nicht oder falsch verarbeitete Erlebnisse und Konflikte zurückzuführen ist. Sie kann sowohl in Form von psychosomatischen (Herzklopfen, Verdauungsstörungen, Kopfschmerzen oder Impotenz) als auch rein psychischen Störungen wie Stim-

Fortsetzung auf S. 516

Neurodermitis

Im wahrsten Sinne des Wortes eine Krankheit zum »Aus-der-Haut-Fahren« – quälender Juckreiz und psychisch belastende Hautveränderungen sind nur einige der Probleme, mit denen Neurodermitiskranke zu kämpfen haben. Doch obwohl die Ursachen noch nicht geklärt sind und die Krankheit auch nicht zu heilen ist, kann man einiges tun, um die Beschwerden zu lindern!

Ob von atopischer Dermatitis, atopischem oder endogenem Ekzem gesprochen wird – gemeint ist damit ein und dieselbe Krankheit: die Neurodermitis (nicht zu verwechseln mit der Psoriasis, der Schuppenflechte). Von diesem chronischen, in Schüben verlaufenden Hautleiden sind etwa sechs bis acht Millionen Deutsche betroffen, und jährlich kommen schätzungsweise 400 000 neu hinzu. Besonders wegen ihres meist chronischen Verlaufs wird die Neurodermitis für die Betroffenen zum Problem.

Welche Ursachen hat die Krankheit?
Auch wenn die Neurodermitis inzwischen mit zu den häufigsten Hauterkrankungen zählt, weiß man nur wenig über ihre Ursachen. Fest steht jedoch, daß erst das Zusammenspiel mehrerer Faktoren die Krankheit auslöst. Hierzu zählen:
- Erbliche Veranlagung; leiden beide Elternteile an Neurodermitis, erkrankt das Kind mit hoher Wahrscheinlichkeit auch;

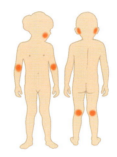

▲ Am häufigsten entstehen die Beschwerden im Bereich der Ellenbeugen, Kniekehlen, im Gesicht und hinter den Ohren.

▼ Eine der wirksamsten Maßnahmen gegen Neurodermitisbeschwerden ist das Meiden bestimmter Nahrungsmittel. Fisch, Eier, Nüsse und Zucker gelten als Auslöser – durch Selbstbeobachtung findet man leicht heraus, auf welche Speisen man reagiert.

- Allergien; einige Neurodermitiker reagieren positiv auf Allergietests, und viele Betroffene berichten, daß der Kontakt mit sogenannten Inhalationsallergenen – dazu zählen Pollen, Hausstaub und Tierhaare – die Beschwerden verschlimmert;
- Stoffwechselstörungen; häufig tritt der Juckreiz nach dem Genuß bestimmter Nahrungsmittel auf;
- psychische Faktoren (vor allem Streß);
- Umweltfaktoren; als Mitverursacher der Neurodermitis stehen chemische Rückstände in Luft und Wasser sowie chemikalienbelastete und veränderte Nahrungsmittel in Verdacht.

Quälende Symptome
Neurodermitis kann zwar in jedem Lebensalter auftreten, doch zu 70% macht sie sich bereits zwischen dem dritten und zwölften Lebensmonat in Form von Milchschorf bemerkbar. Diese kleinen Hautknötchen, Blasen und Krusten treten bei Säuglingen vorzugsweise im Gesicht (auf Wangen und Stirn), auf dem Kopf sowie an Brust und Armen auf. Aber auch hinter einem Windelekzem kann sich die Neurodermitis verbergen. Bei Kindern und Erwachsenen sind meist die Ellenbeugen und die Kniekehlen sowie der Hals, die Handgelenke und die Waden von den symmetrischen, ekzemartigen Hautveränderungen betroffen. Die trockenen, geröteten, verdickten und schuppenden Stellen können sich aber auch über den ganzen Körper ausbreiten. Etwa jeder fünfte Neurodermitiker leidet außerdem unter allergischen Beschwerden.

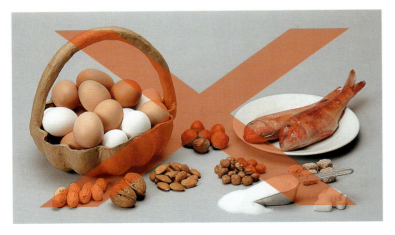

Neurodermitis

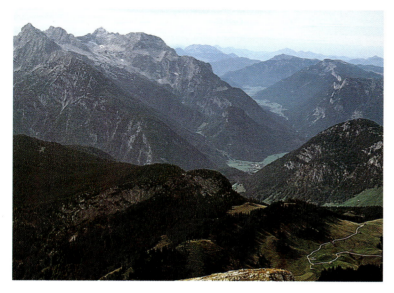

▲ Hochgebirgsklima wirkt sich bei den meisten Neurodermitikern günstig aus.

Für die Betroffenen stellt der unerträgliche Juckreiz das größte Problem dar. Durch das zwangsläufige Kratzen wird die trockene und infektanfällige Haut verletzt, und die offenen Stellen entzünden sich. Typisch für Neurodermitis ist auch, daß sich beschwerdearme Zeiten mit Perioden abwechseln, in denen die Betroffenen weder am Tag noch in der Nacht Ruhe finden. Schlaflosigkeit und Gereiztheit sind die Folge. Außerdem leiden viele Patienten unter den entstellenden Veränderungen der Haut.

Behandlung

Im akuten Stadium können sogenannte Antihistaminika den Juckreiz reduzieren. Kortisonhaltige Salben lindern zwar die Beschwerden, haben aber bei einer Langzeittherapie erhebliche Nebenwirkungen. Sie sollten deshalb immer nur für kurze Zeit oder mit längeren Unterbrechungen eingesetzt werden. Wichtig ist ebenso, Infektionen der aufgekratzten Hautstellen sofort zu behandeln.

Auch wenn Neurodermitis nicht heilbar ist, kann dennoch eine längere symptomfreie Phase erreicht werden. Eine wichtige therapeutische Maßnahme ist dabei die Ernährungsumstellung. Im Verdacht, die Neurodermitis zu begünstigen bzw. zu verstärken, stehen eine ganze Reihe von Nahrungsmitteln. So sollten vor allem Milch und Milchprodukte, Fisch, Schweinefleisch, Nüsse, Zitrusfrüchte, aber auch Zucker und Süßigkeiten von Neurodermitikern gemieden werden. Doch letztlich muß jeder Betroffene für sich selbst herausfinden, welche Lebensmittel er verträgt oder besser meidet. Bei Kindern ist eine strikte Diät umstritten, da für sie eine ausgewogene Ernährung besonders wichtig ist.

Auch auf die richtige Hautpflege kommt es an. Es empfiehlt sich, morgens kurz kalt zu duschen (bei etwa 20 °C) und zum Waschen unparfümierte, alkalifreie Seife zu benutzen. Im akuten Stadium sollte die Haut mit möglichst wenig Wasser in Berührung kommen.

Da Streß ebenfalls krankheitsverstärkend wirkt, sind psychotherapeutische Behandlungsverfahren und Entspannungsmethoden wie Autogenes Training für einen Neurodermitiker besonders wichtig. Klimakuren im Hochgebirge, am Meer und in der Wüste wirken sich ebenfalls positiv auf die Erkrankung aus. Zu empfehlen sind Sonne und frische Luft. Von ausgiebigen Sonnenbädern ist allerdings abzuraten.

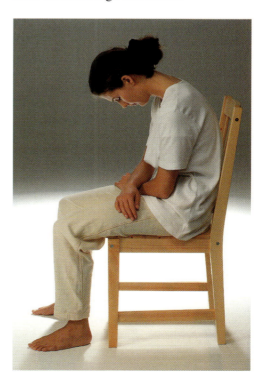

▶ Entspannung und innere Ausgeglichenheit, wie sie durch Autogenes Training erreicht werden können, zählen zu den wichtigsten Maßnahmen, um Ekzemschüben vorzubeugen.

Nickelallergie

Fortsetzung von S. 513

mungsschwankungen und Lustlosigkeit bis hin zur Depression zum Ausdruck kommen.

An der Entstehung einer Neurose sind meist mehrere Faktoren wie eine erbliche Vorbelastung, ungünstige Bedingungen in den ersten Lebensjahren oder aktuelle Konflikte beteiligt. Besonders schwerwiegend sind Neurosen, die nicht auf dem Unvermögen beruhen, äußere Konflikte zu bewältigen, sondern in der Persönlichkeit des Betreffenden selbst ihren Ursprung haben.

Behandelt werden Neurosen mit Hilfe einer (meist langdauernden) Psychotherapie. Zur Unterstützung und zur Linderung akuter Symptome kann die Gabe von Psychopharmaka erforderlich sein.

Nickelallergie

Allergische Reaktion der Haut auf Nikkel. Da Nickel häufig bei der Herstellung von Modeschmuck verwendet wird, muß besonders bei allergischen Hautreaktionen an den Ohrläppchen (Ohrringe), den Handgelenken oder den Fingern (Armreifen und Ringe) an eine Nickelallergie gedacht werden. Zur Behandlung ist es in den meisten Fällen ausreichend, wenn die allergieauslösenden Schmuckstücke nicht mehr getragen werden.

Niere

Paariges, bohnenförmiges, etwa 120 bis 200 Gramm schweres Organ, das sich an der hinteren Bauchwand beidseits der Wirbelsäule befindet. Die Niere ist eines der wichtigsten Entgiftungsorgane und reguliert den Salz- und Flüssigkeitshaushalt des Körpers. Siehe S. 58, *Der menschliche Organismus – Niere und ableitende Harnwege*

Niere, künstliche

Gerät zur Durchführung einer Blutwäsche (sog. Hämodialyse) außerhalb des Körpers bei Nierenversagen. Dabei werden Stoffwechselschlacken und Gifte mit Hilfe des Dialysegeräts aus dem Blut gespült. Siehe auch *Dialyse*

Nierenangiographie

Darstellung der Nierengefäße im Röntgenbild nach Einspritzen eines Kontrastmittels in die Hauptschlagader, um die Durchblutung der Niere sichtbar zu machen und mögliche Veränderungen wie Gefäßverschlüsse, Fehlbildungen der Gefäße oder Tumoren der Niere festzustellen.

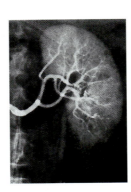

Nierenangiographie
Durch ein Kontrastmittel werden die Blutgefäße der Niere im Röntgenbild sichtbar.

Nierenarterienstenose

Verengung einer Nierenarterie durch einen Blutpfropf, arteriosklerotische Veränderungen der Gefäßwand, Abknikkungen der Nierenarterie oder Tumoren, die das Blutgefäß einengen oder sogar verschließen. Mögliche Folgeerscheinungen sind Bluthochdruck oder eine Einschränkung der Nierenfunktion.

Eine Nierenarterienstenose kann mit Hilfe der Nierenangiographie festgestellt werden. Zur Behandlung kommen je nach Ursache Medikamente zur Blutverflüssigung oder ein operativer Eingriff in Betracht.

Nierenbeckenentzündung

Akute oder chronische Entzündung des Bereichs der Niere, in dem sich der Urin sammelt, bevor er über den Harnleiter in die Harnblase weitergeleitet und schließlich über die Harnröhre nach außen entleert wird. Ist dieser Abfluß an einer Stelle z.B. durch einen Tumor, eine Vergrößerung der Vorsteherdrüse beim Mann oder eine Schwangerschaft bei der Frau behindert, können Krankheitskeime ins Nierenbecken aufsteigen und dort eine Entzündung hervorrufen. Frauen

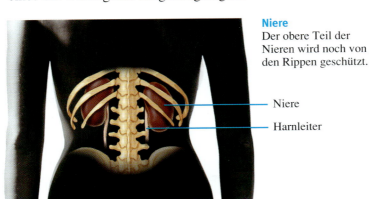

Niere
Der obere Teil der Nieren wird noch von den Rippen geschützt.

— Niere
— Harnleiter

sind besonders häufig betroffen, weil sie eine kurze Harnröhre mit einer relativ weiten Öffnung haben und Keime deshalb leichter aufsteigen können.

Eine akute Nierenbeckenentzündung äußert sich in Form von Fieber, das manchmal verbunden ist mit Schüttelfrost, starken Schmerzen in der Nierengegend und Schmerzen beim Wasserlassen. Der Urin ist meist trüb, enthält Bakterien und oft auch Eiweiß. Die Entzündung greift vom Nierenbecken leicht auf das Nierengewebe über.

Die Behandlung erfolgt mit Bettruhe, reichlich Flüssigkeit und Antibiotika.

Nierenbiopsie

Entnahme von Nierengewebe zur feingeweblichen Untersuchung mit Hilfe einer Hohlnadel, die entweder unter Sicht (beispielsweise während einer Bauchoperation oder unter Röntgenkontrolle) oder ohne Sichtkontrolle von außen durch die Haut in die Niere eingeführt wird.

Eine Nierenbiopsie dient dazu, bei unklaren Nierenerkrankungen eine gesicherte Diagnose stellen und eine gezielte Behandlung durchführen zu können.

Nierenentzündung

Nephritis. Sammelbezeichnung für akute oder chronische Nierenerkrankungen, bei denen entzündliche Veränderungen an den kleinsten Gefäßknäueln der Niere, den Nierenkörperchen (Glomeruli), oder im Bindegewebe auftreten. Auch eine Entzündung des Nierenbeckens zählt zu den Nierenentzündungen.

Bei der akuten Glomerulonephritis treten entzündliche Veränderungen an den Mikrofiltern der Gefäßknäuel in der Niere auf. Es handelt sich in den meisten Fällen um eine Reaktion auf eine frühere bakterielle Infektion an einer anderen Stelle des Körpers, die eine Schädigung der Filtermembran in den Nierenkörperchen zur Folge hat. Betroffen sind meist Kinder und Jugendliche unter 16 Jahren. Die Erkrankung beginnt plötzlich mit Gliederschmerzen sowie Schwellungen der Knöchel und des Gesichts, insbesondere der Augenlider. Der Blutdruck ist meist erhöht, und es können Sehstörungen, seltener Krampfanfälle auftreten. Die Harnmenge ist oft stark vermindert, der Urin als Folge einer Eiweißausscheidung trüb, manchmal auch durch Beimengung roter Blutkörperchen rötlich verfärbt. Bettruhe ist erforderlich; Flüssigkeitszufuhr und -ausscheidung müssen genau kontrolliert werden. In den meisten Fällen führt eine medikamentöse Behandlung zur Besserung. Falls die Niere ihre Funktion vorübergehend ganz einstellt, muß der Patient zur Blutwäsche an eine künstliche Niere angeschlossen werden.

Eine chronische Glomerulonephritis wird oft erst nach Jahren – sei es aufgrund eines erhöhten Eiweißanteils im Urin, eines Bluthochdrucks, der Einlagerung von Gewebswasser oder einer Herzmuskelschwäche – entdeckt. Eine kochsalzarme Diät und die Senkung des Blutdrucks stehen bei der Behandlung an erster Stelle; in fortgeschrittenen Stadien ist eine regelmäßige Blutwäsche, bei zunehmendem Nierenversagen gegebenenfalls auch eine Nierentransplantation erforderlich.

Nierengrieß

Vielzahl sehr kleiner, mit dem Auge zu erkennender Nierensteinchen. Sie bilden meist die Vorstufe zu Nierensteinen.

Niereninsuffizienz

Einschränkung der Nierenleistung bis hin zum vollständigen Nierenversagen. Ursachen können chronische Nierenerkrankungen, eine Verkalkung der kleinsten Nierengefäße (die zu einer stark eingeschränkten Durchblutung des Organs führt) oder ein Verschluß der ableitenden Harnwege beispielsweise durch Nierensteine oder Tumoren sein. Als Folge der eingeschränkten Nierenleistung steigt die Konzentration von Harnstoff, Harnsäure und Kreatinin im Blut an, die normalerweise über die Niere ausgeschieden werden. Die Harnmenge ist vermindert. Im fortgeschrittenen Stadium kann gar kein Urin mehr gebildet

Nierenkolik

werden, und es kommt zu einer Harnvergiftung. Zur Behandlung wird eine Diät an die individuellen Bedürfnisse des Patienten angepaßt (wenig Eiweiß, wenig Kalium und Kochsalz, eingeschränkte Flüssigkeitszufuhr).
Fällt die Nierenfunktion vorübergehend ganz aus, ist eine Blutwäsche mit der künstlichen Niere unumgänglich. Falls das Organ seine Tätigkeit nicht wieder aufnimmt, muß der Patient regelmäßig an die künstliche Niere angeschlossen und gegebenenfalls eine Nierentransplantation durchgeführt werden.

Nierenkolik

Anfallsweise auftretende, meist heftige, krampfartige Schmerzen in der Nierengegend, die in Harnblase, Geschlechtsorgane und Oberschenkel ausstrahlen können. Ursache ist fast immer ein Nierenstein, der den Harnabfluß behindert und zu einem Harnrückstau in der Niere mit einer schmerzhaften Nierenschwellung führt. Nierenkoliken können auch die Folge von Durchblutungsstörungen sein, die durch den Verschluß eines Nierengefäßes entstehen.
Behandelt wird eine Kolik mit schmerz- und krampflindernden Medikamenten. Nierensteine versucht man durch Zufuhr großer Flüssigkeitsmengen auszuschwemmen. Gelingt dies nicht, muß der Stein zertrümmert oder operativ entfernt werden.

Nierenkörperchen

Glomerulus. Knäuelartiges Geflecht aus kleinsten Blutgefäßen. Sie bilden zusammen mit den Nierenkanälchen die eigentlichen Funktionseinheiten der Niere. In den Nierenkörperchen wird eine eiweißfreie Flüssigkeit aus dem Blut gefiltert, die die Stoffwechselgifte aufnimmt, über Sammelrohre zum Nierenbecken und von dort aus schließlich über Harnleiter, Blase und Harnröhre aus dem Körper geleitet wird.

Nierenkrebs

Bösartiger Tumor des Nierengewebes, der meist bei Männern jenseits des 50. Lebensjahres auftritt, aber auch bei Kindern als sogenanntes Nephroblastom oder Wilms-Tumor vorkommen kann. Die jahrelange Einnahme von Schmerzmitteln in größeren Mengen und Rauchen erhöhen das Erkrankungsrisiko.
Erstes Anzeichen für Nierenkrebs ist häufig Blut im Urin, wobei im Gegensatz zu Nieren- und Blasenentzündungen keine Schmerzen auftreten. Später können Schmerzen in der Nierengegend und Bluthochdruck hinzukommen.
Die Heilungschancen sind, sofern der Tumor frühzeitig erkannt wird, gut. Da in den meisten Fällen nur eine Niere befallen ist, kann das erkrankte Organ ohne nennenswerte Funktionseinbußen vollständig entfernt werden.

Nierenquetschung

Meist unfallbedingte, äußerst schmerzhafte Verletzung nach einer Prellung. Während die Nierenfunktion bei einer leichten Quetschung nicht wesentlich beeinträchtigt ist, kann es bei schweren Nierenquetschungen zum Einreißen der Nierenkapsel mit starken Blutungen in das Nierenlager kommen. In diesem

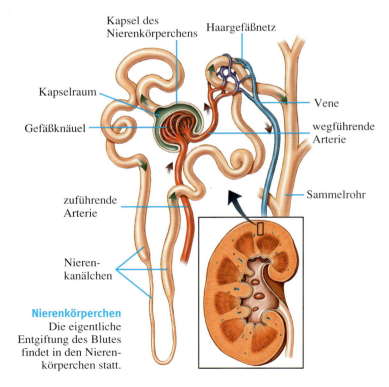

Nierenkörperchen
Die eigentliche Entgiftung des Blutes findet in den Nierenkörperchen statt.

Nikotin

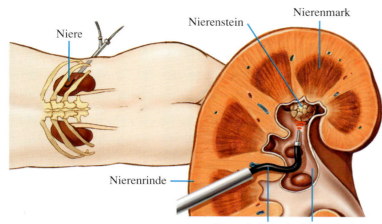

Nierensteinzertrümmerung
Zerkleinerung von Nierensteinen durch Laserstrahlen, Ultraschall- oder Stoßwellen. Während die Zertrümmerung der Steine von außen unter Röntgenkontrolle mit Stoßwellen erfolgt, werden die Verfahren mit Ultraschallwellen oder Laserstrahlen mit Hilfe des Endoskops durchgeführt. Die entsprechenden Sonden werden unmittelbar an die Steine herangeführt und zertrümmern sie, ohne auf anderes Gewebe einzuwirken.

Nierenversagen
Plötzlicher Ausfall der Nierentätigkeit, meist als Folge eines Kreislaufschocks bei starkem Blutverlust, einer Vergiftung oder einer Lungenembolie. Erkrankungen der Niere selbst, wie eine akute Nierenentzündung, sind nur selten die Ursache.
Bedingt durch den Ausfall der Nierenfunktion nimmt die Urinproduktion und damit auch die Ausscheidung von Stoffwechselgiften stark ab, und es kommt zur Einlagerung von Flüssigkeit ins Gewebe. Oft muß eine Blutwäsche durchgeführt werden, bis sich die Nierenfunktion wieder normalisiert hat. Falls die Niere ihre Tätigkeit nicht wieder aufnimmt, muß eine Nierentransplantation in Erwägung gezogen werden.

Niesen
Explosionsartiges Ausstoßen von Luft durch die Nase als Reinigungs- und Schutzreflex, der durch eine Reizung der Nasenschleimhaut ausgelöst wird. Dieser Reiz kann mechanisch, temperatur- oder auch geruchsbedingt sein; auch ein starker Lichtreiz kann einen Niesreflex auslösen.

Nikotin
Giftiger Bestandteil des Tabaks. Beim Rauchen wird das Nikotin durch den Kontakt mit der Schleimhaut entgiftet, ohne dabei allerdings seine schädliche, gefäßverengende Wirkung im Organismus zu verlieren. Nikotin wirkt sowohl auf das vegetative als auch auf das zentrale Nervensystem zunächst erregend

Fall geht die Nierenquetschung mit erheblichen Flankenschmerzen, manchmal auch mit einem Kreislaufschock einher. Nur selten ist die Niere so stark geschädigt, daß sie operativ entfernt werden muß. Zur Behandlung werden in der Regel schmerzstillende Mittel, abschwellende Medikamente und viel Flüssigkeit gegeben.

Nierensteinzertrümmerung
Mit Hilfe eines Endoskops wird die Ultraschallsonde zur Zertrümmerung eines Nierensteins direkt ins Nierenbecken eingeführt.

Nierensteine
Ablagerungen von Harnsalzen, die sich in den Nierenkelchen und im Nierenbecken erst zu Nierensand und Nierengrieß, schließlich zu großen Steinen zusammenklumpen. Hat der Nierenstein eine bestimmte Größe erreicht, kann er den Harnleiter verstopfen und so einen Harnstau mit erheblichen, bis in die Leistengegend ausstrahlenden Schmerzen verursachen. Meist ist der Urin durch Blutbeimengung rötlich verfärbt. Begünstigt wird die Entstehung von Nierensteinen durch Harnwegsinfektionen und Stoffwechselkrankheiten wie Gicht. Nierensteine werden mit Hilfe von Röntgenaufnahmen oder Ultraschalluntersuchungen festgestellt. Zur Behandlung wird versucht, die Steine mit Hilfe von Medikamenten aufzulösen oder durch Zufuhr größerer Flüssigkeitsmengen auszuschwemmen. Führen diese Maßnahmen nicht zum Ziel, kann eine Nierensteinzertrümmerung durchgeführt und, falls diese nicht gelingt, der Stein operativ entfernt werden.

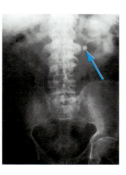

Nierensteine
Im Röntgenbild sind sie als heller Fleck (Pfeil) zu erkennen.

(Steigerung des Blutdrucks und der Herzfrequenz), später dämpfend.

Nissen
Läuseeier. Die Weibchen der kleinen, flügellosen, mit saugenden Mundwerkzeugen ausgerüsteten Kopfläuse legen nach der Befruchtung im Durchschnitt 100 bis 200 Eier auf der Kopfhaut ab, die mit Hilfe einer wasserunlöslichen Kittsubstanz am Haarschaft haften bleiben. Je nach Temperatur schlüpfen nach einer Woche Larven, die innerhalb von drei Wochen zu geschlechtsreifen Läusen heranwachsen.

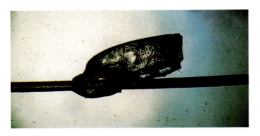

Nissen
Das Ei der Kopflaus heftet sich fest an ein menschliches Haar.

Nitrate
Salze der Salpetersäure (HNO_3). In der Medikamentenlehre werden Substanzen als Nitrate bezeichnet, die aufgrund ihrer gefäßerweiternden Eigenschaften zur Behandlung von Angina pectoris eingesetzt werden wie Nitroglycerin.

Nitrite
Salze der salpetrigen Säure (HNO_2), die als Konservierungsmittel Anwendung finden.

Nitroglycerin
Glycerintrinitrat. Hochexplosive Flüssigkeit. Wegen seiner gefäßerweiternden Eigenschaften wird Nitroglycerin zur Behandlung von Herzkranzaderverengungen (Angina pectoris) eingesetzt.

Nitrosamine
Krebserregende Substanzen, die in Tabakrauch sowie in geräucherten oder gepökelten und danach erhitzten Fleischwaren enthalten sind. Nitrosamine können auch im Magen aus Nitrit entstehen.

Noradrenalin
Hormon des Nebennierenmarks, das im vegetativen Nervensystem für die Reizübertragung verantwortlich ist. Eine Ausschüttung von Noradrenalin (z.B. in einer Streßsituation) führt zu einem Anstieg des Blutdrucks und der Herzfrequenz; gleichzeitig werden aus der Muskulatur Energiereserven freigesetzt. In ähnlicher Weise wirkt das Adrenalin, das ebenfalls im Nebennierenmark gebildet wird.

Normalgewicht
Von der Körpergröße abhängiges Gewicht, das keine Krankheiten besonders fördert. Siehe *Broca-Index* und *Body-Mass-Index (BMI)*

Notfall
Siehe S. 734, *Erste Hilfe*

Nulldiät
Besondere Diät zur schnellen Gewichtsabnahme, bei der auf jegliche Nährstoffzufuhr verzichtet, die Flüssigkeitszufuhr (Wasser, ungesüßter Tee) dagegen nicht eingeschränkt wird. Lebensnotwendige Nahrungsbestandteile wie Vitamine müssen zusätzlich verabreicht werden. Aufgrund der starken Herz-Kreislaufbelastung und möglicher Komplikationen sollte eine Nulldiät nur unter ärztlicher Kontrolle durchgeführt werden.

Nystagmus
Augenzittern. Unwillkürliche schnelle Augenbewegungen. Die Augen bleiben bei einer bestimmten Blickrichtung nicht ruhig stehen, sondern bewegen sich schnell nach oben, unten oder zur Seite. Ein Nystagmus kann Hinweis auf eine Erkrankung des zentralen Nervensystems, wie Multiple Sklerose, oder eine stark herabgesetzte Sehleistung sein.

O

Oberschenkelhalsbruch

Knochenbruch am Verbindungsstück zwischen Kopf und Schaft des Oberschenkelknochens. Einen Schenkelhalsbruch erleiden meist ältere Menschen, weil bei ihnen durch Abbauprozesse die Knochenbrüchigkeit erhöht ist (sog. Altersosteoporose).

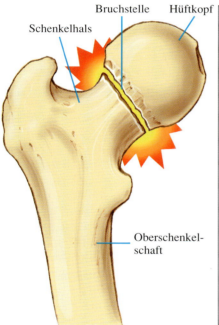

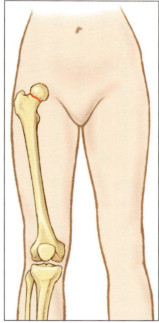

Oberschenkelhalsbruch
Nur knapp unterhalb des Hüftkopfs, der in der Gelenkpfanne des Hüftgelenks ruht, bricht der Knochen bei einem Oberschenkelhalsbruch.

Hinweise auf einen Oberschenkelhalsbruch sind Schmerzen, eine eingeschränkte Beweglichkeit im Hüftgelenk und eine Verkürzung oder Verdrehung des Beins nach außen.
Behandelt wird, wenn es der Allgemeinzustand des Patienten erlaubt, durch eine Operation, bei der der Schenkelhals genagelt oder eine Hüftgelenksendoprothese eingesetzt wird. So können längere Liegezeiten und die damit verbundenen Risiken (Lungenentzündung, Thrombose, Embolie) reduziert und die Patienten so rasch wie möglich wieder auf die Beine gebracht werden.

Obstipation
Siehe *Verstopfung*

Ödem

Krankhafte Ansammlung von wäßriger Flüssigkeit in Geweben oder Körperhöhlen. Dies führt zu – meist schmerzlosen – Schwellungen in den betroffenen Körperpartien. Die Haut ist in diesem Bereich glatt und gespannt und fühlt sich teigig an. Bei Druck mit dem Finger bildet sich eine Delle, die längere Zeit bestehenbleibt. Flüssigkeitsansammlungen in der Haut werden als Anasarka, in der Bauchhöhle als Aszites bezeichnet.
Eine der häufigsten Ursachen für Ödeme sind Herz-Kreislauferkrankungen, bei denen es infolge der verminderten Herzleistung zum Blutrückstau in den zum Herzen führenden Blutgefäßen und dadurch zum Austritt von Flüssigkeit in das Gewebe kommt. Betroffen sind in erster Linie Füße und Unterschenkel (Knöchel!), später auch Bauch- und Brusthöhle sowie die Lunge (Lungenödem). Auch Nierenerkrankungen, eine Leberzirrhose, chronischer Eiweißmangel (Hungerödem) oder Allergien können zu Ödemen führen. Eine Sonderform ist das Lymphödem; es entsteht, wenn der Abfluß der Lymphe gestört ist und Lymphflüssigkeit in das Gewebe übertritt.
Da Ödeme nur ein Symptom, aber kein eigenständiges Krankheitsbild sind, richtet sich die Behandlung immer nach der zugrundeliegenden Krankheit. So müssen beispielsweise bei Herzerkrankungen herzstärkende und bei Nierenerkrankungen harntreibende Medikamente verabreicht werden.

Ohnmacht

Kurzzeitige Bewußtlosigkeit, die durch eine vorübergehende Mangeldurchblutung des Gehirns verursacht wird. Sie kündigt sich fast immer durch einen Schweißausbruch mit Schwindelgefühl und Übelkeit an. Ausgelöst wird ein Ohnmachtsanfall, der besonders häufig bei Jugendlichen mit labilem Kreislauf

Ohr

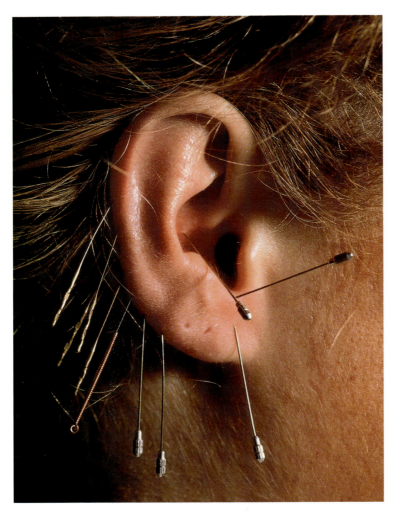

Ohrakupunktur
Über 108 Akupunkturpunkte auf der Ohrmuschel sollen durch das Einstechen von Nadeln alle Organe des Körpers beeinflußt werden.

oder Erwachsenen mit niedrigem Blutdruck auftritt, durch langes Stehen bei starker Hitze oder in stickiger Luft. Auch bei erschreckenden Anblicken und Ereignissen werden manche Menschen ohnmächtig.
Während es bei seltenen und kurz andauernden Ohnmachtsanfällen im allgemeinen genügt, den Betroffenen flach und mit erhöhten Beinen zu lagern, sollte bei wiederholt auftretenden Ohnmachten die Ursache von einem Arzt geklärt werden. Siehe auch S. 744, *Erste Hilfe – Bewußtlosigkeit/Ohnmacht*

Ohr
Das Hör- und Gleichgewichtsorgan besteht aus dem äußeren Ohr mit Ohrmuschel, äußerem Gehörgang und Trommelfell, dem Mittelohr, in dem sich die Paukenhöhle mit den drei Gehörknöchelchen und die Ohrtrompete befinden, sowie dem Innenohr mit der Schnecke und den Bogengängen. Siehe S. 30, *Der menschliche Organismus – Ohr und Gleichgewichtsorgan*

Ohrakupunktur
Spezielles Verfahren der Akupunkturbehandlung am Ohr. Ihr liegt die Vorstellung zugrunde, daß sich die Reflexzonen sämtlicher Körperabschnitte auf die Ohrmuschel projizieren lassen und deshalb auch sämtliche Krankheiten per Ohrakupunktur behandelt werden können. Siehe auch *Aurikulomedizin*

Ohrensausen
Tinnitus. Störende Ohrgeräusche, meist in Form von Summen, Rauschen, Pfeifen oder Zischen, die im Ohr selbst entstehen und nur von dem Betroffenen wahrgenommen werden. Ursache können Erkrankungen des Mittel- oder Innenohrs, Durchblutungsstörungen des Innenohrs, zu hoher oder zu niedriger Blutdruck, ein Ohrenschmalzpfropf, Vergiftungen (Quecksilber, Kohlenmonoxid u.a.) oder eine Verkalkung der Gehörknöchelchen sein. Häufig ist Ohrensausen als psychosomatisches Symptom Ausdruck einer seelischen oder körperlichen Überanstrengung. Behandelt wird, wenn möglich, die zugrundeliegende Ursache. Wird damit keine Besserung erreicht, können durchblutungsfördernde Medikamente verabreicht werden. In manchen Fällen hilft ein sogenannter Tinnitus-Masker: Ein spezielles Gerät erzeugt Geräusche, die das störende Ohrensausen überdecken.

Ohrenschmalz
Gelbliche bis bräunliche Absonderungen der Talg- und Ohrenschmalzdrüsen im äußeren Gehörgang. Wenn sich viel Ohrenschmalz ansammelt und hart wird, kann es den Gehörgang in Form eines Ohrenschmalzpfropfes verstopfen und das Hören beeinträchtigen bzw. zu Ohrensausen führen.

Ohrentropfen

Medikamente in flüssiger Form, die bei Ohrenschmerzen in den äußeren Gehörgang getropft werden. Sie enthalten meist ein örtliches Betäubungsmittel zur Schmerzstillung und ein entzündungshemmendes Mittel oder ein Antibiotikum. Da Ohrentropfen nur gegeben werden dürfen, wenn das Trommelfell unverletzt ist, muß ihrer Anwendung immer eine ärztliche Untersuchung vorausgehen.

Ohrentzündung

Otitis. Durch Bakterien oder Viren ausgelöste Entzündung des Gehörorgans, die den äußeren Gehörgang, das Mittel- und das Innenohr erfassen kann.
Eine Entzündung des äußeren Gehörgangs kann sowohl durch unsachgemäße Reinigung (Wattestäbchen!) als auch nach dem Baden in verunreinigten Gewässern auftreten. Besonders bei Kindern entsteht häufig, meist als Begleiterscheinung von Erkältungskrankheiten, eine Mittelohrentzündung mit starken Ohrenschmerzen, Fieber und beeinträchtigtem Hörvermögen. Eine Entzündung des Innenohres ist wiederum oft die Folge einer Mittelohrentzündung oder einer anderen Infektionskrankheit wie Masern. Typische Erscheinungen sind Schwerhörigkeit und, wenn auch das Gleichgewichtsorgan betroffen ist, Drehschwindel und Erbrechen.
Während bakterielle Ohrentzündungen mit Antibiotika behandelt werden, stehen bei virusbedingter Otitis Schmerzbehandlung und Fiebersenkung im Vordergrund. Wird das Ohr durch andere Infektionen in Mitleidenschaft gezogen, wird die Grundkrankheit behandelt. Siehe auch *Mittelohrentzündung*

Ohrgeräusche

Siehe *Ohrensausen*

Ohrspeicheldrüse

Parotis. Die größten Speicheldrüsen des Mundes befinden sich hauptsächlich vor, teilweise auch unter den Ohren. Im Gegensatz zu den anderen Mundspeicheldrüsen sondern die Ohrspeicheldrüsen sehr dünnflüssigen Speichel ab, der keinen Schleim, dafür aber ein stärkespaltendes Enzym enthält.

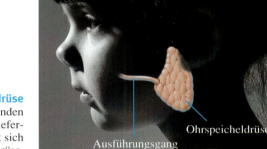

Ohrspeicheldrüse
Vor dem aufsteigenden Teil des Unterkieferknochens befindet sich die Ohrspeicheldrüse.

Ohrspeicheldrüsenentzündung

Meist virusbedingte (Mumps), seltener auch bakterielle Entzündung der Ohrspeicheldrüse. Mumps tritt vor allem bei Schulkindern in der kalten Jahreszeit epidemieartig auf und wird durch Tröpfcheninfektion übertragen. Typisch ist die – meist einseitige – Drüsenschwellung, die dem Kranken ein charakteristisches Aussehen verleiht. Bei bakteriellen Entzündungen der Ohrspeicheldrüse handelt es sich meist um Infektionen, die sich von der Mundhöhle her ausgebreitet haben, oder um Begleiterkrankungen bei schweren Allgemeininfektionen und nach Operationen.

Ohrspiegelung

Untersuchung des äußeren Gehörgangs und des Trommelfells mit Hilfe eines Ohrenspekulums (Otoskop). Dafür wird zunächst ein kleiner Ohrtrichter aus Metall in den Gehörgang eingeführt. Mit Hilfe eines Ohrenspiegels (Hohlspiegel mit zentralem Guckloch) wird Licht durch den Trichter in den Gehörgang geleitet, so daß Gehörgang und Trommelfell ausgeleuchtet sind und vom Arzt untersucht werden können. Heutzutage wird statt des Ohrenspiegels meist ein

Ohrspülung

batteriebetriebenes Untersuchungsgerät mit Lichtquelle und Lupe verwendet.

Ohrspülung
Spülen des äußeren Gehörgangs mit lauwarmem Wasser, um Ohrenschmalz, feste Ohrenschmalzpfropfen, Eiter oder Fremdkörper aus dem Ohr zu entfernen. Voraussetzung für eine Ohrspülung, die nur von einem erfahrenen Arzt durchgeführt werden sollte, ist ein unverletztes Trommelfell.

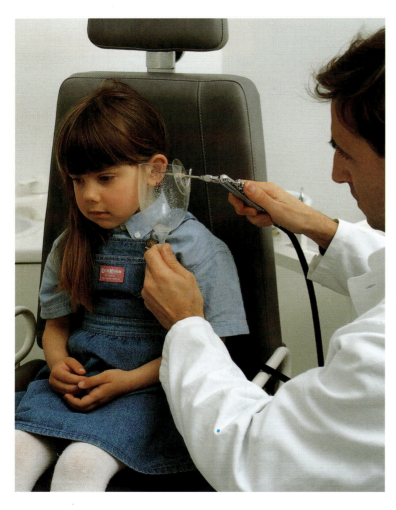

Okklusionsbrille
Mit einem einseitigen Dunkelglas oder einer dicht abschließenden, lichtundurchlässigen Kapsel versehene Brille, die zur Schielbehandlung verwendet wird. Mit Hilfe dieser Brille wird das besser sehende Auge für einen bestimmten Zeitraum abgedeckt; es liefert keine Seheindrücke. Dadurch wird das sehschwächere Auge gezwungen, die optische Wahrnehmung allein zu übernehmen, und es lernt, Gegenstände richtig zu fixieren.

Onanie
Siehe *Selbstbefriedigung*

Onkologie
Lehre von den Geschwulstkrankheiten. Die Onkologie ist ein Teilgebiet sowohl der inneren als auch der experimentellen Medizin, die sich vor allem mit Gewebszüchtung, tierexperimenteller Tumorerzeugung und der Erforschung von Tumor-Antigenen befaßt.

Onychie
Siehe *Nagelbettentzündung*

Operationsrisiko
Die durch einen operativen Eingriff mögliche Gefährdung der Gesundheit und des Lebens eines Patienten, über die er vor der Operation vom Arzt umfassend aufgeklärt werden muß. Das mit jeder Operation verbundene Risiko hängt, ebenso wie das Narkoserisiko, nicht nur von Umfang, Dauer und Art der Operation, sondern auch vom Allgemeinzustand und von Vorerkrankungen des Patienten ab.

Operationsvorbereitung
Bevor ein Patient operiert werden kann, sind eine Reihe von Vorbereitungen und besonderen Untersuchungen erforderlich. Im Mittelpunkt steht das ausführliche Gespräch zwischen Operateur und Patient über den Eingriff, bei dem der Arzt seine geplante Vorgehensweise und alle möglichen Risiken mit dem Patienten bespricht.
Eine intensive Untersuchung ist notwendig, um den Allgemeinzustand und andere Erkrankungen bei der Operation und besonders bei der Narkose zu berücksichtigen.
Auch das Einholen der schriftlichen Einwilligung des Patienten, ohne die

Ohrspülung
Die gründliche Reinigung des äußeren Gehörgangs kann nur im Rahmen einer Spülung beim Hals-Nasen-Ohrenarzt erfolgen.

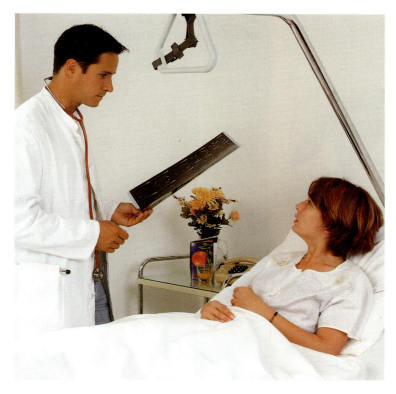

Operationsvorbereitung
Anhand von Röntgenbildern und anderen Untersuchungsunterlagen erklärt der Arzt dem Patienten die Operation.

keine Operation durchgeführt werden darf, gehört zu den Operationsvorbereitungen.

Im engeren Sinne versteht man unter Operationsvorbereitung alle Maßnahmen, die notwendig sind, um das Operationsrisiko so gering wie möglich zu halten. Dazu zählen sämtliche vorbeugenden Maßnahmen gegen Blutungen, einen Kreislaufschock oder die Entstehung von Blutgerinnseln (Thromben) und die unmittelbar vor einer Operation durchzuführende Entleerung von Blase und Mastdarm; bei Magenoperationen wird auch der Magen entleert.

Wesentlicher Bestandteil der Operationsvorbereitung ist die vom Narkosearzt veranlaßte Verabreichung von Medikamenten zur Angst- und Schmerzlinderung und zur Unterdrückung von Nebenwirkungen, die durch die Narkosemittel hervorgerufen werden.

Ophthalmika

Medikamente, die in der Augenheilkunde (Ophthalmologie) verwendet werden, wie Augentropfen und Augensalben.

Opiate

Im engeren Sinn Bezeichnung für Mittel, die Opium enthalten. Opium besteht aus mehr als dreißig verschiedenen Substanzen mit ähnlicher Wirkung, von denen Morphin die wichtigste und bekannteste ist. Morphin hat bereits in sehr geringer Dosis (0,01–0,02 g) eine stark schmerzstillende, bei vielen Menschen auch eine euphorieerzeugende Wirkung. Die langfristige Einnahme führt zu Abhängigkeit und Gewöhnung, d.h. der gewünschte Effekt kann nur durch eine immer größere Dosis erzielt werden. Wie andere suchterzeugende Mittel unterliegt auch Morphin dem Betäubungsmittelgesetz und darf grundsätzlich nur dann verordnet werden, wenn die notwendige schmerzstillende Wirkung nicht durch andere Mittel erzeugt werden kann (z.B. bei starken durch ein Tumorleiden verursachten Schmerzen).

Als Opiate im weiteren Sinn werden Wirkstoffe bezeichnet, die dem Betäubungsmittelgesetz unterliegen, weil sie neben schmerzstillenden auch betäubende und suchterzeugende Eigenschaften aufweisen.

Opioide

Bezeichnung für schmerzstillende Substanzen, die direkt auf das Gehirn Einfluß nehmen und in ihrer Wirkung dem Morphin entsprechen. Opioide haben allerdings nicht nur einen schmerzstillenden Effekt, sondern führen auch zu Schläfrigkeit, Stimmungsschwankungen, Übelkeit und Erbrechen, in hoher Dosierung kann es sogar zur Atemlähmung kommen. Auch im Körper selbst gebildete (sogenannte endogene) Substanzen wie die Endorphine werden zu den Opioiden gezählt.

Opium

Aus den unreifen Kapseln des Schlafmohns nach einem Spezialverfahren gewonnener Saft. Er enthält unterschiedliche Substanzen mit ähnlicher Wirkung (Morphin, Kodein, Narcotin, Papaverin u.a.). Aufgrund ihrer stark schmerzstillenden und betäubenden Wirkung wer-

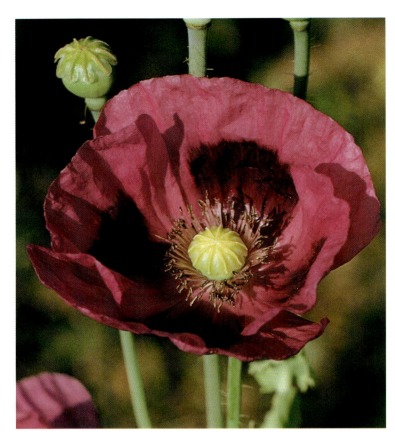

den die im Opium enthaltenen Wirkstoffe, speziell das Morphin, nur bei schweren Schmerzzuständen im Endstadium einer Krebserkrankung und ähnlichen Fällen eingesetzt. Da die Wirkstoffe des Opiums speziell bei höherer Dosierung neben der schmerzstillenden auch eine euphorisierende, betäubende und suchterzeugende Wirkung haben, unterliegen sie dem Betäubungsmittelgesetz.

Optikus
Siehe *Sehnerv*

Orangenhaut
Hautstruktur, die aufgrund ihrer Großporigkeit an die Oberfläche einer Orange erinnert. Eine Orangen- oder Apfelsinenhaut der Brust ist oft Hinweis auf bestimmte Formen von Brustkrebs. Siehe auch *Zellulitis*

Orchitis
Siehe *Hodenentzündung*

Opium
Den Anbau von Schlafmohn, aus dessen Kapseln das Rauschgift gewonnen wird, verbietet das Betäubungsmittelgesetz.

Organspenderausweis
Wer sich nach seinem Tod als Organspender zur Verfügung stellen will, sollte immer einen entsprechenden Ausweis bei sich tragen. Man erhält ihn vom:

Organspende
Entnahme von Organen oder Organteilen zum Zweck der Transplantation, d.h. Verpflanzung in einen anderen Organismus. Dabei spielt es keine Rolle, ob es sich um Organe verstorbener oder – was weitaus seltener ist – lebender Spender handelt.

Organe von Verstorbenen dürfen nach bisher geltendem Recht nur entnommen werden, wenn der Betreffende zu Lebzeiten eine schriftliche Einverständniserklärung (Organspenderausweis) abgegeben hat.

Voraussetzung für die Organentnahme bei Verstorbenen ist, daß das Gehirn (bei erhaltener Kreislauffunktion) seine Funktion eingestellt hat. Siehe auch S. 672, *Transplantation*

Organspenderausweis
Schriftliche Einverständniserklärung zur Organentnahme nach dem Tod. Diesen Ausweis sollte man immer zusammen mit dem Paß oder Personalausweis bei sich tragen. Er berechtigt die Ärzte eines Transplantationsteams zur Entnahme von Organen, sobald der Hirntod des Spenders eingetreten ist.

Orgasmus
Höhepunkt der sexuellen Erregung während des Geschlechtsverkehrs oder durch eine andere sexuelle Stimulation. Die intensive Lustempfindung geht mit zahlreichen Körperreaktionen wie einer Steigerung der Herzfrequenz, Blutdruckanstieg und Zunahme der Atemfrequenz einher. Der Orgasmus führt beim Mann zum Samenerguß (Ejakulation) und bei

der Frau zu – teilweise rhythmischen – Zusammenziehungen der Muskulatur von Scheide und Gebärmutter.

Ornithose
Siehe *Papageienkrankheit*

Orthopädie
Fachgebiet der Medizin, das sich mit der Entstehung, Vorbeugung und Behandlung angeborener und erworbener Funktionsstörungen des Haltungs- und Bewegungsapparates befaßt.

Ösophagus
Siehe *Speiseröhre*

Ösophagusvarizen
Siehe *Speiseröhrenkrampfadern*

Osteomyelitis
Siehe *Knochenmarkentzündung*

Osteoporose
Siehe S. 528

Osteosynthese
Operatives Verfahren zur Behandlung von Knochenverletzungen, bei dem die einzelnen Knochenteile mit Hilfe von Metallplatten, Schrauben, Nägeln oder Drähten in ihre ursprüngliche Stellung zurückgebracht werden. Nachdem die Knochen verheilt sind, werden die verwendeten Metallteile wieder entfernt.

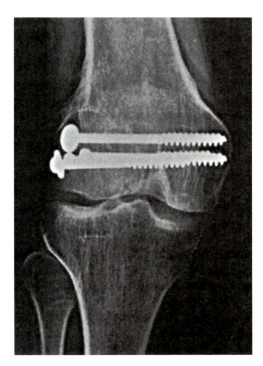

Osteosynthese
Bei Brüchen in unmittelbarer Nähe zum Gelenk – wie hier am Knie – ist häufig eine Stabilisierung mit Schrauben notwendig.

Östrogene
Weibliche Geschlechtshormone, die in den Eierstöcken, bei der Schwangeren in der Plazenta, in geringen Mengen auch in der Nebennierenrinde und beim Mann in den Hoden gebildet werden. Die wichtigsten Östrogene sind Östradiol, Östron und Östriol. Sie regen das Wachstum insbesondere der Geschlechtsorgane, der Brustdrüsen und der Gebärmutterschleimhaut an. Außerdem haben sie Einfluß auf die Durchblutung und damit auch auf den Stoffwechsel anderer Organsysteme. Östrogenhaltige Medikamente werden zur Behandlung von Wechseljahresbeschwerden eingesetzt.

OTC-Präparate
Nicht rezeptpflichtige, frei verkäufliche Medikamente und Nahrungsergänzungsmittel (**o**ver **t**he **c**ounter = engl. über den Ladentisch).

Otitis
Siehe *Ohrentzündung*

Ovar
Siehe *Eierstock*

Ovulationshemmer
Hormonpräparate, die den Eisprung (Ovulation), d.h. die Ausstoßung eines reifen Eies aus dem Eierstock zwischen dem zehnten und 14. Zyklustag, hemmen und zur Empfängnisverhütung eingesetzt werden (Anti-Baby-Pille).

Oxyuren
Madenwürmer. Sie werden bis zu zwölf Millimeter lang und zählen zu den am weitesten verbreiteten Wurmparasiten des Menschen. Oxyuren halten sich ausschließlich im Darm auf. Sie vermehren sich sehr schnell und befallen vor allem Kinder im Schulalter. Erstes Symptom

Fortsetzung auf S. 530

Osteoporose

Während früher der krumme Rücken alter Menschen einfach als Alterserscheinung abgetan wurde, gibt es heute nicht nur Behandlungs-, sondern auch Möglichkeiten, der Osteoporose vorzubeugen. Jeder kann durch gezielte Maßnahmen und eine entsprechende Lebensweise dazu beitragen, daß sich bei ihm diese Form des Knochenschwundes nicht entwickelt.

In Deutschland gibt es Millionen Menschen, die an Osteoporose leiden. Überwiegend sind ältere Frauen betroffen, aber auch Männer können diese Krankheit bekommen.

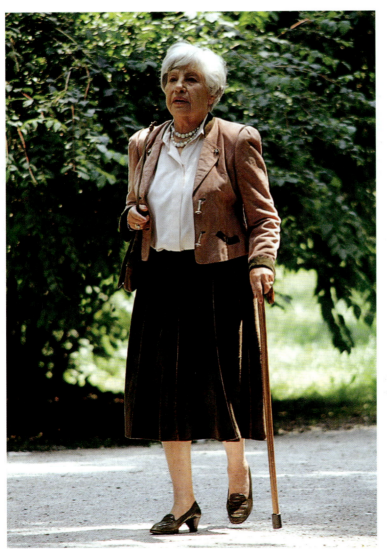

▼ Durch viel Bewegung kann ein Fortschreiten der Osteoporose häufig eingedämmt werden.

Nur eine Alterserscheinung?

Übersetzt heißt Osteoporose: poröser Knochen. Es ist normal, daß ungefähr vom 40. Lebensjahr an die Knochen dünner und brüchiger werden. Von Osteoporose spricht man erst, wenn ein gesteigerter Knochenschwund mit erhöhter Gefahr von Knochenbrüchen vorliegt. Dies ist kein Problem des Älterwerdens. Es gibt viele ältere Menschen, die nicht an Osteoporose leiden, andererseits junge Patienten, die – aufgrund bestimmter Krankheiten, wie einer Überfunktion der Schilddrüse – bereits eine Osteoporose entwickeln. Zu den Personen mit einem größeren Erkrankungsrisiko zählen Frauen, die bereits frühzeitig in die Wechseljahre kommen, bereits Betroffene in der Familie haben oder unter langdauernder Mangelernährung leiden. Der Verlust der Knochenmasse bei Osteoporose betrifft immer das gesamte Skelett, wobei besonders Wirbelsäule, Hüfte und Oberschenkel befallen sind. Der Oberschenkelhalsbruch älterer Menschen ist eine typische Auswirkung der Osteoporose.

Die Rolle der Hormone

Während des ganzen Lebens findet ein ständiger Auf- und Abbau des Knochens statt. Dafür sorgen knochenaufbauende und -abbauende Zellen. Dieser Knochenumbau wird vor allem von Hormonen gesteuert. Das Sexualhormon Östrogen transportiert das für die Knochensubstanz notwendige Kalzium in die Knochen. Ein Mangel an Östrogen fördert deshalb den Knochenabbau. Deswegen sind vor allem Frauen nach den Wechseljahren von einer Osteoporose bedroht.

Symptome und Diagnose

Osteoporose ist eine Krankheit, die sich über viele Jahre hinweg entwickelt und sich erst dann durch Beschwerden bemerkbar macht, wenn sie schon fortgeschritten ist. Die Betroffenen leiden unter starken, zeitweise sogar unerträglichen dumpfen, reißenden oder bohrenden Dauerschmerzen. Da sich diese Menschen wegen der Schmerzen immer weniger bewegen können, sind sie zunehmend auf Hilfe angewiesen. Viele geraten in soziale Isolation: Mutlosigkeit macht sich breit und führt nicht selten zu Depressionen.

Neben der Röntgenaufnahme als Routineuntersuchung ist die Messung der Knochenmasse und -dichte mit Spezialgeräten eine wichtige diagnostische Maßnahme. Darüber hinaus wird der Mineralgehalt des Knochens bestimmt. Alle diese Untersuchungen sind völlig schmerzlos.

Vorbeugung

Richtige Ernährung ist die wichtigste Maßnahme, einer entstehenden Osteoporose entgegenzuwirken. Ausreichende Kalziumzufuhr mit der Nahrung ist eine der Voraussetzungen für den Erhalt gesunder Knochen. Der Tagesbedarf an Kalzium läßt sich durch Ernährung mit viel Milch und Milchprodukten decken. Knochen brauchen Belastung. Bewegung ist daher ein ausgesprochen gutes Mittel zur Osteoporose-Vorbeugung. Ausdauersport – wie Schwimmen, Radfahren, Wandern und Gymnastik – kräftigt die Muskulatur, steigert und erhält die Knochenmasse. Hochleistungssport hingegen kann bei Frauen einen Abfall des Östrogenspiegels herbeiführen und ist daher nicht geeignet.

Die Unterstützung mit Hormonen ist eine noch relativ junge Vorbeugemaßnahme. Eine frühzeitige Östrogengabe sollte nur dann erfolgen, wenn sie vom Arzt verordnet wird.

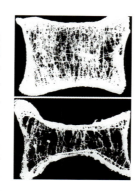

▲ Bei Osteoporose löst sich die Knochensubstanz auf. Die Abbildungen zeigen einen gesunden (oben) und einen betroffenen Wirbel (unten).

Während noch vor wenigen Jahren Ärzte der Meinung waren, daß jede Frau in den Wechseljahren vorbeugend Östrogene einnehmen sollte, besteht heute die Auffassung, daß die Unterstützung mit Hormonen in erster Linie bei Frauen mit erhöhtem Osteoporose-Risiko erfolgen sollte.

Behandlung

Menschen, die bereits an Osteoporose leiden, werden vom Arzt mit den gleichen Methoden und Mitteln behandelt, die auch zur Vorbeugung sinnvoll sind. Bei ihnen muß der Knochenabbau gestoppt, wenn möglich, verlorene Knochensubstanz wieder aufgebaut werden. Hierzu werden in unterschiedlichen Formen Kalzium, Fluoride, Vitamin D und Östrogen verabreicht.

Bei schmerzhafter Osteoporose verordnen die Ärzte das schmerzlindernde und den Knochenabbau hemmende Hormon Calcitonin. Ein weiteres wesentliches Element der Therapie ist regelmäßige Krankengymnastik, um die Beweglichkeit zu erhalten.

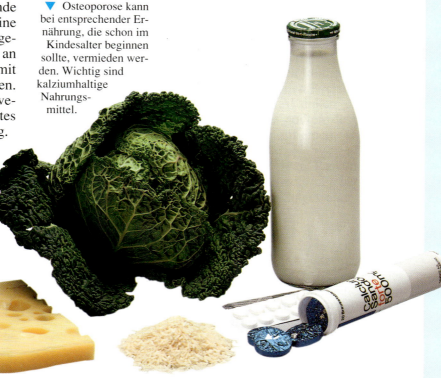

▼ Osteoporose kann bei entsprechender Ernährung, die schon im Kindesalter beginnen sollte, vermieden werden. Wichtig sind kalziumhaltige Nahrungsmittel.

Paratyphus
Erkrankung, die dem Typhus ähnelt und ebenso wie dieser von Salmonellen verursacht wird. Unterschieden wird je nach Erreger zwischen Paratyphus A, B und C. Er wird vor allem über Fliegenkot, Wasser und verseuchte Nahrungsmittel (vorzugsweise Eier, Mayonnaise, Hackfleisch, Geflügel, Salate und Eis) übertragen.
Fünf bis zwölf Tage nach der Infektion treten die ersten Symptome auf. Meist leiden die Betroffenen zunächst unter Verstopfung, Fieber, grippeähnlichen Beschwerden, Kopfschmerzen und Benommenheit. Später kommt es zu den typischen Durchfällen sowie zu kleinen blaßrosa Flecken auf Bauch und Brust (Roseolen). Festgestellt wird Paratyphus durch Blut- und Stuhluntersuchungen. Die Behandlung erfolgt mit Antibiotika und einer speziellen Diät.

Parese
Lähmung. In leichterer Form auch Einschränkung der Bewegung oder Herabsetzung der Kraftentfaltung und der Sensibilität. Siehe auch *Lähmung*

Parkinson-Krankheit
Auch als Morbus Parkinson oder Schüttellähmung bezeichnete Erkrankung des Gehirns, bei der es zum langsam fortschreitenden Absterben von Zellen des Mittelhirns kommt. Die Erkrankung beginnt in einem Alter von mehr als 40 Jahren, wobei Männer häufiger betroffen sind als Frauen. Der Auslöser ist in rund 70% der Fälle bisher unbekannt. Vermutet wird eine erbliche Veranlagung. Als Ursachen kommen auch Medikamente und Gifte in Frage. Zu den seltenen Ursachen zählen Tumoren im Bereich des Mittelhirns sowie eine plötzlich verminderte Durchblutung dieser Gehirnregion. Die Parkinson-Krankheit kann auch als Folge einer Gehirnentzündung auftreten.
Durch das Absterben der Nervenzellen im Mittelhirn entsteht ein Mangel an Dopamin, das für die Reizübertragung und damit für willkürliche aktive Muskelbewegungen sowie für die Gestik und Mimik notwendig ist. Die Folge ist eine Muskelstarre – die Bewegungen verlangsamen sich, das Gesicht wirkt unbewegt und ausdruckslos. Das auffälligste Symptom ist unkontrollierbares Zittern, das sich in Schüttelbewegungen bemerkbar macht und durch Aufregung noch verstärkt wird. Die Patienten ermüden rasch, im fortgeschrittenen Stadium kommen Merk- und Konzentrationsstörungen hinzu. Aufgrund ihrer Behinderung, die sie im täglichen Leben auf fremde Hilfe angewiesen sein läßt, leiden Parkinson-Patienten häufig unter depressiven Verstimmungen.
Auch wenn bis heute keine ursächliche Heilung möglich ist, können die Symptome durch Medikamente gelindert und das Fortschreiten der Krankheit verlangsamt werden. In manchen Fällen ist auch eine Operation möglich, bei der bestimmte Nervenzentren im Gehirn gezielt ausgeschaltet und so die verstärkte Muskelspannung und das starke Zittern gebessert werden.
Mit der Transplantation der Nervenzellen von Embryos in das Gehirn von Parkinson-Patienten hat man bei der Behandlung erste Erfolge verzeichnen können; dieses Verfahren ist jedoch wenig erforscht und aus ethischen Gründen umstritten.

Parodontose
Siehe S. 536

Parotis
Siehe *Ohrspeicheldrüse*

Partnerbehandlung
Bei Infektionen des Genitalbereichs, die durch Geschlechtsverkehr übertragen werden, besteht immer die Gefahr, daß sich beide Partner gegenseitig immer wieder anstecken, wenn sie nicht gleichzeitig behandelt werden. Um diesen wechselseitigen Mechanismus zu verhindern, ist es bei entsprechenden Infektionen notwendig, daß der Partner mitbehandelt wird, selbst wenn bei ihm keine Symptome festzustellen sind.

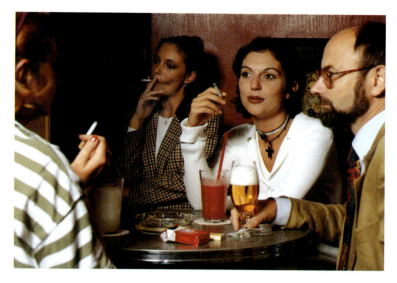

Passivrauchen
Im Blut und Urin von Nichtrauchern, die ständig Zigarettenrauch ausgesetzt sind, lassen sich – wie bei Rauchern – Schadstoffe feststellen, die im Tabakrauch enthalten sind.
Untersuchungen haben inzwischen gezeigt, daß passives Rauchen über einen längeren Zeitraum hinweg ebenso ein Gesundheitsrisiko darstellt wie aktives Rauchen. So besteht bei Passivrauchern ein erhöhtes Arteriosklerose- und Lungenkrebsrisiko. Vor allem aber sind Kinder gefährdet. Je stärker sie Zigarettenrauch ausgesetzt sind, um so häufiger erkranken sie an Bronchitis, Lungenentzündung und Allergien. Schon vor der Geburt können bei ihnen durch rauchende Eltern spätere chronische Atemwegserkrankungen ausgelöst werden.

Passivrauchen
Die gesundheitsschädigende Wirkung von Zigarettenrauch ist bei Passivrauchern nur unwesentlich geringer als bei Rauchern.

Pasteur, Louis
Französischer Biologe und Chemiker (1822–1895). Pasteur entdeckte unter anderem die Tollwutimpfung, die er 1885 erstmals erfolgreich einsetzte, und war der erste, der erkannte, welche Bedeutung Mikroorganismen für die Verursachung einer allgemeinen Blutvergiftung und für die Entstehung von eitrigen Entzündungen haben. Die Methode des Pasteurisierens, des Haltbarmachens von Lebensmitteln durch Erhitzen, wurde von ihm entwickelt.

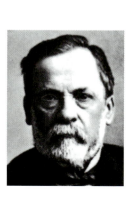

Louis Pasteur

Patella
Siehe *Kniescheibe*

Pathogenese
Entstehung und Entwicklung einer Krankheit.

Pathologie
Wissenschaft von den abnormen und krankhaften Vorgängen im Körper und ihren Ursachen.

Paukenhöhle
Teil des Ohres. Die Paukenhöhle mit den Gehörknöchelchen (Hammer, Amboß und Steigbügel), dem Trommelfell, der Ohrtrompete sowie einige Nebenhöhlen bilden das Mittelohr. In der Paukenhöhle findet die Übertragung der Schallschwingungen vom Trommelfell auf die Gehörknöchelchen statt, die sie an das eigentliche Hörorgan im Innenohr weiterleiten.

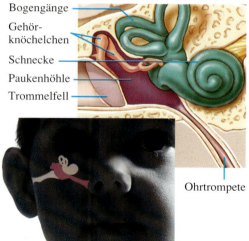

Paukenhöhle
Über die Ohrtrompete ist die Paukenhöhle mit dem Nasen-Rachen-Raum verbunden.

Paukenröhrchen
Kunststoffröhrchen, das zum Schleimabfluß und zur Belüftung der Paukenhöhle in das Trommelfell eingesetzt wird. Das Paukenröhrchen wird bei chronischen Mittelohrentzündungen verwendet, bei denen der zähflüssige Schleim nicht mehr abfließen kann. Das Röhrchen wird fast immer nach außen in den äußeren Gehörgang abgestoßen, und das Trommelfell verschließt sich von selbst.

Parodontose

Zahnverlust ist keine normale Alterserscheinung, sondern fast immer Folge einer meist wenig beachteten Erkrankung. Weil Parodontose jahrelang ohne Beschwerden verläuft, werden Warnzeichen häufig übersehen, und dem fortschreitenden Abbau des Zahnhalteapparats, der durch richtige Behandlung jederzeit gestoppt werden könnte, fallen auch gesunde Zähne zum Opfer.

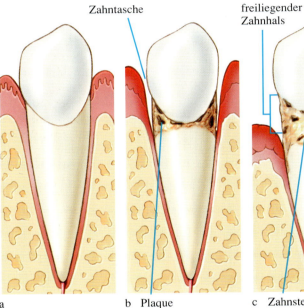

a   b Plaque   c Zahnstein

Der Begriff Parodontose ist eigentlich nicht ganz richtig. Strenggenommen muß es Parodontitis heißen, denn dieser Erkrankung liegt eine Entzündung zugrunde (die Endung -itis bedeutet »Entzündung«). Verursacher ist der fest haftende Zahnbelag (= Plaque) bzw. die darin lebenden Bakterien und ihre Stoffwechselprodukte.

Entstehung und Symptome

Die Abfallstoffe der Bakterien in der Plaque reizen ständig das Zahnfleisch. Durch Kalkeinlagerungen wird aus den Belägen oberhalb des Zahnfleischsaumes nach und nach scharfkantiger Zahnstein. Das Zahnfleisch entzündet sich und löst sich vom Zahn. Mit der Zeit bilden sich Zahnfleischtaschen, aus denen Beläge durch die übliche Mundhygiene nicht mehr entfernt werden können. Diese Taschen werden immer tiefer, und es kommt schließlich zum Knochenabbau am Kiefer. Folge: Die Zähne verlieren ihren Halt.

▲ Werden vom gesunden Zahn (a) nicht regelmäßig Beläge und Zahnstein entfernt, bilden sich tiefe, entzündete Zahnfleischtaschen (b). Kommt es auch noch zum Abbau des Kieferknochens, verlieren die Zähne ihren Halt (c).

Vor dem drohenden Zahnverlust warnen oft Jahre im voraus folgende Anzeichen:
- Gerötetes, geschwollenes Zahnfleisch (normalerweise blaßrosa und straff),
- Zahnfleischbluten beim Zähneputzen oder Kauen,
- Mundgeruch trotz regelmäßigen Zähneputzens
- Stellungsänderung von Zähnen und Vergrößerung von Zahnzwischenräumen.

Wer ist betroffen?

Fast 90% aller 30- bis 40jährigen leiden an Parodontitis. Falsche und unzureichende Mundhygiene sowie zu seltene Zahnarztbesuche, manchmal aber auch unzeitgemäße Behandlungsmethoden gehören zu den Hauptursachen der Parodontitis.
Raucher neigen aufgrund der schlechteren Gewebedurchblutung, einer veränderten Speichelzusammensetzung und der dadurch besonders hartnäckig haf-

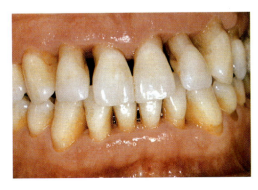

▶ Eine schon weit fortgeschrittene Parodontose ist besonders an den freiliegenden Zahnhälsen zu erkennen.

Parodontose

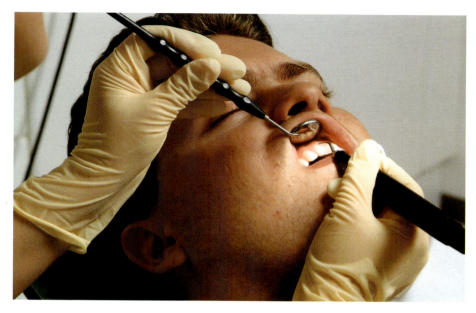

tenden Plaque wesentlich stärker zu Parodontitis als Nichtraucher. Auch die Rückfallquote nach einer Parodontalbehandlung ist bei Rauchern deutlich höher. Während der Schwangerschaft und der damit verbundenen hormonellen Veränderungen besteht eine verstärkte Neigung zu Zahnfleischentzündungen. Vierteljährliche Kontrolluntersuchungen sind in dieser Zeit sinnvoll, um einem Fortschreiten des entzündlichen Prozesses entgegenzuwirken.

Diagnose

Zu Beginn einer Parodontalbehandlung wird der Gewebezustand des Zahnfleisches untersucht. Dabei berührt der Arzt den Zahnfleischrand im Zahnzwischenraum mit einer Sonde und beurteilt das Ausmaß der dadurch ausgelösten Blutung.
Außerdem wird die Taschentiefe gemessen. Das geschieht mit einer Sonde, auf der eine kleine Meßskala aufgebracht ist. In der Regel muß auch eine Röntgenaufnahme der Kieferknochen gemacht werden, um den Grad des Knochenabbaus einschätzen zu können.

Behandlungsmethoden

Im Vordergrund einer Parodontalbehandlung steht die gründliche Entfernung der harten und weichen Zahnbeläge (Zahnstein bzw. sogenannte Konkremente) mit Hilfe von Ultraschall und schabenden Instrumenten. Überstehende Kronen und Füllungen, die Bakterien ideale Nischen bieten, werden korrigiert und sämtliche Oberflächen geglättet, damit optimale Voraussetzungen für eine gründliche Zahnpflege gegeben sind. Anweisungen für eine effektive Mundhygiene mit Zahnbürste, Munddusche und Zahnseide gehören ebenfalls zum Behandlungsprogramm.
Können die Zahnfleischtaschen durch diese Maßnahmen nicht beseitigt werden, empfiehlt sich eine sogenannte Lappenoperation. Unter lokaler Betäubung wird die Zahnfleischtasche geöffnet, der dabei entstehende Lappen vom Zahn weggeklappt und die nun freiliegende Region gereinigt. Danach wird der Lappen wieder fixiert.
Bei starkem Knochenabbau kann Material z.B. aus dem Hüftknochen entnommen und damit das knöcherne Zahnfach ausgefüllt werden. Über die Wunde legt man luftdurchlässige Spezialfolien, die nach vier bis sechs Wochen wieder entfernt oder vom Organismus aufgelöst werden. Diese Folien verhindern, daß sich andere Gewebearten, die schneller wachsen als der Knochen, entwickeln können.
Abgesehen vom Einstich der Betäubungsspritze vor diesen chirurgischen Maßnahmen verlaufen diese Eingriffe schmerzfrei. Die Beschwerden im Anschluß an die Behandlung lassen sich durch Schmerzmittel auf ein Minimum reduzieren.

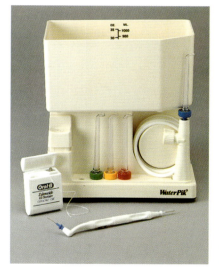

▲ Die Entfernung von Zahnstein durch den Zahnarzt (oben) und von Zahnbelägen bei der täglichen Zahnpflege mit Zahnseide, Munddusche und Zahnzwischenraumbürstchen (unten) zählen zu den wichtigsten Maßnahmen, um Entzündungen des Zahnfleisches vorzubeugen.

PCB
Poly**c**hlorierte **B**iphenyle. Die krebserregenden Stoffe dürfen in Deutschland nur noch begrenzt verwendet werden (z.B. in Transformatoren). Es befinden sich allerdings große Mengen von PCB in unserer Umwelt, da sie schwer abbaubar sind; außerdem reichern sie sich in der Nahrungskette an. Dort findet man sie vor allem in fetthaltigen Nahrungsmitteln wie Milch und Käse. Aber auch in Muttermilch und im menschlichen Fettgewebe werden polychlorierte Biphenyle nachgewiesen.

Pelviskopie
Siehe *Beckenspiegelung*

Pendelhoden
Auch als Wanderhoden bezeichnete starke Beweglichkeit der Hoden. Durch Hautreize an der Innenseite des Oberschenkels kommt es zu einem Zusammenziehen des Hodenhebermuskels. Dieser Reflex bewirkt ein Heraufgleiten der Hoden aus dem Hodensack in den Leistenkanal. Läßt die Muskelanspannung wieder nach, gleiten die Hoden in ihre normale Lage zurück.

Penicillin
Erstes Antibiotikum, das der britische Wissenschaftler Alexander Fleming 1928 entdeckte. Penicillin, das heute synthetisch hergestellt werden kann, wird bei bakteriellen Infektionen wie Mandelentzündungen, Bronchitis, Lungen- und Herzinnenhautentzündungen eingesetzt. Ebenfalls geeignet ist es zur Behandlung von Geschlechtskrankheiten wie Syphilis und Gonorrhö. Penicillin kann Nebenwirkungen wie Durchfall, Übelkeit, Erbrechen, selten auch Schwindel, Sehstörungen, Mißempfindungen, Verwirrtheitszustände oder Krämpfe verursachen. Es kann auch allergische Reaktionen hervorrufen.

Penicillinallergie
Häufige Arzneimittelallergie, bei der die allergischen Reaktionen leichte bis lebensbedrohliche Ausmaße annehmen können. Die Höhe der Penicillin-Dosierung spielt keine Rolle. Schon eine winzige Menge reicht aus, um eine allergische Reaktion hervorzurufen. Die Beschwerden stellen sich entweder sofort, erst Stunden oder sogar Tage nach der Einnahme oder Injektion des Medikaments ein. Sie reichen von Nesselfieber über Schwellungen der Schleimhäute, Heuschnupfen, Asthma bis hin zu einem allergischen Schock mit Kreislaufversagen. Auch Blutveränderungen und Störungen von Leber oder Nieren können die Folge sein. Im Fall einer Penicillinallergie ist es unbedingt erforderlich, einen Allergie-Paß bei sich zu tragen und einen behandelnden Arzt von der Überempfindlichkeit in Kenntnis zu setzen, denn Patienten mit schweren allergischen Reaktionen sollten kein Penicillin mehr bekommen.

Penis
Das männliche Glied. Es besteht aus der Peniswurzel direkt oberhalb des Hodensacks, dem Penisschaft, der Eichel mit Harnröhrenöffnung und der Vorhaut. Im Schaft befinden sich die Harnröhre und die Schwellkörper, die sich bei sexueller Erregung mit Blut füllen und so die Erektion bewirken. Siehe S. 60, *Der menschliche Organismus – Geschlechtsorgane*

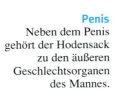

Penis
Neben dem Penis gehört der Hodensack zu den äußeren Geschlechtsorganen des Mannes.

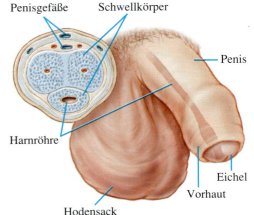

Perforation
Durchbruch geschädigten Körpergewebes (z.B. eines Geschwürs) in eine Kör-

perhöhle, ein Organ oder durch die Körperoberfläche nach außen. Der Begriff wird auch angewandt für die verletzungsbedingte Durchbohrung gesunden Gewebes (z.B. für Splitterverletzungen am Auge).

Periduralanästhesie

Vorübergehende Unterbrechung der Nervenimpulsübertragung, indem ein Betäubungsmittel in den Wirbelkanal von Brust- oder Lendenwirbelsäule gespritzt wird. Auf diese Weise lassen sich bestimmte Körperregionen für chirurgische Eingriffe oder bei akuten und chronischen Schmerzen betäuben. Auch bei Entbindungen wird diese Methode zur Schmerzlinderung eingesetzt. Im Fall von lang anhaltenden Schmerzen wird statt einer einmaligen Injektion ein Katheter gelegt, über den das Betäubungsmittel kontinuierlich verabreicht wird.

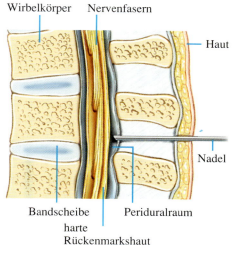

Wirbelkörper Nervenfasern
Haut
Nadel
Bandscheibe Periduralraum
harte Rückenmarkshaut

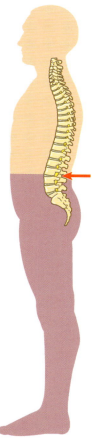

Periduralanästhesie
Alle Körperbereiche unterhalb der Injektionsstelle sind bei der Periduralanästhesie schmerz- und gefühllos.

Perikard
Siehe *Herzbeutel*

Perimetrie
Siehe *Gesichtsfeldmessung*

perinatal
Den Zeitraum um die Geburt betreffend, der von etwa der 39. Schwangerschaftswoche an bis einschließlich zur ersten Woche nach der Geburt reicht.

Periproktitis
Entzündung des Bindegewebes um After und Mastdarm. Die Periproktitis tritt vor allem in Zusammenhang mit Hämorrhoiden und Fisteln auf. Die Therapiemöglichkeiten reichen von Diäten über Kamilleeinläufe bis zur örtlichen Anwendung kortisonhaltiger Salben.

Peritoneum
Siehe *Bauchfell*

Pertubation
Siehe *Eileiterdurchblasung*

Pessar
Unter dieser Bezeichnung werden drei verschiedene Maßnahmen zur Empfängnisverhütung zusammengefaßt:
1. Intrauterinpessare (IUP), die sogenannten Spiralen, bestehen entweder nur aus Kunststoff, sind zusätzlich mit Kupfer beschichtet oder geben das Gelbkörperhormon Progesteron ab. Sie werden in die Gebärmutter eingelegt und verhindern, daß sich ein befruchtetes Ei in die Gebärmutter einnistet.
2. Das Scheidendiaphragma oder Scheidenpessar ist eine Gummihalbschale, die den Muttermund abdeckt. Damit sie genau sitzt, muß die Schale vom Arzt angepaßt werden. Das Diaphragma wird bis zu sechs Stunden vor dem Geschlechtsverkehr eingesetzt und erst sechs bis acht Stunden nach dem Geschlechtsverkehr wieder entfernt. Zusätzlich kann es mit einem spermienabtötenden Gel bestrichen werden.

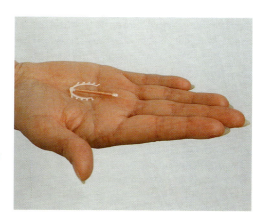

Pessar
Das Intrauterinpessar kann etwa drei Jahre in der Gebärmutter verbleiben.

Schalen- oder ringförmige Scheidenpessare können auch aus therapeutischen Gründen bei einem Gebärmuttervorfall eingesetzt werden, um diese wieder in ihre ursprüngliche Position zu bringen.
3. Die Portiokappe oder das Okklusivpessar ist eine Gummi- oder Plastikkappe, die von der Frau vor den Teil der Gebärmutter gesetzt wird, der in die Scheide hineinragt. Die Portiokappe bleibt bis zur Menstruation liegen und wird dann von der Frau selbst entfernt. Scheidendiaphragma und Portiokappe verhindern, daß die Spermien in die Gebärmutter eindringen und dort eine Eizelle befruchten.

Pest
Hochansteckende, durch Bakterien verursachte, meldepflichtige Infektionskrankheit, die meist von Nagetieren (Ratten) übertragen wird und ohne Behandlung schnell zum Tod führt. Die Krankheit war vom 14. bis 18. Jahrhundert eine der großen Volksseuchen Europas (»schwarzer Tod«) und raffte in kurzen Zeiträumen Millionen von Menschen dahin. Zwei bis fünf Tage nach der Ansteckung macht sich die Krankheit mit hohem Fieber, Herz-Kreislauf-Schwäche und schweren Bewußtseinsstörungen bemerkbar.
Unterschieden werden die Bubonenpest, die meist die Lymphknoten oder die Haut befällt, und die Lungenpest, die mit einer schweren Lungenentzündung einhergeht. Behandelt werden beide Pestarten mit hohen Dosen spezieller, gegen den Pesterreger gerichteter Antibiotika. Zur Vorbeugung ist eine Schutzimpfung möglich.

Pettenkofer, Max von
Chemiker, Apotheker und erster deutscher Professor für Hygiene (1818–1901). Auf sein Betreiben wurde 1879 das erste deutsche Institut für Mikrobiologie in München gegründet. Pettenkofer untersuchte u.a. die Umwelt des Menschen auf Krankheitserreger. Besondere Verdienste hat er sich bei der Erforschung der Cholera erworben.

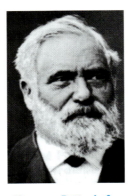

Max von Pettenkofer

Pfeiffersches Drüsenfieber
Auch als infektiöse Mononukleose bezeichnete Viruserkrankung, von der vor allem Kinder und junge Erwachsene betroffen sind. Die Übertragung erfolgt entweder über direkten Kontakt (Trinken aus demselben Glas, Küssen) oder durch Tröpfcheninfektion. Bis zum Krankheitsausbruch können vier bis sieben Wochen vergehen. Dann treten grippe- und anginaähnliche Symptome auf wie Fieber, Kopf- und Gliederschmerzen, Mandel- und Augenentzündungen. Schmerzhafte Lymphknotenschwellungen besonders im Hals- und Nackenbereich sind typisch. Die Erkrankung verläuft in der Regel ohne größere Komplikationen und klingt innerhalb von vier Wochen wieder ab. In einigen Fällen kann das Fieber mehrere Monate bestehenbleiben. Komplizierte Verläufe, bei denen auch Nieren, Herzmuskel und Gehirn in Mitleidenschaft gezogen werden, sind äußerst selten. Im Säuglings- und Kindesalter verläuft die Erkrankung oft ohne Symptome und hinterläßt eine lebenslange Immunität. Da die Krankheit durch ein Virus verursacht wird, ist außer Bettruhe, Fieber- und Schmerzmitteln zur Bekämpfung der Symptome keine Behandlung möglich.

Pflasterallergie
Reaktion der Haut bei Unverträglichkeit von Klebstoffen auf Pflastern. Typisch für eine Pflasterallergie sind Hautrötungen und Blasenbildung bis hin zu offenen Stellen unter dem Klebestreifen des Pflasters. Im Fall einer solchen Unverträglichkeitsreaktion hilft es nur, entsprechende Pflastersorten zu meiden und auf hautfreundliches Verbandmaterial auszuweichen.

Pflege im häuslichen Bereich
Siehe S. 542

Pflegegeld
Das Pflegegeld ist Bestandteil der im Rahmen der gesetzlichen Pflegeversicherung geregelten Leistungen bei Pflegebedürftigkeit. Anstelle pflegerischer

Leistungen durch einen Pflegedienst kann ein Pflegegeld beansprucht werden, das bei der Pflegeversicherung beantragt werden muss. Die Höhe des Pflegegelds wird nach dem Grad der Pflegebedürftigkeit bemessen (drei Stufen), der vom medizinischen Dienst der Pflegeversicherung festgestellt wird. Die Betreuung kann dann zu Hause durch Angehörige, Freunde oder Bekannte erfolgen.

Möglich ist auch eine Kombination von Pflegesachleistungen und Pflegegeld. Die Höhe des Pflegegelds richtet sich dann nach den nicht voll in Anspruch genommenen Pflegesachleistungen.

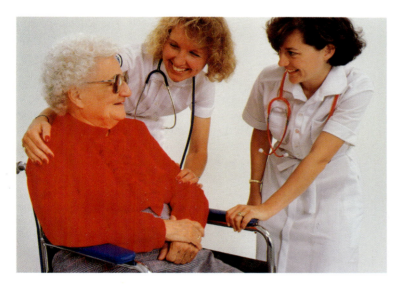

Pflegeheim
Einrichtung, die der Unterbringung pflegebedürftiger Menschen dient. Da zahlreiche Pflegeheime personell schlecht ausgerüstet sind, ist nicht nur die pflegerische, sondern auch die psychosoziale Betreuung ihrer Bewohner, die plötzlich aus ihrer gewohnten Umgebung herausgerissen werden, sobald sie zum Pflegefall werden, nicht immer optimal gewährleistet.

Inzwischen bieten etliche private Altenheime auch integrierte Pflegestationen an. Diese ermöglichen es den Betroffenen, mit zunehmender Pflegebedürftigkeit versorgt zu werden, ohne ihr gewohntes Umfeld verlassen zu müssen.

Pflegeheim
In einem guten Pflegeheim ist nicht nur die medizinische, sondern auch die soziale Versorgung alter Menschen von Bedeutung.

Pflegeleistungen
Alle Leistungen, die die gesetzliche Pflegeversicherung bei häuslicher oder stationärer Pflege erbringt. Zur häuslichen Pflegeleistung gehören Sach- und Geldleistungen. Hierzu zählen: häusliche Pflege, Pflegehilfsmittel, technische Hilfen wie Rollstuhl oder Krankenbett, Zuschüsse zur pflegegerechten Gestaltung des Wohnumfeldes, Kurzzeit-, Tages- und Nachtpflege, Leistungen zur sozialen Sicherung der Pflegepersonen (Beitragszahlungen in die gesetzliche Rentenversicherung), Pflegekurse für Angehörige und ehrenamtliche Pflegepersonen.

Wird eine stationäre Pflege gewählt, obwohl sie nach Feststellung des medizinischen Dienstes der Pflegeversicherung nicht unbedingt erforderlich ist, wird für die Aufwendungen ein Zuschuß gewährt, der je nach Pflegestufe unterschiedlich hoch ist.

Pflegeversicherung
Die gesetzliche Pflegeversicherung ist der jüngste Zweig der deutschen Sozialversicherung. Sie soll gewährleisten, daß pflegebedürftige Menschen finanzielle Hilfe und Unterstützung erhalten. Pflicht- und freiwillig Versicherte in den gesetzlichen Krankenkassen sind automatisch Mitglied der entsprechenden Pflegeversicherung. Privatversicherte müssen sich selbst pflegeversichern. Wie in den gesetzlichen Krankenkassen auch sind Familienangehörige, die selbst kein oder nur ein geringfügiges Einkommen haben, ohne eigene Beiträge mitversichert.

Als pflegebedürftig wird angesehen, wer wegen einer körperlichen, geistigen oder seelischen Behinderung oder Krankheit für voraussichtlich mindestens sechs Monate bei den einfachen und regelmäßig wiederkehrenden Verrichtungen des täglichen Lebens in erheblichem Maß der Hilfe bedarf. Die Art und der Umfang der Pflegebedürftigkeit (drei Pflegestufen) werden vom medizinischen Dienst der Pflegeversicherung festgestellt.

Pflege im häuslichen Bereich

Die überwiegende Zahl der hilfsbedürftigen Menschen wird zu Hause von Angehörigen versorgt. Mit der Entscheidung, die Pflege eines Familienangehörigen zu übernehmen, müssen besondere Vorbereitungen getroffen werden. Auch wenn die Bedingungen für die häusliche Pflege nicht immer ideal sind, läßt sich der Pflegealltag mit Improvisation und kleinen Tricks erleichtern.

Je nach Wohnsituation und Schwere der Erkrankung ist es sinnvoll, ein Pflegezimmer speziell nach den Bedürfnissen des Kranken einzurichten. Ein ruhiger und heller Raum, der zentral liegt und sich in der Nähe des Badezimmers befindet, erspart den Angehörigen viele Wege und verhindert die Isolierung des Kranken.

Einrichtung des Zimmers

Eine vertraute Umgebung gewährleistet, daß der Pflegebedürftige sich in seinem Zimmer wohl fühlt. Ein Nachtkästchen mit persönlichen Gegenständen, Lampe, Uhr, Radio, Zeitschriften, Büchern sowie evtl. einem Telefon und einer Fernbedienung für den Fernseher wird nahe ans Bett gestellt. Günstig ist eine Tisch-

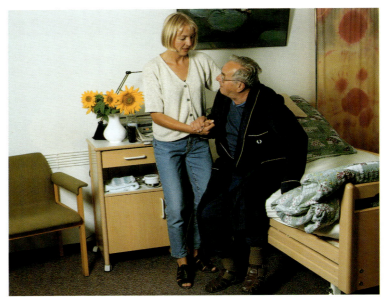

▲ Um dem Kranken beim Aufstehen zu helfen, stellt man sich neben ihn und legt einen Arm um seinen Rücken.

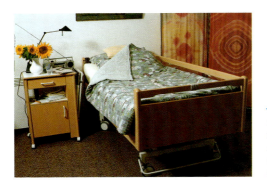

◀ Ein Krankenbett sollte höher sein als ein normales Bett, um das Aufstehen und Hinsetzen sowie die Pflegearbeit zu erleichtern.

platte, die sich zum Essen oder Lesen über das Bett schieben läßt. Zur weiteren Ausstattung gehört eine Klingel oder eine Gegensprechanlage, damit sich der Kranke bemerkbar machen kann.

Krankenbett

Ein bequemes Bett ist von besonderer Bedeutung, denn der Kranke muß mitunter viele Stunden des Tages darin verbringen. Zweckmäßig ist es, wenn das Bett von beiden Längsseiten her zugänglich ist, denn Pflegemaßnahmen sind dann einfacher durchführbar. Wird ein Pflegebedürftiger dauerhaft bettlägerig, ist die Anschaffung eines speziellen Pflegebettes sinnvoll. Kopf- und Fußteil sind – oft sogar per Knopfdruck durch den Patienten selbst – verstellbar. In der Höhe verstellbare Betten ermöglichen ein rückenschonendes Arbeiten.

Eine elastische Binde, die am Bettende verknotet wird und deren Ende für den Kranken erreichbar ist, erleichtert das Aufrichten. Manchmal fühlt sich der Bettlägerige sicherer, wenn Seitengitter – zumindest in der Nacht – angebracht sind. Beim Beschaffen oder Ausleihen eines Pflegebettes sind Sozialstationen und Krankenkassen behilflich.

Pflege im häuslichen Bereich

Bettwäsche

Die Bettwäsche, am besten aus Baumwolle, ist regelmäßig zu wechseln. Ideal sind Spannlaken, da sie kaum Falten bilden. Bei Bedarf legt man in die Mitte des Bettes ein Gummi oder ein Vlies als Wäscheschutz ein und spannt darüber ein Stecklaken, das etwa die Größe eines Drittels des normalen Bettuchs besitzt. Häufig genügt es, allein diesen

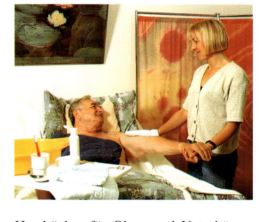

▶ Gründliche Körperpflege trägt gerade bei Menschen, die das Bett nicht verlassen können, zum Wohlbefinden bei.

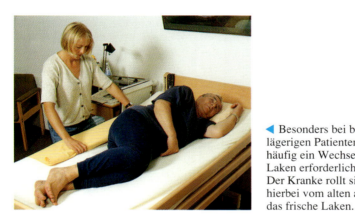

◀ Besonders bei bettlägerigen Patienten ist häufig ein Wechsel der Laken erforderlich. Der Kranke rollt sich hierbei vom alten auf das frische Laken.

Durchzug auszutauschen, ohne das Bett komplett neu zu beziehen. Bewährt hat sich außerdem ein Matratzenschonbezug. Ist der Kranke nicht mehr dazu in der Lage, das Bett zu verlassen, so erfolgt der Wechsel des Lakens, indem sich der Kranke auf die Seite dreht, während der Angehörige auf der freien Seite zunächst das alte Laken aufrollt, ein sauberes Laken einlegt und bis zum Rücken des Patienten ausbreitet. Anschließend dreht sich der Kranke über die aufgerollte Wäsche auf die andere Seite. Das Laken läßt sich nun komplett austauschen.

Körperpflege

Der Kranke sollte so lange wie möglich die Körperpflege als wichtiges Zeichen seiner Eigenständigkeit selbst übernehmen. Kann der Kranke gehen, wird das Waschen im Bad – evtl. im Sitzen auf einem Hocker vor dem Waschbecken – durchgeführt.
Für die Körperpflege im Bett stellt man eine Waschschüssel, Seife sowie je zwei verschiedenfarbige Waschlappen und

Handtücher für Ober- und Unterkörper bereit.
Zuerst werden Gesicht, Arme und Oberkörper gewaschen und abgetrocknet. Für das Waschen des Rückens setzt sich der Patient am besten auf und beugt sich nach vorne. Ist das nicht möglich, so wird er auf die Seite gedreht, um die hintere Körperpartie zu reinigen. Danach folgen Beine, Füße und der Genitalbereich; zwischendurch wird das Waschwasser einmal erneuert. Für die Reinigung des Intimbereichs sind Einmalwaschlappen zu empfehlen.

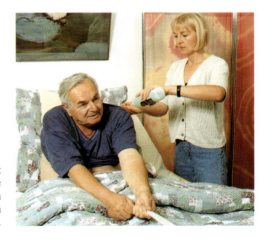

▶ Damit die Haut nicht austrocknet, sollte sie nach dem Waschen mit einer Pflegelotion eingerieben werden.

Die Haut muß gut abgetrocknet und anschließend mit einer Pflegelotion eingerieben werden, vor allem in den Bereichen, in denen Haut auf Haut liegt. Der Kranke wird immer nur so weit wie nötig abgedeckt, damit er nicht auskühlt und seine Intimsphäre nicht unnötig verletzt wird.

Pflege im häuslichen Bereich

Zur Mundpflege stellt man eine Zahnbürste, Zahncreme, Wasserglas bzw. ein Gefäß für die Prothese und eine Schale zum Auffangen der Spülflüssigkeit bereit. Eine sorgfältige Mundhygiene ist wichtig, sonst nisten sich Bakterien und Pilze in der Mundhöhle ein. Bei Patienten mit Schluckstörungen muß das Zähneputzen sehr vorsichtig erfolgen, sonst besteht die Gefahr, daß Flüssigkeit in die Lunge gerät.

Auch die Rasur und Nagelpflege gehören zur regelmäßigen Körperpflege. Für die Haarwäsche gibt es in den Sanitätshäusern spezielle Kunststoffschüsseln, die leicht unter dem Kopf des Kranken zu plazieren sind.

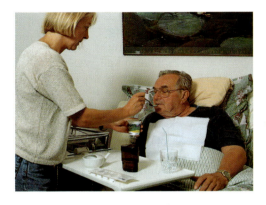

◀ Stark geschwächten oder gelähmten Patienten muß manchmal beim Essen geholfen werden; hier ist besondere Geduld erforderlich.

Ernährung

Solange es möglich ist, sollte der Kranke die Mahlzeiten gemeinsam mit der Familie einnehmen. Bestehen keine Einschränkungen durch eine Krankheit, sollte man den Essenswünschen des Kranken entgegenkommen.

Die Angehörigen sollten besonders darauf achten, daß der Kranke ausreichend trinkt; mindestens eineinhalb bis zwei Liter pro Tag sind erforderlich, um eine Austrocknung zu vermeiden. Ein Getränk sollte daher immer griffbereit sein und dem Kranken angeboten werden. Spezielle Schnabeltassen, ein biegsamer Trinkhalm sowie ein Teller mit erhöhtem Rand und eine rutschfeste Unterlage erleichtern die Handhabung.

Tabletten werden in einem speziellen Medikamentenschälchen für die verschiedenen Tageszeiten hergerichtet.

Ausscheidung

Kann der Kranke den Weg zur Toilette nicht mehr zurücklegen, wird ein sogenannter Bettstuhl (bei den ambulanten Pflegeeinrichtungen ausleihbar) direkt ins Zimmer gestellt. Ist das Aufstehen nicht möglich, hilft eine Bettschüssel, die dem Liegenden unter das Gesäß geschoben wird, bzw. eine Urinflasche. Für Kranke, die ihre Ausscheidungen nicht mehr unter Kontrolle halten können (Inkontinenz), gibt es entsprechende Vorlagen oder Windelhosen bzw. Einmalunterlagen. Zur Körperpflege im Genitalbereich wird ein spezieller Pflegeschaum angeboten, der die Reinigung erleichtert.

Soviel Bewegung wie möglich

Selbständigkeit auch in nur geringem Maße ist für den Kranken von großer Bedeutung und hebt sein Selbstbewußtsein. Soweit es möglich ist, sollte der Pflegebedürftige daher tagsüber das Bett verlassen. Auch Gymnastik oder das Sitzen am Bettrand regen den Kreislauf an und stärken die Muskulatur. Langes Liegen schwächt den Organismus, beeinträchtigt die Beweglichkeit und kann Komplikationen zur Folge haben. So neigen Bettlägerige zu Infektio-

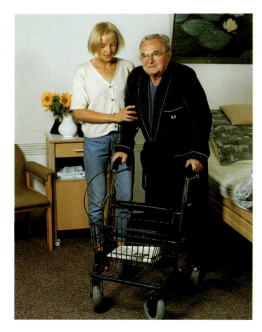

▶ Bewegung ist wichtig, um den Organismus zu stärken. Der Kranke sollte deshalb täglich dazu angehalten werden, seine Möglichkeiten voll auszuschöpfen.

Pflege im häuslichen Bereich

nen der Atemwege, da sie im Liegen flacher atmen und sich Schleim in den Atemwegen ansammelt. Der Kranke muß daher häufig zum tiefen Durchatmen und Abhusten des Sekrets angeleitet werden.

Komplikationen verhindern

Eine gefürchtete Komplikation bei Bettlägerigen ist das Wundliegen bzw. die Entstehung eines Druckgeschwürs (Dekubitus). Besonders gefährdet sind Patienten mit schlechtem Allgemeinzustand, die sich kaum bewegen können. Liegt der Kranke über einen längeren Zeitraum permanent auf der gleichen Stelle, so wird in dieser Hautregion die Durchblutung und damit die Versorgung mit Sauerstoff und Nährstoffen gestört. Ein Druckgeschwür entwickelt sich bevorzugt dort, wo der Knochen dicht unter der Haut liegt: an Steißbein, Fersen, Oberschenkelknochen, Wirbelsäule usw.

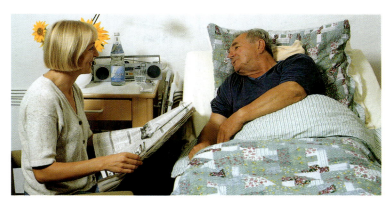

▲ Zur Versorgung eines pflegebedürftigen Menschen gehört nicht nur, seine körperlichen Bedürfnisse zu befriedigen. Viel Zeit für die seelische Betreuung ist notwendig. Der Pflegende ist oftmals auch die einzig verbliebene Verbindung zur Außenwelt.

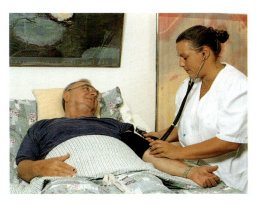

◄ Der Gesundheitszustand einer bettlägerigen Person muß regelmäßig untersucht werden; die Blutdruckmessung, die auch selbst durchgeführt werden kann, gehört dazu.

Als erstes Anzeichen entwickelt sich ein roter Druckfleck, der sich nach Umlagerung wieder zurückbildet. Empfindliche Stellen müssen daher entlastet und weich gelagert werden. Regelmäßiger Wechsel der Liegeposition, frische und glatte Laken sowie eine sorgfältige Hautpflege verringern die Gefahr des Wundliegens. Als weitere Folgen einer längeren Bettlägerigkeit können sich eine Venenthrombose (Blutgerinnsel) sowie Gelenkversteifungen und Muskelschwund entwickeln.

Zur häuslichen Pflege gehört die regelmäßige Beobachtung von Haut, Atmung, Appetit, Ausscheidungen, Schlaf sowie Kreislauf und Körpertemperatur. Veränderungen und Besonderheiten sollten mit einem Arzt oder der Sozialstation besprochen werden.

Hilfe für die Angehörigen

Die langjährige Betreuung eines Pflegebedürftigen zu Hause kann zu einer starken körperlichen und seelischen Belastung führen. Nach wie vor sind es in erster Linie Frauen, die die Pflege übernehmen. Betroffene Angehörige stellen häufig ihre eigenen Interessen völlig zurück, um diese schwierige Aufgabe zu meistern. Manchmal geht das bis an die Grenzen der eigenen Kräfte. Für die Pflegenden ist es daher wichtig, auch an sich selbst zu denken.

Über Leistungen der 1995 in Kraft getretenen Pflegeversicherung informieren die Krankenkassen und Pflegeversicherungen. Sie bieten außerdem Kurse an, in denen Grundkenntnisse der häuslichen Pflege vermittelt werden.

Hilfsmittel wie Rollstuhl, Gehwagen, Bettstuhl oder ein Lifter für die Badewanne, die in der Regel ausgeliehen werden können, vereinfachen den Pflegealltag entscheidend.

Die Unterstützung durch ambulante Dienste bedeutet für die Angehörigen eine wichtige Entlastung in der oftmals schwierigen Situation. Professionelles Pflegepersonal, das Erfahrung im Umgang mit Kranken in häuslicher Umgebung besitzt, kann den Angehörigen viele Unsicherheiten in einer neuen Situation nehmen.

Pflegschaft

Pflegschaft
An die Stelle des Pflegschaftsrechts, das die Fürsorge für eine hilfsbedürftige Person in einzelnen Lebensbereichen regelte, ist am 1.1.1992 das Betreuungsrecht getreten. Siehe *Betreuung*

Phantomschmerz
Nach dem Verlust eines Körperteils oder -glieds empfindet der Betroffene dort Schmerzen oder meint, den fehlenden Körperteil zu spüren. Erklärt wird dieses Phänomen mit einer Reizung der Nerven an der Stelle ihrer Durchtrennung. Die Behandlung dieser Beschwerden ist schwierig, ein einheitliches Behandlungsschema gibt es nicht. Bei manchen Patienten hilft die sogenannte **T**ranskutane **e**lektrische **N**ervenstimulation (TENS), bei anderen die medikamentöse Ausschaltung der Weiterleitung von Schmerzreizen in den Nerven.

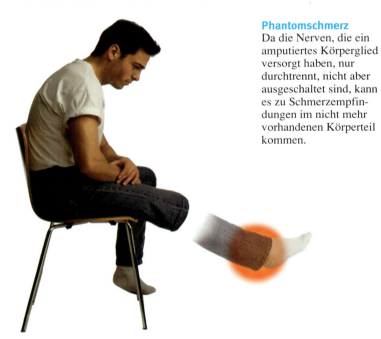

Phantomschmerz
Da die Nerven, die ein amputiertes Körperglied versorgt haben, nur durchtrennt, nicht aber ausgeschaltet sind, kann es zu Schmerzempfindungen im nicht mehr vorhandenen Körperteil kommen.

Phäochromozytom
Seltene, meist gutartige Gewebewucherung des Nebennierenmarks. Typische Symptome sind ein Anstieg des Blutdrucks, der mit Kopfschmerzen, Sehstörungen und Herzrhythmusstörungen einhergeht, sowie ein gesteigerter Stoffwechsel mit Schweißausbrüchen, einem erhöhten Blutzuckerspiegel und Gewichtsabnahme; außerdem treten Angstzustände und Zittern auf. Diagnostiziert wird die Gewebewucherung durch wiederholte Untersuchungen des Urins, durch Ultraschall, Computer- oder Kernspintomographie sowie durch Szintigraphie. Zur Behandlung wird die Gewebewucherung entfernt. Meist ist sie gutartig, in seltenen Fällen handelt es sich um einen bösartigen Tumor.

Pharmakologie
Arzneimittelkunde. Wissenschaft von Art und Aufbau der Arzneimittel, ihren Einsatzgebieten, ihrer Wirkung auf den Organismus sowie ihrer Wechselwirkungen untereinander.

Pharynx
Siehe *Rachen*

Phenole
Chemische Verbindungen, die als zellschädigend und krebserzeugend gelten. Sie entstehen beim Zigarettenrauchen, aber auch beim Grillen und Räuchern von Wurst- und Fleischwaren.

Phimose
Angeborene oder erworbene Verengung der Vorhaut des Penis. Unterschieden wird zwischen einer vollständigen Phimose, bei der die Vorhaut nicht über die Eichel zurückgezogen werden kann, und einer unvollständigen Vorhautverengung. Bei dieser läßt sich die Vorhaut

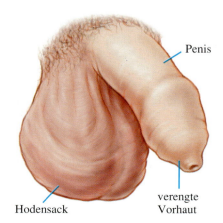

Phimose
Läßt sich die Vorhaut nicht über die Eichel zurückziehen, wird sie meist schon im Kindesalter operativ entfernt.

am erigierten Penis nur mit Schwierigkeiten zurückschieben.

In seltenen Fällen ist eine Phimose angeboren. Wesentlich häufiger sind bei Neugeborenen Verklebungen der Innenseite der Vorhaut mit der Eichel. Ansonsten kommen Entzündungen oder Verletzungen als Ursachen in Frage. Unbehandelt kann eine Vorhautverengung zu Beschwerden bei der Harnentleerung und beim Geschlechtsverkehr führen. Weitere Komplikationen können eine Abschnürung oder Entzündung der Eichel sein. Infolge der Verengung ist auch nur eine mangelhafte Hygiene möglich. Durch das zurückbleibende Sekret kann langfristig die Entstehung eines Peniskarzinoms begünstigt werden.

Bei Neugeborenen wird die Verklebung gelöst und die Vorhaut täglich vorsichtig zurückgestreift. In allen anderen Fällen wird die Vorhaut entfernt.

Phlebitis
Siehe *Venenentzündung*

Phlebographie
Röntgenuntersuchung der Venen, bei der ein Kontrastmittel in die entsprechende Vene gespritzt wird. Auf diese Weise ist es möglich, einen Verschluß des Gefäßes oder eine Störung des Blutflusses festzustellen.

Phlebothrombose
Siehe *Venenthrombose*

Phlegmone
Entzündung des Bindegewebes, die nicht klar begrenzt ist und sich im Gewebe ausbreitet. Eine Phlegmone kann in oder unter der Haut, in den Muskeln, aber auch im Brust- oder Bauchraum auftreten. Symptome sind Fieber, Schmerzen, Hautrötungen und Eiterbildung. Behandelt wird eine Phlegmone mit Ruhigstellung, Antibiotika und Wunddesinfektionsmitteln. Im Fall von Eiterbildung wird die Entzündung chirurgisch geöffnet, gereinigt und gespült. Anschließend sorgt eine Drainage für den Abfluß des Eiters.

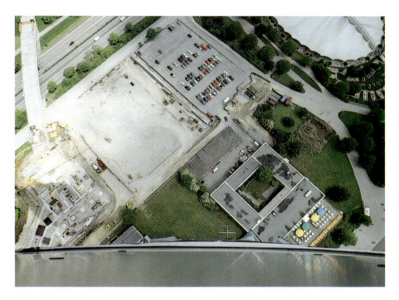

Phobie
Höhenangst zählt zu den verbreitetsten Phobien.

Phobie
Angst, die sich zwanghaft aufdrängt und bis zu Panik führen kann. Obwohl der Betroffene häufig die Unbegründetheit seiner Angst erkennt, ist er nicht in der Lage, sich dagegen zu wehren. Bei der Zwangsangst handelt es sich um eine neurotische Störung (psychisch bedingte Gesundheitsstörung, der ein unbewußter Konflikt zugrunde liegt).

Die Auslöser für eine Phobie können ganz unterschiedlich sein, wie etwa der Aufenthalt in engen Räumen (Klaustrophobie), das Gehen über Straßen und Plätze (Agoraphobie), Tiere (Tierphobie), Angst vor Erröten (Erythrophobie), Angst vor Erkrankungen wie Tumoren

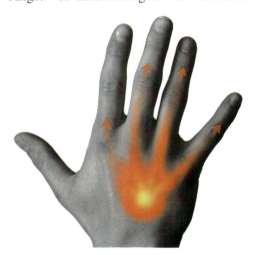

Phlegmone
Eine Bindegewebsentzündung nimmt an einer Verletzung ihren Ausgang und breitet sich in das umliegende Gewebe aus.

(Karzinophobie). Auch Flug- und Höhenangst zählen dazu. Die Folgen sind Vermeidungsverhalten und möglicherweise Zwangshandlungen, die das tägliche Leben zunehmend einschränken. Geholfen werden kann mit psychotherapeutischen Verfahren wie Hypnose, Verhaltens- und Gesprächstherapie, Biofeedback und Entspannungsmethoden. In schweren Fällen werden auch Medikamente eingesetzt, die zwar hilfreich sind, da sie die Angstsymptome zunächst lindern, doch kein Ersatz für psychotherapeutische Maßnahmen sein können.

Phonokardiogramm
Siehe *Herzschallbild*

Photoallergie
Siehe *Sonnenallergie*

physikalische Therapie
Siehe S. 550

Physiologie
Wissenschaft von den normalen Vorgängen und Funktionen der menschlichen, tierischen und pflanzlichen Organismen.

Phytotherapie
Pflanzenheilkunde. Zur Vorbeugung und Behandlung von Krankheiten werden bestimmte Pflanzen, Pflanzenteile oder daraus zubereitete Extrakte eingesetzt. Pflanzliche Medikamente, sogenannte Phytopharmaka, haben in der Regel weniger Nebenwirkungen und sind milder als synthetisch hergestellte Arzneimittel. Da sie jedoch nicht frei von Nebenwirkungen sind, sollten sie nicht bedenkenlos und ohne ärztlichen Rat verwendet werden. Siehe auch S. 352, *Heilpflanzen*

Pickel
Kleine Entzündungen der Haut. Am Haarbalg liegende Talgdrüsen produzieren ein fetthaltiges Sekret. Bei einer vermehrten Talgsekretion kommt es leicht zu einer Verstopfung des Ausführungsgangs, und der Talg kann nicht mehr abfließen. Die Haarbälge können dann durch Bakterien infiziert werden und entzünden sich. Das umliegende Gewebe ist gerötet und geschwollen. Siehe auch S. 102, *Akne*

Pigment
Farbstoff in den Zellen des Körpers. Pigmente, wie z.B. das Melanin, sind für die Hauttönung, die Augen- und die Haarfarbe verantwortlich. Andere Pigmente wiederum färben die verschiedenen Körpergewebe und -flüssigkeiten wie die Gallenflüssigkeit und das Blut. Ist die Melaninbildung gestört, spricht man von Albinismus. In einem solchen Fall ist die Körperbehaarung weißblond, die Iris hellblau oder rötlich und die Haut hellrosa.

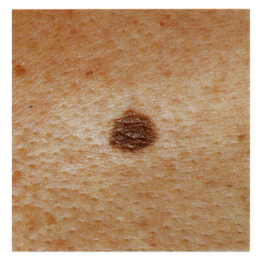

Pigmentflecken
Dunklere Flecken auf der Haut sind meist völlig ungefährlich; wenn sie sich allerdings in Form und Farbe verändern, müssen sie von einem Hautarzt begutachtet werden, da dies auf die Entstehung von Hautkrebs hindeuten kann.

Pigmentflecken
Durch Melanineinlagerungen verursachte fleckenähnliche Verfärbungen der Haut. Zu ihnen zählen Altersflecken, die vorzugsweise an Stellen auftreten, die viel Licht ausgesetzt sind (z.B. der Handrücken). Café-au-lait-Flecken sind milchkaffeefarbene runde oder unregelmäßige Hautverfärbungen, die vereinzelt oder zu mehreren auftreten und meist bereits bei der Geburt oder kurze Zeit danach vorhanden sind. Bei Leberflecken handelt es sich um kleine runde oder ovale dunkelbraune Pigmenteinlagerungen, die schon im Kindesalter, aber gehäuft besonders im mittleren Lebensalter auftreten.

Pille danach
Morning-after-pill. Sie enthält hochdosierte weibliche Geschlechtshormone (Östrogene). Wird sie innerhalb von 24 Stunden nach dem Geschlechtsverkehr eingenommen, kann sie verhindern, daß sich ein befruchtetes Ei in der Gebärmutterschleimhaut einnistet. Weil die hohe Hormondosis den Körper belastet, kann sie nicht zur gewöhnlichen Empfängnisregelung empfohlen werden.

Pilzkrankheit
Mykose. Durch Pilze verursachte Erkrankung. Pilze umgeben den Menschen ständig, und auch auf der Haut und Schleimhaut befinden sich diese Mikroorganismen, ohne daß sie eine Erkrankung hervorrufen. Erst wenn die Immunabwehr geschwächt ist oder wenn es zu einer Hautverletzung kommt, haben Pilze die Chance, in den Körper einzudringen und eine Infektion hervorzurufen.

Dermatophyten besiedeln nur Haut, Haare und Nägel. Sie verursachen eine Form der Bartflechte, aber auch Fuß- und Nagelpilzerkrankungen. Symptome einer Pilzinfektion der Haut sind Rötungen, später Juckreiz, nässende Risse und sich abschälende Haut. Sind die Nägel befallen, verfärben sie sich weißlichgelb und verdicken. Bei der Nagelpflege kann übelriechendes, weiches Nagelmaterial entfernt werden.

Hefe- und Schimmelpilze können nicht nur die Haut, sondern auch die Schleimhäute oder innere Organe infizieren. In letzterem Fall spricht man von einer Systemmykose. Eine typische Pilzerkrankung der Schleimhaut ist die Vaginalmykose, die Pilzinfektion der Scheide. Sie kann auftreten bei Einnahme der Anti-Baby-Pille, bei Schwangerschaft, lang andauernder Einnahme von Antibiotika, aber auch bei Diabetikerinnen oder durch Ansteckung beim Geschlechtsverkehr. Die Vaginalmykose geht mit Juckreiz, Brennen und Ausfluß einher.

Zu den inneren Organen, die vorzugsweise von Pilzen befallen werden können, zählen die Lunge und der Darm. Der Befall des Darms mit Pilzen kann die Beschwerden einer Darmentzündung hervorrufen.

Wichtig für eine Therapie von Pilzerkrankungen innerer Organe ist die genaue Bestimmung, um welchen Pilz es sich handelt. Das Ergebnis entscheidet darüber, welches Medikament zur Behandlung eingesetzt wird und ob eine Diät notwendig ist.

Pilzmittel
Antimykotika. Medikamente, die entweder pilzabtötend (fungizid) oder -wachstumshemmend (fungistatisch) wirken. Sie werden in Tropfen- und Tablettenform, aber auch als Gele, Salben, Tinkturen und Nagellack angeboten. Die Wahl des Präparates hängt von der Art der Pilzinfektion ab.

Pilzvergiftung
Vergiftung durch den Verzehr giftiger oder verdorbener Pilze. In Speisepilzen können giftige Substanzen durch die Zersetzung von Eiweiß entstehen, wenn sie unsachgemäß gelagert oder aufgewärmt werden.

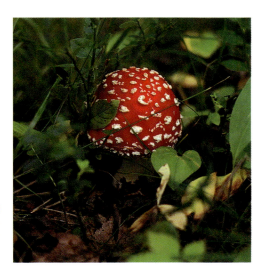

Pilzvergiftung
Der bekannteste – nicht aber der gefährlichste – Giftpilz ist der Fliegenpilz.

Giftpilze hingegen beinhalten von vornherein giftige Substanzen. Als gefährlichster Giftpilz gilt der Knollenblätterpilz, von dem ein einzelner bereits tödlich sein kann. Weitere gefährliche

Fortsetzung auf S. 552

Physikalische Therapie

Die physikalische Therapie umfaßt eine Gruppe von Behandlungsmethoden, die die natürlichen Eigenschaften von Wasser, Wärme, Kälte, Luft, Sonne, Bewegung und bestimmte Formen von elektrischem Strom zu Heilzwecken nutzen. Um eine Normalisierung gestörter Körperfunktionen zu erreichen, sind in der Regel mehrere individuell angepaßte, miteinander kombinierte und genau aufeinander abgestimmte Behandlungsformen notwendig.

Bei physikalischen Behandlungen wirken vielfältige Reize auf den Organismus ein und unterstützen die körpereigenen Heilungskräfte. Die physikalische Therapie wird daher auch als Reiztherapie bezeichnet. Die einzelnen Verfahren lassen sich gut kombinieren.

Behandlung mit Wasser

Durch Wasseranwendungen (Hydrotherapie) wird die Durchblutung verbessert und der Stoffwechsel aktiviert. Wasser überträgt Temperatur-Reize: Kälte, Wärme, Hitze, wechselnde und ansteigende Temperaturen. Nach Art der Behandlung werden unterschieden: Güsse, Bäder (mit pflanzlichen Zusätzen), Sauna, Wassertreten, Wickel und Umschläge. Packungen mit Moor, Lehm oder Fango erzeugen zusätzlich eine beträchtliche Wärme.

Kurzfristige Kälteanwendungen wie Güsse führen zu einer Steigerung der Durchblutung. Längere Anwendungen, wie z.B. Eisbeutel bei Schwellungen, bewirken dagegen eine Schmerzlinderung und Abschwellung. Regelmäßige Kältereize führen zu einer Abhärtung des Organismus.

Eine besondere Methode sind Überwärmungsbäder, die im Körper künstliches Heilfieber erzeugen und damit den Stoffwechsel beschleunigen. Sie werden bei bestimmten Rheumaerkrankungen und bei der Krebsbehandlung eingesetzt.

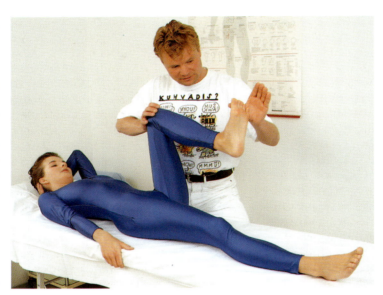

▲ Krankengymnastik zählt zu den bekanntesten Formen der physikalischen Therapie. Sie wird meist zur Behandlung von Beschwerden des Bewegungsapparats eingesetzt. Oft ist es möglich, durch intensive krankengymnastische Arbeit Operationen an Gelenken zu vermeiden.

Krankengymnastik

Durch Bewegungstherapie können nahezu alle Erkrankungen positiv beeinflußt werden. Ziel ist die Steigerung von Beweglichkeit, Kraft, Koordination und Ausdauer. Häufige Einsatzgebiete sind Gelenk-, Wirbelsäulen- und Nervenerkrankungen. Im Bewegungsbad, einer speziellen Form der Krankengymnastik, werden Bewegungsabläufe ermöglicht, die ohne den Auftrieb des Wassers nicht ausführbar wären.

Ein besonderes Fachgebiet ist die Ergotherapie (Beschäftigungs- und Arbeitstherapie), die durch das Erlernen bestimmter Tätigkeiten die Selbständigkeit und Aktivierung des Patienten unterstützt. Therapien wie die Chiropraktik korrigieren mit gezielten Handgriffen funktionelle Bewegungseinschränkungen der Wirbelsäule und der Gelenke.

Massagen

Durch Massage werden Muskeln gedehnt und gelockert, die Durchblutung

Physikalische Therapie

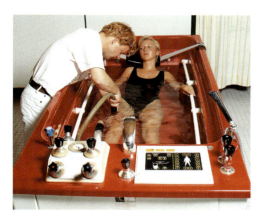

◀ Beim Stangerbad werden zusätzlich zu den elektrischen Reizen häufig auch Massagewirkungen vom Wasserdruck unterstützend eingesetzt. Es regt den Stoffwechsel und die Durchblutung an.

angeregt, aber auch Schmerzen gelindert. Neben der klassischen Massage, die mit bewährten Handgriffen wie z.B. Streichen und Kneten arbeitet, existiert eine Vielzahl verschiedener Techniken: Die Reflexzonenmassage beeinflußt durch die Einwirkung auf bestimmte Hautgebiete auch innere Organe, da diese über Nervenbahnen miteinander in Verbindung stehen. Bei der Lymphdrainage wird mit sanftem Druck der Abfluß der Lymphflüssigkeit aus dem Gewebe angeregt, der z.B. nach Brustoperationen, Unfällen oder bei Venenerkrankungen gestört sein kann. Eine weitere Sonderform ist die Unterwasser(druckstrahl)massage.

Elektrotherapie

Die Therapie mit elektrischen Strömen wird bevorzugt bei Schmerzen eingesetzt. Die Verfahren sind bei sachgerechter Anwendung ungefährlich, sollten aber nicht bei Patienten mit Herzschrittmachern durchgeführt werden. Bei der Gleichstrombehandlung, der Galvanisation, wird die betreffende Körperstelle mit konstanten Stromstärken gereizt. Im Vordergrund steht dabei die schmerzstillende und durchblutungsfördernde Wirkung. Niederfrequente Ströme, auch Reizströme genannt, dienen der Mobilisierung gelähmter oder geschwächter Extremitäten. Daneben kommen auch mittel- und hochfrequente Ströme zur Anwendung.
Bäder, bei denen das Wasser unter schwachem elektrischen Strom steht

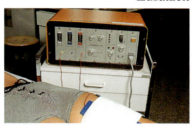

▲ Die Elektrotherapie wird besonders bei der Schmerzbehandlung angewandt.

▼ Bei Erkrankungen der oberen Atemwege werden Kalt- oder Warmvernebler eingesetzt, um die Atemwege zu befeuchten und die Atemluft mit Medikamenten oder anderen wirksamen Stoffen anzureichern.

(Stangerbad), regen den Stoffwechsel sowie die Durchblutung an und werden bei rheumatischen Erkrankungen verordnet. Bestimmte schmerzlindernde Verfahren wie die Stimulation von Nerven mit Strom sind auch für den häuslichen Einsatz geeignet.

Bäder- und Klimatherapie

Medizinische Bäder mit Kohlensäure, Jod, Radon, Schwefel oder pflanzlichen Zusätzen können zu Hause und im Rahmen von mehrwöchigen Kuren an Kur- oder Badeorten durchgeführt werden. Bioklimatische Einflüsse, wie z.B. See- oder Hochgebirgsklima, spielen dabei eine große Rolle. Durch die Reizwirkung kann es zu einer vorübergehenden Verstärkung der Symptome kommen, der sogenannten Kurkrise. Sie ist in der Regel harmlos und als Zeichen dafür zu werten, daß der Körper auf die Behandlung anspricht.
Trinkkuren mit Heilwässern werden u.a. bei Erkrankungen der Verdauungs- und Harnorgane verordnet. Die Inhalation von salzhaltiger Luft am Meer oder über verschiedene Geräte, wie z.B. Vernebler, hat sich bei Bronchial- und Lungenerkrankungen bewährt.

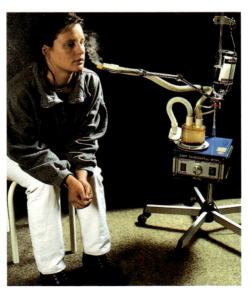

Lichttherapie

Bei der Lichttherapie werden Sonnenlicht oder künstliche Strahlen eingesetzt. Infrarotlampen erzeugen eine gesteigerte Durchblutung der Haut und eine Schmerzlinderung. Ultraviolettes (UV-) Licht wirkt stimmungssteigernd (bei Depressionen), regt den Stoffwechsel an und wird u.a. bei Akne und Schuppenflechte eingesetzt.

Fortsetzung von S. 549

Pilze sind Fliegenpilz, Pantherpilz und Satanspilz. Andere Sorten verursachen nur leichte Vergiftungen, oder sie bereiten Beschwerden lediglich in Verbindung mit Alkohol, wie etwa der Falten-Tintling. Die Symptome einer Pilzvergiftung hängen ebenso wie der Zeitpunkt ihres Auftretens vom jeweiligen Pilz ab. Typisch sind Übelkeit, Erbrechen, Durchfall, Pupillenerweiterung, Schleimhautentzündung von Magen und Dünndarm, Herzrasen, Verwirrtheitszustände, Gelbfärbung der Haut und der Augen und Bewußtlosigkeit. Die Symptome können kurz nach dem Verzehr, aber auch bis zu 14 Tage später auftreten. Da eine Pilzvergiftung lebensgefährlich sein kann, sollten niemals unbekannte Pilze verzehrt werden. Bereits beim kleinsten Verdacht auf eine Pilzvergiftung muß sofort ein Arzt aufgesucht werden! Reste der Pilzmahlzeit sollten nach Möglichkeit zur Bestimmung des Giftes mitgenommen werden. Siehe auch S. 772, *Erste Hilfe – Vergiftungen*

Placebo
Leer- oder Scheinmedikament, das äußerlich von einem echten Arzneimittel nicht zu unterscheiden ist, im Gegensatz zu diesem jedoch keinen Wirkstoff enthält. Placebos finden vor allem bei der Arzneimittelprüfung ihren Einsatz.

Plasmozytom
Knochenmarkkrebs. Ungebremste Vermehrung von Knochenmarkszellen. Die Erkrankung wird auch als Kahler-Krankheit oder multiples Myelom bezeichnet. Es erkranken mehr Männer (jenseits des 50. Lebensjahrs) als Frauen. Die Ursachen des Plasmozytoms sind bisher unbekannt. Die Betroffenen leiden unter Müdigkeit, häufig wiederkehrenden Infekten und Blutarmut. Die Zellwucherungen zerstören die Knochen, besonders den Schädel, die Rippen, die Wirbelsäule und das Brustbein. Die Folge ist, daß rheumaähnliche Schmerzen und eine erhöhte Knochenbrüchigkeit – auch ohne äußere Gewalteinwirkung – auftreten. Oftmals sind Leber und Nieren geschwollen. In den Nieren finden sich häufig Ansammlungen von Eiweißkörpern.
Behandelt wird das Plasmozytom, je nach Beschwerden, mit Medikamenten, die das Zellwachstum hemmen (Zytostatika), Kortison oder Strahlentherapie und Bluttransfusionen.

Plattfuß
Erworbene oder angeborene Fehlstellung des Fußes. Bei einem Plattfuß ist die Quer- oder die Längswölbung des Fußes eingesunken oder flach. Ursache ist eine Bänder- und Muskelschwäche oder eine fehlerhafte Entwicklung der Fußknochen. Typische Beschwerden sind Schmerzen im Fußgewölbe und in der Ferse. Bei Kindern zeigt sich eine rasche Ermüdung beim Laufen. Bereits früh kann eine Korrektur dieser Fehlstellung mit Einlagen und Fußgymnastik vorgenommen werden. Bei Erwachsenen können die Beschwerden durch das Tragen von Einlagen oder orthopädischen Schuhen gelindert werden.

Platzangst
Agoraphobie. Angst, einen schützenden Raum wie die Wohnung zu verlassen und sich auf Straßen und Plätzen aufzuhalten. Zwar erkennt der Betroffene in der Regel, daß seine Angst unbegründet ist, doch kann er sie aus eigener Kraft nicht überwinden. Zur Behandlung kommen psychotherapeutische Verfahren in Frage. Siehe auch *Phobie*

Plazenta
Mutterkuchen. Scheibenförmiges Organ, das sich während der Schwangerschaft in der Gebärmutter bildet. Die etwa 500 Gramm schwere Plazenta befindet sich an der Gebärmutterinnenfläche und ist durch die Nabelschnur mit dem Fetus verbunden. Sie übernimmt ab dem vierten Schwangerschaftsmonat bis zur Geburt vollständig die Ernährung und Sauerstoffversorgung des Kindes. Auch Stoffwechselprodukte werden über sie ausgeschieden. Die Plazenta produziert schwangerschaftserhaltende Hormone.

Pockenschutzimpfung

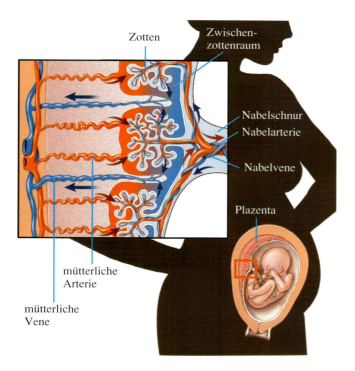

Zotten
Zwischenzottenraum
Nabelschnur
Nabelarterie
Nabelvene
Plazenta
mütterliche Arterie
mütterliche Vene

Da sie nach der Geburt des Kindes ausgestoßen wird, bezeichnet man sie auch als Nachgeburt.

Pleura
Siehe *Brustfell*

Pleuritis
Siehe *Brustfellentzündung*

Pneumokokken
Bakterien, die normalerweise den Nasen-Rachen-Raum besiedeln, ohne eine Krankheit auszulösen. Bei einem geschwächten Immunsystem können sie Nasennebenhöhlen- und Mittelohrentzündungen hervorrufen. Auch bestimmte Formen von Lungenentzündung, Bauchfell- und Hirnhautentzündungen können insbesondere bei Patienten, die älter als 40 Jahre sind, durch Pneumokokken verursacht werden. Impfstoffe werden nur bei immungeschwächten Patienten, beispielsweise bei Patienten, denen die Milz entfernt werden mußte, eingesetzt. Die Impfung kann jedoch eine Infektion mit Pneumokokken nicht verhindern, sondern nur den Verlauf der Erkrankung mildern.

Plazenta
Die gesamte Versorgung des ungeborenen Kindes geschieht über die Plazenta. Der Stoffaustausch zwischen mütterlichem und kindlichem Kreislauf findet in den sogenannten Zotten statt.

Pocken
Die Erreger der Pocken gelten als ausgerottet. Nur in einem Versuchslabor existiert noch eine lebende Kolonie.

Pneumonie
Siehe *Lungenentzündung*

Pneumothorax
Siehe *Lungenkollaps*

Pocken
Auch als Blattern bezeichnete stark ansteckende, meldepflichtige Viruserkrankung. Die Pocken zählten zu den gefürchtetsten Seuchen. Sie sind als erste und bislang einzige Infektionskrankheit durch Impfung weltweit ausgerottet. Der letzte Pockenfall wurde 1977 beschrieben. In West- und Zentralafrika existiert noch ein Affenpockenvirus; die Übertragung dieses Virus auf den Menschen ist jedoch selten.

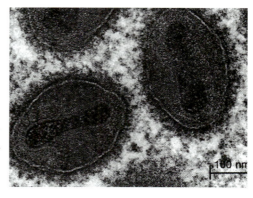

Pockenschutzimpfung
Schon bei Verdacht einer Pockeninfektion mußten früher alle Personen in der Umgebung des Patienten geimpft werden. Der Impfstoff wird aus Kälbern gewonnen. Er wird mit einem kleinen Messerchen in die Haut des Oberarms geritzt. Nach wenigen Tagen bildet sich an den Ritzstellen ein roter Fleck, der in eine Impfpustel und dann in eine Blase übergeht. Diese Hautreaktion ist Zeichen für eine erfolgreiche Impfung: Der Geimpfte erkrankt an harmlosen Kuhpocken, und sein Organismus bildet Antikörper gegen Pocken. Nach etwa zwei Wochen klingen die Hautveränderungen völlig ab. Übrig bleibt nur eine kleine Narbe. Der Impfschutz hält maximal zehn Jahre an und muß danach erneuert werden. Durch eine Impfkampagne der

Weltgesundheitsorganisation ist es gelungen, die Pockenkrankheit auszurotten. Deshalb besteht heute weltweit keine Impfpflicht für Pocken mehr.

Poliomyelitis
Siehe *Kinderlähmung*

Pollenallergie
Siehe S. 368, *Heuschnupfen*

Pollenflugkalender
Kalender, in dem die Blühzeiten der häufigsten allergieauslösenden Pflanzen aufgeführt sind. Dieses Verzeichnis ermöglicht es den Betroffenen, die ihre Allergieauslöser kennen, ihre Lebensweise und ihre Aktivitäten den Bedingungen anzupassen. So können Pollenallergiker beispielsweise eine entsprechende Urlaubsplanung vornehmen oder sich in den schlimmsten Wochen möglichst wenig im Freien aufhalten. Siehe Abbildung S. 370

Polyarthritis
Siehe S. 304, *Gelenkrheumatismus*

Polyneuritis
Siehe *Nervenentzündung*

Polyneuropathie
Nichtentzündliche Erkrankung der peripheren Nerven, wobei immer mehrere Nervenstränge betroffen sind. Am häufigsten treten in den Industrieländern Polyneuropathien als Folge von Stoffwechselstörungen, vor allem bei Zuckerkrankheit, sowie durch chronischen Alkoholmißbrauch auf. Es kann sich aber auch um eine Nervenschädigung durch Gifte, Schwermetalle (Blei) oder Medikamente handeln oder um eine Mangelversorgung des Körpers mit Vitamin B_1. Die Polyneuropathie tritt auch als Folge von Durchblutungsstörungen oder eines Tumorleidens auf.

Ist die Ursache nicht feststellbar, spricht man von einer idiopathischen Polyneuropathie. Die Beschwerden treten meist an den unteren Extremitäten zuerst auf. Typische Symptome sind Taubheitsgefühle, Kribbeln (Ameisenlaufen), Muskelschwäche und Muskelschwund sowie ein Nachlassen der Empfindungsfähigkeit im Bereich der erkrankten Nerven und Gehstörungen. Das Nachlassen der Empfindlichkeit in Füßen und Händen birgt für die Betroffenen ein großes Verletzungsrisiko, weil Schmerz nicht mehr empfunden werden kann.

Zur Behandlung der Polyneuropathie wird die zugrundeliegende Erkrankung bekämpft bzw. Alkohol, Medikamente oder Gifte gemieden, die als Ursache festgestellt wurden.

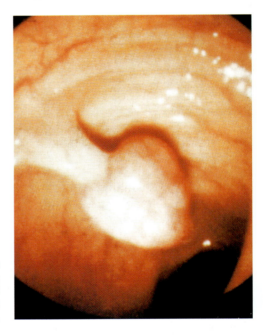

Polyp
Bei der Untersuchung mit dem Endoskop sind Darmpolypen leicht festzustellen.

Polyp
Meist gutartige Wucherung der Schleimhaut, die in verschiedenen Hohlorganen auftreten kann und in den offenen Raum des Organs hineinragt. Polypen können einzeln oder in großer Zahl auftreten. Typische Stellen sind die Nase, der Magen-Darm-Trakt und die Gebärmutter. Polypen können Schmerzen oder Blutungen und Schleimabsonderungen auslösen. Häufig werden Polypen jedoch nur zufällig entdeckt. In manchen Fällen (besonders bei Darmpolypen) muß das Gewebe untersucht werden, da die Gefahr besteht, daß es entartet und bösartige Tumoren entstehen.

Porphyrie

Ererbte oder erworbene Stoffwechselkrankheit mit verschiedenen Ursachen. Beim Aufbau des roten Blutfarbstoffs Hämoglobin kommt es zu einer Überproduktion, Anhäufung und erhöhten Ausscheidung (in Urin und Stuhl) bestimmter Farbstoffe, der Porphyrine. Die Ursache ist in den meisten Fällen ein angeborener und vererbbarer Fehler der Leberfunktion. Krankheitsauslösend können Alkohol, Medikamente (insbesondere Schlafmittel) oder Chemikalien wirken.

Die Symptome der Porphyrie reichen von Darmkoliken, Erbrechen, Nervenentzündungen, Kreislauf- und Leberfunktionsstörungen bis hin zu Depressionen. Es können aber auch Symptome der Haut wie eine gesteigerte Lichtempfindlichkeit mit Blasen-, Krusten- und Narbenbildung sowie eine Rotfärbung der Zähne, Blutarmut, eine Vergrößerung der Milz und eine vermehrte Körperbehaarung auftreten. In jedem Fall ist der Urin burgunderrot gefärbt. Bei bestimmter Lebensführung unter Vermeidung von Alkohol, krankheitsauslösenden Chemikalien und Medikamenten können Betroffene mit dieser Stoffwechselstörung problemlos leben. Die Funktion der Leber wird medikamentös unterstützt.

Portio

Unterer Teil des Gebärmutterhalses, der in die Scheide hineinragt. Die Portio mit dem äußeren Muttermund ist der Teil der Gebärmutter, den der Arzt bei gynäkologischen Untersuchungen sehen kann und an dem Abstrichuntersuchungen vorgenommen werden. Siehe auch S. 60, *Der menschliche Organismus – Geschlechtsorgane*

Potenzstörung

Störung der normalen sexuellen Funktion des Mannes. Dazu gehören das erwartungsvolle sinnliche Verlangen, die effektive Erregung (Erektion) sowie der Orgasmus mit Samenerguß. Psychische Faktoren spielen für die männliche Sexualität und Potenz eine wesentliche Rolle. Ärger, Schuldgefühle, Depressionen, Angst, aber auch Streß und Anspannung beeinflussen die sexuellen Funktionen erheblich.

Auch organische Erkrankungen können zu Potenzstörungen führen wie Erkrankungen der Gefäße und des vegetativen Nervensystems. Potenzstörungen treten vermehrt bei Patienten mit Arteriosklerose oder Zuckerkrankheit sowie bei Alkoholikern auf. Medikamente, wie verschiedene Herzmittel oder Psychopharmaka, verursachen unter Umständen ebenfalls Potenzprobleme. Die Behandlungsmethoden richten sich nach den Ursachen. Sie reichen von psychotherapeutischen Maßnahmen bis zum Einsatz mechanischer Hilfsmittel, um eine Erektion zu ermöglichen.

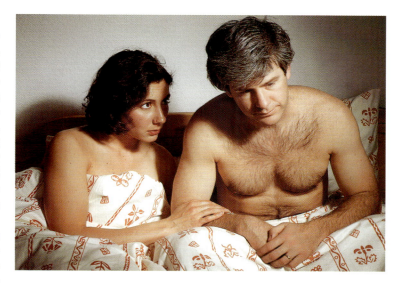

Potenzstörung
Verständnis und Geduld sind bei Potenzstörungen meist schon ein wichtiger Schritt zur Besserung, wenn keine organischen Ursachen zugrunde liegen.

Prämedikation

Vorbereitung mit Medikamenten auf eine bevorstehende Operation, die unter Vollnarkose durchgeführt wird. Die Prämedikation umfaßt die Gabe von Medikamenten am Abend vor dem Eingriff und am Operationstag. Angst, Schmerzempfinden und störende Reflexe werden gedämpft. Die jeweiligen Arzneimittel und ihre Dosierung werden vom Anästhesisten verordnet. Sie hängen vom Allgemeinzustand des Patienten und von der Art der Operation ab.

Präservativ
Siehe *Kondom*

Priapismus
Siehe *Dauererektion*

Probeexzision
Entnahme einer Gewebeprobe zu Untersuchungszwecken, auch PE oder Biopsie genannt. Die Probeexzision wird je nach Lage des zu untersuchenden Materials ohne oder bei örtlicher Betäubung, in manchen Fällen sogar unter Vollnarkose durchgeführt.

Probepunktion
Punktion einer Körperhöhle oder eines Hohlraums, um festzustellen, ob sich in dem Hohlraum Flüssigkeit angesammelt hat. Flüssigkeit oder Gewebe kann zu diagnostischen Zwecken entnommen werden. Die Punktion wird in der Regel unter örtlicher Betäubung durchgeführt.

Progesteron
Sexualhormon der Frau, das im Gelbkörper der Eierstöcke und bei Schwangeren in der Plazenta produziert wird. Das auch als Gelbkörperhormon bezeichnete Progesteron wird während des Menstruationszyklus vom Moment des Eisprungs an im Gelbkörper vermehrt gebildet und erreicht sechs bis acht Tage nach dem Eisprung seinen höchsten Wert. Es bereitet den Organismus auf eine mögliche Schwangerschaft vor und schafft wichtige Voraussetzungen für die Befruchtung und die Einnistung der Eizelle in die Gebärmutterschleimhaut. Das Progesteron der Plazenta trägt zum Erhalt der Schwangerschaft bei.

Hat keine Befruchtung stattgefunden, bildet sich der Gelbkörper rasch zurück, so daß kein Progesteron mehr abgegeben wird, der Progesteronspiegel im Blut sinkt und eine Menstruationsblutung ausgelöst wird.

Proktitis
Siehe *Mastdarmentzündung*

Proktoskopie
Spiegelung des Analkanals und des unteren Abschnitts des Mastdarms (Rektum) mit einem maximal 15 Zentimeter langen, starren Proktoskop (Darmspekulum) oder mit anderen starren oder flexiblen Sichtrohren. Die Proktoskopie wird vor allem eingesetzt zur Diagnose von inneren Hämorrhoiden, Analekzemen, einem Abszeß im Analbereich sowie zur Feststellung einer Analfistel oder -fissur. Siehe auch *Darmspiegelung*

Prolaps
Vorfall eines Organs oder Gewebes aus seiner ursprünglichen Lage in oder durch eine natürliche Körperöffnung. Zu ihnen zählt der Vorfall der Gebärmutter und der Scheide, die teilweise oder vollständig aus der Schamspalte hinaustreten, der Prolaps des Mastdarms und der Analschleimhaut aus dem After, der Prolaps der Baucheingeweide durch eine Bruchlücke, der Vorfall einer Bandscheibe aus dem Zwischenwirbelraum oder von Hirnmasse bei einer offenen Schädelverletzung.

Prophylaxe
Krankheitsvorbeugung und -verhütung. Zur Krankheitsprophylaxe gehören Maßnahmen zur Unfallverhütung, Schutzimpfungen und die Einnahme von vor-

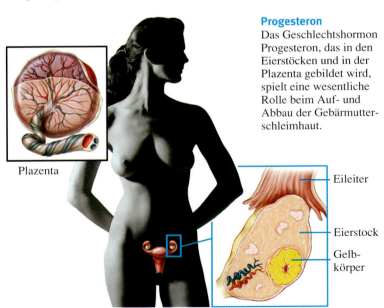

Progesteron
Das Geschlechtshormon Progesteron, das in den Eierstöcken und in der Plazenta gebildet wird, spielt eine wesentliche Rolle beim Auf- und Abbau der Gebärmutterschleimhaut.

Plazenta

Eileiter

Eierstock

Gelbkörper

beugenden Medikamenten. Auch eine gesunde Ernährung und Lebensweise dient der Verhütung von Krankheiten. Besonders Stoffwechsel- und Herz-Kreislauf-Erkrankungen kann auf diese Weise begegnet werden.

Prostata
Teil der männlichen Geschlechtsorgane. Die auch als Vorsteherdrüse bezeichnete Prostata ist etwa kastaniengroß und umschließt die Harnröhre an ihrer Austrittsstelle aus der Harnblase. Die Vorsteherdrüse sondert ein weißliches Sekret ab, das die Beweglichkeit der Spermien erhöht. Beim Samenerguß wird das Sekret durch kleine Ausführungskanäle in die Harnröhre entleert und so dem Sperma beigegeben.

Prostataadenom
Siehe *Prostatavergrößerung*

Prostatakrebs
Siehe S. 558

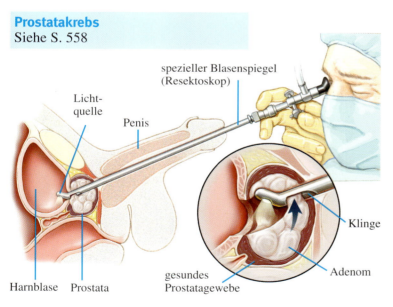

Prostatavergrößerung
Gutartige Vergrößerung der Vorsteherdrüse, auch als benigne Prostatahyperplasie, -hypertrophie oder Prostataadenom bezeichnet. Die allmähliche Vergrößerung der Prostata ist ein normaler Alterungsprozeß und beginnt bei fast allen Männern im Alter von etwa 45 Jahren. Eingeteilt wird die Vergrößerung in drei Stadien. Im Stadium I treten

Prostatavergrößerung
Die vergrößerte Prostata wird mit einem speziellen Instrument, das durch die Harnröhre eingeführt wird, entfernt.

die Unfähigkeit des spontanen Wasserlassens bei gleichzeitiger Abschwächung des Harnstrahls und nächtlicher Harndrang auf. Die Beschwerden nehmen im Stadium II zu, und die Harnblase kann häufig nicht vollständig entleert werden. In der Blase bleibt Restharn zurück. Im Stadium III kommen Schmerzen beim Wasserlassen und ständiges Harntröpfeln hinzu. Die Blase ist gedehnt und kann sich nicht mehr zusammenziehen. Fieber, Blasenentzündung, blutiger Urin und Harnrückstau sind zusätzliche Symptome.
Wegen des Harnstaus kann es zu einer Schädigung der Nieren durch den zurücklaufenden Urin kommen. Im Stadium II ist deshalb bereits eine operative Entfernung der Geschwulst notwendig. Im Stadium I und zu Beginn von Stadium II kann im Einzelfall durch pflanzliche Medikamente und Hormone die Prostata verkleinert werden.

Prostatitis
Akute oder chronische Entzündung der Vorsteherdrüse. Die Krankheitserreger können über die Harnröhre zur Prostata aufsteigen oder mit dem Blut in die Vorsteherdrüse gelangen und dort eine Infektion hervorrufen, die sich durch häufiges Wasserlassen (kleine Mengen), schmerzhafte Harn- und Stuhlentleerung, Fieber und Schüttelfrost bemerkbar macht. Es treten auch Schmerzen beim Geschlechtsverkehr auf.
Eine Prostatitis wird festgestellt, indem ein Arzt über den Mastdarm die Prostata abtastet, die bei Druck äußerst schmerzempfindlich ist. Außerdem werden Drüsensekret und Harn auf Bakterien untersucht. Zur Therapie werden Antibiotika eingesetzt. Außerdem muß der Betroffene viel Flüssigkeit zu sich nehmen, um die ableitenden Harnwege gut zu spülen.

Protein
Siehe *Eiweiß*

Pruritus
Siehe *Juckreiz*

Prostatakrebs

Oft verursacht diese Krankheit jahrelang keine Beschwerden. Manchmal bleibt dieser »schlummernde« Krebs sogar bis ins hohe Alter ohne weitere Folgen. In anderen Fällen überwuchert das Krebsgewebe schon frühzeitig die Prostata und bildet im ganzen Körper Tochtergeschwülste. Wird Prostatakrebs rechtzeitig entdeckt, sind die Heilungsaussichten sehr gut.

Die Prostata, auch Vorsteherdrüse genannt, ähnelt in ihrer Größe und Form einer Kastanie. Sie umschließt die Harnröhre des Mannes unmittelbar am Blasenausgang. Dort produziert sie eine milchig-schleimige Flüssigkeit, die sich beim Orgasmus mit den Samenzellen vermischt und sie beweglich macht.

Mit zunehmendem Alter neigt die Prostata dazu, sich zu vergrößern und dadurch die Harnröhre einzuengen. Dieses Wachstum ist keineswegs immer bösartig: Oft vermehren sich die Zellen zwar stärker, bleiben jedoch trotzdem normale Prostatazellen.

Zeichen einer Prostatavergrößerung

Typische Beschwerden bei einer Prostatavergrößerung – egal, ob gutartig oder bösartig – sind ein häufiger, auch nächtlicher Drang, Wasser zu lassen, dünnerer Harnstrahl, Nachträufeln und immer kleiner werdende Urinmengen. Im fortgeschrittenen Stadium kann es bei Prostatakrebs zu Blutbeimengungen im Urin oder in der Samenflüssigkeit kommen. Gelegentlich treten auch Kreuzschmerzen auf – ein Hinweis darauf, daß sich bereits Tochtergeschwülste an der Wirbelsäule gebildet haben.

Oft bleibt Prostatakrebs viel zu lange unbemerkt. Aus diesem Grund zählt er zu den häufigsten Todesursachen bei älteren Männern. Unabhängig davon, ob Beschwerden auftreten oder nicht, sollte daher jeder Mann ab 45 Jahren die Möglichkeit der jährlichen Vorsorgeuntersuchung wahrnehmen. Wird ein Prostatatumor rechtzeitig entdeckt, kann er fast immer erfolgreich operativ behandelt werden.

▼ Die Harnröhre verläuft unbehindert durch die gesunde Prostata (a), wo auch die Samenleiter in sie einmünden. Bei einem Tumor vergrößert sich die Vorsteherdrüse und engt die Harnröhre stark ein, was zu Beschwerden beim Wasserlassen führen kann (b).

Untersuchungsmethoden

Unmittelbar hinter der Prostata und der Blase verläuft der Enddarm. Deshalb kann der Arzt eine vergrößerte Vorsteherdrüse einfach und schmerzlos durch den After ertasten. Zusätzlich werden Größe und Form der Drüse oft noch durch eine Ultraschalluntersuchung überprüft. Einen Hinweis auf bösartige Wucherungen kann der Nachweis bestimmter Eiweißkörper im Blut geben. Größtmögliche Sicherheit erhält man jedoch erst durch die mikroskopische Untersuchung einzelner Zellen.

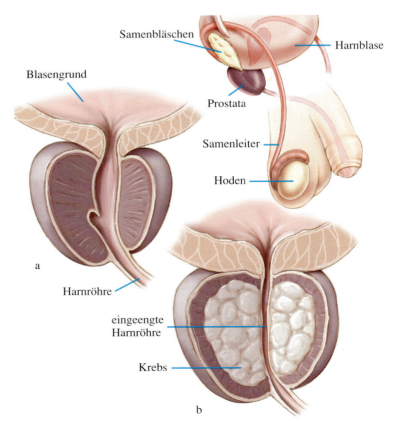

Prostatakrebs

Wie entsteht Prostatakrebs?
Über die Ursachen ist noch wenig bekannt. Sicher ist lediglich, daß die männlichen Hormone das Prostatawachstum fördern – die normale Entwicklung in der Jugend ebenso wie Wucherungen im Alter. Inwieweit äußere Einflüsse – z.B. die Ernährung – eine Rolle spielen, weiß man bisher nicht. Eine fettreiche Ernährung scheint jedoch die Entstehung von Prostatakrebs zu begünstigen. Möglicherweise können auch erbliche Faktoren das Erkrankungsrisiko erhöhen.

Behandlungsmöglichkeiten
Je nachdem, wie fortgeschritten der Krebs bereits ist, wird der Arzt zu unterschiedlichen Therapieformen raten. Insbesondere bei kleineren Tumoren bietet eine Operation die sicherste Heilungschance. Dabei werden über einen Bauchschnitt die gesamte Vorsteherdrüse, ein Teil des Harnleiters sowie die hinter der Prostata gelegenen Samenbläschen und die benachbarten Lymphknoten entfernt. Gute Ergebnisse bringt oft – gerade bei größeren Tumoren – auch eine Hormontherapie. Dabei wird der wachstumsfördernde Einfluß der männlichen Hormone auf die Prostata ausgeschaltet – entweder durch weibliche Hormone (Östrogene) oder durch Substanzen, die die Hormonproduktion und -wirkung hemmen. Das gleiche bewirkt die Entfernung der Hoden. Oft versucht man auch, die Krebszellen durch Strahlen oder chemische Substanzen (Chemotherapie) zu zerstören.

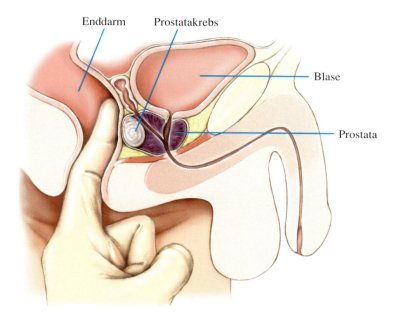

▲ Eine Vergrößerung der Prostata kann relativ einfach durch den After ertastet werden. Diese Untersuchung ist Bestandteil der regelmäßigen Krebs-Vorsorge.

▼ Sicherste Vorbeugung gegen Prostatakrebs – wie gegen alle anderen Krebsarten natürlich auch – ist das Einhalten der Vorsorgeuntersuchungen beim Arzt.

Das Leben geht weiter
Rechtzeitig entdeckt, ist Prostatakrebs heute in den meisten Fällen heilbar, wenn der Tumor vollständig entfernt werden kann. Dennoch bedeutet eine solche Diagnose für jeden Betroffenen einen tiefen Lebenseinschnitt. Die Krebsbehandlung kann unangenehme Begleiterscheinungen mit sich bringen. Nach einer Prostataoperation leiden manche Patienten unter einem unkontrollierten Harnabgang (Harninkontinenz). Meist geht das jedoch nach wenigen Wochen vorüber, wenn sich der Schließmuskel der Blase an die neue Situation gewöhnt und umgestellt hat.

Als wesentlich belastender empfinden viele Männer den möglichen Verlust ihrer Potenz. Bei etwa 90% aller Patienten kommt es nach einer Prostataoperation zu einem Verlust der Erektionsfähigkeit. Eine Entfernung der Hoden sowie eine Hormonbehandlung, die notwendig sein kann, wenn sich der Tumor bereits auf einen oder beide Hoden ausgedehnt hat, bedeuten einen noch gravierenderen Eingriff in die männliche Sexualität. Zärtlichkeit und Intimitäten können dennoch nach wie vor genossen werden – und mit verschiedenen medizinischen Hilfsmitteln ist sogar Geschlechtsverkehr möglich.

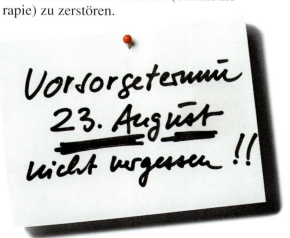

Pseudoallergie

Bezeichnung für Haut- und Schleimhautreaktionen, die einer echten Allergie zwar ähnlich sind, an denen das Immunsystem jedoch nicht beteiligt ist. Pseudoallergische Reaktionen werden durch Nahrungsbestandteile hervorgerufen (in Hummer und Erdbeeren), die z.B. die Mastzellen direkt aktivieren, oder durch Lebensmittel, in denen besonders viel Histamin, das für die allergische Reaktion verantwortliche Hormon, enthalten ist. Das sind vor allem Fisch, Wein und Käse. Die pseudoallergischen Beschwerden können sich beispielsweise in Fließschnupfen, Bindehautentzündung, Nesselsucht, Asthma oder Magen-Darm-Problemen äußern. Behandelt wird die Pseudoallergie durch das Meiden der entsprechenden Nahrungsmittel.

Pseudokrupp

Kehlkopfentzündung und Schleimhautschwellung unterhalb der Stimmbänder, die plötzlich bei kleinen Kindern auftreten. Typische Symptome sind Heiserkeit, tiefer, bellender und rauher Husten, pfeifende Atemgeräusche beim Ein- und Ausatmen, Erstickungsangst und manchmal auch Fieber. Die Beschwerden treten besonders nachts auf.

Als Ursachen kommt entweder eine durch Viren oder Bakterien hervorgerufene Entzündung in Frage (sogenannter Infekt- oder Grippekrupp), oder es handelt sich um einen krampfartigen (spastischen) Krupp, der allergisch bedingt ist. Letzterer scheint besonders im Herbst und Winter, bei nahenden oder bestehenden Kaltluftfronten und bei Wetterlagen mit verstärktem Staub- und Dunstgehalt der Luft aufzutreten.

Untersuchungen weisen darauf hin, daß es einen Zusammenhang zwischen Pseudokrupp und Luftverschmutzung – besonders bei hohen Schwefeldioxid-Konzentrationen – gibt. Auch psychische Faktoren zählen zu den Auslösern von Pseudokrupp.

Kalte und feuchte Raumluft und die Beruhigung des Kindes sind die ersten Maßnahmen, die man selbst durchführen kann. Wichtig ist eine ärztliche Betreuung, da unter Umständen Atemnot auftritt. Pseudokrupp wird mit Medikamenten behandelt, die die Schleimhautschwellungen abklingen lassen, manchmal sind zusätzlich Beruhigungsmittel und Kortison erforderlich.

Psoriasis

Siehe S. 618, *Schuppenflechte*

Psychoanalyse

Lehre, die vom Wiener Nervenarzt Sigmund Freud Ende des 19. Jahrhunderts begründet wurde. Die Psychoanalyse dient zum einen als Untersuchungsmethode zur Entschlüsselung unbewußter seelischer Vorgänge und zum anderen als psychotherapeutische Behandlungsmethode seelischer und psychosomatischer Erkrankungen. Sie geht davon aus, daß diese Störungen und Krankheitssymptome immer die Folge eines vorausgegangenen, oft bereits in der Kindheit stattgefundenen, unbewußten und unverarbeiteten inneren Konflikts sind. Während der psychoanalytischen Behandlung sollen dem Menschen diese inneren Prozesse bewußtgemacht werden.

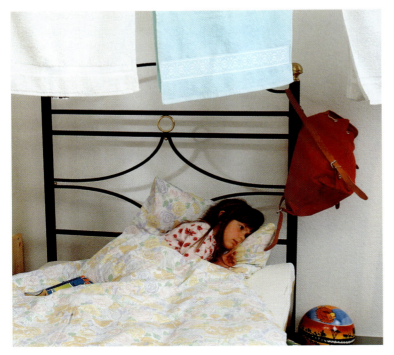

Pseudokrupp
Feuchte Tücher, die über dem Bett des Kindes aufgehängt werden, erhöhen die Luftfeuchtigkeit und bringen so Linderung bei akuten Beschwerden.

In den Therapiestunden, die sitzend oder liegend verbracht werden, läßt der Patient seinen Gedanken und Regungen freien Lauf (freie Assoziation) und berichtet diese. Der Therapeut deutet sie und macht so dem Patienten die möglichen zugrundeliegenden Konflikte bewußt. Außerdem werden während des Gesprächs auch die Konflikte in den wichtigsten Beziehungen und die Lebensgeschichte des Patienten aufgearbeitet. Die Sitzungen dauern etwa 45 bis 50 Minuten und finden meist mehrmals pro Woche über einen Zeitraum von zwei bis drei Jahren statt.

psychogen
Seelisch bedingt oder verursacht.

Psychopharmaka
Unter diesem Begriff werden die Medikamente zusammengefaßt, die auf das zentrale Nervensystem wirken und dadurch die psychischen Abläufe regulieren. Sie können eine beruhigende, dämpfende oder anregende Wirkung haben und so die Emotionen (Stimmungen, seelische Erregungen) beeinflussen. Zu ihnen zählen Beruhigungsmittel (Sedativa, Tranquilizer und Neuroleptika) und stimmungsaufhellende oder antriebssteigernde Mittel (Antidepressiva). Im weiteren Sinne gehören auch Medikamente zur Epilepsiebehandlung (Antiepileptika), Schlafmittel (Hypnotika) und anregende Medikamente (Amphetamine und einige Appetitzügler) dazu.
Bei vielen Psychopharmaka besteht die Gefahr psychischer Abhängigkeit. Deshalb müssen diese Medikamente verschrieben und ihre Einnahme vom Arzt überwacht werden. Außerdem sollte bei psychischen Problemen oder Erkrankungen immer auch nach anderen psychologisch-therapeutischen Möglichkeiten gesucht werden, da Medikamente zwar die Symptome beeinflussen, nicht jedoch die Ursachen verändern.

Psychose
Psychische Erkrankung, bei der es zu tiefgreifenden Veränderungen im Erleben eines Patienten kommt. Die Beziehung zur und die Reaktionen auf die Umwelt sind stark verändert. Der Betroffene leidet unter einer gestörten Realitätswahrnehmung und ist nicht in der Lage, seine Krankheit selbst zu erkennen und seine Situation realistisch einzuschätzen. Gleichzeitig ist er den Anforderungen seiner Umwelt nicht mehr gewachsen. Zu den Symptomen einer Psychose gehören Bewußtseins-, Gedächtnis- und Orientierungsstörungen mit Verwirrtheit, Wahnvorstellungen und Halluzinationen.
Es wird zwischen organisch bedingten und körperlich nicht begründbaren Psychosen unterschieden. Zu den organischen zählen Gehirnverletzungen, Infektionen, Gefäßerkrankungen und Tumoren des Gehirns, Stoffwechsel- und Hormonstörungen, Vergiftungen (z.B. durch Drogen, Alkohol, Medikamente). Zu den nicht körperlich bedingten Psychosen gehören die, bei denen es ausschließlich zur Störung der Erlebnis- und Gefühlswelt kommt. Dazu gehören Schizophrenie, Depression und Paranoia. Behandelt wird eine Psychose, indem entweder die zugrundeliegenden organischen Erkrankungen bekämpft werden oder mit Hilfe von Psychopharmaka, Psychotherapie bzw. durch das Vermeiden von auslösenden Substanzen wie Drogen, Alkohol und Medikamente.

Psychosomatik
Wissenschaft von der Wechselwirkung zwischen Seele (griech. = Psyche) und Körper (griech. = Soma). In der psychosomatischen Medizin geht man davon aus, daß sich seelische Belastungen und Konflikte immer auch körperlich äußern und daß es keine körperliche Erkrankung gibt, die sich nicht auch auf die Psyche niederschlägt.
Zu den psychosomatischen Befindlichkeitsstörungen gehören Schlafstörungen, Rückenbeschwerden und die sogenannte vegetative Dystonie, die auch als psychovegetatives Syndrom bezeichnet wird. Sie äußert sich in Symptomen wie Herzrasen, Kreislaufstörungen, Magen-

Psychotherapie

Darm-Beschwerden oder sonstigen Krankheitszeichen, die organisch nicht erklärbar sind. Zu den psychosomatischen Krankheiten zählen aber auch schwerere Organerkrankungen, bei deren Entstehung seelische Faktoren beteiligt sind, wie Bluthochdruck (essentielle Hypertonie), Magen- und Darmgeschwüre, Asthma, allergische Erkrankungen, Ekzeme der Haut und Schilddrüsenüberfunktionen. Die Behandlung erfolgt sowohl medikamentös als auch psychotherapeutisch, sofern der Patient dies wünscht. Allerdings ist es nicht immer möglich, zu allen Erkrankungen die seelische Komponente zu finden.

Psychotherapie
Siehe S. 564

Pubertät
Zeit der eintretenden Geschlechtsreife. Die Pubertät setzt individuell verschieden ein, findet jedoch bei Mädchen in der Regel früher statt (in Europa etwa zwischen dem neunten und 15. Lebensjahr) als bei Jungen (etwa zwischen dem 14. und 17. Lebensjahr). Auslöser der Pubertät sind Hormone (Gonadotropine), die in der Hirnanhangsdrüse produziert werden.

Mit Einsetzen der Pubertät entwickeln sich die Geschlechtsmerkmale zu voller Funktionsfähigkeit – Eierstöcke, Gebärmutter, Scheide und Schamhügel nehmen beim Mädchen an Größe zu; Hoden, Nebenhoden, Samenwege und Penis beim Jungen – und beide beginnen, Sexualhormone zu produzieren. Die Figur verändert sich. Bei Mädchen werden die Hüften runder, das Becken breiter, und die Brüste bilden sich. Es beginnt das Wachstum von Scham- und Achselbehaarung. Etwa mit dem zwölften Lebensjahr setzt die erste Menstruation ein. Bei Jungen bilden sich verstärkt Muskeln, es kommt zum Stimmbruch, Bart-, Scham-, Brust- und Achselhaare wachsen. Sowohl bei Jungen als auch bei Mädchen setzt ein Wachstumsschub ein, der nach der Pubertät endet, und das Körpergewicht nimmt zu. Die kör-

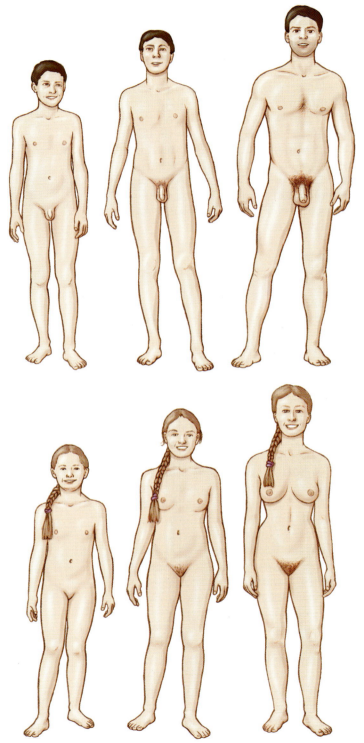

Pubertät
Während vor dem Einsetzen der Pubertät Jungen und Mädchen im Körperbau praktisch nicht zu unterscheiden sind, entwickelt sich nun eine typisch männliche bzw. weibliche Figur (Entwicklungsstadien beim Jungen im 8., 13. und 18., beim Mädchen im 8., 11. und 16. Lebensjahr).

perliche Entwicklung geht auch mit psychischen Veränderungen einher. Diese äußern sich in starken Stimmungsschwankungen und Unsicherheit, aber auch in übersteigerter Geltungssucht, wachsender Selbstkritik und Kritik an der Umgebung. Gleichzeitig nimmt der Wunsch nach sexueller Betätigung zu. Der seelische Reifeprozeß geht über die Pubertät hinaus und endet erst mit dem frühen Erwachsenenalter.

pulmonal
Die Lunge betreffend oder zur Lunge gehörend.

Pulmonalklappe
Die Pulmonalklappe ist eine der Herzklappen. Sie besteht aus drei halbmondförmigen Taschen und wird deshalb auch als Taschenklappe bezeichnet. Sie befindet sich am Übergang von der rechten Herzkammer in die Hauptlungenschlagader. Die Pulmonalklappe verhindert den Rückfluß des Blutes aus der Lungenschlagader in die Herzkammer.

Puls
Bei jedem Zusammenziehen des Herzmuskels (Systole) wird das Blut mit einem kräftigen Stoß gegen die Wand der herznahen Hauptschlagader (Aorta) gepreßt. Diese dehnt sich mit jedem Herzschlag aus, um die Blutmenge besser aufnehmen zu können. Es folgt die Erschlaffungsphase des Herzens (Diastole) – die Herzkammern füllen sich erneut mit Blut, und auch die Aortenwand zieht sich wieder zusammen. Da die Herzklappen jetzt verschlossen sind, kann das Blut nicht zurückfließen. Die sich zusammenziehende Gefäßwand erhöht gleichzeitig den Druck von außen auf das Blut. Es strömt weiter in den nächsten Gefäßabschnitt, der sich wiederum ausweitet und dann zusammenzieht. Auf diese Art und Weise ergreift die Druckwelle, die von dem rhythmischen Weit- und Engstellen der Aorta bestimmt ist, nacheinander alle Schlagaderwände und verteilt sich so über das gesamte Schlagadersystem.

In den oberflächlich gelegenen Schlagadern ist die Druckwelle als Puls zu spüren und teilweise auch zu sehen.

Der Puls entspricht dem Herzschlag: Bei Erwachsenen liegt die Pulsfrequenz zwischen 60 und 80 Schlägen pro Minute, bei Kleinkindern bei etwa 100 und bei Säuglingen bei etwa 120 Schlägen pro Minute.

Normalerweise ist der Puls regelmäßig. Je nach körperlicher Belastung und Trainingszustand des Herzens ist er jedoch höher oder niedriger. Bei gutem Trainingszustand kann er bei 60 Schlägen pro Minute liegen. Psychische Faktoren wie Freude, Ärger, Angst oder Schreck, aber auch manche Erkrankungen und Fieber verändern den Puls ebenfalls.

Pulsmessung
Gemessen wird der Puls an oberflächlich gelegenen Schlagadern (Arterien) mit den Kuppen von Zeige-, Mittel- und Ringfinger. Typische Meßpunkte sind entweder die Speichenarterie unterhalb der Handwurzel an der Daumenseite,

Fortsetzung auf S. 567

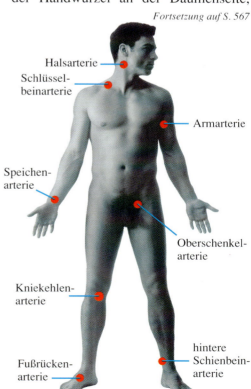

Halsarterie
Schlüsselbeinarterie
Armarterie
Speichenarterie
Oberschenkelarterie
Kniekehlenarterie
Fußrückenarterie
hintere Schienbeinarterie

Pulsmessung
Am stärksten ist der Puls an der Halsschlagader zu fühlen.

Psychotherapie

Die Psychotherapie ist keine Modeerscheinung. Sie hat eine lange Tradition. Bereits im alten Griechenland war es üblich, Kranke in den Tempel des Heilgottes Asklepios zum Heilschlaf zu bringen. Auch die Deutung von Träumen, besonders der sogenannten Tempelträume, sollte einen Weg zum Verständnis der Krankheit freilegen.

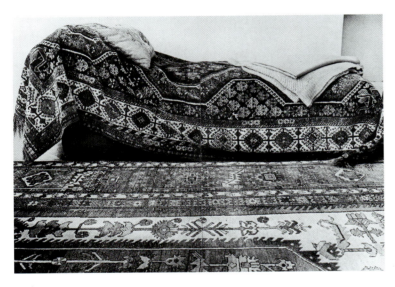

▲ Auf dieser Couch entspannten sich die Patienten Sigmund Freuds, während sie ihm ihr Unbewußtes offenbarten.

Über 2000 Jahre hat sich in der Psychotherapie nicht viel geändert, denn allen Richtungen ist gemeinsam, das Symptom, die Krankheitserscheinung, als Folge eines psychischen Problems zu deuten. So geht es bei allen Formen der Therapie darum, daß das Symptom den Patienten weniger einschränkt. Durch die Verhaltenstherapie soll das Symptom rasch zum Verschwinden gebracht werden oder ein anderer Umgang damit gelernt werden. In der analytischen bzw. tiefenpsychologischen Therapie liegt der Schwerpunkt dagegen darauf, zuerst zu verstehen, wie das Symptom sich entwickelt hat und was es für den Patienten bedeutet.

Das Unbewußte
Seit der Mitte des 19. Jahrhunderts nahm das Interesse an den Zusammenhängen zwischen Körper und Seele zu. Der Begriff Psychosomatik entstand. Dieses Fach entwickelte sich im Prinzip aus der Inneren Medizin. Zusätzlich revolutionierte damals die bahnbrechende Entdeckung des Unbewußten durch Sigmund Freud das Denken und führte zu einem neuen Menschenbild, das weit über die Behandlung von psychischen und psychosomatischen Erkrankungen hinausreicht. Unbewußt bedeutet, daß außer dem, das leicht erklärt werden kann, etwas im Menschen wirksam ist, das ihn zu Gedanken, Gefühlen und zu Verhaltensweisen verleiten kann, die er gar nicht beabsichtigt. So erscheint es ganz unverständlich, daß jemand, der für eine Prüfung gelernt hat und bei einer Probeabfrage alle Antworten wußte, in der Prüfungssituation plötzlich die einfachsten Fehler macht, oder daß die Migräne ausgerechnet am Sonntag einsetzt, bevor die Verwandten kommen.

Auch Träume gelten als Ausdruck des Unbewußten und können zeigen, womit jemand im Innern beschäftigt ist, ohne sich dessen bewußt zu sein.

Das Wissen über die Vorgänge des Unbewußten führt in der Regel schon zu einem leichteren und besseren Umgang des Menschen mit seinem Leben. Kommt es allerdings zu Krankheitserscheinungen, weist dies darauf hin, daß das psychische Gleichgewicht gestört ist. Eine Selbstbesinnung oder ein Gespräch über die eigene Situation helfen hier häufig bereits, Ursachen zu erkennen.

Psychoanalytische Verfahren
Nicht immer kann die Ursache von Störungen so leicht erkannt werden. Besteht z.B. eine neurotische Erkrankung, geht man davon aus, daß die Ursache in

Psychotherapie

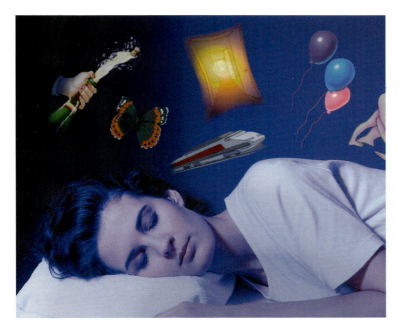

▲ Träume spielen in der klassischen Psychoanalyse eine große Rolle. Die Deutung ihrer Symbole ist ein Mittel bei der Suche nach den Auslösern eines Konflikts.

einem Konflikt liegt, der bereits während der Kindheit des Betreffenden aufgetreten ist. Mit Hilfe der von Sigmund Freud entwickelten Psychoanalyse wird versucht, diesen Konflikt zu finden und seine Bedeutung zu verstehen.

Der Ablauf und der Rahmen der psychoanalytischen Behandlung sind deshalb so eingerichtet, daß der Patient sein Unbewußtes in Ruhe entdecken und dem Therapeuten offenlegen kann. Hierzu ist viel Zeit und eine vertrauensvolle Beziehung zwischen Analytiker und Patient notwendig, die auch bei langsameren Fortschritten tragfähig bleibt.

Neben der »klassischen Analyse«, die mehrmals pro Woche auf der Couch liegend stattfindet, profitieren viele Patienten von psychoanalytischen Behandlungen, die hinsichtlich der Rahmenbedingungen abgewandelt sind.

Eine verwandte Therapieform ist die tiefenpsychologische Psychotherapie, die ebenfalls auf Freuds Theorien basiert. Die genannten Verfahren sind dadurch gekennzeichnet, daß sie alle Symptome einer psychischen Störung als Ausdruck des Unbewußten ansehen und Besserung eintritt, wenn dies durch die gemeinsame Arbeit von Patient und Analytiker verstanden wird.

Verhaltenstherapie

Die Verhaltenstherapie ist der zweite große Bereich der Psychotherapie. Hier wird versucht, die auftretenden Beschwerden bestimmten Situationen zuzuordnen, die in Protokollen beschrieben und mit Gefühlszuständen und Verhaltensweisen verknüpft werden. So kann man aus den genauen Aufzeichnungen in einem Tagebuch ablesen, daß z.B. Kopfschmerz immer dann auftritt, wenn am Wochenende Besuch kommt und Vorbereitungen getroffen werden müssen. Im Vordergrund steht dann die Frage nach dem Umgang mit dem Symptom und den auslösenden Situationen. Aus der Beobachtung des Verhaltens und dem anschließenden Gespräch darüber mit dem Therapeuten oder in einer Gruppe können neue Verhaltensweisen geübt und erlernt werden, um Fehlverhalten zu verringern. Verhaltenstherapeutische Verfahren sind auch dann von besonderem Nutzen, wenn Patienten sich in ihrem Leben aufgrund der psychischen Probleme nicht mehr zurechtfinden und einfache, aber grundlegende Bedürfnisse nicht mehr beachten, wie z.B. bei Patienten mit Suchtverhalten oder Eßstörungen.

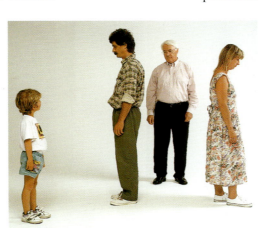

▲ In eine Familientherapie, die die Verhältnisse untereinander klären soll, werden alle Familienmitglieder mit einbezogen.

Gruppen- und Familientherapie

Sowohl die analytisch orientierte als auch die Verhaltenstherapie kann in Gruppen stattfinden. Wesentlicher Bestandteil dieser Methoden ist die Möglichkeit für die Patienten, zu erkennen, daß andere Menschen ebenfalls Probleme haben, und zu sehen, wie diese damit umgehen. Auch die Aspekte des Unbewußten können hier einbezogen werden.

Psychotherapie

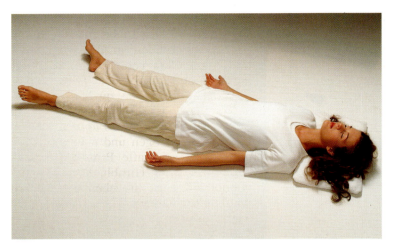

Eine Sonderform der Gruppentherapie ist die Familientherapie. Dabei geht man davon aus, daß das erkrankte Familienmitglied einen Hinweis auf oft lange bestehende und bisher nicht gelöste Konflikte gibt. Meist ist es leichter, bei anderen Probleme zu sehen, als bei sich oder in der eigenen Familie. Bei der Familientherapie steht nicht Schuldzuweisung im Mittelpunkt, sondern die Klärung der Beziehungen und der Schwierigkeiten, die die einzelnen Familienmitglieder miteinander haben. Deshalb ist es am wichtigsten, daß alle Beteiligten wieder ins Gespräch kommen, um sich selbst und gegenseitig besser zu verstehen.

▲ Besondere Formen von Entspannungsmethoden wie das autogene Training werden bei der Psychotherapie zur Unterstützung eingesetzt.

Körperorientierte Psychotherapie

Neben den Gesprächsverfahren haben körperorientierte Therapien einen festen Platz im psychotherapeutischen Behandlungsspektrum. Dabei geht es vor allem um die bewußte Steuerung von Körperfunktionen wie die Eng- und Weitstellung von Blutgefäßen. Bei der sogenannten Biofeedback-Behandlung von Migräne sind die Patienten angehalten, sich vorzustellen, daß sie durch einen immer enger werdenden Tunnel fahren. Ihre Blutgefäße, also auch die des Kopfes, sollen durch diese Vorstellung immer enger werden. Tatsächlich löst diese bewußte Selbsttäuschung bei vielen Menschen eine Engstellung ihrer Blutgefäße aus, und der Migräneschmerz wird gedämpft. Der Vorgang kann über ein spezielles Gerät gemessen und sogar auf einem Monitor sichtbar gemacht werden. Das autogene Training und andere Entspannungsverfahren wirken ebenfalls auf körpernahe Empfindungen, die mit starken Gefühlsregungen einhergehen.

Weitere Therapieformen

Psychoanalytische Verfahren und Verhaltenstherapie werden von den gesetzlichen Krankenkassen finanziert. Streng geregelte Ausbildungsgänge sind bei Ärzten und Psychologen die Voraussetzung, diese Therapieformen anwenden zu dürfen. Wertvolle zusätzliche Therapieverfahren wie Bewegungstherapie, Tanztherapie, Musiktherapie, Gestaltungs- bzw. Kunsttherapie und auch Hypnose werden ebenfalls von Therapeuten angeboten, die sich in speziellen Ausbildungsgängen qualifiziert haben. Die genannten Therapieformen werden meist in speziellen Kliniken angewandt.

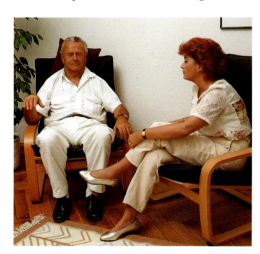

▶ Die Hypnose ist ein Randgebiet der Psychotherapie und wird besonders zur Schmerzbehandlung eingesetzt.

Die vielfältigen Angebote im Bereich der Psychotherapie können für jemanden, der eine geeignete Behandlung sucht, unübersehbar sein. Außerdem locken zahlreiche, oft vielversprechende Angebote, und ständig werden neue Methoden entwickelt. Beratung und Orientierung bei der Suche nach einer geeigneten Therapie bietet in der Regel der Hausarzt.

Fortsetzung von S. 563

die Oberschenkelarterie in der Leistenbeuge oder die Schlüsselbeinarterie seitlich am Hals in der Schlüsselbeingrube. Dabei wird der Puls 15 Sekunden lang gezählt und anschließend mit vier multipliziert. Auf diese Weise erhält man die Anzahl der Pulsschläge pro Minute.

Punktion
Einführung einer Hohlnadel in ein Organ, ein Gewebe, ein Blutgefäß, eine normalerweise bestehende Körperhöhle oder in einen Hohlraum, der sich durch einen Krankheitsprozeß gebildet hat.
Mit Hilfe der Punktion können Blut oder Gewebe entnommen, krankhafte Ansammlungen von Flüssigkeit abgesaugt oder Kontrastmittel sowie Medikamente eingespritzt werden. Eine Punktion dient auch diagnostischen Zwecken.

Pupillenreaktion
Natürliche Eng- und Weitstellung der Pupillen. Sie verengen sich beide bei Lichteinfall bzw. Helligkeit, auch wenn nur ein Auge eine Lichtveränderung erfährt, und werden in der Dunkelheit weit. Außerdem verändern sie sich bei Sehvorgängen (bei nahem Sehen verengen sich die Pupillen zur Scharfeinstellung des Auges). Auch psychische Vorgänge beeinflussen die Pupillenreaktion ebenso wie Drogen und manche Medikamente. Krankhafte Prozesse im Gehirn, z.B. eine Hirnblutung oder ein Tumor, können sich ebenfalls auf die Pupillen auswirken.

Purine
Auch als Purinkörper bezeichnete farblose, wasserlösliche Kristalle. Aus dem Purinstoffwechsel entsteht als Abbauprodukt Harnsäure, die über den Urin ausgeschieden wird. Ist der Purinstoffwechsel gestört, kommt es zur Einlagerung von Harnsäurekristallen in bestimmten Geweben und Organen. Im Fall einer solchen Stoffwechselstörung müssen purinhaltige Nahrungsmittel (vor allem Fleisch, Hirn und Innereien wie Leber, Herz und Nieren) gemieden werden. Siehe auch *Gicht*

Pyelitis
Siehe *Nierenbeckenentzündung*

Pyelographie
Röntgenuntersuchung des Nierenbeckens mit Hilfe eines Kontrastmittels.

Pylorusstenose
Siehe *Magenpförtnerkrampf*

Pyretika
Medikamente, die fiebererzeugend wirken. Sie werden eingesetzt, um die Abwehrkräfte zu steigern.

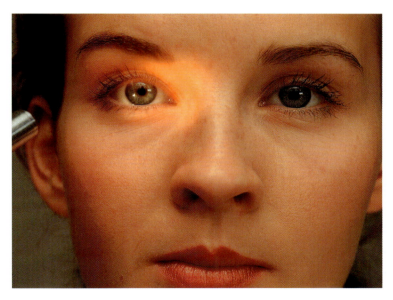

Pupillenreaktion
Von zwei Muskeln wird die Größe der Pupille gesteuert.

Q

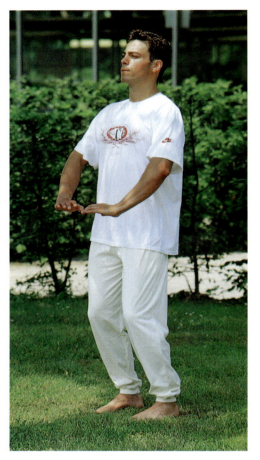

Qigong
Traditionelle Entspannungs- und Meditationsübungen aus China. Nach dieser Lehre gibt es im Körper Leitungsbahnen für die Lebensenergie »qi«, die man aufspüren und nutzen kann. Dazu konzentriert sich der Übende auf den Atem, auf Bilder, die eine der Körperübungen oder eine Vorstellung beschreiben, und auf die Körperbewegung selbst. Mit Qigong sollen Beschwerden gelindert und der allgemeine Gesundheitszustand gefördert werden.

Quaddel
Rötliche oder blasse Hauterscheinung, die als Verwölbung auf der Haut zu tasten ist, wie sie als Reaktion auf die Berührung mit Brennesseln entsteht. Die allergisch bedingte Nesselsucht führt ebenfalls zu Quaddelbildung. Bei dieser Erkrankung treten die meist stark juckenden Quaddeln schubweise auf und verschwinden rasch wieder.
Quaddeln nennt man auch eine Methode der Schmerzbehandlung, bei der schmerzlindernde Medikamente unter die Haut gespritzt werden und entsprechende Hauterscheinungen entstehen.

Quaddel
Zur Schmerzbehandlung wird ein Medikament unter die Haut gespritzt, das über einen längeren Zeitraum seine Wirkung entfaltet.

Qigong
Wie die Akupunktur beruht Qigong auf der Annahme, daß die Lebensenergie, die dem traditionellen chinesischen Menschenbild gemäß im Körper fließt – das Qi –, für Gesundheit und Wohlbefinden verantwortlich ist.

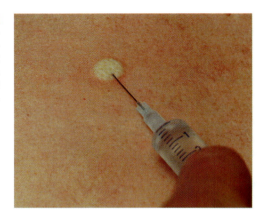

Quarkwickel
Hausmittel zur Behandlung von Gelenkschmerzen. Der Quark wird dazu etwa fingerdick auf ein Lein- oder Baumwolltuch aufgetragen, um das Gelenk gelegt und mit einem leichten Tuch, dann mit einem Frotteehandtuch abgedeckt.

Quecksilbervergiftung
Vergiftung durch Aufnahme von Quecksilber über Atemwege, Haut oder Mund, meist im industriellen Bereich (Herstellung von Thermometern, Batterien und Desinfektionsmitteln). Akut treten aufgrund der Ätzwirkung starke Magen-Darm-Beschwerden mit heftigem Erbrechen und blutigen Durchfällen auf. Der Speichelfluß ist verstärkt. Die anfänglich überschießende Urinproduktion wird bei eintretendem Nierenversagen eingestellt. Sofortige ärztliche Versorgung ist dringend notwendig. Chronische Vergiftungen durch Quecksilber zeigen sich an Entzündungen des Zahn-

fleischs, Zahnausfall und einer typischen Zahnfleischveränderung, dem blauvioletten Quecksilbersaum. Außerdem treten psychische und neurologische Zeichen wie Mattigkeit, Reizbarkeit und Gehstörungen auf.
Ob die Menge an Quecksilber, die aus Amalgamfüllungen freigesetzt wird, zu Schädigungen führt, ist umstritten.

Quellstoffe
Quell- oder Ballaststoffe (meist Pflanzenfasern) speichern im Darm Wasser, quellen auf und regen durch ihr vergrößertes Volumen die Verdauung an. Der Mangel an Quellstoffen in der Ernährung, z.B. bei einseitiger Kost (Weißbrot, Kuchen, fette Speisen), verursacht Darmträgheit, wodurch Darmerkrankungen und Darmkrebs gefördert werden. Mit Rohkost, Gemüse, Salat, Obst, Haferflocken und Vollkornbrot ist der tägliche Speiseplan vielseitig mit Quell- und Ballaststoffen ausgestattet.

Querdarm
Teil des Dickdarms, der quer zur Körperachse verläuft. Siehe auch S. 55, *Der menschliche Organismus – Darm*

Querlage
Das geburtsbereite Kind liegt nicht mit dem Kopf nach unten, sondern quer in der Gebärmutter und zur Körperachse der Mutter. Wenn keine geburtshelferischen Maßnahmen wie Wendung des Kindes oder Einleitung eines Kaiserschnitts ergriffen werden, besteht für Mutter und Kind Lebensgefahr. Die Überdehnung der Gebärmutter kann zu einer Zerreißung führen. Durch regelmäßige Vorsorgeuntersuchungen und Betreuung durch Arzt und Hebamme ist die Gefahr rechtzeitig zu erkennen.

Querschnittslähmung
Lähmung, die durch eine Unterbrechung der Nervenleitungsfasern im Rückenmark hervorgerufen wird. Durch Unfälle, Blutungen, Tumoren und bestimmte Rückenmarkserkrankungen kann das Rückenmark so geschädigt werden, daß eine Querschnittslähmung auftritt. Je höher sich die Schädigung im Rückenmark befindet, desto mehr Körperteile sind betroffen. Besonders bei sehr hoch liegenden Verletzungen der Halswirbelsäule kann die Atmung eingeschränkt sein. Ohne sofortige Hilfe führt eine Atemlähmung zum Tod. Bei einer vollständigen Querschnittslähmung fallen alle Bewegungsmöglichkeiten und Gefühlsempfindungen unterhalb der Schädigung aus, die Gliedmaßen sind schlaff und die Funktionen der Ausscheidungsorgane und der Geschlechtsorgane beeinträchtigt. Ist das Rückenmark nur teilweise geschädigt, sind die Funktionseinbußen weniger ausgeprägt.

Quickwert
Bluttest zur Überprüfung der Blutgerinnung. Bei Patienten, die zur Blutverdünnung Medikamente einnehmen müssen, wird regelmäßig der Quickwert überprüft. Der Test gibt Aufschluß darüber, ob die Gerinnungsfaktoren im Blut ausreichend, aber nicht zu stark gehemmt sind. Da die Blutgerinnung vom Vitamin-K-Gehalt des Blutes und von der Leberfunktion abhängig ist, kann der Quickwert auch durch Lebererkrankungen verändert sein.

Quincke-Ödem
Allergisch bedingte extreme Anschwellungen des Unterhautgewebes. Meist sind Lippen, Augenlider oder Genitalien betroffen. Üblicherweise schwellen die nichtjuckenden Veränderungen nach wenigen Stunden wieder ab. Lebensgefährlich ist die Gewebeschwellung, wenn der Rachen oder der Kehlkopf durch das Ödem verschlossen wird. Dann muß sofort eine Notfallbehandlung eingeleitet werden.

Reanimation

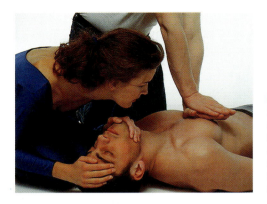

Reanimation
Zur Wiederbelebung sind die Herzdruckmassage und die Atemspende durch Mund-zu-Mund- oder Mund-zu-Nase-Beatmung notwendig.

Reanimation
Wiederbelebung. Nach der ABC-Notfallregel besteht immer dann Lebensgefahr für einen Menschen, wenn die **A**tmung, das **B**ewußtsein oder die **C**irculation (Herz-Kreislauftätigkeit) ausfällt. Lagerung, Beatmung und Herzmassage sind die notwendigen Erste-Hilfe-Maßnahmen. Siehe S. 775, *Erste Hilfe – Wiederbelebung*

von-Recklinghausen-Krankheit
Erblich bedingte Erkrankung mit Haut-, Nerven- und Knochenveränderungen, die bei einem Drittel der Betroffenen nicht oder nur durch mehrere typische kaffeebraune (café-au-lait) Flecken bei der Geburt oder im Kleinstkindalter in Erscheinung tritt. Außerdem können unregelmäßig verteilte und unterschiedlich große Hautgeschwülste und Knoten auftreten. Die Knoten befallen auch das Nervensystem. Bei Befall des Gehirns kann es zu Schwindel, Gangstörungen, aber auch zu Blind- und Taubheit kommen. Knoten in Knochennähe verursachen Schädigungen wie Zackenbildung an den Wirbeln. Das Knochenwachstum ist insgesamt verändert: Sie sind faseriger und teilweise von blasenartigen Hohlräumen durchsetzt.

Reduktionsdiät
Verringerte Kalorienaufnahme zur Gewichtssenkung. Nicht nur Figurprobleme, sondern auch die gesundheitsschädigenden Folgen des Übergewichts legen eine Reduktionsdiät nahe. Siehe S. 86, *Ernährung*

Refertilisierung
Wiederherstellung der Fruchtbarkeit nach vorausgegangener Unterbrechung der Ei- bzw. der Samenleiter. Eine operative Sterilisation ist nur schwer – beim Mann allerdings leichter als bei der Frau – wieder rückgängig zu machen. Die Erfolgsquote liegt bei nur etwa 50%. Die Sterilisation als Mittel zur Empfängnisverhütung sollte deshalb sorgfältig erwogen werden.

reflektorisch
Unmittelbare Reaktionen auf Reize, die nicht vom Willen gesteuert und beeinflußt werden. Durch einen Reiz wird ein Nervenimpuls ausgelöst und ins Rückenmark weitergeleitet. Bereits hier wird – unabhängig von der Bewußtwerdung des Reizes im Gehirn – eine Reaktion als Reflex ausgelöst.

Reflex
Ein Reflex kann nicht willentlich unterdrückt werden; er wird nicht vom Gehirn, sondern von Nervenzellen im Rückenmark ausgelöst.

Reflex
Auslösung einer unwillkürlichen Bewegung oder eines Vorgangs aufgrund eines Reizes. Am bekanntesten sind der

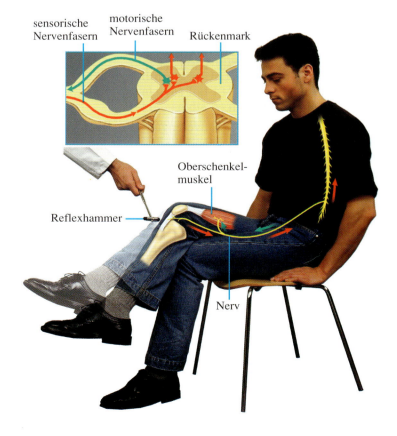

Kniesehnenreflex, der durch einen Schlag knapp unterhalb der Kniescheibe ausgelöst wird, und der Pupillenreflex, der – je nach Lichtintensität – die Pupille weitet oder engstellt.

Über Reflexe ist der Körper in der Lage, unmittelbar und schnell auf äußere Reize zu reagieren. Viele Schutzmechanismen des Körpers laufen als Reflexe ab. Die Entwicklung von Babys und Kleinkindern kann anhand der Reflexentwicklung beurteilt werden.

Nicht vorhandene oder gestörte Reflexe können auf neurologische Erkrankungen oder Rückenmarksschäden hindeuten.

Regelblutung
Siehe *Menstruation*

Regelstörung
Siehe *Zyklusstörungen*

Regenbogenhaut
Siehe *Iris*

Regionalanästhesie
Siehe *Betäubung, örtliche*

Rehabilitation
Maßnahmen zur Förderung und Wiederherstellung der körperlichen, seelischen und auch sozialen Fähigkeiten eines Menschen. Rehabilitation hat unterschiedliche Schwerpunkte und bezieht sich auf den medizinischen, beruflichen und sozialen Bereich. Die bekannteste medizinische Rehabilitationsmaßnahme ist die Kur. Andere Hilfen zur Förderung und Wiederherstellung betreffen körperlich oder geistig Behinderte.

Die Nachsorge nach Krebserkrankungen oder Unfällen gehört ebenfalls zur medizinischen Rehabilitation. Auch die Therapien nach dem Entzug von Alkohol oder Drogen werden als Rehabilitation bezeichnet. Die Maßnahmen werden in der Regel von den Sozialversicherungen finanziert.

Reifezeichen des Neugeborenen
Zu den Anzeichen, die bei Neugeborenen auf eine vollständige körperliche Entwicklung hindeuten, zählen: eine Körperlänge von mehr als 48 Zentimetern und ein Körpergewicht über 2500 Gramm, gut pralle Fettpolster, eine dünne Behaarung (Lanugo-Behaarung) nur noch im Schulter-Oberarmbereich, Finger- und Zehennägel überragen die Fingerkuppen, die Ohrknorpel weisen eine deutliche Formung wie beim Erwachsenen auf, bei Mädchen überdecken die großen Schamlippen die kleinen, beim Jungen liegen die Hoden im Hodensack. Bei Früh- oder Mangelgeburten fehlen die Reifezeichen, oder sie liegen unvollständig vor. Das Neugeborene kann dann Schwierigkeiten haben, sich auf die Anforderungen außerhalb des mütterlichen Körpers einzustellen.

Reinfarkt
Zweiter Herzinfarkt. In den ersten Monaten nach einem überstandenen Herzinfarkt ist das Risiko, einen gefährlichen Reinfarkt zu erleiden, sehr groß, besonders wenn der erste Infarkt einen großen Teil des Herzmuskels geschädigt hat. Durch Veränderung der Lebensweise mit Umstellung der Ernährung und Einnahme blutverdünnender Medikamente kann die Wahrscheinlichkeit eines zweiten Herzinfarkts eingedämmt werden. Siehe auch S. 358, *Herzinfarkt*

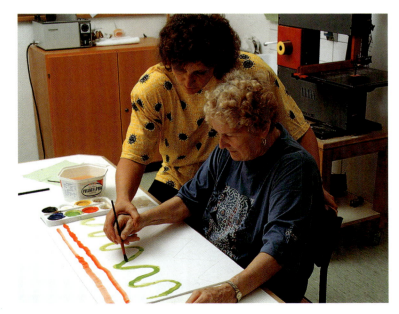

Rehabilitation
Nach einem Schlaganfall müssen bei Lähmungserscheinungen häufig nicht nur Bewegungen trainiert werden; die Koordination von Auge und Hand wird – besonders durch Malübungen – neu erlernt.

Reiseapotheke
Zusammenstellung von Arznei- und Verbandmitteln für eine Reise. Medikamente, die man regelmäßig einnehmen muß, sollten in ausreichender Menge vorhanden sein, da man nicht davon ausgehen kann, daß man sie am Urlaubsort problemlos erhält. Außerdem gehören Mittel gegen die häufigsten Bagatellerkrankungen (Fieber- und Schmerzmittel, Tabletten gegen Durchfall etc.), Mittel gegen Reisekrankheiten (Schwindel und Übelkeit) sowie Pflaster und einfaches Verbandmittel in die Reiseapotheke.

Bei Fernreisen – besonders in tropische Regionen – sollte man sich bei der Zusammenstellung der Reiseapotheke unbedingt mit dem Hausarzt beraten. Er weiß, ob spezielle Medikamente wie Malariamittel eingenommen werden müssen.

Reisediarrhö
Magen-Darm-Beschwerden während einer Reise durch veränderte Ernährung oder Krankheitserreger. Die Erkrankung setzt akut ein mit Schwindel, Übelkeit und Erbrechen, Bauchkrämpfen und Durchfällen, die meist von selbst aufhören. Wenn der Durchfall trotz Einnahme von Medikamenten länger als drei Tage andauert oder mit weiteren Symptomen einhergeht, muß ein Arzt hinzugezogen werden. Um sich vor einer Reisediarrhö zu schützen, sollte man nur frisch gekochte oder gebratene Speisen, schälbare Früchte und Getränke mit Kohlensäurezusatz oder Tee zu sich nehmen und auf Salate, Eiszubereitungen und ungekochtes Gemüse verzichten. Wenn es doch zur Reisediarrhö kommt, ist der Flüssigkeitsersatz durch leicht gesüßte und gesalzene Getränke wichtig.

Reisekrankheiten
Siehe S. 576

Reizblase
Harnblase, die leicht auf verschiedene Reize reagiert. Relativ häufig leiden Frauen in den Wechseljahren unter einer Reizblase. Sie macht sich bemerkbar durch häufiges, bei Kälte verstärktes Harndranggefühl, ohne daß nennenswerte Urinmengen abgehen und organische Veränderungen bestehen. Bei Erkrankungen des Nervensystems kann eine Reizblase auch infolge einer Blasenschrumpfung auftreten. Der Harndrang entsteht dann durch den Dehnungsreiz, den eine relativ geringe Urinmenge auf die Blase ausübt.

Reizdarm
Bauchschmerzen, Verstopfung oder Durchfälle ohne bestimmte Auslöser. Frauen sind dreimal so häufig betroffen wie Männer. Die Beschwerden werden von krampfartigen bis andauernden Schmerzen begleitet. Durchfälle treten oft morgens auf. Oft bestehen zusätzlich depressive Stimmungslagen, Müdigkeit und Konzentrationsschwierigkeiten. Der Reizdarm kann auch lediglich mit Durchfällen ohne Schmerzen oder weitere Symptome reagieren. Um andere Ursachen auszuschließen, ist eine Reihe von Untersuchungen notwendig. Da die Erkrankung eng mit psychischen Faktoren zusammenhängt, kann eine psychotherapeutische Behandlung die Beschwerden lindern.

Reizgase
Gase, die die Schleimhäute von Augen, Nase, Mund, Rachen und Bronchien reizen. Zu ihnen zählen Schwefeldioxid, Salzsäuredämpfe, Ozon und Stickoxide. Die akute Wirkung von Reizgasen zeigt sich in roten und tränenden Augen, Halskratzen, Hustenreiz und Kopfschmerzen.

Reizleitungssystem
Der Herzschlag wird von zwei Reizleitungszentralen und verschiedenen Leitungsbahnen des Herzens gesteuert. Gemeinsam bilden sie das Reizleitungssystem. Die Reizleitungszentralen (der Sinusknoten in der rechten Herzvorhofwand und der AV-Knoten am Übergang vom rechten Vorhof zur rechten Herzkammer) senden elektrische Impulse

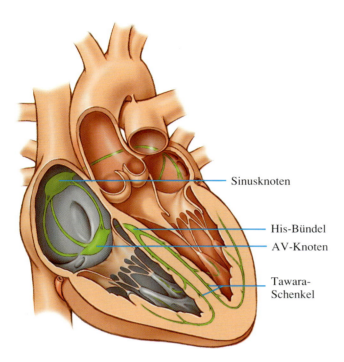

aus, die über die Leitungsbahnen (His-Bündel, Tawara-Schenkel und Purkinje-Fasern) zu den Muskeln geleitet werden. Durch diesen Impuls kommt es zum rhythmischen Zusammenziehen und Entspannen des Herzmuskels, dem Herzschlag. Die Herzfunktion ist auf diese Weise von Impulsen des Gehirns und des zentralen Nervensystems weitgehend unabhängig.

Ist das Reizleitungssystem gestört, weil durch einen Herzinfarkt Teile des entsprechenden Gewebes abgestorben sind, kommt es zu einer erheblichen Beeinträchtigung der Herzfunktion.

Reizmagen

Reizung des Magens durch Kaffee, Alkohol, Tabak, große Mengen Süßigkeiten und unregelmäßiges Essen. Der Reizmagen geht mit Appetitlosigkeit, Völlegefühl und Sodbrennen einher. Die Magenschleimhaut kann entzündet sein, meist zeigen die organbezogenen Untersuchungen jedoch einen normalen Befund. Gelegentlich kann die Salzsäureausschüttung erhöht sein. Ähnlich wie beim Reizdarm können psychische Faktoren wie Unruhe, Angespanntheit und Ärger eine Rolle spielen. Neben der Umstellung von Ernährungsgewohnheiten ist eine veränderte Lebensweise die wirkungsvollste Behandlung eines Reizmagens.

Reizleitungssystem
Die elektrischen Impulse, die den Herzschlag bewirken, werden – anders als bei allen anderen Organen – im Herzen selbst erzeugt.

Reiztherapie
Unspezifische, nicht auf ein bestimmtes Organ, sondern auf den gesamten Körper gerichtete Reize führen zur Beeinflussung von Stoffwechselvorgängen. Sie wird z.B. mit Licht, Wärme, Kälte, Eigenblutbehandlung oder homöopathischen Arzneimitteln durchgeführt.

rektal
Zum End- oder Mastdarm gehörend. Am bekanntesten sind die rektale Körpertemperaturmessung im After und die rektale Verabreichung von Medikamenten in Form von Zäpfchen. Gerade wenn Übelkeit und Brechreiz vorliegen und das Arzneimittel nicht über den Magen-Darm-Trakt aufgenommen werden kann, ist die rektale Anwendung von Vorteil.

Rektoskopie
Siehe *Darmspiegelung*

Rektum
Siehe *Enddarm*

REM-Schlaf
Schlafphase, die durch schnelle Augenbewegungen charakterisiert ist (REM = engl. **r**apid **e**ye **m**ovements). Während des Schlafs bilden die REM-Phasen mit den anderen Schlafstadien zusammen Zyklen von 90 Minuten Dauer. Sie wechseln sich ab mit den Non-REM-Phasen (NREM), in denen die unruhigen Augenbewegungen nicht auftreten. Die Dauer der REM-Phasen nimmt im Laufe der Nacht von etwa zehn auf 40 bis 50 Minuten zu. Wird jemand aus dem REM-Schlaf geweckt, ist es wahrscheinlich, daß er sich an einen Traum erinnert. Der REM-Schlaf wird als das Traumstadium angesehen; er ist besonders tief und die Muskulatur erschlafft. In den Non-REM-Phasen ist das Wahrnehmungsvermögen für äußere Reize erhöht und die Weckbarkeit größer.

Reisekrankheiten

Wohin soll die Reise gehen? Ist das Flugzeug, das Auto oder das Schiff das ideale Verkehrsmittel? Und was gehört in die Reiseapotheke? – Diese Fragen sollten bei der Ferienplanung eine Rolle spielen, damit der Urlaub auch tatsächlich hält, was er verspricht, und die Tage in der Sonne nicht plötzlich von Unwohlsein oder Krankheiten überschattet werden.

Wer gesund ist, kann problemlos überall hin verreisen. Doch dies trifft leider nicht auf jeden zu. So sind z.B. für Menschen mit einem schweren Herzklappenfehler oder mit schwerer Angina pectoris heiße Regionen nicht zu empfehlen. Auch Schwangere sollten sich überlegen, ob ein Urlaub in den Tropen unbedingt sein muß.

▲ Den meisten Reisekrankheiten kann man vorbeugen. Dazu ist es im Flugzeug allerdings meistens zu spät!

▼ Eine Reiseapotheke sollte im Gepäck nie fehlen. Neben Mitteln gegen kleinere Gesundheitsstörungen und Verbandmaterialien dürfen Medikamente, die man regelmäßig einnehmen muß, nicht fehlen.

Was gehört in die Reiseapotheke?
Unpäßlichkeiten oder kleine Verletzungen trüben schnell die Urlaubsfreude. Deshalb empfiehlt sich die Mitnahme einer Reiseapotheke. Sie sollte allerdings nicht erst in der letzten Minute zusammengestellt werden, damit auch noch Fehlendes besorgt werden kann. Nicht fehlen dürfen:

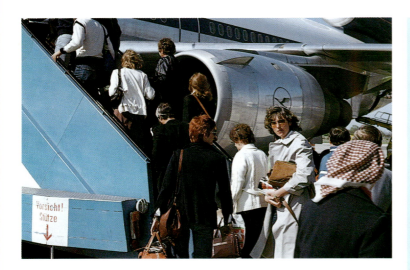

- Tabletten gegen Übelkeit,
- ein Schmerz- und fiebersenkendes Mittel,
- ein Magen-Darm-Medikament gegen Durchfall, aber auch gegen Verstopfung,
- ein Erkältungs- bzw. Grippemittel,
- ein Mittel zur Desinfektion von kleinen Wunden,
- Augentropfen gegen Bindehautreizung und -entzündung,
- eine Salbe gegen Pilzerkrankungen der Haut,
- ein Insektenschutzmittel,
- Creme oder Gel zur Behandlung von Insektenstichen und Sonnenallergie,
- Creme oder Gel zur Behandlung von Sonnenbrand,
- Creme oder Salbe gegen Prellungen und Verstauchungen,
- eine elastische Bandage, Pflaster und Mullbinden,
- eine Pinzette, um Stachel oder Splitter zu entfernen und
- ein Fieberthermometer.

Regelmäßig benötigte Medikamente dürfen auf keinen Fall vergessen werden! Ein ausreichend großer Vorrat von ihnen sollte in den Koffer und eine kleinere Ration für die Reise griffbereit in die Handtasche gepackt werden. Bei Flugreisen empfiehlt es sich, für den Fall, daß das Fluggepäck nicht pünktlich am Ziel ankommt, eine für mindestens zwei Tage ausreichende Menge im Handgepäck mitzunehmen.

Reisekrankheiten

Beschwerden vorbeugen

Auch für unterwegs gilt es einiges zu beachten. Zu enge Kleidung sowie stundenlanges, eingezwängtes Sitzen ist für niemanden gesund. Wer unter Krampfadern leidet, sollte sich unbedingt zwischendurch die Beine vertreten, damit der Blutfluß wieder in Schwung kommt. Sonst besteht – besonders bei Menschen mit einem Venenleiden – die Gefahr, daß sich ein Blutgerinnsel bildet. Deshalb sollte man auf der Fahrt mit dem eigenen Auto häufiger Pausen einlegen und sich Bewegung auf dem Rastplatz verschaffen. Gymnastische Übungen zwischendurch regen nicht nur den Kreislauf an, sie lösen auch Muskelverspannungen und vertreiben beim Fahrer die Müdigkeit. Flugreisenden ist bei längeren Flügen Fußgymnastik zu empfehlen.

Fliegen ist nicht für jeden geeignet, denn die Druckverhältnisse in der Flugkabine wirken auf den Organismus. So vertragen Personen, die an einer akuten Mittelohrentzündung, einer Herz-Kreislauf- oder Lungenerkrankung leiden oder erst kürzlich operiert wurden, eine Flugreise möglicherweise nicht. In diesen Fällen ist eine Absprache mit dem Hausarzt erforderlich.

Wer regelmäßig Medikamente einnimmt, muß vor einem Langstreckenflug ebenfalls den Arzt aufsuchen, da größere Zeitverschiebungen möglicherweise beachtet werden müssen. Auch können sich Veränderungen in der Dosierung ergeben. So benötigen Epileptiker eine höhere Dosis ihrer Medikamente, da Fliegen die Anfallsbereitschaft steigert.

Reiseübelkeit

Ob im Auto, Flugzeug oder Schiff, reisekrank kann man überall werden. Die Wahrnehmung über die Augen und das gleichzeitige Schütteln und Schwanken des Reisegefährts irritieren das Gleichgewichtsempfinden. Die Folgen sind Müdigkeit, Kopfschmerzen, Schwindel,

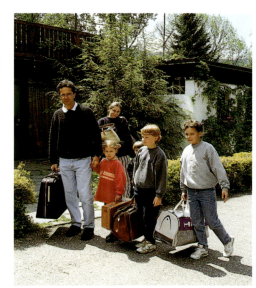

▶ Gerade für den Familienurlaub sollte eine gute Gesundheitsvorsorge für unterwegs und die Zeit am Urlaubsort selbstverständlich sein.

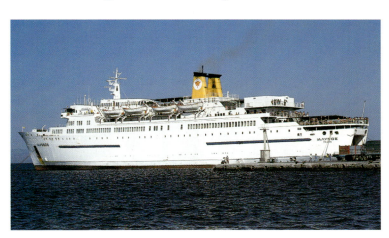

▼ Nicht nur auf dem Schiff kann man seekrank werden. Das Gleichgewichtsorgan im Innenohr gerät auch häufig bei Flug- oder Busreisen und selbst im Auto durcheinander.

Kreislaufbeschwerden, Übelkeit und Erbrechen. Damit es gar nicht erst soweit kommt, kann man bereits vorbeugend einiges tun. Dazu gehört die Wahl möglichst des Sitzplatzes, bei dem die Fahrtbewegungen am wenigsten zu spüren sind. Während der Fahrt sollte man nicht lesen und für ausreichend frische Luft sorgen. Deshalb ist es bei einer Schiffsreise sinnvoll, sobald sich erste Anzeichen einer Seekrankheit bemerkbar machen, an Deck zu gehen. Tritt Übelkeit auf, hilft es, sich auf einen ruhigen Punkt in der Ferne zu konzentrieren und tief durchzuatmen.

Tabletten gegen Reisekrankheit sollten etwa eine Stunde vor Reisebeginn eingenommen werden. Bei bereits bestehender Übelkeit empfiehlt es sich, ein Zäpfchen zu nehmen.

Reisekrankheiten

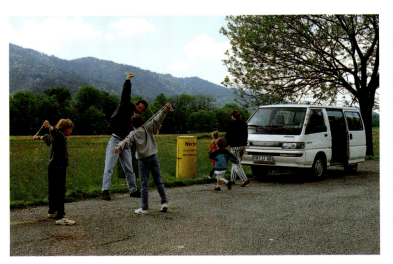

Das richtige Verhalten vor Ort
Klimawechsel und Zeitverschiebung bedeuten für den Organismus eine große Umstellung. Deshalb sollte man sich nach der Ankunft erst einmal einen Ruhetag gönnen. Danach helfen leichte und den Temperaturen angepaßte Aktivitäten bei der Akklimatisierung.
Vorsicht ist beim Essen und beim Trinkwasser geboten! Auch wenn die fremde Küche noch so verlockend ist, sollten bestimmte Vorsichtsregeln beachtet werden. In vielen Ländern ist es sinnvoll, nur abgekochtes Wasser, frisch aufgebrühte Getränke oder Getränke aus Flaschen und Dosen zu sich zu nehmen. Der Wasserverlust in heißem und trockenem Klima ist oft erheblich, und deshalb ist eine reichliche Flüssigkeitsaufnahme besonders wichtig (kein Alkohol!). Auf rohe Nahrungsmittel sollte ganz verzichtet werden. Statt dessen kann alles Geschälte oder Erhitzte (gebraten oder gekocht) verzehrt werden. Dringend abzuraten ist auch von Eiscreme und Eiswürfeln.

Durchfall
Ist es trotz Vorsichtsmaßnahmen zu einem Durchfall gekommen, muß viel Tee, Mineralwasser oder Tomatensaft getrunken werden, um den Flüssigkeits- und Elektrolytverlust auszugleichen. Hält der Durchfall länger als zwei Tage an, oder ist er mit Fieber und blutigem Schleim verbunden, muß unbedingt ein Arzt aufgesucht werden, weil dann der Verdacht auf eine schwere Darminfektion besteht. In diesem Fall dürfen auch keine durchfallhemmenden Mittel mehr genommen werden.

▲ Nicht nur Müdigkeit, sondern auch Unwohlsein und Verspannungen beugt man vor, indem man regelmäßig Pausen mit etwas sportlicher Betätigung einlegt.

▶ Gerade im Urlaub gefürchtet: Durchfall! Ein gut wirksames Mittel gehört unbedingt in die Reiseapotheke.

Vorsicht mit der Sonne!
Intensive Bräune ist kein Zeichen für einen tollen Urlaub, und ein starker Sonnenbrand hat schon manchem die Urlaubsfreuden verdorben. Deshalb sind ein Sonnenschutzmittel mit einem ausreichenden Lichtschutzfaktor, luftige Sommerkleidung, eine Kopfbedeckung und eine Sonnenbrille unbedingt notwendig. Beim Sonnenbaden sollte man mit wenigen Minuten beginnen und die Dauer erst ganz allmählich steigern. Zu beachten ist auch, daß Wasser und Schnee das Sonnenlicht reflektieren und so die Strahlung erhöhen.

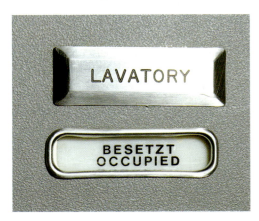

Schutz durch Impfungen
Bei größeren Reisen ins Ausland ist ein Impfschutz gegen Wundstarrkrampf, Diphtherie und Kinderlähmung ratsam. Obwohl die meisten Menschen in Deutschland geimpft werden, ist bei einigen Impfungen nach zehn Jahren eine Auffrischung erforderlich. Je nach Reiseziel ist auch eine Impfung gegen die von Zecken übertragene Hirnhautentzündung (FSME) anzuraten.
Auf jeden Fall sollte rechtzeitig (mindestens zwei Monate) vor dem Urlaub mit dem Arzt über mögliche Impfungen gesprochen werden.

Resektion
Operativer Eingriff, bei dem ein Organ ganz oder teilweise entfernt wird.

Retina
Siehe *Netzhaut*

Retortenbaby
Umgangssprachliche Bezeichnung für ein Baby, das durch die Vereinigung von Eizelle und Samenzelle außerhalb des mütterlichen Körpers gezeugt wurde. Siehe *In-vitro-Fertilisation*

Rezeptpflicht
Gesetzliche Verpflichtung für Arzt und Apotheker, nach der bestimmte Medikamente nicht ohne Vorlage eines ärztlichen Rezepts an den Patienten abgegeben werden dürfen. Durch die Rezeptpflicht ist sichergestellt, daß hochwirksame Medikamente oder Präparate, die Abhängigkeiten oder bei einer falschen Anwendung schwerwiegende Schäden auslösen können, nur an Patienten abgegeben werden, die vorher von einem Arzt untersucht und über das Medikament informiert wurden.

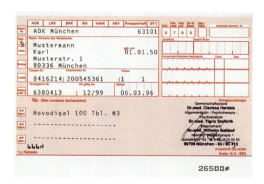

Rezeptpflicht
Um Medikamentenmißbrauch vorzubeugen, dürfen viele Arzneimittel nur auf Rezept abgegeben werden.

Rezidiv
Wiederkehr einer Erkrankung. Pilzerkrankungen neigen zu Rezidiven, wenn sie nicht ausreichend lange behandelt wurden und dadurch nicht vollständig ausgeheilt waren. Harnwegsinfekte können aufgrund einer besonderen Anfälligkeit oder wegen ungenügend warmer Bekleidung rezidivieren. Rezidive können auch bei chronischen Erkrankungen wie der Schuppenflechte auftreten.

Rhagade
Kleiner, aber sehr schmerzhafter Hauteinriß, häufig an Lippe, After, Brustwarze, Lidwinkeln oder Fingern. Meist ist die Haut trocken. Eisen- und Vitamin-B-Mangel können die Entstehung von Rhagaden fördern.

Rhesusfaktor
Blutmerkmal, das zusätzlich zu den vier verschiedenen Blutgruppen (A, B, AB, 0) die Blutgruppenverträglichkeit bestimmt. 85% aller Menschen haben den Rhesusfaktor im Blut, sie sind Rhesuspositiv (rh-positiv/Rh). Bei rh-negativen (rh) Menschen kommt es zu einer Antikörperbildung gegen rh-positives Blut, deshalb wird vor jeder Bluttransfusion und in der Geburtshilfe die Blutgruppenzugehörigkeit und der Rhesusfaktor sorgfältig überprüft.

Rhesusunverträglichkeit
Blutgruppenunverträglichkeit aufgrund unterschiedlicher Rhesusfaktoren von Spender und Empfänger im Rahmen einer Bluttransfusion mit der Folge der Blutauflösung (Hämolyse).
Besonders bei einer Schwangerschaft kommt der Rhesusunverträglichkeit Bedeutung zu: Hat die Schwangere Rhesus-negatives (rh-negativ) und das Kind rh-positives Blut, werden im Blut der Mutter Antikörper gegen das Blut des Kindes gebildet. Dies kann zu Komplikationen führen, da die Antikörper im Blut der Mutter das Blut des Kindes bekämpfen. Aus diesem Grund wird allen rh-negativen Schwangeren während der Schwangerschaft und unmittelbar nach der Geburt ein Mittel gegen die Bildung dieser Antikörper gespritzt (Anti-D-Prophylaxe).
Dennoch kann es bei dem Kind zu einer Blutarmut (Anämie) kommen. Ein übermäßig starker Blutzerfall führt zu einer Neugeborenengelbsucht. Tritt wegen der Blutauflösung Blutwasser ins kindliche Gewebe ein, vor allem ins Gehirn, kann beim Kind ein Hydrozephalus (Wasserkopf) entstehen, an dem es oft schon vor der Geburt stirbt.

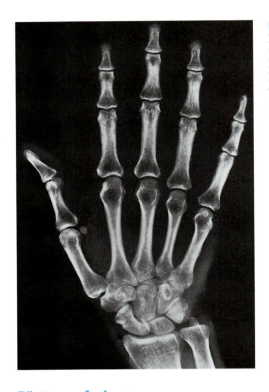

Röntgenaufnahme
Durch die Entdeckung und Entwicklung der Röntgenstrahlung können Knochen und Gelenke ohne großen Aufwand betrachtet werden.

Röntgenaufnahme
Aufnahmen von Körperteilen mit Hilfe von Röntgenstrahlen werden meist zur Untersuchung von Knochen und Gelenken angefertigt. Sie sind auf dem Röntgenbild gut zu erkennen, da die Strahlen Weichteile und andere Gewebe leichter durchdringen als Knochen. Die Strahlenbelastung beim Röntgen konnte durch moderne Technik weitgehend reduziert werden. Trotzdem müssen die Keimdrüsen mit einer Bleischürze geschützt werden, und während der Schwangerschaft sollte auf Röntgenuntersuchungen möglichst verzichtet werden. Die Computertomographie (CT) ist eine Weiterentwicklung der Röntgentechnik und kann große Körperabschnitte einschließlich ihrer Weichteile schichtweise abbilden.

Röntgenbestrahlung
Radioaktive Strahlen werden vor allem zur Behandlung von bösartigen Tumoren und nach Tumoroperationen eingesetzt. Das Tumorgewebe soll zerstört bzw. am weiteren Wachstum gehindert werden. Um die Belastung für das übrige Gewebe gering zu halten, werden die Strahlungsquellen so um den Körper herum bewegt bzw. die Bestrahlungen von verschiedenen Seiten des Körpers ausgeführt, daß die Strahlung zwar immer das kranke Gewebe, aber nur selten die Umgebung erreicht.

Bei bösartigen Tumoren in Körperhöhlen wie bei Gebärmutterkrebs oder Prostatakrebs wird Radium direkt in den Hohlraum eingebracht und so die Geschwulst zerstört. Behandlungen mit Röntgenstrahlen werden auch bei schweren Hauterkrankungen angewandt.

Röntgenpaß
Dokument zur Aufzeichnung von Strahlenuntersuchungen oder -behandlungen. Wer häufig geröntgt werden muß oder mit radioaktiven Strahlen behandelt wird, sollte zu seiner Sicherheit einen Röntgenpaß führen. Darin werden Behandlungstag, Art und Dauer der Behandlung sowie die Strahlendosis verzeichnet. Auf diese Weise kann eine übermäßige Strahlenbelastung vermieden werden.

Rooming in
Wünschenswert ist gerade in den ersten Lebenstagen ein intensiver Kontakt zwischen Mutter und Kind; er wird durch das Rooming in ermöglicht.

Rooming in
Unterbringung einer Begleitperson zusammen mit dem Patienten im Krankenzimmer des Krankenhauses. Im engeren Sinn wird unter Rooming in die Unter-

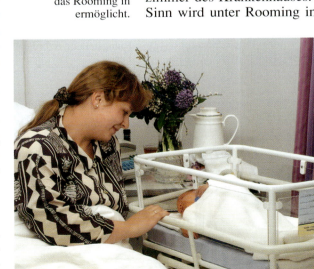

bringung des Neugeborenen bei der Mutter im Krankenzimmer verstanden. Das Neugeborene bleibt entweder rund um die Uhr oder mehrere Stunden in der unmittelbaren Nähe der Mutter. Dadurch können Mutter und Kind sich besser aufeinander einstellen. In der Pflege läßt sich die Mutter je nach Wunsch vom Pflegepersonal unterstützen.

Röteln

Zu den Kinderkrankheiten zählende, ansteckende Virusinfektion. Zwei bis drei Wochen nach der Ansteckung kommt es zu Unwohlsein, Kopfweh, Gliederschmerzen, Müdigkeit und Anschwellen der Lymphknoten hinter dem Ohr und im Nackenbereich. Der Hautausschlag beginnt im Gesicht und breitet sich rasch auf den Rumpf aus. Auch am Gaumen kann eine nicht schmerzende Rötung entstehen. Die Hauterscheinungen können unauffällig sein und klingen innerhalb von drei Tagen wieder ab. Es tritt allenfalls nur leichtes, kurzfristiges Fieber auf. Eine Woche vor bis eine Woche nach Auftreten des Hautausschlags besteht Ansteckungsgefahr durch direkten Kontakt und Tröpfcheninfektion (Husten, Niesen). Röteln werden vor allem mit Fieber- und Schmerzmitteln behandelt. Siehe auch S. 420, *Kinderkrankheiten*

Rötelnembryopathie

Schwere Mißbildungen des sich im Mutterleib entwickelnden Kindes aufgrund einer Rötelninfektion der werdenden Mutter in den ersten acht Schwangerschaftswochen. Obwohl die Gefahr einer Infektion im Mutterleib danach abnimmt, sollte eine Schwangere während der gesamten Schwangerschaft den Kontakt mit Rötelninfizierten meiden. Kommt es dennoch zu einer Infektion mit Rötelnviren, muß umgehend ein Arzt aufgesucht werden, damit Röteln-Antikörper verabreicht werden können. Eine Infektion im Mutterleib zieht in über der Hälfte aller Fälle Herzfehler, Mißbildungen der Augen, die zu Blindheit, und Schäden des Innenohrs, die zu Taubheit führen können, nach sich. Die Kinder können bei der Geburt untergewichtig sein und Knochenwachstumsstörungen, die mit Kopfverformungen einhergehen, sowie Störungen der Blutzusammensetzung aufweisen. Zur Vorbeugung sollten sich junge Frauen unbedingt gegen Röteln impfen lassen.

Rötelnschutzimpfung

Wegen der schweren Folgen einer Rötelninfektion während der Schwangerschaft wird jungen Mädchen bereits vor der Pubertät eine Impfung empfohlen, es sei denn, sie haben schon im Rahmen einer natürlichen Infektion Abwehrstoffe gegen Rötelnviren gebildet. Eine Schwangerschaft muß zum Impfzeitpunkt und für die nächsten drei Monate danach ausgeschlossen werden.

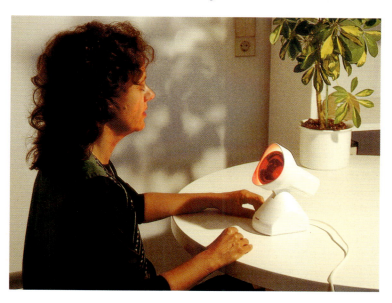

Rotlichtbestrahlung
Das Gesicht sollte nur mit geschlossenen Augen und bei einem Abstand von mindestens 25 bis 30 Zentimetern bestrahlt werden.

Rotlichtbestrahlung

Anwendung von Wärmestrahlung bei Entzündungen. Die Rotlichtbestrahlung wird besonders zur Behandlung entzündeter Nasennebenhöhlen genutzt. Durch die Wärme wird die Durchblutung in den Schleimhäuten der Nebenhöhlen verstärkt und die Verflüssigung des meist festsitzenden, zähen Schleims gefördert, so daß dieser leichter ablaufen kann. Auch bei Muskelverspannungen und rheumatischen Beschwerden kommt

Rückenmark

Rotlicht zur Anwendung. Durch die Wärmeeinwirkung lösen sich Verspannungen, und die gesteigerte Durchblutung sorgt für den Abtransport von Stoffwechselschlacken aus dem Gewebe.

Rückenmark
Teil des zentralen Nervensystems, der im Wirbelkanal verläuft. Das Rückenmark stellt die Verbindung zwischen dem Gehirn und dem gesamten Körper mit seinen Organen her. Siehe auch S. 24, *Der menschliche Organismus – Nervensystem und Gehirn*

Rückenschule
Die richtige Technik beim Heben schwerer Gegenstände kann viele Rückenbeschwerden vermeiden. Sie wird im Rahmen der Rückenschule erlernt.

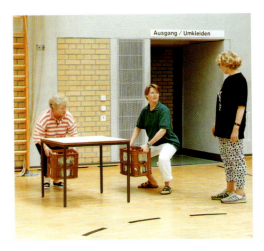

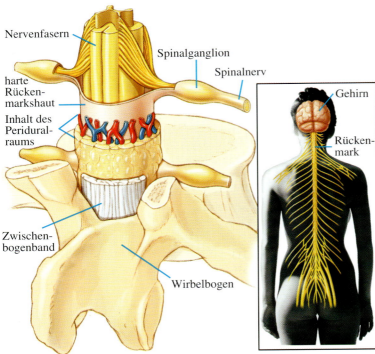

Rückenschmerzen
Siehe S. 586

Rückenschule
Gymnastisches Übungsprogramm zur Stärkung der Rückenmuskulatur sowie zur Vorbeugung und Behandlung von Haltungsschäden. Die Krankenkassen unterstützen und finanzieren spezielle Rückenschulungsprogramme, die meist von Krankengymnasten in Kursen durchgeführt werden. Hier werden Übungen zur Entspannung der Muskulatur, richtiges Be- und Entlasten des Rückens sowie das Vermeiden von Fehlhaltungen und Fehlbelastungen (z.B. beim Heben) gelernt. Besonders für Menschen mit einer rein sitzenden Tätigkeit ist die Teilnahme an einem entsprechenden Kurs zu empfehlen.

Rückenmark
Alle Informationen werden im Rückenmark gebündelt und von hier aus zum Gehirn weitergeleitet, und alle Befehle erreichen auf diesem Weg die entsprechenden Körperregionen.

Rückfallfieber
Meldepflichtige, bakterielle Infektion mit wiederkehrendem hohen Fieber. Die Krankheitserreger werden durch Läuse oder Zecken übertragen. Etwa sieben Tage nach der Infektion bricht die schwere Erkrankung mit dem Auftreten von Hautausschlägen und Hautblutungen sowie Schüttelfrost, Kopf-, Rumpf- und Gliederschmerzen und hohem Fieber aus, das auf bis zu 41 °C ansteigen kann. Das Fieber kann zu Herzjagen und Fieberwahn führen. Leber und Milz sind schmerzhaft geschwollen. Aufgrund der gestörten Leberfunktion kommt es zu einer Gelbfärbung der Haut. In schweren Fällen kann das Herz durch eine Herzmuskelentzündung in Mitleidenschaft gezogen werden. Das Fieber hält einige Tage an, klingt ab und kehrt nach zwei bis vierzehn Tagen wieder. Die Wiederkehr des Fiebers hängt mit den Vermehrungsschüben der Erreger zusammen. Da bei kräftigen Personen die Abwehrkräfte aktiviert werden können, ist die Infektion nach einigen Anfällen meist überwunden. Zur Behandlung werden Antibiotika angewandt.

Rucksackverband
Verband, der wie die Träger eines Rucksacks die Schlüsselbein- und Schulterregion nach hinten zieht. Er wird bei einem Schlüsselbeinbruch angelegt und besteht aus einem wattegepolsterten Schlauch, der um den Nacken gelegt, unter den Achseln hindurch nach hinten geführt und im Rücken verknotet wird. Siehe auch *Schlüsselbeinbruch*

Rückstauungsniere
Hydronephrose. Rückstau von Urin in der Niere durch Abflußhindernisse in den ableitenden Harnwegen. Die Abflußbehinderung entsteht meist durch Nierensteine, Geschwülste, Entzündungen oder Narben. Auch hormonelle Veränderungen, wie sie in der Schwangerschaft auftreten, oder Störungen der Nervenversorgung bei Rückenmarksverletzungen können zu Abflußstörungen führen. Langfristig wird das Nierengewebe durch den Druck des nicht abfließenden Urins geschädigt. Tritt der Verschluß plötzlich ein, so kommt es zu wellenförmig auftretenden, starken Schmerzen. Der Urin kann blutig, evtl. sogar eitrig getrübt sein, und es kann Fieber auftreten.
Bei einem langsamen Verschließen der ableitenden Harnwege entsteht kaum oder nur ein dumpfer Schmerz. Dadurch kann die Rückstauung leicht übersehen werden. Die Behandlung besteht meist in der operativen Beseitigung des Abflußhindernisses.

Ruhr
Infektiöse Darmerkrankung durch Bakterien (Shigellen) oder Parasiten (Amöben). Die Erreger werden in beiden Fällen mit der Nahrung oder mit dem Wasser aufgenommen. Die Shigellen-Ruhr tritt ein bis fünf Tage nach der Infektion mit Bauchschmerzen, Fieber und Erbrechen auf. Die Durchfälle sind anfangs wäßrig, später blutig-schleimig. Bei der Amöbenruhr dringen die Erreger in die Darmschleimhaut ein, und es kommt zu Geschwüren und Blutungen, die mit blutig-schleimigen Durchfällen und krampfartigen Bauchschmerzen einhergehen. Unbehandelt wandern die Erreger bei der Amöbenruhr über die Blutbahn in die Leber und siedeln sich dort an. Wichtigste therapeutische Maßnahmen bei allen Formen der Ruhr sind Flüssigkeitsersatz und spezielle, gegen die Erreger gerichtete Antibiotika. Zur Vermeidung von weiteren Ansteckungen sind hygienische Vorsichtsmaßnahmen nötig wie die Desinfektion aller Gegenstände, mit denen der Kranke in Berührung gekommen ist.

Rundrücken
Rund gebeugter Rücken. Er ist oft Folge einer berufs- oder sportbedingten Fehlhaltung, tritt aber auch bei der Scheuermannschen Krankheit auf, einer bei Jugendlichen häufigen Wirbelsäulenerkrankung. Zur Behandlung wird Krankengymnastik und geeigneter Sport wie Schwimmen empfohlen.

Rückenschmerzen

Nach Expertenmeinung haben Rückenschmerzen in den Industrieländern geradezu epidemieartige Ausmaße erreicht. Was oft aus Ratlosigkeit als Bandscheibenschaden bezeichnet wird, hat häufig sehr unterschiedliche Ursachen und ist nicht selten Folge einer ständigen seelischen Überforderung.

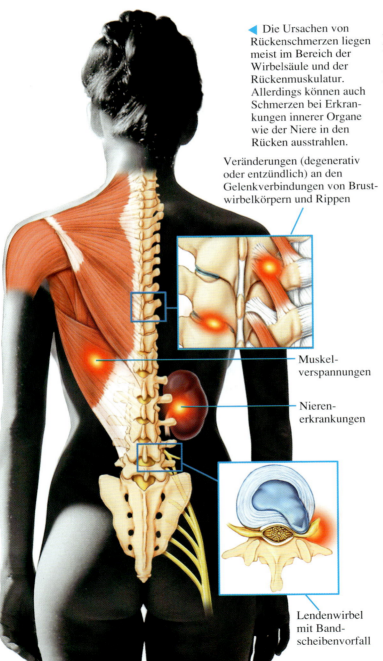

◀ Die Ursachen von Rückenschmerzen liegen meist im Bereich der Wirbelsäule und der Rückenmuskulatur. Allerdings können auch Schmerzen bei Erkrankungen innerer Organe wie der Niere in den Rücken ausstrahlen.

Veränderungen (degenerativ oder entzündlich) an den Gelenkverbindungen von Brustwirbelkörpern und Rippen

Muskelverspannungen

Nierenerkrankungen

Lendenwirbel mit Bandscheibenvorfall

Allein in Deutschland klagen 30 Millionen Menschen über Beschwerden zwischen Nacken und Steißbein. Im Rücken befinden sich besonders viele schmerzleitende Nervenfasern und zahllose Sensoren für alle möglichen Arten von Reizen, wie etwa Kälte oder Druck. Wenn der Rücken schmerzt, steckt selten eine ernsthafte Erkrankung dahinter. In den meisten Fällen ist der Schmerz ein Appell, lockerer und liebevoller mit sich umzugehen. Eine körperliche und seelisch angespannte Haltung macht der Rückenmuskulatur sehr zu schaffen. Sie hat nicht mehr ausreichend Kraft, die Wirbelsäule gleichmäßig und ohne Verspannung der einen oder der anderen Seite zu stützen.

Muskelverspannung

Schlechte Haltung beim stundenlangen Sitzen am Schreibtisch, Schlafen auf durchgelegenen Matratzen und ungeeigneten Lattenrosten, eine ungünstige Lagerung des Kopfes (Kissen zu dick oder zu flach), hohe Absätze, Übergewicht, Bewegungsmangel und auch dauernde psychische Belastung tragen zur übermäßigen Anspannung der Rückenmuskeln bei. Der Rücken wird aus seinem natürlichen Gleichgewicht gebracht. Das wiederum fordert die Muskeln zu noch stärkerer Anspannung heraus.

Haltungsfehler Hohlkreuz

Was der Experte als »Hohlrundrücken« bezeichnet, ist eine Haltungsanomalie, der man schon bei Kindern durch entsprechende Übungen begegnen kann. Ein Hohlkreuz ist aber keineswegs immer angeboren. Es kommt bei Frauen häufiger vor als bei Männern.

Rückenschmerzen

Bänderschwäche

Bei der Hälfte aller Frauen über Vierzig lockern sich die Bänder im Lendenwirbelbereich infolge des beginnenden Hormonschwunds. Der ziehende Kreuzschmerz, über den viele Frauen klagen, hat oft diesen Hintergrund.

Belastete Wirbelsäule

Jahrelange Fehlbelastungen der Wirbelsäule machen sich ebenso schmerzhaft bemerkbar wie das gefürchtete Schleudertrauma. Die Halswirbelsäule (abgekürzt: HWS) ist täglich besonderen Beanspruchungen unterworfen: Obwohl ausgesprochen beweglich, muß sie, in Zusammenarbeit mit den umgebenden Muskeln und Bändern, den Kopf in stabiler Position halten. Vom HWS-Syndrom spricht man bei allen Beschwerden, die von der Halswirbelsäule ausgehen.

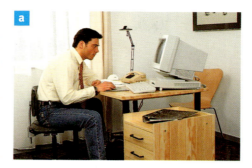

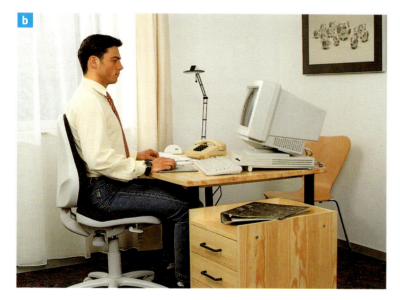

▲▼ Zu den häufigsten Ursachen von Rückenschmerzen zählen falsche Sitzhaltungen und unangepaßte Stühle bei der Arbeit (a); eine aufrechte Haltung und eine gute, weit nach oben reichende Rückenstütze entlasten die Wirbelsäule und die Rückenmuskulatur (b).

ken vor Computer oder Fernseher und hinter dem Steuer sitzt, bekommt diesen Bereich zu spüren.

Am schlechtesten geht es den Bandscheiben der Lendenwirbelsäule. Ihnen setzen langes Stehen, falsches Bücken sowie schweres Heben und Tragen am meisten zu. Am untersten Lendenwirbel hat zudem der Ischiasnerv sein Austrittsareal.

Hexenschuß und Ischias

Sowohl der Hexenschuß (Lumbago) als auch der Ischias (Ischialgie) sind in erster Linie Ausdruck eines Bandscheibenschadens; Wirbelsäulenerkrankungen, Stoffwechsel- oder Infektionskrankheiten spielen als Ursachen nur eine untergeordnete Rolle.

Der wegen seines oft blitzartigen Auftretens als Hexenschuß bezeichnete Schmerz im Lendenbereich strahlt gelegentlich in Richtung Brustkorb aus. Der Patient kann vollkommen bewegungsunfähig sein, seine Rückenmuskulatur ist meist stark verhärtet, die Dornfortsätze der Wirbel reagieren auf Druck schmerzempfindlich.

Wenn der Volksmund »mein Ischias!« sagt, sind Schmerzen im Verlauf des

Am häufigsten treten in diesem Zusammenhang Kopfschmerzen und der sogenannte steife Hals auf.

Weniger von Verschleiß und krankhaften Veränderungen betroffen ist die Brustwirbelsäule, denn in diesem Bereich sind die Bandscheiben am besten dazu in der Lage, die Erschütterungen, denen die Wirbelsäule während des Laufens ausgesetzt ist, abzufangen. Wer allerdings stundenlang zusammengesun-

▶ Während die Schmerzen beim Hexenschuß (a) von unterschiedlichen Bereichen der Lendenwirbelsäule ausgehen können und sich auf diesen Bereich konzentrieren, strahlen die Schmerzen bei der Ischialgie bis ins Bein aus (b).

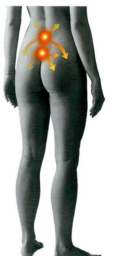
a

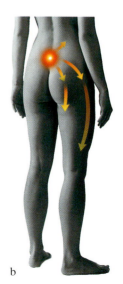
b

587

Rückenschmerzen

Ischiasnervs gemeint. Durch eine Verlagerung der Bandscheibe wird dieser Nerv gereizt oder sogar gequetscht.
Die Hauptbeschwerden bei der Ischialgie befinden sich ebenfalls in der Lendengegend, strahlen im Gegensatz zu den Hexenschußschmerzen aber ins Gesäß oder in ein Bein bis hin zum Fußknöchel aus. Die äußere Fußkante des betreffenden Beines ist manchmal taub. Die Schmerzen verstärken sich durch Niesen, Husten oder Pressen.
Bettruhe mit spezieller Lagerung, heiße Bäder und bestimmte Entspannungsübungen können die Schmerzen lindern. Ein Arzt sollte unbedingt konsultiert werden,
- wenn Lähmungserscheinungen oder Taubheitsgefühle auftreten,
- wenn die Schmerzen sehr heftig sind und über Stunden anhalten,
- wenn die Schmerzen immer wiederkehren.

Gestörte Balance

Wer sich nur selten Entspannung gönnt, geht mit seinem Rückgrat nachlässig um. Menschen, die stets nach außen hin Haltung bewahren, auch wenn sie sich unterdrückt fühlen, muten ihrer Wirbelsäule zu viel zu. Das gilt auch für diejenigen, die glauben, alles unter Kontrolle haben zu müssen, und deshalb grundsätzlich mit einem Gefühl der Verspanntheit leben. Viele der Betroffenen wehren sich oft heftig gegen die Erkenntnis, daß ihre seelische Befindlichkeit für ihre körperlichen Beschwerden mitverantwortlich sein könnte und daß eine Linderung der Beschwerden nur bei einer Änderung der Lebensumstände von Dauer sein kann.

Selbst Vorsorge treffen

Verantwortung für sich selbst zu übernehmen, fällt oft schwer. So läßt man sich lieber bei jeder neuen Rückenschmerzattacke eine Spritze und ein Rezept für muskelentspannende Tabletten geben. Solche Maßnahmen können als akute Hilfe durchaus angebracht sein, sind jedoch ohne langfristige Wirkung.

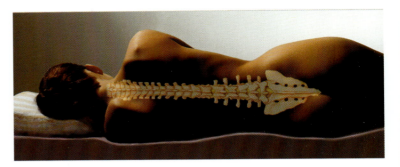

▲ Auf einer speziellen Bandscheibenmatratze bleibt die Wirbelsäulenachse auch in Seitenlage gerade.

Mit etwas Eigeninitiative kann man sich vor Rückenschmerzen und Spätschäden wirksam schützen.
Man sollte deshalb
- zumindest bei der Arbeit am Schreibtisch gerade sitzen und darauf achten, daß Ober- und Unterschenkel einen rechten Winkel bilden,
- täglich mindestens zehn Minuten lang spezielle Übungen zur Stärkung der Rücken- und Bauch(!)-Muskulatur durchführen,
- nie längere Zeit Schuhe mit Absätzen tragen, die höher als drei Zentimeter sind,
- schwere Lasten nah am Körper und möglichst gleichmäßig auf beide Seiten verteilt tragen,
- Übergewicht abbauen,
- zu enge Kleidung meiden, die zu einer verkrampften Haltung führt und die Wirbelsäule belastet,
- Lattenrost und Matratze in Fachgeschäften kaufen, wo in Meßbetten das eigene Liegeprofil (abhängig von Gewicht und Wirbelsäulenform) ermittelt wird,
- eine Rückenschule (Informationen erhält man bei den Krankenkassen) besuchen, wo man unter Anleitung lernen kann, die Rückenmuskulatur gezielt zu kräftigen,
- regelmäßig schwimmen (ein Wechsel zwischen den unterschiedlichen Stilen Brust, Rücken und Kraul ist wichtig) und laufen (auf weichem Untergrund, z.B. Waldboden) und
- für ein seelisches Gleichgewicht sorgen, indem man die eigene Belastung in Grenzen hält und für genügend Entspannung sorgt.

S

Saccharin
Künstlicher weißer, feinkristalliner Süßstoff ohne Kalorien mit der 300- bis 500fachen Süßkraft von gewöhnlichem Zucker. Saccharin hat keinen Nährwert.

Sadismus
Abweichendes Sexualverhalten. Der Begriff Sadismus geht zurück auf das Werk des französischen Schriftstellers Marquis de Sade (1740–1814). Geschlechtliche Erregung wird empfunden, wenn dem Partner oder der Partnerin Schmerzen zugefügt werden, er oder sie bis zur Mißhandlung gezüchtigt oder gequält, im extremsten Fall sogar getötet wird. Allein durch diese Handlungen kann es beim Sadisten auch ohne Geschlechtsverkehr zur sexuellen Befriedigung kommen. Sadistisches Verhalten kann sich auch in Worten und seelischen Demütigungen äußern.

Sadomasochismus
Verbindung des Wunsches nach Beherrschung (Sadismus) mit dem nach Unterwerfung (Masochismus). Sadomasochistische Verhaltensweisen kommen dadurch zustande, daß Männer oder Frauen ihrer angestrebten sexuellen Rolle nicht sicher sind und geschlechtliche Befriedigung nur in Verbindung mit Zeichen besonderer Unterwerfung, Vergewaltigung oder Mißhandlung der Partner erleben können. Häufig werden solche Handlungen nur als Vorspiel zum Geschlechtsverkehr praktiziert. Dabei werden die Rollen zwischen den Partnern oft kurzfristig getauscht. Masochistische und sadistische Verhaltens- und Erlebnisweisen können bei einer Person fast gleichzeitig auftreten.

Safer Sex
Sexuelle Verhaltensweisen, die das Risiko einer Übertragung von Krankheiten durch Geschlechtsverkehr vermindern. Safer Sex ist die sicherste Methode, sich vor einer Ansteckung mit dem HI-Virus

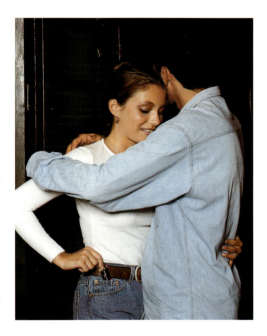

Safer Sex
Kondome bieten den sichersten Schutz vor einer Ansteckung mit sexuell übertragbaren Krankheiten. Bei einem Partner, von dem man nicht weiß, ob er mit entsprechenden Erregern infiziert ist, sollte man beim Geschlechtsverkehr nicht darauf verzichten.

zu schützen. Safer-Sex-Praktiken dienen aber nicht nur zum Schutz vor Aids, sondern auch vor anderen, durch sexuelle Kontakte übertragenen Krankheiten wie Gonorrhö, Herpes genitalis sowie Hepatitis B und C.

HI- und Hepatitis-B-Viren werden während des Geschlechtsverkehrs übertragen, indem infizierte Flüssigkeiten (Samen, Vaginalsekret und Blut) mit den Schleimhäuten und dem Blut des gesunden Sexualpartners in Berührung kommen. Ein erhöhtes Risiko besteht durch ungeschützten vaginalen und analen Geschlechtsverkehr. Die Gefahr einer Ansteckung läßt sich durch sachgemäße Verwendung von geprüften Kondomen verringern. Am sichersten ist Geschlechtsverkehr, wenn beide Partner mit keiner anderen Person sexuell verkehren und keiner von ihnen an einer sexuell übertragbaren Krankheit leidet.

Ungefährlich sind trockene Küsse, Massage oder gegenseitiges Masturbieren, vorausgesetzt, es fließt dabei kein Blut, es gelangt kein Samen auf oder in den Körper des Partners, und die Haut bleibt unverletzt.

Saftfasten
Heilfasten, bei dem täglich mindestens 0,75 Liter Obst-, Gemüse- oder Kräutersäfte getrunken werden. Zur Entschlackung des Körpers eignet sich ein regelmäßiger Safttag (z.B. einmal pro Woche) mit einem Liter Obst- oder Gemüsesaft, der mit einem halben Liter Wasser oder Mineralwasser vermischt, auf fünf Mahlzeiten verteilt, schluckweise getrunken wird.

Salicylsäure
Arzneimittel. Bei innerer Anwendung wirken Salicylsäure und die von ihr abgeleiteten Verbindungen fiebersenkend, schmerzstillend, entzündungshemmend und antirheumatisch. Äußerlich wirkt sie hornhautauflösend und eignet sich zur Behandlung von Hauterkrankungen wie Akne, Dermatitis, Ekzemen, Hühneraugen, Schuppenflechte und Warzen. Wegen ihrer bakterientötenden Wirkung wird Salicylsäure auch als Konservierungsmittel für Lebensmittel verwendet. Salicylsäure kommt in der Natur in der Weidenrinde, in vielen Veilchengewächsen und in einigen Früchten vor.

Salmonellose
Meldepflichtige Infektion durch Stäbchenbakterien aus der Gattung der Salmonellen. Salmonella typhi und paratyphi verursachen Typhus, die Salmonella enteritidis eine akute Entzündung von Magen und Darm, die sehr häufig Folge einer Vergiftung durch verseuchte Lebensmittel ist (Fleisch und Fleischwaren, Milch und Milchprodukte, Eier und mit Eiern hergestellte Produkte). Besonders an heißen Tagen vermehren sich Salmonellen rasch, so daß es leicht zu einer Lebensmittelvergiftung kommen kann. Gefährdet sind vor allem Personen mit einem schwächeren Immunsystem, wie alte Menschen, Kinder und Kranke. Temperaturen über 70 °C töten Salmonellen ab. Deshalb ist es wichtig, daß Speisen nicht nur aufgewärmt, sondern durcherhitzt werden. Nicht erhitzte, mit Eiern zubereitete Speisen sollten immer gekühlt aufbewahrt werden.

Salpingitis
Siehe *Eileiterentzündung*

Samen
Siehe *Sperma*

Samenbläschen
Ausstülpungen des Samenleiters zwischen Harnblasengrund und Mastdarm des Mannes. Sie produzieren ein Sekret, das die Beweglichkeit der Spermien und ihre Befruchtungstüchtigkeit fördert. Es gelangt über einen mit dem Samenleiter verbundenen Ausführungsgang direkt in die Samenflüssigkeit.

Samenerguß
Siehe *Ejakulation*

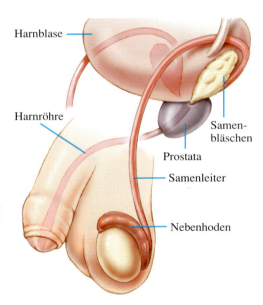

Samenleiter
Rund 50 Zentimeter lang ist der Samenleiter zwischen den Nebenhoden und der Mündung in die Harnröhre innerhalb der Prostata.

Samenleiter
Stricknadeldickes Muskelrohr, das vom Nebenhodengang durch den Leistenkanal in die Beckenhöhle, schließlich durch die Vorsteherdrüse (Prostata) führt und hier in die Harnröhre mündet. Beim Orgasmus zieht sich der Samenleiter zusammen, und es kommt durch einen Druckanstieg zur Ejakulation.

Samenleiterunterbindung
Vasektomie. Sterilisation beim Mann, indem die Samenleiter durchtrennt werden. Sie wird heute meist ambulant

durchgeführt. Unter örtlicher Betäubung wird aus dem Samenstrang der Hoden jeweils ein drei Zentimeter langes Stück herausgeschnitten; die Enden des Samenstrangs werden zugebunden, so daß sie nicht mehr zusammenwachsen können. Das Sexualempfinden und die sexuelle Energie bleiben voll erhalten, lediglich die Fortpflanzungsfähigkeit erlischt. Das Ejakulat verringert sich um etwa ein Zehntel, da es keine Samenzellen mehr enthält. Die Hoden bilden nach der Sterilisation weiterhin Samenzellen, die vom Gewebe aufgelöst werden. Eine Vasektomie läßt sich nur schwer wieder rückgängig machen (Erfolgsquote: etwa 50%).

Sängerknötchen
Kleine, weißlich-graue Verdickungen an den Stimmbändern, die durch ständige Überbeanspruchung der Stimme entstehen und bei Sängern, Sprechern und Kindern, die viel schreien, gehäuft auftreten. Die Knoten können zu belegter Stimme und zu Heiserkeit bis zum völligen Verlust der Stimme führen. Stimmbildungsübungen verhindern in vielen Fällen einen chronischen Verlauf.

Sarkoidose
Seltene Gewebe- und Organkrankheit. Es bilden sich kleine Gewebegeschwülste vorwiegend an Haut, Lymphknoten, Lunge, Knochen, Augen und Leber. Bevorzugt betroffen sind jüngere Menschen. Die Ursache der meist gutartigen Krankheit ist unklar. Oft bilden sich die Tumoren spontan zurück. Im akuten Stadium können Gelenkschmerzen, Arthritis und Atemnot auftreten. Bei einigen der Betroffenen schwellen Lymphknoten und Beine an, andere zeigen überhaupt keine Symptome. Zur Therapie kommen besonders kortisonhaltige Medikamente in Frage.

Sarkom
Meist aus dem Bindegewebe hervorgehende bösartige Geschwulst, die Haut (Kaposi-Sarkom), Knorpel (Chondrosarkom) und Knochen (Osteosarkom) befallen kann und bereits früh Tochtergeschwülste (Metastasen) bildet. Die Behandlung besteht in der möglichst frühzeitigen chirurgischen Entfernung des Tumors.

Sauerstoff
Chemisches Element. Sauerstoff ist für alle höheren Lebewesen ein lebensnotwendiger, farb-, geruch- und geschmackloser Energielieferant, der etwa 21% der Luft ausmacht. Er gelangt mit der Atmung in die Lunge und von dort aus weiter in den Blutkreislauf. Der rote Blutfarbstoff Hämoglobin transportiert ihn in den ganzen Körper. Der Mensch benötigt Sauerstoff bei einer Vielzahl von Stoffwechselvorgängen. Ein gesunder Erwachsener nimmt 200 bis 300 Milliliter Sauerstoff in der Minute auf.

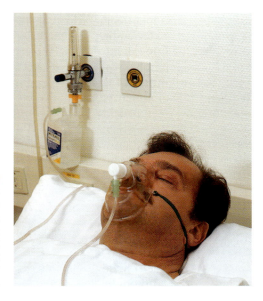

Sauerstoffbehandlung Über eine Atemmaske wird dem Körper Sauerstoff zugeführt. In modern ausgestatteten Krankenhäusern sind die Anschlüsse direkt neben dem Bett in der Wand installiert.

Sauerstoffbehandlung
Inhalation von medizinisch aufbereitetem Sauerstoff bei mangelnder Sauerstoffversorgung von Körpergeweben (Hypoxie). Ursachen für Sauerstoffmangelzustände sind eine behinderte, teilweise verlegte Atmung, z.B. bei Asthma, Bronchitis, Lungenblähung, Diphtherie oder durch Fremdkörper, eine Schädigung des Herz-Kreislaufsystems oder eine Vergiftung (durch Kohlenmonoxid, Kohlendioxid, Leuchtgas, Rauch). Bei

der sogenannten Mehrschritt-Therapie werden bösartige Geschwülste durch die Zufuhr von Sauerstoff in Kombination mit Wärmeanwendung (Hyperthermie), Chemotherapie oder mit einer Strahlenbehandlung bekämpft.

Saugbiopsie
Entnahme von Zellmaterial zur Gewebeuntersuchung, vor allem von Schleimhautzellen aus der Speiseröhre und dem Magen-Darm-Trakt. Die Zellen werden unter Röntgenkontrolle oder mit dem Endoskop entnommen, wobei das Gewebe mit einer Sonde oder Kanüle angesaugt wird.

Saugglockengeburt
Mit Hilfe einer Saugglocke wird die Austreibungsphase der Geburt bei Wehenschwäche und Gefahr für das Kind beschleunigt. Das glockenförmige Instrument, an dem sich ein Schlauch befindet, wird an den Kopf des Kindes angesetzt. In der Glocke wird über eine Saugpumpe ein Unterdruck erzeugt, so daß die Glocke am Kopf des Kindes fest anhaftet. Bei jeder Wehe wird vorsichtig an der Glocke gezogen, bis das Baby das letzte Stück des Geburtskanals möglichst schnell passieren kann und ohne Komplikationen auf die Welt kommt.

Saugkürettage
Siehe *Absaugung*

Säuglingsekzem
Nach dem dritten Lebensmonat auftretende flächige, entzündliche Hautveränderungen. Das Ekzem heilt von selbst ab oder entwickelt sich bei einem allergisch bedingten (atopischen) Ekzem nach Ende des Säuglingsalters zu einer Neurodermitis. Besonderes Merkmal des Ekzems ist der morgens geringe und abends stärkere Juckreiz. An Gesicht und Kopf des Babys kommt es zu Rötung, Schwellung, nässenden Krusten und Bläschen, aus denen sich ein trockenes Ekzem mit Schuppung und Rötung bildet, das sich auf den Rumpf ausbreiten kann. Zusätzlich besteht eine Infektionsgefahr durch Eitererreger oder Viren. Je nach Ursache und Ausprägung wird das Ekzem mit kortison- bzw. antibiotikahaltigen Salben oder mit diätetischen Maßnahmen behandelt.

Säuglingsenteritis
Akute Durchfallerkrankung des Säuglings mit Gewichtsverlust, Appetitlosigkeit, Unruhe und Erbrechen als Folge von Ernährungsfehlern oder Infektionskrankheiten. Bei schweren Formen besteht die Gefahr einer Säuglingsintoxikation durch starke Mineralverluste und Austrocknung des Organismus. Die Behandlung muß in jedem Fall durch einen Arzt erfolgen. Sie besteht wegen des Flüssigkeitsverlusts über den Darm zunächst in einer 24stündigen Nahrungspause, während der Glukose und mineralhaltige Lösungen (Kalium, Natrium, Magnesium) zugeführt werden. Danach wird wieder normale Säuglingskost nach Bedarf gegeben.

Säuglingsintoxikation
Schwere Form einer akuten Ernährungsstörung, bei der es zum Zusammenbruch des Stoffwechsels und zur Austrocknung des Körpers durch Verlust von Wasser und Mineralien bei Durchfall und Erbrechen kommen kann. Häufig entsteht sie aus einer infektiösen Säuglingsenteritis. Bereits gesunde Babys haben – wegen ihrer im Verhältnis zum Gewicht größeren Körperoberfläche – einen drei- bis fünfmal größeren Wasserbedarf als Erwachsene, so daß ihr Organismus leichter austrocknen kann. Neben dieser Gefahr drohen Bewußtlosigkeit, Krämpfe und Nierenversagen. Die Behandlung entspricht im wesentlichen der bei Säuglingsenteritis: Flüssigkeits- und Mineralienersatz, evtl. Antibiotika. Immer ist eine Behandlung im Krankenhaus erforderlich.

Säuglingsnahrung
Siehe *Babynahrung*

Säuglingspflege
Siehe S. 594

Schädel-Hirn-Verletzung

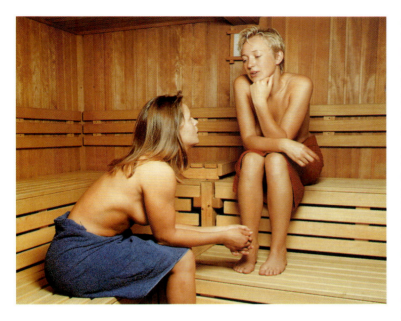

Sauna
Schwitzbad durch Kombination von Heißluft (60–100 °C) und Feuchtigkeit. Bei der finnischen Sauna beträgt der Feuchtigkeitsgehalt der Luft 10–30%. Durch Übergießen heißer Ofensteine mit Wasser (Aufguß) steigt die Feuchtigkeit vorübergehend auf 50–70% an. Der Körper kann durch diesen Dampfstoß keine Feuchtigkeit mehr abgeben und reagiert mit einem heftigen Schweißausbruch. Ein Saunagang dauert in der aufgeheizten Saunakammer etwa zehn bis 20 Minuten, danach folgt die Abkühlung durch kalte Güsse, Dusche, Tauchbad oder Bewegung an der frischen Luft. Regelmäßiges Saunieren härtet ab und lindert Beschwerden bei Stoffwechselträgheit, Ischias, Rheuma und vegetativen Störungen.

Säureverätzung
Zerstörung von Gewebe durch Einwirkung von Säure wie Salz-, Schwefel- oder Salpetersäure. Siehe S. 765, *Erste Hilfe – Verätzung*.

Schädelbruch
Knochenbruch im Bereich des Schädelknochens. Es kommt entweder zu geschlossenen Biegungsbrüchen (durch Schlag-, Fall- oder Stoßverletzung), indem das Schädeldach unmittelbar verletzt wird, oder zu Berstungsbrüchen, bei denen der gesamte Schädel verformt wird und sich Knochenstücke verschieben können.
Ein Schädelbasisbruch entsteht durch starke äußere Gewalteinwirkung, vor allem bei Verkehrsunfällen; typische Anzeichen sind ein Brillenhämatom, Blutungen aus Nase oder Ohren, Gehirnerschütterung und häufig auch Lähmungen der Gehirnnerven, insbesondere des Hör- und Gesichtsnervs. Je nach Ausprägung und Symptomen sind unterschiedliche Behandlungsweisen erforderlich. Bei unkomplizierten Brüchen ohne Zeichen einer Gehirnerschütterung kann der Patient nach wenigen Tagen das Krankenhaus wieder verlassen. Bei Eröffnung der Hirnhaut und Einbruch des Knochens in die Hirnsubstanz sind eine Operation und eine antibiotische Behandlung notwendig.

Schädel-Hirn-Verletzung
Verletzung von Kopfhaut, knöchernem Schädel und Gehirn durch Einwirkung äußerer Gewalt. Bei leichteren Verletzungen bleiben die tieferliegenden Gehirnregionen meist intakt. Offene Verletzungen der Schädeldecke können Hirnblutungen und einen Hirnhautriß hervorrufen, so daß Gehirn-Rückenmarksflüssigkeit unter Umständen sogar aus Ohren und Mund austritt. Beide Arten der Hirnverletzungen werden in vier Schweregrade eingeteilt:
Stadium I – Keine Ohnmacht bei leichtem Trauma (z.B. bei einer Gehirnerschütterung mit den Symptomen Benommenheit, Verwirrtheit, Sehstörungen). Stadium II – Bewußtlosigkeit bis zu 30 Minuten. Stadium III – Bewußtlosigkeit bis zu zwei Stunden. Stadium IV – Bewußtlosigkeit länger als vier Stunden bis zum möglicherweise tödlichen Koma. Die Behandlung richtet sich nach dem Schweregrad der Verletzung und reicht von der einfachen Wundversorgung am Kopf bis zur operativen Entfernung eines Blutergusses im Gehirn durch einen Neurochirurgen.

Sauna
Ein Schwitzbad wirkt sich auch positiv auf den Kreislauf und das Wohlbefinden aus.

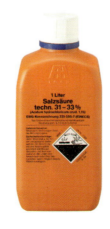

Säureverätzung
Flaschen mit ätzenden Flüssigkeiten müssen durch ein spezielles Symbol gekennzeichnet sein.

Säuglingspflege

Im ersten Lebensjahr verrichtet ein Baby wahre Schwerstarbeit. Zu keiner Zeit seines Lebens wächst ein Mensch mehr als in diesem Jahr, nie wieder macht seine ganze Entwicklung rasantere Fortschritte. Diese Leistungen, die ein Säugling vollbringt, ebenso wie seine Hilflosigkeit, erfordern größte Aufmerksamkeit und besonders intensive Pflege.

Liebe und Zuwendung sind die Schlüssel für die Entwicklung eines gesunden, glücklichen Babys. Und deshalb ist es auch so wichtig, daß das Kind die Nähe seiner Mutter oder Bezugsperson spürt und erfährt, daß jemand da ist, wenn es schreit. Aber auch die Erfahrung, daß mit ihm gesprochen, gespielt und geschmust wird, ist für seine Entwicklung wichtig.

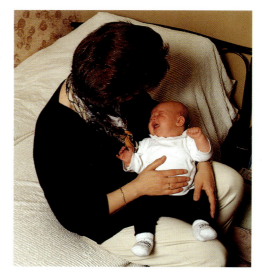

▶ Ob ein Baby Hunger hat, die Windeln voll sind, ob ihm zu warm, zu kalt oder einfach nur langweilig ist: Alle Bedürfnisse des kleinen Menschen werden durch Schreien ausgedrückt.

Die Ernährung des Babys

Zuwendung erfährt das Baby ebenso, wenn es gefüttert wird. Nach wie vor ist Muttermilch in den ersten Lebensmonaten die beste Nahrung für das Baby. Sie ist optimal an die Bedürfnisse des kleinen Organismus angepaßt, sie versorgt ihn mit allem Lebensnotwendigen und ist besonders bekömmlich. Obwohl Muttermilch heute mit Schadstoffen belastet ist, raten die Fachleute zum Stillen. Häufig bereitet das Stillen in den ersten Wochen Schwierigkeiten. Trotzdem sollte sich die junge Mutter nicht entmutigen lassen. Sowohl ihre Brust als auch das Baby müssen sich erst auf das Stillen einstellen. Entscheidend ist vor allen Dingen, daß sich die Mutter Zeit nimmt. Hektik und Streß tun weder ihr noch dem Baby gut. Wichtig ist auch, daß das Baby möglichst frühzeitig (bereits kurz nach der Geburt) an die Brust gelegt wird, da das

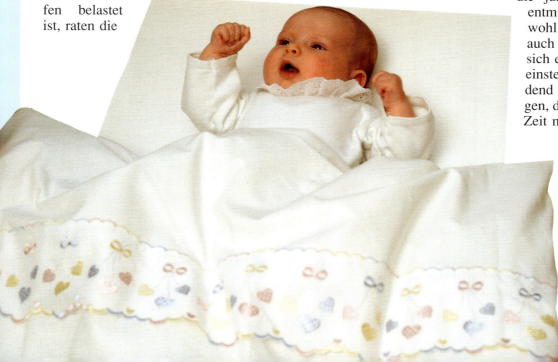

▼ Auch bei Babys gilt bereits: Glücklichsein und Zufriedenheit fördern die Gesundheit.

Säuglingspflege

Saugen die Milchbildung anregt. Angelegt werden sollte das Kleine immer dann, wenn es Hunger hat, und nicht nach einem fest vorgegebenen Zeitplan. Auf diese Weise wird die Bildung der Milch ebenfalls gefördert.

Nach vier, bei Kindern mit einer ererbten Allergieneigung erst nach sechs Monaten kann langsam mit dem Abstillen begonnen und an andere Nahrung gewöhnt werden. Dies geschieht schrittweise, zunächst mit dem Zufüttern von Säften. Langsam wird dann das Nahrungsangebot erweitert, bis das Kleine im Alter von etwa einem dreiviertel Jahr auch schon mal das zu sich nehmen kann, was die Eltern essen. Insgesamt kann es bis zu seinem ersten Geburtstag gestillt werden. Es sollte jedoch vom sechsten Lebensmonat an nicht mehr ausschließlich mit Muttermilch ernährt werden.

Bekommt das Kleine das Fläschchen, ist besonders auf Hygiene zu achten. Deshalb soll die Flaschennahrung möglichst frisch zubereitet und die Flaschen und Sauger gründlich gereinigt und desinfiziert werden. Mehrere Verfahren sind gebräuchlich:

- Dampfsterilisation. Spezielle Geräte sterilisieren mit Dampf innerhalb weniger Minuten. Auch mit einem normalen Dampfdrucktopf ist dies möglich. Plastikflaschen sind dafür allerdings ungeeignet.
- Auskochen. Flaschen und Sauger werden fünf Minuten gekocht. Sie müssen vollständig von Wasser bedeckt sein und dürfen keine Luftblasen enthalten.
- Sterilisationsbad. Bei diesem Verfahren werden Fläschchen und Sauger in eine Desinfektionslösung gelegt.

Nach der Sterilisation müssen die Utensilien möglichst keimfrei gelagert werden. Dazu eignen sich ausgekochte Geschirrtücher, auf welche die Flaschen mit der Öffnung nach unten gestellt und mit denen sie zusätzlich abgedeckt werden.

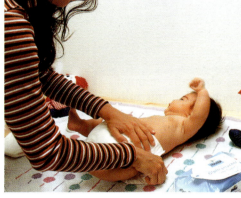

▶ Einmalwindeln sind hygienisch und saugfähig und bewirken eine für die Entwicklung der Hüften wichtige Spreizhaltung der Beine.

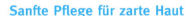

▼ Der Babypo wird am besten mit lauwarmem Wasser gründlich gewaschen und anschließend mit Öl nachgereinigt.

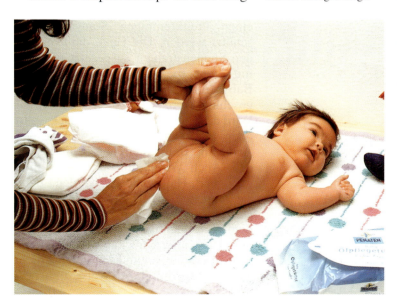

Sanfte Pflege für zarte Haut

Die Haut eines Babys ist im Vergleich zu der eines Erwachsenen wesentlich dünner und empfindlicher. Deshalb muß sie besonders schonend gereinigt und gepflegt werden. Das gründliche Sauberhalten des Kinderpos ist besonders wichtig, denn Urin und Stuhl greifen die Haut an. Aus diesem Grund sollten die Windeln regelmäßig gewechselt werden. Dazu wird die Windel mit den Stuhlresten entfernt und die Haut mit klarem, lauwarmem Wasser abgewaschen. Anschließend wird die Haut mit Watte und Babyöl nachgereinigt. Wer es natürlicher mag, der kann auch Speise- oder Weizenkeimöl statt der meist parfümierten Babyöle verwenden. Damit es durch den Stuhl nicht zu einer Infektion der Scheide oder der Harnröhre kommt, soll

Scheidenabstrich
Schmerzlose Entnahme einer Sekret- oder Zellprobe aus der Schleimhaut von Scheide und Muttermund. Anhand des gewonnenen Zellmaterials läßt sich eine Geschlechtskrankheit, eine Infektion, ein Pilzbefall oder eine Entartung von Zellen erkennen. Der Scheidenabstrich ist Bestandteil der Vorsorgeuntersuchung zur Früherkennung von Gebärmutterkrebs.

Scheidendiaphragma
Siehe *Pessar*

Scheidenentzündung
Kolpitis. Entzündungen der Scheidenschleimhaut gehen einher mit grünlichem, unangenehm riechendem Ausfluß; manchmal kommt es zu einem Juckreiz im Bereich der Schamlippen und zu Brennen in der Umgebung der Scheidenöffnung. Mangelnde Hygiene beim Geschlechtsverkehr oder falsche Verwendung von Toilettenpapier, wodurch Darmbakterien in die Scheide gelangen, sowie häufig wechselnde Sexualpartner und hormonelle Veränderungen können die Scheidenflora so verändern, daß leicht Entzündungen entstehen. Die Behandlung erfolgt mit antibiotika- und milchsäurehaltigen Scheidenzäpfchen. Immer ist auch eine Behandlung des Partners notwendig.

Scheidenflora
Die in der Scheide der gesunden, geschlechtsreifen Frau vorhandenen Milchsäurebakterien sorgen für ein saures Scheidenmilieu. Die Oberflächenzellen der Scheide bilden dabei unter dem Einfluß der Geschlechtshormone Glykogen, aus dem Milchsäure entsteht. Durch diesen Selbstreinigungsmechanismus wird das Eindringen und Aufsteigen von Krankheitserregern verhindert.

Scheidenjucken
Juckreiz und Brennen in der Scheide und an den äußeren Geschlechtsorganen der Frau können durch Chemikalien (Intimdeodorants, Vaginalduschen, Verhütungsmittel, Waschungen mit Seife, enge Kleidung aus synthetischen Stoffen) oder eine Scheidenentzündung hervorgerufen werden. Auch ein Hormonmangel in den Wechseljahren, ein Harnwegsinfekt, Kondylome (reiskorngroße Warzen auf den Schamlippen) oder entzündete Bartholinsche Drüsen können die Ursache sein.

Scheidenplastik
Operative Korrektur der Vagina nach einem Vorfall der Scheidenwand. Die Scheide wird durch Herausschneiden von Gewebeteilen wieder aufgerichtet. Die Bänder, die die inneren Organe in ihrer normalen Lage halten, werden gerafft. Schmerzfreier Geschlechtsverkehr ist nach einer Scheidenplastik möglich. Bei älteren Frauen ohne Kinderwunsch kann es bei einem zusätzlich bestehenden Vorfall der Gebärmutter sinnvoll sein, die Gebärmutter zu entfernen, um eine erneute Senkung zu vermeiden.

Scheidenvorfall
Ausstülpung der vorderen oder hinteren Scheidenwand in den Scheidenvorhof, gelegentlich bis zu den Schamlippen. Ein solcher Prolaps entwickelt sich meist bei älteren Frauen aufgrund einer Scheidensenkung und ist praktisch immer mit einer Senkung der Gebärmutter verbunden. Auch bei jüngeren Frauen mit Bindegewebsschwäche, deren innere Geschlechtsorgane durch mehrere Schwangerschaften, schwierige Entbindungen oder schlecht geheilte Dammrisse überstrapaziert wurden, kann sich der Beckenboden überdehnen und so einen Vorfall begünstigen. Die Beschwerden reichen von Unterleibs- und Kreuzschmerzen bis zu Entzündungen der vorgelagerten Teile. Zur Behandlung wird eine Scheidenplastik durchgeführt.

Scheidenzäpfchen
Arzneimittel zum Einführen in die Scheide. Sie enthalten neben den eigentlichen Wirkstoffen Hartfette, die ihnen ihre typische Form geben. Nach dem Einführen schmelzen diese Fette in der

Scheide, und die Wirkstoffe werden frei. Vaginalzäpfchen werden auch zur Empfängnisverhütung angewendet. Ihre Wirkung ist aber nur in Kombinaton mit anderen Verhütungsmitteln wie Kondomen relativ sicher.

Schenkelbruch
Bruch im Bereich der Leiste bis ins Oberschenkelgewebe hinein. Siehe *Bruch*

Schenkelhalsbruch
Siehe *Oberschenkelhalsbruch*

Scheuermann-Krankheit
Knochen- und Knorpelerkrankung der Brust- und Lendenwirbelsäule. Die Gelenkenden einzelner Wirbelkörper entzünden sich bei vermehrter Belastung; es kommt zur Mangeldurchblutung des Knochens und damit zu Wachstumsstörungen. Die Krankheit beginnt vorwiegend im Alter von etwa 14 Jahren und ist mit Schmerzen und manchmal auch Bewegungseinschränkung verbunden. Im weiteren Verlauf kann es zu Knochenerweichung und zur Verformung der Wirbelsäule kommen. Nach der Pubertät kommt der Prozeß gewöhnlich zum Stillstand. Die Knochen regenerieren sich meist innerhalb von drei Jahren und verfestigen sich wieder. Die Behandlung besteht v.a. in Turnübungen unter krankengymnastischer Anleitung. Zur Korrektur des Rundrückens muß ein Stützkorsett getragen werden. In schweren Fällen ist eine operative Versteifung der Wirbelsäule notwendig.

Schiefhals
Angeborene oder erworbene Fehlstellung des Kopfes mit schmerzendem steifen Nacken. Ursachen sind Fehlbildungen der Halswirbelsäule als Folge von Verletzungen der Nackenmuskeln, schwerer Vernarbung oder Schrumpfung der Haut, Muskelverspannungen oder Lähmungen. Ein Schiefhals kann auch als unerwünschte Nebenwirkung einer Behandlung mit Neuroleptika (z.B. bei Schizophrenie) auftreten. Schuld an einem angeborenen Schiefhals ist ein verkürzter, verkümmerter oder gerissener Kopfnicker-Muskel. Ein Schiefhals läßt sich durch sanfte Dehnung der Nackenmuskulatur oder eine Operation beheben. Bei Muskelverspannungen helfen das Tragen einer Halskrawatte, Ultraschall- und Wärmebehandlung sowie Krankengymnastik.

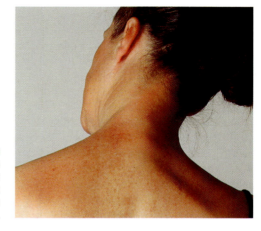

Schiefhals
Unbehandelt kann die Schräghaltung des Kopfs zu dauerhaften Haltungsschäden führen.

Schielen
Siehe S.600

Schilddrüse
Hormondrüse unterhalb des Kehlkopfs. Sie besteht aus zahlreichen Bläschen, in denen die Schilddrüsenhormone produziert werden. Siehe auch S. 36, *Der menschliche Organismus – Hormonproduzierende Organe*

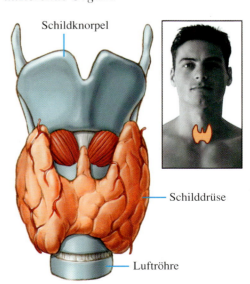

Schilddrüse
Die Luftröhre wird unterhalb des Kehlkopfs vollständig von der Schilddrüse umschlossen.

Schielen

Normalerweise stehen und bewegen sich beide Augen parallel. Sie fixieren das gleiche Objekt, woraufhin die beiden Seheindrücke im Gehirn zu einem dreidimensionalen Bild verschmolzen werden. Weicht ein Auge von der gemeinsamen Blickrichtung ab, spricht man vom Schielen oder Strabismus.

Beim Schielen steht ein Auge gerade, das andere dreht nach innen oder außen ab. Dies kann in einem konstanten oder schwankenden Schielwinkel und an einem oder beiden Augen abwechselnd geschehen.

Tritt bei einem Erwachsenen plötzlich ein Schielen auf, sieht er doppelt, da das Gehirn die beiden unterschiedlichen Bilder nicht überlagern kann. Das kindliche Gehirn hat dagegen noch die Fähigkeit, den Seheindruck eines Auges zu unterdrücken, um somit die störenden Doppelbilder zu vermeiden. Allerdings entwickelt sich dann auch kein räumliches Sehen, das Kind stolpert häufig oder stößt an. Zudem läßt die Sehschärfe des schielenden Auges immer mehr nach, da es nicht benutzt wird.

Ein weiteres Merkmal für Schielen ist eine schiefe Kopfhaltung, die eingenommen wird, wenn nur in einer bestimmten Blickrichtung das Sehen mit beiden Augen möglich ist. Dies ist z.B. bei Augenmuskellähmungen der Fall.

Bei Säuglingen ist eine leichte Fehlstellung der Augen nichts Ungewöhnliches, da das Sehen und die Koordination der Augen erst erlernt werden müssen. Liegt jedoch nach dem fünften Lebensmonat immer noch eine deutliche Fehlstellung vor, sollte ein Augenarzt befragt werden.

Vom Pseudoschielen spricht man, wenn bei Kleinkindern der Eindruck eines Schielens durch den noch flachen Nasenrücken entsteht. Dies verändert sich im Laufe des Wachstums.

Ursachen

Schielen entsteht durch eine gestörte Zusammenarbeit der Augen. Bei unkorrigierter Fehlsichtigkeit eines Auges wird das unscharfe Bild vom Gehirn nicht verwertet. Das betroffene Auge wird nicht gebraucht und weicht ab.

Ebenso verhält es sich bei einer Sehbehinderung durch Erkrankung eines Auges, z.B. bei einer Linsentrübung oder einem zu tief hängenden Oberlid.

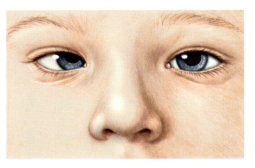

◀ Ein einwärts gedrehtes Auge ist bei Kindern die häufigste Form des Schielens.

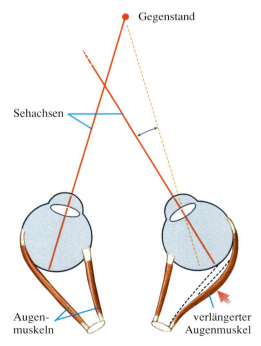

▶ Beim Schielen treffen die Sehachsen beider Augen nicht mehr im fixierten Punkt zusammen. Ursache kann ein verlängerter Augenmuskel sein, der die Bewegungsmöglichkeiten eines Auges stark einschränkt und es nicht weit genug nach außen drehen kann.

Schielen

Weitsichtigkeit kann vom Auge eines Kindes größtenteils selbst ausgeglichen werden. Die Linse im Auge wölbt sich so stark, bis ein scharfes Bild entsteht. Allerdings ist dieser Vorgang (Akkommodation) mit einer Einwärtsbewegung der Augen gekoppelt. Bei einer starken Weitsichtigkeit kann ein Kind somit zu schielen beginnen.

Das Auge wird von sechs Augenmuskeln bewegt, diese wiederum werden von Hirnnerven gesteuert. Beim Schielen ist das Zusammenspiel der Augenmuskeln, die für die gleichgerichtete Bewegung beider Augen verantwortlich sind, gestört. Eine solche Störung ist meistens vererbt und kann noch bis zum zweiten Lebensjahr auftreten.

Verletzungen oder krankhafte Vorgänge im Gehirn und im weiteren Nervensystem, z.B. Entzündungen, Tumoren, Schlaganfälle oder Multiple Sklerose, können zu Augenmuskellähmungen führen. In den meisten Fällen kommt es zum Einwärtsschielen. Ein solches Lähmungsschielen ist immer mit Doppeltsehen verbunden.

Abgesehen von der Vererbung kann Schielen also auch ein Hinweis auf eine Fehlsichtigkeit oder auf eine Erkrankung sein, die gar nicht die Augen selbst betrifft. Das Schielen selbst ist keine Krankheit.

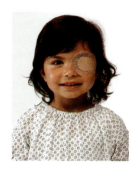

▲ Damit sich die Sehfähigkeit des betroffenen Auges nicht noch verschlechtert, wird das gesunde Auge zeitweise abgedeckt. Das schielende Auge wird zum Sehen gezwungen und so geschult.

Behandlungsmöglichkeiten

Im einfachsten Fall ist Schielen mit einer Brille zur Korrektur der Fehlsichtigkeit zu beheben. Eine Weit- oder Kurzsichtigkeit kann auch bei Säuglingen schon sehr genau ausgemessen werden. Bei manchen Schielformen ist eine spezielle Brille nötig, um die Augen zu entspannen.

Spezielle Brillengläser, sogenannte Prismen, gleichen den Schielwinkel aus. Sie werden beim Lähmungsschielen als Erstversorgung verschrieben, um dem Patienten die Doppelbilder zu nehmen.

Bei Kindern muß darauf geachtet werden, daß sich die Sehschärfe an beiden Augen gleich gut entwickelt. Auch das schielende Auge muß einen Gegenstand fixieren können, um sehen zu lernen. Deswegen wird das gesunde Auge mehrmals für einen bestimmten Zeitraum mit Augenpflastern oder Folien auf dem Brillenglas abgedeckt. Diese Behandlung heilt nicht das Schielen selbst, sondern verbessert die Sehschärfe des betroffenen Auges. Der Schielwinkel muß separat korrigiert werden. Die Sehschärfenentwicklung ist etwa mit dem siebten Lebensjahr abgeschlossen und kann danach nicht mehr beeinflußt werden. Eine rechtzeitige Behandlung ist deshalb besonders wichtig.

Häufig ist eine Schieloperation angebracht, vor allem, wenn bei spätem Schielbeginn das beidäugige Sehen schnellstmöglich wiederhergestellt werden muß. Bei einer Schieloperation wird ein Auge durch Verlagerung oder Verkürzung der entsprechenden Augenmuskeln geradegestellt. Am Beispiel des Einwärtsschielens bedeutet das: der Ansatz des Muskels, der das Auge nach innen bewegt, wird nach hinten versetzt und somit in seiner Funktion geschwächt. Eine Schieloperation kann heute meist ambulant und bei Erwachsenen auch unter örtlicher Betäubung durchgeführt werden.

Beim Lähmungsschielen wartet man mit einer Operation meist ein Jahr ab, da sich die Lähmung in diesem Zeitraum noch bessern kann.

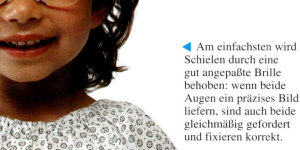

◀ Am einfachsten wird Schielen durch eine gut angepaßte Brille behoben: wenn beide Augen ein präzises Bild liefern, sind auch beide gleichmäßig gefordert und fixieren korrekt.

Schilddrüsenentzündung
Thyreoiditis. Eine Infektion mit Staphylo- oder Streptokokken kann eine starke Entzündung der Schilddrüse mit hohem Fieber, Halsschmerzen, Schluckbeschwerden und Heiserkeit auslösen. Am häufigsten tritt die chronische Thyreoiditis auf, die sich lange Zeit nicht bemerkbar macht. Sie ist Folge einer Autoimmunerkrankung, wobei sich das Abwehrsystem gegen Schilddrüsenzellen des eigenen Körpers richtet. Behandelt wird eine Schilddrüsenentzündung mit speziellen Antibiotika.

Schilddrüsenhormone
Die Schilddrüse produziert jodhaltige Hormone, die mit dem Blut im Körper verteilt werden und Einfluß auf den gesamten Stoffwechsel nehmen. Die Schilddrüsenhormone steuern auch den Sauerstoffverbrauch, den Wasserhaushalt und die Wärmeregulation des Körpers. Sie regeln außerdem das Körperwachstum und die geistige Entwicklung im Kindesalter und fördern die Muskel- und Nerventätigkeit. Das Hormon Kalzitonin ist gemeinsam mit dem in den Nebenschilddrüsen gebildeten, sogenannten Parathormon für die Steuerung des Kalziumspiegels verantwortlich. Während das Parathormon den Kalziumspiegel erhöht, wird er durch das Kalzitonin gesenkt. Die Jodaufnahme und die Hormonausschüttung werden vom Zwischenhirn (Hypothalamus) und der Hirnanhangsdrüse (Hypophyse) überwacht und reguliert.

Schilddrüsenkrebs
Seltene, bösartige Geschwulst der Schilddrüse, die durch rechtzeitige Entfernung des gesamten Organs meist geheilt werden kann. Die Ursachen sind unbekannt. Radioaktive Strahlung kann eine Entstehung des Tumors begünstigen. Ein Verdacht auf Schilddrüsenkrebs besteht bei fortschreitendem Wachstum – insbesondere eines einzelnen Teils – der Schilddrüse, bei Verhärtung, ausstrahlenden Schmerzen, Stimmstörungen und Heiserkeit.

Schilddrüsenszintigraphie
Verfahren zur Darstellung der Schilddrüse mit Hilfe einer kurzlebigen radioaktiven Substanz. Siehe *Szintigramm*

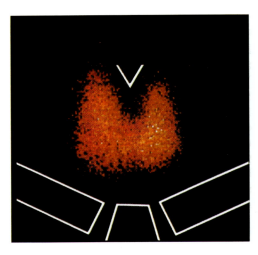

Schilddrüsenszintigraphie
Mit Hilfe der Szintigraphie können nicht nur Lage und Größe, sondern auch die Funktion der Schilddrüse dargestellt werden.

Schilddrüsenüberfunktion
Hyperthyreose. Eine überaktive Schilddrüse führt zu vermehrter Hormonproduktion, Übererregbarkeit, Herzbeschwerden, Abmagerung, Schlaf- und Verdauungsstörungen. Typisch für die häufigste Form der Schilddrüsenüberfunktion sind glänzende hervortretende Augen und eine gleichmäßig vergrößerte Schilddrüse. Seelische Belastungen, Infektionen, hormonelle Umstellungen während der Pubertät, Schwangerschaft oder Wechseljahre können eine Überfunktion auslösen. Bei einem autonomen Adenom produzieren einzelne Schilddrüsenknoten unkontrolliert vermehrt Schilddrüsenhormone. Zur Behandlung wird Jod zugeführt, das die Freisetzung der Schilddrüsenhormone reduziert. Außerdem werden sogenannte Thyreostatika verordnet, die ebenfalls die Hormonproduktion senken. In manchen Fällen ist die operative Entfernung von Schilddrüsengewebe (Kropfoperation) notwendig.

Schilddrüsenunterfunktion
Hypothyreose. Unterentwicklung des Drüsengewebes durch verminderte Hormonproduktion. Der Stoffwechsel ist verlangsamt, die Betroffenen wirken

träge und schläfrig, neigen zu Depressionen und Übergewicht und verändern ihre Persönlichkeit. Ihre Haut quillt auf und wird rauh, die Augenlider sind geschwollen, die Haare werden spärlich, struppig und brüchig. Die angeborene Form der Schilddrüsenunterfunktion kommt vorwiegend in Jodmangelgebieten vor. Sie läßt sich im Rahmen der Vorsorgeuntersuchung für Neugeborene frühzeitig erkennen und durch die Zufuhr von Schilddrüsenhormonen behandeln, so daß sich die Kinder weitgehend normal entwickeln. Die erworbene Hypothyreose kann auch durch eine Rückbildung oder Entzündung des Schilddrüsengewebes entstehen. Auch sie wird mit Schilddrüsenhormonen behandelt.

Schizophrenie
Psychische Krankheit, die meist zwischen dem 20. und 40. Lebensjahr einsetzt, deren Ursachen immer noch weitgehend unbekannt sind. Im Vordergrund steht die Spaltung von Denken, Gefühlen und Erleben in eine reale und eine realitätsfremde Ebene. Die Hauptmerkmale sind Sinnestäuschungen (z.B. Hören von Stimmen), Wahnideen und Denkstörungen. Die Behandlung erfolgt mit Medikamenten (Neuroleptika). Eine begleitende Psychotherapie unter Einbeziehung der Angehörigen erhöht die Heilungsaussichten erheblich.

Schlafapnoe
Vorübergehende Atemstillstände im Schlaf, die etwa zehn Sekunden andauern. Sie treten vorwiegend auf bei Schnarchern, bei übergewichtigen Männern, bei hochgradiger Fettsucht mit Herz- und Atembehinderungen sowie bei verschiedenen Störungen des zentralen Nervensystems wie mangelnder Atemsteuerung im Gehirn oder bei Rachenerkrankungen wie vergrößerten Mandeln und Polypen. Viele Betroffene fühlen sich tagsüber oft müde und zerschlagen und können sich nur schwer konzentrieren. Der während der Atemstillstände entstehende Sauerstoffmangel kann lebensgefährlich werden, so daß in manchen Fällen künstlich beatmet werden muß. Außerdem drohen Bluthochdruck, Herzinsuffizienz, Herzinfarkt und Schlaganfall. Vielen Betroffenen helfen bereits Gewichtsabnahme und Medikamente. Die größte Gefahr besteht darin, daß die Betroffenen nichts von ihren Atemstillständen wissen. Die Schlafapnoe wird auch mit dem plötzlichen Kindstod in Verbindung gebracht.

Schlafkrankheit
Im tropischen Afrika vorkommende Infektionskrankheit durch Trypanosomen, die durch die Tsetse-Fliege übertragen wird. Zehn bis 20 Tage nach der Infektion entstehen Fieber, Gliederschmerzen und Schwellungen der Lymphknoten, vor allem an Hals und Nacken. Es kann Monate und Jahre dauern, bis sich die Infektion auch auf das Gehirn ausbreitet und Kopfschmerzen, Schwindel, Sehstörungen, Verwirrung, schwere Schlafsucht und totale Mattigkeit auslöst. Ohne medikamentöse Behandlung droht Bewußtseinsverlust und Tod. Trotz möglicher vollständiger Heilung können Hirnschäden zurückbleiben.

Schlafstörungen
Siehe S. 604

Schlag, elektrischer
Siehe *elektrischer Schlag*

Schlaganfall
Siehe S. 606

Schlangenbiß
Siehe S. 759, *Erste Hilfe – Schlangenbiß*

Schleimbeutelentzündung
Akute oder chronische Entzündung eines mit Gelenkschmiere gefüllten Schleimbeutels. Sie wird meist hervorgerufen durch Verletzungen der Gelenkhaut, durch mechanische Überbeanspruchung, seltener durch eine Infektion. Besonders anfällig sind die Schleimbeutel am Ellbogen, an der Schulter, an der Kniescheibe oder an der Achillessehne. Die

Fortsetzung auf S. 609

Schlafstörungen

»Schon wieder die halbe Nacht kein Auge zugetan!« Eine Klage, die in unserer hektischen Zeit oft zu hören ist. Etwa jeder zweite Erwachsene leidet zumindest gelegentlich unter Schlafstörungen. Je häufiger sie auftreten, desto ernster sollten sie genommen werden.

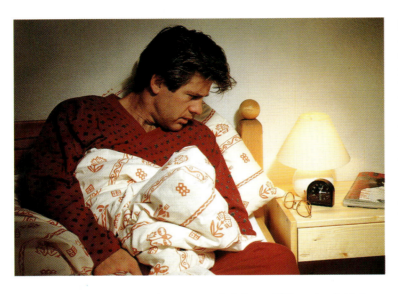

Bei dem Begriff Schlafstörung wird in erster Linie an Ein- und Durchschlafstörungen gedacht. Doch auch wer rasch ein- und scheinbar ausreichend durchschläft, kann an einer Schlafstörung in Form einer mangelhaften Schlafqualität leiden. In Abhängigkeit von Häufigkeit und Schwere einer Schlafstörung sind die Betroffenen tagsüber müde und in ihrer Leistungsfähigkeit beeinträchtigt. Menschen, die einen schlechten Schlaf beklagen, sich aber tagsüber ausgeruht und fit fühlen, haben meist keine echte Schlafstörung. Entweder muten sie sich mehr Schlaf zu, als sie brauchen, oder sie leiden an einer gestörten Schlafwahrnehmung. Das heißt, sie überschätzen die Zeit, die sie am Abend oder des Nachts wach im Bett liegen.

▲▼ Zu den Schlafstörungen zählen nicht nur Probleme beim Ein- und Durchschlafen (oben); auch unruhiger Schlaf (unten) beeinträchtigt die Schlafqualität und führt dazu, daß man tagsüber nicht richtig ausgeruht ist.

Unbewußte Schlafstörungen

Bei gesundem Schlaf durchlebt der Mensch mehrmals pro Nacht vier Schlafstadien zunehmender Tiefe. Während das Bewußtsein bereits im ersten Schlafstadium ausgeschaltet ist, sind für einen erholsamen Schlaf besonders die sogenannten Tiefschlafphasen des dritten und vierten Stadiums von Bedeutung. Ist die Periodik oder die Tiefe des Schlafes gestört, entsteht eine mangelhafte Schlafqualität. Da derartige Schlafstörungen nicht bewußt erlebt werden, fällt den Betroffenen oft nur als Folgeerscheinung die Tagesmüdigkeit auf. Als Ursachen kommen verschiedene körperliche Erkrankungen in Frage, weshalb eine anhaltende unerklärliche Tagesmüdigkeit immer zu einem Arztbesuch veranlassen sollte. Vorrangig bei übergewichtigen Männern jenseits des 50. Lebensjahres findet sich dann nicht selten eine sogenannte Schlafapnoe. Dabei handelt es sich um wiederholte, kurzzeitige Atemstillstände während des Tiefschlafes. Erst wenn die einsetzende Sauerstoffnot den Patienten nahezu weckt, beginnt er wieder zu atmen. Die Schlafapnoe hindert den Betroffenen also daran, ausreichend tief zu schlafen.

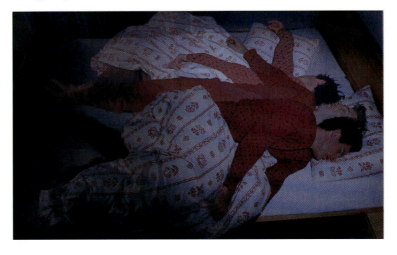

Schlafstörungen

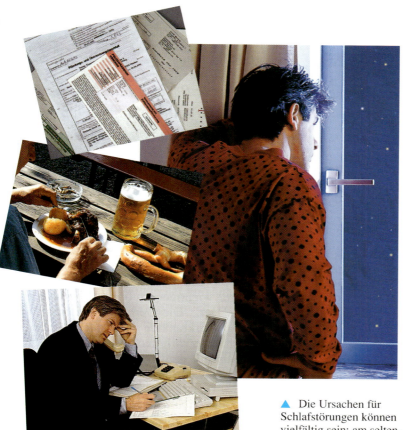

▲ Die Ursachen für Schlafstörungen können vielfältig sein; am seltensten liegen körperliche Erkrankungen zugrunde. Weitaus häufiger sind persönliche Sorgen, Überlastung und Streß; aber auch zu üppiges Essen kann den Schlaf rauben.

Einschlaf- und Durchschlafstörungen

Eine Einschlafstörung liegt vor, wenn jemand nach dem Zubettgehen länger als eine halbe Stunde wach im Bett liegt, bevor er einschläft. Eine Durchschlafstörung ist gekennzeichnet durch eine oder mehrere längere und damit bewußt erlebte Wachphasen während der Nachtruhe. Besonders bei älteren Menschen konzentrieren sich Durchschlafstörungen auf den frühen Morgen, wobei die Betroffenen dann bis zum endgültigen Aufstehen oft mehrere Stunden wach bleiben. Gelegentliche Ein- oder Durchschlafstörungen haben meist einen konkreten äußeren Anlaß wie berufliche oder familiäre Überlastungssituationen. Ständig wiederkehrende oder gar wochen- bis monatelang anhaltende Schlafstörungen können darüber hinaus ein Hinweis auf eine ernste körperliche oder psychische Erkrankung sein und müssen daher unbedingt ärztlich abgeklärt werden.

▶ Schlaftabletten sind in den seltensten Fällen das geeignete Mittel, Schlafstörungen zu bekämpfen; nur eine wirksame Bekämpfung der Ursachen führt langfristig zu einem erholsamen und gesunden Schlaf.

Behandlung

Grundsätzlich sollte versucht werden, die Ursachen einer Schlafstörung zu bekämpfen. Vielfach verschwindet die Störung, wenn eine schlafbeeinträchtigende Erkrankung wie beispielsweise Bluthochdruck oder ein Schilddrüsenleiden richtig behandelt oder ein schlafstörendes Medikament durch ein anderes ersetzt wird. Behindern beruflicher oder familiärer Streß den Schlaf, ist hier anzusetzen. Sofern diese psychischen Belastungen nicht beseitigt werden können, muß nötigenfalls mit psychotherapeutischer Hilfe gelernt werden, besser mit ihnen umzugehen.

Eine Reihe von Allgemeinmaßnahmen erleichtern das Ein- und Durchschlafen:
- Das Schlafzimmer sollte gut durchlüftet und nur mäßig oder gar nicht beheizt werden.
- Am Abend sind schwer verdauliche, üppige Mahlzeiten, stimulierende Getränke (Cola, Kaffee) und Genußgifte wie Alkohol oder Nikotin zu meiden.
- Zwischen anstrengenden geistigen Aktivitäten und dem Zubettgehen sollte etwa eine Stunde für entspannende Tätigkeiten wie Lesen, Spazierengehen, ein Bad oder auch für gezielte Entspannungsübungen wie autogenes Training reserviert werden.

Medikamente vermeiden

Schlaftabletten sollten, wenn überhaupt, nur kurzzeitig und ausschließlich unter ärztlicher Kontrolle eingenommen werden. Da sich der Körper rasch an Schlafmittel gewöhnt, besteht bei längerem Gebrauch die Gefahr, von diesen Medikamenten abhängig zu werden. Auch ist ein durch Tabletten eingeleiteter Schlaf in der Regel weniger erholsam als der natürliche Schlaf. Pflanzliche Einschlafhilfen wie Baldrian- oder Melissentropfen sind unbedenklich.

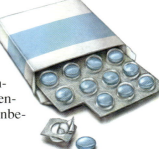

Schlaganfall

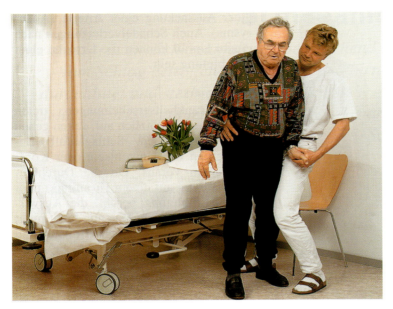

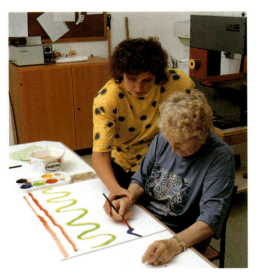

◀▲ Viele Bewegungsabläufe müssen bei einer Halbseitenlähmung nach einem Schlaganfall neu erlernt werden: Gehübungen (oben) und Maßnahmen wie Malübungen unter Anleitung zur Wiederherstellung der Feinmotorik (links) gehören zum regelmäßigen Rehabilitationsprogramm.

Untersuchungsmethoden
Der Arzt testet zunächst, ob der Patient über sich und seine Umgebung orientiert ist, d.h. ob er weiß, wer er ist und wo er sich befindet. Anschließend überprüft er die Muskelreflexe, weil Veränderungen der Reflexe Rückschlüsse auf den Ort der Störung zulassen. Genauere Aussagen über Art und Umfang der Schädigung können allerdings erst anhand der Hirnstromkurve (Elektroenzephalogramm, EEG) und einer Röntgen-Schichtaufnahme (Computertomogramm, CT) des Gehirns getroffen werden. Besteht der Verdacht, daß die Halsarterien durch Kalkablagerungen so stark eingeengt sind, daß nur durch eine Gefäßoperation geholfen werden kann, wird zusätzlich eine Darstellung der Blutgefäße im Röntgenbild (Arteriographie) durchgeführt.

Behandlung
Ob ein Schlaganfall medikamentös oder chirurgisch behandelt werden muß, hängt von seiner Ursache ab. So ist man bei einer Hirnblutung – speziell bei jüngeren Patienten – bestrebt, die Blutansammlung möglichst schnell zu beseitigen, ehe auch das umliegende Hirngewebe dauerhaft geschädigt wird. Bei Patienten mit hochgradiger Einengung der Halsschlagader durch Arterienverkalkung können die Verkalkungen an der Gefäßinnenwand operativ entfernt werden (Thrombektomie). Zur medikamentösen Behandlung stehen sowohl Mittel zur Blutverdünnung als auch zur Verbesserung der Fließeigenschaften des Bluts zur Verfügung.

Rehabilitation
Wesentlicher Bestandteil der Behandlung sind auch die Maßnahmen zur Rehabilitation, also zur Wiedereingliederung des Patienten in den Alltag. Besonders wichtig sind eine intensive krankengymnastische Behandlung, durch die oft eine wesentliche Besserung der Lähmungsfolgen erreicht werden kann, sowie logopädische (sprachtherapeutische) Übungen.

Vorbeugende Maßnahmen
Neben regelmäßiger körperlicher Bewegung senken vor allem eine gesunde, fettarme Ernährung, der Verzicht auf größere Mengen Zigaretten und Alkohol sowie eine ausreichende Behandlung des Bluthochdrucks, der Zuckerkrankheit und erhöhter Blutfettwerte das Schlaganfallrisiko. Erst wenn vorbeugende Maßnahmen genauso wichtig genommen werden wie die Behandlung und Rehabilitation, ist mit einem Rückgang der Erkrankungshäufigkeit zu rechnen.

Schluckbeschwerden

Fortsetzung von S. 603

Entzündung kündigt sich mit einer heftigen Schwellung und Rötung, Schmerzen und Bewegungseinschränkung an. Gewöhnlich lassen die Beschwerden schnell nach, wenn das Gelenk ruhiggestellt wird. Hält die Entzündung an, können die gestaute Flüssigkeit abgesaugt und entzündungshemmende Medikamente eingesetzt werden. Selten ist es notwendig, den Schleimbeutel operativ zu entfernen.

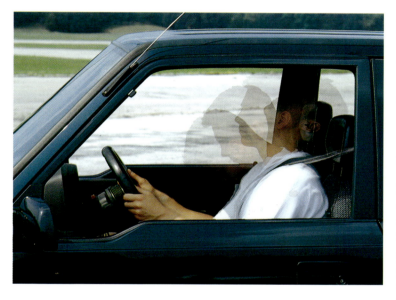

Schleudertrauma
Verletzung der Halswirbelsäule, meist durch einen Auffahrunfall. Betroffen sind die Insassen des Autos, auf das ein anderes aufgefahren ist, vor allem, wenn ihre Köpfe nicht im Nacken abgestützt waren. Rumpf und Kopf werden plötzlich nach vorn und hinten geschleudert. Je nach Stärke des Aufpralls werden die Bänder gezerrt, gestaucht oder reißen ein. Es kann außerdem zu Verstauchungen, Verlagerungen und Brüchen der Wirbelgelenke des Nackens und sogar zu Schädel-Hirn-Verletzungen kommen. Meist verschlimmern sich die Steifheit des Nackens und die in den Hinterkopf ausstrahlenden Schmerzen erst Stunden oder Tage nach dem Unfall. Der Kopf wird durch eine Halskrawatte ruhiggestellt; Medikamente wirken gegen die Schmerzen sowie zur Entkrampfung der Muskeln, und Krankengymnastik fördert die Heilung. Meist dauert es einige Wochen, bis der Nacken wieder ohne Schmerzen bewegt werden kann. Besonders wichtig ist deshalb, daß die Höhe der Kopfstütze des Autositzes der Größe entsprechend eingestellt ist: Ihre Oberkante sollte sich etwa in Augenhöhe befinden.

Schleudertrauma
Wird der Kopf bei einem Unfall plötzlich extrem nach vorn und hinten geschleudert, entstehen Verletzungen von Bändern, Muskeln und Wirbeln.

Schluckauf
Unwillkürliches rasches Zusammenziehen des Zwerchfells durch eine verkrampfte, ruckartige Einatmung, so daß sich die Öffnung zwischen den Stimmbändern geräuschvoll verschließt. Ursache für den meist harmlosen Schluckauf ist eine Irritation des Zwerchfells beispielsweise durch zu hastiges Essen, durch heiße oder sehr kalte Nahrung und Flüssigkeit. Ein häufig wiederkehrender Schluckauf kann aber auch ein Signal für Magen- oder Bauchfellerkrankungen sein oder durch Reizungen des Bauchfells, etwa nach einer Bauchoperation, hervorgerufen werden. Seltene Ursachen sind Erkrankungen des zentralen Nervensystems, wie eine Gehirnentzündung oder Schädel-Hirn-Verletzung. Behandlungsbedürftig ist der Schluckauf selbst nicht. Zugrundeliegende Erkrankungen müssen allerdings behandelt werden.

Schluckbeschwerden
Ursachen können Nahrungsreste sein, die in die Luftröhre gelangen oder in der Speiseröhre steckenbleiben und einen heftigen Hustenreflex auslösen. Meist löst sich ein Fremdkörper, wenn man viel trinkt. Das Schlucken erschweren auch Entzündungen des Rachens, der Mandeln, des Kehlkopfes und der Stimmbänder, Verätzungen, Krankheiten des Nervensystems, Tumoren und Brüche des Zwerchfells. Tauchen Schluckbeschwerden bei Sodbrennen auf, sind diese oft Folge einer Entzündung der Speiseröhre durch zurückfließenden Magensaft. Bei Kindern können auch angeborene Verengungen der Speiseröhre Schluckbeschwerden auslösen.

Schluckimpfung
Aktive Immunisierung durch das Schlucken eines Impfstoffs. Am bekanntesten ist die Schluckimpfung zur Vorbeugung gegen Kinderlähmung. Siehe auch S. 396, *Impfung*

Schlüsselbein
Wie ein Kleiderbügel geschwungener Knochen, der vom Brustbein über die erste Rippe hinweg zur Schulter führt und durch ein Gelenk mit dem Schulterblatt verbunden ist.

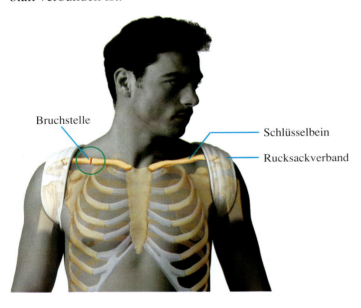

Bruchstelle — Schlüsselbein — Rucksackverband

Schlüsselbeinbruch
Häufig auftretender Knochenbruch, der durch einen Sturz auf die Hand bei ausgestrecktem Arm oder durch Stoß gegen die Schulter verursacht wird. Meist verschieben sich dabei die Bruchenden gegeneinander, der Arm ist einwärts gedreht und hängt herab. Der Arm wird mit einer Schlinge ruhiggestellt und ein Rucksackverband angelegt. Nach etwa vier Wochen ist der Bruch gewöhnlich verheilt.

Schlüsselbeinbruch
Der Rucksackverband bewirkt, daß die Bruchenden des Schlüsselbeins gerade zusammengeführt werden und der Bruch gut verheilen kann.

Schlüssellochchirurgie
Siehe S. 248, *endoskopische Operationsverfahren*

Schmerzbehandlung
Siehe S. 612

Schmerzmittel
Analgetika. Schmerzstillende oder -lindernde Medikamente. Zu den schwächeren, teilweise, rezeptfrei erhältlichen Analgetika gegen schwache und mittelstarke Schmerzen gehören Acetylsalicylsäure (ASS), Ibuprofen und Paracetamol. Diese sogenannten nichtsteroidalen Antirheumatika (NSAR) werden vor allem bei rheumatischen Beschwerden eingesetzt. Sie blockieren die vom Körper an das Gehirn gemeldeten Schmerzsignale. Gegen stärkere Schmerzen werden auch kombinierte Präparate mit mehreren Wirkstoffen eingesetzt. Demgegenüber wirken die starken verschreibungspflichtigen Mittel wie Morphine direkt auf Gehirn und Rückenmark; sie werden vor allem bei unheilbaren Krebserkrankungen eingesetzt.

Schmierblutung
Schwache Blutung aus der Gebärmutter, die zwischen den regulären Monatsblutungen oder während der Einnahme einer Anti-Baby-Pille mit hohem Gestagenanteil auftritt. Diese Schmierblutungen sind meist harmlos, wenn sie nicht zu häufig auftreten. Ein Wechsel der Anti-Baby-Pille kann die Blutungen stoppen.
Schmierblutungen können auch zu Beginn der Wechseljahre auftreten. Aufgrund der nachlassenden Hormonproduktion findet kein Eisprung mehr statt; trotzdem wird die Gebärmutterschleimhaut bei manchen Frauen in diesem Lebensabschnitt in unregelmäßigen Abständen noch mit einer leichten Blutung abgestoßen.

Schnüffeln
Suchterzeugendes Inhalieren von Lösungsmitteln wie Azeton, Toluol, Chloroform oder Alkohol, die in Klebstoffen, Farben, Lacken und Haushaltsreinigern enthalten sind. Die mit Hilfe einer über den Kopf gestülpten Plastiktüte eingeatmeten Dämpfe können einen Rausch und Halluzinationen erzeugen. Anfällig für diese Art von Rauschmittelkonsum sind männliche Jugendliche aus sozial

schwachen Bevölkerungsschichten. Bei längerem Mißbrauch drohen Schädigungen an Nerven, Niere, Leber und Knochenmark.

Schnupfen

Akute oder chronische Entzündung der Nasenschleimhaut, meist durch Viren, Bakterien oder allergische Reize. Die Nase sondert schleimiges, teils eitriges Sekret ab oder ist durch die angeschwollene Nasenschleimhaut verstopft und die Atmung behindert. Der akute Erkältungsschnupfen, die häufigste Erkrankung überhaupt, wird durch Tröpfcheninfektion übertragen und geht oft mit einem Infekt des Nasen-Rachen-Raums einher. Medikamente lindern in der Regel nur die Symptome. In den meisten Fällen ist ein Schnupfen nach etwa einer Woche überstanden.

Schock

Plötzliches lebensbedrohliches Kreislaufversagen durch starke Verletzungen, Verbrennungen, Lungenembolie, Herzinfarkt, Blutvergiftung oder auch als allergische Reaktion auf Medikamente oder Insektengift. Die im Körper kreisende Blutmenge und der Blutdruck vermindern sich drastisch, so daß nur noch die lebenswichtigen Organe mit Blut versorgt werden. Ein Schock kündigt sich an: Der Betroffene ist benommen, der Puls beschleunigt und wird allmählich schwächer, bis er kaum mehr tastbar ist. Die Haut ist blaß und kühl, kalte Gliedmaßen und Schweißausbrüche sind weitere Symptome. Schmerzen und Angst können die Situation verschlimmern. In der zweiten Schockphase droht Bewußtlosigkeit mit Kreislaufkollaps und Koma. Siehe S. 760, *Erste Hilfe – Schock*

Schönheitsoperationen

Operative Eingriffe zur Korrektur von kosmetisch störenden oder als unschön empfundenen, teils auch altersbedingten Körpermerkmalen, aber auch zur Rekonstruktion verletzungsbedingter Deformierungen. Die Möglichkeiten der plastischen Chirurgie reichen von der Entfernung eines Nasenhöckers oder dem face lifting (operative Entfernung der Falten im Gesicht) bis hin zur Auslösung oder Absaugung von Fettwülsten im Bauch-, Oberschenkel- oder Gesäßbereich. Zur Schönheitschirurgie zählt auch die Haarverpflanzung bei Glatzenbildung. Die Eingriffe werden in der Regel nur in Spezialkliniken durchgeführt. Die Krankenkassen übernehmen nur solche Behandlungen, die medizinisch oder – z.B. bei entstellenden Gesichtsdeformierungen – wegen eines erheblichen Leidensdrucks aus psychologischen Gründen notwendig sind.

Schonkost

Magen- und darmschonende Diät aus vollwertiger Nahrung, die den Organismus kaum belastet. Schonkost enthält ausreichend Kalorien, Mineralstoffe und Vitamine. Sie eignet sich auch zur Behandlung von Krankheiten wie Diabetes, Gicht, Arthritis, Rheuma, Fettstoffwechselstörungen, Herz-Kreislauf-Erkrankungen. Die Empfehlungen für die Zusammenstellung der Schonkost richten sich nach der einzelnen Krankheit.

Schrittmacher

Siehe *Herzschrittmacher*

Schrotpackung

Hausmittel zur Behandlung von Muskelprellungen und -quetschungen. Damit sich ein Bluterguß nicht ausbreitet, sind am ersten Tag Kältepackungen ratsam. Anschließend wird aus Weizenschrot und Wasser ein dicker Brei gekocht, den man möglichst heiß auf die verletzte Stelle legt.

Schrumpfleber

Siehe *Leberzirrhose*

Schrumpfniere

Verkleinerung und Verhärtung einer Niere durch Absterben von Nierengewebe und Bildung von narbigem Bindegewebe. Zur Schrumpfniere kommt es entweder durch eine Mangeldurchblu-

Fortsetzung auf S. 615

Schmerzbehandlung

Schmerz ist ein Warnsignal des Körpers! Aber wie wird diese Empfindung ausgelöst, wie wird sie empfunden, und wie kann sie beschrieben werden? Die Beantwortung dieser Fragen ist Voraussetzung für den Arzt, die Schmerzursache richtig zu behandeln und den Schmerz zu lindern; sie hilft dem Betroffenen letztendlich auch, mit Schmerzen richtig umzugehen.

Sinnesorgane für den Schmerz sind Nervenenden mit ihren Empfängerzellen (Rezeptoren), die in fast allen Körpergeweben vorhanden sind. Sie wandeln den Schmerzreiz in einen elektrischen Impuls um, der über die Nerven und das Rückenmark zu verschiedenen Zentren im Gehirn geleitet wird. Dort wird der Reiz registriert: Bestimmte Bereiche lassen den Schmerz bewußt werden, andere veranlassen – zusätzlich zu den im Rückenmark ausgelösten – weitere Schutzmaßnahmen. Aus dem Gehirn herausführende Nerven leiten entsprechende Befehle zu den Organen weiter.

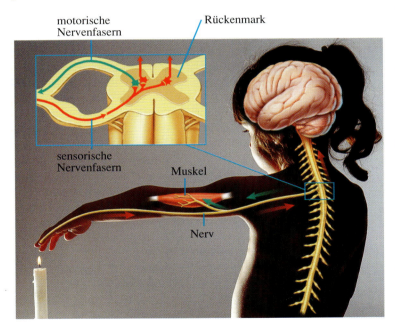

▲ Schmerzleitung und Schmerzreaktion: Von der Hand wird der Schmerzreiz über einen Nerv zum Rückenmark geleitet, wo sofort Reflexe ausgelöst werden und die Hand zurückgezogen wird. Gleichzeitig wird der Schmerzreiz zum Gehirn weitergeleitet, wo weitere Abwehrreaktionen veranlaßt werden.

Wie reagieren Körper und Seele?

Der Körper reagiert auf Schmerzen z.B. mit dem Fluchtreflex, einer Abwehrspannung der Bauchmuskulatur bei Erkrankungen der Bauchorgane oder mit Schonhaltungen bei geschädigter Wirbelsäule, wobei häufig Verspannungen benachbarter Muskelstränge auftreten. Bei schweren Schmerzen produziert das Gehirn lindernde Stoffe, die sogenannten Endorphine. Sie sind schmerzstillenden Medikamenten wie Morphium sehr ähnlich. Unmittelbar nach schweren Verletzungen werden deshalb oft kaum Schmerzen empfunden. Diese Beispiele für körpereigene Schutzmaßnahmen können aber die notwendige Behandlung von Grundkrankheit und Schmerz nicht ersetzen.

Wie heftig Schmerzen vom Patienten wahrgenommen werden, ist für Außenstehende schwer zu beurteilen. Zusätzlich zum eigentlichen Auslöser spielen Persönlichkeits- und seelische Faktoren eine entscheidende Rolle. Sie beeinflussen die Schwelle, von der ab Schmerz empfunden wird. Angst, Erschöpfung und Depressionen, Schlaf- und Hoffnungslosigkeit machen schmerzempfindlicher. Dagegen erhöhen ausreichender Schlaf, Erholung und Ablenkung die Schmerzschwelle. Für die Beurteilung des persönlichen Leidensdrucks ist das ausführliche Gespräch mit dem Arzt von größter Bedeutung. Jeder Hinweis zur Krankengeschichte und zur Art des Schmerzes ist für den Arzt wichtig, damit eine an den Patienten angepaßte Schmerzbehandlung erfolgreich ist.

Möglichkeiten der Behandlung

Da Schmerz nur ein Alarmsignal ist, steht die Behandlung der Krankheitsursache an erster Stelle. So lindert zwar

Schmerzbehandlung

die Einnahme von Kopfschmerztabletten den Schmerz, verzögert aber eventuell die Klärung der Ursache. Unter ärztlicher Betreuung wird der Schmerz gleichzeitig mit der Krankheitsursache behandelt.

Schmerzstillende Medikamente

Einem Arzt stehen heute viele Medikamente (Tabletten, Kapseln, Tropfen, Spritzen) zur Verfügung. Bei den meisten Schmerzen (Zahn-, Kopf- und Gliederschmerzen) genügen Medikamente, die an den Nervenenden und den Rezeptoren den Schmerzreiz hemmen. Andere Mittel, die Opiate, wirken direkt im Gehirn und lindern schwerere Schmerzen. In solchen Fällen ist oft die Kombination mit Medikamenten sinnvoll, die zusätzlich die Schmerzempfindlichkeit verringern. Diese Therapie ist nur unter ärztlicher Kontrolle möglich. Liest man als Laie in Packungsbeilagen von Medikamenten die Aufzählung möglicher Nebenwirkungen, ist man versucht, die Packung vor Schreck wieder zu schließen. Sie zeigen jedoch nur die Gefahren auf, die bei unkontrollierter Einnahme auftreten können. Man kann darauf vertrauen, daß ein Arzt seinen Patienten kennt und das Mittel wählt, das gefährliche Nebenwirkungen ausschließt. Ängste muß er durch Aufklärung beseitigen.

Mittel zur örtlichen Betäubung

Diese Wirkstoffe blockieren die Weiterleitung des Schmerzreizes dort, wo der Schmerz entsteht. Es gibt am Körper eine Vielzahl von Stellen, wo diese Mittel in die Nähe von Nervenbahnen und -geflechten zur Behandlung eingespritzt werden können.
Bei den sogenannten rückenmarksnahen Lokalanästhesien wird das Betäubungsmittel im Bereich der Wirbelsäule in die Umgebung des Rückenmarks gespritzt. So werden Schmerzen in Brust, Bauch, Rücken und Beinen bekämpft. Bei länger andauernden Schmerzzuständen kann sogar nach örtlicher Betäubung der Haut durch eine Nadel ein kleiner Schlauch in die Nähe des Rückenmarks

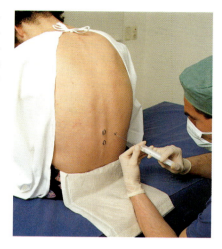

▲ Bei der Periduralanästhesie (PDA) wird das Betäubungsmittel in die Nähe des Rückenmarks gespritzt. Der Bereich des Körpers, den die hier austretenden Nerven versorgen, wird schmerzunempfindlich.

eingeführt werden, der dort längere Zeit verbleiben kann. Der Schlauch tritt auf der Hautoberfläche aus. Über ihn wird in regelmäßigen Abständen oder dauerhaft mit Hilfe spezieller Spritzenpumpen das Schmerzmittel verabreicht. Dieses Verfahren eignet sich besonders zur Behandlung von Schmerzen nach Operationen und zur Bekämpfung des Geburtsschmerzes. Auch nach großen Eingriffen sind die Patienten dann sehr schnell in der Lage, schmerzfrei das Bett zu verlassen. Die Nebenwirkungen sind geringer als bei anderen Medikamenten, da diese Betäubungsmittel in viel geringerem Maß in den Kreislauf gelangen. In einigen Klinikzentren können die Patienten durch Betätigen der Spritzenpumpe die Dosis des Betäubungsmittels selbst bestimmen. Man nennt dies »On-demand-Verfahren«. Untersuchungen belegen, daß so der Gesamtbedarf an Schmerzmitteln geringer ist, als wenn bei auftretenden Schmerzen erst Arzt oder Schwester gerufen werden müssen.

Transkutane elektrische Nervenstimulation (TENS)

Bei dieser Methode werden in der Nähe der Schmerzzone zwei Elektroden auf der Haut befestigt. Sie sind Überträger eines Reizstroms, der die Muskulatur in einem bestimmten Rhythmus anspannen und

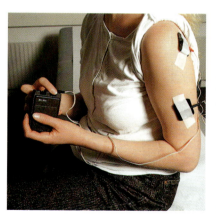

▲ Bei der transkutanen elektrischen Nervenstimulation werden durch einen schwachen Strom Reize auf Muskeln und Nerven übertragen, die Verspannungen lösen können.

wieder erschlaffen läßt. Auf diese Weise wird eine massageartige Wirkung erzielt. Die Stromstärke reguliert der Patient mit Hilfe eines kleinen batteriebetriebenen Geräts selbst. So lassen sich besonders Schmerzen durch Muskelverspannungen und Phantomschmerzen nach einer Amputation ohne Nebenwirkungen behandeln.

Schuppenflechte

Die Schuppenflechte ist eine angeborene, schubweise auftretende und nicht ansteckende Hautkrankheit, die häufiger Menschen mit heller Haut befällt. Von Geburt an kommt es zu einer übermäßigen Hornproduktion der Oberhautzellen, die schließlich zur Entstehung sichtbarer Hautveränderungen führt. Die Krankheit läßt sich zwar bislang nicht heilen, aber gut behandeln.

Der Begriff Psoriasis leitet sich von dem griechischen Wort Psora, die Schuppe, ab. Auch wenn die Krankheit erst vor 200 Jahren ihren Namen bekam, war sie schon den Griechen vor 2000 Jahren bekannt. Die Psoriasis ist weltweit verbreitet. In Europa leiden zwischen drei und fünf Prozent der Menschen an ihr, allein in der Bundesrepublik sind rund zwei Millionen Menschen, Männer und Frauen zu gleichen Teilen, betroffen.

Auslöser und Formen

Die Schuppenflechte kann in jedem Alter auftreten, in der Regel macht sie sich aber erstmals in der Pubertät oder im Alter von etwa 20 Jahren bemerkbar. Der Verlauf ist schubartig, wobei Häufigkeit, Dauer und Intensität der Schübe sehr verschieden sind.
Die Krankheit kann begünstigt werden durch
- Infektionskrankheiten wie Grippe, Bronchitis, Angina oder Scharlach,
- allergische Ekzeme,
- verstärkte mechanische Beanspruchung der Haut bei Verletzungen oder Verbrennungen (auch Sonnenbrand) und durch Kratzen,
- Medikamente wie blutdrucksenkende Substanzen, Malariamittel und Lithiumpräparate zur Behandlung einer Depression,
- seelische Belastungen oder Streß,
- Klimawechsel,
- hormonelle Umstellungen während der Pubertät, einer Schwangerschaft oder der Wechseljahre,
- übermäßigen Alkoholkonsum und
- Übergewicht.

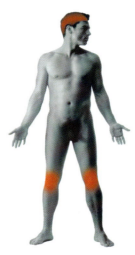

▶ Typische Zeichen für Schuppenflechte sind die trockenen, silbrig glänzenden Schuppen, die am ganzen Körper auftreten können.

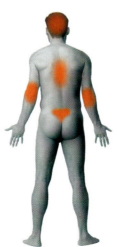

▲ Am häufigsten betroffene Hautpartien bei Schuppenflechte.

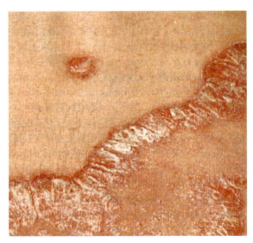

Die Psoriasis beginnt meist als Hautausschlag in Form von einem oder mehreren ziegelroten Flecken, die zunächst punktförmig, dann münz- oder handtellergroß werden können und silbrig glänzende, trockene Schuppen bilden. Dieser Prozeß wird von einem unterschiedlich starken Juckreiz begleitet. Typische Stellen des Befalls sind Ellenbogen, Knie, die Steißbeinregion und der behaarte Kopf. Es können aber auch alle anderen Hautpartien betroffen sein. Ungeklärt ist, weshalb beide Körperhälften gleichmäßig befallen werden. Besonders an täglich beanspruchten Partien können trocken-schuppige Herde einreißen, bluten und sich durch eindringende Bakterien oder Pilze entzünden. Durch zusätzliches Kratzen, Verletzungen oder Druckstellen (Kleidung, Schuhe) bilden sich neue Psoriasis-Herde.
In seltenen Fällen kann die gesamte Körperoberfläche von der Schuppenflechte überzogen sein – ein bedrohliches Krankheitsbild, das stationär be-

Schuppenflechte

handelt werden muß. Die Psoriasis pustulosa, bei der sich weniger Schuppen, dafür aber an Händen und Füßen zahlreiche Eiterbläschen (Pusteln) bilden, tritt ebenfalls auf. Bei jedem zweiten oder dritten Patienten sind auch die Fingernägel betroffen, indem sich diese verdicken, gelb-braun verfärben, kleine Krater bilden (sogenannte Tüpfelnägel) oder sogar zerfallen. Manchmal sind sogar die Gelenke in Form einer Psoriasis-Gelenkentzündung in Mitleidenschaft gezogen.

Behandlung

Bei der Behandlung kommen vor allem Stoffe und Methoden zur Anwendung, mit denen die Verhornungsstörung gedämpft sowie die überschießende Zellproduktion und Schuppenbildung gebremst werden:

- Salizylsäurehaltige Salben lösen vor allem die Hornschuppen auf.
- Kortisonhaltige Salben zum Auftragen auf die Haut eignen sich nur, um einen akuten Schub abzufangen.
- Teerhaltige Salben und Cremes (Shampoos für die behaarte Kopfhaut) hindern zwar die Zellvermehrung, werden aber inzwischen nur noch in Kliniken angewendet, da viele Betroffene das Verfahren wegen des unangenehmen Geruchs und der Fleckenbildung ablehnen.
- Ultraviolettes Licht durch gleichmäßige, nicht zu intensive Sonnenbestrahlung beeinflußt die Schuppenflechte günstig. Der gleiche Effekt läßt sich mit einem guten Bestrahlungsgerät erzielen, wenn die Bestrahlungszeit sorgfältig dosiert und vom Arzt kontrolliert wird. Die UV-Wirkung läßt sich noch durch ein lichtsensibilisierendes, äußerlich und innerlich anzuwendendes Medikament (PUVA = Psoralen-UV-A-Methode) steigern. Darüber hinaus läßt sich die Haut durch schonende und konsequente Pflege mit fetthaltigen Cremes, Ölen und Bädern geschmeidig machen und ihr natürlicher Säuremantel erhalten.

In besonders hartnäckigen Fällen werden teerhaltige Mittel und die Bestrahlung mit ultraviolettem Licht kombiniert angewandt.

Auch die Klimatherapie – eine Kombination aus Sonnenlicht, Salzwasser und Bewegung an frischer Luft – hat einen heilsamen Einfluß. So kann ein Aufenthalt am Toten Meer, an Nord- oder Ostsee die Psoriasis oft für lange Zeit abheilen lassen. Die Krankenkassen übernehmen für eine solche Kur in der Regel die Kosten.

Obwohl eine Vorbeugung gegen Schuppenflechte im allgemeinen nicht möglich ist, kann man den nächsten Schub eventuell mit gezielten Entspannungsübungen (z.B. autogenes Training) hinauszögern und mildern, zumal Streß als einer der Auslöser gilt.

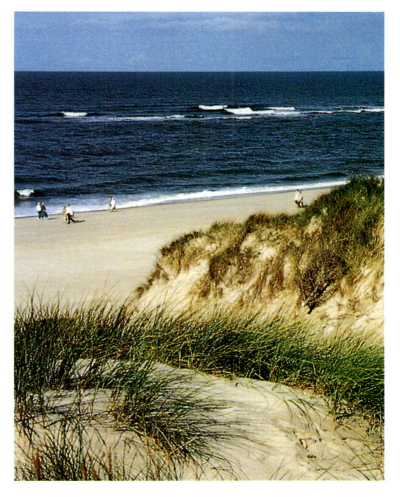

▼ Seeklima wirkt heilend auf Schuppenflechte; die Krankenkassen tragen deshalb häufig die Kosten für entsprechende Kuraufenthalte.

Schwangerschaft

Angesichts der intensiven ärztlichen Betreuung, die heute werdenden Müttern zuteil wird, könnte der Eindruck entstehen, Schwangerschaft sei so etwas wie eine Krankheit. Gewiß erfordert die Zeit bis zur Geburt enorme körperliche und seelische Kräfte. Dennoch kann diese Zeit zu den schönsten Erlebnissen im Leben einer Frau gehören.

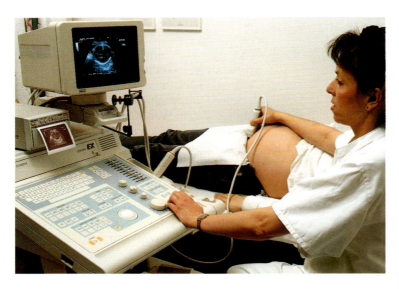

▲ Zu den regelmäßigen Vorsorgeuntersuchungen während der Schwangerschaft zählen auch Ultraschalluntersuchungen, bei denen die Entwicklung des Babys im Mutterleib begutachtet werden kann.

Aus medizinischer Sicht dauert eine normale Schwangerschaft 40 Wochen, denn eine Frau gilt schon vom ersten Tag der letzten Regelblutung an als werdende Mutter. So kommt es, daß sich die meisten Schwangeren nach dieser Rechnung bereits mindestens in der fünften Schwangerschaftswoche befinden, wenn sie von ihrer neuen Situation erfahren.

Die ersten Anzeichen

Das Ausbleiben der Regel kann (muß aber nicht!) ein Hinweis auf die Schwangerschaft sein. Auch Erscheinungen wie morgendliche Übelkeit, Spannungsgefühl in den Brüsten, Ziehen im Unterbauch, Dunkelfärbung der Brustwarzen, deutlich gesteigerte Geruchsempfindlichkeit deuten darauf hin, daß sich der Organismus umzustellen beginnt.
Letzte Sicherheit gibt ein Schwangerschaftstest. Apotheken bieten entsprechende Test-Sets an, man kann aber auch beim Arzt einen solchen Test durchführen lassen. Frauenärzte, die über einen speziellen Ultraschallstab verfügen, den man in die Scheide einführt, können die Fruchtblase des Embryos bereits wenige Tage nach Ausbleiben der Regel auf dem Monitor sichtbar machen.

Sobald die Schwangerschaft feststeht, bekommt die werdende Mutter den sogenannten Mutterpaß. In ihm sind alle wichtigen medizinischen Daten festgehalten. Eine Schwangere sollte diesen Paß immer mit sich führen, damit sich in einem Notfall die behandelnden Ärzte rasch ein Bild machen können.

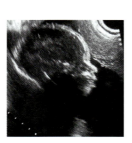

▲ Im Ultraschallbild ist der Kopf des Kindes deutlich im Profil zu erkennen.

Die Phasen der Schwangerschaft

Ungefähr von der 20. Schwangerschaftswoche an sieht man, daß eine Frau ein Baby bekommt. Denn spätestens ab diesem Zeitpunkt wölbt sich der Bauch deutlich nach vorn. Bis dahin ist im Körper der Mutter allerdings schon viel geschehen:

1.–4. Woche: Empfängnis zwischen der 2. und 3. Woche. Am 7. Tag nach der Empfängnis beginnt sich die befruchtete Eizelle in der Gebärmutterschleimhaut einzunisten, nach weiteren fünf Tagen ist die Einnistung abgeschlossen. In den ersten 14 Tagen nach Empfängnis ist die Entstehung eineiiger Zwillinge möglich.

5.–8. Woche: Während der sogenannten Embryonalzeit werden die Armknospen sichtbar, Kopf und Mund sind erkennbar. Der Embryo mißt jetzt vom Scheitel bis zum Steiß zwischen elf und 14 Millimeter. Das Herz schlägt bereits.

9.–12. Woche: In der frühen Fetalzeit sind erste Reaktionen auf Schmerz möglich. Die Scheitel-Steiß-Länge be-

Schwangerschaft

trägt etwa 50 Millimeter. Die Gebärmutter überschreitet die Schambeinkante.

13.–16. Woche: Die Zeit der Umstellung des Organismus ist vorbei. Die Schwangere fühlt sich wohl, kann Sport treiben und reisen. Vor Extremleistungen und Fernreisen sollte der Arzt befragt werden. Das Kind kann jetzt seinen Mund öffnen, schlucken, Grimassen schneiden, am Daumen lutschen. Es mißt vom Scheitel bis zum Steiß zehn Zentimeter und wiegt etwa 80 Gramm.

17.–20. Woche: Erste Kindsbewegungen werden spürbar. Die Körperform des Kindes ist fertig entwickelt, es ist 13 Zentimeter (Scheitel-Steiß-Länge) groß und wiegt 250 Gramm.

21.–24. Woche: Auch der werdende Vater kann jetzt die Bewegungen spüren. Auf Lichtreize reagiert das Kind durch Schließen der Lider. Es ist etwa 28 Zentimeter groß und wiegt 530 Gramm. Die Gebärmutter reicht bis zum Nabel.

25.–28. Woche: Der Hörapparat ist ausgereift, bei plötzlichem Krach erschrickt das Kind. Stimmen werden als unbewußte Erinnerung gespeichert. Größe: 34 Zentimeter. Gewicht: 1100 Gramm.

29.–32. Woche: Unangenehme Empfindungen werden mit Schmerzmimik beantwortet. Größe 45 Zentimeter. Gewicht 2750 Gramm. Die Gebärmutter reicht bis zum Rippenbogen.

37.–40 Woche: Die Lungen erreichen ihre volle Funktionsfähigkeit. Bei der Geburt wird das Kind ungefähr 50 Zentimeter groß sein und etwa 3500 Gramm wiegen.

Medikamente – nie auf eigene Faust!

In den zwei Wochen zwischen Zeugung und Ausbleiben der Regel haben viele Frauen nichtsahnend Tabletten oder Tropfen eingenommen und quälen sich bei Bekanntwerden der Schwangerschaft mit Selbstvorwürfen. Doch die sind vollkommen unnötig. Zum einen, weil der Embryo in dieser Zeit noch nicht mit dem Blutkreislauf der Mutter verbunden ist, zum anderen, weil in den ersten vier Wochen der Schwangerschaft das Alles-oder-Nichts-Prinzip gilt, d.h., die be-

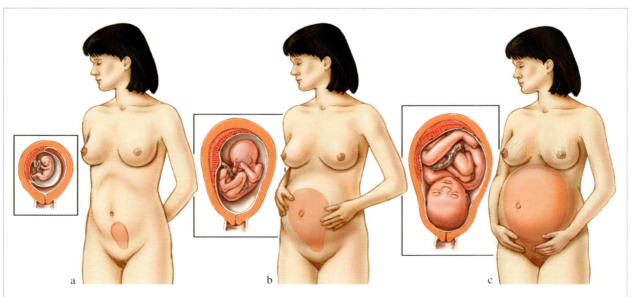

Die Entwicklung des Kindes im Mutterleib: In der 12. Schwangerschaftswoche (a) ist von der Schwangerschaft äußerlich fast noch nichts zu sehen. Die Gebärmutter ist etwa faustgroß, und beim Baby sind alle Organe und Körperteile voll ausgebildet. In der 28. Woche (b) hat das Baby noch Platz, um sich im Bauch der Mutter zu bewegen. Im Falle einer Frühgeburt zu diesem Zeitpunkt hat das Baby bereits Überlebenschancen. Zum Geburtstermin (40. Woche) wird es für das Baby eng und für die Mutter beschwerlich (c). Die Gebärmutter reicht bis an die Rippen heran und drückt auf andere Organe wie die Lunge und das Verdauungssystem.

Schwangerschaft

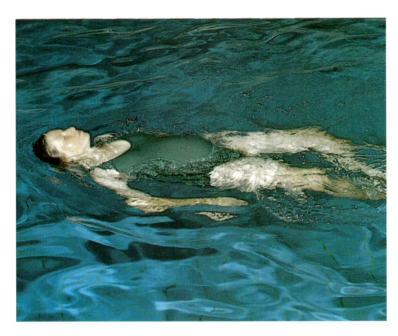

▲ Schwimmen eignet sich besonders als sportliche Betätigung für Schwangere: Durch den Auftrieb im Wasser entfällt die zusätzliche Belastung durch den schweren Bauch.

fruchtete Eizelle entwickelt sich entweder normal oder gar nicht.

Mit Beginn des zweiten Monats allerdings sollte eine werdende Mutter auch bei eher harmlosen Beschwerden wie Kopfschmerzen, Erkältungen oder Schlafstörungen kein Medikament ohne Rücksprache mit einem Arzt verwenden. Selbst auf Abführmittel sollte verzichtet werden, da sie unter Umständen Wehen auslösen können. Auch Vitaminpräparate, sofern sie nicht vom Arzt verordnet sind, sollten nicht eingenommen werden, da beispielsweise ein Zuviel an Vitamin A dem Ungeborenen schaden oder zu einer Fehlgeburt führen kann. Dennoch gibt es Medikamente, die ohne Bedenken in der Schwangerschaft genommen werden können. Deshalb ist es auch nicht richtig, sich aus Sorge um das Baby gegen ärztliche Verordnungen (z.B. Penicillin gegen eine Nierenbeckenentzündung) zu sträuben.

Ein Gläschen in Ehren?
Noch schlimmere Schäden als Medikamente und Drogen verursacht beim Ungeborenen der Alkohol. In den ersten 16 Wochen der Schwangerschaft ist die Leber des ungeborenen Kindes nicht in der Lage, Alkohol abzubauen. Hat eine werdende Mutter Alkohol zu sich genommen, ist beim Baby durch den gemeinsamen Blutkreislauf derselbe Alkoholgehalt im Blut wie bei seiner Mutter festzustellen. In der Spätschwangerschaft kann man gelegentlich ein Glas Sekt oder Wein trinken, doch dabei sollte es auch bleiben. Man weiß bis heute nicht genau, welche maximale Menge an Alkohol eine Schwangere trinken darf, ohne dem Baby zu schaden.

Nicht rauchen!
Rauchen während der Schwangerschaft kann das Ungeborene so nachhaltig schädigen, daß es jahrelang darunter zu leiden hat. Auch Passivrauchen kann Mutter und Kind schaden.

Gesund essen!
Ab sofort für zwei zu essen bringt für das Baby nichts, der Mutter allerdings überflüssiges Gewicht. Eine Frau sollte während der Schwangerschaft nicht mehr als zwölf Kilogramm zunehmen; sie benötigt nur unwesentlich mehr Kalorien als vor der Schwangerschaft.

Da das Baby die Nährstoffe aus dem Blut der Mutter erhält, ist es wichtig, Kohlenhydrate, Eiweiße, Mineralstoffe und Vitamine in ausreichender Menge zu sich zu nehmen. Eine ausgewogene Kost mit Vollkornprodukten (B-Vitamine, Magnesium und Ballaststoffe), magerem Fleisch (Eisen), Seefisch (Jod), Milch und Milchprodukten (Kalzium, Eiweiße), Kartoffeln (Folsäure), reichlich Obst (Vitamin C) und Gemüse (Karotin) bietet all das, was Mutter und Kind benötigen. Was noch wichtig ist:

- Häufige kleine Mahlzeiten helfen nicht nur bei Übelkeit, sondern verhindern ein Absinken des Blutzuckerspiegels.
- Möglichst nur hochwertige Fette, wie sie in Butter, Eigelb sowie Distel-, Walnuß- und Leinöl enthalten sind, verwenden.
- Den Konsum von Leber drastisch einschränken (Schwermetall- und Medikamentenrückstände, extrem hoher Vitamin-A-Gehalt).

Schwangerschaft

Alarmzeichen erkennen

Blutungen und ziehende Schmerzen im Bauch führen fast jede Schwangere sofort zu ihrem Arzt. Doch manche anderen Warnsignale werden häufig übersehen, etwa weil noch zu wenig über viele Zusammenhänge bekannt ist: Wasseransammlungen im Gewebe sind während einer Schwangerschaft nicht von vornherein bedrohlich. Doch wenn im letzten Schwangerschaftsdrittel buchstäblich über Nacht die Ringe in die Finger einschneiden und man die Füße in die Schuhe zwängen muß, ist ein Arztbesuch dringend anzuraten. Möglicherweise steckt eine sogenannte Gestose dahinter. Darunter versteht man ein Krankheitsbild, bei dem der Blutdruck aufgrund der Schwangerschaft selbst erhöht ist. Rechtzeitig erkannt, ist diese Blutdruckerhöhung heute aber gut zu behandeln.
Eine Gestose kann nicht nur zu Wachstumsverzögerungen beim Kind sowie zur vorzeitigen Plazentaablösung führen, sondern auch von Krampfanfällen begleitet sein und muß auf jeden Fall ärztlich behandelt werden. Folgende Frühsymptome sollten Anlaß sein, so bald wie möglich einen Arzt aufzusuchen:

- unerklärlich starke und anhaltende Kopfschmerzen,
- rötlich verfärbter Urin (Blut!),
- stechende Schmerzen im rechten Oberbauch oder im Rücken.

Vorbereitung auf die Geburt

Zwar kann man eine Geburt nicht üben, doch durch eine gute Vorbereitung können die Wehen erträglicher werden. In Geburtsvorbereitungskursen, die auch für Paare angeboten werden, lernt man Übungen zur allgemeinen Entspannung, Wehenatmung und zu diversen Geburtspositionen. Die werdenden Väter können Massagen erlernen, die ihrer Partnerin die Schmerzen lindern.
Auch auf die seelische Vorbereitung wird Wert gelegt. Dadurch können Ängste abgebaut werden, die sonst zu einer unnötigen Verkrampfung führen. Mehr und mehr wird auch über Paarprobleme gesprochen, die durch die Ankunft eines Kindes entstehen können.

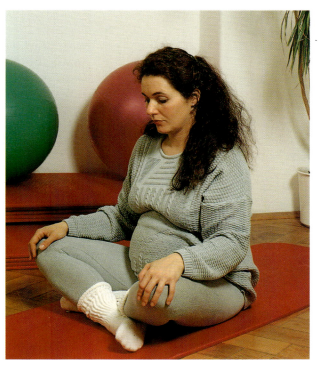

▲ Kurse zur Geburtsvorbereitung und Schwangerschaftsgymnastik werden an fast allen Entbindungskliniken und in freier Trägerschaft angeboten. Wesentlicher Bestandteil dieser Kurse sind Entspannungs- und Atemtechniken, die helfen, den Geburtsvorgang zu erleichtern.

Immer pure Seligkeit?

Elternzeitschriften und Werbeprospekte zeigen ausschließlich glücklich strahlende, allzeit zuversichtliche Schwangere. Über Ängste, Sorgen oder gar Ablehnung dem Kind gegenüber kann man höchstens zwischen den Zeilen etwas lesen. Doch auch negative Gefühle sind während der Schwangerschaft normal, selbst wenn das ersehnte Wunschkind unterwegs ist.
Schließlich macht sich ein Baby schon vor seiner Geburt recht breit im Leben der Mutter. Sie muß auf manches verzichten, eventuell bislang unbekannte Beschwerden in Kauf nehmen, womöglich schon jetzt beruflich zurückstecken und mit den unaufhaltsamen Veränderungen ihres Äußeren fertig werden.
Schuldgefühle, weil sie nicht rund um die Uhr voller Jubel ist, muß eine Schwangere nicht haben. Statt dessen sollte die werdende Mutter versuchen, innere Ruhe zu finden (eventuell durch Entspannungsmethoden). Wer großen seelischen Belastungen wie etwa einem Partnerkonflikt ausgesetzt ist, sollte sich fachlichen Rat holen. Psychische Belastung und Dauerstreß können eine Fehlgeburt begünstigen.

Schwangerschaftstest

Fortsetzung von S. 617

und Kind gefährliches Krankheitsbild, das unbedingt in einem Krankenhaus behandelt werden muß.

Schwangerschaftstest

Biologische, chemische oder immunologische Methoden zur Feststellung einer Schwangerschaft. Die meisten Tests weisen das Hormon Chorion-Gonadotropin im Urin oder Blut der schwangeren Frau nach, das nach der Einnistung des befruchteten Eis in der Gebärmutterschleimhaut gebildet wird. Die in allen Apotheken erhältlichen Schnelltests können eine Schwangerschaft etwa sieben bis zehn Tage nach Ausbleiben der Menstruationsblutung nachweisen. Ein früher – d.h. schon in den ersten 14 Tagen nach Ausbleiben der Regel durchgeführter – positiver Schwangerschaftstest sollte nach etwa zwei Wochen wiederholt werden, da die Tests in diesen Fällen eine gewisse Fehlerquote aufweisen.

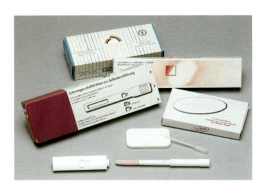

Schwangerschaftstest
Viele Schwangerschaftstests, die man in der Apotheke erhält, können problemlos selbst durchgeführt werden.

Schwangerschaftsverhütung
Siehe S. 244, *Empfängnisverhütung*

Schwangerschaftsvorsorgeuntersuchung

Jede werdende Mutter hat ein Recht auf kostenlose Schwangerschaftsvorsorge. Die mindestens zehn vorgesehenen Besuche beim Arzt finden in der Regel alle vier Wochen, in den letzten Monaten vor der Geburt alle zwei Wochen statt. Nach jeder Untersuchung werden alle Befunde im Mutterpaß dokumentiert, in dem sich die Schwangere auch über Art und Termin der jeweiligen Untersuchung informieren kann. Beim ersten Besuch registriert der Frauenarzt alle Krankheiten der werdenden Mutter und ihrer Familie und ob Risiken für die Schwangere und das Kind bestehen (z.B. Zuckerkrankheit, Erbleiden, vorhergehende Mehrlingsschwangerschaften oder Fehlgeburten). Außerdem werden eine gynäkologische und eine allgemeine Untersuchung durchgeführt sowie der voraussichtliche Geburtstermin errechnet. In regelmäßigen Abständen wird der Urin untersucht, um eine Zuckerkrankheit auszuschließen, Blutdruck und Gewicht kontrolliert.

Bei einer Blutuntersuchung werden Blutgruppe und Rhesusfaktor bestimmt sowie eventuell vorhandene Krankheiten festgestellt. Ist der Termin der letzten Regel oder der Empfängnis unbekannt und kann die Größe der Gebärmutter nicht ertastet werden, ist eine Ultraschalluntersuchung empfehlenswert, um den Fortschritt der Schwangerschaft festzustellen. Bei Verdacht auf Wachstumsstörungen oder Fehlbildungen sowie anderen Gefahren für das Baby kann eine Fruchtwasserpunktion durchgeführt werden.

Schwangerschaftszeichen

Das Ausbleiben der Menstruationsblutung ist gewöhnlich das erste Anzeichen einer Schwangerschaft, obwohl manche Frauen trotzdem eine Blutung haben können. In den ersten drei Monaten leiden viele Frauen unter Übelkeit, Erbrechen, verstärktem Harndrang und Müdigkeit, ihre Brüste schwellen an, und sie haben oft Heißhunger auf bestimmte Speisen. Deutlich vergrößert ist die Gebärmutter ab der 16. Woche, das Gewicht nimmt stark zu; erste Kindsbewegungen sind zwischen der 18. und 22. Woche zu spüren.

Schwefelbad

Schwefel kommt in natürlichen Heilwässern vor oder wird dem Badewasser künstlich zugesetzt. Schwefelbäder wirken entzündungshemmend bei verschiedenen Hauterkrankungen, rheumatischen Leiden und Lebererkrankungen.

Schweigepflicht, ärztliche

Ein Arzt hat über die Behandlung eines Patienten gegenüber jedem Dritten Schweigen zu bewahren. Dies gilt auch gegenüber den engsten Verwandten des Patienten, es sei denn, der Arzt wurde ausdrücklich von der Schweigepflicht entbunden. Eine Verletzung der Schweigepflicht ist strafbar. Erlaubt ist dagegen der sogenannte Arztbrief, der bei der Einweisung des Patienten vom Hausarzt an das Krankenhaus oder bei einer Überweisung zu einem Facharzt weitergereicht wird. Die Pflicht zur Verschwiegenheit gilt auch für Zahnärzte, Apotheker, die Angehörigen anderer Heilberufe und Arztgehilfen.

Schweiß

Absonderung aus tief in der Haut sitzenden Drüsen. Er besteht zu 99% aus Wasser, ansonsten aus Kochsalz, Harnstoff, Fettsäuren und Cholesterin. Mit der Schweißbildung und -verdunstung reguliert der Körper seinen Wärmehaushalt. Außerdem werden mit dem Schweiß giftige Stoffe über die Haut ausgeschieden. Siehe auch S. 68, *Der menschliche Organismus – Haut*

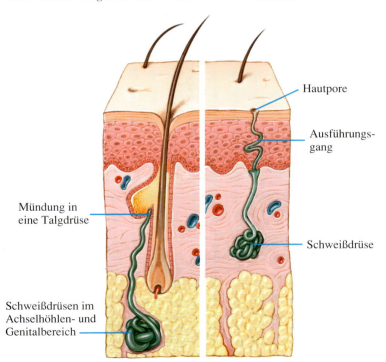

Schweiß
Die Ausführungsgänge der Schweißdrüse münden entweder direkt an der Körperoberfläche (rechts) oder in den Talgdrüsen an den Haaren.

Mündung in eine Talgdrüse

Hautpore

Ausführungsgang

Schweißdrüse

Schweißdrüsen im Achselhöhlen- und Genitalbereich

Schweißdrüsenabszeß

Seltene, schmerzhafte Infektion der Schweißdrüsen, besonders in den Achselhöhlen, an den Geschlechtsorganen und in der Aftergegend. Der Abszeß muß aufgeschnitten und die Wunde gesäubert werden. Die Heilung kann durch Medikamente unterstützt werden.

Schweißfüße

Die übermäßige Schweißabsonderung an den Füßen entsteht oft durch zu enge, abgetragene Schuhe oder mangelnde Hygiene, kann aber auch anlagebedingt sein. Bekämpfen lassen sich Schweißfüße durch sorgfältige tägliche Fußpflege, kalte Fußwaschungen, täglichen Strumpfwechsel, Behandeln der Füße mit einem Puder oder einer Lösung zur Hemmung der Schweißabsonderung, Tragen möglichst offener, luftdurchlässiger Schuhe und Strümpfe aus Naturfasern (Baumwolle oder Wolle) sowie viel Barfußgehen im Sommer.

Schweißgeruch

Schweiß ist normalerweise geruchlos. Durch übermäßige Schweißproduktion bei Hitze, Arbeit, nervlich-seelischen Belastungen oder als Folge verschiedener Krankheiten kann sich ein scharfer Geruch bilden. Er entsteht durch ein Gemisch aus Bakterien und den im Schweiß enthaltenen Fettsäuren, die sich an der Luft zersetzen. Vor allem das Sekret der großen, auch als Duftdrüsen bezeichneten Schweißdrüsen der Achselhöhle ist geruchsintensiv. Mit hexachlorophenhaltigen Seifen und Deodorants lassen sich die Bakterien abtöten. Schweißhemmende Mittel sollten nur bei sehr starker Absonderung verwendet werden, da durch den Schweiß auch giftige Stoffe ausgeschieden werden. Gegen verstärktes Schwitzen bei Streß können Entspannungsübungen helfen.

Schwellstrombehandlung

Elektrotherapie zum Training von ruhiggestellten Muskeln nach einer Operation an Beinen oder Armen. Durch einen von außen über Elektroden zugeführten elektrischen Reiz zieht sich die betreffende Muskelpartie zusammen, so daß bei täglicher Behandlung einem drohenden Muskelschwund entgegengewirkt werden kann.

Schwerbehindertengesetz

Gesetz, das die Eingliederung Schwerbehinderter in Beruf und Gesellschaft sicherstellen soll. Schwerbehindert im Sinne des Gesetzes sind Personen mit Beeinträchtigung ihrer körperlichen, geistigen oder seelischen Funktionen, die wegen ihrer Behinderung nur einge-

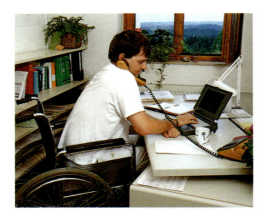

Schwerbehindertengesetz
Am Arbeitsplatz genießen Behinderte durch das Schwerbehindertengesetz einen besonderen Schutz.

schränkt erwerbstätig sein können. Ziel dieses Gesetzes ist die Förderung behindertengerechter Arbeitsplätze und der Schutz bestehender Arbeitsverhältnisse sowie die besondere Berücksichtigung der Behinderung am Arbeitsplatz und im gesellschaftlichen Leben durch Vergünstigungen verschiedener Art.

Schwerhörigkeit
Siehe S. 628

Schwermetallvergiftung

Vergiftung durch Schwermetalle wie Blei, Kadmium oder Quecksilber. Akute Verätzungen durch lösliche Salze von Schwermetallen können über den Magen-Darm-Trakt eindringen und Dickdarm, Herz, Blutgefäße und Nieren schädigen. Über Verbrennungsprozesse, Abwässer und verseuchte Böden geraten Schwermetalle in die Umwelt und über die Nahrung in den Menschen. Chronische Bleivergiftungen lassen sich schwer erkennen, da die Symptome wie Appetitlosigkeit, Nervosität, Müdigkeit nicht sofort auf eine Vergiftung hinweisen. Kadmiumhaltiger Staub, der jahrelang eingeatmet wird, kann die Lungen und die Nieren schädigen. Unmittelbar gefährlich ist Quecksilberdampf, etwa aus zerbrochenen Fieberthermometern. Er verursacht Übelkeit, Erbrechen, blutige Durchfälle. Die Zähne können sich lockern, und am Zahnfleisch bildet sich ein blauvioletter Quecksilberrand.

Schwindel

Gestörtes Gleichgewicht mit dem Gefühl, als ob der Boden unter den Füßen schwankt. Schwindel kann viele Ursachen haben. Am häufigsten und harmlos ist er bei niedrigem Blutdruck, der sich in der Regel gut bekämpfen läßt: regelmäßiger Sport, genügend Schlaf, Wechselduschen und Schlafen mit höher gelagertem Oberkörper. Hilft dieses Kreislauftraining nicht, sollte nach organischen Ursachen gesucht werden.
Wenn Schwindel von Beschwerden begleitet wird wie Ohrensausen, Herzrasen, Ängsten, Depression, Sehen von Doppelbildern oder gar Lähmungen, ist ein Arztbesuch unumgänglich. Auch ein erhöhter Blutdruck kann Schwindel auslösen, der oft mit Kopfschmerzen einhergeht. Manchmal führen auch Störungen des Innenohrs wie Entzündungen, Infektionen oder Ohrsteinchen im Gleichgewichtsorgan, aber auch Tumo-

Schwindel
Meist ist ein zu niedriger Blutdruck für plötzlich auftretende Schwindelgefühle verantwortlich. Da er allerdings auch schwerwiegende Ursachen haben kann, sollte man sich bei häufig auftretendem Schwindel von einem Arzt untersuchen lassen.

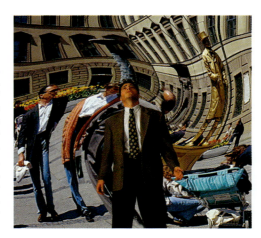

ren zu Schwindelattacken. Wesentlich seltener ist der sogenannte zentrale Lagerungsschwindel, wenn die Gleichgewichtszentren des Gehirns durch Blutungen, Schlaganfall, Tumoren, Metastasen, Entzündungsherde bei Multipler Sklerose oder auch durch Migräneanfälle beeinträchtigt werden. Hinter einem Höhen- oder Schwankschwindel steckt oft eine Angsterkrankung. Außerdem können seelische Probleme, Alkohol- oder Drogenmißbrauch das Gleichgewichtsgefühl beeinträchtigen. Plötzlich einsetzende Schwindelattacken mit heftigem Erbrechen können ein Anzeichen für die Menière-Krankheit sein.

Sedativa
Siehe *Beruhigungsmittel*

Seeklima
Klima meeresnah gelegener Regionen mit einem hohen Gehalt der Luft an Feuchtigkeit und Salz. Die großen Wassermassen wirken temperaturausgleichend, so daß die Tages- und Jahresschwankungen des Klimas nicht so stark sind wie im Binnenland. Die reine Meeresluft, starke Winde, die intensive Lichteinwirkung und die Abkühlung des Seewassers üben eine ausgeprägte Reiz- und Heilwirkung auf den gesamten Organismus aus und trainieren seine Regulationsmechanismen. Kuren am Meer werden z.B. bei Erkrankungen der Atemwege, der Haut, bei Allergien und Schwächezuständen empfohlen.

Seekrankheit
Überreizung des Gleichgewichtsorgans im Innenohr durch anhaltende schaukelnde und schwankende Bewegungen. Die Beschwerden reichen von leichtem Unwohlsein bis zu Schweißausbrüchen, Schwindel, Übelkeit, Erbrechen und schwerem Krankheitsgefühl. Angst und ein voller Magen können die Situation verschlimmern. Vorbeugend wirkt frische Luft, am besten in der weniger schwankenden Mitte des Schiffes mit Blick auf den Horizont. Es stehen Arzneimittel gegen die Seekrankheit zur Verfügung, die vor einer längeren Reise eingenommen werden können.

Sehne
Stützgewebe aus faserigem Bindegewebe, das Muskeln und Knochen verbindet und die Zugkraft vom Muskel auf den Knochen überträgt. Die Fasern der Sehne sind meist parallel angeordnet und bilden einen Strang. Es gibt auch flächige Sehnenplatten mit verflochtenen und gekreuzten Sehnenfasern.

Sehnenentzündung
Akute oder chronische Entzündung der Sehnen, meist als Folge von anderen entzündlichen rheumatischen Krankheiten, durch eine Verletzung, eine Überanstrengung oder Infektion. Behandelt wird sie entweder mit entzündungshemmenden Medikamenten oder durch physikalische Therapie (Elektrotherapie, Kälteanwendung etc.).

Sehnenriß
Schmerzhafter Ein- oder Durchriß einer bereits vorgeschädigten Sehne durch Sturz, Schlag oder Stoß, bei plötzlicher übermäßiger Belastung oder ruckartigem Zusammenziehen eines Muskels. Typisches Beispiel ist der Riß der Achillessehne infolge abrupter Überbeanspruchung im Sport, etwa beim Fußball, Sprinten oder Springen. Meist ist eine operative Naht nötig.

Sehnenscheide
Doppelwandiger Schlauch mit derber äußerer Wand aus Bindegewebe und Gelenkschmiere absondernder innerer Wand. Dieser Gleitkanal sorgt dafür, daß die Sehnen ungehindert und reibungslos bewegt werden können.

Sehnenscheidenentzündung
Entzündung der Sehnenscheide infolge einer Gelenkerkrankung, bei Weichteilrheumatismus, durch übergroße oder ständige einseitige Belastung von Muskeln, Sehnen und Bändern (z.B. beim Sport) oder durch eine fehlerhafte Sitzhaltung am Arbeitsplatz. Die innere

Fortsetzung auf S. 631

Schwerhörigkeit

Schwerhörigkeit

Durch das Hören ist der Mensch intensiv mit der Welt und seinen Mitmenschen verbunden. Mit dem immer offenen Ohr nimmt er an den Geschehnissen des Alltags teil, durch Hören und Sprechen kommuniziert er aktiv mit seinen Mitmenschen. Ein schlecht hörender Mensch fühlt sich deshalb schnell ausgeschlossen.

Wer gut hört, denkt kaum darüber nach, von welcher Bedeutung diese Sinneswahrnehmung ist. Bei genauerer Betrachtung stellt sich jedoch heraus, daß fast das gesamte menschliche Zusammenleben an Sprache und damit an Hören gebunden ist. Auch die Sprache selbst wird schließlich über das Hören erlernt.

Mehr als nur schlecht hören ...
Die Schwerhörigkeit ist so alt wie die Menschheit. Auch Beethoven litt an einer immer stärker werdenden Schwerhörigkeit. Von seinem Fenster aus konnte er einen Kirchturm sehen, dessen Uhr er zur vollen Stunde schlagen hörte. Eines Tages stellte er fest, daß er den Glockenschlag immer schlechter hören konnte, und am Ende vernahm er ihn gar nicht mehr.

Ähnlich mag sich bei manchen Menschen die Schwerhörigkeit ankündigen: Plötzlich scheint die Armbanduhr nicht mehr zu ticken, beim Gespräch muß man stets nachfragen, Radio und Fernseher müssen lauter gestellt werden. Das Eingeständnis, nicht gut zu hören, fällt oft nicht leicht, zumal viele

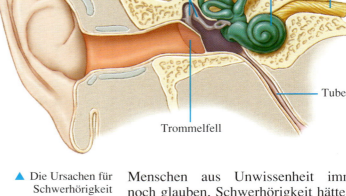

▲ Die Ursachen für Schwerhörigkeit können in allen drei Ohrabschnitten liegen: dem Gehörgang (rot), dem Mittelohr mit den Gehörknöchelchen (violett) und dem Innenohr mit der Schnecke (grün). Ist der Hörnerv selbst betroffen, liegt meist ein irreparabler Schaden vor.

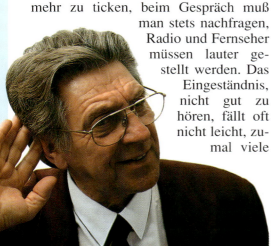

◀ Schwerhörigkeit wird schnell zum sozialen Problem – wer nicht gut hört, ist häufig isoliert, da er sich nur noch schwer an der normalen Kommunikation beteiligen kann.

Menschen aus Unwissenheit immer noch glauben, Schwerhörigkeit hätte etwas mit Dummheit zu tun. Schwerhörigkeit ist eine Krankheit, die den Betroffenen oft vom Geschehen ausschließt und leider auch dazu führt, daß der Betroffene sich aus der Gemeinschaft zurückzieht.

Die Hörprüfung
Bereits beim ersten Eindruck, schlechter zu hören, sollte man einen Arzt aufsuchen. Durch verschiedene Prüfmethoden kann festgestellt werden, ob und in welchem Umfang eine Schwerhörigkeit vorliegt. Bei der Hörweitenprüfung flüstert der Arzt hinter einem vorgehaltenen Papier (damit nicht an seinen Lippen abgelesen wird) dem Patienten aus bestimmten Entfernungen Zahlen und Wörter zu, die der Patient nachsprechen soll. Abhängig davon, was er (noch) hören kann, wird der Grad der Schwerhörigkeit festgelegt. Mit einer Stimmgabel, die der Arzt zum Schwingen bringt

Schwerhörigkeit

und dem Patienten auf den Kopf stellt, kann er ermitteln, welche Art der Schwerhörigkeit vorliegt, ob beispielsweise der Schall nicht richtig weitergeleitet wird oder ob die Ursache im eigentlichen Hörorgan liegt, dem Innenohr mit seinen Sinneszellen. Diese Unterscheidung ist für die weitere Behandlung von großer Bedeutung.

Zu einer wesentlich genaueren Bestimmung der Störungsursache dienen das Tonschwellen- und das Sprachaudiogramm. Mit Hilfe eines elektronischen Gerätes, dem Audiometer, durch dessen Kopfhörer der Patient Töne hört, können genaue Angaben über das Gehör gemacht werden. Im Einzelfall können noch weitere, schmerzlose technische Prüfmethoden eingesetzt werden.

Ursachen

Schwerhörigkeit kann verschiedene Ursachen haben, die jedoch alle mit dem komplizierten Hörvorgang, dem Weg der Schallwellen durch das Ohr bis zur Impulsübertragung auf das Gehirn, zusammenhängen. Eine leicht behebbare Hörstörung kann durch einen Pfropfen aus Ohrenschmalz verursacht werden, der den Gehörgang verstopft. Der Ohrenarzt kann den Pfropfen leicht entfernen, so daß Geräusche wieder normal empfangen werden können.

Ursachen einer Schwerhörigkeit können aber auch im Mittel- oder im Innenohr liegen. Wenn eine Störung im Gehörgang ausgeschlossen ist, der Schall je-

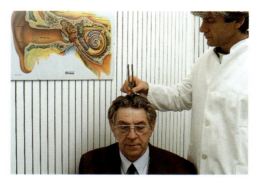

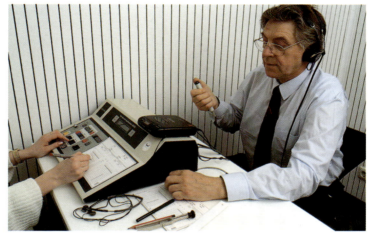

▲ Bei der Hörprüfung durch einen Ohrenarzt wird geprüft, welche Teile des Ohres geschädigt sind und ob noch akustische Reize an das Gehirn weitergeleitet werden. Mit der Stimmgabel (oben) wird festgestellt, ob überhaupt Geräusche wahrgenommen werden können, mit dem Audiogramm (unten) wird festgestellt, ab welcher Lautstärke und bis zu welcher Höhe Töne gehört werden.

doch nicht voll bis ins Innenohr und zum Hörnerv geleitet wird, liegt die Ursache im dazwischenliegenden Mittelohr, wo sich die Gehörknöchelchen befinden. Dort kann eine akute oder chronische Entzündung, aber auch eine Trommelfellverletzung oder eine Wucherung der kleinen Gehörknöchelchen die Schalleitung behindern. Wird der Schall zwar weitergeleitet, aber nicht richtig wahrgenommen, liegt eine Schwerhörigkeit des Innenohrs vor. Sehr oft sind hier die feinen Haarsinneszellen geschädigt, die für die Aufnahme der Töne und ihre Weiterleitung an den Hörnerv verantwortlich sind. Andauernde Lärmeinwirkung z.B. führt zur Zerstörung von Haarsinneszellen und damit zu Schwerhörigkeit. Um das zu verhindern, muß bei lauter Arbeit unbedingt ein Gehörschutz getragen werden.

Auch verschiedene andere Ursachen wie z.B. Infektionskrankheiten (grippaler Infekt), ein Hörsturz oder Verletzungen des Innenohrs (z.B. bei einem Schädelbruch) oder des Hörnervs selbst können zu einer Schwerhörigkeit führen.

Behandlung

Hat der Arzt die Ursache der Schwerhörigkeit erkannt, wird er nach Mitteln suchen, die den Schaden beheben. Dies können Medikamente sein, die eine Infektion im Ohr zum Abklingen bringen oder auch zur besseren Durchblutung der Gefäße führen.

In bestimmten Fällen kann auch eine Operation angebracht sein, etwa dann, wenn das Trommelfell ein Loch aufweist oder die Gehörknöchelchen den Schall nicht weiterleiten können. Auch in der Ohrenheilkunde hat der Einsatz künstlicher Teile – z.B. das Cochlea-

Schwerhörigkeit

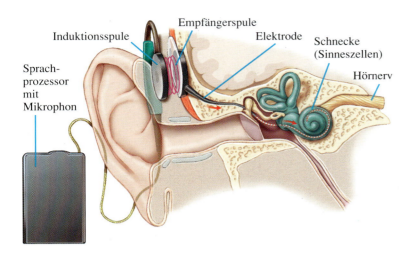

implantat – eine Bedeutung: hierbei wird eine Elektrode in die Schnecke (Cochlea) eingesetzt, die Signale von außen an den Hörnerv weitergibt. Allerdings ist dies bisher nur in wenigen Fällen möglich; meist ist bei einer Innenohrschwerhörigkeit ein Hörgerät erforderlich.

Wenn ein Hörgerät verordnet wird

Die heute schon sehr kleinen Hörgeräte werden individuell dem Träger angepaßt. Es gibt Geräte, die in oder hinter dem Ohr getragen werden können, oder auch Hörbrillen, in die das Gerät integriert ist. Diese Geräte verstärken alle Schalleindrücke ähnlich wie ein Lautsprecher. Gewöhnlich dauert es eine Weile, bis sich der Träger in enger Zusammenarbeit mit dem Hörgeräteakustiker auf das Gerät eingestellt hat.

Aus falscher Scham oder Angst vor Vorurteilen lassen jedoch manche Schwerhörige das Hörgerät lieber in der Schublade verschwinden und schließen sich selbst damit vom Gespräch aus. Die Schäden durch die zwischenmenschliche Isolierung werden dadurch aber immer größer und das Resthörvermögen schlechter.

Schwerhörigkeit bei Kindern

Besonders bei Kindern ist die Früherkennung einer Schwerhörigkeit sehr wichtig. Der erst im Laufe seines Lebens an der Schwerhörigkeit Erkrankte

▲ Cochleaimplantat: Der Sprachprozessor wandelt Sprache in elektrische Impulse um und leitet sie in eine Induktionsspule neben der Ohrmuschel. Diese Impulse werden von einer unter der Haut eingesetzten Empfängerspule empfangen. Eine Elektrode leitet die Impulse dann in das Innenohr direkt zu den Sinneszellen der Schnecke.

▶ Hörgeräte werden heute in verschiedenen Formen und Farben angeboten. Während früher die meisten Geräte hinter dem Ohr getragen wurden, sind sie heute teilweise so klein, daß sie – kaum sichtbar – in den Gehörgang gesteckt werden oder sogar gleichzeitig als Ohrschmuck dienen. Auch eine Integration in den Brillenbügel ist möglich. Diese sehr kleinen Geräte werden oft mit Hilfe einer Fernbedienung gesteuert.

hat die Sprache schon gelernt. Vieles, was gesagt wird, kann er deshalb – etwa durch Lippenlesen – verstehen oder auch ergänzen. Vor allem aber kann er selbst sprechen. Bei Kindern ist es anders: Babys können zwar noch nicht verstehen, was die Erwachsenen sprechen, aber sie nehmen über den Tonfall des Gesagten die Gefühle schon wahr. Hören heißt also auch, daß Gefühle empfangen und empfunden werden können. Später dann ist das Hören eine Voraussetzung für das Lernen, das sehr stark an Sprache und damit an Hören gebunden ist.

Um eine normale Entwicklung zu ermöglichen, muß ein schwerhöriges Kind so früh wie möglich behandelt und ggf. mit Hörhilfen ausgestattet werden. Schon beim geringsten Verdacht, etwa wenn das Kind bei einem Krach nicht erschrickt, sollten Eltern aufhorchen: Je früher eine Hörschädigung beim Kind entdeckt wird, desto größer sind die Chancen, später ein normales Leben führen zu können. Eine vollständige Heilung ist zwar oft nicht möglich, eine Sprachentwicklungsstörung kann aber bei frühzeitiger Behandlung weitgehend vermieden werden.

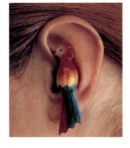
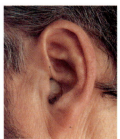
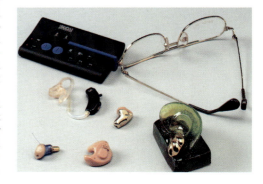

Fortsetzung von S. 627

Wand der Sehnenscheide sondert nicht mehr genug Gelenkschmiere ab und wird rauh, so daß sie sich leicht entzündet und schmerzt.

Physikalische Therapie (Ultraschall- und Elektrobehandlung, Heilgymnastik) sowie entzündungs- und schmerzhemmende Mittel lindern die Beschwerden und fördern die Heilung. Zur Vorbeugung sollte bei gleichförmigen Bewegungsabläufen immer wieder pausiert und vor sportlichem Training der Körper durch leichte Übungen aufgewärmt werden. Ein zugrundeliegendes Rheumaleiden sollte behandelt werden.

Sehnerv

Optikus. Nerven, die die wahrgenommenen Bilder als Impuls von der Netzhaut zum Sehzentrum im Gehirn weiterleiten. An der Basis des Zwischenhirns treffen sich die Sehnervenbündel beider Augen und überkreuzen sich teilweise. Dadurch können die verschiedenen, von beiden Augen wahrgenommenen Bilder im Gehirn übereinander projiziert werden, so daß ein räumliches Bild entsteht.

Sehnerv
An der Unterseite des Gehirns treffen die Sehnerven zusammen; die Seheindrücke jeder Gesichtshälfte werden von beiden Augen an der Sehnervenkreuzung zusammengeführt, ihre Impulse werden auf dem weiteren Weg verstärkt und erst in der Sehrinde auf der Rückseite des Gehirns mit den Bildern der anderen Gesichtshälfte zusammengeführt.

Sehnervenentzündung

Erkrankung des Sehnervs im Bereich des Sehnervenkopfs im Auge oder hinter dem Augapfel. Durch Entzündungen im umgebenden Gewebe als Folge von Infektionen, Vergiftungen oder Schädigung der Sehnervenfasern kommt es häufig zu einer plötzlichen Sehschwäche mit Einengung des Gesichtsfeldes und schmerzhaften Augenbewegungen. Bei wiederholten Entzündungen drohen oft bleibende Einbußen der Sehschärfe. Behandelt wird meist mit entzündungshemmenden Medikamenten.

Sehschule

Beidäugiges räumliches Sehen läßt sich mit besonderen Übungen und speziellen Geräten trainieren. Stark sehbehinderte Menschen können hier durch Übungen mit Sehtafeln ihre Lesefähigkeit wiedererlangen und außerdem durch spezielle Trainingsprogramme lernen, sich im Raum zu orientieren.

Sehstörungen

Störungen der Sehschärfe, des Farbensehens und des räumlichen Sehens sind die häufigsten Sehprobleme. Unscharfes Sehen wird meist durch Veränderungen des Augapfels hervorgerufen. So ist bei Kurzsichtigkeit der Augapfel zu lang, bei Weitsichtigkeit dagegen zu kurz. Bei Stabsichtigkeit (Astigmatismus) ist die Hornhaut des Auges verkrümmt. Abbildungs- oder Brechungsfehler lassen sich durch Brillen oder Kontaktlinsen in der Regel gut korrigieren. Schielen, eine der häufigsten Sehstörungen bei Kindern, sollte frühzeitig durch gezieltes Sehtraining oder eine Operation behandelt werden. Unscharfes Sehen kann auch durch eine Erkrankung des Auges, des Sehnervs, durch Funktionsstörungen des Gehirns oder durch Stoffwechselkrankheiten und Infektionen auftreten. Mit zunehmendem Alter werden Linsen und Glaskörper der Augen durch natürliche Abbauprozesse trüb (grauer Star), oder es kommt zu Verlusten des Gesichtsfeldes durch einen Überdruck im Innenauge (grüner Star). Bei der sogenannten

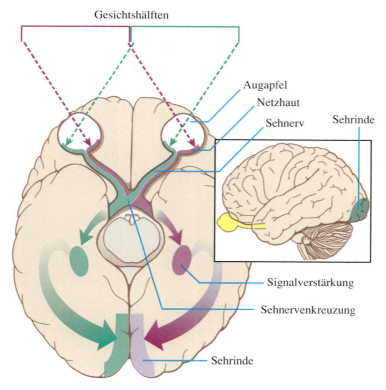

Sehtest

Makuladegeneration geht Nervengewebe in der Mitte der Netzhaut allmählich zugrunde. Werden bei geschlossenen Augen Lichtblitze, Sterne, Schleier oder Rauchschwaden wahrgenommen, sollte man sofort den Augenarzt aufsuchen, da eine beginnende Netzhautablösung die Ursache sein kann.

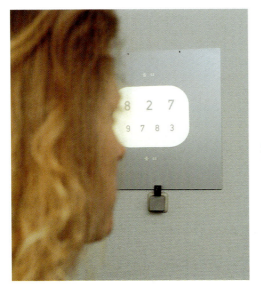

Sehtest
Tests zur Überprüfung der Sehschärfe sollten zumindest Autofahrer regelmäßig durchführen lassen; als Faustregel gilt: ab dem 25. Lebensjahr alle fünf Jahre, ab dem 45. alle zwei und nach dem 60. jährlich zum Sehtest.

Sehtest
Augenuntersuchung, die als Bestandteil der Führerscheinprüfung gesetzlich vorgeschrieben ist, um die Sehschärfe und damit die Verkehrstauglichkeit festzustellen. Da sich die Sehfähigkeit häufig unbemerkt im Laufe der Zeit verschlechtern kann, empfehlen Augenärzte und Optiker, regelmäßig Sehtests durchführen zu lassen. Die Sehschärfe wird anhand von Sichtkästen oder Tafeln geprüft, auf denen Buchstaben, Ziffern oder Figuren in verschiedenen Standardgrößen in einer Entfernung von sechs Metern erscheinen. Für eine exakte Sehschärfen-Korrektur ist ein Brechungstest notwendig. Mit ihm läßt sich eine Abweichung von der normalen Lichtbrechung feststellen, die dann mit einer passenden Brille oder mit Kontaktlinsen korrigiert wird. Bei einem Akkommodationstest wird geprüft, ob sich das Auge von der Fernsicht gut auf nahe Gegenstände umstellen kann. Bei der Gesichtsfeldmessung wird der Bereich vermessen, den das ruhigstehende Auge wahrnehmen kann.

Seitenlagerung
Bei Bewußtlosen wird durch die Seitenlagerung sichergestellt, daß die Atemwege nicht durch Fremdkörper, Blut oder Erbrochenes verlegt werden können und ein Atemstillstand hervorgerufen wird. Siehe S. 744, *Erste Hilfe – Bewußtlosigkeit/Ohnmacht*

Seitenstechen
Durch Blutstauung in der Milz wird ihre bindegewebige Kapsel bei körperlicher Überanstrengung (vor allem bei Untrainierten) so gespannt, daß stechende Schmerzen, besonders beim Atmen, im Bereich des linken Oberbauchs auftreten. Die Beschwerden verschwinden meist sehr schnell beim Ausruhen und Entspannen.

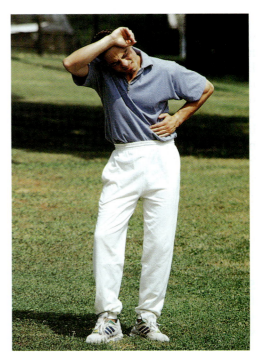

Seitenstechen
Nach körperlicher Anstrengung auftretendes Seitenstechen, das nach einer kurzen Ruhepause schnell wieder verschwindet, ist harmlos.

Sekret
Für den Organismus wichtige Absonderung aus Drüsenzellen wie Hormone, Enzyme oder Elektrolyte im Gegensatz zu den Exkreten (Absonderung von

Stoffwechselschlacken im Schweiß, Harn und Stuhl). Zu den Sekreten gehören auch der Speichel und die Verdauungssäfte von Magen, Darm oder Bauchspeicheldrüse.

Sekretion
Absonderung von Drüsensäften an die äußere oder innere Körperoberfläche oder in Hohlorgane. Sie werden über den Blutkreislauf, die Lymphdrüsen und die Hirnflüssigkeit an ihren Wirkort im Körper transportiert.

Selbstbefriedigung
Erreichen des Orgasmus durch Stimulieren der eigenen Geschlechtsteile, meist mit den Händen (Masturbation). Beim Mann wird die Befriedigung des Lustgefühls auch Onanie genannt. Die meisten Frauen und Männer stillen ihren Geschlechtstrieb gelegentlich selbst, ohne daß sie dafür einen Sexualpartner benötigen. Die Selbstbefriedigung gehört vor allem für die meisten Heranwachsenden zum normalen Entwicklungsprozeß und stellt eine wichtige Erfahrung dar, um den eigenen Körper und dessen Sexualität kennenzulernen und diese in einer späteren Partnerschaft unverkrampft erleben zu können. Selbstbefriedigung hinterläßt weder seelische noch körperliche Schäden. Scham- und Schuldgefühle werden größtenteils durch eine sexualfeindliche Erziehung hervorgerufen, die häufig auch zu sexuellen Störungen führen kann. Wird Selbstbefriedigung zur zwanghaften Sucht, sollten die Ursachen psychotherapeutisch ergründet und behandelt werden.

Selbsthilfegruppen
Personen, die zusammen mit Gleichgesinnten oder ebenfalls von einer bestimmten Krankheit oder einem ähnlichen Schicksal Betroffenen ihre Situation besser bewältigen wollen. Die Gruppenmitglieder kümmern sich um die Lösung von Problemen, unterstützen sich gegenseitig, pflegen Kontakte und ermöglichen Hilfen im Alltag für die Schwächeren unter ihnen. Das geschieht meist ohne die direkte Mitwirkung eines Therapeuten. Zu den bekannten Beispielen für organisierte Selbsthilfegruppen zählen die Anonymen Alkoholiker oder die Rheuma-Liga.

Semmelweis, Ignaz P.
Frauenarzt (1818–1865). Er erkannte die infektiöse Ursache des Kindbettfiebers und führte die Händedesinfektion mit Chlorwasser in die Geburtshilfe ein.

Sensibilität
Vermögen, Empfindungsreize wahrzunehmen. Reizempfänger in der Haut und den Schleimhäuten melden Reize wie Wärme, Kälte, Schmerzen an das Nervensystem im Gehirn weiter.

Sensibilitätsstörung
Verminderung, Verlust oder extreme Übersteigerung der Empfindungsfähigkeit, häufig aufgrund von Krankheitsprozessen an den sensiblen Nerven. Um Ausmaß, Ursache und Ort der Störung auszumachen, wird mit Pinsel, Nadel oder verschieden erwärmten Röhrchen der Tastsinn der Haut geprüft.

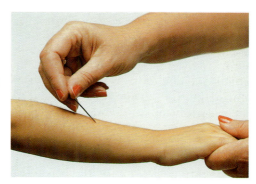

Sensibilitätsstörung
Selbst stärkere Hautreize wie der Stich mit der Nadel werden bei einer Sensibilitätsstörung nicht oder nur abgeschwächt wahrgenommen.

Sensitivity-Training
Psychotherapeutische Übungen, die in einer Gruppe ausgeführt werden mit dem Ziel, seelische Probleme zu lösen oder Verhaltensstörungen zu korrigieren. Als Bestandteil der erlebnisorientierten sogenannten Gestalttherapie werden beim Sensitivity-Training Empfindungen, Eindrücke, Träume oder Erfahrungen durch gruppendynamische Techniken nacherlebt oder als Rollenspiel inszeniert.

Sepsis
Siehe *Blutvergiftung*

Sexualhormone
Für die Entwicklung der weiblichen und männlichen Geschlechtsmerkmale und der Geschlechtsfunktionen maßgebliche Hormone.

Die Mengen der in den Eierstöcken der Frau gebildeten Hormone Östrogen, Progesteron und kleinere Mengen Androgene werden von der Hirnanhangsdrüse gesteuert. Damit sich ein befruchtetes Ei einnisten kann, wird die Gebärmutterschleimhaut durch das Östrogen zum Wachsen angeregt. Nach dem Eisprung sondert das geplatzte Eibläschen als Gelbkörper Progesteron ab. Bleibt die Befruchtung aus, sinkt der Hormonspiegel im Blut wieder ab. Kommt es zu einer Empfängnis, produzieren der Gelbkörper und die Hüllzellen des Embryos selbst und später die Plazenta schwangerschaftserhaltende Hormone. Östrogene beeinflussen nicht nur die Fortpflanzungsorgane, sie regen auch die Durchblutung in den äußeren Körperregionen an, unterstützen das Immunsystem, senken die Blutfettwerte und tragen zum allgemeinen Wohlbefinden der Frau bei.

Für die Produktion von Spermien, für sekundäre männliche Geschlechtsmerkmale wie Körperbehaarung, Bartwuchs, tiefe Stimme, Zunahme der Muskelmasse an Schultern und Brustkorb und für das beschleunigte Wachstum in der Pubertät sind die überwiegend in den Hoden gebildeten Androgene verantwortlich, von denen das Testosteron am aktivsten ist. Die Bildung von Sexualhormonen wird auch beim Mann von der Hirnanhangsdrüse gesteuert.

Androgene und Östrogene werden bei Männern und Frauen in geringen Mengen auch in den Nebennieren gebildet.

Sexualität
Siehe S. 636

sexuell übertragbare Krankheiten
Ansteckende Krankheiten, die hauptsächlich beim ungeschützten Geschlechtsverkehr mit häufig wechselnden Partnern übertragen werden. Das Auftreten der sogenannten klassischen Geschlechtskrankheiten ist, ohne Nennung der Person, meldepflichtig.

Zu den bekanntesten sexuell übertragbaren Krankheiten zählen Syphilis und Gonorrhö (Tripper). Die meisten von ihnen lassen sich mittlerweile erfolgreich und rasch mit Antibiotika behandeln. Doch machen diese Infektionen nur noch etwa ein Zehntel aller sexuell übertragbaren Infektionen aus. Weitaus häufiger werden heute während des Geschlechtsverkehrs Trichomonaden, Pilze, Chlamydien und Herpes-genitalis-Erreger übertragen. Hepatitis B und C sowie HIV-Infektionen werden nicht nur sexuell, sondern auch durch Blut und in der Drogenszene durch gemeinsam benutzte Injektionsnadeln verbreitet.

Silikongel
Organische Verbindung aus Silizium und Sauerstoff oder Silizium und Kohlenstoff. Sie wird vor allem für Implantate in der plastischen Chirurgie verwendet.

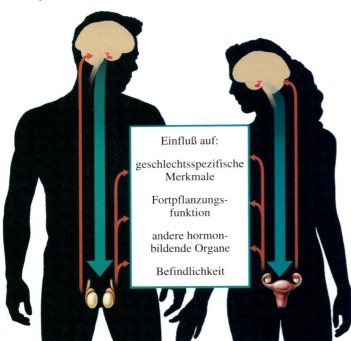

Sexualhormone
In den Hoden und den Eierstöcken werden die meisten Sexualhormone gebildet. Die Hirnanhangsdrüse, die Hypophyse, reguliert ihre Mengen.

Einfluß auf:
geschlechtsspezifische Merkmale
Fortpflanzungsfunktion
andere hormonbildende Organe
Befindlichkeit

Silikonimplantat
Prothese zum künstlichen Wiederaufbau der Brust nach einer Amputation oder zur Brustvergrößerung im Rahmen einer Schönheitsoperation. Ein mit Silikongummi umhülltes Kissen wird unter die Haut bzw. unter den Brustmuskel gesetzt. Dieses Verfahren wurde weltweit bei Millionen von Frauen durchgeführt, ist jedoch wegen zahlreicher Komplikationen umstritten: Fremdkörperreaktionen führen zu Verhärtungen des umgebenden Bindegewebes und damit zu Schmerzen und Verformungen der Brust. Das Implantat muß dann durch Druck geöffnet und entfernt werden. Heute wird die Brust nach Amputationen häufig aus Körpergewebe der Patientin aufgebaut.

Silikose
Siehe *Staublunge*

Simultanimpfung
Gleichzeitige passive und aktive Schutzimpfung gegen eine Infektionskrankheit. Durch die passive Immunisierung entsteht ein kurz anhaltender Schutz, der die Zeit bis zur Entwicklung des länger wirksamen Impfschutzes durch die aktive Immunisierung mit abgeschwächten oder abgetöteten Krankheitserregern überbrücken soll. Siehe auch S. 396, *Impfung*

Sinusitis
Siehe *Nasennebenhöhlenentzündung*

Skabies
Siehe *Krätze*

Skelett
Das aus mindestens 212 einzelnen Knochen gebildete Gerüst, das den Körper und seine Organe stützt, formt und gemeinsam mit der Skelettmuskulatur beweglich macht. Es besteht aus dem Achsenskelett (mit knöchernem Brustkorb) und dem Gliedmaßen-Skelett (mit Schulter- und Beckengürtel). Siehe auch S. 63, *Der menschliche Organismus – Bewegungsapparat*

Sklera
Siehe *Lederhaut*

Sklerodermie
Seltene Krankheit mit Verdickung und Verhärtung einzelner Hautbezirke, des Bindegewebes und der Arterien. Auch innere Organe wie Herz, Niere, Lunge und der Verdauungstrakt können betroffen sein. Frauen im Alter zwischen 40 und 60 Jahren erkranken viermal so häufig wie Männer. Heilen kann man die sehr unterschiedlich ausgeprägte Krankheit bis heute nicht, aber die Beschwerden lassen sich mit physikalischer Therapie und Medikamenten lindern.

Skoliose
Siehe *Wirbelsäulenverkrümmung*

Skorbut
Vitaminmangel-Krankheit durch unzureichende Versorgung mit Vitamin-C-haltiger Nahrung. Skorbut tritt nach etwa vier Monaten auf, wenn die körpereigenen Vitamin-C-Reserven erschöpft sind. Die mit Müdigkeit, Muskelschmerzen und plötzlichen Blutungen einhergehende Krankheit ist in den Industrieländern heute selten, da meist genügend Gemüse und Obst verzehrt werden. Zur Behandlung wird neben Fruchtsäften (Orangen- und Tomatensaft) Ascorbinsäure verordnet.

Skotom
Siehe *Gesichtsfeldausfall*

Smog
Die Luft über dichtbesiedelten Industriegebieten verdichtet sich zu einem mitunter gefährlichen Gemisch aus Rauch (engl. **sm**oke), Nebel (engl. **fog**) und Abgasen. Bei Windstille können wärmere Luftschichten aus der Höhe auf ein kühles bodennahes Luftpolster treffen. Diese sogenannte Inversionswetterlage verhindert, daß die kalte Luft in die Höhe aufsteigen kann; die Abgase stauen sich deshalb in Bodennähe. Die meisten Ballungsgebiete verfügen inzwischen über ein Smogalarm-System,

Fortsetzung auf S. 640

Sexualität

Anders als bei den meisten Tieren sind beim Menschen sexuelle Erregung und sexuelles Erleben nicht an begrenzte Perioden der Fruchtbarkeit gebunden. Die Sexualität des Menschen ist über die reine Fortpflanzungsfunktion hinaus eine besonders intensive Form zwischenmenschlicher Kommunikation sowie eine Quelle von Lust und Entspannung.

Der Wunsch nach sexueller Betätigung ist in seinen Grundzügen Ausdruck eines biologischen Sexualtriebes, dessen Befriedigung beim Menschen im Unterschied zum Tier nicht spontan und ohne jede bewußte Kontrolle vor sich geht, sondern in der Regel persönlichkeitsbezogen und den jeweils herrschenden Moralvorstellungen der Gesellschaft unterworfen ist.

Sexualtrieb und Erregung

Verschiedene Sinneswahrnehmungen oder auch allein erotische Gedanken können den Sexualtrieb und schließlich den Zustand einer sich kaskadenartig entfaltenden sexuellen Erregung auslösen. Unter den vielfältigen damit verbundenen Körperreaktionen, wie Anstieg von Blutdruck, Pulsfrequenz und Muskelspannung, sind die Veränderungen im Genitalbereich am deutlichsten. Beim Mann füllen sich die Schwellkörper des Penis mit Blut und bewirken seine Versteifung, Aufrichtung und Vergrößerung (Erektion). Bei der Frau schwellen ebenfalls durch einen vermehrten genitalen Blutstrom die Klitoris sowie die großen und kleinen Schamlippen an, die sich dabei nach außen dehnen und den Scheideneingang öffnen. Beim Mann wird aus der Harnröhre und bei der Frau aus den Scheidenwänden eine klare Gleitflüssigkeit abgesondert, die beim Geschlechtsverkehr das Einführen des Penis in die Scheide erleichtert.

Diese körperlichen Erregungen unterliegen nur sehr eingeschränkt der willentlichen Kontrolle.

Der Orgasmus

Als Höhepunkt der sexuellen Erregung dauert der Orgasmus nur wenige Sekunden an. Er setzt in der Regel eine gezielte Stimulation von Penis und Klitoris voraus. Während die meisten Männer keine Schwierigkeiten haben, beim Geschlechtsverkehr einen Orgasmus zu erreichen, sind die dabei automatisch wirkenden Stimulationen der Klitoris für nicht wenige Frauen zu gering, um den Höhepunkt herbeizuführen. Dies hat früher zur falschen Annahme geführt, Frauen seien weniger orgasmusfähig als Männer. Mit Hilfe der Selbstbefriedigung erreichen Frauen durchschnittlich ebenso leicht wie Männer einen sexuellen Höhepunkt. Während des Geschlechtsverkehrs erleben Frauen dann auch meist einen Orgasmus, wenn bei der Selbstbefriedigung geübte Praktiken von der Frau selbst oder auch vom Partner unterstützend durchgeführt werden. Eine falsche Scham, die dieser Unterstützung hemmend im Wege steht, gilt es zu überwinden.

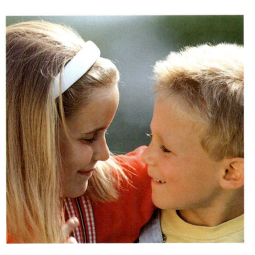

◀ Sexualität beschränkt sich nicht auf eine bestimmte Lebensphase. Obwohl bei Kindern eindeutig sexuelle körperliche Reaktionen zu beobachten sind, werden diese – auch schon für Kinder bereits angenehmen oder sogar lustvollen – Empfindungen meist nicht mit Sexualität in Verbindung gebracht.

Sexualität

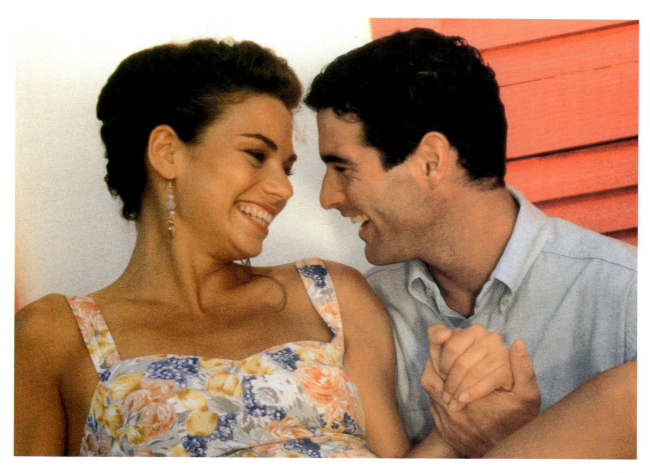

Je länger der Orgasmus hinausgezögert wird, desto befriedigender wird er meist erlebt. Doch jedes Paar muß durch Experimentieren selbst herausfinden, wie sein Sexualleben für beide Partner befriedigend gestaltet werden kann.

Nach dem Orgasmus flacht die Erregungskurve bei Männern üblicherweise steil ab. Bei Frauen hält die Erregung oft noch längere Zeit auf hohem Niveau an, sie sind zu mehreren Orgasmen kurz hintereinander in der Lage. Es kann daher für beide Partner am befriedigendsten sein, den sexuellen Akt so zu gestalten, daß die Frau »orgastisch vorauseilt«.

Die sexuelle Entwicklung

Eindeutige sexuelle Reaktionen wie Erektion oder genitale Lustgefühle bis hin zum Orgasmus finden sich bereits bei Säuglingen und Kleinkindern. Mit sexuellen Denkinhalten werden diese

▲▶ Sexualität wird auch heute noch allzuhäufig zuallererst mit Jugendlichkeit und Lebensenergie in Zusammenhang gebracht. Doch für Sinnlichkeit und Intimität gibt es nach oben keine Altersgrenze, auch wenn das Verlangen nicht mehr so groß ist.

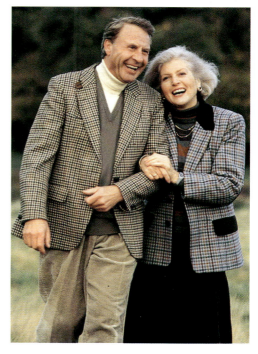

Sexualität

Erscheinungen jedoch erst vom Beginn der Pubertät an (etwa im zehnten Lebensjahr bei Mädchen und im zwölften Lebensjahr bei Jungen) verknüpft. Zusammen mit der körperlichen Entwicklung zu Mann und Frau nehmen erotische Phantasien und der Wunsch zur sexuellen Betätigung zu, wobei sich die Triebentladung zunächst meist auf Selbstbefriedigung beschränkt. Diese Form der sexuellen Betätigung ist in keiner Weise schädlich, sondern einer gesunden psychosexuellen Entwicklung eher förderlich. Wissenschaftlichen Studien zufolge haben vor allem diejenigen Frauen später Orgasmusprobleme, die sich in ihrer Jugend nicht über die Selbstbefriedigung Lustgewinn verschafft haben.

Bis zum Ende der Pubertät (bei Frauen zwischen dem 16. und 17. Lebensjahr und bei Männern zwischen dem 18. und 19. Lebensjahr) ist die körperliche Entwicklung und damit auch die der Sexualorgane weitgehend abgeschlossen. Um diese Zeit findet bei den meisten Jugendlichen der erste Geschlechtsverkehr statt. Da Sexualität jedoch nie nur eine rein körperliche Grundlage hat, sondern auch eine starke psychosoziale Komponente besitzt, kann es noch viele Jahre dauern, bis die vollständige sexuelle Reife mit all ihren vielfältigen Ausprägungen erreicht ist.

Sexuelle Vielfalt

Wenngleich der hormonell gesteuerte Sexualtrieb und die damit verbundenen sexuellen Erregungsreaktionen einem bei allen Männern und Frauen geschlechtsspezifisch weitgehend gleichen biologischen Muster folgen, kann das, was als sexuell erregend bzw. erotisch anziehend empfunden wird, von Mensch zu Mensch höchst unterschiedlich sein. Jeder Mensch durchläuft während Kindheit und Jugend, aber auch noch im frühen Erwachsenenalter einen sexuellen Prägungsprozeß, an dem viele, sich wechselseitig beeinflussende, bewußte wie unbewußte, psychische und soziale Faktoren beteiligt sind. Es ist daher na-

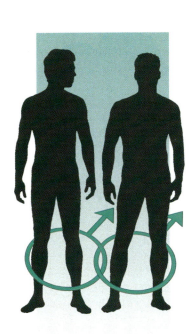
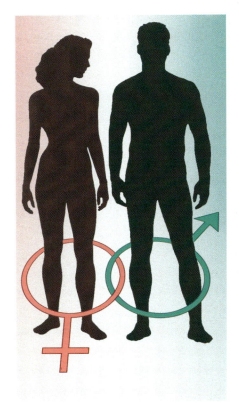
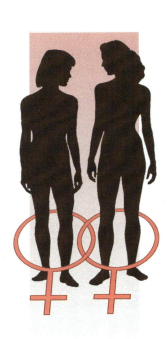

▼ Sexualität beschränkt sich nicht auf die Beziehung zwischen Mann und Frau. Der Anteil homosexueller Menschen an der Gesamtbevölkerung beträgt etwa fünf bis acht Prozent.

Sexualität

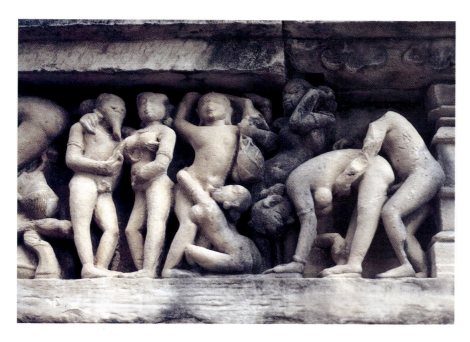

◀ Während Sexualität in vielen Zeiten und Kulturen tabuisiert wurde und immer noch wird, gab es schon immer erotische Darstellungen nicht nur »unter dem Ladentisch«, wie dieses indische Tempelrelief zeigt.

hezu unmöglich, konkrete Ursachen zu benennen, die dazu führen, daß jemand diese oder jene sexuellen Vorlieben entwickelt. Gleichzeitig gilt jedoch als gesichert, daß einmal erworbene und verfestigte Ausprägungen später nicht oder kaum mehr verändert werden können. Beispielsweise sind keine Therapien bekannt, um Homosexualität, Sadismus, Masochismus oder eine andere Form des sogenannten abweichenden Sexualverhaltens in ein vermeintliches Normverhalten zu ändern. In der Regel suchen und finden Betroffene Partner, die die jeweilige sexuelle Veranlagung teilen, und erleben so eine befriedigende sexuelle Beziehung, gegen die Vorbehalte meist unbegründet sind.

Einschränkungen und juristische Sanktionen sind nur gegenüber seltenen sexuellen Verhaltensmustern angebracht, die nach Opfern trachten: Jede Form sexueller Gewalt ohne Einverständnis des anderen ist verfolgungswürdig, und Kinder müssen uneingeschränkt vor sexuellen Übergriffen durch Erwachsene geschützt werden.

Hilfe bei sexuellen Störungen

Als häufigste sexuelle Störung gelten beim Mann Potenzprobleme und zu schnelles Erreichen des Höhepunktes, bei der Frau die Unfähigkeit, zum Orgasmus zu gelangen. Darüber hinaus wird von beiden Geschlechtern oft mangelnde Lust an sexueller Betätigung beklagt.

Unter der Voraussetzung, daß beide Partner die sexuelle Beziehung aufrechterhalten wollen, hat sich gegen diese meist psychisch bedingten oder zumindest mitbedingten Störungen ein Verfahren bewährt, das als fokussierte Sinnlichkeit bezeichnet wird. Das Liebesspiel wird dabei in drei Phasen unterteilt, wobei den ersten beiden Phasen mindestens je 15 Minuten einzuräumen sind. In der ersten Phase versucht jeder Partner, den anderen durch Streicheln und Liebkosungen des ganzen Körpers mit Ausnahme der Genitalorgane und der weiblichen Brüste zu verwöhnen. Hier ist es besonders wichtig, dem Partner Vorlieben und Abneigungen mitzuteilen. In der zweiten Phase werden die Liebkosungen auf Brüste und Genitalorgane ausgedehnt, wobei aber kein Höhepunkt erreicht werden soll und die Stimulation deshalb jederzeit unterbrochen werden kann. In der dritten Phase beginnt schließlich die sexuelle Vereinigung. Auch hier sollten sich die Partner nicht auf das Erreichen eines Orgasmus konzentrieren, sondern jeden Moment des Akts genießen. Erreichen beide Partner den Höhepunkt, ist das ebenso in Ordnung, wie wenn er vorläufig ausbleibt.

Ziel der fokussierten Sinnlichkeit ist es, den eigenen und den Körper des anderen besser kennenzulernen. Und weil bei dieser Form des Miteinanders ein Orgasmus überhaupt nicht als notwendig und eine Erektion zumindest in den ersten beiden Phasen als irrelevant betrachtet werden, entfällt viel vom psychischen Leistungsdruck, der diesen Körperreaktionen oft im Wege steht.

Fortsetzung von S. 635

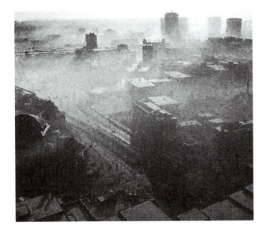

Smog
Industrie- und Autoabgase sind die Hauptverursacher von Smog.

das die Bevölkerung bei bestimmten Grenzwerten warnt und dazu auffordert, das Autofahren drastisch einzuschränken. Typische Gesundheitsbeschwerden bei anhaltendem Smog sind Atemwegsentzündungen (Bronchitis), aber auch eine erhöhte Allergieneigung.

Sodbrennen
Brennendes Gefühl im Magen, Rachen und in der Speiseröhre, das von saurem Aufstoßen und ziehenden Schmerzen vom Brustbein bis zum Hals begleitet sein kann und oftmals mit Herzbeschwerden verwechselt wird. Gelegentliches Sodbrennen als Folge von einer starken Reizung der Schleimhäute, etwa durch zu fette oder scharfe Mahlzeiten, gilt nicht als krankhaft. Wiederholen sich die Beschwerden häufig, kann es zu einer Entzündung der Speiseröhre kommen, die meist durch aufsteigende Magensäure verursacht wird. Da sich durch den ständigen Kontakt mit dem ätzenden Magensaft an der Speiseröhrenschleimhaut blutende Geschwüre entwickeln können, ist die Einnahme von Medikamenten sinnvoll, welche die Magensäure binden oder ihre Bildung blockieren. Außerdem sollte die Ernährung umgestellt und auf Genußmittel wie Kaffee, Alkohol und Nikotin verzichtet werden, damit die Magensäurebildung reduziert wird. Auch eine Änderung der Lebensweise mit häufigeren Entspannungsphasen verringert die Magensaftproduktion.

Solarium
Ganzkörper-Bestrahlung mit einer künstlichen Höhensonne, zumeist zur Hautbräunung oder zur Behandlung bestimmter Hautleiden wie Schuppenflechte. Die Bestrahlungsgeräte von Studios geben ultraviolettes Licht ab. Es gibt verschiedene Solarientypen, die – abgestimmt auf die Hautempfindlichkeit und bei richtiger Anwendung – die Haut ohne Gefahr eines Sonnenbrandes schonend bräunen. Vor häufiger Anwendung wird jedoch gewarnt, weil jede UV-Bestrahlung zur Hautalterung beiträgt und in keiner Weise die bei natürlicher Sonneneinstrahlung notwendigen Schutzmaßnahmen (Sonnencremes mit hohem Schutzfaktor, entsprechende Kleidung!) ersetzt. Auch bei gebräunter Haut steigt bei ausgedehnten Sonnenbädern das Hautkrebsrisiko.

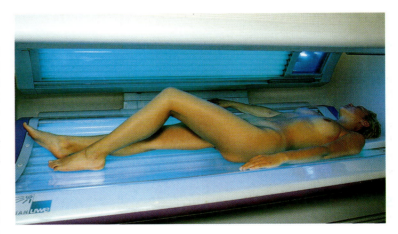

Solarium
Wie für das natürliche Sonnenbad gilt auch für das Solarium: ein Übermaß schädigt die Haut!

Solbehandlung
Bade-, Trink- und Inhalationskuren mit Salzlösungen. Die aus natürlichen Solequellen stammenden Wässer mit einem Natriumchlorid-Gehalt von 1,5–6% wirken intensiv auf die Haut ein, verstärken die Durchblutung und regen über eine Reizung des vegetativen Nervensystems den allgemeinen Stoffwechsel an. Bei künstlichen Solbädern wird Koch- oder Meersalz im Badewasser aufgelöst. Solbäder beeinflussen auch Hauterkrankungen (bei Schuppenflechte hilft manchmal eine Badekur am Toten Meer); sie wirken außerdem lindernd z.B. bei Ge-

lenkrheumatismus und Erkrankungen der lymphatischen Organe, bei Allergien und bei Stoffwechselträgheit.

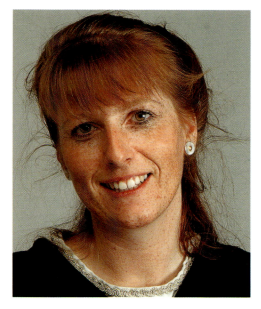

Sommersprossen
Vom Sonnenlicht abhängige kleine, meist runde, gelbbraune Pigmentflecken. Sie entstehen bevorzugt im Frühjahr und Sommer bei blonden und rothaarigen Menschen mit heller Haut, vor allem im Gesicht und auf anderen, meist unbedeckten Hautpartien. Sie bilden sich im Herbst und im Alter zurück.

Sonnenallergie
Durch Sonnenlicht ausgelöste allergische Hautreaktion in Form eines flechten- bis bläschenartigen und teilweise juckenden Ausschlags. Betroffen sind vor allem Menschen mit empfindlicher Haut. Sie sollten die Sonne entweder ganz meiden oder Sonnenmittel mit besonders hohem UV-B- und UV-A-Schutz benutzen. Allergische Reaktionen können auch durch bestimmte Medikamente wie Antibiotika oder Johanniskrautöl ausgelöst werden, wenn man sich nach der Einnahme der Sonne aussetzt.

Sonnenbad
Sonnenbestrahlung stimuliert den Hautstoffwechsel über das vegetative Nervensystem, sie fördert die Vitamin-D-Bildung, die allgemeine Durchblutung und das Wohlbefinden. Zur Vermeidung eines Sonnenbrandes sollte man sich der Sonne vor allem in den ersten Urlaubstagen vorsichtig und nie ungeschützt aussetzen. Geeignet ist ein Sonnenschutzmittel mit dem zum jeweiligen Hauttyp passenden Lichtschutzfaktor.

Eine Person mit dem Hauttyp I kann ungeschützt nur etwa fünf bis zehn Minuten in der Sonne bleiben, ohne einen Sonnenbrand zu bekommen. Die Eigenschutzzeit beträgt bei Hauttyp II zehn bis 20 Minuten, bei Typ III 20–30 Minuten und bei Typ IV bis zu 40 Minuten. Mit einem Sonnenschutzmittel mit Faktor sechs dehnt sich diese Zeit auf das Sechsfache aus, bei Hauttyp I also auf 30–60 Minuten. Vor allem Kleinkinder benötigen einen starken Schutz, eine Kopfbedeckung und häufige Schattenpausen. Babys sollten überhaupt nicht der Sonne ausgesetzt werden.

Sonnenbrand
Hautschädigung durch zu intensive Sonnenbestrahlung. Bei normaler Sonneneinwirkung bilden die Zellen der in der Unterhaut liegenden Basalschicht den schwarzen Farbstoff Melanin in ausreichender Menge. Er färbt die Oberhaut

Sommersprossen
Wenn sich bei Sonneneinstrahlung die Pigmente nicht gleichmäßig vermehren, entstehen Sommersprossen.

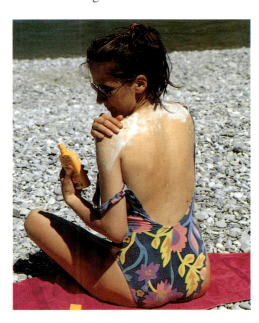

Sonnenbrand
Nur durch Auftragen von Sonnenschutzmitteln mit einem ausreichenden Lichtschutzfaktor und durch das Beachten der sogenannten Eigenschutzzeit kann man beim Sonnenbaden einen Sonnenbrand verhindern.

Sonnenstich

und läßt sie dicker werden, so daß der Körper vor schädlichen UV-Strahlen geschützt wird. Vor allem sonnenungewohnte und empfindliche Haut kann sich bei zu langer und zu starker Sonnenbestrahlung genauso wie bei einer Verbrennung zunächst röten (leichter Sonnenbrand). Die Haut wird heiß, schwillt leicht an, brennt und spannt. In schwereren Fällen kommt es zu einer Entzündung mit stärkeren Beschwerden und Schwellungen. Dieses Stadium führt häufig zum schwersten Grad eines Sonnenbrandes mit Bildung von flüssigkeitsgefüllten Blasen, starker Schälung und Abstoßung der oberen Hautschichten. Besonders gefährlich ist starke Sonneneinstrahlung bei kühlem Wind, da keine Hitze wahrgenommen wird. Kinder sind besonders vor einem Sonnenbrand zu schützen, da ihre Haut dünn ist und weniger Melanin enthält. Außerdem ist das Hautkrebsrisiko um so größer, je öfter die Kinderhaut einen Sonnenbrand erlitten hat.

Bei leichtem bis mittelschwerem Sonnenbrand können die schmerzenden Stellen mit feuchten Umschlägen (z.B. Borwasser) gekühlt und Spezialsalben aufgetragen werden. In schweren Fällen muß ein Arzt aufgesucht werden.

Sonnenstich

Nach starker Sonneneinstrahlung auf den unbedeckten Kopf oder Nacken kommt es zu einer Schwellung des Hirngewebes oder zu einer Reizung der Hirnhaut. In leichteren Fällen treten Kopfschmerzen, Übelkeit, Erbrechen, Schwindel oder Fieber auf. Bedrohlich wird ein Sonnenstich bei Benommenheit, Ohrensausen, Krämpfen, Verwirrtheit und Bewußtlosigkeit. Der Betroffene soll an einem schattigen Platz gelagert, beengende Kleidung gelockert, die Haut mit Wasser angefeuchtet werden. Ist er bei Bewußtsein, kann man kalte Getränke in kleinen Schlucken einflößen. Siehe auch S. 761, *Erste Hilfe – Sonnenstich*

Sonographie

Siehe *Ultraschalluntersuchung*

Soor

Siehe *Candidainfektion*

Spannungskopfschmerz

Beidseitige Kopfschmerzen an Vorder- und Hinterkopf, den Schläfen und dem Nacken, wobei der Ort der Schmerzen wechseln kann. Fehlhaltungen, Muskelverspannungen und psychische Belastungen sind die Ursachen. Die besten Heilmittel sind Ruhe, Entspannung und Massage sowie leichte sportliche Betätigung. Siehe S. 436, *Kopfschmerz*

Spasmolytika

Krampflösende Medikamente, die zu einer Erschlaffung der Muskeln, auch an der Oberfläche von Organen, führen und auf diese Weise schmerzhafte Spannungszustände lindern.

Spasmus

Unwillkürliche, meist schmerzhafte, kurz andauernde Verkrampfung eines oder mehrerer Muskeln. Spasmen im Gesicht machen sich mit Muskelzuckungen, den sogenannten Tics, bemerkbar. Länger verkrampft sind die Muskeln dagegen bei der Trigeminusneuralgie oder der Tetanie. Sehr seltene Ursachen für einen Spasmus sind Störungen im Muskel selbst oder im zentralen Nervensystem. Die Behandlung richtet sich nach den Ursachen und reicht von der Verordnung von krampflösenden Kalziumpräparaten bis hin zur Operation im Bereich des Trigeminusnervs.

Spastik

Erhöhte Anspannung und Steifheit von Muskelgruppen bis hin zur völligen Starre und Lähmung. Ursache ist eine verminderte oder völlig unterbrochene Erregung der für den Bewegungsablauf zuständigen Nervenzellen. Bei einer Bewegungsstörung im frühen Kindesalter infolge einer Schädigung des Gehirns während der Geburt oder im Babyalter kommt es häufig zur spastischen Lähmung einer Körperseite, von Beinen und Rücken, oder das Kind kann bestimmte Bewegungen nicht ausführen.

Spastik ohne Lähmungen kann sowohl bei der Parkinson-Krankheit als auch bei Multipler Sklerose vorkommen. Eine gezielte krankengymnastische Behandlung kann allen Spastikern helfen, Lähmungsfolgen zu bessern und Bewegungsstörungen zu mildern.

Speed
Szene-Bezeichnung für süchtig machende Aufputschmittel wie Amphetamine und manche Appetitzügler. Ein Entzug der jeweiligen Substanz allein reicht oft nicht aus. Meist ist auch eine psychotherapeutische Behandlung notwendig, damit die speziellen Konflikte, die – wie bei allen Suchtkranken – auch hier im Hintergrund stehen, erkannt und bewältigt werden können.

Speicheldrüsen
Die großen Speicheldrüsen befinden sich in der Mundhöhle, vor und unter dem Ohr sowie unter der Zunge. Aus ihren Läppchen sondern die großen und zahlreichen kleinen Drüsen täglich ein bis zwei Liter Speichel ab, der über winzige Ausführungsgänge in den Mund fließt.

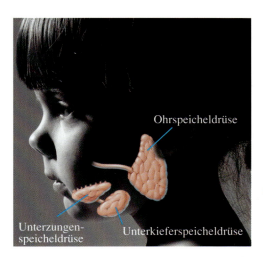

Speicheldrüse
Alle großen Speicheldrüsen befinden sich im Bereich des Unterkiefers.

Speicheldrüsenentzündung
Durch gestörten oder verstopften Speichelfluß schwellen die Speicheldrüsen schmerzhaft an, wobei die Ausführungsgänge eitrig entzündet sein können. Mögliche Auslöser sind Bakterien, die sich mit Antibiotika bekämpfen lassen, Speichelsteine oder ein zu schwacher Speichelfluß infolge eines Darmleidens, einer Leberentzündung oder von Mumps.

Speichelsteine
Aus Kalziumphosphat oder abgestoßenen Zellen und eingetrocknetem Speichel bestehende Steine, welche die Ausführungsgänge der Speicheldrüsen im Unterkieferbereich blockieren. Die Drüsen können sich schmerzhaft zusammenziehen und besonders beim Essen stark anschwellen. Da die betroffenen Speicheldrüsen durch die Steine zur Entzündung neigen, müssen die Steine oder manchmal sogar die gesamte Drüse entfernt werden.

Speiseröhre
Ösophagus. Mit einer doppelten Muskellage ausgestatteter, bis zu 30 Zentimeter langer Schlauch, der die Nahrung vom Rachen in den Magen leitet. Beim Schlucken großer Bissen kann sich ihr Durchmesser erheblich ausdehnen.

Speiseröhrenentzündung
Eine Entzündung der Speiseröhre wird am häufigsten durch ätzenden Mageninhalt verursacht, der in die Speiseröhre zurückfließt. Weitere mögliche Auslöser sind die lang andauernde Einnahme von schleimhautschädigenden Medikamenten, Verätzungen, Verbrühungen durch zu heiße und zu scharfe Speisen oder zu hoher Alkoholkonsum. Mitunter entsteht die Entzündung auch durch einen Bruch des Zwerchfells, wobei sich ein Teil des Magens nach oben in den Brustkorb verlagert und Magensäure in die Speiseröhre zurückfließt. In diesem Fall ist eine Operation nötig. Meist reichen aber Medikamente aus, welche die Säureproduktion im Magen hemmen oder die schädigenden Einflüsse der Magensäure unwirksam machen.

Speiseröhrenkrampfadern
Ösophagusvarizen. Blutstauung und nachfolgende Erweiterung der Venen im

Speiseröhrenkrebs

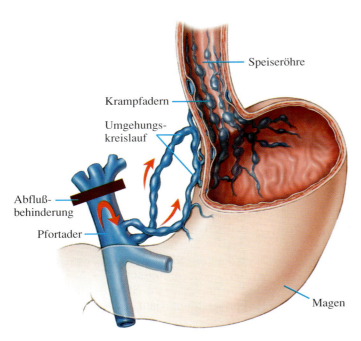

unteren Teil der Speiseröhre und gelegentlich auch im oberen Magenbereich. Ausgelöst wird dieser Stau durch einen erhöhten Blutdruck in der zur Leber führenden Vene (Pfortader). Ihm liegt meist eine Leberzirrhose zugrunde. Bei einer solchen Erkrankung der Leber, die den Durchfluß des Bluts behindert oder völlig unterbricht, sammelt sich das Blut in den Bauchvenen und fließt von dort in die Venen der Speiseröhre. Dort versackt es und dehnt die Gefäße so stark aus, daß sie zu platzen drohen.

Starke Blutungen aus der Speiseröhre stellen immer einen lebensbedrohlichen Notfall dar, bei dem rasch ärztliche Hilfe erforderlich ist, damit der Patient nicht innerlich verblutet. Ein ballonartiger Katheter wird hierzu in die Speiseröhre eingeführt, um die massiven Blutungen zu stoppen, indem die Krampfadern zusammengepreßt werden. Um eine erneute Blutung zu verhindern, werden die Venen in den meisten Fällen verödet, d.h. durch die Injektion eines Medikamentes dauerhaft verschlossen. Zur Vorbeugung kann operativ eine Verbindung zwischen der Pfortader und der unteren Hohlvene geschaffen werden, um dadurch den Druck im Pfortadersystem zu senken.

Speiseröhrenkrampfadern
Kann das Blut nicht ungehindert durch die Pfortader in die Leber fließen, sucht es sich einen Umweg durch die Venen des Magens und der Speiseröhre. Diese sind den größeren Blutmengen nicht gewachsen und dehnen sich übermäßig aus.

Speiseröhrenkrebs
Ösophaguskrebs. Meist im höheren Lebensalter und häufiger bei Männern vorkommender Krebs, dessen Ursache nicht eindeutig geklärt ist. Alkoholiker und starke Raucher sind vermehrt betroffen. Erstes Warnsignal sind hartnäckige Beschwerden beim Schlucken, die sich bis zur Schluckunfähigkeit steigern können. Hinzu kommen Druckgefühl oder Schmerzen hinter dem Brustbein, Mundgeruch, Heiserkeit, Abmagerung, Übelkeit und Erbrechen. Der Krebs kann sich rasch durch Metastasen in Lunge und Leber ausbreiten. Mit Chemotherapie und Bestrahlung lassen sich die Schmerzen und der Allgemeinzustand bessern. Ist eine Operation noch möglich, werden mit dem Tumor meist auch die betroffenen Abschnitte der Speiseröhre entfernt. Um diese zu überbrücken oder zu ersetzen, werden Prothesen eingesetzt bzw. aus Magen oder Dünndarm ein Schlauch geformt.

Sperma
Samenflüssigkeit des Mannes. Die weißliche, fadenziehende Flüssigkeit besteht aus den Samenzellen und einem Sekret, das in Nebenhoden, Samenbläschen und Vorsteherdrüse gebildet wird. Die Anzahl der in einem Samenerguß vorhandenen Samenzellen beträgt bis zu 600 Millionen und verringert sich bei kurz aufeinanderfolgenden Ejakulationen. Die Beweglichkeit der Samenzellen wird durch ihren Schwanz und den in der Samenflüssigkeit vorhandenen Fruchtzucker gefördert. Im Kopf der Samenzelle befindet sich das Erbmaterial,

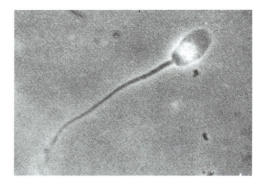

Sperma
Nur 0,05 Millimeter lang ist eine Samenzelle des Menschen.

das sich bei der Befruchtung der weiblichen Eizelle mit dem mütterlichen Erbmaterial vereinigt.

Spermakonservierung
Konservierung von durch Selbstbefriedigung gewonnener Samenflüssigkeit. Das Sperma wird in flüssigem Stickstoff bei −196 °C eingefroren, in einer dafür ausgestatteten Samenbank gelagert und für eine spätere künstliche Befruchtung wieder aufgetaut.

Spider-Naevus
Siehe *Gefäßsternchen*

spinal
Zur Wirbelsäule (Spina), vor allem zum Rückenmark gehörend.

Spinalanästhesie
Siehe *Lumbalanästhesie*

Spirale
Siehe *Intrauterinpessar*

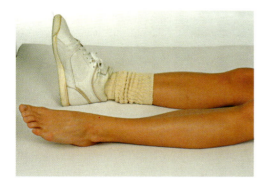

Spitzfuß
Um bei bettlägerigen Patienten einen Spitzfuß zu verhindern, muß das Gelenk bewegt und möglichst in einen rechten Winkel gebracht werden.

Spitzfuß
Fehlstellung des Fußes, die auch als Pferdefuß bezeichnet wird. Nur Zehen und Ballen können den Boden berühren. Beim angeborenen Spitzfuß besteht meist gleichzeitig auch ein Klumpfuß. Später entsteht der Spitzfuß gewöhnlich durch eine Lähmung der Streckmuskeln. Manchmal entwickelt sich ein Spitzfuß bei bettlägrigen Patienten auch durch Lagerungsfehler der Beine.

Sportverletzungen
Siehe S. 646

Sprachstörungen
Störungen der Sprachbildung und des Sprechens können auf einer Entwicklungshemmung im Gehirn beruhen, aber auch auf Fehlbildungen oder Erkrankungen der Sprechorgane, auf funktionelle Defekte des Sprechapparats oder des zentralen Nervensystems, auf verminderte Hörfähigkeit und auf seelische Störungen zurückzuführen sein. So verlieren Menschen bei einer Kopfverletzung, einem Hirntumor oder nach einem Schlaganfall mitunter ihre Sprechfähigkeit teilweise oder vollständig.
Eine verzögerte Sprachentwicklung ist erst dann zu vermuten, wenn Kinder ihren Altersgenossen weit hinterherhinken und hörbare Sprachfehler bis zum vierten Lebensjahr nicht von selbst verschwinden.

Sprachtherapie
Behandlung von Stimm- und Sprachstörungen durch Logopäden. Die einzelnen Sprachübungen richten sich nach der Ursache der jeweiligen Sprachstörung. In das Therapieprogramm werden häufig auch Familie, Lebenspartner oder Lehrer des Betroffenen mit einbezogen, um bestmögliche Hilfe zu gewährleisten.
Auch wenn die Stimmbildungsorgane durch eine falsche Sprechtechnik übermäßig beansprucht werden, ist eine entsprechende Therapie notwendig. Durch das Erlernen der richtigen Lautbildung im Mundraum können Dauerschäden an Kehlkopf und Stimmbändern vermieden werden.

Spreizfuß
Eingesunkenes und stark abgeflachtes Quergewölbe des Fußes, häufig kombiniert mit einem abgeflachten Längsgewölbe, dem Senk-, Platt- oder Hohlfuß. Diese Fußverformung ist entweder angeboren, oder sie wird durch eine Gewebeschwäche hervorgerufen. Wenn Beschwerden beim Gehen auftreten, die ins Bein und in die Hüfte ausstrahlen können, ist das Tragen von orthopädischen Einlagen, Fußgymnastik und häufiges Barfußgehen ratsam.

Sportverletzungen

Sport gilt als die schönste Nebensache der Welt, doch er birgt auch Gefahren. Sportverletzungen sind nicht nur auf mangelnde Ausrüstung oder Foulspiel zurückzuführen. Häufig liegen die Ursachen in ungenügender Vorbereitung, in falscher Technik und auch in der Überschätzung der eigenen Fähigkeiten.

Das A und O, um eine Sportverletzung zu vermeiden, ist eine ausreichende Aufwärmphase vor dem Sport (z.B. Dehnungsübungen, Einlaufen). Sie dient dazu, die Muskeln langsam zu erwärmen und besser zu durchbluten. Sie werden dadurch geschmeidiger. Auch sportarttypische Übungen wie leichtes Zuspielen beim Tennis oder Volleyball gehören zum Aufwärmen, bevor man einen Wettkampf beginnt. Ruckartige Bewegungen sollten – zumindest in der Aufwärmphase – generell vermieden werden. Eine aufrechte Haltung erleichtert den Bewegungsablauf und beugt Wirbelsäulenschäden vor. Ermüdung und Erschöpfung sind Warnzeichen des Körpers, und man sollte entsprechende Pausen einlegen. Eine wichtige Rolle spielt auch die Wahl des Materials. Eine zu harte Bespannung des Tennisschlägers beispielsweise begünstigt Gelenkverletzungen an Hand und Ellenbogen ebenso wie zu große Griffstärken und nasse, schwere Tennisbälle. Bei Schuhen ist für die verschiedenen Sportarten sehr genau darauf zu achten, daß sie der jeweiligen Beanspruchung angepaßt sind. In den Sportgeschäften stehen zur Beratung meistens Fachleute bereit.

Knochenverletzungen

Knochenbrüche (Frakturen) entstehen durch Stoß oder Schlag, Stauchung oder Verbiegung. Am häufigsten treten Knick- und Biegungsbrüche nach Stürzen auf, wie Unterschenkelbrüche in Höhe des Skistiefelrands. Sind zusätzlich Ansätze von Sehnen oder Bändern in den Bruch einbezogen, spricht man von Abrißfrakturen. Verletzungen der Knochen häufen sich beim Skilaufen, Reiten, Turnen und bei Mannschaftssportarten wie Rugby oder Fußball.
Sofern eine Fehlstellung des Knochens nicht direkt sicht- oder tastbar ist, sind Schwellungen, Schmerzen, Blutergüsse, reibende oder knirschende Geräusche, eingeschränkte bzw. unnatürliche Beweglichkeit untrügliche Zeichen für einen Bruch.

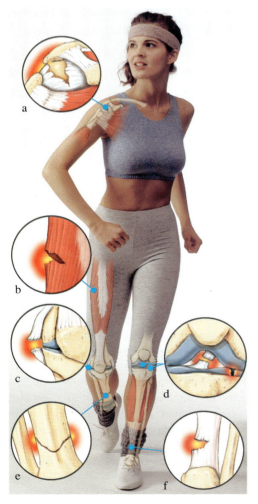

◀ Die häufigsten Sportverletzungen sind Bänderrisse im Schulterbereich (a), Muskel- und Muskelfaserrisse (b), Außenband- (c) bzw. Kreuzbandrisse und Meniskusverletzungen (d) im Knie, Brüche der Unterschenkelknochen (e) sowie vollständige oder teilweise Abrisse der Achillessehne (f).

Knochenbrüche können auch weitere Verletzungen nach sich ziehen, wie Quetschungen oder Durchtrennungen benachbarter Nervenstränge, der Blutgefäße und Muskeln. Die genaue Stelle und die Art des Bruchs werden mit Hilfe von Röntgenaufnahmen festgestellt. Komplizierte Brüche wie Trümmer- oder Abrißfrakturen, verdrehte oder verschobene Bruchteile werden bei einer Operation meist durch Platten oder Schrauben wieder zusammengefügt. Ein exaktes Wiederzusammensetzen und ein enger Kontakt der Knochenteile sind entscheidend für ein gerades Zusammenwachsen, da sich sehr schnell ein knochenverbindendes Gewebe, der Kallus, bildet. Gebrochene Gliedmaßen werden mit Hilfe von Stütz- oder Gipsverbänden ruhiggestellt. Je nach Bruchstelle und Bruchart muß der feste Verband mehrere Wochen lang getragen werden. Platten und Schrauben werden in der Regel nach einem Jahr entfernt.

Muskelverletzungen

Durch abruptes Abbremsen oder Beschleunigen und bei Dreh- oder Schlagbewegungen, z.B. beim Tennis oder Squash, werden häufig Muskeln verletzt. Ein hohes Risiko besteht bei Kälte und Nässe, bei schlechter Durchblutung, Ermüdung und bei Vorschädigung des Muskelgewebes.
- Prellungen (Kontusionen) kommen praktisch in jeder Sportart vor. Die betroffene Stelle ist geschwollen und weist oft einen Bluterguß auf.
- Bei Zerrungen (Distorsionen) sind einzelne Muskelfasern überdehnt und eingerissen. Bemerkbar macht sich eine Zerrung durch Druck- und Anspannungsschmerz, meistens auch durch einen Bluterguß.
- Muskelrisse können nicht nur durch direkte Gewalteinwirkung entstehen, sondern auch durch zu starkes Zusammenziehen (Kontraktion) und eine unmittelbar darauf erfolgende Streckung. Die Rißstelle liegt meist an der Stelle, wo die Sehne in den Muskel übergeht. Ein Muskelriß hinterläßt einen deutlichen Muskelspalt, der vor allem bei Muskelanspannung tast- und sichtbar ist. Außerdem erkennt man ihn an Druckschmerzen, Schonhaltung, Bluterguß und eingeschränkter Beweglichkeit.

Muskelverletzungen werden oft verkannt bzw. unterschätzt. Eine genaue Diagnose ist durch die Ultraschalluntersuchung möglich. Trotzdem sollte gleichzeitig durch Röntgenaufnahmen geklärt werden, ob die entsprechenden Knochen unversehrt sind.
Generell gilt es, die betroffenen Muskelpartien ruhigzustellen, um weitere Schäden zu vermeiden. Kälteanwendungen bewirken eine Gefäßverengung und wirken so der Ausbreitung von Blutergüssen entgegen. Größere Blutergüsse werden mit einer Hohlnadel abgesaugt (Punktion), um das Gewebe zu entlasten. Zur Stabilisierung kann ein spezieller Verband angelegt werden (Tape-Verband). Muskelverletzungen heilen nur sehr langsam; verschleppte Verletzungen führen zur Bildung von größeren, bewegungsbehindernden Narben an der Rißstelle. Nach Abklingen der akuten Symptome sollte eine wohldosierte durchblutungs- und entspannungsfördernde Wärme- und Bewegungstherapie

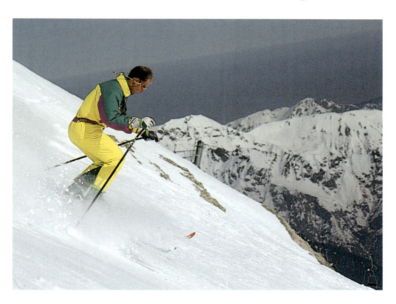

▲ Skifahren gehört zu den unfallträchtigen Sportarten; da die Verletzungen meist besonders schwer sind, sollte man sich hier besonders gründlich aufwärmen und gut auf Ermüdungserscheinungen achten, um das Verletzungsrisiko zu senken.

Sportverletzungen

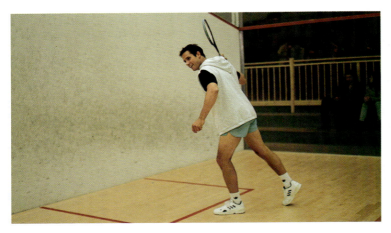

Schnelle Sportarten wie Squash bergen ein erhöhtes Verletzungsrisiko. Neben den klassischen Knochen-, Muskel-, Sehnen- und Gelenkverletzungen besteht hier außerdem die Gefahr von Augenverletzungen durch den umherfliegenden Ball.

angewandt werden. Eine zu frühe, starke Massage kann den Heilungsvorgang erheblich verzögern.

Muskelrisse müssen nur dann genäht werden, wenn der Muskel ganz abgerissen ist und das betroffene Gewebe abzusterben droht.

Sehnenverletzungen

Die Sehnen stellen im Bewegungsapparat die Verbindung zwischen Muskel und Knochen her; der Muskel ist in der Regel mit einer Sehne am Knochen festgewachsen. Verletzungen entstehen durch abrupte Bewegung oder äußere Krafteinwirkung. Bei einer Sehnenprellung bilden sich Blutergüsse.

Eine schwere Verletzung stellen Sehnenrisse dar. Am häufigsten ist die Achillessehne an der Ferse betroffen. Der Riß der Achillessehne fühlt sich wie ein plötzlicher Schlag gegen die Wade an, oft ist auch ein lauter Knall (»Peitschenhieb«) hörbar. Nach dem Riß kann sich der Betroffene nicht mehr auf die Zehen stellen. Weitere Anzeichen sind Belastungsschmerz, eine tastbare Delle oberhalb der Ferse, eine deutliche Schwellung und ein Bluterguß an der Rißstelle. Sehnenrisse müssen genäht werden.

Gelenkverletzungen

Die knöchernen Gelenke werden mit Hilfe von Bändern und Knorpeln bewegt und stabilisiert. Gelenkverletzungen heilen meist nur langsam, und oft bleiben Spätfolgen zurück.

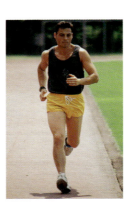

Muskelrisse und Bänderzerrungen sind die häufigsten Verletzungen, die bei der Leichtathletik auftreten.

Am häufigsten ist neben dem Schultergelenk das Kniegelenk betroffen. Es wird seitlich durch Innen- und Außenband sowie durch die Kreuzbänder im Gelenk selbst stabilisiert. Bei starker Dehnung oder Gewalteinwirkung von außen kommt es leicht zu einer Zerrung oder zum Riß des Innenbandes. Der Unterschenkel kann dann in unnatürlicher Weise nach außen geklappt werden, jede Bewegung ist äußerst schmerzhaft. An der Rißstelle entstehen eine Schwellung und ein Bluterguß. Bei zusätzlicher Auswärtsdrehung des Unterschenkels gegen den Oberschenkel und Belastung wird häufig der Meniskus geschädigt; die knorpelige Scheibe liegt der Gelenkfläche des Unterschenkelknochens direkt auf. Meniskusverletzungen machen sich durch Belastungsschmerzen und Flüssigkeitsansammlung im Gelenk bemerkbar. Abgerissene Teile können sogar zur Gelenkunbeweglichkeit führen. Kreuzbandrisse werden durch Stürze verursacht, bei denen der Oberschenkel gewaltsam gegen den Unterschenkel verdreht wird, z.B. beim Skifahren.

Die Diagnose von Gelenkverletzungen erfolgt durch

- Röntgenaufnahmen, die eine Fehlstellung des Gelenks aufdecken, und mit Hilfe der Arthrographie (Einspritzung von Kontrastmittel), durch die speziell Meniskusschäden festgestellt werden können,
- Kernspintomographie oder
- Gelenkspiegelung (Arthroskopie), bei der ein Endoskop in das Gelenk eingeführt wird. Auf diese Weise kann in das Gelenk gesehen werden und – falls notwendig – auch eine Operation erfolgen.

Fast immer kommt es bei diesen Verletzungen zu einem Bluterguß im Gelenk. Ist der Erguß zu groß, muß er punktiert werden. Sind Bänder oder Meniskus komplett gerissen, muß meistens operiert werden, um den Gelenkmechanismus möglichst rasch wiederherzustellen. Anschließend folgt eine gezielte krankengymnastische Nachbehandlung.

Spreizhose
Bei einer angeborenen Hüftfehlbildung werden die Beine eines Babys in eine gespreizte Stellung gebracht und dort mit Hilfe einer Spreizhose festgehalten. Je nach Ausprägung der Fehlbildung wird die Spreizhose später durch andere Hilfsmittel ersetzt, mit denen das Kind auch laufen lernen kann. Um Folgeschäden zu vermeiden, muß die Behandlung so lange fortgesetzt werden, bis sich das Gelenk normal entwickelt hat.

Sprue
Chronische Stoffwechsel- und Darmkrankheit, in deren Folge es zu einer gestörten Fettverdauung kommt. Es werden zwei Arten unterschieden: eine nicht-tropische, angeborene Form, die auf einer Unfähigkeit der Darmschleimhaut beruht, Gluten – einen Eiweißstoff aus Getreiden – aufzunehmen, und die tropische Sprue, die mit einer Infektion durch Mikroorganismen (Viren, Bakterien) in Zusammenhang gebracht wird.
Bei der nicht-tropischen Form kommt es zu einer allergischen Reaktion des Darms auf Gluten und zu einer Schädigung der Darmschleimhaut. Die tropische Form der Sprue ist auf einen infektionsbedingten Mangel an dem Vitamin Folsäure zurückzuführen. Die Symptome der Sprue reichen von schaumigen, fettreichen Durchfällen oder Blähungen, einer schmerzhaften Entzündung der Mund- und Zungenschleimhaut bis hin zu Blutarmut und Abmagerung. Spruekranke Kinder bleiben oft im Wachstum zurück. Die Symptome der nicht-tropischen, allergiebedingten Sprue lassen sich durch eine weitgehend glutenfreie Kost, also eine getreidefreie Ernährung, beheben, die tropische Form wird mit Folsäure und Antibiotika (Tetrazyklin) behandelt.

Spulwürmer
Leicht geschlängelte, bleistiftdicke, etwa 20 Zentimeter lange Rundwürmer. Mit verunreinigtem Trinkwasser, gedüngtem Gemüse, infiziertem Fleisch etc. gelangen die Eier des Spulwurms durch den Magen in den Dünndarm. Dort schlüpfen die Larven aus, bohren sich durch die Darmwand und gelangen auf dem Blutweg über Leber, Galle und Bauchspeicheldrüse in die Lunge, wo sie Entzündungen hervorrufen können. Von der Lunge aus gelangen die Larven durch Bronchien und Luftröhre in den Rachen und schließlich über die Speiseröhre erneut in Magen und Dünndarm, wo sie zu Spulwürmern heranwachsen. Bei massivem Befall kommt es zu Blutarmut, Abmagerung, Müdigkeit und nervösen Störungen. Gewöhnlich reicht die ein- bis zweimalige Behandlung mit einem Wurmmittel aus. Abführmittel können die Beseitigung der Würmer unterstützen.

Spurenelemente
Anorganische Stoffe, die in geringen Mengen im Organismus vorhanden sind. Da Spurenelemente für einen normal funktionierenden Stoffwechsel unverzichtbar sind, müssen sie mit dem Trinkwasser, der Nahrung und der Atemluft aufgenommen werden. Zu den lebenswichtigen Spurenelementen gehören unter anderem Eisen mit einem täglichen Bedarf von acht bis 20 Milligramm (mg), Fluor (0,25–1 mg), Jod (0,1–0,2 mg), Kupfer (1–2 mg), Zink (10–15 mg), Mangan (2–4 mg), Silizium (20–30 mg) und Selen (0,05–0,1 mg). Bei einer ausgewogenen Mischkost oder einer vielseitigen Vollwerternährung werden diese Stoffe dem Körper in genügender Menge zugeführt. Ein Mangel kann zu verschiedenen Krankheitszuständen führen, zumindest aber Wohlbefinden und Wachstum beeinträchtigen.

Sputum
Siehe *Auswurf*

Stabsichtigkeit
Siehe *Astigmatismus*

Stangerbad
Vollbad, bei dem der Körper unter Zusatz von Gerbstoffen gleichmäßig mit schwachem elektrischen Strom durch-

Staphylokokken

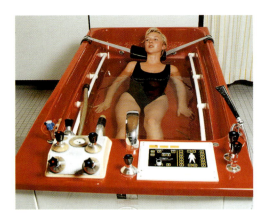

Stangerbad
Der schwache elektrische Strom, der in das Wasser geleitet wird, wirkt gleichmäßig auf den ganzen Körper ein.

flutet wird. Auf diese Weise werden der Stoffwechsel und die Durchblutung angeregt und das vegetative Nervensystem günstig beeinflußt.

Staphylokokken
Kugelförmige Bakterien, die auf der gesunden Haut sowie der Nasen- und Mundschleimhaut vorkommen. Erst wenn sie durch Verletzungen in größeren Mengen und ungehindert in den Körper eindringen, können sie als Eitererreger Haut- oder Wundinfektionen hervorrufen. Auch über die Schleimhaut der Atemwege können sie sich, oft zusammen mit Streptokokken-Bakterien, in Bronchien und Lunge ausbreiten. Zu Infektionen kommt es vor allem bei Menschen, deren Abwehrkräfte – beispielsweise durch eine Grippe, chronische Atemwegserkrankung, Leukämie oder Krebs – stark geschwächt sind. Anfällig für eine Infektion mit Staphylokokken sind auch Neugeborene und stillende Mütter. Staphylokokken-Infektionen werden mit Antibiotika behandelt.

Star
Bezeichnung für verschiedenartige Erkrankungen des Auges. Beim grauen Star (Katarakt), der mit einer Linsentrübung einhergeht, wird das Sehen allmählich unschärfer. Beim grünen Star (Glaukom), der durch einen erhöhten Augeninnendruck hervorgerufen wird, ist der Seheindruck nur gelegentlich verschwommen. Sein Verlauf ist schleichend und bleibt oft unbemerkt. Wird er nicht rechtzeitig genug erkannt, führt der grüne Star häufig zum Erblinden. Siehe auch S. 318, *grauer Star* und S. 324, *grüner Star*

Status asthmaticus
Akute, schwere Asthmaanfälle, die sehr kurz aufeinander folgen und stundenlang anhalten können. Wenn die Attacken so stark und quälend sind, daß die üblichen Medikamente nicht mehr helfen, ist ärztliche Hilfe erforderlich oder der Transport in ein Krankenhaus notwendig, da schnell ein lebensbedrohlicher Zustand eintreten kann. Um die akuten Anfälle zu stoppen, wird neben Sauerstoff eine rasch wirksame Infusion mit größeren Mengen von krampf- und schleimlösenden Mitteln verabreicht. Diese bedrohlichen Zustände lassen sich oft durch ausreichende vorherige Information des Asthmapatienten und seiner Familie und mit Hilfe von vorbeugend wirkenden Medikamenten vermeiden.

Status epilepticus
Lang andauernde oder wiederholt auftretende epileptische Krampfanfälle, ohne daß der Betroffene zwischendurch das Bewußtsein wiedererlangt. Ein Status epilepticus kann Stunden oder Tage anhalten und zum Tode führen, wenn nicht rechtzeitig eingegriffen wird. Notwendig ist die sofortige Behandlung mit hochdosierten Medikamenten. Manchmal hilft es auch, zusätzlich die Körpertemperatur künstlich abzusenken und den Betroffenen reinen Sauerstoff atmen zu lassen.
Die häufigsten Ursachen für einen Status epilepticus sind die unzureichende Behandlung einer bestehenden Epilepsie, zu schneller Wechsel von einem Medikament zum anderen, nachlässige Einnahme oder auch zu rasches Absetzen der Medikamente. Auch eine Infektion oder Alkoholgenuß können einen Status epilepticus auslösen.

Staublunge
Silikose. Durch jahrelanges Einatmen von Staubpartikeln (z.B. Asbest, Alu-

Steinzertrümmerung

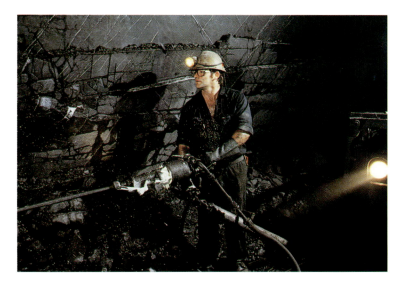

minium, Nickel, Quarz, Kohle, Talkum, Getreide) verursachte Berufskrankheit, von der vor allem Bergleute und Industriearbeiter betroffen sind. Sie kündigt sich durch Husten und Atemnot an. Im fortgeschrittenen Stadium führt sie zur verminderten Funktion der Bronchien und Lungen, und der Körper wird nicht mehr ausreichend mit Sauerstoff versorgt. Gefährlich sind vor allem die kleinsten Staubteilchen, da sie bis in die Lungenbläschen vordringen und dort das Lungengewebe durch Narbenbildung (Lungenfibrose) schädigen können. Regelmäßige Untersuchungen decken erste Anzeichen einer Staublunge gewöhnlich auf, so daß eine Verschlimmerung durch einen Berufswechsel verhindert werden kann. Eine wirksame Therapie ist bisher nicht bekannt.

Staublunge
Wird auf das Tragen eines entsprechenden Mundschutzes verzichtet, ist bei manchen Tätigkeiten das Risiko groß, dauerhaft viel Staub einzuatmen.

Stauungsniere
Siehe *Harnstauungsniere*

Steinauflösung, chemische
Auflösung von Nieren-, Gallen- oder Blasensteinen mit Hilfe von Medikamenten. Harnsäuresteine können, falls keine gefährlichen Begleitsymptome oder Koliken bestehen, durch Alkalisieren des Urins in einer Langzeitbehandlung aufgelöst werden. Die chemische Auflösung anderer Nierensteine ist nicht möglich. Die Auflösung von Gallensteinen gelingt nur, wenn diese überwiegend aus Cholesterin bestehen. Zugeführt werden gallensäurehaltige Medikamente. Diese Behandlung ist nur möglich, wenn die Steine kalkfrei sind und einen Durchmesser von höchstens zwei Zentimetern aufweisen. Die Gallenblase sollte gut funktionieren, und die Beschwerden dürfen nicht allzu stark sein, da in den meisten Fällen mehr als ein Jahr vergeht, bevor sich die Steine völlig aufgelöst haben. Außerdem ist diese Behandlung für Leberkranke, Übergewichtige und Schwangere nicht geeignet.

Steinzertrümmerung
Stoßwellen-Lithotripsie. Zertrümmerung von Nieren- und Gallensteinen mit Hilfe von Ultraschall-Stoßwellen, die außerhalb des Körpers erzeugt und über Reflektoren ins Innere geleitet werden. Die Steine werden mit den Ultraschallwellen zielgenau beschossen, wodurch sie zerfallen. Moderne Geräte ermöglichen heute eine weitgehend schmerzarme Steinzertrümmerung. Da die Reste der Gallensteine erst allmählich ausgeschwemmt werden, ist in der Regel eine zusätzliche medikamentöse Therapie notwendig. Der Erfolg der Lithotripsie hängt von Größe und Art der Steine ab.

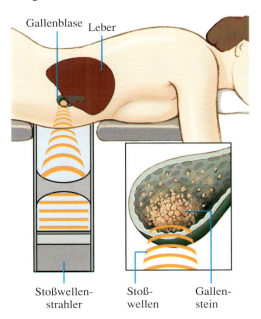

Steinzertrümmerung
Die Ultraschallwellen werden mit Hilfe spezieller Reflektoren gebündelt und genau auf die Steine ausgerichtet.

Stenose
Angeborene oder erworbene, krankhafte Verengung eines Hohlorgans, seiner Öffnungen, Kanäle oder Mündungen, beispielsweise durch Verwachsungen. Stenosen kommen an Blutgefäßen, Magen, Darm oder Herzklappen vor. Meistens lassen sie sich nur durch eine Operation beseitigen.

Sterilisation
Künstliches Unfruchtbarmachen von Mann oder Frau durch verschiedene operative Methoden, wobei die die Geschlechtshormone produzierenden Organe erhalten bleiben. Siehe *Samenleiterunterbindung* bzw. *Eileiterunterbindung*

Sterilisierung
Beseitigung oder Zerstörung von Kleinsterregern, um eine Ausbreitung von Infektionen zu verhindern oder Keimfreiheit zu erreichen (vor Operationen). Im Krankenhaus werden chemische Desinfektionsmittel und Antiseptika verwendet. Sterilisierung ist auch durch Hochdruck, Abkochen oder Dampfbehandlung möglich.

Sternalpunktion
Siehe *Brustbeinpunktion*

Sternum
Siehe *Brustbein*

Stielwarzen
Kleine, ansteckende Hautknötchen, die in der Mitte eingedellt sind und durch ein Virus hervorgerufen werden. Sie kommen an Gesicht, Armen, Beinen und den äußeren Geschlechtsteilen vor. Sind sie kosmetisch störend, können sie chirurgisch entfernt werden.

Stillen
Natürliche Ernährung des Säuglings an der Mutterbrust. Die Muttermilch enthält alle Nährstoffe, die ein Baby für die Entwicklung in den ersten Lebensmonaten braucht. Außerdem weist sie hochwirksame Abwehrstoffe gegen Krank-

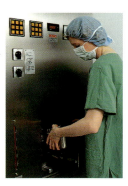

Sterilisierung
Operationsinstrumente werden im Krankenhaus in Hochdruck-Sterilisatoren keimfrei gemacht.

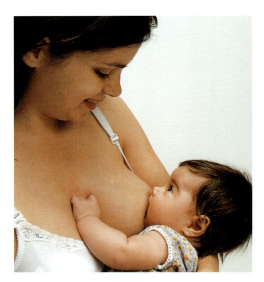

Stillen
Trotz der vieldiskutierten Belastung der Muttermilch mit Schadstoffen überwiegen die Vorteile des Stillen seine Nachteile erheblich.

heitserreger auf, mit denen auch die Mutter in Kontakt gekommen ist. Das Kind soll möglichst noch im Entbindungszimmer zum ersten Mal gestillt werden. Dadurch wird der Milchfluß rasch angeregt, und das Baby bekommt die wertvolle Vormilch. Sie ist besonders reich an Eiweiß, Vitaminen und Abwehrstoffen. Über 80% aller Frauen können ihr Baby stillen, und jedes Kind kommt mit einem natürlichen Saugreflex zur Welt. Bei den ersten Stillversuchen ist darauf zu achten, daß das Baby mit den Lippen den ganzen Warzenhof umschließt und kräftig saugt. Der Stillrhythmus soll sich nicht nach der Uhr, sondern nach dem Hunger des Kindes richten. Eine sorgfältige Anleitung durch eine erfahrene Hebamme ist hilfreich.

Stimmbandentzündung
Entzündung eines oder beider Stimmbänder. Meist sind gleichzeitig Rachen und Kehlkopf entzündet. Häufige Ursachen sind eine Virusinfektion und starke Beanspruchung der Stimmbänder durch übermäßiges Singen oder Sprechen. Es kommt zu Schluckbeschwerden, Heiserkeit und Halsschmerzen beim Sprechen. Die Behandlung besteht in Stimmschonung und Luftbefeuchtung in geschlossenen Räumen (nasse Tücher aufhängen!). In schweren Fällen verordnet der Arzt Antibiotika.

Stimmbandlähmung

Unbeweglichkeit der Stimmbänder. Überanstrengung, Entzündungen oder Erkältungen können die Stimmbänder sowie die Muskeln und Nerven im Kehlkopf so beeinträchtigen, daß die Spannung der Stimmbänder nur unzureichend bei der Tonerzeugung aufrechterhalten werden kann. Die Stimmbänder sind schlaff, und es bleibt ein ovaler Spalt zwischen ihnen bestehen. Die Stimme wird heiser und leise. In selteneren Fällen ist die Ursache einer Stimmbandlähmung ein Ausfall der Hirnnerven, die den Kehlkopfmuskel versorgen, durch eine Blutung oder einen Tumor im Gehirn. Gelegentlich kann nach einer Schilddrüsenoperation, bei der ein Kehlkopfnerv beschädigt oder mitentfernt wurde, eine Stimmbandlähmung auftreten.
Die Behandlung richtet sich nach der auslösenden Ursache. In seltenen Fällen ist eine Operation notwendig.

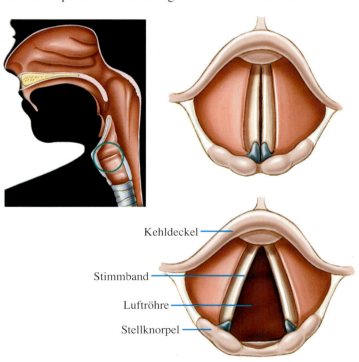

Stimmbandlähmung
Beim Sprechen wird die Stimmritze im Kehlkopf eng (oben). Eine Lähmung kann diese Verengung unmöglich machen, und die Stimmbänder bleiben – wie beim Einatmen (unten) – weit voneinander entfernt.

Kehldeckel
Stimmband
Luftröhre
Stellknorpel

Stimmenhören

Sinnestäuschung oder Wahnvorstellung, vor allem bei Schizophrenie und organischen Hirnerkrankungen. Die Stimmen können von überall her auf die Betroffenen einströmen und werden oft als bedrohlich empfunden, da sie die Gedanken und das Verhalten zu beeinflussen scheinen. Durch Behandlung mit Psychopharmaka verschwinden diese Halluzinationen teilweise oder ganz.

Stoffwechsel

Die Gesamtheit aller lebensnotwendigen biochemischen Vorgänge beim Auf-, Um- und Abbau des Organismus bzw. beim Austausch von Stoffen zwischen Organismus und Umwelt. Der Organismus nimmt Sauerstoff durch die Atmung auf, verarbeitet, verdaut und verwertet Nährstoffe wie Eiweiß, Fette und Kohlenhydrate. Aus den Bestandteilen der Nahrung gewinnt der Körper alle biochemischen Verbindungen, die er zum Einbau in Blut und Zellen benötigt. Bei der Verbrennung der Nährstoffe im Körper entsteht Wärme, Sauerstoff wird verbraucht und Kohlendioxid abgegeben. Siehe auch S. 14, *Der menschliche Organismus – Energieausnutzung*

Stoffwechselkrankheit

Störung oder Entgleisung des normalen Stoffwechsels. So können einzelne oder alle Stoffwechselvorgänge z.B. infolge von Zuckerkrankheit, Gicht, Fett- und Magersucht beschleunigt oder vermindert sein. Häufig entstehen Stoffwechselkrankheiten auch durch einen angeborenen Enzymmangel.

Stoma

1. Siehe *Darmausgang, künstlicher*
2. Siehe *Tracheostoma*

Stomatitis

Siehe *Mundschleimhautentzündung*

Storchenbiß

Angeborener, bei der Geburt sichtbarer blaßroter Fleck im Genick oder über der Nasenwurzel des Neugeborenen. Das harmlose Hautmal im Gesicht bildet sich oft in den ersten Lebensmonaten spontan zurück, im Nacken kann es länger oder dauerhaft bestehenbleiben.

Stoßwellen-Lithotripsie
Siehe *Steinzertrümmerung*

Stottern
Meist seelisch bedingte, krampfartige Störung des Redeflusses. Beim Versuch, Laute zu bilden, bleibt der Betroffene an bestimmten Lauten hängen, oder er wiederholt Wörter und Silben mehrmals. Beim Stottern ist die Koordination von Atmung und Lautbildung gestört. Die Anlage zum Stottern wird vererbt. Seelische Ursachen, Konflikte in der Familie oder Erziehungsfehler können Stottern auslösen. Die Behandlung zielt neben dem Sprachtraining vor allem darauf ab, seelische Hemmungen zu überwinden.

Strabismus
Siehe S. 600, *Schielen*

Strahlenkater
Leichteste Form der Reaktion auf radioaktive Strahlen bei einer Strahlentherapie zur Krebsbehandlung. Die Strahlen werden gezielt auf den Tumor gerichtet, wobei das gesunde Gewebe ausgespart wird. Dennoch kann, vor allem zu Beginn der Strahlenbehandlung und abhängig von der Größe des bestrahlten Gebietes, das Allgemeinbefinden mehr oder weniger stark unter der Behandlung leiden: Übelkeit, Erbrechen, Durchfall, Appetitlosigkeit, Kopfschmerzen, Abgeschlagenheit und erhöhte Körpertemperatur sind die Folgen. Gegen das Erbrechen können Medikamente helfen.

Strahlenschaden
Von chronischen Schädigungen durch Röntgen- oder Gammastrahlen sind vor allem Ärzte, Röntgenpersonal, Techniker und Physiker betroffen, die sich nicht genügend vor den Strahlen schützen. Während einer Strahlenbehandlung können auch bei Patienten Reaktionen wie Hautentzündungen oder Symptome eines Strahlenkaters auftreten. Diese bilden sich aber zumeist, ebenso wie der oft unvermeidliche Haarausfall, wieder zurück. Bei richtiger Dosierung erleiden gesunde Zellen auch bei einer langfristigen Strahlentherapie keine oder nur geringfügige Schäden. Zu bleibenden Strahlenschäden kann es allerdings kommen, wenn die Höchstdosis von 100 rem überschritten wird. Dann drohen Geschwüre bis hin zu Krebs und Schäden innerer Organe, vor allem am Knochenmark und am Lymphsystem. Diese Schäden wurden vor allem bei Menschen beobachtet, die durch die Atomreaktor-Katastrophe von Tschernobyl großer Strahlung ausgesetzt waren. Manche dieser Folgen traten erst Jahre nach dem Unfall auf. Knochenmarktransplantationen können lebenserhaltend sein. Eine Strahlendosis von mehr als 500 rem ist tödlich.

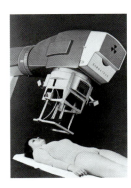

Strahlentherapie
Mit einem Telekobaltgerät werden Geschwülste behandelt.

Strahlentherapie
Behandlung mit radioaktiven Strahlen, meist bei Tumorerkrankungen. Bei jedem Patienten wird die erforderliche Strahlendosis genau berechnet und gezielt auf die entsprechende Körperregion bzw. das bösartige Tumorgewebe gerichtet. Auf diese Weise werden Krebszellen zerstört bzw. das Wachstum der Geschwulst in fortgeschrittenen Krebsstadien gebremst. Gemeinsam mit anderen Behandlungsmaßnahmen wie Chemotherapie und Operationen, ist die Strahlentherapie in vielen Fällen imstande, den Krebs zu zerstören oder zumindest das Leben der Betroffenen zu verlängern.

Streckverband
Verband, der eine dauerhafte Dehnung bewirkt. Bei Knochenbrüchen gewährleistet er die Ruhigstellung und Schonung der Gelenke und verhindert, daß sich das umliegende Gewebe verzieht oder schrumpft. Er dient auch zur Entlastung der Gelenke bei Knochentuberkulose und nach Gelenkoperationen.

Streptokokken
Kettenförmig angeordnete Kugelbakterien. Unter den zahlreichen Arten machen dem Menschen als Krankheitserreger vor allem die Formen zu schaffen,

die die Außenhülle der roten Blutkörperchen zerstören und Giftstoffe (Toxine) bilden. Sie befinden sich vorwiegend in der Mundhöhle. Von dort aus können sie sich in einem abwehrgeschwächten Körper verbreiten und eine Lungenentzündung, Angina, Mittelohr-, Hirnhautentzündung, Blutvergiftung oder Scharlach hervorrufen. Sie spielen auch eine Rolle bei infektiösen Zahnerkrankungen, Venen- und Herzinnenhautentzündungen.

Streß
Siehe S. 656

Strippen
Krampfaderoperation. Herausziehen der betroffenen Venen mit einer biegsamen Metallsonde. Diese Operation wird durchgeführt, wenn beide großen Beinvenen zu starken Krampfadern erweitert sind. Vor dem Eingriff wird geprüft, ob die tiefen Beinvenen durchgängig sind, damit sie später die Aufgaben der großen Venen übernehmen können. Das Strippen verhindert nicht, daß sich erneut Krampfadern bilden. Deshalb ist das Tragen von Stützstrümpfen in der Regel unerläßlich.

Struma
Siehe *Kropf*

Strumektomie
Siehe *Kropfoperation*

Stuhl
Ausscheidungsprodukt, das im Darm gebildet wird. Es setzt sich aus unverdaulichen Nahrungsresten, Stoffwechselschlacken, Verdauungssäften, Gärungsstoffen, Bakterien, abgestorbenen Zellen und Wasser zusammen. Fäulnisstoffe sind für den Geruch verantwortlich, Gallenfarbstoffe für die Farbe des Stuhls. Die Stuhlmenge hängt weitgehend von Art und Menge der Nahrung ab.

Stuhl, blutiger
Frisches, rotes, auf den Kot aufgespritztes Blut und mögliche Schmerzen beim Stuhlgang sowie Juckreiz am After sind häufig ein Anzeichen von Hämorrhoiden oder Hauteinrissen am After. Ist das Blut mit Schleim vermischt und kommt es gleichzeitig zu Durchfall, Fieber und Bauchkrämpfen, kann eine schwere Darminfektion (z.B. Ruhr) oder eine Dickdarmentzündung wie Colitis ulcerosa oder die Crohn-Krankheit der Auslöser sein. Dunkelroter bis schwarzer Stuhl, der mit plötzlichen Durchfällen oder lang anhaltender Verstopfung einhergeht, kann erstes Warnsignal für eine Krebserkrankung des Dick- oder Mastdarms sein. Schwarzer, teerartiger Stuhl kann auf ein Magen- oder Zwölffingerdarmgeschwür hinweisen, wird aber häufig von eisenhaltigen Medikamenten oder Nahrungsmitteln ausgelöst. Blutspuren im Stuhl sind immer ernst zu nehmen, und ihre Ursachen sollten von einem Arzt sorgfältig untersucht werden.

Stuhlgang
Füllt sich der obere Teil des Mastdarms zunehmend mit Darminhalt, lösen Sinnes- und Nervenzellen der Darmschleimhaut den Drang zur Stuhlentleerung aus. Die Längsmuskeln des Enddarms ziehen sich zusammen, die beiden Schließmuskeln des Afters erschlaffen, und der Darm verkürzt sich. Die Ringmuskeln treiben dann, unterstützt durch das Pressen des Bauches, den Stuhl ins Freie. Eine Darmentleerung pro Tag gilt als Regel. Doch sind die Stuhlgewohnheiten recht verschieden. Zwei Entleerungen am Tag oder eine alle zwei Tage werden durchaus noch als normal betrachtet.

Stuhlinkontinenz
Unvermögen, Stuhl im Mastdarm zurückzuhalten. Bei Kindern ist dies bis etwa zum zweiten Lebensjahr normal, da sie gewöhnlich erst danach eine kontrollierte Darmentleerung erlernen. Sonst kann unfreiwilliger Stuhlabgang durch chronische Verstopfung hervorgerufen werden, wodurch sich die Schleimhaut des Mastdarms entzündet und kleine Stuhlmengen ausgeschieden werden. Keine Kontrolle über die Darmentlee-

Fortsetzung auf S. 659

Streß

Acht Uhr morgens, rush hour, Baustelle, zwei Fahrspuren gesperrt, Stau und in 15 Minuten eine Besprechung. Man schleicht dahin inmitten von Lärm und Abgasen, wie eingesperrt, selbst zu Fuß wäre man schneller. Dann kommt kein Lift, man jagt die Treppe hinauf und kommt verschwitzt im vierten Stock an. »Ganz schön stressig, was?« fragt die Kollegin – dabei war Laufen das einzig Sinnvolle.

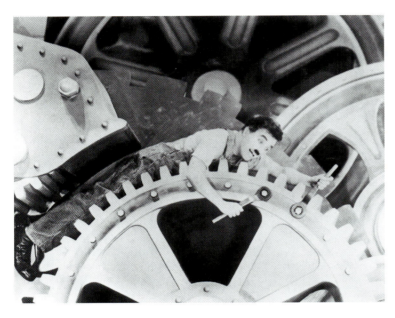

▲ Schon 1936 in Charlie Chaplins Film »Moderne Zeiten« ein Thema: Streß als Folge von Hektik und Zeitdruck. Der Mensch gerät unter oder – so wie hier – »zwischen« die Räder.

Medizinisch werden zwei Formen von Streß unterschieden: Einerseits die positiven und notwendigen Reize (Eustreß), die uns zur Leistung anregen. Ein Mindestmaß an positivem Streß, ein Mindestreiz ist notwendig, um Langeweile zu vermeiden, um wach und konzentriert zu sein. Andererseits gibt es die schädlichen, überlastenden Anforderungen (Distreß), die krank machen. Im allgemeinen ist die zweite Form gemeint, wenn von Streß die Rede ist.

Wenn man sich bedroht fühlt

Die Streßreaktion als Verteidigungsmechanismus ist überlebenswichtig. Bei Tieren läßt sich diese natürliche Reaktion am besten beobachten. Wenn Gefahr im Verzug ist, ein Rivale oder Feind sich nähert, stellt sich der ganze Organismus auf körperliche Höchstleistung ein, um für Kampf oder Flucht gerüstet zu sein. Die Gefahren, die den Menschen heute bedrohen, sind anderer Art, indirekter und länger andauernd: Schulden, Arbeitslosigkeit und sozialer Abstieg, Existenz- und Versagensängste. Bestimmte Streßreize, sogenannte Stressoren, wie Lärm, Zeitdruck oder Frustration, lassen eine Situation bedrohlich erscheinen. Aber auch persönliche Streßfaktoren spielen eine Rolle, etwa die Konfrontation mit Krankheit und Tod oder der Verlust des Partners.

Die Wahrnehmung und Beurteilung von Streßreizen ist subjektiv und abhängig von der momentanen körperlichen und seelischen Verfassung. Was einen heute »kaltläßt«, treibt uns morgen vielleicht »zur Weißglut«. Der Arzt Hans Selye, der den heutigen Streß-Begriff prägte, unterschied drei Stadien der Anpassung an eine Streßsituation: Alarmreaktion (Mobilisierung der Kräfte), Widerstandsstadium (Kampf oder Flucht) und Erschöpfungsstadium.

Wie reagiert der Körper auf Streß?

Gesteuert vom vegetativen Nervensystem und durch Ausschüttung von sogenannten Streßhormonen wie Adrenalin und Kortisol, stellt der Organismus für Kampf und Flucht Energie bereit:
- Der Blutdruck steigt, das Herz schlägt schneller, und die Atmung ist beschleunigt,
- die Muskulatur der Bewegungsorgane ist stark angespannt.

Außerdem werden alle zur Streßbewältigung nicht benötigten Körperfunktionen gedrosselt:

- Die Muskulatur der Eingeweide erschlafft,
- die Sexualfunktionen sind gehemmt,
- komplizierte Denkvorgänge im Gehirn sind blockiert, denn in einer akuten Gefahrensituation sind lebensrettende Reflexe wichtiger als lange und kluge Überlegungen.

Innere Hochspannung

Der Mensch ist in einer Streßsituation auf Bewegung eingestellt, aber in der modernen Industriegesellschaft sind Flucht oder Kampf in der Regel nicht die geeigneten Reaktionsweisen. Langfristig führt das zu einer ständigen inneren Hochspannung, die eine Reihe von Krankheiten zur Folge haben kann, wie

- eine erhöhte Salzsäureproduktion im Magen (bedingt durch dauernde Unsicherheit und Nervosität); Verdauungsstörungen bis hin zum Magen- oder Darmgeschwür,
- Bluthochdruck verbunden mit der Einlagerung von Cholesterin in die Wände der Blutgefäße, was die Entstehung einer Arterienverkalkung begünstigt,
- ein erhöhtes Infarktrisiko infolge der Arterienverkalkung.

Weitere Streßfolgen können sein: chronische Kopfschmerzen, Muskelverspannungen, vor allem im Nacken-, Schulter- und Rückenbereich, Streßakne, Hautausschläge, Entwicklung einer Allergie, Nervosität, Gereiztheit, Schlaflosigkeit, Konzentrations- und Gedächtnisstörungen, depressive Verstimmungen, Unfruchtbarkeit und Impotenz. Es besteht außerdem eine reduzierte Immunabwehr und dadurch eine erhöhte Anfälligkeit für Infektionskrankheiten. Ein Zusammenhang zwischen streßbedingten Störungen des Immunsystems und der Entstehung von Krebs ist bislang zwar nicht eindeutig nachgewiesen, wird aber angenommen.

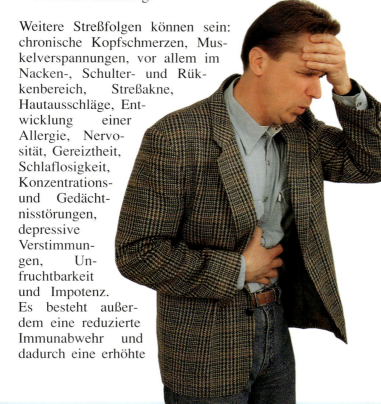

▲ Große Verantwortung, ständig hohe Konzentration und Zeitdruck sind Streßfaktoren am Arbeitsplatz; als typischer Streß-Beruf gilt deshalb der des Fluglotsen.

▼ Kopf- und Magenschmerzen sind die häufigsten Streßfolgen.

Ablenkung, die krank macht

Übermäßiges Essen, Alkohol-, Nikotin- und Drogenmißbrauch, Aufputsch- und Beruhigungsmittel lassen die Streßauslöser kurzfristig vergessen. Langfristig aber hat man noch viel stärker das Gefühl, der jeweiligen Situation nicht gewachsen zu sein. Man muß also lernen, mit Stressoren so umzugehen, daß sie keinen negativen und krankmachenden Einfluß auf das Organsystem haben, das durch Gedanken und Gefühle stark beeinflußt werden kann.

Anti-Streß-Strategien

Wirksamstes Mittel der Streßbekämpfung ist es, die persönliche Umwelt möglichst so zu verändern, daß die Streßauslöser beseitigt sind. Das setzt vor allem aber die Fähigkeit voraus, die wirklichen Auslöser zu erkennen und konkrete Schritte zu ihrer Beseitigung zu unternehmen. Viele Gestreßte sind hierzu allerdings gar nicht mehr in der Lage. Aber auch sie können Streß in den Griff bekommen:

Streß

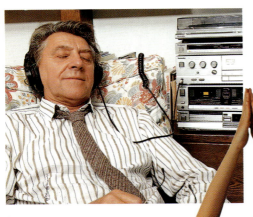

◀▼ Wichtigste Voraussetzung, dem Streß begegnen zu können, ist, abschalten und entspannen zu wollen und sich Zeit zu nehmen. Die Möglichkeiten sind vielfältig: Musik, Entspannungsmethoden wie Yoga oder Theater- und Konzertbesuche sind nur einige Beispiele.

den Organismus. Die Vitamine B_1 und B_6 gelten als Nervenvitamine.
- Pflanzliche Mittel zur Beruhigung und Nervenstärkung wie Baldrian, Johanniskraut oder Ginseng sollen bei längerfristiger Einnahme helfen.
- Bewegung, gemäßigt und nicht leistungsorientiert, verbraucht angestaute Energien, entspannt und lenkt von den Unannehmlichkeiten des Tages ab.
- Bäderanwendungen oder ein Saunabesuch runden das Entspannungsprogramm ab.

- Positive menschliche Beziehungen wirken wie ein Puffer und schaffen inneres Gleichgewicht. Über Gefühle zu sprechen, was besonders Männern häufig schwerfällt, wirkt erleichternd.
- Bei beruflicher oder privater Überforderung sollte man lernen, »nein« zu sagen und – wenn immer möglich – Arbeiten zu delegieren.
- Oft haben Kurzpausen von nur fünf Minuten (um durchzuatmen und sich zu konzentrieren) einen großen Erholungswert.
- Durch Atem- und Entspannungsübungen stellen sich innere Ruhe, Gelassenheit, Distanz und Überlegenheit ein, die man braucht, um sinnvolle Lösungen herbeizuführen. Autogenes Training beruht zwar darauf, daß man sich – ganz bewußt – in einen anderen Zustand versetzt, seine Wirkung im Körper ist aber durchaus meßbar. In den letzten Jahren erfreuen sich gerade asiatische Entspannungsmethoden wie Tai Chi Chuan großer Beliebtheit.
- Ausgewogene, kalorienreduzierte und vitaminreiche Ernährung entlastet die Verdauungsorgane und stärkt

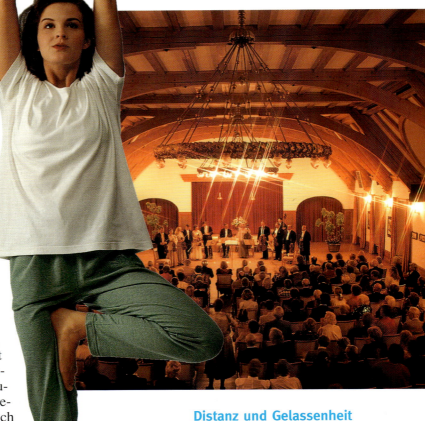

Distanz und Gelassenheit
Der tatsächliche Handlungsspielraum ist in den meisten Streßsituationen größer als zunächst angenommen. Man muß nur den Mut aufbringen, ihn in Anspruch zu nehmen. Ausgleichende Freizeitbeschäftigung, Kino- oder Theaterbesuche schaffen Abstand zu eigenen Problemen, so daß man sie aus einer größeren Distanz häufig auch objektiver betrachten kann.

Fortsetzung von S. 655

rung haben Menschen, deren Beine und Unterleib gelähmt sind. Stuhlinkontinenz kommt oft auch bei Demenz und geistiger Behinderung vor. Der Stuhlgang läßt sich dann durch regelmäßig durchgeführte Einläufe steuern.

stummer Infarkt
Schätzungsweise bei jedem fünften Herzinfarkt sind die Symptome so gering, daß sie vom Betroffenen nicht wahrgenommen werden. Ein stummer Infarkt verläuft gewöhnlich leichter, und die Schädigung des Herzmuskels ist meist nicht so schwerwiegend. Siehe auch S. 358, *Herzinfarkt*

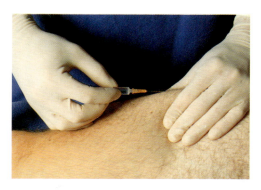

subkutan
Viele Medikamente werden nur unter die Haut in das Bindegewebe gespritzt; am bekanntesten ist die Insulinspritze bei Zuckerkranken.

subkutan
Unter oder in die Haut. Bei einer subkutanen Injektion wird ein Arzneimittel unter die Haut gespritzt.

Sucht
Siehe S. 660

Sudeck-Dystrophie
Nach einer Verletzung vorkommende Weichteil- und Knochenveränderungen an Händen, Füßen, Armen und Beinen. Durch Störungen der Blutzirkulation schwellen die Gliedmaßen (vor allem an Händen und Armen) schmerzhaft an. Nach einer gewissen Zeit kommt es zu schwerwiegenden Versorgungsstörungen der Knochen und Weichteile der betroffenen Gebiete. Die Dystrophie heilt mit bleibenden Schäden aus, kann aber auch zu fortschreitendem Knochenschwund und Gelenkversteifungen führen. Zur Behandlung werden entzündungshemmende Medikamente, Kortisonpräparate und durchblutungsfördernde Substanzen verordnet. Auch physikalische Therapie (z.B. Eispackungen) kann die Beschwerden lindern.

Suppositorium
Zäpfchen zum Einführen eines Arzneimittels in den After. Seine dicke Hülle besteht aus Glyzeringelatine oder anderen fetthaltigen Substanzen. Es schmilzt durch die Körperwärme, der Wirkstoff wird freigesetzt und von den Schleimhäuten des Enddarms, der Darmwand und vom Blut aufgenommen.

Sympathikus
Teil des vegetativen Nervensystems und Gegenspieler des Parasympathikus (Vagus). Der Ursprung des Sympathikus befindet sich im Gehirn und im Rückenmark. Von dort führen die Nervenfasern des Sympathikus zum sogenannten Grenzstrang, einer aus Nervenknäueln bestehenden Kette auf beiden Seiten der Wirbelsäule, die vom Schädel bis zum Steißbein reicht. Der Sympathikus beeinflußt Herz, Gefäße, Eingeweide, Drüsen und andere Organe. Er aktiviert die Lebens- und Stoffwechselvorgänge und sorgt für den Abbau von Energiereserven, während der Parasympathikus für die Erholung und Speicherung von Energie zuständig ist. Siehe auch S. 24, *Der menschliche Organismus – Nervensystem und Gehirn*

Sympathikusblockade
Ausschaltung eines Teils des sympathischen Nervensystems durch Einspritzung eines Medikaments, um starke Schmerzen vorübergehend zu bekämpfen oder um Patienten für eine Operation schmerzunempfindlich zu machen.

Symptom
Anzeichen oder Äußerung einer Krankheit wie Schmerzen, Fieber, Blutungen, Schwellung usw. Der Patient nimmt die Symptome entweder selbst wahr, oder sie werden während einer Untersuchung vom Arzt festgestellt.

Sucht

Im Zusammenhang mit Sucht denken die meisten Menschen zuerst an die Abhängigkeit von illegalen Drogen und an gesellschaftliche Randgruppen. Doch Sucht fängt nicht erst bei Verbotenem an, und nicht nur Außenseiter sind von ihr betroffen: jede Abhängigkeit – egal wovon – ist dazu geeignet, dem Menschen schweren Schaden zuzufügen.

Die Begriffe Sucht oder Abhängigkeit beschreiben den unwiderstehlichen Drang, ein Suchtmittel einzunehmen oder eine Handlung vorzunehmen, um entweder ein Gefühl des Wohlbefindens zu erzielen oder um Mißempfindungen auszuschalten.

Wann entsteht Sucht
Voraussetzung für die Entstehung einer Sucht ist der Wunsch, aus einer als unerträglich empfundenen Realität zu entfliehen. Um dies zu erreichen, werden Mittel eingenommen oder Handlungen vorgenommen, die Glücksgefühle hervorrufen und dem Betroffenen eine andere, bessere Welt – eine Scheinwelt – vorspielen.

Vom Konsum zur Sucht
Nicht jeder Mensch, der nach Glücksgefühlen strebt, wird süchtig. Auch der Konsum von vielen Suchtmitteln löst – abgesehen von einigen wenigen, sogenannten harten Drogen – nicht gleich eine Abhängigkeit aus. Erst der übermäßige Gebrauch eines Suchtmittels und die Unfähigkeit, ohne dieses Mittel oder die entsprechende Handlung Stimmungsschwankungen zu überwinden oder positive Gefühle hervorzurufen, birgt die Gefahr, daß eine Sucht entsteht.
Die Grenzen zwischen einem normalen und einem bereits süchtigen Verhalten sind fließend, die Unterscheidung entsprechend schwierig. Eine Sucht könnte vorliegen, wenn
- andere Vergnügungen und Interessen völlig vernachlässigt werden,

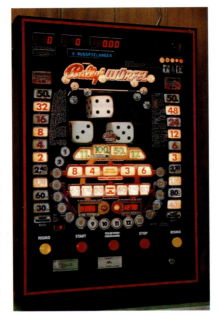

▲ Das Gewinnen bei Glücksspielen – ob an Automaten, beim Kartenspiel oder im Casino – kann rauschähnliche Zustände auslösen. Um dieses Glücksgefühl immer wieder anzustreben, wird im wahrsten Sinne des Wortes die ganze Existenz aufs Spiel gesetzt.

▶ Erstes Anzeichen für eine Medikamentenabhängigkeit liegt vor, wenn immer größere Mengen eingenommen werden müssen, um die gewünschte Wirkung zu erzielen; dies gilt übrigens auch für Schmerz- oder Abführmittel.

- der Wunsch nach dem Suchtmittel extrem stark oder sogar zwanghaft ist,
- das Verlangen nicht kontrolliert oder beendet werden kann,
- auch bei negativen Folgen der Konsum oder das Verhalten nicht geändert wird.

Suchtmittel
Alle Mittel und Tätigkeiten, die positive Gefühle verstärken und negative unterdrücken, können zu einer Abhängigkeit führen.
Rauschmittel und Drogen lösen – je nach Art und konsumierter Menge – unterschiedlich schnell eine Sucht aus, die bei manchen Stoffen auch mit körperlichen Erscheinungen einhergeht. Einige dieser Mittel sind nur auf illegalem Wege zu beschaffen, andere werden offen und fast unbeschränkt angeboten.

Rauschmittel und Drogen
Diese Stoffe wirken überwiegend direkt auf das Gehirn ein. Sie haben eine euphorisierende Wirkung, die sowohl die

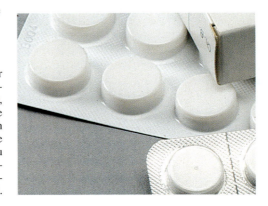

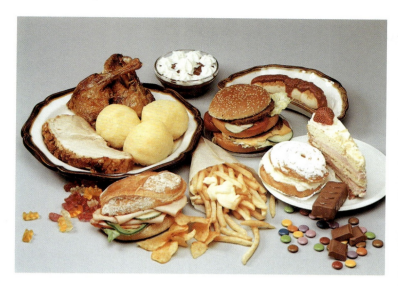

▲ Bei Eßsüchten muß zwischen der zu immer stärker werdendem Übergewicht führenden Freßsucht und der Bulimie, einer psychischen Störung, die mit einem anschließend selbst herbeigeführten Erbrechen und dem übermäßigen Gebrauch von Abführmitteln einhergeht, unterschieden werden.

Wahrnehmung der Realität stören, als auch Halluzinationen auslösen kann. Einige dieser Stoffe können auch körperliche Abhängigkeiten auslösen. Zu ihnen zählen
- illegale Drogen,
- Medikamente,
- Nikotin,
- Alkohol und
- Schnüffelstoffe.

Suchterzeugende Handlungen

Alle Handlungen und Konsumartikel, die zum täglichen Leben gehören, können, wenn sie übersteigert praktiziert und konsumiert werden, auch in Abhängigkeiten führen.

Ein übersteigertes Sexualverhalten kann – durchaus auch in seinen üblichen Ausprägungen – genauso zu einem Rausch führen und deshalb in einer Sucht enden wie übermäßiges Fernsehen, Einkaufen oder ständig bis an die Grenzen der Leistungsfähigkeit betriebener Sport. Zu den häufigsten Formen einer solchen Sucht zählen
- Spielsucht,
- Arbeitssucht und
- Freßsucht.

Sucht verhindern

Längst bevor der erste Kontakt mit Suchtauslösern erfolgt, sind Maßnahmen erforderlich, um Süchte zu verhindern.

Bereits im Kindesalter – sogar schon vor der Einschulung – sollte die Suchtvorsorge beginnen.

Menschen sind weniger suchtgefährdet, wenn sie es gelernt haben, mit Konflikten, Mißerfolgen oder Frustrationserlebnissen umzugehen, sich in solchen Situationen nicht abkapseln und in einem sozialen Umfeld leben, in dem es im Familien- und Freundeskreis möglich ist, negative Erlebnisse und Stimmungen mitzuteilen, sich trotzdem angenommen zu fühlen und Hilfe zu erfahren.

Wege aus der Sucht

Die Heilung einer Sucht ist nur möglich, wenn sich der Betroffene seine Situation eingesteht und er selbst die Sucht überwinden will. Meist ist eine grundlegende Änderung der Lebensumstände und ein völliger Verzicht auf das Suchtmittel nötig, bis es völlig entbehrlich geworden ist. Es kann zu psychischen und körperlichen Entzugserscheinungen kommen. Ein Entzug sollte deshalb nur unter ärztlicher und psychotherapeutischer Aufsicht durchgeführt werden. Beratungsstellen und Selbsthilfegruppen können beim Ausstieg aus einer Sucht vielfältige Hilfen bieten.

Siehe auch S. 108, *Alkoholismus* und S. 228, *Drogenabhängigkeit*

▶ Beim Sport werden im Organismus Endorphine ausgeschüttet, die schmerzlindernd und euphorisierend wirken. Sie entfalten eine ähnliche Wirkung wie von außen zugeführte Drogen. Die Gefahr besteht zusätzlich darin, daß Überlastungssignale des Körpers nicht mehr wahrgenommen werden und es zu einem Zusammenbruch kommen kann.

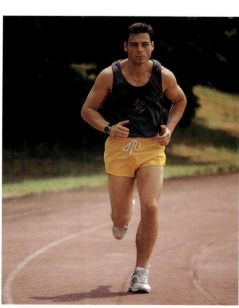

Syndrom

Bezeichnung für eine Gruppe von Symptomen, die typischerweise immer zusammen auftreten, deren Hintergründe aber oft unklar sind. Das häufig vorkommende prämenstruelle Syndrom, für das psychische und hormonelle Einflüsse vermutet werden, ist gekennzeichnet durch depressive Verstimmungen, Brustschmerzen, Kopfschmerzen, Völlegefühl, die bereits kurz vor der Menstruationsblutung einsetzen.

Syphilis

Geschlechtskrankheit. Im frühen Stadium bildet sich an der infizierten Stelle (Geschlechtsteile oder im Mundbereich) ein kleiner roter, schmerzloser Knoten oder ein Geschwür. Später schwellen die Lymphknoten an. Wird die Krankheit nicht rechtzeitig mit Antibiotika behandelt, kommt es neben einem fleckigen Hautausschlag zum allgemeinen Krankheitsgefühl. Im nicht mehr ansteckenden Spätstadium treten Schmerzen an Nerven, Muskeln, Gelenken und Knochen auf als Folge der Gewebeschädigung durch die Erreger.

Systole

Gleichmäßig nach der Erschlaffungsphase (Diastole) sich wiederholende Kontraktion des Herzens. Bei jedem Herzschlag ziehen sich die Vorhöfe zusammen, und die Herzmuskulatur preßt das Blut aus den Herzvorkammern in die Herzkammern. Daraufhin ziehen sich die Herzkammern zusammen und pumpen Blut aus dem Herzen in den Lungen- und Körperkreislauf.

Szintigramm

Bildgebendes Verfahren mit Hilfe radioaktiver Stoffe, die in die Blutgefäße gespritzt werden und sich in einzelnen Organen anreichern. Die Strahlung aus den Geweben wird von einer Spezialkamera aufgenommen und sichtbar gemacht. Auf diese Weise erhält man Informationen über Lage, Form und Größe von Organen und, wenn sich in bestimmten Körperregionen keine strahlenden Stoffe angesammelt haben, Aufschluß über Tumoren, Zysten, Abszesse und Durchblutungsstörungen.

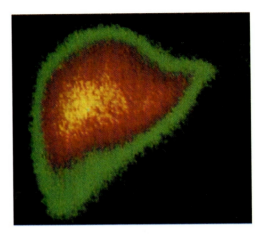

Szintigramm
Beim Farbszintigramm der Leber werden die Umrisse des Organs sichtbar. Die verschiedenen Farben zeigen die unterschiedlich starke Anreicherung der radioaktiven Substanz in dem Organ an.

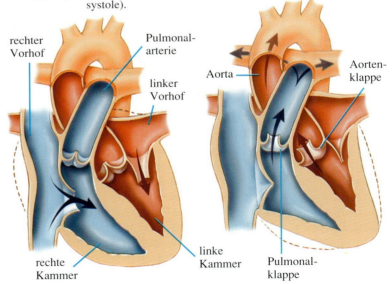

Systole
Die Pumparbeit des Herzens läuft in zwei Phasen ab: zuerst zieht sich der obere Teil des Muskels zusammen, und das Blut wird aus den Vorhöfen in die Herzkammern gedrückt (Vorhofsystole), dann wird das Blut durch die Kontraktion der Herzkammern in den Körper gepumpt (Kammersystole).

T

Tachykardie
Siehe *Herzjagen*

Talgdrüsen
Hautdrüsen, die fettiges Sekret produzieren. Sie befinden sich vornehmlich in den Haarbälgen. Besonders zahlreich sind sie an der Kopfhaut, im Gesicht und in der Analgegend.
Das Sekret enthält Fettsäuren, die keimtötend wirken. Die Haut wird geschmeidig, wasserabstoßend, vor Austrocknung und dem Eindringen von Krankheitserregern geschützt. Die Talgproduktion wird zum Teil durch männliche Geschlechtshormone beeinflußt. Störungen der Talgproduktion können zu Akne führen.

Tastsinn
Fähigkeit zur Wahrnehmung von Hautreizen. In der Haut befinden sich mikroskopisch kleine Sinneszellen, die auf die Wahrnehmung äußerer Reize spezialisiert sind. Sie registrieren Berührung, Schmerz, Hitze, Kälte und Druck und leiten diese Signale über die Nerven zur Hirnrinde weiter, wo sie dem Menschen bewußt werden. Das Feinempfinden durch Berührung ermöglicht das Erkennen von Gegenständen. Bei Blinden ist der Tastsinn besonders stark entwickelt.

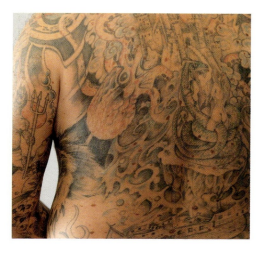

Tätowierungen
Kunstwerke auf der Haut lassen sich nicht ohne weiteres entfernen.

Tastsinn
Fällt eine Sinneswahrnehmung aus, kann dieses Defizit manchmal von einer anderen ausgeglichen werden; Blinde können sich mit Hilfe der Braille-Schrift Buchstaben ertasten und »mit den Fingern lesen«.

Tätowierungen
Einbringen von Farbstoffen (Tusche, Ruß) in die obere Schicht der Haut. Das Tätowieren wird schon seit Jahrtausenden durchgeführt. In unserer Gesellschaft dient es heute ausschließlich dekorativen Zwecken. Die Farbstoffe werden dabei mit Nadelstichen eingebracht. Selbst bei professioneller Ausführung besteht dabei die Gefahr, daß durch nicht ausreichend sterilisierte Nadeln gefährliche Infektionen übertragen werden.
Die Entfernung von Tätowierungen ist schwierig, manchmal unmöglich. Sie können abgeschliffen oder durch Laserbehandlung beseitigt werden. Kleinere Tätowierungen werden durch Herausschneiden der Haut und Zusammennähen der Wundränder entfernt. Fast immer bleiben Narben zurück.

Taubheit
Fehlender Gehörsinn. Die häufigste Ursache sind Erkrankungen oder Verletzungen im Bereich des Ohrs. Sind das Trommelfell oder die Gehörknöchelchen im Mittelohr geschädigt, ist die Schalleitung gestört. Bei Schädigung der Sinneszellen im Innenohr oder des Hörnervs ist die Schallempfindung oder die Weiterleitung des Nervenimpulses ins Gehirn gestört. Mit einem

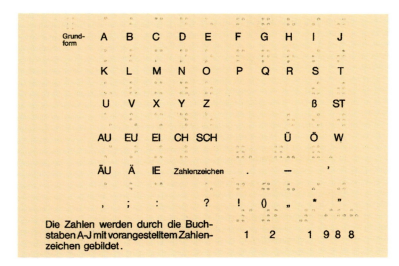

Die Zahlen werden durch die Buchstaben A–J mit vorangestelltem Zahlenzeichen gebildet.

Hörtest wird festgestellt, ob eine Restwahrnehmung vorhanden ist. Sie kann durch ein Hörgerät verstärkt werden.
Bei unheilbaren Ursachen ist der Gehörlose auf das Lippenlesen und die Gebärdensprache angewiesen.

Taubheitsgefühl
Empfindungslosigkeit der Haut. Druck auf Nerven oder Mangeldurchblutung können eine vorübergehende Taubheit verursachen (»eingeschlafene Füße«).
Oft ist die Ursache krankhaft. Beim Bandscheibenvorfall wird auf die Nerven, die vom Rückenmark kommen oder zu ihm führen, Druck ausgeübt. Dadurch können Signale nicht mehr richtig übertragen und beispielsweise Hände oder Füße taub werden. Eine rechtzeitige Operation verhindert weitere Schäden wie Lähmungen.
Bei Durchblutungsstörungen werden die Nerven nicht ausreichend mit Sauerstoff versorgt, und die Weiterleitung von Impulsen ist gestört. Eine operative Öffnung verschlossener Gefäße oder durchblutungsfördernde Medikamente können Besserung erzielen. Die Heilungschancen hängen von der Dauer der Nervenschädigung ab.

Taucherkrankheit
Caisson-Krankheit. Sie tritt durch Gasblasen im Blut auf, die bei zu schnellem Auftauchen entstehen. Das Blut nimmt durch den erhöhten Außendruck in der Tiefe vermehrt Gas auf. Sinkt der Außendruck beim Auftauchen, gibt das Blut diese Gase wieder frei. Bei zu schnellem Auftauchen kann diese Freisetzung so stark sein, daß sich Gasblasen im Blut bilden. Die Organdurchblutung wird blockiert, wenn diese Blasen Gefäße verschließen. Typische Zeichen sind Hautflecken, Schmerzen in Gelenken, Muskelschwäche, Seh- und Gleichgewichtsstörungen und ein Engegefühl in der Brust. Der Patient muß sofort in eine Überdruckkammer gebracht werden, damit die Gasbläschen aufgelöst werden; hier wird der Druck langsam an die Umgebung angepaßt.

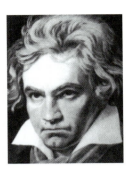

Taubheit
Daß trotz eines eingeschränkten Hörvermögens beachtliche Leistungen vollbracht werden können, hat Ludwig van Beethoven gezeigt; als er seine bedeutenden Spätwerke komponierte, war er schon fast völlig taub.

Tautreten
Barfußgehen mit nackten Füßen etwa zwei bis fünf Minuten im taufeuchten Gras. Anschließend werden sofort trockene Strümpfe und Schuhe angezogen. Schnelles Gehen oder Laufen sorgt für eine rasche Wiedererwärmung. Dieses Verfahren wird bei Kneipp-Kuren eingesetzt. Es hat eine kreislaufanregende Wirkung.

Tbc
Siehe *Tuberkulose*

Teerstuhl
Bei Blutungen im oberen Abschnitt des Verdauungstraktes (Magen, Zwölffingerdarm) wird der rote Blutfarbstoff des Blutes durch die Verdauung zersetzt. Die Stuhlverfärbung ist schwärzlich und ähnelt dem Aussehen von Teer. Das Auftreten von Teerstuhl ist immer ein Alarmzeichen. Die Ursache muß möglichst schnell von einem Arzt geklärt werden.

Temperaturmethode
Natürliche Methode zur Empfängnisverhütung, die auf der jeden Morgen gemessenen Körpertemperatur beruht. Siehe S. 244, *Empfängnisverhütung*

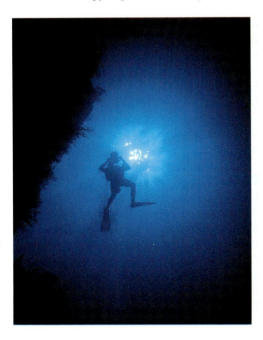

Taucherkrankheit
Die Symptome der Taucherkrankheit können sofort, aber auch erst Stunden nach dem zu schnellen Auftauchen entstehen.

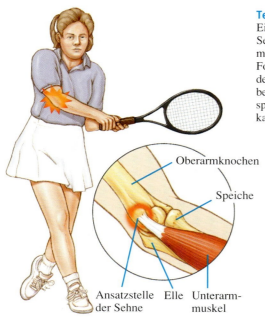

Tennisarm
Eine Entzündung der Sehne des Unterarmmuskels ist häufig die Folge einer Überlastung des Arms, wie sie besonders beim Tennisspielen vorkommen kann.

Oberarmknochen
Speiche
Ansatzstelle der Sehne
Elle
Unterarmmuskel

Tennisarm
Krankheit, die durch eine Überbeanspruchung des Ellenbogengelenks verursacht wird. Die Außenseiten des Ellenbogengelenks und des Unterarms sind schmerzhaft und druckempfindlich. Ursache ist eine Sehnenentzündung am Unterarmmuskel, der Finger und Handgelenk streckt. Ein Tennisarm entsteht z.B. durch falsche Grifftechnik beim Tennisspielen. Schmerzmittel lindern die Beschwerden. Mit Ruhigstellung, feuchten Wärmepackungen, Ultraschall und Medikamenten wird die Entzündung behandelt. In schweren Fällen können Kortisonspritzen am Sehnenansatz helfen. Manchmal ist eine operative Lösung der Sehne notwendig, wenn sie durch chronische Entzündungen mit dem umgebenden Gewebe verwachsen ist.

TENS
Die **t**ranskutane **e**lektrische **N**ervenstimulation wird zur Linderung schwerer Schmerzen angewandt. Am Körper tragbare TENS-Geräte senden schwache elektrische Impulse zu Elektroden, die an der Haut befestigt werden. Die rhythmischen Impulse reizen die Nervenenden unter der Haut und erzeugen einen massageartigen Effekt, der die Leitung von Schmerzsignalen zum Gehirn deutlich vermindert. Der Patient kann die Impulsstärke selbst regulieren, bis die beste Wirkung erzielt wird. Die Behandlung ist oft so erfolgreich, daß auf Schmerzmittel verzichtet werden kann. Bei Patienten mit Herzschrittmachern kann das Verfahren nicht angewandt werden, da die elektrischen Impulse die Schrittmacherfunktion stören.

Teratom
Angeborene Mischgeschwulst, die durch die ungeordnete Entwicklung von Keimzellen entsteht. Das Teratom kann sich z.B. am Kreuzbein, am Kopf und in Körperhöhlen entwickeln. In den Eierstöcken tritt es meist als sackartige Geschwulst auf, die Teile von Haut, Haaren, Zähnen und Knochen enthalten kann. Sie wird daher auch als Wundergeschwulst bezeichnet. Teratome sind meist gutartig. Da sie aber eine erhebliche Größe erreichen können und somit auf andere Organe drücken, müssen sie operativ entfernt werden. Ein Teratom im Hoden kann bösartig werden und Tochtergeschwülste in anderen Organen bilden. Die Entfernung verhindert die Entwicklung eines bösartigen Tumors.

Testis
Siehe *Hoden*

Testosteron
Männliches Geschlechtshormon. Es wird vorwiegend in den Hoden gebildet, in geringen Mengen auch in den weiblichen Eierstöcken. Unter seinem Einfluß entwickeln sich die männlichen Geschlechtsmerkmale: das Wachstum der männlichen Geschlechtsteile, die Ausprägung von Körperbehaarung, Körperbau, Muskulatur und Kehlkopfgröße. Zusätzlich steuert es den Sexualtrieb. Synthetisch hergestelltes oder von Tieren gewonnenes Testosteron kann bei bestimmten Formen der männlichen Unfruchtbarkeit zur Behandlung eingesetzt werden. Bei Frauen kann ein zu hoher Testosteronspiegel zu einer Vermännlichung führen.

Tetanie

Anfallsartige Muskelverkrampfung. Der Mangel oder eine akute Verschiebung des Gleichgewichts von Mineralien im Körper (z.B. Kalium und Kalzium) kann eine Tetanie auslösen: Die Armmuskeln sind verkrampft und die Hände nach innen gerichtet (Pfötchenstellung). Manchmal treten auch schmerzhafte Zuckungen ganzer Muskelgruppen, besonders am Rücken, an den Beinen und im Gesicht, auf.

Psychische Erregung löst bei manchen Menschen unnormal tiefes und schnelles Atmen (Hyperventilation) aus – dies kann durch eine Verminderung des Kohlendioxidgehalts im Blut ebenfalls zu einer Tetanie führen. Bei Hyperventilation kann man den Betroffenen vorsichtig über kurze Zeit in eine Plastiktüte atmen lassen, damit er sein ausgeatmetes Kohlendioxid wieder einatmet und sich der Stoffwechsel normalisiert (Vorsicht: Erstickungsgefahr!). In jedem Fall muß der Notarzt gerufen werden.

Tetanus

Wundstarrkrampf. Tetanus ist eine schwere, oft zum Tod führende Erkrankung, deren Erreger schon über kleinste Wunden in den Körper gelangen können. Dort bilden sie Giftstoffe (Toxine), die das zentrale Nervensystem schädigen. Zuerst verkrampfen sich die Kaumuskeln, dann die Gesichtsmuskeln (Kennzeichen ist ein starres Lächeln). Schließlich sind Muskelgruppen am ganzen Körper betroffen. Greifen die Krämpfe auf die Atemmuskulatur über, kommt es zu einer Atemlähmung und dadurch zum Atemstillstand.

Die sofortige Gabe eines Gegengifts kann den Ausbruch der Krankheit verhindern. Zur Behandlung werden muskelentspannende und beruhigende Mittel verabreicht. In schweren Fällen erhält der Patient eine Narkose und muß künstlich beatmet werden.

Schutz bietet die Tetanusprophylaxe. Von den jährlich etwa 20 Tetanusfällen in Deutschland sind stets Ungeimpfte betroffen.

Tetanusprophylaxe

Schutzimpfung gegen Wundstarrkrampf. Sie sollte zu den Routineimpfungen gehören, da schon unbemerkte Wunden zu Tetanus führen können. Der Impfstoff wird zweimal im Abstand von vier Wochen in den Muskel gespritzt. Erst durch eine dritte Impfung nach einem Jahr ist vollständiger Schutz vorhanden. Spätestens alle zehn Jahre ist eine Auffrischimpfung nötig.

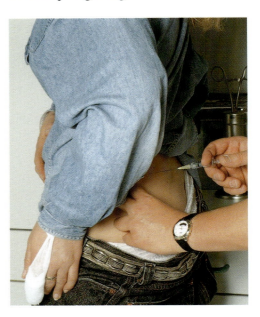

Tetanusprophylaxe Besteht bei einer Verletzung kein ausreichender Impfschutz mehr, ist eine nachträgliche Immunisierung mit einem Gegengift und später eine Auffrischungsimpfung erforderlich.

Thermotherapie

Siehe *Wärmebehandlung*

Thorakotomie

Operatives Eröffnen des Brustkorbs, die notwendig ist, wenn Operationen am Herzen, an der Lunge, der Speiseröhre und an großen Blutgefäßen durchgeführt werden müssen.

Thorax

Brustkorb. Der knöcherne Brustkorb wird von den Rippen, dem Brustbein und der Wirbelsäule gebildet. Er reicht vom Hals bis zum Zwerchfell, das die Brusthöhle von der Bauchhöhle trennt. Im Thorax befinden sich Herz und Lunge, Luft- und Speiseröhre, die großen Körperadern und Nerven mit ihren Ästen und Verzweigungen.

Thrombektomie
Operative Entfernung eines Blutgerinnsels (Thrombus). Aus der geöffneten Ader wird das Gerinnsel entfernt und die Ader wieder geschlossen. Ist ein Gerinnsel weniger gut zugänglich, so wird ein Schlauch an ihm vorbeigeschoben, an dessen Spitze sich ein kleiner Ballon befindet, der von außen aufgeblasen werden kann. Beim Herausziehen schiebt er das Gerinnsel dann vor sich her aus der Ader heraus.

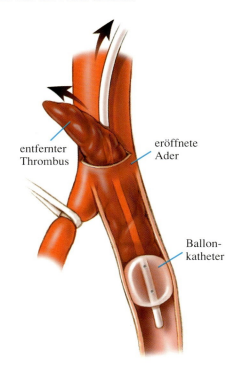

Thrombektomie
Große Blutgerinnsel müssen manchmal operativ entfernt werden. Hierzu muß das betroffene Herzgefäß eröffnet werden.

Thrombembolie
Verstopfung einer Ader durch Blutgerinnsel. Löst sich von einem Blutgerinnsel in einer Ader ein Bruchstück, wird es mit dem Blutstrom verschleppt, gelangt in engere Adern und kann diese verstopfen. Dadurch wird die Blutversorgung des dahinterliegenden Gewebes blockiert. Dies kann lebensbedrohlich sein, wenn Blutgefäße betroffen sind, die Herz, Lunge oder Gehirn versorgen.

Thrombolyse
Auflösung eines Blutgerinnsels mit Medikamenten, die in die Blutbahn gespritzt werden. In Notfällen kann unter Röntgenkontrolle ein dünner Schlauch durch die Ader geschoben werden, über den das Medikament direkt zum Gerinnsel gelangt. Die Methode wird z.B. bei einem Herzinfarkt angewandt.

Thrombophlebitis
Siehe *Venenentzündung*

Thrombose
Bildung eines Blutgerinnsels in einer Ader. Manche Lebererkrankungen, aber auch die Einnahme der Anti-Baby-Pille können die Gerinnungsneigung des Blutes erhöhen. Bewegungsmangel verlangsamt den Blutfluß in den Adern, außerdem können Veränderungen an den Wänden der Blutgefäße, z.B. durch Krampfadern oder eine Arterienverkalkung, zur Wirbelbildung des Blutes führen. An solchen Stellen können Blutgerinnsel entstehen und sich festsetzen. Werden sie größer, besteht die Gefahr, daß die Adern verstopft werden. Eine Komplikation ist die Verschleppung eines losgelösten Bruchstücks in der Blutbahn (Thrombembolie). Medikamente können Gerinnsel auflösen (Thrombolyse); manchmal muß ein Gerinnsel operativ entfernt werden (Thrombektomie).

Thrombozyten
Blutplättchen. Die kleinsten festen Bestandteile des Blutes werden wie die roten Blutkörperchen im Knochenmark gebildet. Sie sind an der Blutgerinnung beteiligt. Ist eine Ader verletzt, bilden die Blutplättchen an dieser Stelle durch

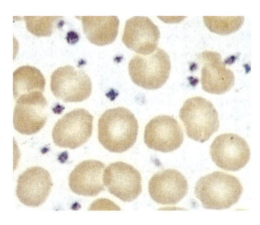

Thrombozyten
Die Blutplättchen (hier zwischen roten Blutkörperchen) sind die kleinsten festen Bestandteile des Bluts.

Verklebung ein Geflecht, das die Verletzung wie ein enges Netz abdichtet. Die Blutung ist gestillt. Thrombozyten werden ständig neu gebildet und nach etwa acht bis zwölf Tagen in der Milz abgebaut. Bei Blutuntersuchungen können sie mit speziellen Laborgeräten gezählt werden. Ihre Zahl im Blut ist bei gesunden Menschen relativ gleichbleibend.

Thrombozytenvermehrung
Zu hohe Zahl der Blutplättchen. Von einer zu hohen Thrombozytenzahl spricht man bei mehr als 600000 Blutplättchen pro Mikroliter Blut. Der Patient hat keine Beschwerden, die Diagnose wird durch die mikroskopische Untersuchung des Blutes (Blutbild) gestellt. Eine Erkrankung des Knochenmarks kann die Ursache sein. Eine Thrombozytenvermehrung tritt ebenfalls als Begleiterscheinung des seltenen Lymphkrebses auf. Meistens jedoch besteht sie vorübergehend nach Operationen, starken Blutungen und nach Geburten. Auch nach einer Milzentfernung kommt es zur Thrombozytenvermehrung. Die Gefahr einer Thrombose ist mit Medikamenten, die die Gerinnselbildung hemmen, zu bekämpfen.

Thrombozytenverminderung
Zu geringe Zahl der Blutplättchen. In jedem Mikroliter Blut befinden sich normalerweise 150000–380000 Thrombozyten. Die Zählung erfolgt im Labor unter dem Mikroskop. Von einer Verminderung spricht man bei weniger als 150000 Thrombozyten pro Mikroliter Blut. Sie kann durch Bildungsstörungen im Knochenmark, verkürzte Lebenszeit der Blutplättchen oder einen gesteigerten Abbau entstehen. Die Ursache (Infektionen oder seltene angeborene Krankheiten) muß von einem Arzt geklärt werden. Da bei einer zu geringen Thrombozytenanzahl die Blutgerinnung gestört ist, ist eine Behandlung dringend erforderlich. In Notfällen, z.B. bei großem Verlust nach starken Blutungen, verabreicht man von Spendern gewonnene Thrombozyten in die Blutbahn.

Thrombus
Siehe *Blutgerinnsel*

Thymusdrüse
Das Organ befindet sich hinter dem Brustbein und liegt direkt dem oberen Teil des Herzens an. Bis zur Pubertät wächst die Drüse, danach wird sie allmählich kleiner und durch Fettgewebe ersetzt. Sie produziert einen Stoff, der die Bildung von Lymphozyten anregt.

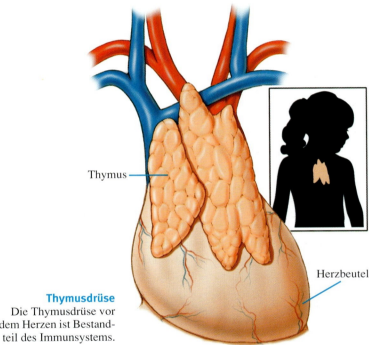

Thymusdrüse
Die Thymusdrüse vor dem Herzen ist Bestandteil des Immunsystems.

Thyreoiditis
Siehe *Schilddrüsenentzündung*

Thyreostatika
Medikamente zur Behandlung von Schilddrüsenüberfunktion. Die Schilddrüse bildet die Schilddrüsenhormone und gibt sie in die Blutbahn ab. Thyreostatika hemmen die Produktion und die Ausschüttung dieser Hormone. Durch die Bestimmung der Hormonspiegel im Blut bei einer Laboruntersuchung wird der Therapieerfolg kontrolliert.

Tiefenpsychologie
Lehre von unbewußten Seelenzuständen. Psychologische Forschungsrich-

tung, die sich besonders mit der Bedeutung unbewußter seelischer Vorgänge befaßt. Bedeutendster Vertreter war Sigmund Freud, der Begründer der klassischen Psychoanalyse. Die Tiefenpsychologie arbeitet mit Analysetechniken, bei denen die im Unterbewußten angestauten Konflikte oder Motive für bestimmte Verhaltensweisen vor allem durch Gespräche bewußtgemacht werden. Auf diese Weise lassen sich verschiedene psychische Störungen behandeln. Eine tiefenpsychologische Therapie sollte nur von Fachleuten (Psychologen und Psychiatern mit entsprechender Zusatzausbildung) durchgeführt werden.

Tinnitus
Siehe *Ohrensausen*

Tokolyse
Siehe *Wehenhemmung*

Tokolytika
Wehenhemmende Medikamente. Sie wirken erschlaffend auf die Muskulatur der Gebärmutter und unterdrücken so die Wehentätigkeit. Tokolytika werden verabreicht, um eine vorzeitige Wehentätigkeit zu unterbinden, die unter Umständen zu einer Frühgeburt führen kann. Die Behandlung wird im Krankenhaus durchgeführt, damit die erfolgreiche Wehenhemmung und die ungestörte Entwicklung des Ungeborenen überwacht werden können.

Tollwut
Oft tödlich verlaufende Viruserkrankung des Nervensystems. Das Tollwutvirus wird durch Biß oder Kontakt mit dem Speichel von Tieren auf den Menschen übertragen. Die Krankheit befällt meistens Wildtiere (besonders den Fuchs), seltener Haustiere. Infizierte Tiere können durch Unruhe und Angriffslust, aber auch durch ungewöhnliche Zutraulichkeit auffallen. Die Erkrankung bricht beim Menschen ein bis drei Monate nach der Infektion aus. Zeichen sind Unruhe, Krämpfe der Schlundmuskulatur (besonders beim An-

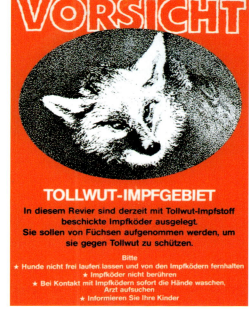

Tollwut
Besonders in Gebieten, die mit einem solchen Schild gekennzeichnet sind, sollte man sich von Tieren fernhalten, da sie das Tollwutvirus übertragen können.

blick von Wasser), Atmungsstörungen und Muskelkrämpfe. Infolge von Lähmungen oder Krampfanfällen stirbt der Betroffene nach etwa einer Woche. Da es keine Behandlung gibt, ist die Impfung, die auch noch unmittelbar nach der Infektion durchgeführt werden kann, die einzige Möglichkeit, den Ausbruch der Tollwut zu verhindern.

Tollwutschutzimpfung
Immunisierung gegen das Tollwutvirus. Da die Tollwut fast immer tödlich verläuft und nicht ursächlich behandelt werden kann, ist die Schutzimpfung lebensrettend. Nach Wildtierbissen (oder Speichelkontakt) muß sofort ein Arzt aufgesucht werden. Er behandelt die Wunde und entscheidet über die Notwendigkeit der Impfung. Siehe S. 762, *Erste Hilfe – Tierbiß*

Tonsillen
Siehe *Mandeln*

Toxikologie
Lehre von der Wirkung giftiger Substanzen. Sie hat die Erkennung und die Behandlung von Vergiftungen aller Art zum Ziel.

Toxoplasmose

Infektionskrankheit durch einzellige Erreger, die sich in Tieren entwickeln. Sie befällt vor allem Säugetiere und Vögel. In ihnen reift der Erreger (Toxoplasma) heran und wird mit dem Kot ausgeschieden. Er kann auf den Menschen durch den Genuß von nicht ausreichend gegartem Fleisch infizierter Tiere (besonders Schweine- und Lammfleisch) oder bei mangelhafter Hygiene durch Kontakt mit Tierkot (besonders Katzenkot) übertragen werden. Meistens ist die Erkrankung harmlos, da bei gesunden Menschen das Immunsystem ausreichenden Schutz bietet. Manchmal können Fieber, Mattigkeit und Lymphknotenschwellungen auftreten.

Gefährlicher ist der Erreger für immungeschwächte Patienten (z.B. bei Aids). Bei ihnen können sich Entzündungen des Gehirns oder der Hirnhaut und Herz- und Lungenschäden entwickeln.

Toxoplasmose ist für ungeborene Kinder ein großes Risiko, wenn sich die Mutter in der Frühschwangerschaft infiziert hat. Fehl- oder Totgeburten sind möglich. Ein Säugling kann über die Muttermilch infiziert werden. Blindheit, geistige Fehlentwicklung oder der Tod können die Folge sein. Deshalb sollten Schwangere und Stillende den Umgang mit Tieren meiden.

Die Infektion wird durch einen Bluttest festgestellt. Eine Behandlung mit Antibiotika und anderen Medikamenten ist nur bei Schwangeren, bei immungeschwächten Menschen oder bei Krankheitszeichen notwendig.

Trachea

Siehe *Luftröhre* und S. 33, *Der menschliche Organismus – Lunge und Luftwege*

Tracheostoma

Künstlich geschaffene Verbindung der Luftröhre mit der Körperoberfläche. Sie wird hergestellt, um bei einem Verschluß der oberen Atemwege (z.B. durch einen Tumor am Kehlkopf) oder bei lang andauernder Bewußtlosigkeit die Atmung aufrechterhalten zu können. Dabei wird die Luftröhre unterhalb des Kehlkopfes operativ eröffnet und anschließend in die Öffnung ein gebogenes Kunststoffrohr eingelegt.

Tracheotomie

Eröffnung der Luftröhre zwischen Adamsapfel und Schlüsselbeingrube (Luftröhrenschnitt). Die Nottracheotomie bei akuter Atemnot ist selten. Meistens ist die Intubation durch den Notarzt ausreichend. Manchmal ist das geplante Einführen einer Kanüle in Vollnarkose nötig – z.B. bei lang andauernder künstlicher Beatmung oder bei Geschwülsten im Rachenraum, die die Atmung behindern.

Trainingsgruppen, therapeutische

Menschen, die sich regelmäßig zur gemeinsamen Psychotherapie treffen. Bestimmte psychotherapeutische Verfahren machen sich die Vorteile eines Gespräches in größeren Gruppen zunutze. Der einzelne erfährt die Rückmeldung, wie seine Vorstellungen bei anderen ankommen, und er kann sein Selbstbild korrigieren. Zusätzlich liefert eine Gruppe (meist acht bis zehn Personen) oft die Bestätigung, daß der einzelne mit

Toxoplasmose

Der Erreger der Toxoplasmose wird über infiziertes Fleisch auf den Menschen übertragen. Die Weitergabe des Erregers ist auch über den Kot von infizierten Tieren möglich. Besondere Sauberkeit im Umgang mit Tieren ist deshalb geboten.

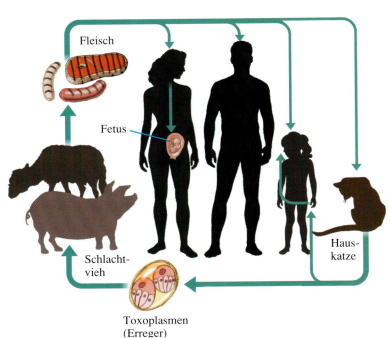

Fleisch
Fetus
Schlachtvieh
Hauskatze
Toxoplasmen (Erreger)

seinen Problemen nicht allein ist. Das Gespräch erfolgt in Anwesenheit eines Psychotherapeuten. Durch die Hilfe der Mitglieder untereinander werden z.B. Alkohol- und Drogenabhängigkeit, Partnerprobleme, Magersucht und Angstzustände behandelt. Auch leidvolle Erfahrungen können innerhalb der Gruppe leichter bewältigt werden.

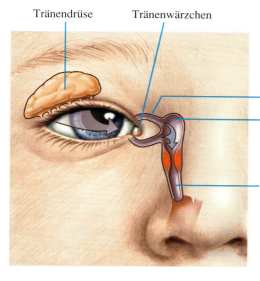

Tränendrüse — Tränenwärzchen — Tränenröhrchen — Tränensack — Tränennasengang

Tränengangsverschluß
Kann die Tränenflüssigkeit nicht mehr in den Nasenraum abfließen, tritt sie direkt aus dem Auge aus: es tränt.

Tränengangsverschluß
Abflußbehinderung der Tränenflüssigkeit. Die Tränendrüsen produzieren ständig ein Sekret, das sich mit dem Lidschlag über das Auge verteilt und die Hornhaut vor Austrocknung und Fremdkörpern schützt. Das Sekret fließt über den Tränengang ab. Er verläuft vom inneren Augenwinkel in die Nasenhöhle. Durch Entzündungen kann er zuschwellen. Seltener sind angeborene Verschlüsse. Die Folge ist ein ständig tränendes Auge. Die Durchgängigkeit des Kanals kann durch Einbringen von Farbstoff unter die Bindehaut überprüft werden: Beim Verschluß ist er in der Nase nicht nachweisbar. Die Behandlung besteht in der Bekämpfung der Entzündung oder in der operativen Erweiterung des Tränenkanals durch den Augenarzt.

Tranquilizer
Medikamente mit beruhigender Wirkung. Sie lösen Angst- und Spannungszustände, dämpfen Reizbarkeit und wirken gegen Einschlafstörungen. Je nach chemischer Zusammensetzung unterscheiden sie sich in ihrer Wirkung auf den Patienten. Der Arzt muß entscheiden, ob die Einnahme über einen gewissen Zeitraum sinnvoll und welches Medikament das geeignetste ist.
Psychische Erkrankungen werden durch Tranquilizer nicht geheilt. Als Nebenwirkungen treten die Gefahr der Abhängigkeit, eingeschränktes Reaktionsvermögen (Vorsicht im Straßenverkehr!) und Verstärkung der Wirkung von Alkohol auf. Alte Menschen reagieren mitunter paradox: Sie werden unruhig und verlieren die Orientierung. Gerade bei ihnen ist die Wahl des richtigen Medikaments oft schwierig.

Transfusion
Siehe *Bluttransfusion*

Transplantation
Siehe S. 672

Transportkostenrückerstattung
Kostenübernahme durch die Krankenkasse bei Fahrten zu Untersuchungen oder Behandlungen, wenn der Arzt die Notwendigkeit und das zu wählende Verkehrsmittel (Bahn, Bus, Pkw, Taxi) bestätigt. Bei ambulanten Behandlungen werden die Kosten in der Regel nicht übernommen – es sei denn, daß die Behandlung nachweislich einen stationären Aufenthalt verkürzt oder vermeidet.

Traubenzucker
Siehe *Glukose*

Traum
Phantasieerlebnis während des Schlafs. Mit Hilfe eines Elektroenzephalogramms (EEG) kann die Gehirnaktivität im Schlaf gemessen werden. Einiges deutet darauf hin, daß es Schlafphasen gibt, in denen Träume gehäuft auftreten. Wird jemand in dieser Phase (REM-Schlaf) geweckt, kann er sich besonders gut an den Traum erinnern. Wahrnehmungen des Tages werden meist in nicht logi-
Fortsetzung auf S. 675

Transplantation

hautverdünnungen, Verletzungen und angeborene Hornhauterkrankungen ihr Augenlicht verloren, konnten so wieder sehen.

Ähnlich erfolgreich ist heute die Transplantation von Gehörknöchelchen, wenn diese durch chronische Ohrinfektionen zerstört wurden.

Während als Spender für die meisten Organe nur Verstorbene in Frage kommen, werden für die Verpflanzung von Knochenmark überwiegend Familienangehörige der Patienten und auch freiwillige Spender ausgewählt. Mit dieser Transplantation lassen sich angeborene Abwehrschwächen von Neugeborenen sowie schwere Blutkrankheiten wie Blutkrebs (Leukämie) behandeln.

Bei großflächigen Verbrennungen wird heute auch Haut von lebenden Spendern verpflanzt. Dabei kann es sich um eigene oder Fremdhaut handeln. Steht nicht genügend Haut zur Verfügung, können kleine Hautareale oder netzförmige Hautinseln eingepflanzt werden, die allmählich mit neu gebildeter Eigenhaut zusammenwachsen.

Voraussetzungen

Statistisch gesehen werden in Deutschland täglich sechs Nieren, ein Herz und eine Leber verpflanzt. Abgesehen von der routinemäßig durchgeführten Bluttransfusion, die in der Geschichte der Organtransplantation eine Vorläuferrolle spielte, ist für die Rettung eines Patienten in der Regel ein Eingriff an einem Verstorbenen erforderlich.

Sind die intensiven Bemühungen der Ärzte, das Leben eines Patienten zu erhalten, vergeblich geblieben, wird bei bestimmten Todesursachen eine Organverpflanzung erwogen. Als Organspender kommen in erster Linie Unfallopfer in Betracht, die eine tödliche Hirnschädigung erlitten haben, deren Kreislauf jedoch mit Maschinen und Medikamenten aufrechterhalten werden konnte, so daß die Funktion der Organe intakt geblieben ist. Die Kriterien für die Feststellung des Hirntodes – und damit des Todes eines Menschen überhaupt – unterliegen strengsten medizinischen und rechtlichen Vorschriften. Der vollständige Ausfall der Gehirntätigkeit muß durch zwei erfahrene Ärzte, unabhängig vom Transplantationsteam, festgestellt werden.

Zur Zeit ist in Deutschland die Einwilligung in die Organspende entweder durch einen Organspenderausweis oder durch die Zustimmung der nächsten Angehörigen des Toten erforderlich. In einem Transplantationszentrum erfolgt dann die Entnahme der Organe, die bis zur Einpflanzung konserviert werden. Gleichzeitig werden Blut- und Gewebeproben vom Verstorbenen entnommen und in einem Speziallabor die gewebetypischen Merkmale bestimmt.

Die Transplantationsärzte arbeiten eng mit »Eurotransplant« in den Niederlanden zusammen, der zentralen Sammelstelle für alle medizinischen Daten von Patienten, die auf ein neues Organ warten. Hier werden die am besten geeigneten Empfänger ermittelt und ihre Daten mit denen des Spenders verglichen. Dabei wird darauf geachtet, daß die Anzahl unverträglicher Gewebemerkmale möglichst gering ist. Die konservierten Organe werden dann auf schnellstem Weg in das dem Empfänger nächstgelegene Transplantationszentrum gebracht.

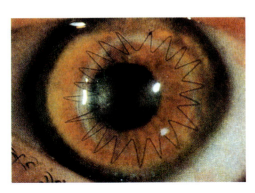

▲ Hornhauttransplantationen gehören zu den Operationen, bei denen ein kleiner, unproblematischer Eingriff eine große Wirkung erzielt. Die Sehfähigkeit eines so behandelten Auges kann völlig wiederhergestellt werden.

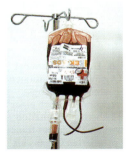

▲ Auch die Bluttransfusion zählt zu den Transplantationen. Blut ist das meistübertragene Organ überhaupt.

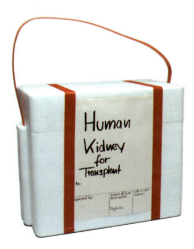

◀ Organe, die transplantiert werden sollen, werden in Kühlboxen manchmal um die halbe Welt transportiert.

Fortsetzung von S. 671

scher Folge verarbeitet. Phantasien und Wünsche erscheinen in symbolhaften Bildern oder Ereignissen. Die Psychoanalyse sieht mit Hilfe der Traumdeutung Möglichkeiten, Zugang zu seelischen Empfindungen des Patienten zu bekommen. Die Bedeutung des Träumens ist nicht bekannt.

Trauma
Wunde, Verletzung. Der Begriff kommt aus dem Griechischen und bezeichnet in der Medizin jede Form einer Schädigung. Ein seelischer Schock ist ein psychisches, eine Verletzung durch einen Unfall ein körperliches Trauma. Eine Kopfverletzungen wird als Schädeltrauma bezeichnet. Bei einer offenen Wunde spricht man davon, daß das Gewebe traumatisiert wird.

Tremor
Siehe *Zittern*

Trennkost
Trennung von Eiweiß und Kohlenhydraten innerhalb einer Mahlzeit. Die Idee stammt von dem amerikanischen Arzt Howard Hay. Er empfahl, Mahlzeiten so zuzubereiten, daß Eiweiß und Kohlenhydrate getrennt werden. Hay ging davon aus, daß im Verdauungstrakt der Abbau des einen Nahrungsbestandteils den des anderen behindere. Außerdem seien besonders Eiweiße Säurebildner. Gemüse, Obst und Salat würden nach seiner Meinung die Säure neutralisieren, die Ausscheidung fördern und den Stoffwechsel entlasten. Mit einer solchen Ernährung könne man das Gewicht reduzieren, ohne zu hungern, und alle Nahrungsmittel seien erlaubt. Eine Fülle von Rezepten wird heute angeboten. Medizinisch wird der Sinn der Trennkost sehr unterschiedlich bewertet.

Trichomonaden
Krankheitserreger, die vor allem die Geschlechtsorgane befallen. Die Erreger sind Geißeltierchen, die nur unter dem Mikroskop erkennbar sind. Sie verursachen Entzündungen der Scheide, der weiblichen und männlichen Harnröhre und manchmal auch der Prostata. Sie werden vor allem durch Geschlechtsverkehr übertragen, seltener durch den Kontakt mit infiziertem Material wie Waschlappen.
Bei Frauen äußert sich eine Infektion mit lästigem Schmerzen und Jucken und übelriechendem Ausfluß. Männer leiden oft nicht unter Beschwerden. Die Diagnose wird durch mikroskopische Untersuchung eines Abstrichs aus Scheide oder Harnröhre gestellt. Mit Scheidenzäpfchen bzw. Salben, die den Erreger abtöten und bei beiden Geschlechtspartnern gleichzeitig angewandt werden müssen, wird die Trichomoniasis behandelt. Oft müssen zusätzlich Antibiotika gegeben werden.

Trigeminus
Gesichtsnerv. Der Nerv entspringt dem Hirnstamm und verzweigt sich zu jeweils drei Ästen für jede Gesichtshälfte. Es gibt einen rechten und linken Trigeminus. Beide leiten Reize aus dem Gesicht (Augen, Nasenhöhlen- und Mundschleimhaut, Zähne) bis zum Gehirn. Außerdem versorgen sie die Gesichtsmuskeln (z.B. Kau- und Mundbodenmuskeln) mit Nervenfasern.

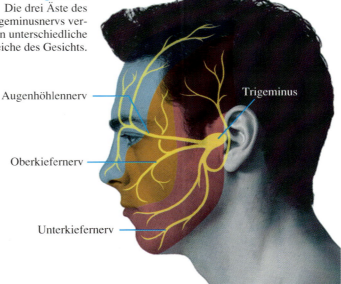

Trigeminus
Die drei Äste des Trigeminusnervs versorgen unterschiedliche Bereiche des Gesichts.

Augenhöhlennerv
Trigeminus
Oberkiefernerv
Unterkiefernerv

Trigeminusneuralgie

Schmerzhafte Erkrankung der Gesichtsnerven. Die Ursachen sind nicht genau geklärt. Typische Zeichen sind anfallsartige Schmerzattacken – z.B. in Stirn, Auge, Wange, Mund und Nase, in den Zähnen und im Unterkiefer. Sie halten nur Sekunden oder Minuten an, sind jedoch so heftig, daß der Patient handlungsunfähig ist. Der Anfall wird oft von Zuckungen der Gesichtsmuskeln begleitet. Er kann schon durch Berührung ausgelöst werden, aber auch durch Entzündungen im Gesichtsbereich. Am häufigsten sind Menschen in einem Alter von mehr als 50 Jahren betroffen.

Die Anfälle können mit Hilfe von Medikamenten oder durch das Einspritzen örtlicher Betäubungsmittel unterdrückt werden. In hartnäckigen Fällen kann eine Operation helfen.

Triggerpunkte

Schmerzempfindliche Druckpunkte. Sind Nerven an den Ein- und Austrittsstellen der Wirbelsäule eingeklemmt, kommt es in ihrem Ausbreitungsgebiet zu Beschwerden. Ist z.B. der Halsbereich betroffen, können Schmerzen im Arm auftreten. In den Beinen gehen solche Beschwerden meistens von der Lendenwirbelsäule aus. Der Arzt oder Physiotherapeut kann ertasten, an welchen Punkten durch Druck Schmerzen ausgelöst werden, und erkennt so, in welchen Abschnitten der Wirbelsäule krankhafte Veränderungen vorliegen. Solche Triggerpunkte liegen am Rücken zu beiden Seiten der Wirbelsäule. Das Einspritzen örtlicher Betäubungsmittel in den Bereich eines Triggerpunkts kann spontane Besserung bewirken.

Bei Kopfschmerzen kann durch den Druck auf die Triggerpunkte des Nakkens und der Schläfen der akute Schmerz gelindert werden.

Triglyceride

Siehe *Blutfette*

Trinkkur

Diese besondere Form der Kur wird vorwiegend in Kurorten mit Heilquellen durchgeführt. Das Quellwasser enthält Mineralsalze, Kohlensäure, Spurenelemente (Eisen, Jod, Schwefel) und Gase, die gesundheitsfördernd wirken können. Über einen längeren Zeitraum wird in regelmäßigen Abständen wiederholt Heilwasser getrunken. Die Nierentätigkeit und somit die Ausscheidung von Stoffwechselprodukten kann auf diese Weise angeregt, die Verdauung gefördert, der Gallefluß und die Bildung von Magensäure gesteigert werden. Lindernd können diese Kuren bei Gicht und Verdauungsbeschwerden wirken.

Trinkschwäche

Abgeschwächter Saugreflex beim Säugling. Durch Berühren der Lippen oder Zungenspitze eines Säuglings wird der Saugreflex ausgelöst. Die Lippen ziehen sich zusammen, und die Zunge preßt sich an den Gaumen. Durch Anspannung der Muskulatur im Mundboden und durch Senken des Unterkiefers entsteht ein Sog, sobald die Lippen die Brustwarze der stillenden Mutter umschließen. Bei einer Trinkschwäche ist dieser Saugreflex zu schwach ausgebildet, und normales Stillen ist nicht möglich. Dies kommt besonders häufig bei Frühgeborenen vor. In diesem Fall ist eine vorübergehende Sondenernährung im Krankenhaus erforderlich. Tritt eine Trinkschwäche beim reifen Säugling auf, muß der Kinderarzt aufgesucht werden.

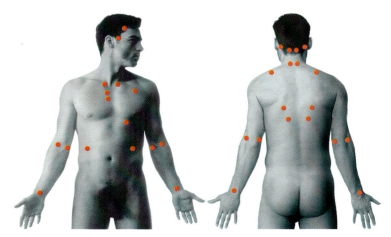

Triggerpunkte
Druckschmerzen an den Triggerpunkten deuten auf Nervenstörungen an der Wirbelsäule hin.

Tropenkrankheiten

Die wichtigsten Tropenkrankheiten

Krankheit	Beschreibung	Ansteckung über	Vorbeugung
Bilharziose	weit verbreitete und gefährliche Wurmerkrankung, befällt Blase oder Darm. Erstes Anzeichen: juckender Hautausschlag nach dem Bad in verseuchten Gewässern	Wurmlarven in stehenden Gewässern	nicht in Seen oder Flüssen baden
Cholera	Bakterieninfektion; heftiges Erbrechen, dünnflüssige Durchfälle. Durch starken Flüssigkeitsverlust rasche Austrocknung des Körpers, Lebensgefahr	Fäkalien, verseuchte Lebensmittel	Impfung
Gelbfieber	Viruserkrankung; intensive Gelbfärbung der Haut, hohes Fieber	Mückenstiche	Impfung für viele Länder vorgeschrieben, Mückenschutz
Hepatitis A	Viruserkrankung; mit Gelbfärbung der Haut (Gelbsucht)	Fäkalien, verunreinigte Lebensmittel	langfristiger Schutz durch Impfung, kurzfristig durch bestimmte Abwehrstoffe (Gammaglobuline)
Hepatitis B	gefährlichere Form der Leberentzündung (mit Gelbsucht)	Blut und Schleimhäute (z.B. über Spritzen oder beim Geschlechtsverkehr)	Impfung
Malaria	Plasmodieninfektion; häufigste Tropenkrankheit. Anzeichen: schubweise hohes Fieber, Durchfall, Gliederschmerzen, in schweren Fällen Lebensgefahr	Mückenstiche	regelmäßige Einnahme von Medikamenten vor, während und nach der Reise, Mückenschutz
Ruhr	Bakterienruhr: Erbrechen, starke Bauchschmerzen, Durchfall Amöbenruhr: Durchfall, Verstopfung	Fäkalien, verseuchte Lebensmittel	allgemeine Hygienemaßnahmen, umsichtige Ernährung
Schlafkrankheit	gefährliche Protozoeninfektion; beginnt mit grippeartigen Beschwerden, später Schlafsucht, Lähmungen, Herzrhythmus- und Sehstörungen	Tsetsefliege	Einnahme von Medikamenten vor der Reise
Typhus/ Paratyphus	Bakterieninfektion; anfangs Blähungen und Verstopfung, später Durchfall, punktförmiger Hautausschlag, hohes Fieber	Fäkalien und Urin, verseuchte Lebensmittel	Impfung

eines tropenmedizinischen Instituts. Solche Einrichtungen gibt es in den meisten Großstädten. Man erhält dort wertvolle Tips zur Gesundheitsvorsorge und Informationen über das gewählte Reiseziel. Auch beim Zusammenstellen der Reiseapotheke – unter Beachtung bereits bestehender Erkrankungen – hilft man dort gerne.

Vor der Reise

Manche Staaten verlangen bei der Einreise den Nachweis bestimmter Impfungen. Oft rät der Arzt darüber hinaus

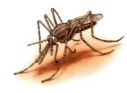

▲ Gefährliche Tropenkrankheiten wie Malaria und Gelbfieber werden durch Mückenstiche übertragen.

noch zu weiteren Maßnahmen, um die Ansteckungsgefahr für den Reisenden möglichst gering zu halten. Der empfohlene Impfschutz kann von verschiedenen Faktoren abhängen: ob man nur in Luxushotels übernachtet und ißt, oder ob man Land und Leute auf eigene Faust und möglichst »hautnah« erleben will. Auch der Gesundheitszustand des Reisenden, die Jahreszeit und die Reiseroute durch verschiedene Länder spielen dabei eine Rolle. Da zwischen den einzelnen Impfungen gewisse Zeitabstände eingehalten werden müssen, soll-

Unerfüllter Kinderwunsch

Etwa jede sechste bis siebte Partnerschaft ist ungewollt kinderlos. Die Ursachen liegen etwa genauso häufig beim Mann wie bei der Frau. Bleibt der ersehnte Nachwuchs aus, müssen deshalb immer beide Partner untersucht und in die Behandlung miteinbezogen werden.

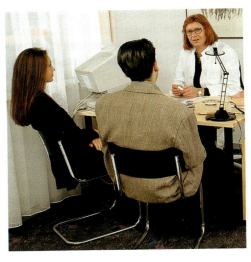

◀ Der erste Schritt, wenn sich die erwünschte Schwangerschaft nicht einstellt, sollte das intensive Beratungsgespräch beider Partner mit einem Frauenarzt sein.

Der Mensch funktioniert nicht wie eine Maschine. Selbst wenn an den fruchtbaren Tagen – zur Zeit des Eisprungs – Geschlechtsverkehr stattfindet und bei keinem der Partner eine körperliche Störung vorliegt, kommt es nur in einem Drittel der Fälle zur Empfängnis. Von Unfruchtbarkeit oder Sterilität spricht man erst, wenn innerhalb von zwei Jahren keine Schwangerschaft eintritt.

Voraussetzungen für eine Schwangerschaft

Wichtigste Voraussetzung für die Fortpflanzungsfähigkeit der Frau ist, daß ihre Eierstöcke regelmäßig – normalerweise etwa alle vier Wochen – ein Ei produzieren. Nach dem Eisprung wird die Eizelle von dem trichterförmigen Ende des Eileiters aufgenommen. Hier bleibt sie bis zu 24 Stunden lebensfähig. Kommt es während dieser Zeit oder kurz davor zum Geschlechtsverkehr, können die männlichen Samenzellen ebenfalls in den Eileiter wandern und die Eizelle befruchten. Durch feine Härchen im Inneren der Eileiter wird das befruchtete Ei in die Gebärmutter transportiert, nistet sich in der Schleimhaut ein, und der Embryo kann heranwachsen.

Eireifung, Eisprung und Vorbereitung der Gebärmutterschleimhaut werden von Hormonen gesteuert. Zentrale Schaltstelle dafür ist die Hirnanhangsdrüse (Hypophyse). Sie produziert die Botenstoffe, die für die Eireifung und den Eisprung verantwortlich sind. Unter ihrem Einfluß wandelt sich auch die im Eierstock verbleibende Hülle der Eizelle in den sogenannten Gelbkörper um. Das von diesem gebildete Hormon bewirkt den Aufbau der Gebärmutterschleimhaut. Dieses komplizierte Gefüge der Hormone gerät allerdings leicht aus dem Takt.

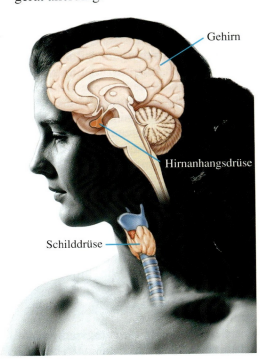

▶ Die wichtigste Voraussetzung für eine Schwangerschaft – die Reifung der Eizelle – wird durch Hormone gesteuert. Hirnanhangsdrüse und Schilddrüse sind für die Regelung der Hormonmengen und ihre Produktion verantwortlich.

Unerfüllter Kinderwunsch

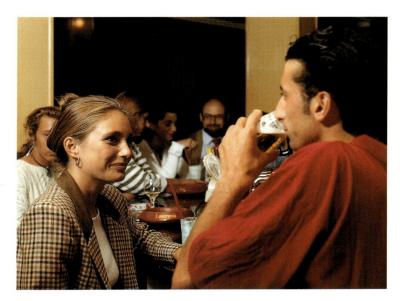

▲ Alkohol und Nikotin können bei Männern und Frauen für eine Unfruchtbarkeit verantwortlich sein.

Seelische Ursachen der Unfruchtbarkeit

Oft bringen seelische Probleme den Hormonhaushalt durcheinander und verhindern so eine Empfängnis. Die Gründe können ganz verschiedener Art sein: beruflicher Streß, Probleme mit dem Partner oder Angst vor der Verantwortung für ein Kind. Auch der übergroße Wunsch nach einem Baby und die Angst vor Unfruchtbarkeit führen oft zu einer inneren Anspannung, die hinderlich wirkt. Je länger die ersehnte Schwangerschaft auf sich warten läßt, desto größer wird der seelische Druck. Manchmal stellt sich der Nachwuchs dann plötzlich doch noch ein, wenn die Streßsituation wegfällt – oder wenn die Partner ihre vermeintliche Unfruchtbarkeit akzeptiert haben.

Der Einfluß von Schadstoffen

Ganz verschiedene Stoffe können sowohl beim Mann als auch bei der Frau die Fruchtbarkeit beeinträchtigen. Dazu gehören
- Genußmittel, wie Zigaretten, Alkohol oder Kaffee,
- Schwermetalle, z.B. Quecksilber, Blei und Kadmium,
- Lösungsmittel in Farben oder Lacken,
- Holzschutzmittel, Insekten- und Unkrautvernichtungsmittel.

Die Schadstoffe können in den Hormonhaushalt eingreifen, so daß die Eireifung oder die Samenbildung gestört werden. Manche Gifte können sich auch direkt im Gewebe der Fortpflanzungsorgane anreichern und dadurch zu Zyklusstörungen oder Fehlgeburten führen.

Störungen der Eierstockfunktion

Häufigste Ursache für eine verminderte Fruchtbarkeit der Frau ist eine Funktionsstörung der Eierstöcke. Gerät das komplizierte Wechselspiel der Hormone aus dem Gleichgewicht, kann es dazu kommen, daß
- keine Eizellen heranreifen,
- der Eisprung ausbleibt,
- die Gebärmutterschleimhaut nicht richtig auf die Einnistung der befruchteten Eizelle vorbereitet wird.

Hierfür kann ein erhöhter Spiegel männlicher Sexualhormone im Blut, eine Schilddrüsenunter- oder -überfunktion verantwortlich sein. Auch ausgeprägtes Unter- oder Übergewicht, Schlankheitsdiäten oder Streß bringen den Hormonhaushalt durcheinander.
Aufschluß darüber, ob die Eierstöcke richtig arbeiten, kann die allmorgendliche Messung der Aufwachtemperatur bringen. Ein bis zwei Tage nach dem Eisprung steigt die Körpertemperatur durch den Einfluß des Gelbkörperhormons etwa um 0,5 °C an. Genauere Aussagen liefern Hormonbestimmungen bei einer Blutuntersuchung.

Eileiterbedingte Sterilität

Häufig sind Verwachsungen und Verklebungen der Eileiter die Ursache dafür, daß Eizelle und Samenzelle nicht zusammentreffen können. Sie sind meist die Folge einer früheren Eileiterentzündung. Bei manchen Frauen siedeln sich auch gutartige Wucherungen der Gebärmutterschleimhaut in den Eileitern an und verstopfen sie (Endometriose).
Ob die Eileiter durchgängig sind, kann der Arzt mit Hilfe von verschiedenen Methoden feststellen. Meist wird durch die Gebärmutter ein Kontrastmittel in

Unerfüllter Kinderwunsch

die Eileiter gespritzt und mit Hilfe von Ultraschall- oder Röntgenaufnahmen überprüft, ob das Mittel ungehindert durch die Eileiter fließen kann. Einen genaueren Überblick erhält man durch eine Bauchspiegelung. Dabei werden durch kleine Einschnitte am Nabel und an der Schamhaargrenze ein Endoskop und kleine Operationsinstrumente eingeführt. Verwachsungen oder Endometrioseherde können so festgestellt und eventuell gleich entfernt werden.

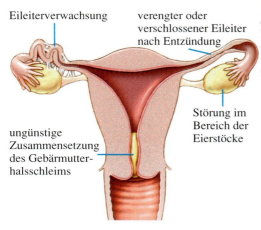

◀ Unfruchtbarkeit bei der Frau ist häufig auf Veränderungen an Gebärmutter und Eierstöcken zurückzuführen.

Probleme mit der Gebärmutter

Die Zusammensetzung des Gebärmutterhalsschleims sorgt dafür, daß die Samenzellen den langen Weg zur Eizelle bewältigen können. Hormonstörungen oder Entzündungen können diesen Schleim undurchdringlich machen. Oft verhindert eine Hormonschwäche außerdem, daß sich das befruchtete Ei in der Gebärmutterschleimhaut einnisten kann. Bei manchen Frauen findet man auch Abwehrstoffe gegen Spermien im Gebärmutterhalsschleim, die diese unbeweglich machen.

Unfruchtbarkeit des Mannes

Von ihrem Eintrittsort in den Körper der Frau bis zur weiblichen Eizelle müssen die männlichen Samenzellen einen weiten und verlustreichen Weg zurücklegen. Entscheidend für die Chance, die Eizelle zu befruchten, ist daher die Anzahl und die Beweglichkeit der Samenzellen. Viele Faktoren können die Samenproduktion und den -transport beeinträchtigen: z.B. Krampfadern im Hodensack, eine angeborene Fehlentwicklung der Hoden, fieberhafte Infekte, übermäßiger Alkoholgenuß, Rauchen und Umweltgifte. Manchmal sind auch die Samenleiter blockiert, so daß die Spermien nicht in den Körper der Frau gelangen können. Bei einigen Männern findet man in der Samenflüssigkeit, dem Sperma, sogar Abwehrstoffe gegen die eigenen Samenzellen, die diese bewegungsunfähig machen können.

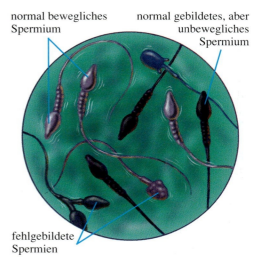

▶ Fehlgebildete und unbewegliche Spermien sind die Hauptursachen für Unfruchtbarkeit beim Mann.

Behandlungsmöglichkeiten

Je genauer man die Ursachen des unerfüllten Kinderwunschs kennt, um so erfolgversprechender kann behandelt werden. Zunächst geht es häufig darum, den Hormonhaushalt der Frau mit Hilfe von Medikamenten wieder ins Gleichgewicht zu bringen. Zusätzlich lassen sich die Eireifung und der Eisprung durch gezielte Hormongaben anregen. In der Regel sind allerdings mehrere Behandlungszyklen notwendig, bis die erwünschte Schwangerschaft eintritt. Häufig kommen nach einer solchen Hormonstimulation auch Zwillinge oder Drillinge zur Welt.

Sind undurchlässige Eileiter schuld an der Unfruchtbarkeit, kann dem oft durch eine Operation abgeholfen werden. Mit Hilfe eines bei der Bauchspiegelung eingebrachten Instruments können Endo-

Unerfüllter Kinderwunsch

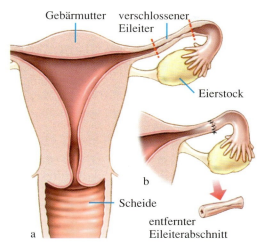

◀ Verschlossene Eileiter (a) können durch eine Operation in manchen Fällen wieder durchlässig gemacht werden (b).

▶ Bei der sogenannten künstlichen Befruchtung (In-vitro-Fertilisation) werden Spermien und Eizellen außerhalb des Körpers zusammengebracht. Befruchtete Eizellen werden dann in die Gebärmutter eingesetzt.

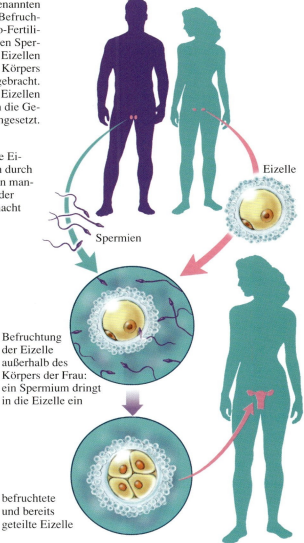

metrioseherde oder Verwachsungen entfernt werden.
Auch beim Mann läßt sich ein Verschluß der Samenwege manchmal operativ beseitigen. Eine Hormonbehandlung des Mannes ist selten erfolgreich.

Hilfestellung bei der Befruchtung

Je nach Ursache der Sterilität wird der Frauenarzt auch Behandlungsformen vorschlagen, die den Weg der Samenzellen zur Eizelle verkürzen und dadurch die Befruchtung erleichtern. Bei der Samenübertragung werden die Spermien mit einem dünnen Plastikschlauch direkt in die Gebärmutter oder sogar in die Eileiter gespritzt. Zuvor kann die Zahl gesunder und beweglicher Samenzellen im Sperma gesteigert werden.
Noch einen Schritt weiter geht die Befruchtung außerhalb des Körpers (In-vitro-Fertilisation), oft auch »künstliche Befruchtung« genannt. Dabei werden aus dem zuvor stimulierten Eierstock mehrere Eizellen – meist über die Scheide – abgesaugt und mit den Spermien zusammengebracht. Nach ein bis zwei Tagen »Bebrütung« werden dann meist mehrere befruchtete Eizellen in die Gebärmutter eingesetzt. Diese Methode ist oft die letzte Hoffnung für Paare, bei denen andere Behandlungsmethoden nicht zur gewünschten Schwangerschaft geführt haben – insbesondere bei verschlossenen Eileitern oder sehr schlechter Spermaqualität.

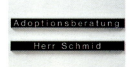

▲ Die Adoption eines Kindes ist ein weiterer Ausweg für Paare, die nicht kinderlos bleiben wollen.

Adoption

Auch wenn die moderne Medizin heute vielen Paaren zu einem Kind verhelfen kann, die früher kinderlos geblieben wären, gelingt das nicht immer. Manchmal muß den Partnern nach vielen vergeblichen Behandlungsversuchen mitgeteilt werden, daß sie keine eigenen Kinder bekommen können – ein schwerer Schlag für die Betroffenen. Als letzte Möglichkeit, dennoch eine Familie zu gründen, bleibt dann nur noch ein Kind zu adoptieren. Über die notwendigen Voraussetzungen und Wartezeiten informiert das Jugendamt.

Unterwassergeburt

Fortsetzung von S. 689

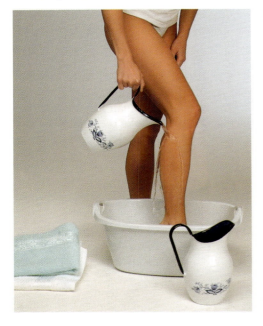

Unterschenkelguß
Auch bei Spannungskopfschmerzen und Schlafstörungen kann ein kalter Unterschenkelguß Linderung bringen.

die Durchblutung gefördert. Unterschenkelgüsse können bei Krampfadern und Lähmungen angewandt werden.

Unterwassergeburt

Methode der sanften Geburt, bei der das Kind in einem Warmwasserbecken zur Welt gebracht wird. Das warme Wasser, das im Sitzen bis zu den Achseln reichen soll, wirkt entspannend auf die Muskulatur, dadurch wehenerleichternd und schmerzlindernd. Außerdem wird durch den Auftrieb des Wassers das Körpergewicht getragen.

Besonders für das Kind soll die Geburt unter Wasser vorteilhaft sein: Wenn es den schützenden Bauch der Mutter verläßt, bleibt es für einen Moment in einer gewohnten Umgebung – in körperwarmer Flüssigkeit. Erst wenn es aus dem Wasser gehoben wird, beginnt es zu atmen. Nur schrittweise soll so die Umstellung auf das Leben außerhalb des Bauchs erfolgen.

Bei der Unterwassergeburt ist eine Überwachung mit den üblichen technischen Geräten nicht möglich.

Unterwassergymnastik

Bei krankengymnastischen Übungen im Wasser macht man sich den Auftrieb zunutze. In dem fast schwerelosen Zustand werden Bewegungen erleichtert, bei Lähmungserscheinungen überhaupt erst ermöglicht. Zusätzlich wirkt der Wasserwiderstand: Bei schnelleren Bewegungen muß mehr Kraft aufgewandt werden, Turbulenzen entstehen und üben eine massierende Wirkung auf die Muskulatur aus. Unterwassergymnastik wird zur Kräftigung der Muskeln nach Knochenbrüchen, bei Erkrankungen der Wirbelsäule, Rheuma und Lähmungen angewandt. Eine Behandlung in angenehm warmem Wasser (34 °C) dauert jeweils etwa 30 Minuten.

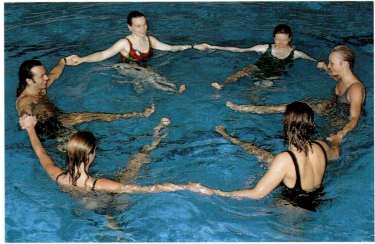

Unterwassergymnastik
Krankengymnastik im Wasser wird häufig in speziellen Rehabilitationszentren in Gruppen durchgeführt.

Unterwassermassage

Massage im Wasser mit Hilfe eines Wasserdruckstrahls. Wie bei der Unterwassergymnastik verstärken Auftrieb und Wärme die Wirkung dieser speziellen Massage. Der Druckstrahl wird strich- oder zickzackförmig, kreisend oder punktförmig auf schmerzhafte Körperpartien gerichtet. Muskelverspannungen werden gelöst, der Stoffwechsel im Gewebe angeregt und Schmerzen gelindert. Diese Form der physikalischen Therapie wird z.B. bei Gelenkerkrankungen, Lähmungen und zur Nachbehandlung von Knochenbrüchen, Verstauchungen und Verrenkungen angewandt.

Unterzuckerung

Siehe *Hypoglykämie*

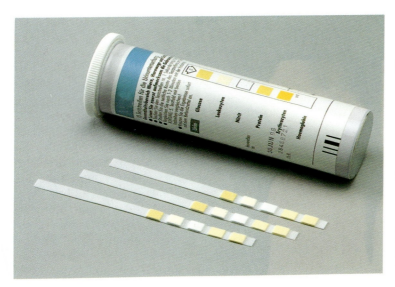

Urämie
Siehe *Harnvergiftung*

Urin
Siehe *Harn*

Urinteststreifen
Speziell beschichtete Papierstreifen zum Nachweis bestimmter Substanzen im Urin. Sie werden in den Urin getaucht und verfärben sich – je nach Substanz – unterschiedlich stark. Die Zusammensetzung des Urins erlaubt Rückschlüsse auf die Nierenfunktion. Auch ein erhöhter Zuckergehalt, wie er bei der Zuckerkrankheit vorkommt, kann auf diese Weise schnell erkannt werden.

Urinteststreifen
Mit Hilfe spezieller Teststreifen, die in den Urin getaucht werden, können Substanzen wie Zucker, Eiweiß, Nitrit und unterschiedliche Blutbestandteile im Urin nachgewiesen werden.

Urogramm
Röntgenbild von Niere und ableitenden Harnwegen. Ein spezielles Kontrastmittel wird in die Blutbahn gespritzt, das nach kurzer Zeit über die Niere wieder ausgeschieden wird. Bei kurz aufeinanderfolgenden Röntgenaufnahmen kann man erkennen, ob die Ableitung von Harn aus der Niere durch Verengungen oder Steine gestört ist.

Urschreitherapie
Diese Therapie beruht auf der Annahme, daß der Mensch von Geburt an seine Bedürfnisse und seine Gefühle unterdrücken muß, um geliebt zu werden. Daraus könne ein sogenannter Urschmerz entstehen, der sich zu einer psychischen Erkrankung entwickeln kann. Unter therapeutischer Überwachung soll der seelisch Erkrankte durch Schreien, Heulen oder Brüllen seine leidvollen Erfahrungen zum Ausdruck bringen und sich auf diese Weise Erleichterung verschaffen. Der Erfolg dieser Therapie wird unter Psychotherapeuten unterschiedlich beurteilt.

Uterus
Siehe *Gebärmutter*

V

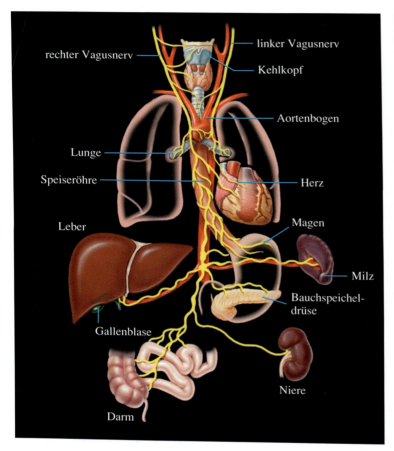

rechter Vagusnerv · linker Vagusnerv · Kehlkopf · Aortenbogen · Lunge · Speiseröhre · Herz · Leber · Magen · Milz · Bauchspeicheldrüse · Gallenblase · Niere · Darm

Vagus
Dieser Nerv des vegetativen Nervensystems (Parasympathikus) verläuft von seinem Ursprung im Gehirn durch den Hals bis in den Brust- und Bauchraum. Er verzweigt sich und führt zu vielen inneren Organen des Körpers: zu Kehlkopf, Luftröhre, Lunge, Herz und den Verdauungsorganen. Seine Impulse sind nicht willentlich beeinflußbar. Er wirkt auf den Kreislauf, indem er eine Verengung der Bronchien und eine Verlangsamung der Herzschlagfolge auslöst. Der Vagus steigert die Produktion der Magensäure und der Verdauungssäfte der Bauchspeicheldrüse. Außerdem regt er den Gallefluß und die Darmtätigkeit an.

Varikose
Entstehung von Krampfadern. Siehe S. 440, *Krampfadern*

Varikozele
Siehe *Krampfaderbruch*

Varizellen
Siehe *Windpocken*

Varizenverödung
Siehe *Krampfaderverödung*

Vasektomie
Siehe *Samenleiterunterb...*

vegetarische Ernäh...
Ernährung durch P...
ganismus benötig...

Vagina
Siehe *Scheide*

Vaginalzäpfchen
Siehe *Scheidenzäpfchen*

Vaginismus
Scheidenkrampf. Die Muskulatur des Scheideneingangs zieht sich schmerzhaft zusammen – Geschlechtsverkehr oder ärztliche Untersuchungen sind praktisch unmöglich. Bei seelischen Ursachen, z.B. Angst nach sexuellen Mißhandlungen, kann eine Psychotherapie helfen. Körperliche Ursachen, wie schmerzhafte Entzündungen, müssen vom Frauenarzt behandelt werden.

Vagotomie
Siehe *Magennervendurchtrennung*

Vagus
Nahezu alle inneren Organe werden vom vegetativen Nervensystem, zu dem der Vagus oder Parasympathikus gehört, beeinflußt.

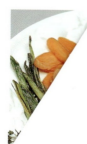

vegetarische Ernährung
Bei der Auswahl der Nahrungsmittel einer vegetarischen Kost ist besonders auf Eiweiß zu achten, das sonst überwiegend in Form von tierischer Kost aufgenommen wird.

sel Eiweiß, Kohlenhydrate, Fett, Vitamine, Mineralien und Spurenelemente. Wird auf tierisches Eiweiß verzichtet, so müssen Pflanzenprodukte in den Speiseplan aufgenommen werden, die Eiweiße enthalten: Hefeextrakt, Weizenkeime und Nüsse können vor Eiweißmangel schützen. Ebenso muß besonders auf eine ausreichende Vitamin-B- und Kalziumzufuhr geachtet werden. Siehe auch S. 74, *Ernährung*

vegetativ
Unbewußt, unwillkürlich. Unbewußte Vorgänge im Körper, die seiner Entwicklung und Erhaltung dienen, wie die Atmung; auch die Reflexe werden als vegetativ bezeichnet.

vegetatives Nervensystem
Teil des Nervensystems, das unbewußt ablaufende Körperfunktionen reguliert. Es besteht aus zwei Nerven, dem Sympathikus und dem Parasympathikus (Vagus), die sich – aus dem Gehirn kommend – zu den inneren Organen verzweigen. Sympathikus und Parasympathikus wirken entgegengesetzt, durch ihr ausgewogenes Wechselspiel paßt sich der Organismus optimal an die Umgebung und ihre Erfordernisse an. Ihr Zusammenspiel wird über Nervenimpulse vom Gehirn gesteuert, das als oberste Schaltzentrale die meisten Organfunktionen in Gang setzt. Der Sympathikus läßt das Herz schneller und kräftiger schlagen, die Blutgefäße werden enger, die Bronchien in der Lunge weiter, und die Darmtätigkeit wird gehemmt. Der Parasympathikus dagegen bewirkt eine langsamere Herzfrequenz, eine Erweiterung der Adern, eine Verengung der Bronchien und regt die Darmtätigkeit an. Daneben regt der Sympathikus die Schweißabsonderung an, der Parasympathikus hingegen die Produktion der Tränenflüssigkeit und die Bildung von Magensäure.

Veitstanz
Bewegungsstörung, bei der bestimmte Bereiche im Gehirn in ihrer Funktion gestört sind. Die Ursache kann erblich bedingt, Folge von Entzündungen oder Nebenwirkung bestimmter Medikamente sein. Die Anzeichen sind ruckartige, unwillkürliche Zuckungen im Gesicht, an den Gliedmaßen und am Rumpf. Die Behandlung von den zugrundeliegenden Entzündungen oder der Verzicht auf auslösende Medikamente bewirkt oft eine Besserung. Erbliche Formen sind nicht heilbar, die Bewegungsstörungen können aber mit Medikamenten abgeschwächt oder unterdrückt werden, die gezielt diejenigen Nervenbahnen hemmen, die die Muskeln des Bewegungsapparates steuern.

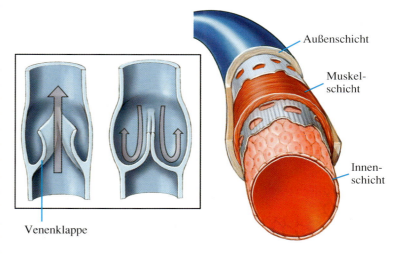

Venenklappe

Venen
Im Gegensatz zu den Arterien unterstützen die Muskeln in den Venenwänden den Bluttransport fast nicht. Die Venenklappen sorgen für einen Blutfluß nur in eine Richtung.

Venen
Zum Herzen führende Adern. Sie bilden zusammen mit den Arterien und Kapillaren das Blutgefäßsystem. Sie sammeln und transportieren das verbrauchte, sauerstoffarme Blut aus allen Bereichen des Körpers und transportieren es zum Herzen. Siehe auch S. 43, *Der menschliche Organismus – Blutgefäße und Kreislauf*

Venenentzündung
Phlebitis. Die Gefäßwand einer Vene kann sich durch Verletzungen oder im Blut zirkulierende Erreger entzünden. Schmerzen, Rötung und Schwellung im betroffenen Bereich sind Anzeichen einer Venenentzündung. Durch die krankhafte Veränderung kann es zur Bildung von Blutgerinnseln (Thromben) kom-

Venenkatheter

men. Entzündungshemmende Medikamente bekämpfen die Infektion, und ein Druckverband beugt einer Thrombose vor. Haben sich bereits Blutgerinnsel gebildet, werden zusätzlich blutverdünnende Medikamente verabreicht.

Venenkatheter
Ein in die Vene eingeführter, dünner Schlauch. Eine Hohlnadel wird unter örtlicher Betäubung der Haut am Unterarm oder am Hals in eine Vene eingeführt. Anschließend wird ein dünner Schlauch durch die Nadel in die Vene bis zur dicken Sammelvene vor dem Herzen geschoben. Dieser Vorgang ist nicht spürbar. Danach wird die Nadel wieder entfernt. Ein Venenkatheter ist notwendig, wenn ein Patient längere Zeit mit Infusionen versorgt werden muß. Der Katheter kann mehrere Tage im Körper verbleiben, und der Patient kann sich frei bewegen.

Venenklappen
In den Venen wird das Blut aus allen Bereichen des Körpers auch nach oben (z.B. in den Beinen) zum Herzen transportiert. In regelmäßigen Abständen befinden sich in den meisten Venen Klappen, die sich nur in Strömungsrichtung öffnen. Dies verhindert ein Zurückströmen des Blutes. Bei Krampfadern ist dieser Mechanismus gestört.

Venenmittel
Bei Krampfadern oder Venenentzündungen werden Medikamente eingesetzt, die eine abschwellende und kräftigende Wirkung auf die Gefäßwand haben. Ihre Wirksamkeit konnte in klinischen Untersuchungen nicht nachgewiesen werden. Da sie zwar Symptome lindern, aber weder Krampfadern noch Venenentzündungen heilen können, eignen sie sich nicht zur alleinigen Behandlung von Venenleiden.

Venenthrombose
Blutgerinnsel in einer Vene. Bei verlangsamter Blutzirkulation und gesteigerter Blutgerinnung kann sich ein Blutgerinnsel (Thrombus) in einer Vene bilden. Bettlägerige und übergewichtige Menschen sind häufiger betroffen. Tritt sie in den Beinvenen auf, sind Schmerz und Schwellung typische Symptome. Gefahr besteht, wenn sich das Gerinnsel löst und an anderen Stellen des Körpers Blutgefäße verstopft (Embolie). Bei einer Ultraschall- oder Röntgenuntersuchung können Blutgerinnsel gefunden werden, die man mit Medikamenten auflöst oder operativ entfernt. Zur Vorbeugung werden bei Bettlägerigkeit und nach Operationen gerinnungshemmende Medikamente verabreicht.

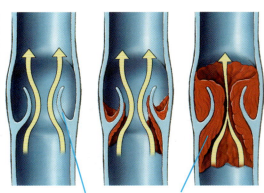

Venenthrombose Besonders an den Venenklappen lagern sich häufig feste Stoffe aus dem Blut an, und es kommt schließlich zu einer Einengung oder sogar zum Verschluß der Vene.

Venenklappe   Thrombus

venös
Die Venen betreffend oder aus den Venen stammend. Dieser Sammelbegriff schließt alles ein, was mit den Venen zusammenhängt. So spricht man von venösen Erkrankungen oder von venösen Blutungen. Das Blut, das in den Venen zum Herzen fließt, nennt man venöses Blut. Es ist im Gegensatz zum hellroten arteriellen Blut wegen seiner Sauerstoffarmut dunkelrot.

Verätzung
Haut- und Gewebeschaden durch ätzende Stoffe (Säuren oder Laugen). Besonders gefährlich sind Verätzungen der Verdauungswege bei Kindern durch unbeabsichtigtes Trinken von Reinigungsmitteln. Um den Schaden so gering wie möglich zu halten, ist schnelle Hilfe nötig. Siehe auch S. 765, *Erste Hilfe – Verätzung*

Vererbung

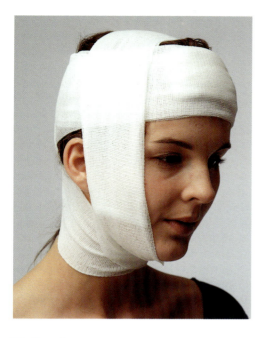

Verband
Wunden müssen gegen Stoß, Druck und Eindringen von Krankheitserregern geschützt werden. Gefährliche Blutungen werden mit Druckverbänden zum Stillstand gebracht. Verletzte Gliedmaßen (Verstauchungen, Verrenkungen, Knochenbrüche) werden mit Verbänden ruhiggestellt. Für Maßnahmen der Ersten Hilfe sollte man mit dem Anlegen der wichtigsten Verbände vertraut sein. Siehe S. 766, *Erste Hilfe – Verbände*

Verbrennung
Zerstörung oder Schädigung von Haut und Gewebe durch Hitze. Siehe S. 770, *Erste Hilfe – Verbrennungen*

Verbrennungsschock
Lebensbedrohlicher Zustand nach Verbrennungen. Bei großflächigen Verbrennungen verliert der Organismus über die Wundfläche große Mengen Körperflüssigkeit, Eiweiß und lebenswichtige Salze (Elektrolyte). Dies und heftige Schmerzen führen zum lebensbedrohlichen Kreislaufversagen, zum Schock: Der Blutdruck fällt ab, der Puls ist schnell und schwer tastbar. Der Betroffene ist kaltschweißig, benommen oder sogar bewußtlos. Richtige Erste Hilfe und rasche ärztliche Versorgung sind lebensrettend. Im Krankenhaus werden die Schmerzen bekämpft, durch entsprechende Infusionen die Flüssigkeitsverluste ausgeglichen, die Kreislauffunktion mit Medikamenten wieder normalisiert und weitere Komplikationen verhindert.

Verband
Alle größeren Wunden müssen mit Hilfe von Verbänden abgedeckt werden.

Verdauungssystem
Alle Organe, die an der Aufnahme und Verwertung von Nährstoffen beteiligt sind. Die Verdauungsorgane nehmen Nahrung und Flüssigkeit auf und zerlegen sie in verwertbare Bestandteile. Der Verdauungstrakt besteht aus Mund, Speiseröhre, Magen und Darm. Leber und Bauchspeicheldrüse sind entscheidend daran beteiligt, aus den Nahrungsbestandteilen die lebenswichtige Energie zu gewinnen. Siehe auch S. 14, *Der menschliche Organismus – Energieausnutzung*

Vererbung
Übertragung von Merkmalen der Eltern auf die Kinder. Die Zelle als kleinster Baustein des Organismus enthält die Erbmerkmale in Form von Genen. Sie sind im Zellkern auf langen Molekülsträngen, der Desoxyribonukleinsäure (DNS), angeordnet. Zusammen bilden diese Molekülstränge die Chromoso-

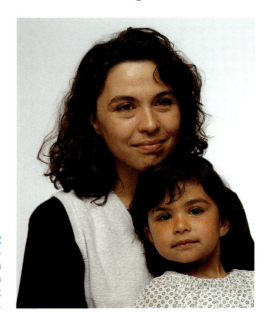

Vererbung
Äußerliche Ähnlichkeiten zwischen Eltern und Kindern werden durch Vererbung weitergegeben.

Vergeßlichkeit

men. Sie liegen in den Zellen paarweise vor und bestimmen Wachstum und Funktion der verschiedenen Zellstrukturen. Durch die Befruchtung der weibliche Eizelle mit dem männlichen Samen erhält ein Kind für seine Chromosomenpaare jeweils ein Chromosom von der Mutter und eines vom Vater. Diese Chromosomen-Kombination prägt die individuellen Merkmale, wie Augen- und Haarfarbe, Gestalt und Blutgruppe des Kindes.

Jeder Mensch besitzt 23 Chromosomenpaare. Eines davon legt bei der Befruchtung das Geschlecht des Kindes fest. Dieses Chromosomenpaar besteht bei Männern aus einem Y- und einem X-Chromosom, bei Frauen aus zwei X-Chromosomen.

Vergeßlichkeit
Mit zunehmendem Alter ist ein gewisses Maß an Vergeßlichkeit völlig normal; entwickelt sie sich allerdings schon in jüngeren Jahren und kommen körperliche Krankheitszeichen hinzu, sollte ein Arzt hinzugezogen werden.

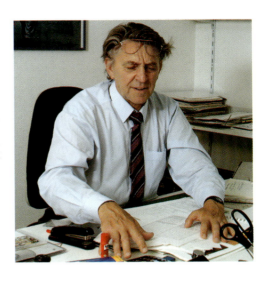

Vergeßlichkeit
Im Alter ist Vergeßlichkeit eine normale Erscheinung. Das Gedächtnis kann allerdings durch entsprechende Übungen trainiert werden. Auch Erkrankungen können das Erinnerungsvermögen beeinträchtigen. Schon nach einer Gehirnerschütterung kann die Erinnerung für gewisse Zeit fehlen. Werden Hirnbereiche durch Verletzungen oder Infektionen, bei chronischer Mangeldurchblutung durch krankhaft veränderte Blutgefäße oder nach akutem Sauerstoffmangel des Gehirns (z.B. nach einem Kreislaufstillstand) geschädigt, kann Vergeßlichkeit auftreten. Die Behandlung der Ursache kann in vielen Fällen Besserung bringen. Besonders ausgeprägt sind Gedächtnisstörungen bei der Alzheimer-Krankheit.

Vergiftung
Gifte können geschluckt, eingeatmet, über die Haut oder die Blutbahn (z.B. durch Insektenstich oder Tierbiß) aufgenommen werden. Versehentliche Vergiftungen zählen besonders bei Kindern zu den häufigsten Haushaltsunfällen. Nicht selten liegt einer Vergiftung auch eine selbstmörderische Absicht zugrunde. Immer ist schnelle Erste Hilfe und ärztliche Behandlung nötig.

Auch der Körper selbst kann Giftstoffe produzieren. So werden z.B. beim Nieren- oder Leberversagen bestimmte

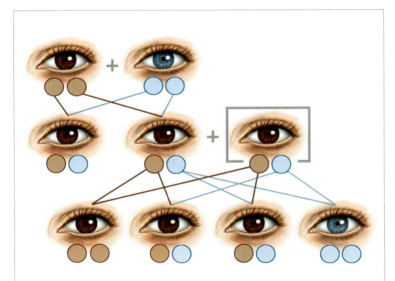

Vererbung
Viele Körpermerkmale werden von den Eltern an die Kinder weitervererbt wie z.B. die Augenfarbe. Daß Geschwister oft verschiedene Augenfarben haben, liegt zum einen daran, daß die Erbmerkmale unterschiedlich an die Kinder weitergegeben werden, zum anderen, daß sich manche Merkmale stärker durchsetzen als andere. So setzt sich die braune Augenfarbe gegenüber der blauen durch. Biologisch ausgedrückt: braun ist ein dominantes, blau ein rezessives Merkmal. Die Abbildung zeigt ein Elternpaar mit reinen blauen und reinen braunen Augen. Deren Kinder erben zwar braune und blaue Merkmale, da aber braun sich durchsetzt (dominant ist), haben alle Kinder braune Augen. In der nächsten Generation können Kinder verschiedene Augenfarben haben, denn wenn zwei verdeckte (rezessive) blaue Merkmale zusammentreffen, hat dieses Kind blaue Augen und seine Geschwister braune.

Stoffwechselprodukte nicht hinreichend abgebaut und ausgeschieden, und es kommt zu Vergiftungserscheinungen. In diesem Fall muß die Krankheitsursache behandelt werden. Manche Erreger bilden Giftstoffe, die Krankheiten hervorrufen. Sie müssen mit entsprechenden Medikamenten abgetötet werden. Siehe auch S. 772, *Erste Hilfe – Vergiftungen*

Verhaltensstörungen
Verhaltensweisen, die von der Norm abweichen. Die Bezeichnung Verhaltensstörungen wurde von Wissenschaftlern geprägt, die sich vor allem mit der Erforschung von Lernvorgängen befassen. Sie umfaßt auch sozial abweichende Verhaltensweisen. Im Kindesalter und während der Pubertät sind auffällige Verhaltensstörungen wie Eßstörungen oder übermäßige Aggressivität meist vorübergehend. Das Einholen fachärztlichen Rates ist, wenn sich entsprechende Störungen stärker ausprägen, genauso notwendig wie bei einer körperlichen Erkrankung.

Verhaltenstherapie
Die Therapie geht davon aus, daß abweichendes Verhalten ebenso erlernt wird wie normale Verhaltensweisen. Verschiedene Behandlungsmethoden korrigieren ein gestörtes Verhalten. Bei der sogenannten Desensibilisierung durchleben Patienten unter Anleitung die Ursachen bestimmter Ängste (Phobien) und lernen allmählich, sich den entsprechenden Situationen zu stellen. So werden Menschen, die Angst vor leeren Plätzen haben (Platzangst/Agoraphobie), vom Therapeuten auf immer länger werdenden Spaziergängen auf solche Plätze begleitet und verlieren auf diese Weise allmählich ihre Angst. Ähnlich können Flugangst und Tierphobien behandelt werden. Emotionale Unterstützung und Entspannungstechniken erleichtern den Weg in die Selbständigkeit.
Bei Zwangshandlungen wie dem Waschzwang wird der Patient an der Handlung gehindert und mit Gegenständen konfrontiert, die er als verschmutzt ansieht. Als Vorbild berührt der Therapeut diese Gegenstände, und der Patient wird behutsam an den Umgang mit ihnen herangeführt.

Verhütungsmethoden
Siehe S. 244, *Empfängnisverhütung*

Vermännlichung
Virilismus. Auftreten männlicher Körpermerkmale bei Frauen. Die Nebennieren und Eierstöcke der Frau produzieren immer auch kleine Mengen männlicher Sexualhormone. Eine Überproduktion kann die Folge von Erkrankungen der Nebennieren und bestimmten Arten von Eierstocktumoren sein, eine gründliche Untersuchung ist deshalb nötig. Übermäßige Körperbehaarung, männlicher Haaransatz (Stirnglatze), Störungen der Regelblutung, Vergrößerung der Klitoris, Veränderung der typisch weiblichen Fettverteilung, Ausprägung von Arm- und Schultermuskulatur und eine tiefe Stimme sind die Symptome. Wie stark diese äußerlichen Veränderungen sind, hängt von der Menge der gebildeten männlichen Sexualhormone ab.

Verrenkung
Luxation. Meist durch eine Gewalteinwirkung erfolgte Verschiebung zweier Knochen gegeneinander im Gelenk. Oft

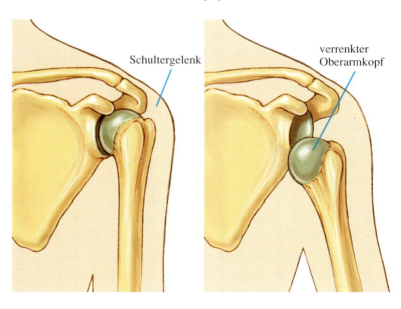

Verrenkung
Bei einer Verrenkung der Schulter rutscht der Oberarmknochen aus der Gelenkpfanne heraus.

Schultergelenk

verrenkter Oberarmkopf

werden bei Verrenkungen die Gelenkkapsel und -bänder geschädigt. Schwellung, Schmerz und Bewegungseinschränkung sind typische Symptome. Das Gelenk wird unter medikamentöser Schmerzstillung oder Narkose wieder eingerenkt. Manchmal ist ein operativer Eingriff nötig. Im Schienen- oder Gipsverband heilt das Gelenk aus.

Verschlucken

Nahrungsteile oder Fremdkörper können beim Verschlucken die Atemwege blockieren. Meistens reicht der Hustenreflex aus, um den Fremdkörper auszustoßen. Gelangt er jedoch in die Luftröhre, besteht akute Erstickungsgefahr. Hier muß schnell Erste Hilfe geleistet und der Notarzt gerufen werden. Siehe S. 738, *Erste Hilfe – Atemnot*

Verspannung

Bei dauerhaften Fehlhaltungen durch Fehlstellungen der Wirbelsäule oder durch schmerzhafte Gelenkserkrankungen versucht die betroffene Muskulatur durch unwillkürliche Anspannung die Fehlstellung auszugleichen oder durch eine Schonhaltung Schmerzen zu vermeiden. Dies ruft auf Dauer schmerzhafte Muskelverhärtungen hervor. Neben der Behandlung der Ursache können viele Methoden der Krankengymnastik die Verspannungen lösen; außerdem müssen zur Vorbeugung gegen erneutes Auftreten richtige Bewegungsabläufe trainiert werden. Bei starken Beschwerden können zu Beginn der Therapie schmerzstillende und muskelerschlaffende Medikamente verabreicht werden. Auch das Einspritzen eines Mittels zur örtlichen Betäubung kann lindern.

Verstauchung
Unachtsamkeit beim Auftreten oder das Abrutschen von Stufen und Sprossen kann zum Umknicken des Fußes führen – der häufigsten Ursache von Verstauchungen.

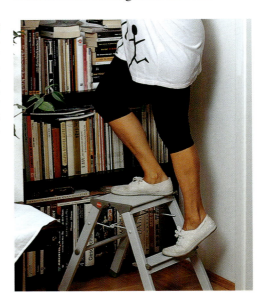

Verstauchung

Zerrung von Gelenkkapsel und -bändern. Die wohl häufigste Verstauchung entsteht beim Umknicken des Fußes. Die Bänder des Sprunggelenks werden überdehnt. Die Behandlung erfolgt mit Eispackungen (abschwellend), einem ruhigstellenden Verband und mit schmerzstillenden Medikamenten.

Verstopfung
Ballaststoffreiche Kost beugt Verstopfungen vor. Im akuten Fall regen drei bis fünf Trockenpflaumen die Verdauung an.

Verstopfung

Obstipation. Darmträgheit mit unzureichendem Stuhlgang. Die Ursachen der Verstopfung sind oft harmlos. In den Industrieländern tritt sie meist wegen Mangel an Ballaststoffen in der Nahrung auf. Diese Stoffe regen normalerweise die Darmtätigkeit an. Hinzu kommt meistens mangelnde körperliche Betätigung. Verstopfung kann aber auch ein Zeichen von Stoffwechselstörungen oder Erkrankungen der Verdauungsorgane sein. Hämorrhoiden können so schmerzhaft sein, daß die regelmäßige Darmentleerung gestört ist. Auch entzündliche Darmver-

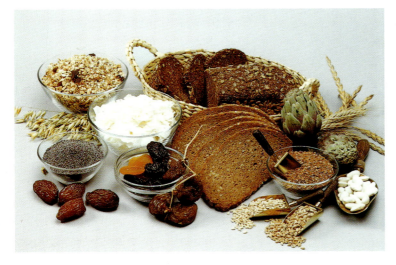

änderungen können die Ursache sein. Tritt zusätzlich Blut im Stuhl auf, muß auch an Darmtumoren gedacht werden. Daher müssen bei chronischer Verstopfung die Ursachen erkannt und behandelt werden. Abzuraten ist von einer dauerhaften Einnahme nicht ärztlich verordneter Abführmittel. Sie können die normale Darmfunktion zusätzlich beeinträchtigen. Das Angewöhnen regelmäßiger Zeiten der Stuhlentleerung, möglichst viel Bewegung, ballaststoffreiche Kost (Vollkornbrot, frische Früchte und Gemüse) und ausreichende Flüssigkeitszufuhr sind die besten Maßnahmen, Verstopfungen vorzubeugen.

Vertrauensarzt
Der Vertrauensarzt übt gutachterliche und beratende Tätigkeiten bei gesetzlichen Renten- und Krankenversicherungen aus. Von ihm werden Arbeitsunfähigkeit, notwendige Heilverfahren (Kuren), Berufs- und Erwerbsunfähigkeit beurteilt.

Verwirrtheit
Beeinträchtigung des klaren Denkens. Es kann eine Gehirnerkrankung wie die Alzheimer-Krankheit zugrunde liegen. Chronische Durchblutungsstörungen bei schweren Gefäßerkrankungen als Spätfolge schwerer Zuckerkrankheit, die zu einer mangelhaften Sauerstoffversorgung des Gehirns führen, können Verwirrungszustände zur Folge haben. Körpereigene Gifte, die bei Leber- und Nierenerkrankungen nicht abgebaut und ausgeschieden werden können, führen zu Verwirrtheit bis hin zur Bewußtlosigkeit. Manche psychischen Erkrankungen sind ebenfalls von Verwirrung begleitet. In diesen Fällen muß die auslösende Erkrankung behandelt werden. Aber auch der normale Altersabbau von Gehirnzellen kann sich in Verwirrung äußern. Vorübergehende Verwirrungszustände können durch Drogen-, Alkohol- und Medikamentenmißbrauch hervorgerufen werden. Ältere Menschen reagieren auf Beruhigungs- oder Schlafmittel oft mit einem Verwirrungszustand. Die Wahl dieser Medikamente muß deshalb vom Arzt sehr sorgfältig erwogen werden.

Auch in der ersten Phase des Entzugs von Alkohol, Medikamenten oder Drogen sind Verwirrungszustände typisch. Deswegen muß ein Entzug immer unter ärztlicher Aufsicht durchgeführt werden. Auch Patienten auf Intensivstationen, die längere Zeit beatmet und deshalb in einen künstlichen Schlaf gelegt werden müssen, machen nach dem Erwachen eine Phase der Verwirrung durch, die schnell überwunden wird.

Viertagefieber
Besondere Form der Malaria, bei der die Fieberschübe an jedem vierten Tag auftreten. Siehe auch *Malaria*

Vierzellenbad
Elektrisches Heilbad mit vier Teilbadewannen. Der Patient sitzt auf einem Stuhl, Arme und Füße ruhen in jeweils einer wassergefüllten Wanne. Die Wassertemperatur beträgt etwa 37 °C. In jede Wanne wird ein Reizstrom geleitet. Die Stromstärke wird langsam erhöht, bis der Patient ein angenehmes Prickeln verspürt. Bei Bedarf fördert der Strom die Einschleusung von Arzneistoffen aus dem Wasser durch die Haut in den Körper. Dieses Bad wird bei Erkrankungen mit Nerven- und Muskelschmerzen, bei Gelenkerkrankungen, Lähmungen und Durchblutungsstörungen angewandt.

Vinylchlorid-Krankheit
Siehe *Raynaud-Krankheit*

Virchow, Rudolf
Der deutsche Pathologe (1821–1902) befaßte sich in seinen Forschungen mit krankhaften Zellveränderungen und war einer der Vorkämpfer der Hygiene. Als Mitbegründer der Fortschrittspartei und Mitglied des Reichstags trat er außerdem für einschneidende sozialreformerische Maßnahmen ein.

Viren
Die besonders kleinen Krankheitserreger, die sich nur in lebenden Zellen vermeh-

Virilismus

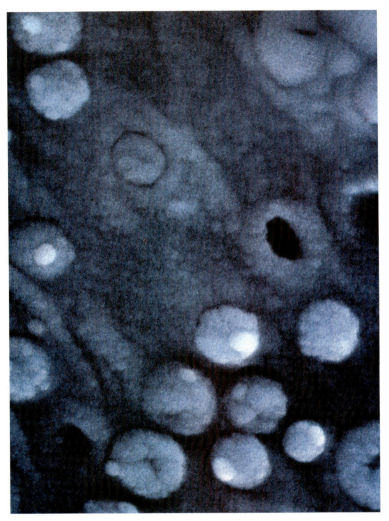

Virilismus
Siehe *Vermännlichung*

Virusgrippe
Siehe S. 322, *Grippe*

Virustatika
Medikamente gegen Viren. Chemisch hergestellte Medikamente können die Vermehrung bestimmter Viren verhindern. Manche Viruserkrankungen, wie Herpes, können so bekämpft werden. Natürliche Substanzen, die von virusinfizierten Zellen produziert werden, stellt man mit Hilfe der Gentechnologie künstlich her. Diese sogenannten Interferone schützen vor Infektionen.

viruzid
Die Aktivität von Viren hemmend. Physikalische (Ultraschall, UV-Licht, ionisierende Strahlen, Hitze, Austrocknung) und chemische (Säure) Methoden werden z.B. bei der Herstellung von Impfstoffen angewandt. Das Virus wird unschädlich gemacht, regt aber das Abwehrsystem zur Immunisierung an.

vital
Lebend, lebenswichtig, das Leben betreffend. Vital sind alle Funktionen des Körpers, die das Leben ermöglichen und aufrechterhalten.

Vitamine
Lebensnotwendige Nahrungsbestandteile. Der Körper kann Vitamine mit Ausnahme von Niacin und Vitamin D nicht selbst herstellen. Sie müssen mit der Nahrung aufgenommen werden. Vitamine ermöglichen und beschleunigen lebenswichtige Funktionen des Organismus. Von den 13 Vitaminen (A, B_1, B_2, B_6, B_{12}, C, D, E, K, Niacin, Pantothensäure, Folsäure und Biotin) sind besonders wichtig:
Vitamin A und seine Provitamine, die Karotine. Sie kommen besonders in grünem Gemüse, Karotten, Milch, Fett, Eiern und Fischöl vor. Sie beeinflussen Wachstum, Zellneubildung und das Sehvermögen bei Nacht.

ren können und sich nicht auf künstlichen Nährböden züchten lassen, gelangen z.B. über Tröpfcheninfektion, mit der Nahrung, durch Insektenstiche, infizierte Nadeln und Berührung mit Schleimhäuten (beim Geschlechtsverkehr) in den Körper. Ein Virus schädigt die Zelle und verändert ihre normale Funktion, wodurch eine Krankheit ausbricht. Zur Abwehr reagiert das Immunsystem. Medikamentös sind Viren schwerer zu bekämpfen als Bakterien, da die befallenen Zellen mit geschädigt werden können. Dennoch gibt es Mittel, die das Eindringen des Virus in die Zelle oder seine Vermehrung behindern. Den wirksamsten Schutz bieten Impfungen zur Immunisierung.

Viren
Da Viren (hier Herpesviren) keinen eigenen Stoffwechsel haben, können sie nicht mit Hilfe von Antibiotika bekämpft werden.

Die B-Vitamine sind in Fleisch, Fisch, Eiern, Milchprodukten, Nüssen und Weizenkeimen enthalten. Besondere Bedeutung hat das Vitamin B_{12}: Es fördert die Herstellung von Erbmaterial in den Zellen, die Bildung der Blutkörperchen im Knochenmark sowie die Funktion des Nervensystems.

Vitamin C stammt vorwiegend aus Zitrusfrüchten, Tomaten, Blattgemüse, Paprika und Kartoffeln. Es hält Knochen, Zähne, Zahnfleisch und Blutgefäße gesund, fördert die Abwehr des Immunsystems und die Wundheilung.

Vitamin D wird vom Körper selbst durch ultraviolettes Licht in der Haut gebildet, ist aber auch in Fischöl und Eigelb enthalten. Es ist wesentlich am Knochenwachstum beteiligt.

Vitamin E kommt in Pflanzenölen, Nüssen, Fleisch, Weizen und Eigelb vor. Es ist am Fettstoffwechsel beteiligt und schützt die Zellstrukturen.

Vitamin K wird vorwiegend von Kohl, Rüben, Pflanzenölen, Käse und Leber geliefert. Es ist für die Blutgerinnung von großer Bedeutung.

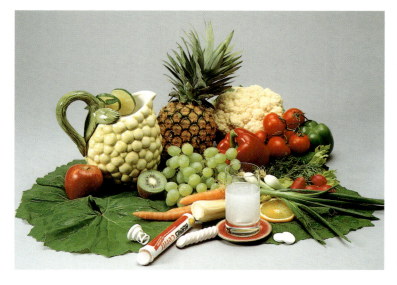

Vitamine
Obst und Gemüse sind die wichtigsten Vitamin-Lieferanten für den Körper. Auf Vitamintabletten sollte nur nach Rücksprache mit dem Arzt zurückgegriffen werden.

Vitaminmangelkrankheit
Funktionsstörungen wegen Vitaminmangel, die bei einseitiger Ernährung oder gestörter Aufnahme der Vitamine in die Blutbahn bei bestimmten Darmerkrankungen entstehen können. Beispiele für Mangelerscheinungen sind: Nachtblindheit bei Vitamin-A-Mangel, Blutbildungsstörungen, Taubheitsgefühle und Kribbeln, Depressionen und Konzentrationsschwäche bei Vitamin-B_{12}-Mangel, Schwäche, Wundheilungsstörungen, Infektanfälligkeit und Zahnfleischerkrankungen bei Vitamin-C-Mangel sowie eine erhöhte Blutungsneigung wegen Gerinnungsstörungen bei Vitamin-K-Mangel.

Gesunde Ernährung oder die ärztlich verordnete, gezielte Einnahme von Vitaminpräparaten kann diese Mangelerscheinungen bekämpfen.

Vitiligo
Siehe *Weißfleckenkrankheit*

Vitrektomie
Siehe *Glaskörperentfernung*

Völlegefühl
Geblähter Bauch. Unbehagen nach üppigen Speisen vergeht im Laufe der Verdauungszeit. Sie beträgt normalerweise etwa sechs Stunden. Durch natürliche Bakterienbesiedelung im Dickdarm entstehen beim Nahrungsabbau Gase, die Beschwerden verursachen können. Zusätzlich gelangt beim Schlucken Luft in den Magen, besonders bei hastigem Essen. Gesunde Ernährung und regelmäßige kleinere Mahlzeiten vermeiden derartige Beschwerden.

Ständiges Völlegefühl und übermäßige Blähungen können auch ein Zeichen für Erkrankungen der Verdauungsorgane sein. Die Ursachen werden durch Laboruntersuchungen von Blut- und Stuhlproben ermittelt. Spezielle Ernährung und verdauungsfördernde Medikamente können notwendig sein.

Vollnarkose
Siehe S. 500, *Narkose*

Vollwertkost
Ausgewogene Kost mit allen erforderlichen Nährstoffen. Die entsprechenden Lebensmittel werden meist naturbelassen, also roh und ohne jeden Zusatzstoff

Fortsetzung auf S. 709

Vorsorgeuntersuchungen

Eine gesunde Lebensweise schützt vor mancher Krankheit. Sie kann aber kein Ersatz für regelmäßige Vorsorgeuntersuchungen sein, durch die eine Krankheit frühzeitig entdeckt und eine möglicherweise lebensgefährdende Entwicklung verhütet werden kann. Dies trifft besonders für Krebskrankheiten zu. Aus diesem Grunde wurden 1971 in Deutschland die gesetzlichen Untersuchungen zur Krebsfrüherkennung eingeführt. Bereits seit 1966 gibt es die Schwangerenvorsorge, die dazu beigetragen hat, daß die Säuglingssterblichkeit stark zurückgegangen ist.

Der Gesetzgeber sieht die Untersuchungen zur Früherkennung von Krebskrankheiten vor, die sich ausheilen lassen, wenn sie rechtzeitig entdeckt werden. Diese Untersuchungen werden trotz intensiver Aufklärung von viel zu wenigen Menschen genutzt. So gehen nur 32% der Frauen und 12% der Männer regelmäßig zur Früherkennungsuntersuchung. Würden mehr Menschen diese Möglichkeit nützen, könnten durch frühzeitiges Entdecken mehr Krebspatienten geheilt werden.

Verstecktes Blut im Stuhl

Bei Blut im Stuhl besteht stets der Verdacht auf Darmkrebs. Blut im Stuhl ist aber nicht immer mit bloßem Auge, sondern oft nur mit Hilfe spezieller Untersuchungen (Haemoccult®-Test) zu erkennen. Vom Arzt erhält man Testbriefchen und trägt von drei verschiedenen Stuhlgängen, am besten an aufeinanderfolgenden Tagen, mit einem Spatel zwei kleine Stuhlproben auf. Diese Proben werden im Labor auf verborgenes (okkultes) Blut untersucht.
Seit es diesen Test gibt, wird doppelt so häufig Dickdarmkrebs in einem frühen Stadium erkannt. Der Tumor kann dann operativ vollständig entfernt und das Krebsleiden ausgeheilt werden. Die Krankenkassen bezahlen bei

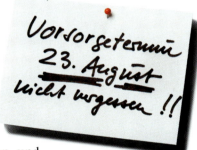

▲ Durch regelmäßige Vorsorgeuntersuchungen, die man unbedingt wahrnehmen sollte, können viele Krankheiten erkannt werden, bevor sie ein lebensbedrohliches Ausmaß annehmen.

▼ Mit dem Haemoccult®-Test kann Blut im Stuhl, das auf eine ernste Darmerkrankung hinweisen kann, eindeutig nachgewiesen werden.

Frauen und Männern ab dem 45. Lebensjahr jährlich diese Untersuchung zur Früherkennung von Dickdarmkrebs.

Ab 40 regelmäßig zur Mammographie

Ein Bestandteil der Vorsorgemaßnahmen bei Frauen ab dem 30. Lebensjahr ist das Abtasten der Brust durch den Arzt sowie die Anleitung zur Selbstuntersuchung. Auf diese Weise kann ein verdächtiger Knoten frühzeitig entdeckt werden.
Eine wesentliche technische Untersuchung zum Aufspüren eines Knotens ist die Röntgenuntersuchung der Brust (Mammographie). Da das Risiko, an Brustkrebs zu erkranken, mit zunehmendem Alter steigt, sollte jede Frau diese empfohlene Untersuchung nutzen und zwischen dem 40. und 50. Lebensjahr alle zwei Jahre und ab dem 50. Lebensjahr jährlich eine Mammographie durchführen lassen. Mit dieser Methode lassen sich schon Knoten, die kleiner als ein Zentimeter sind, aufspüren. Immer mehr Bedeutung gewinnt auch die zusätzliche Ultraschalluntersuchung der Brust.

Gebärmutterkrebs seltener

Zu den jährlichen Maßnahmen zur Krebsfrüherkennung bei Frauen über 20 zählt ein Zellabstrich von Muttermund und Gebärmutterhals. Mit dieser Methode lassen sich nicht nur bösartige Geschwülste, sondern bereits sehr frühe

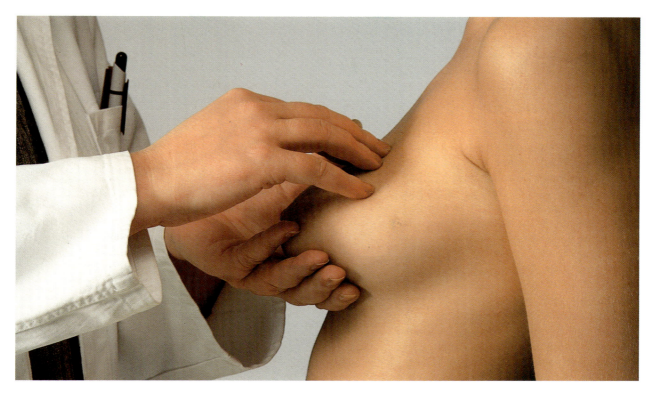

▲ Zusätzlich zur Selbstuntersuchung sollte jede Frau ab dem 30. Lebensjahr die Brust einmal jährlich vom Arzt auf Veränderungen und Knoten abtasten lassen.

Stadien von Zellveränderungen, also Vorstadien einer Krebserkrankung feststellen. Seit der Einführung dieser Untersuchung tritt Gebärmutterkrebs seltener auf, denn die Vorstufen und Frühformen lassen sich gut behandeln.

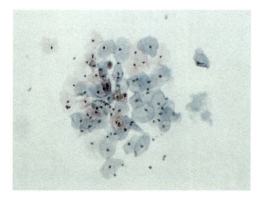

◀ Krebs entwickelt sich nicht von heute auf morgen. Bei der mikroskopischen Untersuchung kann der Arzt feststellen, ob gefährliche Zellveränderungen vorliegen (Zellabstrich aus der Gebärmutterschleimhaut).

Untersuchung der Prostata

Mit zunehmendem Alter steigt beim Mann das Risiko, an Prostatakrebs zu erkranken. Daher gewährt die Krankenkasse Männern über 45 Jahre die jährliche Vorsorgeuntersuchung der Vorsteherdrüse.

Da auch diese Krebsart bei frühem Erkennen mit einer hohen Heilungschance verbunden ist, sollte sich jeder Mann ab diesem Alter unbedingt jährlich vom Arzt gründlich untersuchen lassen. Ist eine diagnostizierte Krebsgeschwulst klein und auf die Prostata begrenzt, kann die Krankheit geheilt werden. Es ist für den Arzt einfach, die Prostata vom Darm aus auf verdächtige Unregelmäßigkeiten und Verhärtungen der Oberfläche abzutasten. Durch den problemlosen Zugang ist diese Untersuchung schmerzlos und recht zuverlässig.

Inspektion der Haut von Kopf bis Fuß

Es gibt verschiedene Formen von Hautkrebs, von denen der sogenannte schwarze Krebs (malignes Melanom) am bösartigsten ist. Da Frauen häufiger an Hautkrebs erkranken als Männer, können sie das gesetzliche Programm zur Früherkennung bereits ab 20, Männer ab 45 Jahren einmal jährlich wahrnehmen. Der Arzt untersucht zunächst die Haut am ganzen Körper sowie die Schleimhäute (Mund und Geschlechts-

Vorsorgeuntersuchungen

organe) auf verdächtige Veränderungen wie Unregelmäßigkeiten, Farbveränderungen, Erhebungen sowie Größenveränderungen bei bereits vorhandenen Hautflecken.

Wirksame Eigeninitiativen

Die meisten schweren Krankheiten treten nicht plötzlich von heute auf morgen und ohne sich langsam anzukündigen auf. Veränderungen des Körpers können – müssen aber nicht – auf Krankheiten hinweisen. Dem eigenen Körper ein gewisses Maß an Aufmerksamkeit zu widmen, kann deshalb schon ein wichtiger Beitrag zum rechtzeitigen Erkennen und damit auch zur effektiven Vorbeugung von Krankheiten sein. Gerade zur Früherkennung von Krebserkrankungen tragen verschiedene Selbstuntersuchungen bei. So ist das regelmäßige Abtasten der Brust mindestens einmal im Monat sehr sinnvoll: Denn 80% aller Frauen mit Brustkrebs entdecken den Knoten in ihrer Brust selbst.

Männer sollten regelmäßig beide Hoden selbst untersuchen. Veränderungen am Hoden sind schmerzlos und daher nur durch Tasten festzustellen. Hodenkrebs ist zwar eine seltene Krankheit, das Risiko ist bei nicht normaler Lage des Hodens um das 10- bis 50fache erhöht. Wer bei der Selbstuntersuchung Schwellungen, Verhärtungen oder unregelmäßige Oberflächen der Hoden feststellt, sollte sofort einen Arzt aufsuchen.

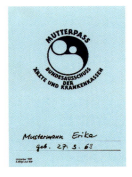

▲ Den Mutterpaß sollte eine Schwangere immer bei sich tragen: Alle wichtigen Untersuchungsergebnisse von Mutter und Kind werden in ihn eingetragen.

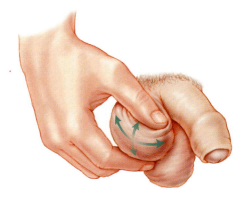

◀ Das Abtasten der Hoden sollte als Früherkennungsmaßnahme von Hodenkrebs für alle Männer selbstverständlich sein.

Stellt man bei sich Blut im Stuhl fest – auch wenn es nur wenig ist – sollte man das nicht mit einem Achselzucken und der Bemerkung abtun: »Es sind ja nur Hämorrhoiden«, sondern zum Arzt gehen. In den meisten Fällen bestätigt sich zwar die Selbstdiagnose, es könnte aber auch eine bösartige Darmerkrankung dahinterstecken. Bemerkt man an der Haut das Größerwerden eines Leberflecks, gilt dasselbe: lieber einmal mehr zum Arzt als einmal zu spät.

Vorsorgeuntersuchungen bei Schwangeren

Durch die Möglichkeit, die Entwicklung des Kindes und den Gesundheitszustand der Mutter zu überwachen, können Risiken in der Schwangerschaft frühzeitig erkannt und in der Regel günstig beeinflußt werden. Die Art der Schwangerenbetreuung – auf die jede Schwangere einen gesetzlichen Anspruch hat – ist in den Mutterschaftsrichtlinien festgelegt: Die Schwangere wird in den ersten sieben Monaten einmal im Monat, danach alle zwei Wochen untersucht.

Beim ersten Termin werden Blutgruppe und Rhesusfaktor bestimmt, eine Schwangerenberatung durchgeführt und der voraussichtliche Geburtstermin errechnet. Die werdende Mutter erhält einen Mutterpaß, in den alle Untersuchungsergebnisse eingetragen werden. Bei jedem Vorsorgetermin untersucht der Arzt die Schwangere, mißt ihren Blutdruck, untersucht den Urin und kontrolliert ihr Gewicht. Zum Programm gehören auch regelmäßige Blutuntersuchungen auf Eisen und Blutzucker sowie die Kontrolle der Kindsbewegungen durch Ultraschalluntersuchungen. In den letzten Wochen vor der Geburt wird neben den Herztönen des Kindes die Wehentätigkeit kontrolliert.

▶ Zur Schwangerenvorsorge gehört die regelmäßige Überprüfung der Gewichtszunahme.

Fortsetzung von S. 705

verzehrt. Eine vollwertige Ernährung besteht aus Eiweiß, Fett, Kohlenhydraten, Vitaminen, Mineralien, Ballaststoffen und Wasser.

Hauptquellen für Eiweiß sind bei dieser Art der Ernährung Eier, Milchprodukte und Getreide (ungeschältes Korn). Fleisch wird weitgehend gemieden. Tierische Fette werden in Form von Vollmilch, Butter, Käse und Eiern aufgenommen, pflanzliche Fette hingegen als Soja-, Sonnenblumen- und Getreideöl. Der Bedarf an Kohlenhydraten wird mit Mehl, Getreide, Teigwaren, Brot, Hülsenfrüchten, Gemüsen und Fruchtsäften (möglichst ohne Zuckerzusatz) gedeckt. Vitamine und Mineralstoffe kommen in ausreichender Menge in fast allen genannten Nahrungsmitteln vor. Die unverdaulichen Ballaststoffe sind in Pflanzenfasern (z.B. Hülsenfrüchten) enthalten.

Vorderwandinfarkt
Herzinfarkt im Bereich der vorderen Wand des Herzens. Siehe auch S. 358, *Herzinfarkt*

Vorhaut
Haut, die im nicht erregten Zustand die Eichel bedeckt. Nach der Geburt ist sie häufig mit der Eichel verklebt und löst sich allmählich in den ersten drei bis vier Lebensjahren. Nur wenn in dieser Zeit Entzündungen oder Probleme beim Wasserlassen auftreten, muß der Arzt aufgesucht werden. Die Vorhaut muß zur gründlichen Reinigung des Penis täglich zurückgezogen werden.

Vorhautverengung
Siehe *Phimose*

Vorsorgeuntersuchung
Siehe S. 706

Vorsteherdrüse
Siehe *Prostata*

Vulva
Die äußeren weiblichen Geschlechtsorgane. Die Vulva besteht aus den großen und kleinen Schamlippen, dem Scheidenvorhof mit Klitoris, Vorhofdrüsen und der Harnröhrenmündung.

W

Wachstumshormon
Somatotropin. Das in der Hirnanhangsdrüse (Hypophyse) gebildete Hormon steuert gemeinsam mit anderen körpereigenen Stoffen das Längenwachstum des Körpers. Somatotropin wirkt auf den Stoffwechsel der Körperzellen und damit auf ihre Vermehrung und ihre Vergrößerung. Sowohl Mangel als auch Überschuß an diesem Hormon führen zu Wachstumsstörungen.

Wachstumsstörungen
Auffällige Abweichungen vom normalen altersbedingten Wachstum bei Kindern und Jugendlichen. Eine krankhafte Steigerung wird als Riesenwuchs oder Gigantismus bezeichnet, eine Verminderung als Minder- oder Zwergwuchs.
Die Ursachen für Wachstumsstörungen sind vielfältig. Riesenwuchs kann angeboren oder die Folge einer Wucherung der Hirnanhangsdrüse sein, die dann zuviel Wachstumshormon (Somatotropin) produziert. Erwachsene können ebenfalls an einem solchen Tumor erkranken. Während Kinder insgesamt übermäßig wachsen, weil bei ihnen der Wachstumsprozeß noch nicht abgeschlossen ist, verändern sich bei Erwachsenen die Knochenpartien im Gesicht, an den Händen und Füßen, die Zunge vergrößert sich. Weiterhin können Zuckerkrankheit, Bluthochdruck sowie Arterienverkalkung und Muskelschwäche auftreten. Selbst Kinder und Jugendliche können davon betroffen sein. Je nach Lage des Tumors wird er operativ entfernt oder bestrahlt.
Bei Minderwuchs kann eine Unterfunktion der Hirnanhangsdrüse oder der Schilddrüse ebenso wie ein ernährungsbedingter Mangel an Vitaminen, Mineralstoffen und Eiweiß zugrunde liegen. Eine solche Mangelversorgung des Körpers entsteht auch durch verschiedene Erkrankungen oder eine Darmfehlbildung. Die Therapie erfolgt durch ausreichende Zufuhr der Schilddrüsenhormone, der fehlenden Nährstoffe oder durch Behandlung der Ursachen einer Mangelversorgung. Da man heute in der Lage ist, das Wachstumshormon gentechnisch herzustellen, besteht auch die Möglichkeit einer Hormontherapie. Diese ist jedoch umstritten, da der Verdacht besteht, daß die Entstehung bösartiger Tumoren begünstigt wird.

Wadenkrampf
Schmerzhafter Krampf eines Muskels oder einer ganzen Muskelgruppe in den Waden. Hervorgerufen wird diese Art des Wadenkrampfes meist durch Überanstrengung. Er kann jedoch auch Symptom einer arteriellen Durchblutungsstörung oder eines Venenleidens sein. Auch ein Mangel an Mineralien kommt in Frage. Bei häufig wiederkehrenden Krämpfen ist es ratsam, einen Arzt zu konsultieren. Die Behandlung richtet sich nach der zugrundeliegenden Erkrankung.

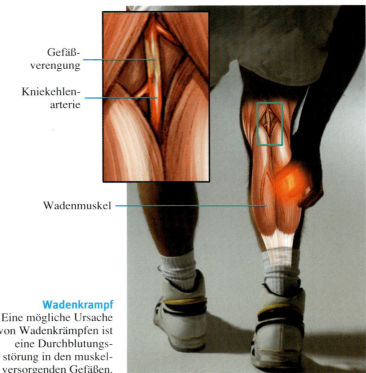

Gefäßverengung
Kniekehlenarterie
Wadenmuskel

Wadenkrampf
Eine mögliche Ursache von Wadenkrämpfen ist eine Durchblutungsstörung in den muskelversorgenden Gefäßen.

Wadenschmerzen

Schmerzen im Bereich der Waden können vielfältige Ursachen haben: Es kann sich um eine Durchblutungsstörung der Arterien des Beins handeln (Raucherbein). Weiterhin kommen eine oberflächliche oder tiefe Venenentzündung, eine Nervenschädigung, eine Infektion, eine Störung der körpereigenen Abwehr (Autoimmunkrankheit) oder eine Unterversorgung an Mineralstoffen wie Kalium, Magnesium oder Natrium in Frage. Treten die Schmerzen immer wieder und ohne ersichtlichen Grund auf, sollte ein Arzt hinzugezogen werden, damit die Ursache festgestellt und behandelt werden kann.

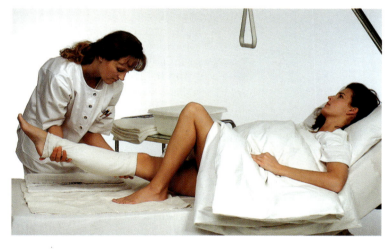

Wadenwickel

Kalte Wickel von den Kniekehlen bis zu den Knöcheln helfen bei der Behandlung oberflächlicher Venenentzündungen, bei Lymphstauungen, verletzungsbedingten Schwellungen und wirken fiebersenkend. Kalte Wadenwickel dürfen nur dann angewandt werden, wenn der Betroffene nicht friert und keine kalten Füße hat! Siehe auch S. 270, *Fieber* und S. 338, *Hausmittel*

Wadenwickel
Auch in der professionellen Krankenpflege werden Wadenwickel – besonders um Fieber zu senken – eingesetzt.

Wahnvorstellungen

Von krankhaftem Realitätsverlust geprägtes Denken und Empfinden. Der Betroffene ist von seinem Ideengebäude vollständig überzeugt und nicht von ihm abzubringen. Er nimmt alle Ereignisse entsprechend seiner falschen Überzeugung wahr und sieht sie als Bestätigung seiner Vorstellungen an. Häufig auftretende Wahnvorstellungen sind Verfolgungs-, Eifersuchts- und Verarmungswahn. Eine psychiatrische Behandlung ist immer notwendig.

Wahrnehmungsstörung

Krankhafte Störung der Sinneswahrnehmungen, die durch eine Beeinträchtigung der Sinnesorgane, der Nervenbahnen oder bestimmter Regionen des Gehirns verursacht werden kann. Leichtere Formen von Wahrnehmungsstörungen können auch bei Übermüdung auftreten. Die Folgen sind Sinnestäuschungen oder scheinbare Veränderungen des Wahrgenommenen.

Walking

Schnelles, sportliches Gehen, das besonders gut zur Steigerung der körperlichen Fitneß geeignet ist. Das Gehtraining sollte mindestens 30, besser jedoch 60 Minuten täglich dauern und vier- bis sechsmal in der Woche durchgeführt werden. Der Pulsschlag sollte 60–80% der maximalen Pulsfrequenz (220 minus Alter) betragen.

Walking ist eine sanfte Sportart, die besonders für untrainierte und übergewichtige Menschen geeignet ist. Aber auch ältere Personen können mit dem entspannten, schnellen Gehen ihren Kreislauf und ihre Beinmuskulatur in Schwung bringen. Auf alle Fälle sollte jedoch wegen möglicher Risiken zuvor ein Arzt befragt werden. Wichtig bei dieser Sportart ist gutes, bequemes Schuhwerk, das Halt bietet und stoßdämpfend wirkt. Walking kann auch zu Hause auf einem speziellen Trainingsgerät durchgeführt werden. Gesünder und entspannender ist allerdings das sportliche Gehen an der frischen Luft.

Wanzen

Stechende und saugende Insekten, die je nach Art zwischen vier und fünf Zentimeter groß werden können. Einige von ihnen sind Krankheitsüberträger. Nach einem Wanzenbiß entsteht eine Quaddel, die stark juckt. Die Stich- und Saugstelle ist in der Mitte punktförmig zu erkennen. Nach etwa zwei bis vier Tagen bildet sich die Quaddel zurück.

Wärmebehandlung
Mit Hilfe von Wärme soll die Durchblutung eines Organs oder eines Körpergebietes gefördert und so der natürliche Heilungsprozeß angeregt werden. Wärme wirkt entkrampfend auf verspannte Muskeln. Die Durchblutungsförderung regt außerdem den Stoffwechsel an. Wärmebehandlung kann – je nach Erkrankung – in Form von Bädern, Packungen und Wickeln mit Hilfe von Wärmflaschen, Heizkissen, Wärmelampen, Infrarot- oder Diathermiegeräten (elektromagnetische Lang- und Kurzwellen, die auch tiefliegende Regionen des Körpers erreichen) erfolgen. Mit Wärme können Muskelverspannungen und -zerrungen behandelt werden, Gelenkerkrankungen wie Arthrose und Arthritis im nichtakuten Zustand, außerdem Nasennebenhöhlenentzündungen oder chronische Entzündungen der Eileiter, Eierstöcke oder der Prostata. Wann eine Wärmetherapie angebracht ist, sollte immer ein Arzt entscheiden, da einige Erkrankungen durch Wärme auch verstärkt werden können.

Wärmewickel
Altes Hausmittel zur Linderung vielfältiger Beschwerden. Unterarm- und Brustwickel werden zur Behandlung bestimmter Formen von Bronchitis und von Asthma angelegt. Heiße Senfwickel sollen bei Brustfellentzündung helfen; es muß allerdings auf heftige Hautreaktionen geachtet werden, da Senf stark reizend wirken kann. Deshalb sollte ein solcher Wickel nicht länger als 30 Minuten angelegt bleiben. Siehe auch S. 338, *Hausmittel*

Warzen
Gutartige, meist durch Viren hervorgerufene Wucherungen der Haut. Unterschieden werden verschiedene Warzentypen: Pinselwarzen treten meist im Gesicht, im Nacken und den Achselhöhlen auf. Flache, gelegentlich juckende Warzen kommen besonders an den Händen, den Handgelenken und im Gesicht vor. Weiterhin gibt es Warzen mit zerklüfteter Oberfläche, besonders an den Knien, den Händen und im Kopfbereich. Dornwarzen treten an den Fußsohlen auf und können manchmal schmerzhaft sein. Alterswarzen entstehen meist ab dem 40. Lebensjahr. Sie sind hell- bis dunkelbraun. Feigwarzen (Kondylome) treten im Genitalbereich auf. Es handelt sich um rosafarbene Knötchen mit manchmal blumenkohlartigem Aussehen. Die Gebärmutter kann von ihnen ebenso befallen werden.
Oftmals bilden sich Warzen von alleine zurück. Ist dies nicht der Fall, oder handelt es sich um Dorn- bzw. Feigwarzen, können sie mit flüssigen Warzenpräparaten oder speziellen Pflastern behandelt werden. Es ist auch möglich, Warzen unter örtlicher Betäubung mit Hilfe von flüssigem Stickstoff, Lasern oder einer Elektrode zu entfernen.

Wasserbruch
Hydrozele. Flüssigkeitsansammlung, bei Männern meist im Hodensack oder im Bereich des Samenstrangs, bei Frauen in den großen Schamlippen. Ein Wasserbruch macht sich als pralle, elastische Geschwulst bemerkbar. Häufig ist die Ursache unbekannt. Er kann jedoch auch nach einer Verletzung sowie bei Entzündungen entstehen. In manchen Fällen bildet er sich von allein zurück. Ansonsten wird er mit einer Hohlnadel punktiert und abgesaugt oder operativ entfernt.

Wasserkopf
Siehe *Hydrozephalus*

Wassersucht
Volkstümliche Bezeichnung für die Ansammlung von Flüssigkeit in Körperhöhlen oder im Gewebe (sogenannte Ödeme). Eine vermehrte Wassereinlagerung kann die Folge einer hormonellen

Veränderung (z.B. während der Schwangerschaft), einer Erkrankung des Herzens, der Nieren, der Gefäße oder der Leber sein. Die Einlagerung von Wasser wird je nach Schweregrad und zugrundeliegender Störung entweder mit ausschwemmenden Medikamenten behandelt, oder die Körperhöhle wird mit einer Hohlnadel punktiert und die Flüssigkeit abgesaugt.

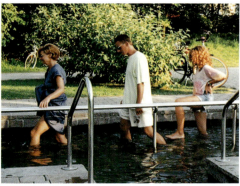

Wassertreten
Das Wassertreten gehört zu den Maßnahmen der Kneipp-Therapie.

Wassertreten
Heilmaßnahme, die sowohl im Freien als auch in der Badewanne und im Sitzen durchgeführt werden kann. Das kalte Wasser reicht etwa bis zur Mitte der Waden. Beim Gehen im Storchenschritt, aber auch beim Sitzen, wird jeweils ein Bein völlig aus dem Wasser herausgehoben. Die Anwendung kann so lange durchgeführt werden, bis die Kälte als unangenehm empfunden wird. Besonders geeignet ist regelmäßiges, einmal täglich durchgeführtes Wassertreten bei Venenleiden, Neigung zu Wassereinlagerung, niedrigem Blutdruck, Kopfschmerzen, Einschlafstörungen, Infektanfälligkeit, akuten Gichtanfällen und bei Fußschweiß. Bei kalten Füßen, starkem Bluthochdruck, Harnwegsinfekten, Ischias und arteriellen Durchblutungsstörungen soll kein Wassertreten durchgeführt werden.

Wechselbäder
Abwechselndes Eintauchen des Körpers oder von Körperteilen in warmes und kaltes Wasser. Wechselduschen erfüllen den gleichen Zweck. Sie werden mit warmem oder heißem Wasser begonnen, und es wird insgesamt zwei- bis dreimal zwischen heißem und kaltem Wasser gewechselt, wobei die Warmwasseranwendung gut drei Minuten dauert, die Kaltwasseranwendung hingegen nur zehn bis zwanzig Sekunden. Mit dem Duschstrahl wird jeweils herzfern an den Armen und Beinen begonnen. Wer unter Verspannungen der Rückenmuskulatur und unter Kopfschmerzen leidet, kann bei der abschließenden Kaltdusche Nacken und Rücken aussparen. Mit dem Wechselbad oder der Wechseldusche werden die Gefäße trainiert und die körpereigene Abwehr gesteigert.

Wechseljahre
Siehe S. 714

Weckamine
Siehe *Aufputschmittel*

Wehen
Rhythmisches Zusammenziehen der Gebärmuttermuskulatur im Zusammenhang mit der Schwangerschaft. Am Ende des neunten Schwangerschaftsmonats treten die sogenannten Senkwehen auf, die das Kind in eine geburtsbereite Position bringen. Während der Geburt wird zwischen den Eröffnungs- und den

Fortsetzung auf S. 717

Wehen
Bei den letzten Vorsorgeuntersuchungen und während der Geburt werden mit Hilfe des CTG die Wehentätigkeit und die Herztöne des Kindes aufgezeichnet.

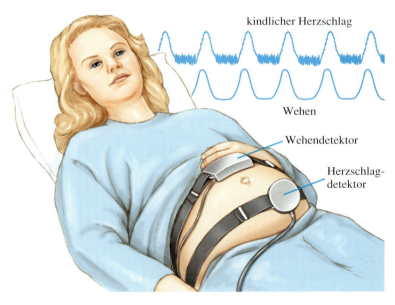

Wechseljahre

Die Entwicklung des weiblichen Organismus durchläuft von der Geburt bis ins hohe Alter mehrere Lebensphasen, in denen sich alterstypisch körperliche Funktionen verändern. Mit Beginn der Wechseljahre neigt sich die Fruchtbarkeit der Frau dem Ende zu. Dieser Lebensabschnitt geht mit körperlichen und seelischen Veränderungen einher, die von jeder Frau individuell mehr oder weniger intensiv erlebt werden. Viele Frauen empfinden diese Zeitspanne als sehr belastend, andere sehen darin den Beginn eines neuen und positiven Lebensabschnitts.

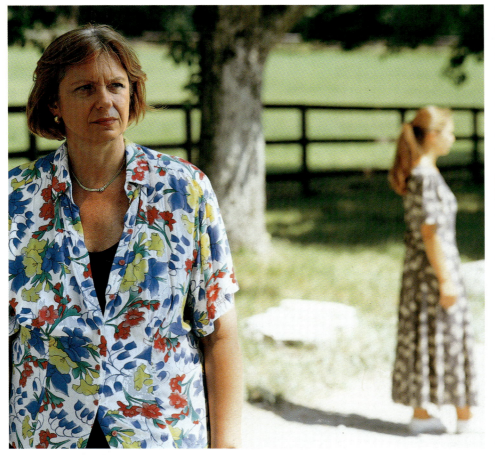

▲ Nicht wehmütig auf die Jugendzeit zurückzublicken, sondern sich selbst in der aktuellen Lebenssituation anzunehmen und zu bejahen, ist in der Zeit der Wechseljahre besonders wichtig.

Noch zu Beginn des 20. Jahrhunderts galt eine Frau in einem Alter von 50 Jahren in der mitteleuropäischen Gesellschaft als alte Frau. Heute steht sie – nicht zuletzt durch die gestiegene Lebenserwartung – mitten im Leben, und sie verkörpert in diesem Altersabschnitt vielfach das Bild einer selbstbewußten, unabhängigen und reifen Frau. Andererseits stehen immer noch viele Frauen durch ein problembeladenes und häufig schicksalsschweres Leben im gesellschaftlichen Abseits und fühlen sich alt und ausgelaugt.

Einschnitt in das bisherige Leben

Die Jahre des Wechsels markieren nicht nur körperliche Veränderungen, sondern für viele Frauen auch das Ende der meisten gewohnten Lebensweisen und -umstände. In dieser Altersphase empfinden viele Frauen ein Gefühl des Alleinseins: Die Erziehung der Kinder ist beendet, der Ehemann beruflich stark belastet. Wenn eine Frau bis dahin nicht selbst berufstätig war, fehlt ihr häufig eine ausfüllende Lebensaufgabe. Möglicherweise ist die Ehe in einer Krise oder bereits geschieden, manche Frauen leben noch oder wieder allein und meinen, nicht das Erwünschte im Leben erreicht zu haben und es auch nicht mehr erreichen zu können. Hinzu gesellt sich bei vielen Frauen das Gefühl, an Attraktivität zu verlieren. Psychische Probleme sind daher oft eine große Belastung in der Zeit der Wechseljahre.

Veränderungen als Chance sehen

Der Wechsel in eine neue Lebensphase muß jedoch nicht zwangsläufig zu Problemen führen. Älterwerden kann auch eine neue Lebenschance beinhalten. Voraussetzung dafür ist allerdings, daß betroffene Frauen nicht nur wehmütig auf ihre Jugendjahre zurückblicken, sondern die körperlichen Veränderungen, die sich oft unmerklich einstellen, akzeptieren. Auch haben die oft so gefürchteten Wechseljahre mit ihren vielschichtigen Beschwerden weitgehend ihren Schrecken verloren, denn durch den medizinischen Fortschritt sind die meisten von ihnen behandelbar.

Es beginnt zunächst ganz unbemerkt

Die meisten Frauen kommen zwischen dem 48. und 52. Lebensjahr in die Wechseljahre (Klimakterium). Das Klimakterium kündigt sich langsam mit verschiedensten Anzeichen an. Die Fältchen um Augen, Kinn und Mund werden tiefer, seelische Verstimmungen in einer zuvor nicht gekannten Art können sich einstellen. Kopfschmerzen, Schlaf- und Kreislaufstörungen, Schwindel, Herzjagen und Hitzewallungen machen mancher Frau schwer zu schaffen. Schließlich werden die Monatsblutungen unregelmäßig und bleiben irgendwann ganz aus. Dies signalisiert jeder Frau das Ende der Lebensphase, in der sie Kinder bekommen kann, was nicht alle Frauen ohne weiteres verkraften. Manche reagieren mit depressiven Verstimmungen, weil sie sich nun im Leben überflüssig fühlen.

Hormone steuern den Prozeß

Die Ursache dieser Vorgänge liegt im Hormonhaushalt. Wie schon einmal in der Pubertät, erfährt der weibliche Organismus eine hormonelle Umstellung. Die Produktion des Geschlechtshormons Östrogen in den Eierstöcken läßt nach und versiegt schließlich endgültig. Dadurch reift in der ersten Zeit nicht mehr jeden Monat ein Ei heran, es kommt seltener zu Eisprüngen und schließlich zum Erlöschen der Eierstockfunktion, wodurch die Monatsblutungen unregelmäßig werden und dann für immer ausbleiben.

Typische körperliche Anzeichen

Die zahlreichen mit der Hormonumstellung einhergehenden körperlichen Ver-

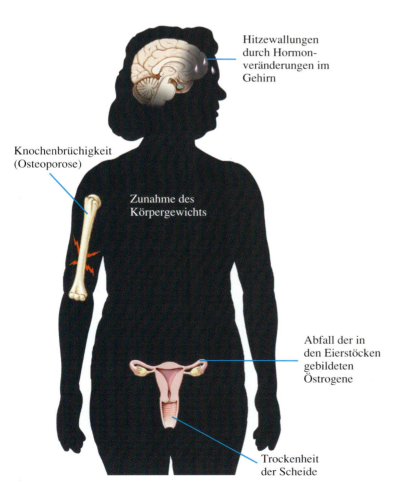

▶▼ Ungefähr vom 40. Lebensjahr an geht der Östrogengehalt im Blut kontinuierlich zurück (rechts). Der sinkende Hormonspiegel ist für die meisten organischen Veränderungen im weiblichen Organismus während der Wechseljahre verantwortlich (unten).

Hitzewallungen durch Hormonveränderungen im Gehirn

Knochenbrüchigkeit (Osteoporose)

Zunahme des Körpergewichts

Abfall der in den Eierstöcken gebildeten Östrogene

Trockenheit der Scheide

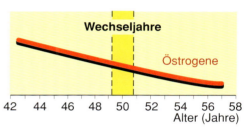

Wechseljahre

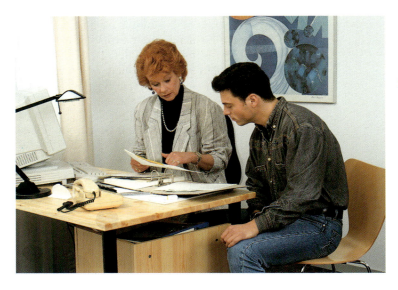

▲ Anerkennung in Beruf und Familie sowie die Zusammenarbeit mit jüngeren Menschen helfen manchen Frauen, auch die schwierige Zeit während des Wechsels zu meistern.

änderungen werden zunächst nicht bemerkt, da sie schleichend beginnen. So bilden sich nach und nach die Gebärmutter sowie die Schleimhäute in Scheide, Harnröhre und Harnblase zurück. Durch eine zu trockene Scheide kann es zu Schmerzen beim Geschlechtsverkehr kommen. Haut und Brüste beginnen schlaffer zu werden. Da das für den Knochenstoffwechsel notwendige Östrogen nicht mehr ausreichend zur Verfügung steht, erhöht sich auch das Risiko, an Osteoporose zu erkranken.

Vital und attraktiv bleiben

Für eine Vielzahl der körperlichen und seelischen Symptome in den Wechseljahren wird vor allem die nachlassende Östrogenproduktion verantwortlich gemacht. Meistens ist eine Behandlung allerdings nicht notwendig. Rund ein Drittel der Frauen leidet jedoch stark unter Beschwerden, die durch den Östrogenmangel verursacht sind. Bei ihnen wird dieses Hormon medikamentös ersetzt, um die Beschwerden zu lindern und obendrein einer Osteoporose vorzubeugen. Die Unterstützung mit Östrogen ist in Form von Tabletten, Pflastern oder Salben möglich.

Eine gesunde Lebensweise, ausgewogene Ernährung und viel Bewegung sowie genügend Schlaf und aktive Teilnahme am Leben durch die Übernahme neuer Aufgaben tragen wesentlich dazu bei, auch im höheren Alter noch attraktiv – insbesondere für sich selbst – zu bleiben.

Sexualität

Lust auf Liebe ist kein Privileg der Jugend. Freude an körperlicher Liebe kann bis ins hohe Alter erhalten bleiben, genauso die Fähigkeit zum Orgasmus. Es gibt zahlreiche Frauen, die nach dem Wechsel Sexualität viel intensiver erfahren. Viele Frauen empfinden ihr Sexualleben auch deswegen als schöner, weil sie keine Angst mehr vor einer ungewollten Schwangerschaft haben müssen. Beim Geschlechtsverkehr sollte allerdings noch so lange Empfängnisschutz betrieben werden, bis ein Jahr lang keine Monatsblutung mehr aufgetreten ist.

Wenn der Mann in die Jahre kommt

In abgeschwächter Form stellen sich Veränderungen, die den Wechseljahren der Frau vergleichbar sind, auch beim Mann ein. Die Bildung des männlichen Geschlechtshormons Testosteron nimmt ab, die Samenproduktion, die körperlichen Kräfte sowie die straffe Haut lassen im Laufe der Zeit nach. Da die Hormonbildung aber nicht vollständig versiegt, machen sich die Beschwerden nicht so deutlich bemerkbar wie bei der Frau. Auch wenn bei manchem Mann um die Fünfzig das sexuelle Verlangen nachläßt, bleibt seine Zeugungsfähigkeit bis ins hohe Alter erhalten.

▼ Auch beim Mann nimmt die Produktion der Geschlechtshormone mit zunehmendem Alter ab. Verändern sich auch die Lebensumstände, können typische – organische und psychische – Wechseljahres-Beschwerden auftreten.

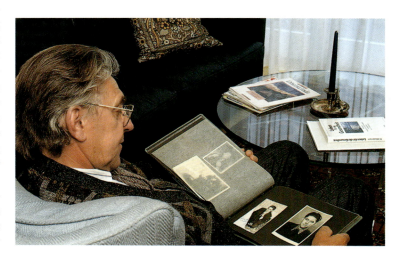

Fortsetzung von S. 713

Austreibungswehen unterschieden. Die Nachgeburtswehen sorgen für das Austreiben des Mutterkuchens (Plazenta) im Anschluß an die Geburt. Die Nachwehen in den ersten Stunden und Tagen nach der Geburt bewirken, daß sich die Gebärmutter auf ihre ursprüngliche Größe zusammenzieht.

Wehenhemmung
Tokolyse. Bei vorzeitigen Wehen und einer drohenden Frühgeburt werden über längere Zeit Medikamente verabreicht, die eine Erschlaffung der Gebärmuttermuskulatur bewirken. Kurzfristig können entsprechende Mittel auch während der Geburt, bei übermäßiger Wehentätigkeit, eingesetzt werden.

Wehenmittel
Medikamente, die die Wehentätigkeit anregen, indem sie das rhythmische Zusammenziehen der Gebärmutter fördern und die Häufigkeit der Wehen steigern.

Wehenschreiber
Eigentlich Herzton-Wehen-Schreiber oder CTG (**C**ardio**to**ko**g**raph). Dieses Gerät mißt die Wehentätigkeit und die Herztöne des Kindes und zeichnet sie auf. Siehe CTG

Wehenschwäche
Zu seltene, zu schwache oder zu kurze Wehen. Ursachen können starkes Übergewicht, zahlreiche Schwangerschaften oder Ermüdungserscheinungen der Gebärmuttermuskulatur sein.

Weisheitszähne
Die vier hinteren Zähne des menschlichen Gebisses, die meist erst nach dem 16. Lebensjahr durchbrechen.

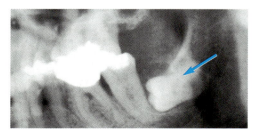

Weisheitszähne
Manchmal liegen die Weisheitszähne so im Kiefer, daß sie nicht nach oben durchbrechen können (Pfeil); sie müssen in diesem Fall chirurgisch entfernt werden.

Weitsichtigkeit
Beim normalsichtigen Auge werden die Lichtstrahlen so gebündelt, daß sie auf der Netzhaut zusammentreffen (a). Ist der Augapfel zu kurz oder die Linse zu schwach, befindet sich der Brennpunkt hinter der Netzhaut und das Bild auf der Netzhaut ist unscharf (b). Mit einer Brille oder mit Kontaktlinsen (c) kann dieser Sehfehler ausgeglichen werden.

Weißfingerkrankheit
Weißverfärbung der Finger als Folge einer Verkrampfung der Blutgefäße. Sie tritt häufig bei Personen auf, deren Hände starken und immer wiederkehrenden Vibrationen ausgesetzt sind, wie bei regelmäßiger Betätigung eines Preßlufthammers oder einer Motorsäge.

Weißfleckenkrankheit
Als Vitiligo oder Scheckhaut bezeichnete weiße Hautflecken, von denen auch die Schleimhaut und die Kopfhaare betroffen sein können. Hervorgerufen wird diese Krankheit durch ein Absterben farbstoffbildender Zellen der Haut. Die pigmentfreien Zonen können sich im Laufe der Zeit vergrößern. Die Ursachen für die Weißfleckenkrankheit sind bisher ungeklärt. Vermutet wird eine Autoimmunerkrankung. Bisher ist keine befriedigende Therapie bekannt.

Weitsichtigkeit
Hyperopie. Entfernte Gegenstände werden besser gesehen als nahe. Hervorge-

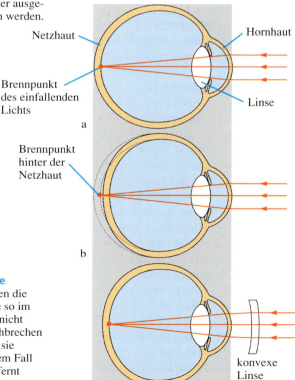

rufen wird die Hyperopie durch eine Minderung der Brechkraft des Auges oder durch eine angeborene Verkürzung des Augapfels.

Ebenfalls um eine Weitsichtigkeit handelt es sich bei der sogenannten Alterssichtigkeit (Presbyopie), die durch einen Elastizitätsverlust der Linse entsteht. Abhilfe bei der Weit- ebenso wie bei der Alterssichtigkeit schafft das Tragen einer Brille oder von Kontaktlinsen.

Weltgesundheitsorganisation
Die **W**orld **H**ealth **O**rganisation (WHO) ist eine Organisation der Vereinten Nationen mit Sitz in Genf. Ihr Ziel ist die Zusammenarbeit aller Staaten im Bereich des Gesundheitswesens. Die WHO organisiert weltweit die Bekämpfung von Seuchen, Volkskrankheiten sowie von Suchterkrankungen. Außerdem fördert sie die Verbesserung der Trinkwasser- und Nahrungsmittelversorgung.

Wetterfühligkeit
Verstärktes Reagieren des Organismus auf atmosphärische Umweltreize, wie Luftdruck und -feuchtigkeit, Temperatur und Wetterwechsel. Typische Symptome sind Kopfschmerzen, Müdigkeit, Stimmungsschwankungen, Konzentrationsstörungen und Schlaflosigkeit.

WHO
World **H**ealth **O**rganisation. Siehe *Weltgesundheitsorganisation*

Windeldermatitis
Der Ausschlag (Windelekzem) befällt Säuglinge besonders in der Gesäß- und Leistengegend. Verursacht wird das Windelekzem durch hautreizende Bestandteile von Urin und Stuhl. In manchen Fällen weitet sich die Hautreizung zu einer schweren Entzündung aus, die durch Pilze oder Bakterien hervorgerufen wird. Wichtigste Maßnahme zur Vorbeugung und Behandlung ist, das Baby absolut sauber und trocken zu halten. Im Fall einer Pilz- oder Bakterieninfektion helfen antimykotische (gegen Pilze gerichtete) und antibiotische Salben.

Windpocken
Auch als Wasserpocken oder Varizellen bezeichnete infektiöse Kinderkrankheit, die bei Erwachsenen als Gürtelrose auftreten kann. Die Infektion erfolgt meist über Nasen- und Rachenflüssigkeit (Tröpfcheninfektion), seltener über den Stuhl und Urin erkrankter Personen. Typische Symptome sind leichtes Fieber und juckender Hautausschlag in Form von kleinen roten Knötchen, die zu kleinen Bläschen, später zu Pusteln werden. Diese fallen nach zwei bis drei Wochen ab. Die Behandlung von Windpocken besteht in der Linderung des Juckreizes durch entsprechende Medikamente. Nach einer einmal durchgemachten Erkrankung besteht lebenslange Immunität gegen Windpocken und Gürtelrose.

Wirbelbruch
Bruch eines Wirbelkörpers, des Wirbelbogens oder der Wirbelfortsätze. Durch einen Wirbelbruch wird häufig das Rückenmark geschädigt. Typische Symptome hierfür sind Lähmungserscheinungen und Empfindungsstörungen. Besteht der Verdacht auf eine solche Verletzung, darf der Betroffene weder aufgesetzt noch aufgehoben oder bewegt werden. Es ist sofort ein Notarzt zu rufen. Siehe auch S. 777, *Erste Hilfe – Wirbelsäulenverletzung*

Wirbelgleiten
Verschiebung eines Wirbelkörpers nach vorn durch eine angeborene Fehlbildung des Wirbels. Sie tritt vor allem im Bereich der Lendenwirbelsäule auf und wird durch eine Röntgenuntersuchung festgestellt. Durch das Wirbelgleiten können Wurzeln einzelner Rückenmarksnerven gereizt werden. Typische Symptome sind Schmerzen und Sensibilitätsstörungen der Haut. Treten Beschwerden auf, hilft Wirbelsäulengymnastik (unter Anleitung eines Physiotherapeuten) oder das Tragen eines Stützkorsetts. In schweren Fällen wird durch eine Operation eine Versteifung des betroffenen Wirbelsäulenabschnitts vorgenommen.

Wundbehandlung

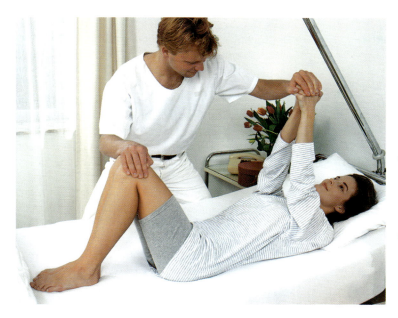

Wirbelsäulenverkrümmung
Skoliose. Seitliche Verbiegung der Wirbelsäule und Verdrehung einzelner Wirbelkörper. Leichte Verkrümmungen der Wirbelsäule sind relativ häufig. Sie sind oft schon vor der Pubertät feststellbar, wobei Mädchen drei- bis viermal häufiger betroffen sind als Jungen. Die Ursachen für die Entstehung einer Skoliose sind meist unbekannt. Beschwerden werden mit Hilfe von Krankengymnastik gelindert. Bei einem Fortschreiten der Skoliose muß ein Stützkorsett getragen werden. In schweren Fällen hilft nur ein operativer Eingriff.

Wochenbett
Zeitspanne nach der Entbindung, in der sich die Schwangerschafts- und Geburtsveränderungen bei der Frau zurückbilden und die Muttermilch in die Brust einschießt. In dieser Zeit treten Nachwehen auf, die für die Rückbildung der Gebärmutter auf ihre ursprüngliche Größe notwendig sind, und der Wochenfluß setzt ein. Das Wochen- oder Kindbett dauert sechs bis acht Wochen.

Wochenbettdepression
Depressive Verstimmung etwa vier bis fünf Tage nach der Geburt eines Kindes. Sie tritt bei 50–70% aller Wöchnerinnen auf und ist vermutlich die Folge der hormonellen und psychischen Umstellung durch das Ende der Schwangerschaft. Sie hält in der Regel nur wenige Tage an und ist meist nicht behandlungsbedürftig. Typisch für die Wochenbettdepression sind häufiges Weinen, Angstgefühle und Mutlosigkeit.

Wochenbettgymnastik
Übungen zur Stärkung von Bauchdekken- und Beckenbodenmuskulatur nach der Geburt eines Kindes.

Wochenbettgymnastik: Das Anziehen der Oberschenkel gegen einen Widerstand stärkt bei Wöchnerinnen die geschwächte Bauchmuskulatur. Gleichzeitig wird der Oberkörper gegen die Unterlage gepreßt.

Wochenfluß
Lochien. Sekret, das nach der Geburt mehrere Wochen lang aus der Scheide abgesondert wird. Der Wochenfluß besteht aus Wundsekret der Gebärmutter und der Scheide sowie aus normalem Scheidensekret. Er ist zunächst blutig, später gelb bis weißlich. Anhand des Wochenflusses kann der Heilungsprozeß in der Gebärmutter beurteilt werden.

Wortfindungsstörung
Störung, bei der die Bezeichnungen für einen Gegenstand, ein Ereignis, eine Tätigkeit oder eine Eigenschaft nicht zur Verfügung stehen. Der Betroffene weicht oftmals auf eine Umschreibung des Begriffs aus, er verwendet allgemeine Floskeln oder Gesten.
Eine Wortfindungsstörung kann vor allem bei einer unfall- oder krankheitsbedingten Schädigung des Sprachzentrums im Gehirn auftreten. Die Behandlung erfolgt durch einen Sprachtherapeuten (Logopäden). Der Erfolg hängt vom Ausmaß der Schädigung des Gehirns ab.

Wundbehandlung
Alle Maßnahmen zur Versorgung einer Wunde. Sie dienen zunächst zur Abwehr von Infektionen und – bei blutenden Wunden – zur Vermeidung eines größeren Blutverlustes. Zu diesem Zweck wird, falls notwendig, durch einen Druckverband die Blutung zum Stillstand gebracht und ein Verband angelegt, oder die Wunde wird steril abgedeckt. Alle weiteren Schritte richten

Wundheilung

sich nach Art und Schweregrad der Verletzung. Siehe auch S. 746 und 766, *Erste Hilfe – Blutung* und *Verbände*.

Wundheilung
Vorgänge des Körpers zur Erneuerung verletzten Gewebes und zum Verschluß einer Wunde. Zunächst bildet sich ein Schorf, der die Wunde abschließt. Es folgt eine Reinigungsphase, in der die geschädigten Zellen aufgelöst werden. Schließlich beginnt der Aufbau neuer Zellen, und die Wunde wächst zu. Abschließend wird dieses Deckgewebe in Narbengewebe umgewandelt.

Wundinfektion
Entzündung einer Wunde durch Krankheitserreger, meist Bakterien. Sie kann eine Verzögerung der Heilung verursachen, die Wunde vergrößern oder schwerwiegende Folgen wie den Verlust eines Körpergliedes oder eine allgemeine Blutvergiftung nach sich ziehen. Sobald Entzündungszeichen wie Rötung, Schwellung, Eiter und Fieber auftreten, muß unbedingt ein Arzt zu Rate gezogen werden.

Wundliegen
Siehe *Druckgeschwür*

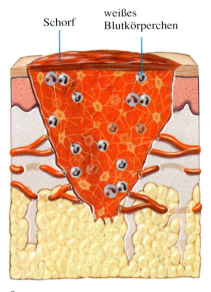

a — Schorf, weißes Blutkörperchen

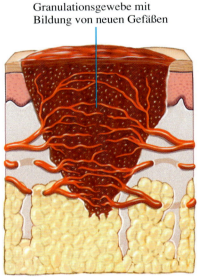

b — Granulationsgewebe mit Bildung von neuen Gefäßen

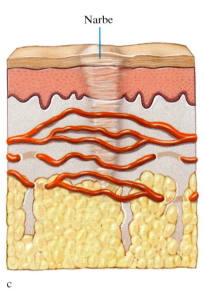

c — Narbe

Wundheilung
Nachdem sich eine Wunde durch Schorf verschlossen hat (a), entsteht darunter allmählich das sogenannte Granulationsgewebe, das bereits von neuen Blutgefäßen durchzogen ist (b). An seiner Stelle entsteht schließlich eine Narbe (c).

Wundrose
Erysipel. Großflächige bakterielle Entzündung der Haut. In der Regel erfolgt die Infektion über kleine Wunden. Die infizierte Hautpartie schmerzt, ist stark gerötet, heiß und weist flammenförmige Ausläufer auf. Außerdem treten hohes Fieber und Schüttelfrost auf. Teilweise kommt es zu Blasenbildung, in schwereren Fällen sogar zu Blutungen innerhalb der Haut und zum Absterben von Gewebe. Die Infektion kann auf tiefere Hautschichten übergreifen. Eine Wundrose muß mit hochdosierten Antibiotika und lokalen Desinfektionsmitteln behandelt werden.

Wundstarrkrampf
Siehe *Tetanus*

Würmer
Zahlreiche Würmer können als Parasiten den menschlichen Organismus befallen. Zu ihnen zählen Trichinen, Spul-, Faden-, Haken-, Peitschen-, Saug-, Band- und Madenwürmer. In Mitteleuropa kommen vor allem Maden-, Spul- und Bandwurmbefälle vor. Mit der steigenden Zahl von Fernreisen nehmen auch andere, tropische Wurmerkrankungen hierzulande zu.

Wurmmittel

Medikamente, die ausschließlich im Darm wirken und dort Würmer und ihre Eier unschädlich machen oder abtöten, so daß sie mit dem Stuhl ausgeschieden werden können. Manche Mittel greifen direkt in den Stoffwechsel der Würmer ein, andere lähmen sie.

Wurzelbehandlung

Unter örtlicher Betäubung wird der entzündete bzw. abgestorbene Zahnnerv entfernt. Zu diesem Zweck wird in den Zahnschmelz eine Öffnung gebohrt, durch die Nerv und Blutgefäße entfernt werden. Der so entstandene Zahnkanal wird gereinigt und anschließend mit einer Wurzelfüllung verschlossen.

Wurzelbehandlung
Werden entzündete oder abgestorbene Zahnnerven entfernt, muß die Wurzel mit Stiften stabilisiert werden, damit der verbleibende Zahn ausreichend Halt im Kiefer hat.

Wurzelentzündung

Radikulitis. Entzündung der Wurzeln von Rückenmarksnerven. Als typische Symptome gelten Sensibilitätsstörungen der Haut und Lähmungserscheinungen.

Wurzelhautentzündung

Periodontitis. Entzündung des Gewebes zwischen Zahnwurzel und Kieferknochen. Die Wurzelhautentzündung geht häufig vom Zahnnerv aus und kann auf den Kieferknochen übergreifen. Meist wird der durch Bakterien zerstörte Nerv aus dem Markhohlraum des Zahns entfernt und dieser mit einer Füllung versehen. Manchmal muß die Wurzelspitze entfernt werden.

Wurzelspitzenresektion

Chirurgische Entfernung der Wurzelspitze zur Zahnerhaltung. Der Eingriff wird v.a. bei entzündlichen Prozessen im Bereich der Wurzelspitze durchgeführt. Zu diesem Zweck wird unter örtlicher Betäubung die Zahnwurzel von der Außenseite des Kiefers her freigelegt und ihre Spitze zusammen mit dem umliegenden kranken Gewebe entfernt. Anschließend wird der geöffnete Zahnkanal mit Füllmaterial geschlossen und die Wunde im Zahnfleisch vernäht.

Y

Yin und Yang

Im Chinesischen steht Yin für das Weibliche, Yang für das Männliche. Beide Begriffe zeugen von den ältesten Versuchen der Menschen, den Kosmos zu beschreiben, und stammen aus der Naturphilosophie der Chinesen. Die Urkräfte Yin und Yang werden als zwei gegensätzliche, sich gegenseitig hervorbringende Kräfte oder Prinzipien verstanden, die das Weltall beherrschen und dort im Tao, der göttlichen Vernunft, vereint sind. Aus den astronomischen Beobachtungen wurden Kalender sowie Regeln für Saat und Ernte angelegt, die dieser göttlichen Ordnung entsprechen. Auch der Mensch, der ebenso als Abbild des großen Kosmos angesehen wird, ist Teil dieses Weltbildes. Die Yin- und Yang-Zuordnung bezieht sich auf Körperorgane, Körperinneres und -äußeres. Hier bilden sich immer Gegensatzpaare: So gehören die obere Körperhälfte und die linke Seite zum Yang, die untere Hälfte und rechte Seite zum Yin. Mit dem Yin, dem weiblichen Prinzip, läßt sich der Mond, der Winter, das Wasser und – auf den menschlichen Körper bezogen – die Niere verbinden. Dem Yang wird die Sonne, das Feuer und das Herz zugeordnet.

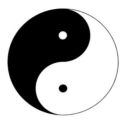

Yin und Yang
Die ineinandergreifenden Flächen symbolisieren die sich gegenseitig bedingenden Prinzipien von Yin und Yang.

Yoga

Traditionelle, aus Indien stammende Methode zur Entspannung und Meditation. Der Begriff Yoga ist mit dem Sanskrit-Wort für Joch verwandt und meint, daß die Kräfte, die im Körper, der Seele und dem Geist liegen, verbunden und zusammengehalten werden sollen, damit Gesundheit, Zufriedenheit und letztlich eine Einheit des Menschen mit der Weltordnung erreicht wird. Die Grundlage für die verschiedenen Yoga-Arten ist das bei uns verbreitete körperorientierte Hatha-Yoga. Durch Körperübungen und -haltungen, sogenannte Asanas, sollen die verschiedenen Körperorgane, die Muskeln, Kreislauf, Nerven und Drüsen gestärkt und ein ausgeglichener Gesamtzustand angestrebt werden. Im Prinzip kann jeder, der sich gesund fühlt, Yoga praktizieren. Schon Kinder können davon profitieren: unkonzentrierte Kinder werden ruhiger. Die Körperentwicklung wird durch Vermeidung von Fehlhaltungen gefördert. Auch für ältere Menschen gibt es geeignete Übungen. Liegen bestimmte körperliche Beschwerden wie Rückenverspannungen vor, so kann der Yoga-Lehrer die geeigneten Übungen auswählen. Um Yoga richtig zu lernen, wendet man sich am besten an eine Yoga-Schule.

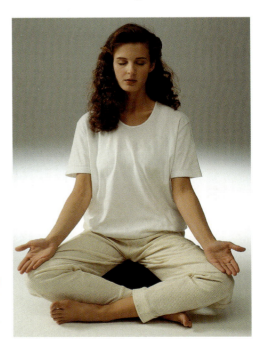

Yoga
Der Muktasana-Sitz (sogenannter freier Sitz) ist eine der Grundhaltungen beim Yoga.

Z

Zahnbelag
Plaque. Weißlicher Belag auf den Zähnen, der sich aus Speichel, Nahrungsresten und Bakterien zusammensetzt und sich bereits innerhalb weniger Stunden nach dem Zähneputzen aufbauen kann. Falls der Zahnbelag nicht durch regelmäßiges Zähneputzen immer wieder entfernt wird, begünstigt er in hohem Maße die Entwicklung von Karies und Zahnfleischentzündungen. Durch Mineralisierungsprozesse entsteht aus Zahnbelag allmählich Zahnstein.

Zahnbrücke
Künstliche Zähne, mit denen eine Zahnlücke geschlossen wird. Eine Brücke besteht in der Regel aus ein bis vier Ersatzzähnen, die links und rechts auf verbliebenen, speziell abgeschliffenen Zahnstümpfen verankert werden.

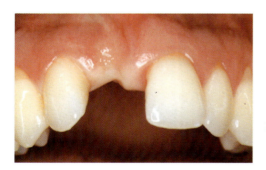

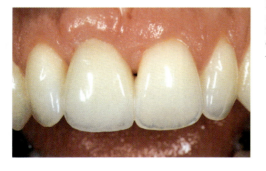

Zahnbrücke
Um eine Zahnlücke mit einer Brücke zu schließen, müssen die Nachbarzähne abgeschliffen werden. Auf ihnen wird eine – in diesem Fall dreigliedrige – Brücke verankert.

Zahnersatz
Künstliche Zähne. Man unterscheidet Kronen, Brücken und Prothesen. Ist ein Zahn durch Karies oder mechanische Schädigung zu sehr zerstört, um ihn noch durch Plombieren oder Inlays sanieren zu können, bietet sich eine Krone an, die fest auf dem Zahnstumpf verankert wird. Verlorene Zähne können durch eine Brücke ersetzt werden. Dies gelingt jedoch nur, wenn nicht mehr als drei bis vier fehlende Zähne zu überbrücken sind. Größere Lücken oder ein mehr oder weniger vollständiger Gebißverlust werden durch eine herausnehmbare Zahnprothese, die über eine Gaumenplatte fixiert wird, ersetzt. Kunstzähne bestehen meist aus harten Edelmetallegierungen, die im sichtbaren Mundbereich von einer zahnfarbenen Keramikschicht überzogen sind.

Zahnextraktion
Entfernung eines Zahnes. Zähne werden gezogen, wenn Defekte zu stark sind, um sie noch zahnerhaltend zu sanieren. Gelegentlich werden auch gesunde Zähne entfernt, wenn der Platz für alle nachwachsenden Zähne nicht ausreicht. Meist sind hiervon die Weisheitszähne betroffen. Zähne werden in der Regel unter örtlicher Betäubung mit einer Spezialzange gezogen. Brechen Wurzeln ab oder zeigt die Röntgenuntersuchung eine Wurzelform, die keine einfache Extraktion zuläßt, wird gelegentlich ein kieferchirurgischer Eingriff, manchmal auch unter Vollnarkose, notwendig.

Zahnfleischbluten
Spontan oder schon bei geringer mechanischer Belastung blutendes Zahnfleisch, besonders nach dem Zähneputzen. Wiederholtes Zahnfleischbluten kann als Hinweis auf Zahnstein oder eine Zahnfleischentzündung angesehen werden.

Zahnfleischentzündung
Oberflächliche Entzündung des Zahnfleisches, die meist an den Zahnhälsen beginnt. Das entzündete Zahnfleisch ist oft weicher als das gesunde, schmerzhaft, von rotvioletter Farbe, geschwollen und es blutet leicht (besonders beim

Zahngranulom

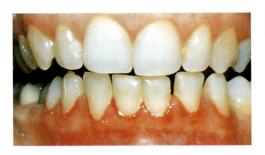

Zahnfleischentzündung
Durch eine Rötung am Übergang zu den Zähnen ist eine Zahnfleischentzündung gekennzeichnet.

Zähneputzen). Zahnfleischentzündungen werden durch Zahnbelag und Zahnstein begünstigt. Bakterien können das Zahnfleisch direkt infizieren oder durch ihre Gifte schädigen. Regelmäßiges Zähneputzen und Entfernen des Zahnsteins wirkt deshalb vorbeugend. Gelegentlich können auch hormonelle Störungen oder eine schwere Allgemeinerkrankung eine Zahnfleischentzündung auslösen.

Zahngranulom

Geschwulst an der Wurzelspitze durch eine chronische Zahnmarksentzündung. Das linsen- bis erbsengroße Granulom, das im Röntgenbild gut erkennbar ist, bildet sich meist zurück, wenn die Entzündung durch eine medikamentöse Wurzelbehandlung, eine Wurzelspitzenentfernung oder eine Zahnextraktion gestoppt wird. Unbehandelte Zahngranulome können eine Infektion, die den Gesamtorganismus beeinträchtigen kann, oder eine Kieferzyste verursachen.

Zahnimplantat

Im Kiefer verankerte Schrauben oder Zylinder, an denen ein oder mehrere Ersatzzähne befestigt werden. Zahnimplantate sind erforderlich, wenn ein festsitzender Zahnersatz gewünscht wird, aber keine geeigneten Restzähne zur Befestigung vorhanden sind.

Zahnpflege

Alle hygienischen Maßnahmen zur Gesunderhaltung der Zähne. Siehe S. 492, *Mundhygiene*

Zahnschmerzen

Von Zähnen, vom Kieferknochen oder vom Zahnfleisch ausgehende, meist pochende oder stechende Schmerzen. Ursache ist in der Regel Karies. Der Kontakt mit heißen, kalten oder süßen Speisen verursacht oder verschlimmert die Schmerzen. Die gleichen Symptome können auch bei empfindlichen Zahnhälsen als Folge von Zahnfleischschwund auftreten. Schmerzen, die sich bei Klopfen oder Druck auf den betroffenen Zahn verstärken, sind Symptome für eine Wurzelhaut- oder Wurzelentzündung. Gelegentlich verbergen sich hinter Zahnschmerzen ausstrahlende Schmerzen aus benachbarten Regionen wie den Nasennebenhöhlen.

Zahnspange

Kieferorthopädische Vorrichtung, um Zahnfehlstellungen zu korrigieren. In der überwiegenden Zahl der Fälle werden herausnehmbare Zahnspangen verwendet. Daneben gibt es auch Vorrichtungen, die vom Kieferorthopäden fest verankert werden und auch nur von ihm wieder zu lösen sind. Zahnspangen erzeugen einen stetigen Druck auf Zähne und Zahnfächer, wodurch die betroffe-

Zahnimplantat
Anstelle des nicht mehr sanierbaren, gezogenen Zahns (a) wird ein Metallsockel – meist aus Titan – in den Kiefer geschraubt (b), auf dem eine Krone befestigt wird (c).

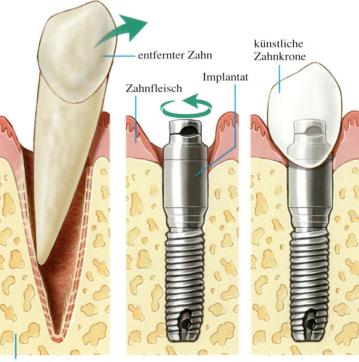

nen Zähne allmählich in die gewünschte Richtung verschoben werden. Dieser Prozeß dauert meist mehrere Jahre und führt bei herausnehmbaren Spangen nur zum Erfolg, wenn sie streng nach Anweisung des Arztes getragen werden. Siehe auch *Kieferregulierung*

Zahnstein
Harte, rauhe Ablagerungen auf den Zahnflächen und -hälsen. Zahnstein entsteht, wenn sich im Speichel gelöste Mineralien wie Kalzium und Phosphor im Zahnbelag ansammeln. Er fördert Zahnfleisch- und Wurzelhautentzündungen und wird deshalb bei zahnärztlichen Untersuchungen entfernt. Dies erfolgt entweder mechanisch mit scharfkantigen Instrumenten oder mit einem speziellen Ultraschallgerät. Die beste Vorbeugung gegen Zahnstein ist regelmäßiges, gründliches Zähneputzen. Auf diese Weise wird der noch weiche Zahnbelag entfernt, und es kann kein Zahnstein aus ihm entstehen.

Zangengeburt
Geburt unter Zuhilfenahme einer Spezialzange. Sie wird angewandt bei Fehllagen des Kindes in der Gebärmutter oder wenn die Mutter das Kind nicht ohne fremde Hilfe herauspressen kann. Bei einer Zangengeburt wird in der Regel ein Dammschnitt durchgeführt.

Zappelphilipp-Syndrom
Siehe *hyperaktives Kind*

Zecken
Zu den Spinnen zählende, blutsaugende Parasiten. Zecken sind als Überträger von Viruserkrankungen (z.B. Frühsommer-Meningo-Enzephalitis – FSME) und bakteriellen Infektionen (z.B. Borreliose) gefürchtet.

Zeckengebiete
Regionen, in denen Zecken vorkommen, die das FSME-Virus übertragen können. Zecken sind zwar in ganz Deutschland weit verbreitet, mit FSME infizierte Zecken beschränken sich aber auf bestimmte Gebiete (Endemiegebiete) vor allem in Bayern, Baden-Württemberg, Hessen (Odenwald) und Thüringen. Außerhalb Deutschlands ist besonders in Skandinavien, Österreich, der Tschechischen und Slowakischen Republik, Ungarn sowie in den Ländern des ehemaligen Jugoslawien und der ehemaligen Sowjetunion mit virustragenden Zecken zu rechnen. In Höhenlagen über 800 Meter besteht nach gegenwärtiger Erkenntnis keine Infektionsgefahr. Zecken halten sich nicht nur in Wäldern sondern auch in Gebüschen und hohem Gras auf. In belasteten Gebieten ist daher auf schützende Kleidung zu achten, und der Körper am besten regelmäßig nach Zecken abzusuchen.

Zeckengehirnentzündung
Siehe *Frühsommer-Meningo-Enzephalitis*

Zeckenschutzimpfung
Schutzimpfung gegen die Infektion mit dem FSME-Virus. Für einen kontinuierlichen Schutz ist nach einer Grundimmunisierung mit drei Impfungen im Abstand von 14 Tagen bis drei Monaten und neun bis zwölf Monaten alle drei Jahre eine einmalige Auffrischungsimpfung erforderlich. Dieser Schutz wird allen Menschen empfohlen, die sich häufig in Gebieten aufhalten, in denen FSME-infizierte Zecken vorkommen.

Zehennagel, eingewachsener
Siehe *Nagel, eingewachsener*

Zelle
Kleinste lebensfähige Einheit des Organismus. Jeder Mensch besteht aus Milliarden von Zellen, die in einem komplexen Zusammenspiel die unterschiedlichsten, zum Aufbau und Überleben des Organismus notwendigen Funktionen wahrnehmen. Siehe S. 23, *Der menschliche Organismus – Die Zelle*

Zellulitis
1. Bakterielle Infektion der Haut und des Unterhautbindegewebes, ausgehend von einer oberflächlichen Verletzung,

die gehäuft bei Zuckerkranken oder Menschen mit einer Immunschwäche auftritt. Das Areal ist schmerzhaft, heiß und rot, die Patienten leiden gelegentlich unter Schüttelfrost und Fieber. Sie wird mit Antibiotika behandelt.

2. Übermäßige Fettansammlung, die mit einer leichten Stauung der Lymphflüssigkeit und dellenartiger Oberflächenstruktur der Haut einhergeht und bevorzugt bei Frauen an den Oberschenkeln auftritt. Die auch als Orangenhaut bezeichnete Zellulitis ist harmlos, wird von den Betroffenen aber oft als kosmetisches Problem angesehen.

zentrales Nervensystem
Gehirn und Rückenmark. Es besteht aus Nerven- und Stützgewebe. Nerven des zentralen Nervensystems können sich nach Beschädigung nicht oder nur geringfügig regenerieren. Siehe S. 24, *Der menschliche Organismus – Nervensystem und Gehirn*

Zervix
Hals oder Nacken verschiedener Organe. Meist ist der Gebärmutterhals gemeint, ein etwa drei Zentimeter langer Muskelanteil, der in die Scheide hineinragt. In der Schleimhaut des Gebärmutterhalses befinden sich Drüsen, die zyklusabhängig Schleim bilden. Während einer Schwangerschaft ist die Gebärmutter durch die Muskulatur der Zervix verschlossen. Ist dies nicht der Fall, spricht man von Zervixinsuffizienz. Gegen Ende der Schwangerschaft wird der Gebärmutterhals weicher und dehnbarer: er ist geburtsbereit.

Zervixcerclage
Siehe *Cerclage*

Zervixpolyp
Siehe *Gebärmutterhalspolyp*

Zervixschleim
Siehe *Gebärmutterhalsschleim*

Ziegenpeter
Siehe *Mumps*

Zinkleimverband
Halbsteifer Verband mit handelsüblichen Zinkleimbinden oder mit Mullbinden, die nach dem Anlegen mit erwärmter Zinkgelatine bestrichen werden. Ein Zinkleimverband wirkt austrocknend, antibakteriell und entzündungshemmend. Er wird vor allem an den Beinen zur Behandlung von entzündeten Krampfadern, oberflächlichen Venenthrombosen oder Unterschenkelgeschwüren angelegt.

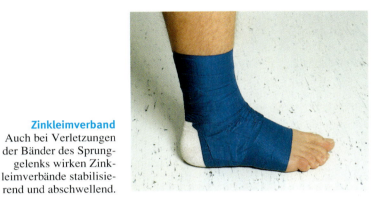

Zinkleimverband
Auch bei Verletzungen der Bänder des Sprunggelenks wirken Zinkleimverbände stabilisierend und abschwellend.

Zinkpaste
Salbe, die als Hauptwirkstoff Zinkoxid enthält. Zinkpaste hat eine schmerz- und juckreizstillende, entzündungshemmende, antibakterielle und austrocknende Wirkung. Sie wird bei vielen, vor allem nässenden Hauterkrankungen angewandt. Sie lindert auch Beschwerden bei Insektenstichen und Hämorrhoiden.

Zirbeldrüse
Kleine Drüse an der Gehirnbasis, die das Hormon Melatonin freisetzt, das wiederum andere Organe zur Hormonproduktion anregt. Außerdem wird vermutet, daß Melatonin für den Schlafrhythmus mitverantwortlich ist. Das Hormon wird bei Dunkelheit stärker freigesetzt als bei Tageslicht. Die Ausschüttung schwankt in einem 24-Stunden-Rhythmus, der auch unter experimentellen Bedingungen im permanent abgedunkelten Raum erhalten bleibt. Die Zirbeldrüse wird daher als wesentliches Element der inneren Uhr angesehen. Melatoninpräparate werden auch

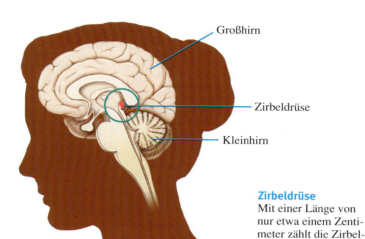

Zirbeldrüse
Mit einer Länge von nur etwa einem Zentimeter zählt die Zirbeldrüse zu den kleinsten Hormondrüsen des Körpers.

bei Störungen des Tag-Nachtrhythmus nach Reisen mit großer Zeitverschiebung eingesetzt.

Zittern
Nicht willentlich beeinflußbare Muskelbewegung. Zittern ist bei Unterkühlung oder extremer Erregung normal. Wiederholtes oder ständiges Zittern eines oder mehrerer Körperteile kann jedoch auch ein Hinweis auf eine Erkrankung wie die Parkinson-Krankheit, auf eine beginnende Multiple Sklerose oder eine chronische Vergiftung sein. Außerdem ist Zittern ein häufiges Symptom bei Suchtmittelentzug. Vielfach – besonders bei älteren Menschen – läßt sich jedoch keine Ursache des Zitterns finden.

Zoster
Siehe *Gürtelrose*

Zuckerkrankheit
Siehe S. 728

Zugsalbe
Salbe, die eine verstärkte Durchblutung bewirkt. Hautentzündungen wie Furunkel, eitrige Infekte oder Verletzungen heilen schneller ab, und einer Ausweitung des Herdes wird vorgebeugt.

Zunge
Schleimhautbedeckter, bei geschlossenem Mund fast völlig die Mundhöhle ausfüllender Muskelkörper. Die Zunge dient der Einspeichelung und dem Heranführen der Nahrung an die Zähne sowie der Wahrnehmung von Geschmacksreizen. Siehe auch *Geschmacksorgan*

Zungenbelag
Meist weißlich-grauer Belag auf der Zunge, der durch eine ungenügende mechanische Reinigung beim Kauen entsteht. Er besteht aus Speiseresten, verhornten Spitzen der Zungenpapillen, weißen Blutkörperchen und Bakterien; er tritt häufig bei einer reduzierten Aufnahme von fester Nahrung auf. Gelegentlich begleitet Zungenbelag Magen-Darm-Entzündungen oder fieberhafte Infektionen. Weißliche, schwer abwischbare Flecken mit roten Rändern auf der Zunge gelten als Hinweis auf eine Pilzinfektion. In seltenen Fällen – meist bei Rauchern, Alkoholikern und geschwächten Personen – kann es sich um eine sogenannte Leukoplakie handeln, aus der sich Zungenkrebs entwickeln kann, wenn sie nicht rechtzeitig behandelt wird.

Zungenkrebs
Eine der häufigsten und gefährlichsten Krebsarten im Mund-Rachenraum, meist am Zungenrand. Zu den Risikofaktoren zählen langjähriger starker Tabak- und Alkoholkonsum. Vorstufe ist oft ein verdickter weißer Fleck, eine sogenannte Leukoplakie, die bei sofortiger Tabak- und Alkoholabstinenz manchmal wieder verschwindet, ohne daß Krebs entsteht. Zungenkrebs ist im Anfangsstadium nicht schmerzhaft. Wird er früh entdeckt, kann er chirurgisch entfernt werden. Alle Veränderungen der Zunge wie Verhärtungen, Geschwüre oder weiße Flecken, die nicht nach wenigen Tagen von selbst verschwinden, sollten deshalb umgehend untersucht werden.

Zwerchfell
Kuppelförmige Muskel-Sehnen-Platte, die Brust- und Bauchraum voneinander trennt. Im Zwerchfell befinden sich Öffnungen für den Durchtritt der Speiseröhre, der unteren Hohlvene und der Hauptschlagader. Die sogenannte Bauch-

Fortsetzung auf S. 732

Zuckerkrankheit

Zuckerkrankheit

Noch Anfang des 20. Jahrhunderts war die Zuckerkrankheit eine gefürchtete Krankheit, an der viele Patienten qualvoll sterben mußten. Seit der Entdeckung des Insulins aber kann die Krankheit so gut behandelt werden, daß ein betroffener Mensch ein fast normales Leben führen kann.

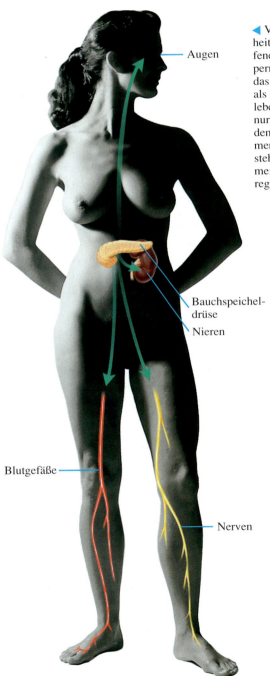

◀ Von der Zuckerkrankheit unmittelbar betroffene Organe und Körperregionen. Da durch das fehlende Insulin der als Energielieferant lebenswichtige Zucker nur ungenügend von den Zellen aufgenommen werden kann, entstehen auch an den meisten anderen Körperregionen Schäden.

— Augen
— Bauchspeicheldrüse
— Nieren
— Blutgefäße
— Nerven

In der Antike bezeichneten griechische Ärzte die Zuckerkrankheit als »diabetes mellitus«, was soviel heißt wie »honigsüßer Durchfluß«. Gemeint war damit die vermehrte Harnausscheidung, wobei der Urin einen hohen Gehalt an Zucker aufweist. Auch heute noch ist der medizinische Name für die Krankheit Diabetes mellitus, und Menschen, die an der Zuckerkrankheit leiden, bezeichnet man auch als Diabetiker.

Volkskrankheit Zucker

Das Insulin, das in der Bauchspeicheldrüse gebildet wird, reguliert den Transport des Energielieferanten Zucker in die Körperzellen. Bei Insulinmangel steigt der Zuckergehalt des Blutes an, da Zucker nicht mehr von den Zellen aufgenommen werden kann.

Vom Typ I der Krankheit spricht man, wenn die Bauchspeicheldrüse durch eine Krankheit (z.B. durch eine Virusinfektion) geschädigt ist oder wenn der Körper selbst aus bisher noch ungeklärten Gründen seine eigene Bauchspeicheldrüse zerstört hat. Dieser Typ tritt meistens bereits im Kindesalter auf.

Typ II ist vor allem in den industrialisierten Ländern auf dem Vormarsch. Diese Art der Erkrankung gilt als Zivilisationskrankheit. Die Anlage ist zwar erblich, aber nicht jeder, der vorbelastet ist, erkrankt auch. Ausschlaggebend für den Ausbruch der Krankheit sind häufig falsche Ernährungsgewohnheiten: zu viel, zu süß und zu fett. Durch solche Überernährung verringert die Bauchspeicheldrüse die Produktion des wichtigen Insulins oder stellt sie gar ganz ein. Etwa 90% der Zuckerkranken sind übergewichtig.

Zuckerkrankheit

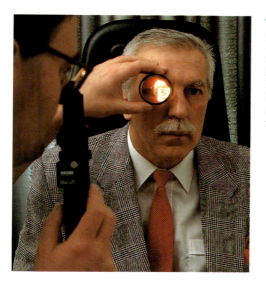

◀ Die besonders kleinen Blutgefäße der Netzhaut sind häufig zuerst von der Zuckerkrankheit betroffen. Manchmal wird Diabetes deshalb zuerst vom Augenarzt festgestellt.

Allen Zuckerkranken gemeinsam ist jedoch der Mangel an lebenswichtigem Insulin.

Energielieferant Zucker

Zucker ist ein wichtiger Energielieferant unseres Körpers. Damit ist natürlich nicht der weiße Haushaltszucker gemeint oder der in den Bonbons, denn Zucker tritt in verschiedenen Formen auf. Gemeint ist vielmehr der Zucker, der in gesunder Nahrung wie Brot, Kartoffeln, Obst und Gemüse in Form von Kohlenhydraten enthalten ist. Diese Kohlenhydrate werden im Körper zu einer verwertbaren Form von Zucker, der Glukose, umgewandelt, und diese gelangt als Energielieferant für die Organe, das Nervensystem, das Gehirn und die einzelnen Zellen ins Blut. Nach einer kohlenhydrathaltigen Mahlzeit steigt der Zuckergehalt im Blut normalerweise an und fällt wieder ab, wenn die Glukose in den Organen und Zellen angelangt ist. Und genau hier spielt das Insulin eine bedeutende Rolle.

Insulin – der regulierende Verteiler

Insulin ist ein Hormon, das den aufgenommenen Zucker zur Weiterverwertung in die Organe und Zellen steuert. Stehen im Blut keine ausreichenden Mengen Insulin zur Verfügung, kommt es dazu, daß viele Zellen des Organismus unterversorgt bleiben, während andere durch den Überfluß des im Blut zirkulierenden Zuckers geschädigt werden.

1889 stellten Forscher fest, daß Hunde durch die Entnahme der Bauchspeicheldrüse an Diabetes erkrankten: Insulinmangel als Ursache der Zuckerkrankheit war entdeckt. Doch erst 1921 konnte man reines Insulin aus tierischen Bauchspeicheldrüsen gewinnen. Und so war der erste Patient ein 13jähriger Junge, dem im Jahre 1922 mit Insulin erfolgreich geholfen werden konnte.

Da Rinder- und Schweineinsulin dem menschlichen Insulin sehr ähnlich ist, konnte vielen Menschen mit diesen Insulinen das Leben gerettet werden. Mittlerweile ist man dazu in der Lage, menschliches Insulin mit Hilfe der Gentechnologie künstlich zu erzeugen. So steht dem behandelnden Arzt heute eine ganze Palette wirksamer Insulinpräparate zur Verfügung.

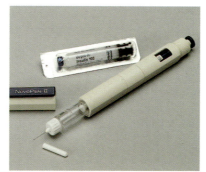

▲▼ Produziert der Körper keine ausreichenden Mengen Insulin, wird es mit der Spritze (oben) oder mit modernen, einfach zu bedienenden Injektionsgeräten zugeführt, die eine sehr genaue Dosierung ermöglichen (unten).

Erste Anzeichen

Normalerweise wird nach der Nahrungsaufnahme von der Bauchspeicheldrüse Insulin freigesezt, damit die Zellen des Körpers mit Zucker versorgt werden. Wenn zu wenig oder kein Insulin ausgeschüttet wird, erhöht sich der Blutzuckergehalt so sehr, daß Zucker über die Nieren in großen Mengen Urin ausgeschieden wird. Dadurch verliert der Körper viel Flüssigkeit zusammen mit den darin gelösten Mineralstoffen. Es kommt zur Auszehrung bei gleichzeitiger Übersäuerung des Körpers durch Substanzen, die das giftige Azeton enthalten. Häufig macht sich die Zuckerkrankheit bemerkbar durch:

- übermäßiges Wasserlassen bei ungewöhnlichem Durst,
- Gewichtsabnahme trotz ausreichender Ernährung,
- allgemeine Abgeschlagenheit, Müdigkeit, evtl. Sehstörungen.

Zuckerkrankheit

Treten erste Diabetes-Symptome auf, muß dies umgehend einem Arzt mitgeteilt werden.

Diabetisches Koma und Schock

Vor Einführung der Insulinbehandlung führte ein schwerer Verlauf der Zuckerkrankheit fast zwangsläufig zum diabetischen Koma. Durch die zuckerbedingte Auszehrung und die dadurch erfolgte Übersäuerung des Körpers fiel der Patient in eine Bewußtlosigkeit mit tödlichem Ende. Bei einem gut eingestellten Diabetiker kommt dies heute eigentlich nicht mehr vor. Nur wenn der Zuckerhaushalt durcheinandergeraten ist, kann sich auch heute noch ein diabetisches Koma ankündigen. Der Patient muß sofort ins Krankenhaus! Warnzeichen sind: Übelkeit, Erbrechen, Bauchschmerzen, Azetongeruch in der Atemluft (den Geruch nach Nagellackentferner stellt der Betroffene meist selbst nicht fest).

Genauso gefährlich kann das genau umgekehrte Phänomen sein; wenn der Zuckerkranke z.B. in der täglichen Eile einmal das Essen vergessen hat, zuviel Insulin gespritzt hat oder an einer Magen-Darm-Verstimmung mit Durchfall und Erbrechen leidet. In diesem Fall sinkt der Blutzuckerspiegel so weit ab, daß insbesondere Nerven oder Gehirn nicht mehr ausreichend mit Zucker versorgt werden. Es handelt sich hierbei um einen Schock, der durch die Unterzuckerung hervorgerufen wird. Anzeichen sind Kribbeln, Blässe, Zittrigkeit, Herzklopfen, Schweißausbruch u.ä. (bei starkem Unterzucker: Schwindel, Doppeltsehen, Bewußtseinstrübung, Konzentrations- und Sprachstörungen, Bewußtlosigkeit). Bei den ersten Anzeichen nimmt der erfahrene Diabetiker gleich Traubenzucker zu sich.

Wichtig: Bei Bewußtlosigkeit muß sofort ein Arzt verständigt werden.

Gefäßleiden und andere Folgeerkrankungen

Gefährlich sind die durch die Zuckerkrankheit verursachten Gefäßleiden. Die Verengung in den großen Arterien un-

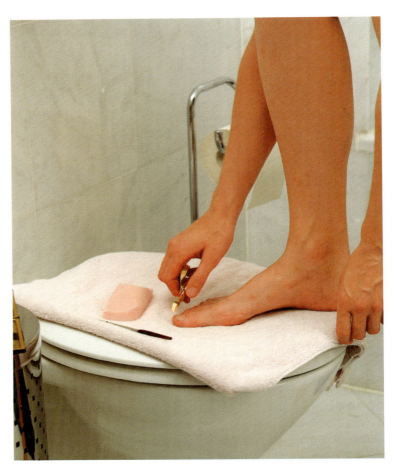

▲ Regelmäßige und gründliche Fußpflege ist für Diabetiker besonders wichtig, da durch die verschlechterte Durchblutung von Füßen und Zehen eine hohe Infektionsgefahr besteht. Entzündungen können dann sehr schnell zum Absterben von Gewebe führen.

terscheidet sich nicht von der Arterienverkalkung eines Nichtdiabetikers, tritt bei Zuckerkranken aber häufiger auf. Kalkeinlagerungen in den Innenwänden der Arterien reduzieren die Blutzufuhr zu den Organen. Sind die Herzkranzgefäße betroffen, kann es zum Herzinfarkt kommen; liegt die Störung im Gehirn, droht ein Schlaganfall.

Typisch für die Zuckerkrankheit ist die Schädigung der kleinen Blutgefäße. Es kommt häufig vor, daß die Durchblutung der Beine gestört ist. Dies merkt der Betroffene oft nicht, weil Diabetes auch mit Empfindungsstörungen der Nerven verbunden ist. An einem unterversorgten diabetischen Fuß kann Gewebe absterben. Um dies zu vermeiden, muß jede auffällige Veränderung – z.B. Rötung oder Eiterung – sofort dem Arzt gezeigt werden. Wichtig ist vor allem die gründliche und regelmäßige Fußpfle-

Zuckerkrankheit

ge, da sich infolge der verschlechterten Durchblutung kleine Wunden sehr schnell infizieren können.
Leicht erkennbar sind für den Augenarzt Veränderungen an den Blutgefäßen des Auges, die zur Netzhautablösung und schließlich zur Erblindung führen können. Deshalb ist eine regelmäßige Kontrolle wichtig. Durch die Zuckerkrankheit können auch Nervenleiden entstehen, die sich als Kribbeln, Empfindungslosigkeit oder Lähmung äußern. Heute weiß man, daß dies auf eine schlechte Dosierung des von außen zugeführten Insulins zurückzuführen ist. Regelmäßig überwacht werden sollten auch die Nieren, weil Gefäßschäden an ihnen zu einer Einschränkung der Urinausscheidung führen können und so der überschüssige Zucker nicht abgebaut werden kann.
Bei gehäuftem Auftreten von Juckreiz und Hauterkrankungen ist auch immer an die Zuckerkrankheit zu denken.

Behandlung: Diät bis Spritze

Ein Arzt kann leicht feststellen, ob ein Patient an Insulinmangel leidet. Er läßt den Blutzuckergehalt kontrollieren und den Urin auf Harnzucker untersuchen. Aufgrund der Werte legt er dann eine dem Patienten entsprechende Behandlung fest.
Hier bieten sich in erster Linie drei Methoden an:
- Der Patient hält eine kohlenhydratarme Diät ein und reduziert sein Körpergewicht, wodurch der Körper weniger Insulin benötigt,
- die Einnahme blutzuckersenkender Tabletten,

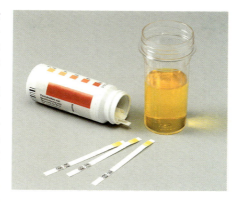

▲ Mit Hilfe eines einfachen Streifentests kann der Zuckergehalt des Urins auch vom Diabetiker selbst bestimmt werden.

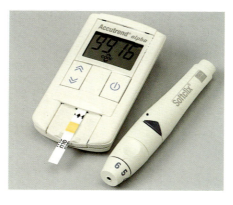

▲ Moderne Geräte erlauben eine sehr genaue Bestimmung des Blutzuckerspiegels. In Verbindung mit einem speziellen Dosiergerät kann sich der Zuckerkranke dann die genau abgestimmte Insulinmenge spritzen.

- die Zuführung von Insulin durch Spritzen oder eine Pumpe.

Wichtig ist, daß das Verhältnis von Nahrungsaufnahme bzw. Zuckerzufuhr und verfügbarem Insulin ausgewogen ist. Stimmt das Verhältnis bzw. wird die korrekte Insulinmenge zugeführt, spricht man von einem »richtig eingestellten Diabetiker«.

Häusliche Selbstkontrolle

Zur Grundlage jeder Behandlung, ob der Zuckerkranke nun Insulin benötigt oder nicht, gehört die Diät. Bei der Nahrung rechnet man die Kohlenhydrate in Broteinheiten (BE) um, die aus entsprechenden Tabellen zu entnehmen sind. Der Diabetiker lernt sehr schnell, wann er am Tag wie viele BE zu sich nehmen darf und wann er Insulin spritzen muß.
Die tägliche Kontrolle des Blutzuckerspiegels ist dennoch unerläßlich. Mit Hilfe von Teststreifen kann man feststellen, ob sich im Urin zuviel Zucker oder Azeton befindet. Meßgeräte ermöglichen es, aus einem Tropfen Blut den aktuellen Blutzuckerwert festzustellen. Je genauer der Diabetiker diese Selbstkontrolle durchführt und in einem Tagebuch festhält, desto besser kann der Arzt die richtige Einstellung herausfinden.

Zuckerkrankheit im Alltag

Der gut eingestellte Diabetiker kann weitgehend so leben wie andere Menschen auch. Er kann sich ohne Bedenken zu seiner Krankheit bekennen und sollte dies sogar tun. Vorsicht beim Autofahren ist geboten wegen der Möglichkeit einer plötzlich auftretenden Unterzuckerung. Der Diabetiker sollte deshalb immer ein Päckchen Traubenzucker bei sich haben, um rasch den Blutzucker erhöhen zu können.
Ein gut eingestellter, geübter Diabetiker kann das Essen im Restaurant ebenso genießen wie die Reise ins Ausland, wenn er darin geübt ist, sich das Insulin selbst zu verabreichen. Sicherheitshalber sollte er stets einen Diabetikerausweis bei sich tragen.

Zwerchfellbruch

Fortsetzung von S. 727

atmung beruht auf regelmäßigem Anspannen und Erschlaffen der Zwerchfellmuskeln.

Zwerchfellbruch

Durchtreten von Teilen des Magens durch den für die Speiseröhre vorgesehenen Spalt des Zwerchfells in den Brustraum. Der Bruch kann angeboren sein oder spontan auftreten. Als begünstigende Faktoren werden Rauchen und Übergewicht angesehen. Eine typische Beschwerde beim sonst wenig auffälligen Zwerchfellbruch ist Sodbrennen, da Magensäure in die Speiseröhre zurückläuft. Betroffene sollten nach Möglichkeit abnehmen, mit dem Rauchen aufhören und üppige Mahlzeiten meiden. Nach dem Essen sollten die Patienten nicht liegen und sich auch nicht vornüber neigen. Im Bett ist es günstig, das Kopfende etwas zu erhöhen. Gegen das Sodbrennen helfen säurehemmende Medikamente. In schweren Fällen kann eine Operation erforderlich werden, bei der der durchgetretene Magenteil wieder in den Bauchraum verlagert wird.

Zwillinge

Zwillinge entstehen entweder, wenn in einem Eierstock gleichzeitig zwei Eizellen heranreifen und auch gleichzeitig befruchtet werden (zweieiige Zwillinge), oder wenn sich die befruchtete Eizelle aus bisher ungeklärter Ursache in zwei voneinander unabhängige Keime teilt (eineiige Zwillinge). Eineiige Zwillinge weisen ein völlig identisches Erbgut auf. Eine Zwillingsschwangerschaft und -geburt sollte als Risikoschwangerschaft besonders betreut werden. Zwillinge werden ungefähr im Abstand von einer halben Stunde geboren.

Zwischenblutung

Blutung bei Frauen außerhalb der normalen Regelblutung, meist in der Mitte des Zyklus. Sie ist häufig Ausdruck einer harmlosen Hormonstörung, kann aber auch Hinweis auf eine ernste Erkrankung sein. Eine genaue Untersuchung der Ursachen ist deshalb unbedingt erforderlich.

Zwölffingerdarm

Am Magen beginnender erster Abschnitt des Dünndarms. Seine Länge von 25 bis 30 Zentimetern entspricht etwa der Breite von zwölf Fingern. In den Zwölffingerdarm münden der Gallengang und zwei Gänge aus der Bauchspeicheldrüse. Siehe auch S. 55, *Der menschliche Organismus – Darm*

Zwölffingerdarmgeschwür

Gutartiges Geschwür in der Wand des Zwölffingerdarms. Ursachen, Symptome und Behandlung entsprechen denen des Magengeschwürs. Zwölffingerdarmgeschwüre treten bei Männern zwei- bis dreimal häufiger auf als bei Frauen. Menschen mit Blutgruppe 0 scheinen bevorzugt betroffen zu sein. Als Ursache wird ein Zusammenwirken von Säureüberschuß und Einwirkungen von Bakterien (Helicobacter pylori) angenommen. Das Geschwür wird mit Medikamenten behandelt, die die Säureproduktion hemmen bzw. die Säure neutralisieren. Zusätzlich sind oft Antibiotika erforderlich. Ein unbehandeltes Geschwür kann die Darmwand durchbrechen. In diesem Fall ist sofortige ärztliche Hilfe erforderlich.

Zyanose

Siehe *Blausucht*

Zyklamat

Süßstoff (Natrium- oder Kalziumzyklamat), der als Zuckerersatzmittel dient. Zyklamate, oft in Kombination mit Sac-

Zwillinge
In der Gebärmutter werden Zwillinge entweder in zwei Fruchtblasen von zwei Plazenten (a), in zwei Fruchtblasen von einer Plazenta (b) oder sogar in einer gemeinsamen Fruchtblase von einer Plazenta (c) versorgt.

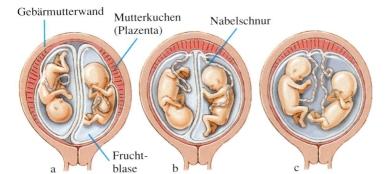

Gebärmutterwand — Mutterkuchen (Plazenta) — Nabelschnur — Fruchtblase

a b c

charin, finden sich in vielen süßen, aber kohlenhydratarmen Diabetikernahrungsmitteln. Ob mit Süßstoffen eine Gewichtsabnahme unterstützt wird, ist umstritten. Zwar spart man bei der Verwendung von Süßstoffen Kalorien ein, doch gibt es Hinweise, daß durch diese Stoffe gleichzeitig das Hungergefühl verstärkt wird und man insgesamt mehr ißt. Befürchtungen, daß Zyklamate die Krebsentstehung fördern, sind inzwischen weitgehend zerstreut.

Zyklusstörungen

Unregelmäßigkeiten und Störungen des Menstruationszyklus. Von einer Zyklusstörung wird gesprochen, wenn die Zeitspanne von Regelblutung zu Regelblutung um mehrere Tage variiert, deutlich kürzer oder länger als durchschnittlich 26 bis 30 Tage ist oder wenn die Regelblutung hin und wieder ganz ausbleibt. Ebenso sind Zwischenblutungen, ungewöhnlich starke oder schwache Regelblutungen Symptome einer Zyklusstörung. Sie sind zumeist Ausdruck einer akuten oder längerfristigen Störung im Hormonhaushalt. Deshalb treten nach Absetzen der Anti-Baby-Pille vorübergehende Zyklusstörungen häufiger auf, da es einige Zeit dauert, bis sich der durch die Pille veränderte Hormonspiegel wieder normalisiert. Bei Eintritt in die Wechseljahre sind Zyklusstörungen normal; sonst sollten ihre Ursachen immer ärztlich untersucht werden.

Zyste

Flüssigkeitsgefüllter Hohlraum im Gewebe. Zysten können an nahezu jeder Stelle des Körpers entstehen, z.B. als Folge eines gestörten Sekretflusses, einer Infektion oder einer Entzündung. Sie sind meist harmlos. Wenn sie so groß werden, daß sie auf umliegendes Gewebe oder Organe drücken, wenn sie infiziert sind (z.B. Bandwurmzysten in der Leber) oder zu platzen drohen, müssen sie chirurgisch entfernt werden.

Zystitis
Siehe *Blasenentzündung*

Zystoskopie
Siehe *Blasenspiegelung*

Zytostatika

Medikamente zur Krebsbehandlung. Als Zytostatika werden alle Substanzen bezeichnet, die im Rahmen einer Chemotherapie verabreicht werden, um die Teilung und das Wachstum von Krebszellen zu stoppen oder zu verlangsamen. Bisher ist es nicht gelungen, Zytostatika zu entwickeln, die ausschließlich auf Tumorzellen wirken. Sie behindern also auch die Teilung und das Wachstum gesunder Zellen des Organismus. Da sich die Zellen eines Tumors schneller teilen als die meisten Zellen des gesunden Gewebes und Zytostatika besonders die Teilungsphase stören, wird der Tumor im allgemeinen stärker geschädigt als der übrige Organismus. Einige gesunde Zelltypen wie Blut- oder Haarzellen besitzen jedoch eine ähnlich hohe Zellteilungsrate wie Krebszellen. Sie sind daher von den Nebenwirkungen der Zytostatika am stärksten betroffen, was sich in Haarausfall oder Mangel an weißen Blutkörperchen mit der Folge einer Immunschwäche während einer Chemotherapie zeigt.

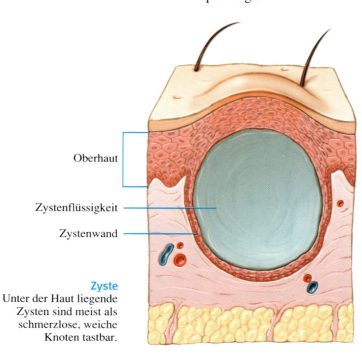

Oberhaut

Zystenflüssigkeit

Zystenwand

Zyste
Unter der Haut liegende Zysten sind meist als schmerzlose, weiche Knoten tastbar.

Erste Hilfe

Im Notfall können richtig und schnell durchgeführte Erste-Hilfe-Maßnahmen über Leben und Tod eines Verunglückten entscheiden. Einfache, leicht zu erlernende Handgriffe können eine lebensbedrohliche Situation abwenden und überbrücken die Zeit, bis die Versorgung durch einen Arzt erfolgen kann. Doch auch die richtige Versorgung von kleineren Wunden und Verletzungen vermeidet Folgeschäden.

Erste Hilfe zu leisten ist nicht nur eine moralische Verpflichtung, sie zu unterlassen, ist in Deutschland sogar strafbar. In § 323 c des Strafgesetzbuches ist unter der Überschrift »Unterlassene Hilfeleistung« geregelt: »Wer bei Unglücksfällen oder gemeiner Gefahr oder Not nicht Hilfe leistet, obwohl dies erforderlich und ihm den Umständen nach zuzumuten, insbesondere ohne erhebliche eigene Gefahr und ohne Verletzung anderer wichtiger Pflichten möglich ist, wird mit Freiheitsstrafe bis zu einem Jahr oder mit Geldstrafe bestraft.«

Doch nicht erst die Androhung einer Strafe sollte zur Hilfeleistung motivieren. Schließlich erwartet man ja selbst auch, daß man Hilfe erfährt, wenn man verunglückt ist. Die Angst, bei der Ersten Hilfe etwas falsch zu machen, ist meist unbegründet. Die Folgen eines falschen Handgriffs stehen in keinem Verhältnis zu den Folgen, die ein Verunglückter erleidet, wenn ihm nicht oder nur zögerlich geholfen wird.

Infektionsgefahr

Mit einigen einfachen Maßnahmen schützt man sich bei der Ersten Hilfe vor Infektionen:
- Vermeiden Sie den direkten Kontakt mit dem Blut des Verunglückten; tragen Sie deshalb Handschuhe, wie sie in jedem Verbandskasten enthalten sein müssen.

Erste-Hilfe-Kurse werden von den Rettungsverbänden angeboten:

Arbeiter-Samariter-Bund

Deutsches Rotes Kreuz

Johanniter-Unfall-Hilfe

Malteser-Hilfsdienst

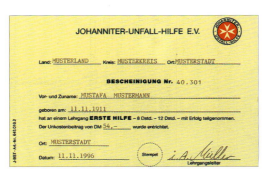

▲▶ In den Erste-Hilfe-Kursen lernt man die lebensrettenden Sofortmaßnahmen und alle wichtigen Handgriffe zur Erstversorgung von Verunglückten teilweise an speziellen Puppen.

- Legen Sie bei einer notwendigen Atemspende ggf. ein sauberes Stofftaschentuch auf Mund und Nase des Betroffenen.

Erste-Hilfe-Kurse

Die wichtigsten lebensrettenden Maßnahmen der Ersten Hilfe müssen erlernt werden. Kurse werden von den Rettungs- und Wohlfahrtsverbänden angeboten. Doch mit einem Erste-Hilfe-Kurs im Leben ist es nicht getan: Die Kenntnisse sollten regelmäßig, am besten alle zwei bis drei Jahre, aufgefrischt werden.

Rettungskette

Der erfolgversprechende Ablauf einer Rettungsmaßnahme besteht aus sechs Schritten, die wie die Glieder einer Kette

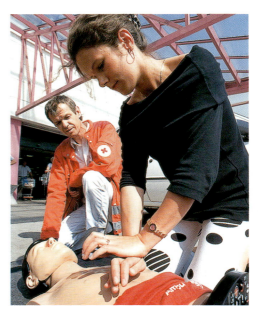

ineinandergreifen und von denen die ersten vier vom Ersthelfer durchgeführt werden müssen:
- Absicherung. Die Situation muß richtig eingeschätzt, die Eigengefährdung verhindert sowie Folgeschäden und zusätzliche Gefahren vermieden werden. Besonders bei Autounfällen ist die Absicherung wichtig, um weitere Unfälle zu vermeiden (S.741).
- Fünf lebensrettende Sofortmaßnahmen: Bergung des Verunglückten aus

Alle Notfälle und Maßnahmen im Überblick

ABC-Maßnahmen	775
Abdrücken von Gefäßen	746
Atemkontrolle	742
Atemnot	738
Atemspende	775
Augenverletzungen	740
Autounfall	741
Badeunfall	743
Bauchverletzungen	774
Beatmung	775
Bergung	742
Bewußtlosigkeit	744
Blutungen	746
Brustschmerzen	748
Brustverletzungen	774
Dreiecktuch	767
Druckverband	766
Eisunfall	743
Elektrounfall	749
Erfrierungen	750
Erste-Hilfe-Kurse	734
Erstickungsgefahr	738
Fremdkörper	
- in den Atemwegen	738
- im Auge	740
- in Verletzungen	774
Gliedmaßenabtrennung	751
Heimlich-Griff	739
Helm	758
Herz-Lungen-Wiederbelebung	776
Herzdruckmassage	776
Hitzschlag	752
Insektenbiß/Insektenstich	753
Knochenbrüche	754
Kopfverletzungen	756
Krampfanfall	757
Motorradunfall	758
Mund-zu-Mund-/ Mund-zu-Nase-Beatmung	775
Nasenbluten	747
Notruf	736
Ohnmacht	745
Pulskontrolle	742
Rautek-Griff	742
Rettungskette	734
Schlangenbiß	759
Schock	760
Sonnenstich	761
Stabile Seitenlage	745
Tierbiß	762
Unterkühlung	763
Verätzungen	765
- der Augen	740
Verbände	766
Verbrennungen	770
Vergiftungen	772
Verletzungen	774
Verschluckte Gegenstände	739
Wiederbelebung	775
Wirbelsäulenverletzung	777
Wundversorgung	766

Erste Hilfe

dem Gefahrenbereich (S. 742), Blutungen stillen (S. 746), richtige Lagerung (Hinweise beim jeweiligen Notfall), Wiederbelebung (S. 775) und Schockbekämpfung (S. 760).

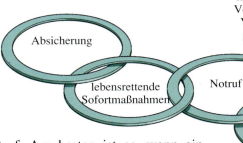

▼ Nur wenn alle Maßnahmen der Unfallrettung reibungslos ineinandergreifen, ist eine optimale Versorgung eines Verunglückten gewährleistet.

- Notruf. Am besten ist es, wenn ein zweiter Helfer sofort den Rettungsdienst verständigt, damit die Erste-Hilfe-Maßnahmen nicht unterbrochen werden.
- Erste Hilfe. Lebensrettende Maßnahmen werden fortgesetzt, Wunden versorgt und die Betroffenen beruhigt.
- Übernahme der Rettungsmaßnahmen durch den eingetroffenen Rettungsdienst. Für die schnelle und fachmännische Weiterversorgung können wichtige Informationen des Ersthelfers lebensrettend sein: Wann hat sich die Pupillenweite eines Kopfverletzten verändert? Aus welcher Wunde hat es vor dem Abdrücken einer Ader und vor dem Anlegen eines Druckverbands spritzend geblutet? Was hat ein Verunglückter vor Eintritt einer Bewußtlosigkeit gesagt? Wie war der Unfallhergang? Wurden bei Vergiftungen Tablettenschachteln gefunden?
- Weiterversorgung im Krankenhaus. Die optimale Versorgung im Krankenhaus baut auf den vorhergehenden Maßnahmen auf. Waren sie zögerlich, können auch noch so perfekte Behandlungen im Krankenhaus erfolglos sein.

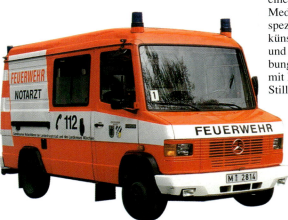

▼ Der Notarztwagen dient nicht nur zum Transport von Verletzten und Schwerkranken. Er ist ausgestattet mit einer Vielzahl von Medikamenten und speziellen Geräten zur künstlichen Beatmung und zur Wiederbelebung von Patienten mit Herz-Kreislauf-Stillstand.

Notruf

Eine bundeseinheitliche Rufnummer für medizinische Notfälle gibt es nicht. Unter den Notrufnummern 110 und 112 erreichen Sie Polizei bzw. Feuerwehr. Am schnellsten erhalten Sie medizinische Notfallhilfe über die Rettungsleitstellen, die in vielen Ortsnetzen unter der Rufnummer 19222 zu erreichen sind. Auf Autobahnen wird man über die Notrufsäulen, die sich alle zwei Kilometer am Straßenrand befinden, mit der nächsten Autobahnmeisterei verbunden, die die Notfallmeldung an die Rettungsleitstelle weiterleitet.

Um bei einem Notruf alle wichtigen Informationen weiterzugeben, orientiert man sich an den fünf »W«:

- **Wo** ist der Notfall passiert? Angabe von Straße, Hausnummer, Vorder- oder Rückgebäude, Etage und Name auf dem Klingelschild. An Notrufsäulen befindet sich neben dem Mikrophon ein Vermerk, von welcher Säule aus angerufen wird. Bei Unfällen auf Autobahnen sollte zusätzlich die Fahrtrichtung angegeben werden.
- **Was** ist passiert? Genaue Beschreibung des Notfalls oder Unfallgeschehens.

Notruf

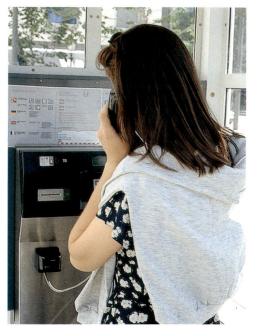

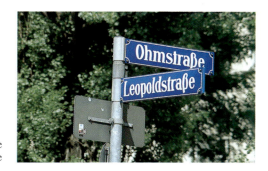

◀ In öffentlichen Telefonzellen benötigt man weder Kleingeld noch eine Telefonkarte, wenn man die Notrufnummern 110 und 112 anrufen will.

▶ Nur wenn die Adresse so genau wie möglich angegeben ist, kann der Rettungsdienst schnell eintreffen.

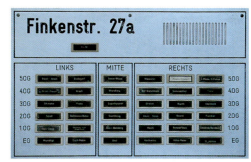

- **Wie viele** Verletzte oder Verunglückte sind betroffen?
- **Welche** Verletzungen liegen vor?
- **Warten** auf Rückfragen. Der Notruf darf erst abgebrochen werden, wenn vom Empfänger keine Rückfragen mehr kommen. Außerdem sollte man seinen Namen und – wenn möglich – seine Telefonnummer hinterlassen.

▼ Durch das dichte Netz der Rettungshubschrauber ist auch in entlegenen Gebieten eine schnelle Versorgung durch den Notarzt möglich.

Nach dem Notruf wendet man sich den weiteren Erste-Hilfe-Maßnahmen wie der Versorgung von Wunden zu und bleibt bis zum Eintreffen des Rettungsdienstes bei den Opfern.

Von der Rettungsleitstelle werden alle notwendigen Maßnahmen veranlaßt und koordiniert. Sie entscheidet, ob ein Krankentransport ausreicht oder der Einsatz eines Notarztes erforderlich ist. Auch die Hubschrauber der Luftrettung werden von den Rettungsleitstellen angefordert. Mit ihnen ist besonders schnelle Hilfe möglich: sie erreichen innerhalb von 15 Minuten praktisch jeden Notfallort in Deutschland.

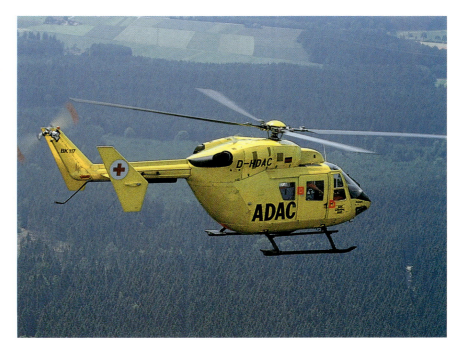

Erste Hilfe

Atemnot/Erstickungsgefahr

Ist die Atmung behindert, liegt oft eine Erkrankung oder eine Verletzung vor, deren Behandlung meist rasche Hilfe bringt. Tritt ein Atemstillstand ein, ist die Sauerstoffversorgung des Körpers nicht mehr gewährleistet: es besteht Lebensgefahr.

Ursachen
- Lungen- oder Herz-Kreislauf-Erkrankungen,
- Verletzungen im Bauch- oder Brustraum (besonders Rippenbrüche),
- eingeatmete Gifte,
- Verletzung der Atemwege durch Fremdkörper, Insektenstiche, Erbrochenes.

Weitere Maßnahmen:

Atemspende S. 775

stabile Seitenlage S. 744

Notruf S. 736

Anzeichen
- Panische Angst/Todesangst,
- schnappende Atembewegungen, Unfähigkeit zu reden, zu sprechen oder zu husten,
- bläulich-graue Verfärbung der Haut; besonders sind die Lippen und die Schleimhäute betroffen,
- pfeifende oder rasselnde Atemgeräusche,
- Atemstillstand (keine Atembewegungen erkennbar, Brustkorb hebt und senkt sich nicht).

Erste Hilfe
Bei den Sofortmaßnahmen muß unterschieden werden:

Erschwerte Atmung
Meist ist bei Verletzungen wie Rippenbrüchen oder Lungen- und Herzerkrankungen die Atmung erschwert.
- Den Betroffenen in halbsitzender Position gegen eine Stütze (Wand, Mauer, Baum) lehnen. Dabei werden die Arme seitlich hinter dem Oberkörper abgestützt. So wird die Tätigkeit der Atemmuskulatur erleichtert, das Zwerchfell wandert nach unten, und die Lungen können sich leichter ausdehnen.
- Jede Hektik vermeiden, den Betroffenen beruhigen,
- Notruf durchführen,
- bis zum Eintreffen des Notarztes Kontrolle der Atmung, bei Atemstillstand sofortige Atemspende.

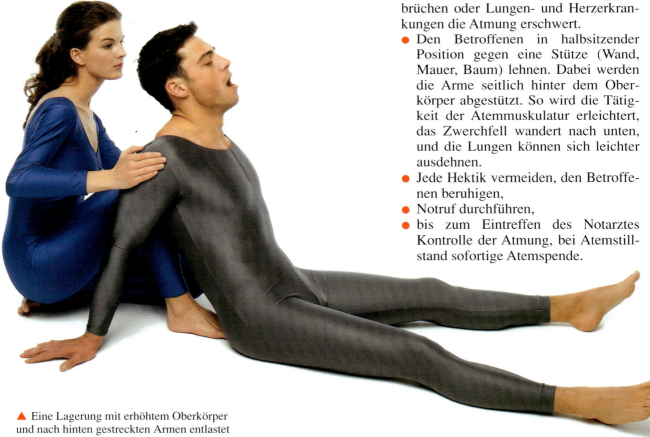

▲ Eine Lagerung mit erhöhtem Oberkörper und nach hinten gestreckten Armen entlastet den Brustkorb und erleichtert so die Atmung.

Atemnot/Erstickungsgefahr

Akute Erstickungsgefahr
Hier müssen wiederum verschiedene Situationen unterschieden werden:
Ist durch Verschlucken ein Fremdkörper in die Luftröhre gelangt, muß man
- mehrmals kräftig mit der flachen Hand zwischen die Schulterblätter schlagen. Der Betroffene sollte dazu entweder in Seitenlage oder sogar in eine Lage gebracht werden, bei der Kopf und Oberkörper nach unten weisen,
- den Fremdkörper mit den Fingern aus dem Rachenraum entfernen.
- Bleiben diese Maßnahmen ohne Erfolg, muß der Heimlich-Griff angewandt werden: Beim Stehenden umfaßt man dessen Brustkorb von hinten, legt die Hände vorne unterhalb des Brustbeins übereinander und preßt den Körper kräftig gegen sich. Durch den Druck kann der Fremdkörper aus der Luftröhre ausgestoßen werden. Beim Liegenden wird der Druck mit der Faust unterhalb des Brustbeins ausgeübt. Die zweite Hand umfaßt dabei das Handgelenk oberhalb der Faust.

Bei Bewußtlosigkeit besteht zusätzlich die Gefahr, daß die Zunge in den Rachenraum zurückfällt und so die Atemwege verlegt.
- Den Betroffenen auf den Rücken legen, mit einer Hand den Hals nach hinten überstrecken.
- Unterkiefer mit der anderen Hand am Kinn nach vorne schieben.
- Setzt die Atmung dann nicht ein, müssen Mund- und Rachenraum auf Fremdkörper untersucht werden. Dazu greifen Zeige-, Mittel- und Ringfinger beider Hände in den Winkel zwischen Ohrläppchen und Unterkiefer. Beide Daumen drücken den Unterkiefer nach unten.

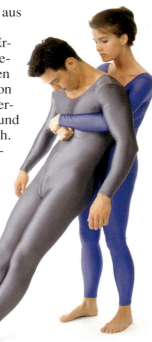

▲ Mit Hilfe des Heimlich-Griffs können Fremdkörper aus den Atemwegen herausgepreßt werden.

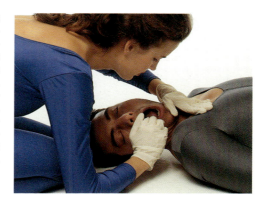

▶ Häufig ist die Atmung durch Fremdkörper in den Atemwegen gestört und setzt wieder ein, nachdem diese entfernt wurden. Auch vor einer Atemspende ist es notwendig, behindernde Gegenstände aus Mund- und Rachenraum zu entfernen.

- Um einen Fremdkörper zu entfernen, drückt man mit einem Daumen die Wange kräftig zwischen die Zahnreihen einer Kieferhälfte. Dadurch öffnet sich der Mund. Die andere Hand tastet jetzt in Mund und Rachen so tief wie möglich nach Fremdkörpern und entfernt sie (Einmalhandschuhe aus Verbandskasten verwenden oder Finger mit Tuch umwickeln).
- Setzt die Atmung ein, wird der Patient in die stabile Seitenlage gebracht.
- Setzt die Atmung nicht ein, wird mit der Atemspende begonnen.

Erstickungsgefahr bei Kindern
Ursache ist meist ein verschluckter Fremdkörper wie eine Erdnuß, ein Baustein oder ein Geldstück.
- Kleinkinder mit der Hand an den Fußgelenken ergreifen und kopfüber hochheben,
- mit der flachen Hand zwischen die Schulterblätter klopfen.
- Größere Kinder oberhalb des Beckens bäuchlings über den Unterarm beugen, hochheben und zwischen die Schulterblätter klopfen.

Läßt sich ein Fremdkörper mit diesen Maßnahmen nicht entfernen, muß unverzüglich mit Mund-zu-Mund- oder Mund-zu-Nase-Beatmung begonnen werden, auch wenn die Beatmung gegen einen Widerstand erfolgt. Sie wird bis zum Eintreffen des Notarztes fortgeführt.

Erste Hilfe

Augenverletzungen

Wenn Fremdkörper ins Auge gelangen, gilt: Weder reiben noch drücken! Die Maßnahmen sind – je nachdem, ob es sich um feste oder weiche Fremdkörper handelt – verschieden.

Feste Fremdkörper
Splitter aus festen Materialien wie Metall, Holz, Glas oder Kunststoff müssen vom Augenarzt entfernt werden, da sie in die Hornhaut eingedrungen sein können.
- Auge mit einer Kompresse oder einem sauberen, fusselfreien, mehrmals gefalteten Tuch abdecken. Kompresse oder Tuch mit einem Verband fixieren. Der Augenverband bedeckt beide Augen, damit sich das verletzte Auge nicht mit dem anderen zusammen bewegt.

Weiche Fremdkörper
Staubteilchen, Insekten o.ä. kann man vor dem Spiegel vorsichtig selbst entfernen. Dabei richtet sich die Vorgehensweise danach, ob sich der Fremdkörper unter dem Ober- oder dem Unterlid befindet:

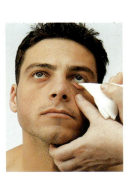

▲ Fremdkörper können mit einem sauberen Taschentuch von der Innenseite des Unterlids getupft werden.

Unter dem Oberlid
- Nach unten blicken,
- das Oberlid vorsichtig an den Wimpern über das Unterlid ziehen. Beim Zurückgleiten des Oberlids über das Unterlid bleibt der Fremdkörper meist an den Wimpern des Unterlids hängen.

Unter dem Unterlid
- Nach oben sehen,
- das Unterlid herunterziehen,
- den Fremdkörper vorsichtig mit einem sauberen Tuch zur Nase hin auswischen.

Lassen sich Fremdkörper auf diese Weise nicht entfernen, sollte wie bei festen Fremdkörpern vorgegangen werden.

Ätzende Stoffe
Sind Säuren, Laugen, ätzender Staub oder Kalk ins Auge eingedrungen, muß das Auge mindestens 20 Minuten mit klarem Wasser gespült werden. Anschließend ist die Versorgung durch einen Augenarzt erforderlich.

▶ Bei Verätzungen muß das Auge sofort mit viel Wasser gründlich gespült werden.

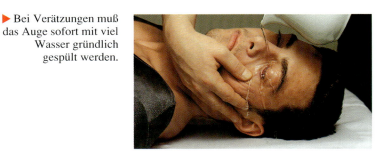

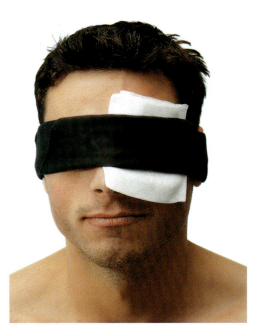

◀ Bei einem Augenverband müssen immer beide Augen bedeckt werden, da sich das verletzte Auge sonst mit dem unverletzten zusammen bewegt.

- Den Verletzten hinlegen, den Kopf zur Seite des verätzten Auges hin wenden,
- das Auge mit zwei Fingern öffnen und aus etwa zehn Zentimeter Höhe lauwarmes Wasser über das Auge zum äußeren Augenwinkel hin gießen,
- den Verletzten auffordern, seine Augen während des Spülens in alle Richtungen zu bewegen,
- nach der Spülung Augenverband anlegen.

Autounfall

Bevor mit der Ersten Hilfe begonnen werden kann, müssen alle Umstände beseitigt werden, die für den Verletzten oder die Helfer eine zusätzliche Gefahr darstellen und die Hilfsmaßnahmen erschweren oder behindern. Weitere Helfer sind dringend nötig, damit schnellstmöglich ein Notruf erfolgen, die Unfallstelle möglichst gleichzeitig in alle Richtungen abgesichert und ohne Verzögerung mit lebensrettenden Maßnahmen begonnen werden kann.

Absicherung der Unfallstelle

- Bei Erkennen einer Unfallstelle die eigene Fahrgeschwindigkeit sofort vermindern. Zur Warnung nachfolgender Fahrzeuge die Bremse mehrmals antippen und dann die Warnblinkanlage einschalten.
- Abrupte Bremsmanöver vermeiden, um Auffahrunfällen vorzubeugen.
- In angemessenem Abstand (ca. zehn Meter) möglichst weit rechts vor der Unfallstelle anhalten.
- Bei Dunkelheit die Unfallstelle mit dem Fahrlicht des eigenen Fahrzeugs beleuchten.
- Dem nachfließenden Verkehr entgegenlaufen und durch Zeichen zur Verminderung der Geschwindigkeit auffordern.
- Warndreieck(e) in rund 100 Meter Entfernung aufstellen, bei Straßen mit Gegenverkehr möglichst in beiden Fahrtrichtungen. Bei schlechten Sicht- und Straßenverhältnissen sind diese Abstände grundsätzlich zu vergrößern. Liegt die Unfallstelle hinter einer Kurve oder Kuppe, muß das Warndreieck mindestens 100 Meter vor dem Sichthindernis aufgestellt werden.

Die wichtigsten Sofortmaßnahmen:

Bergung der Verletzten S. 742

Atem- und Pulskontrolle S. 742

Wiederbelebung S. 775

Blutungen stillen S. 746

Schockbekämpfung S. 760

Je nach Verletzung:
Lagerung –
bei Bewußtlosigkeit S. 744
bei Atemnot S. 738
bei Verdacht auf Wirbelsäulenverletzungen S. 777

Notruf S. 736

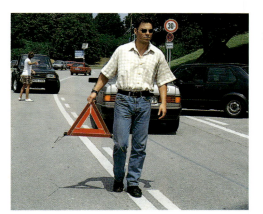

◀ Um weitere Unfälle zu vermeiden, muß die Unfallstelle möglichst in alle Richtungen abgesichert werden.

Beseitigung von Gefahrenquellen

Unfallfahrzeuge müssen stets als Gefahrenquellen für die Verunglückten und die Helfer betrachtet werden. Dies gilt in besonderem Maße für brandgefährdete oder bereits brennende Fahrzeuge.

Brände und Explosionen vermeiden

- In der Nähe des Unfallfahrzeugs nie rauchen oder mit brennenden Gegenständen hantieren.
- Den laufenden Motor bzw. die Zündung unverzüglich abschalten.
- Bei akuter Brandgefahr und verklemmten Türen sind notfalls die Fahrzeugscheiben einzuschlagen, wobei auf die Verletzungsgefahr für die Insassen zu achten ist!

Löschen eines Fahrzeugbrands

- Wenn möglich, eingeklemmte oder bewußtlose Fahrzeuginsassen vor der Löschaktion bergen.
- Möglichst viele Feuerlöscher gleichzeitig einsetzen.
- Mit dem Wind im Rücken und in tiefgebeugter Haltung den Löschstrahl auf den Brandherd richten, die Flammen in Windrichtung bekämpfen.
- Den Löschstrahl niemals auf das Gesicht brennender Personen richten, sondern das Feuer in diesem Fall mit Decken oder Tüchern ersticken.
- Bei Qualmentwicklung im Motorraum Haube nur einen kleinen Spalt öffnen oder den Brand von der Unterseite des Fahrzeugs her bekämpfen.
- Nach Abschluß der Löschaktion auf Anzeichen einer eventuellen Rückzündung achten; in jedem Fall ist die Feuerwehr zu alarmieren.

Erste Hilfe

Bergung

Bevor mit den Erste-Hilfe-Maßnahmen begonnen werden kann, muß der Verunglückte aus dem Gefahrenbereich gebracht werden. Außerdem muß festgestellt werden, welche Verletzungen vorliegen und welche Maßnahmen erforderlich sind.

Bergung allgemein
Ist der Verletzte bei Bewußtsein, eindeutig nur leicht verletzt und gehfähig, wird er aus der Gefahrenzone geführt. Dabei greift der Helfer ihm um die Hüfte und faßt seinen abgewandten Unterarm. Den zugewandten Unterarm legt er sich entweder um die Taille oder über die Schulter und hält ihn fest.

Rautek-Griff
Mit diesem Griff kann man sogar schwergewichtige Verletzte schonend aus der Gefahrenzone ziehen:
- Ein liegender Verletzter wird von hinten mit beiden Händen an Nacken und Schultergürtel gegriffen und mit Schwung aufgerichtet. (Achtung: Es muß vorher überlegt werden, ob Wirbelsäulenverletzungen vorliegen könnten, siehe S. 777).
- Von hinten greift der Helfer mit beiden Armen unter den Achseln des Verletzten hindurch. Ein Unterarm des Verletzten wird vor den Oberkörper gelegt und mit beiden Händen umgriffen.
- Der Verletzte wird auf einen Oberschenkel des Helfers gezogen, der Helfer richtet sich auf und macht dabei einen Schritt vorwärts.
- Der Verletzte kann nun rückwärts aus der Gefahrenzone gezogen werden.

Bewußtseinskontrolle
- Den Betroffenen laut und deutlich ansprechen und immer wieder nach seinem Befinden fragen.
- Bei Nichtansprechbarkeit einen Schmerzreiz setzen (Zwicken in die Haut unterhalb des Schlüsselbeins).

Weitere Maßnahmen:

Wiederbelebung S. 775

stabile Seitenlage S. 744

Notruf S. 736

- Bewußtseinsänderungen dem Notarzt mitteilen (mit Uhrzeit).

Atemkontrolle
- Durch Auflegen der Hände auf den unteren Rippenbogen kann man feststellen, ob sich der Brustkorb atemsynchron hebt und senkt.
- Die Gesichtsfarbe beobachten. Bei fehlender Atmung wird die Haut graublaß, die Lippen verfärben sich bläulich.

Pulskontrolle
Der Pulsschlag ist in der Regel an den Schlagadern leicht zu ertasten. Am einfachsten ist dies:
- auf der Innenseite des Handgelenks (Daumenseite),
- in der Leistenbeuge,
- an der Halsschlagader in der Längsfurche neben dem Kehlkopf.

Bergung aus dem Auto
Ein Verletzter wird mit Hilfe des Rautek-Griffs aus dem Auto geborgen.
- Sicherheitsgurt lösen, ggf. durchschneiden.
- Mit dem rechten Arm zwischen Lehne und Gesäß durchgreifen, den Verletzten an der rechten Hüfte greifen und vorsichtig seinen Rücken zu sich drehen.

▶ Mit dem Rautek-Griff kann ein Verletzter leicht aus einem Fahrzeug geborgen werden.

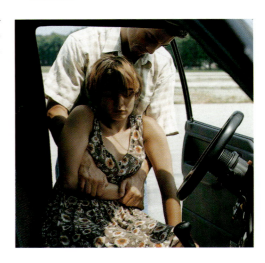

- Beim Herausziehen muß darauf geachtet werden, daß die Füße des Verletzten nicht festgeklemmt sind.

Bergung aus dem Eis

Da die Gefahr des Ertrinkens und der Unterkühlung besteht, ist schnelle Hilfe erforderlich, wenn jemand ins Eis eingebrochen ist. Besonders wichtig ist die Absicherung des Helfers selbst.

- Die Bergung sollte vom Ufer aus erfolgen. Muß sich der Retter selbst aufs Eis begeben, ist es nötig, sorgfältig seine Tragfähigkeit zu prüfen.
- Der Eingebrochene versucht sich am Rand des Eislochs hochzuziehen und legt sich mit dem Oberkörper flach auf die Eisfläche. Mit den Füßen stützt er sich am gegenüberliegenden Rand des Lochs ab, damit er nicht unter die Eisfläche rutscht. Um möglichst wenig auszukühlen, soll er Bewegungen vermeiden.
- Dem Eingebrochenen werden Stangen, Seile oder zusammengebundene Kleidungsstücke zugeworfen, an denen er sich herausziehen soll.
- Ist es erforderlich, daß sich der Helfer selbst auf das Eis begibt, muß er mit einem Seil gesichert werden. Er legt sich flach auf das Eis, um die Auflagefläche zu vergrößern. Ein langes Brett oder eine Leiter vergrößern die Fläche zusätzlich.
- Von weiteren Helfern wird der Verunglückte zusammen mit dem Helfer ans Ufer gezogen.

Bergung aus dem Wasser

Man sollte immer versuchen, einen Ertrinkenden vom Ufer aus zu retten, um sich nicht selbst in Gefahr zu begeben. Nur wenn keine andere Möglichkeit besteht, sollte man selbst ins Wasser steigen.

▶ Man sollte immer zuerst versuchen, einem Ertrinkenden vom Ufer aus zu helfen, indem man ihm einen Rettungsring mit Leine zuwirft und ihn daran herauszieht.

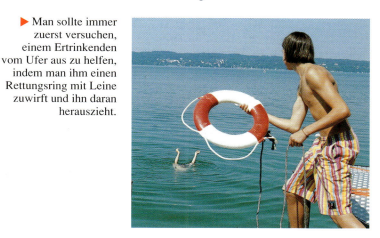

Rettung vom Ufer aus

- Dem Ertrinkenden einen Rettungsring oder eine Leine zuwerfen bzw. eine Stange reichen.
- Stehen keine Hilfsmittel zur Verfügung, sind weitere Helfer erforderlich, die den Retter sichern (durch das Bilden einer Kette).
- Ist der Ertrinkende gefaßt, wird er ans Ufer gezogen.

Rettung im Wasser

Um sich dem Ertrinkenden zu nähern, sollte ein Boot oder ein Surfbrett verwendet werden.

- Den Verunglückten beruhigen und zu Schwimmbewegungen auffordern,
- den Ertrinkenden von hinten anschwimmen und sich vor Umklammerung schützen (z.B. seinen Kopf wegdrehen),
- man greift von hinten unter den Achseln hindurch, hält auf diese Weise Mund und Nase des Verunglückten über Wasser und schwimmt rückwärts an Land.

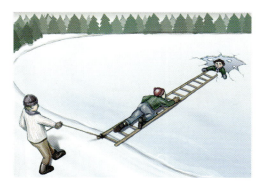

◀ Bei der Bergung einer Person, die ins Eis eingebrochen ist, muß der Helfer immer darauf achten, eine feste Verbindung zum Ufer zu behalten.

Erste Hilfe

Bewußtlosigkeit/Ohnmacht

Zur Unterscheidung zwischen einer echten Bewußtlosigkeit und einer kurzfristigen Bewußtseinsstörung (Ohnmacht) nach langem Stehen oder bei Hitze sind die äußeren Umstände von ausschlaggebender Bedeutung. Deuten die Umstände auf eine echte Bewußtlosigkeit (Verletzungen, Hinweise für eine Vergiftung, Zuckerkrankheit etc.) hin oder ist die »harmlosere« Ohnmacht anzunehmen?

Weitere Maßnahmen:

Atem- und Pulskontrolle
S. 742

Wiederbelebung
S. 775

Notruf
S. 736

Ursachen
- Kopfverletzung,
- Schock (z.B. bei schwerer Blutung),
- Funktionsstörungen des Herzens (z.B. Herzrhythmusstörungen),
- Vergiftung,
- Elektrounfall,
- Krampfanfall,
- Stoffwechselentgleisung (z.B. zu hoher oder zu niedriger Blutzucker bei Zuckerkrankheit).

Anzeichen
- Der Betroffene ist nicht ansprechbar,
- keine Reaktion auf Schmerzreiz (z.B. Zwicken in den Arm),
- Abschwächung der Schutzreflexe (kein Augenzwinkern bei Berühren der Hornhaut),
- evtl. schwache, gurgelnde Atmung.

Bewußtlosigkeit

Eine Bewußtlosigkeit gilt immer als lebensbedrohlicher Zustand, weil in diesem Fall durch ein Zurückfallen der Zunge in den Rachen akute Erstickungsgefahr besteht.

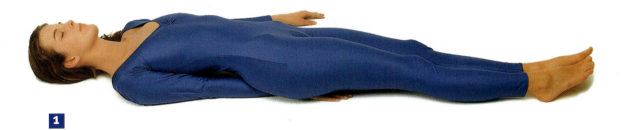

1

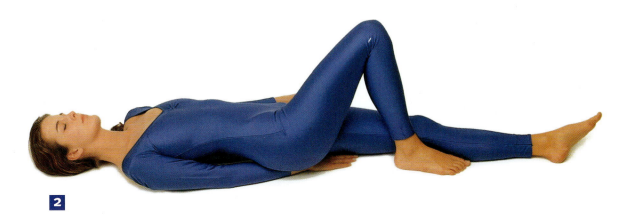

2

Bewußtlosigkeit/Ohnmacht

Erste Hilfe: Stabile Seitenlage

Bei vorhandener Atmung muß der Bewußtlose in die stabile Seitenlage gebracht werden, die gewährleistet, daß die Atemwege frei bleiben:

1. Den Bewußtlosen auf den Rücken legen,
2. ein Bein aufstellen und die Hand unter das Gesäß schieben,
3. den Bewußtlosen auf die Seite des aufgestellten Beines rollen,
4. Kopf überstrecken und Körper mit der freien Hand abstützen.

Ohnmacht

Eine Ohnmacht tritt gehäuft bei großer Hitze, nach langem Stehen und in schlecht gelüfteten Räumen auf. Meist sind Menschen betroffen, die zu niedrigem Blutdruck neigen.

Anzeichen
- Plötzliches Umsinken,
- Nichtansprechbarkeit für wenige Sekunden bis Minuten,
- Blässe,
- schwacher, hoher Puls.

Erste Hilfe
- Flach auf den Rücken legen (evtl. Decke unterlegen),
- Beine etwas hochhalten oder auf eine Unterlage legen,
- Hemd bzw. Kragen öffnen,
- angefeuchtetes, kühles Tuch auf die Stirn legen.

In der Regel bessert sich der Zustand schnell.

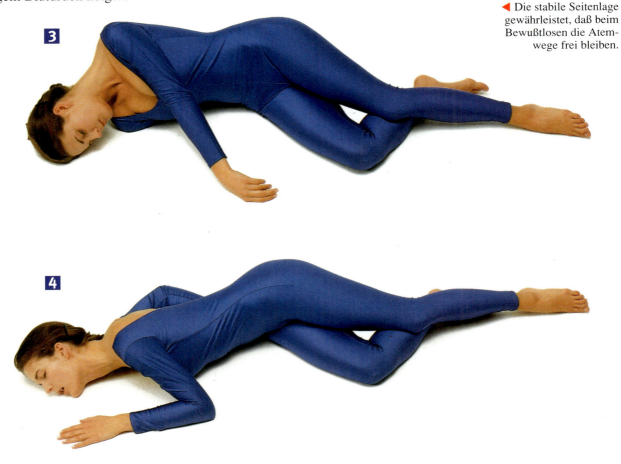

◄ Die stabile Seitenlage gewährleistet, daß beim Bewußtlosen die Atemwege frei bleiben.

Erste Hilfe

Blutungen

Sobald bei Verletzungen Blutgefäße beschädigt werden, kommt es zu einer Blutung. Die meisten Blutungen versiegen innerhalb kürzester Zeit von selbst; zur Abdeckung der Wunde kann ein Verband angelegt werden.
Hoher Blutverlust geht immer mit der Gefahr des Schocks einher, einem lebensbedrohlichen Zustand, bei dem die ausreichende Versorgung der Organe durch den Sauerstoff im Blut nicht mehr gewährleistet ist. Die sofortige Blutstillung noch an der Unfallstelle ist die einzige Möglichkeit, diesen gefährlichen Zustand zu verhindern.

Schlagaderblutungen

Schlagaderblutungen sind immer lebensgefährlich, da die Verletzten in sehr kurzer Zeit sehr viel Blut verlieren.
Blutungen sollten immer am liegenden Verletzten versorgt werden, möglichst sogar in Schocklagerung mit erhöhten Beinen.

Weitere Maßnahmen:

Schockbekämpfung S. 760

Anlegen eines Druckverbands S. 766

Notruf S. 736

Wundversorgung S. 766

Anzeichen
Typisch für die Verletzung einer Schlagader ist der pulsierende Strahl mit hellrotem Blut aus einer Wunde.

Erste Hilfe
Um eine Schlagaderblutung an Armen und Beinen zu stoppen, muß das entsprechende Blutgefäß zwischen dem Herzen und der Wunde abgedrückt werden.
1 Bei Blutungen am Arm wird die Armschlagader abgedrückt: Mit den Fingern einer Hand wird dicht unterhalb der Achselhöhle in die Innenseite des Arms zwischen die Oberarmmuskeln gedrückt.

2 Blutungen am Bein – die Beinschlagader: Mit den Daumen oder der Faust wird kräftig in die Leistenfurche gedrückt.
● Ein zweiter Helfer sollte, während abgedrückt wird, die Wunde mit einem Druckverband versorgen,

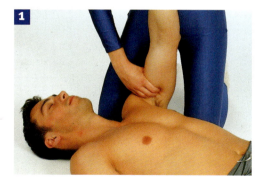

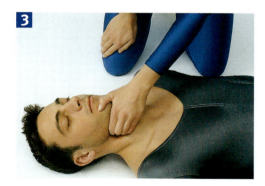

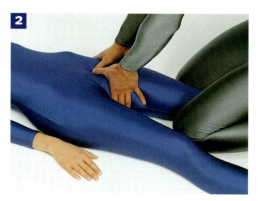

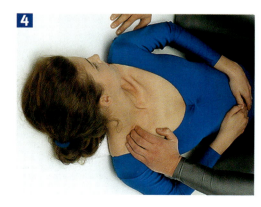

Blutungen

- die Ader bleibt so lange abgedrückt, bis die Blutung zum Stillstand gekommen ist oder die Versorgung durch einen Notarzt beginnt.

Bei Blutungen im Hals- oder Rumpfbereich muß meist direkt in die Wunde hineingedrückt werden:

3 Die Halsschlagader wird abgedrückt, indem man unterhalb des Kieferwinkels kräftig gegen den Hals drückt.

4 Die Schlüsselbeinschlagader drückt man mit den Fingerspitzen einer Hand ab, die in die Grube oberhalb des Schlüsselbeins gepreßt werden.
- Bei anderen stark blutenden Wunden wird mit der Faust direkt auf oder sogar in die Wunde hineingedrückt (Einmalhandschuh aus dem Verbandskasten verwenden).

Venöse Blutungen

Auch venöse Blutungen können zu großen Blutverlusten führen. Ein Druckverband muß deshalb so fest angelegt werden, daß einerseits die Blutung zum Stillstand kommt, andererseits aber keine Stauung entsteht.

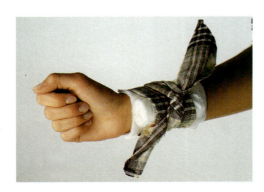

◀ Um das Druckpolster über der Wunde zu befestigen, wird ein Verband, ein Dreiecktuch oder ein Schal fest auf ihm verknotet.

- Verletzung mit einer keimfreien Wundauflage (Kompresse) aus dem Verbandskasten abdecken,
- Wundauflage mit einem Verband oder Dreiecktuch befestigen,
- Druckpolster (z. B. Verbandspäckchen) über der Wunde auflegen,
- mit einem zweiten Verband dieses Druckpolster fest über der Wunde fixieren. Wenn Blut durch den Druckverband dringt, wird ein zweites Druckpolster aufgelegt und befestigt.

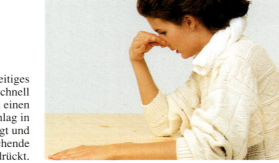

▶ Leichtes, einseitiges Nasenbluten hört schnell auf, wenn man einen feuchten Umschlag in den Nacken legt und das entsprechende Nasenloch zudrückt.

Nasenbluten

Meist sind Blutungen aus der Nase harmlos und können schnell zum Stillstand gebracht werden. Ursachen sind häufig Verletzungen der empfindlichen Blutgefäße in der Nasenhöhle. Wiederholtes Nasenbluten kann aber Ausdruck von Erkrankungen wie Entzündungen der Nasenhöhlen, Bluthochdruck oder Störungen der Blutgerinnung sein. Auch bei Nasenbein- oder Schädelbrüchen kommt es oft zu Nasenbluten. In solchen Fällen, oder wenn die Nase nicht aufhört zu bluten, muß ein Arzt aufgesucht werden.

Erste Hilfe
- Betroffenen hinsetzen, den Kopf leicht nach vorne gebeugt,
- kalte Umschläge auf Nacken und Stirn legen,
- bei einseitiger Blutung die Nasenhöhle vorsichtig zudrücken,
- Nasenhöhle nicht mit Verbandsmitteln ausstopfen, dabei können zusätzliche feine Blutgefäße geschädigt werden,
- bei unstillbarer Blutung (besonders bei Kindern sollte nicht zu lange gezögert werden) Notruf!
- Bei großem Blutverlust Schockbekämpfung.

Erste Hilfe

Brustschmerzen

Plötzlich auftretende Brustschmerzen können Anzeichen der verschiedensten Erkrankungen sein. Ursache kann eine relativ harmlose Rippenfellentzündung, aber auch ein lebensbedrohender Herzinfarkt sein. Da die Diagnose nur von einem Arzt gestellt werden kann, muß man als Ersthelfer immer von einer lebensbedrohlichen Situation ausgehen.

Begleiterscheinungen
Folgende Alarmsignale deuten auf einen Herzinfarkt hin:
- Atemnot,
- Übelkeit,
- blasse bis bläuliche Hautfarbe,
- kalter Schweiß,
- Angst.

Weitere Maßnahmen:

Atem- und Pulskontrolle
S. 742

Wiederbelebung
S. 775

Schockbekämpfung
S. 760

Notruf
S. 736

Erste Hilfe
- Den Erkrankten beruhigen,
- beengende Kleidungsstücke öffnen,
- halbsitzende Position mit erhöhtem Oberkörper. Bei kaltem Schweiß, Blässe und schwachem Puls (Schock) müssen zusätzlich die Beine hochgelagert werden,
- Puls und Atmung beobachten,
- zu ruhigem Atmen auffordern,
- bei Bewußtseinsverlust (der Patient reagiert nicht mehr auf Ansprache), Atemstillstand und nicht mehr tastbarem Puls sofort mit Wiederbelebungsmaßnahmen beginnen!

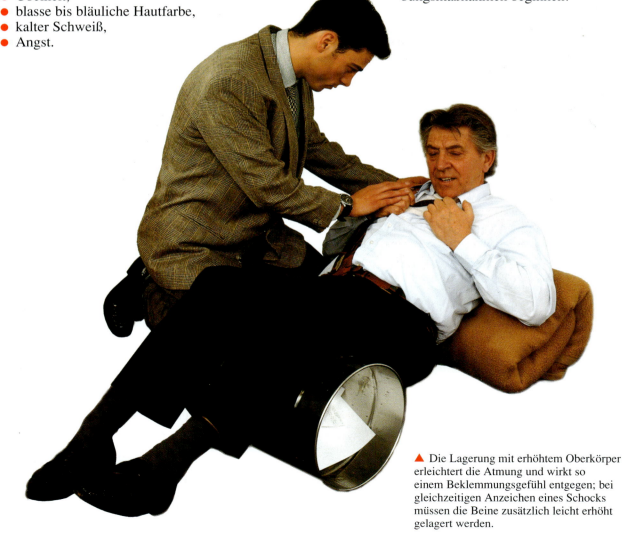

▲ Die Lagerung mit erhöhtem Oberkörper erleichtert die Atmung und wirkt so einem Beklemmungsgefühl entgegen; bei gleichzeitigen Anzeichen eines Schocks müssen die Beine zusätzlich leicht erhöht gelagert werden.

Elektrounfall

Ob ein Stromschlag lebensgefährlich ist, hängt vom Gesundheitszustand des Betroffenen, von der Umgebung, der Stromstärke und vom Weg des Stroms durch den Körper ab. Der Kontakt mit Hochspannungsleitungen ist besonders gefährlich.

Auswirkungen auf den Körper

- Muskeln verkrampfen sich, und der Betroffene kann sich nicht mehr von der Stromquelle lösen. Die Verkrampfungen können so stark sein, daß der Betroffene unwillkürlich um sich schlägt. Auf diese Weise können Knochenbrüche entstehen.
- Herzrhythmusstörungen. Wenn das Herz auf dem Weg liegt, den der Strom durch den Körper nimmt, wird das Reizleitungssystem des Herzens gestört. Die Folge ist ein unregelmäßiger Herzschlag, ggf. sogar ein Herzstillstand.
- Schäden am Nervensystem führen zu Unruhe, Schwindel und Bewußtseinsstörungen bis hin zu Bewußtlosigkeit, Krämpfen und Lähmungen von Extremitäten.
- Sogenannte Strommarken entstehen an Ein- und Austrittsstellen des Stroms. Es handelt sich um Verbrennungen, von denen auch innere Organe betroffen sein können.

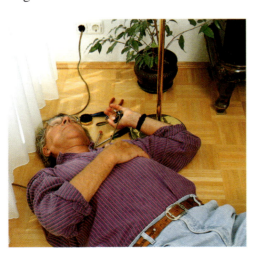

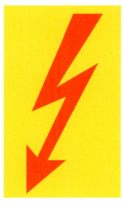

▲ Mit einem roten Pfeil auf gelbem Grund sind Hochspannungs-Einrichtungen gekennzeichnet. An ihnen besteht grundsätzlich Lebensgefahr.

▶ Bei allen Unfällen mit elektrischem Strom im Haushalt gilt: Zuerst den Stecker herausziehen.

Weitere Maßnahmen:

Atem- und Pulskontrolle
S. 742

Wiederbelebung
S. 775

Schockbekämpfung
S. 760

stabile Seitenlage
S. 744

Notruf
S. 736

◀ Solange der Strom nicht unterbrochen wurde, darf der Verunglückte nicht berührt werden.

Erste Hilfe

Bei der Ersten Hilfe muß immer an den Eigenschutz gedacht werden! Schon das Berühren des Verunglückten kann lebensgefährlich sein.

Elektrischer Schlag im Haushalt

Bevor man sich dem Verunglückten nähert, muß die Stromzufuhr unterbrochen werden:
- Sicherung ausschalten,
- Stecker ziehen.

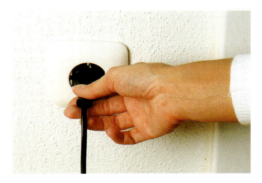

Ist dies nicht möglich, muß man den Betroffenen von der Stromquelle trennen:
- Selbst auf isolierten Stand achten.
- Mit einem trockenen, nichtleitenden Gegenstand (z.B. einem Besenstiel) den Verunglückten von der Stromquelle wegschieben.
- Weitere Maßnahmen je nach Verletzungen oder Zustand des Verunglückten durchführen.

Elektrischer Unfall auf freiem Feld

Zu unterscheiden sind Unfälle durch Hochspannungsleitungen oder durch Blitzschlag:
- Bei Unfällen im Bereich von Hochspannungsleitungen, die ohne direkten Kontakt mit einem Kabel zustande kamen, ist Erste Hilfe wegen der Gefährdung des Helfers erst möglich, wenn die Leitung abgeschaltet ist.
- Bei Blitzschlag kann mit Erste-Hilfe-Maßnahmen unverzüglich begonnen werden.

Erste Hilfe

Erfrierungen

Im Unterschied zur Unterkühlung, die einen Abfall der Körpertemperatur bedeutet, bezeichnet man als Erfrierung einen örtlich begrenzten Kälteschaden des Gewebes. Ein solcher Schaden kommt durch eine einmalige, intensive Kälteeinwirkung auf einen abgegrenzten Körperbereich (z.B. Finger, Zehen) zustande.

Anzeichen
Ähnlich wie bei Verbrennungen werden – je nach Ausmaß der Schädigung und Mitbetroffenheit tieferer Hautschichten – vier Schweregrade unterschieden. Bei den Schweregraden 1 und 2 ist nur die obere Hautschicht, bei Grad 3 und 4 sind auch tiefere Strukturen betroffen.

Erfrierung 1. Grades
- Zuerst weiß-bläulich marmorierte Haut, dann Rötung, Schwellung und Schmerz.

Erfrierung 2. Grades
- Tiefrote bis violette Verfärbung der Haut,
- Blasenbildung,
- Gefühllosigkeit.

Erfrierung 3. Grades
- Weißes bis dunkelviolettes Aussehen der Haut,
- Gefühllosigkeit,
- Blutung in das Gewebe unter der Oberhaut.

Erfrierung 4. Grades
- Totalvereisung von Zehen und Fingern, Ohren und Nase. Bei Berührung kann es zum Abbrechen des betroffenen Körperteils kommen.

Erste Hilfe
Die Maßnahmen sind bei allen Schweregraden zunächst dieselben. An erster Stelle steht die Erwärmung.
- Bei Erfrierungen ersten Grades den Betroffenen bewegen oder Bewegungen aktiv durchführen lassen. Das Verschwinden der weiß-bläulichen Verfärbung zugunsten einer deutlichen Hautrötung und die Rückkehr des Gefühls zeigen die wiederkehrende Durchblutung an.
- Entfernen von nassen oder gefrorenen Kleidungsstücken,
- Erwärmen mit eigener Körperwärme (Anhauchen, Einklemmung der erfrorenen Körperteile in die Achselhöhle),
- Umwickeln der betroffenen Gliedmaßen mit trockenen Kleidungsstücken oder lockerem Verband,
- den Betroffenen möglichst schnell in einen warmen Raum bringen.

Weitere Maßnahmen:

Notruf S. 736

Unterkühlung bekämpfen S. 763

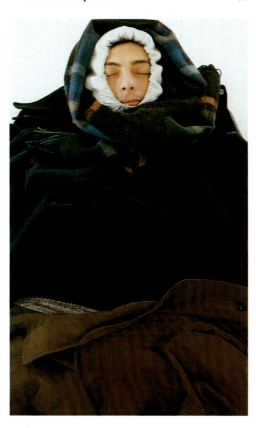

▶ Ist der Betroffene auch unterkühlt, wird er möglichst in trockene Kleidung gewickelt.

Betroffene Körperteile nicht durch Ein- und Abreiben (z.B. mit Schnee) zusätzlich schädigen.

Gliedmaßenabtrennung

Abgetrennte Gliedmaßen können heute häufig wieder angenäht werden und erhalten nicht selten auch eine befriedigende, manchmal sogar ihre volle Funktionsfähigkeit zurück (Replantation).
Eine besonnene Behandlung der Verletzung und des abgetrennten Gliedes, des sogenannten Amputats, ist besonders wichtig. Wird bei einem Unfall ein Körperglied abgetrennt, stehen bei den Erste-Hilfe-Maßnahmen zunächst Blutstillung, Wundversorgung und Schockbehandlung an erster Stelle.

Erste Hilfe
- Betroffene Gliedmaße hochhalten,
- Schlagader abdrücken und einen Druckverband anlegen,
- Schockbekämpfung,
- Notruf,
- Beruhigen des Opfers.

Weitere Maßnahmen:

Schockbekämpfung S. 760

Blutungen stillen S. 746

Notruf S. 736

▶ Damit das abgetrennte Körperglied wieder angenäht werden kann, muß es unverzüglich möglichst keimfrei verpackt und gut gekühlt werden.

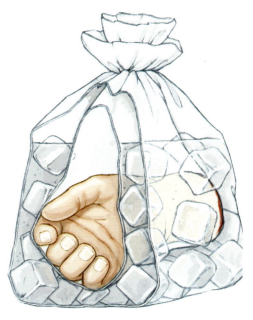

Sicherstellung des Amputats
Nach der Erstversorgung des Verletzten muß das abgetrennte Glied in keimfreies und trockenes Verbandmaterial eingewickelt werden. Besonders geeignet sind Mullkompressen oder Brandwundenauflagen aus dem Verbandskasten.
Das eingewickelte Amputat muß gekühlt werden. Hierzu sollte es möglichst in einem Plastikbeutel verpackt werden, der wiederum in einen zweiten, mit Eiswürfeln und Wasser gefüllten Plastikbeutel gesteckt wird. Hierdurch wird eine Temperatur von etwa 4 °C erreicht, bei der der Körperteil bis zu 24 Stunden überleben kann und replantationsfähig bleibt. Direkte Berührung des Amputats mit Eis und Eiswasser oder eine zu starke Abkühlung führt zu Erfrierungsschäden, und der Körperteil kann nicht wieder angenäht werden.
Der Zeitpunkt des Verpackens muß notiert werden.

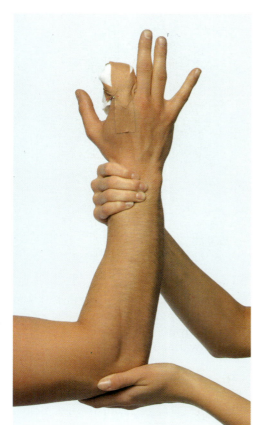

◀ Wird das betroffene Körperglied hochgehalten, sind die Schmerzen geringer. Die Blutung der Wunde wird mit einem Druckverband versorgt.

> Der abgetrennte Körperteil darf nicht gesäubert oder gewaschen werden, damit keine mechanischen Schädigungen entstehen.

Hitzschlag

Hitzschläge treten auf, wenn der Körper über den Schweiß nicht genügend Wärme abgeben kann (z.B. bei hoher Luftfeuchtigkeit) und die Wärmeproduktion des Körpers gesteigert ist (z.B. bei körperlicher Anstrengung). Meistens sind Kleinkinder und ältere Menschen betroffen.

Anzeichen
- Heiße und trockene Haut,
- hochroter Kopf, später grau-bläuliche Verfärbung der Haut,
- verstärkte Atmung,
- beschleunigter Puls,
- Schwindelgefühl,
- Kopfschmerzen und
- Verwirrung,
- Übelkeit,
- Erbrechen,
- erhöhte Körpertemperatur,
- Krämpfe.

Erste Hilfe
- Den Betroffenen an einen kühlen Ort bringen,
- Oberkörper hoch lagern,
- Kleidung weit öffnen,
- Atmung und Puls ständig überwachen,
- noch am Notfallort mit der Kühlung beginnen: Kalte Umschläge, das Besprengen mit Wasser, Massieren mit Eisstücken und das Zufächeln von Luft verschaffen Abkühlung. Wird die Haut zusätzlich mit Alkohol (z.B. klarem Schnaps) benetzt, erhöht das den Kühlungseffekt.
- Notruf durchführen.

Weitere Maßnahmen:

Atem- und Pulskontrolle S. 742

Notruf S. 737

▼ Nach einem Hitzschlag muß der Betroffene möglichst schnell vor weiterer Wärmeeinwirkung geschützt und langsam abgekühlt werden. Die Lagerung mit erhöhtem Oberkörper erleichtert die Atmung.

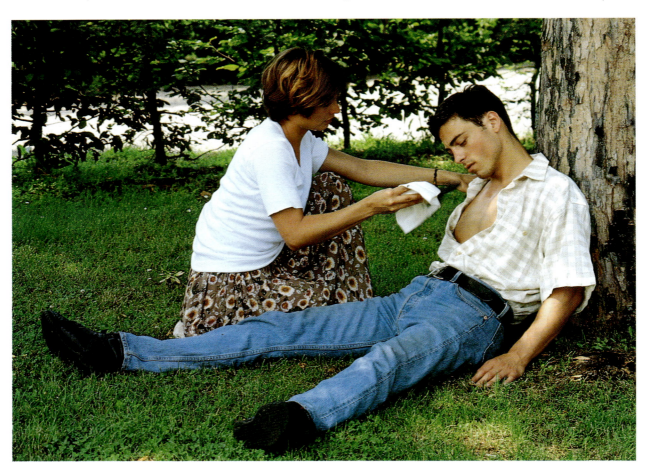

Insektenstich/Insektenbiß

In Mitteleuropa sind Insektenstiche meistens harmlos. Mückenstiche sind lästig, Bienen- und Wespenstiche schmerzhaft. Dennoch kann es nach Insektenstichen – besonders bei Allergikern – lebensbedrohliche Situationen geben.

Allergischer Schock
Manche Menschen reagieren auf Insektengift allergisch. Diese Reaktion kann so stark sein, daß die Herz-Kreislauf-Regulation lebensbedrohlich gestört ist – man spricht vom allergischen Schock.

Anzeichen
- Wegen des Blutdruckabfalls schwer zu tastender Puls,
- hohe Pulsfrequenz,
- erst warme, später kalte Haut,
- kalter, schweißbedeckter Körper,
- Frieren,
- Benommenheit.

Erste Hilfe
- Beruhigen,
- Schocklagerung,
- Warmhalten mit einer Decke,
- Bewußtsein, Atmung und Puls überwachen und ggf. entsprechende Maßnahmen einleiten,
- auf die Stichstelle kalte Umschläge (wenn möglich mit Eis) legen.

Stiche in Mund und Rachen
Bei Stichen in den Rachenraum (Verschlucken einer Biene oder Wespe) besteht durch die starke Schwellung Erstickungsgefahr.

Erste Hilfe
- Oberkörper hoch lagern,
- beruhigen,
- mit kaltem Wasser gurgeln,
- Eis lutschen,
- einen mit Eiswürfeln gefüllten Beutel um den Hals legen,
- bei Atemstillstand Atemspende gegen den erhöhten Widerstand durch die Schwellung.

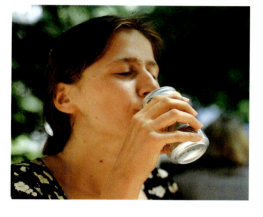

▶ Insektenstiche in den Mund- und Rachenraum geschehen meist durch unbeabsichtigtes Schlucken eines Insekts, das in ein undurchsichtiges Trinkgefäß wie eine Dose gekrochen ist.

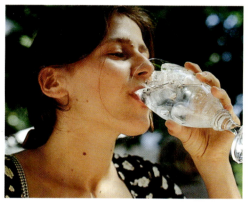

▶ Eiswasser, mit dem gegurgelt und das in kleinen Schlucken getrunken wird, kann das Zuschwellen der Atemwege verhindern.

Weitere Maßnahmen:

Atem- und Pulskontrolle
S. 742

Wiederbelebung
S. 775

Schockbekämpfung
S. 760

Notruf
S. 737

Zeckenbiß
Da durch den Biß einer Zecke Krankheitserreger übertragen werden können, die möglicherweise eine Hirnhautentzündung hervorrufen (FSME), muß in jedem Fall ein Arzt aufgesucht werden, damit er eine evtl. notwendige Schutzimpfung gegen die Krankheitserreger durchführt.

> Die Zecke darf nicht einfach herausgezogen werden, da der Kopf des Insekts in der Wunde steckenbleiben kann.

Wird etwas Nagellackentferner oder Alleskleber auf die Zecke getupft, erstickt sie und fällt meist von selbst ab. Ist dies nicht der Fall, sollte sie von einem Arzt entfernt werden.

Erste Hilfe

Knochenbrüche

Die meisten Knochenbrüche entstehen durch Gewalteinwirkung von außen. Seltener treten die sogenannten Ermüdungsbrüche auf, die auf eine lang anhaltende Überlastung zurückzuführen sind, oder Brüche durch krankheitsbedingten Abbau von Knochensubstanz.
Da Knochenbrüche nicht immer sofort zu erkennen sind, sollte man im Zweifelsfall immer so vorgehen, als ob ein Knochen gebrochen ist – dies gilt besonders bei Verdacht auf Schädel- oder Wirbelsäulenbrüche.

Geschlossene Arm- und Beinbrüche
Sie zählen zu den häufigsten Knochenverletzungen bei Unfällen.

Anzeichen
- Schmerzen,
- Schwellung,
- Bewegungs- und Belastungsunfähigkeit,
- unnatürliche Lage der Gliedmaßen, ggf. mit Stufenbildung an der Bruchstelle,
- unnatürliche Beweglichkeit.

Weitere Maßnahmen:

Schockbekämpfung
S. 760

Notruf
S. 736

Blutungen stillen
S. 746

Wundversorgung
S. 766

▼ Jede Bewegung verursacht bei Knochenbrüchen starke Schmerzen. Bis zum Eintreffen des Rettungsdienstes sollte das betroffene Glied deshalb in der vorgefundenen Position verbleiben und entsprechend stabilisiert werden.

Erste Hilfe
- Ruhigstellung: Bewegungen der Bruchenden gegeneinander können, abgesehen von den Schmerzen, gefährliche Verletzungen von Adern und Nerven hervorrufen und sogar zur Durchspießung von Gewebe und Haut führen.
Ein Armbruch kann mit einem Dreiecktuch ruhiggestellt werden (siehe S. 769, *Verbände*). Bei Beinbrüchen kann die Lage durch Polster (Decken, Taschen, zusammengerollte Kleidung) stabilisiert werden. Eine unnatürliche Lage sollte nicht verändert werden, um Schmerzen und Verletzungen zu vermeiden. Das Körperglied wird in der vorgefundenen Position gestützt.
- Schienung: Ist mit einer längeren Wartezeit bis zum Eintreffen des Rettungsdienstes zu rechnen (z.B. bei Bergwanderungen) oder ist ein Transport des Verletzten erforderlich, muß eine Behelfsschiene angebracht werden. Bei Beinbrüchen kann dies mit zwei langen Holzlatten, Krückstöcken oder geraden Ästen und zusammen-

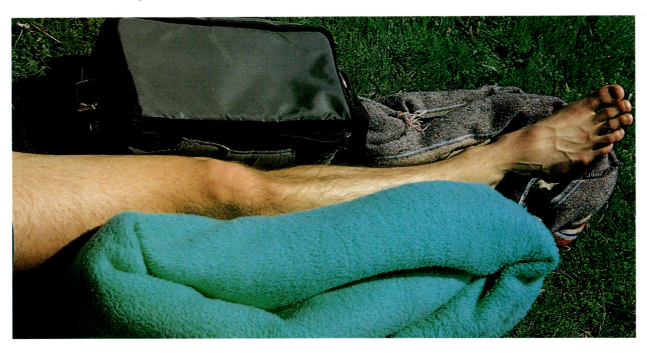

Knochenbrüche

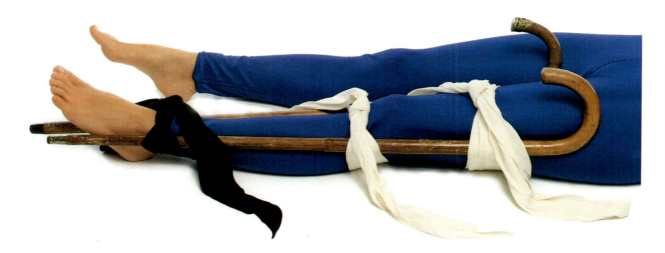

▲ Eine provisorische Schiene sollte angelegt werden, wenn der Verletzte transportiert werden muß.

gerollten Tüchern erfolgen: Die provisorischen Schienen werden mit den Tüchern am Bein fixiert und benachbarte Gelenke mit ruhiggestellt.
- Beruhigung: Entspannung der Muskulatur hilft, Schmerzen zu lindern.

Offene Arm- und Beinbrüche
Zusätzlich zum Vorgehen bei geschlossenen Brüchen sind weitere Maßnahmen erforderlich.

Anzeichen
- Offene Wunde, aus der Knochenteile hervorragen.

Erste Hilfe
- Blutung stillen,
- Wundversorgung; mit einer keimfreien, großflächigen Wundauflage wird die Verletzung abgedeckt. Druck ist beim Befestigen möglichst zu vermeiden.

Rippenbrüche
Sie stellen nur dann eine ernste Gefahr dar, wenn die Bruchenden innere Organe geschädigt haben.

Anzeichen
- Starke, atmungsabhängige Schmerzen im Brustbereich.

Erste Hilfe
- Liegt kein Schock vor: Oberkörper hoch lagern; sonst hat die Schockbekämpfung Vorrang, um ein lebensbedrohliches Kreislaufversagen zu vermeiden.

Beckenbrüche
Bei Beckenbrüchen besteht immer die Gefahr starker innerer Blutungen!

Anzeichen
- Starke, bewegungsabhängige Schmerzen im Beckenbereich.

Erste Hilfe
- Ruhigstellung des liegenden Verletzten mit Hilfe von Decken, Polstern, Taschen usw.,
- Schocklagerung.

Wirbelsäulen- und Schädelbrüche
Unvorsichtiges Vorgehen durch zu starke Bewegungen kann bei Wirbelsäulenverletzungen schwerwiegende Schäden wie eine Querschnittslähmung zur Folge haben.
Liegt kein akut lebensbedrohlicher Zustand vor, sollte man sich auf eine absolute Ruhigstellung beschränken. Siehe hierzu S. 756, *Kopfverletzung,* und S. 777, *Wirbelsäulenverletzung*

Erste Hilfe

Kopfverletzungen

Bei Gewalteinwirkungen auf den Kopf besteht die Gefahr, daß das Gehirn in Mitleidenschaft gezogen ist. Auch wenn keine äußeren Verletzungen sichtbar sind, muß mit Folgeschäden gerechnet werden. Da auch die Halswirbelsäule einen Schaden erlitten haben kann, sollte man trotz aller notwendigen Maßnahmen große Dreh-, Beuge- und Streckbewegungen der Halswirbelsäule vermeiden.

Gehirnerschütterung

Bei einer Gehirnerschütterung, die häufig durch Gewalteinwirkung auf den Kopf entsteht, handelt es sich um eine meist kurzfristige Funktionsstörung des Gehirns. Sie führt zu einer Erinnerungslücke, die eine kurze Zeitspanne vor dem Unfall betrifft.

Anzeichen
- Evtl. kurze Bewußtlosigkeit unmittelbar nach dem Unfall,
- Verwirrtheit,
- Übelkeit,
- Erbrechen.

Weitere Maßnahmen:

Atem- und Pulskontrolle
S. 742

Schockbekämpfung
S. 760

stabile Seitenlage
S. 745

Notruf
S. 736

Wundversorgung
S. 766

▼ Kopfverletzungen bluten meist besonders stark. Ein Druckverband sorgt hier für schnelle Abhilfe.

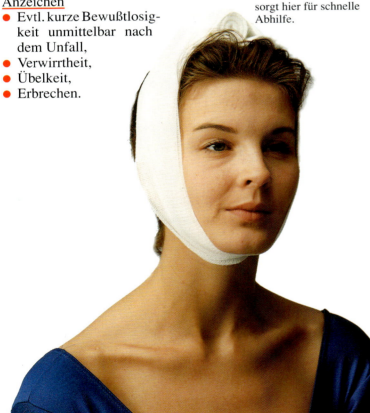

Erste Hilfe
- Den Verletzten hinlegen und durch beruhigenden Zuspruch zum Liegenbleiben veranlassen. Wenn nicht andere Verletzungen, Bewußtlosigkeit oder ein Schock dagegen sprechen, sollte der Oberkörper leicht erhöht gelagert werden, um einer Hirnschwellung vorzubeugen.
- Kontrolle der Pupillengröße. Ungleiche Pupillen deuten auf eine mögliche Blutung in einer Hirnhälfte hin. Deshalb unbedingt Art und Zeitpunkt von Änderungen der Pupillengröße für den Notarzt dokumentieren.
- Den Verunglückten warm halten.
- Bei stark blutenden Verletzungen Druckverband anlegen.

Offene Kopfverletzungen

Auch Verletzungen, bei denen die Schädeldecke eröffnet ist und Gehirnmasse austritt, heilen in vielen Fällen mit geringen oder sogar ohne Folgeschäden aus. Der Verletzte wird versorgt wie bei einer Gehirnerschütterung.

Zusätzliche Erste-Hilfe-Maßnahmen
Da Schädeldecke und schützende Hirnhaut eröffnet sind, besteht große Infektionsgefahr. Außerdem muß die Hirnmasse vor Druck geschützt werden.
- Seitenlagerung auf die unverletzte Seite (Kopfpolster unterlegen).
- Mit Verbandmaterial ein Ringpolster um die ausgetretene Hirnmasse formen und die Wunde mit keimfreien Kompressen abdecken (am besten geeignet sind Brandwundenauflagen).
- Leichte Fixierung der Wundauflage mit einem Kopfverband.

Schädelbasisbruch

Typische Zeichen sind Sickerblutungen aus Mund, Nase oder Ohren.

Erste Hilfe
- Oberkörper leicht erhöht lagern.
- Notruf durchführen.

Krampfanfall

Manche Erkrankungen haben Krampfanfälle zur Folge. Ein typisches Krampfleiden ist die Epilepsie. Wiederkehrende Anfälle von Muskelkrämpfen des gesamten Körpers oder einzelner Gliedmaßen ereilen den Betroffenen unvorhergesehen und können sogar tödlich enden. Meistens ist diese Krankheit jedoch durch die Einnahme von Medikamenten gut beherrschbar.

Da der Betroffene keine Kontrolle über sich hat, besteht die Gefahr, daß er sich beim Stürzen verletzt oder beim Verkrampfen anstößt.

Alle Maßnahmen der Ersten Hilfe zielen deshalb darauf ab, diese Verletzungsgefahr abzuwenden.

Weitere Maßnahmen:

Atem- und Pulskontrolle
S. 742

Wiederbelebung
S. 775

Schockbekämpfung
S. 760

Notruf
S. 736

Anzeichen
- Plötzliches Umfallen (evtl. nach Augenverdrehen bzw. Bewußtseinstrübung),
- völlig unkontrollierte Zuckungen des ganzen Körpers,
- Biß auf die Zunge.

Erste Hilfe
Während des Anfalls:
- Entfernung harter Gegenstände in der Umgebung des Krampfenden,
- Abpolsterung vor allem des Kopfs mit Kissen oder zusammengelegten Kleidungsstücken,
- zuckende Gliedmaßen möglichst nicht festhalten.

Nach dem Anfall:
- Stabile Seitenlage,
- der Kopf sollte abgepolstert bleiben, um ihn bei einem erneuten Krampfanfall vor dem Aufschlagen auf den Boden zu schützen.

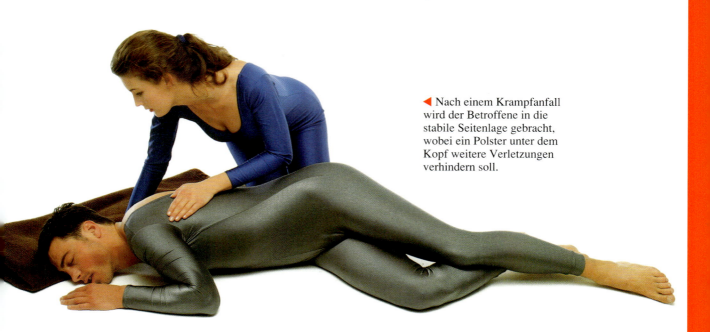

◀ Nach einem Krampfanfall wird der Betroffene in die stabile Seitenlage gebracht, wobei ein Polster unter dem Kopf weitere Verletzungen verhindern soll.

Erste Hilfe

Motorradunfall

Bei Unfällen mit dem Motorrad kommt es häufig zu schweren Verletzungen der Wirbelsäule. Der Verletzte sollte nach Möglichkeit in der Haltung verbleiben, in der er vorgefunden wird, um Schädigungen des Rückenmarks mit der Gefahr einer Querschnittslähmung zu vermeiden. Die Unfallstelle um den Verletzten muß abgesichert werden.
Ist das Unfallopfer jedoch bewußtlos oder so schwer verletzt, daß lebensrettende Sofortmaßnahmen notwendig sind, muß der Helm abgenommen werden. Hierbei muß die Halswirbelsäule besonders geschont werden (Gefahr der hohen Querschnittslähmung).

Abnehmen des Helms

Zur richtigen Entfernung des Helms sind zwei Helfer erforderlich.
- Visier öffnen und eventuell Brille entfernen,
- der erste Helfer hält mit beiden Händen Kopf und Helm ruhig, so daß die Halswirbelsäule nicht gedreht, abgeknickt oder überstreckt wird,
- Kinnriemen öffnen.

Die wichtigsten Sofortmaßnahmen:

Absicherung der Unfallstelle
S. 741

Atem- und Pulskontrolle
S. 742

Wiederbelebung
S. 775

Schockbekämpfung
S. 760

stabile Seitenlage
S. 744

oder

Lagerung bei Verdacht auf Wirbelsäulenverletzung
S. 777

Notruf
S. 736

Blutungen stillen
S. 746

1 Beide Hände greifen von unten in den Helm hinein. Handflächen und Finger stützen den Hinterkopf, die Daumen liegen seitlich auf dem Unterkieferknochen auf. Es darf kein Druck auf den Hals ausgeübt werden. Der Kopf wird von nun an genau in dieser Position festgehalten.

2 Der erste Helfer kippt den Helm leicht nach hinten (ohne den Kopf zu kippen) und zieht ihn vorsichtig nach oben ab.

- Um weitere Erste-Hilfe-Maßnahmen nicht zu behindern, übernimmt der hinter dem Verletzten kniende Helfer den Kopf, ohne dabei die leichte Streckung zu verändern.

Alle anderen Maßnahmen richten sich nach dem Zustand des Verletzten und der Art der Verletzung. Bei Bewußtlosigkeit ist immer damit zu rechnen, daß auch eine Verletzung der Halswirbelsäule vorliegt. Bei allen weiteren Maßnahmen der Ersten Hilfe wie Lagerungen muß diese Möglichkeit deshalb berücksichtigt werden!

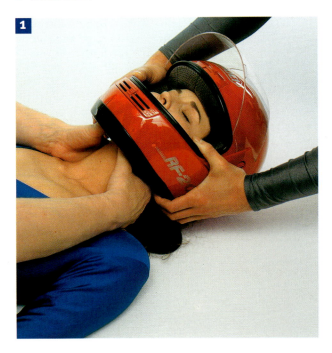
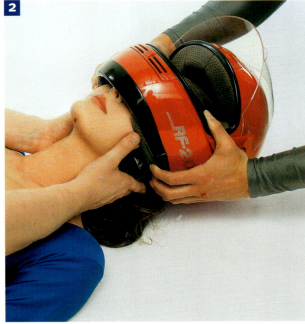

Schlangenbiß

In Mitteleuropa zählt nur die Kreuzotter zu den Giftschlangen. Größer ist die Gefahr, von einer Giftschlange gebissen zu werden, bei Reisen in tropische Länder oder nach Vorderindien.
Je nach Ort des Bisses gelangt das Schlangengift unterschiedlich schnell in die Blutbahn. Trifft der Biß eine Ader, setzt die Wirkung rascher ein, als wenn die Muskulatur betroffen ist. Schlangengift schädigt die Funktion des zentralen Nervensystems und des Herzens. Zusätzlich wird die Blutgerinnung gestört.

Anzeichen
Sofort erkennbar sind
- eine Bißverletzung, die aus zwei nebeneinanderliegenden, punktförmigen Einstichen (Giftzähne) besteht,
- brennende, stechende Schmerzen im Bereich der Wunde,
- ein Anschwellen der Wunde.

Nach Minuten bis Stunden treten folgende Beschwerden auf:
- Angstgefühl,
- Benommenheit,
- Schwindel,
- Herzklopfen,
- Kopfschmerz,
- Schwächegefühl,
- Schweißausbruch,
- Übelkeit.

Erste Hilfe
Der Eintritt des Gifts in den Blutkreislauf muß so gut wie möglich verhindert werden.
- Den Verletzten beruhigen.
- Der Blutfluß im betroffenen Körperglied muß oberhalb des Bisses mit einer Binde (auch Stoffetzen) gestaut werden (der Puls muß tastbar bleiben). Hierzu wird ein Tuch fest um das Körperglied geknotet. Der Zeitpunkt der Stauung sollte notiert werden, da eine längere Stauung die Gliedmaße schädigt. Binde oder Stoffetzen dürfen nicht zu schmal gefaltet werden, damit Haut und Gewebe nicht eingeschürt werden.
- Körperglied ruhigstellen.
- Kühlung der Wunde mit Eis oder Eiswasser. Dadurch verengen sich die Blutgefäße, und das Gift gelangt nicht so schnell in den Kreislauf.

Weitere Maßnahmen:

Atem- und Pulskontrolle S. 742

Wiederbelebung S. 775

Schockbekämpfung S. 760

Notruf S. 736

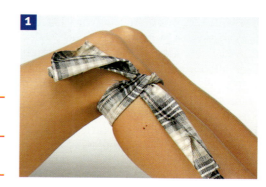

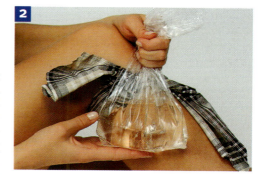

▶ Damit sich das Gift nicht zu schnell im Körper verteilt, wird durch nicht zu festes Abbinden ein Blutstau erzeugt (1). Durch einen Eisbeutel auf der Bißwunde (2) verengen sich die Blutgefäße, und der Blutfluß wird so noch weiter reduziert.

> Die Wunde nicht aussaugen! Das Gift kann bereits über kleinste Verletzungen an Lippen und Zahnfleisch in den Blutkreislauf des Helfers eindringen.

Der Verletzte muß schnellstens ärztlich versorgt werden. In verschiedenen Krankenhäusern stehen Gegengifte (Antisera) gegen viele Schlangengifte zur Verfügung. Sie können noch Stunden, in manchen Fällen sogar Tage nach dem Biß nützlich sein. Wenn man die Schlange gesehen hat, ist es deshalb wichtig, ihr Aussehen beschreiben zu können.

Erste Hilfe

Schock

Bei einem Schock werden die lebenswichtigen Organe des Menschen nicht mehr ausreichend mit Blut und dadurch auch nicht mehr mit genügend Sauerstoff versorgt. Ohne schnelle Hilfe kommt es zum Absterben von Zellen. Sind hiervon lebenswichtige Organsysteme wie Herz und Gehirn betroffen, kann ein Schock innerhalb kurzer Zeit zum Tod führen.

Ursachen
- Blutverlust,
- Allergien,
- Infektionskrankheiten (Blutvergiftung),
- Schädigung von Gehirn und Nervensystem,
- Vergiftungen,
- starke seelische Erregung,
- Herz-Kreislauf-Versagen.

Anzeichen
- Kaum fühlbarer und schwacher, aber schneller Puls,
- Blässe,
- kalter Schweiß (Ausnahme: Schock bei Allergie oder Blutvergiftung – hier kann die Haut gerötet sein),
- Unruhe,
- Zittern.

Weitere Maßnahmen:

Atem- und Pulskontrolle
S. 742

Wiederbelebung
S. 775

Notruf
S. 736

Blutungen stillen
S. 746

Erste Hilfe
- Schocklagerung. Durch die flache Rückenlage mit erhöhten Beinen fließt besonders den lebenswichtigen Organen (Gehirn, Herz, Nieren) verstärkt Blut zu.
- Wärmeerhaltung mit Decken (nicht überwärmen, da sich sonst die Blutgefäße in Haut und Muskeln erweitern und noch mehr Blut aus den lebenswichtigen Organen im Körperinneren abgezogen wird),
- den Patienten beruhigen und ihn von jeder weiteren seelischen Belastung abschirmen.

Sonderfall – Versagen der Herzleistung
Klagt der Betroffene zusätzlich zu den üblichen Schocksymptomen über starke Brustschmerzen, deutet dies auf eine geschwächte Pumpleistung des Herzens hin. In diesem Fall ist eine besondere Schocklagerung erforderlich:
- Zusätzlich zu den hochgelagerten Beinen muß der Oberkörper leicht erhöht gelagert werden. Siehe auch S. 748, *Brustschmerzen*

▼ Um ein weiteres Versacken des Blutes in den Unterleib und in die Beine zu verhindern, wird der Schock-Patient mit erhöhten Beinen flach auf den Rücken gelegt.

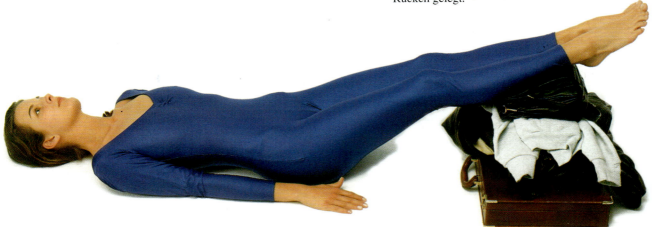

Sonnenstich

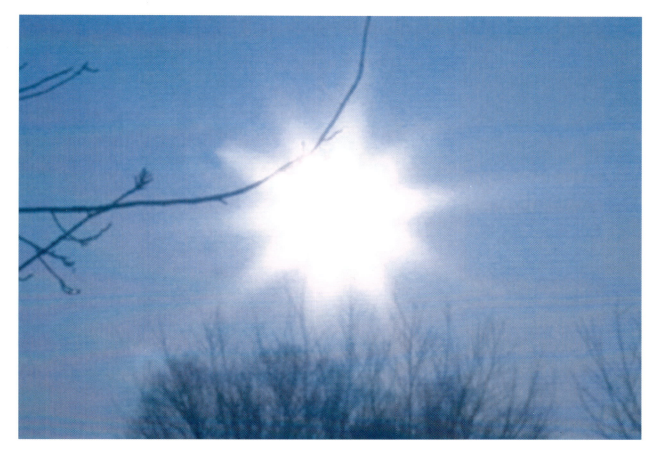

▲ Starke Sonneneinstrahlung auf den Kopf kann schnell zu einer Beeinträchtigung des Gehirns führen.

Ein Sonnenstich ist gekennzeichnet durch Reizerscheinungen des Gehirns als Folge direkter, intensiver Hitzeeinwirkung auf den ungeschützten Kopf. Besonders häufig betroffen sind Säuglinge, Kleinkinder, alte Menschen und Personen mit fehlender Kopfbehaarung. Ohne Erstbehandlung noch vor Ort kann die Störung in ein schweres Krankheitsbild mit Bewußtlosigkeit und erheblichen Schäden des zentralen Nervensystems übergehen.

Anzeichen
- Gesicht und Kopfhaut sind heiß und hochrot,
- Unruhe,
- Kopfschmerzen,
- Abgeschlagenheit,
- Schwindel,
- Übelkeit,
- Herzklopfen,
- Nackensteifigkeit.

Im Unterschied zum Hitzschlag ist die Körpertemperatur nicht unbedingt erhöht. Bei Säuglingen und Kleinkindern können Krankheitszeichen auch zeitlich verzögert nachts auftreten.

Erste Hilfe
- Lagerung an einem kühlen Ort mit erhöhtem Oberkörper (Schatten!),
- kalte, feuchte Tücher auf Kopf und Nacken legen,
- beengende Kleidung entfernen,
- Wind zufächeln,
- bei starken Kopfschmerzen und Nackensteifigkeit ist eine ärztliche Behandlung unerläßlich.

Weitere Maßnahmen:

Atem- und Pulskontrolle S. 742

Notruf S. 736

Erste Hilfe

Tierbiß

Bei der Erstversorgung von Tierbissen ist – abgesehen vom Ausmaß der Verletzung (Blutung usw.) – die große Infektionsgefahr zu beachten. In Tiergebissen befinden sich in der Regel viele Krankheitserreger. Auch kleine, scheinbar harmlose Wunden gehören deshalb nach ihrer Erstversorgung unbedingt in ärztliche Behandlung.

In jedem Fall muß vom Arzt geklärt werden, ob ausreichender Impfschutz besteht oder ob eine erneute Impfung gegen Tetanus (Wundstarrkrampf) oder Tollwut erfolgen muß. In Zweifelsfällen muß immer eine erneute Schutzimpfung durchgeführt werden.

Weitere Maßnahmen:

Schockbekämpfung S. 760

Blutungen stillen S. 746

Verbände anlegen S. 766

▼ Die größte Gefahr bei einem Hundebiß geht von einer möglichen Tollwut- oder Wundstarrkrampf-(Tetanus-) Infektion aus.

Erste Hilfe

Bedrohliche Blutungen müssen gestillt werden. Bei stark blutenden Wunden ist die Wahrscheinlichkeit gering, daß Krankheitserreger in den Blutkreislauf des Verletzten eingedrungen sind, da sie mit dem Blut ausgeschwemmt werden. Sonst unterscheidet sich die Versorgung einer Bißwunde nur durch die erste Maßnahme von der Behandlung anderer Wunden:

- Wunde mit Seifenwasser (Geschirrspülmittel) und reichlich Wasser auswaschen,
- Verband anlegen,
- sofort einen Arzt aufsuchen!

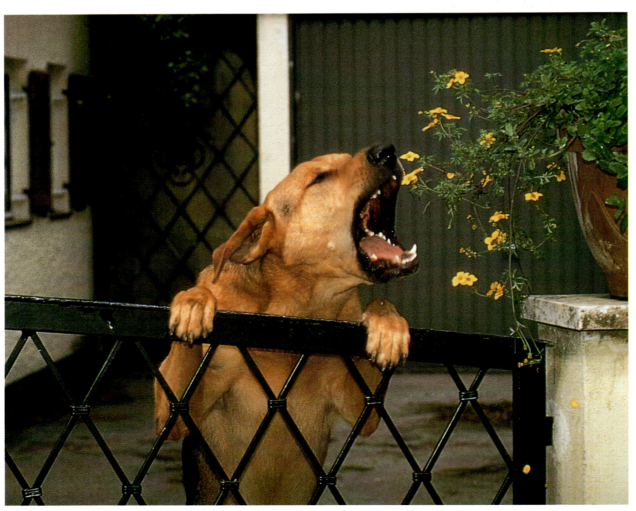

Unterkühlung

Der bewegungslose Körper eines Menschen kühlt durch Kälte, Nässe und Wind rasch aus.

Ist jemand im Schnee verschüttet, sinkt seine Körpertemperatur in der Stunde um etwa 3 °C, und die Überlebenschancen sind in der ersten Stunde relativ gut. Nach Stürzen ins Wasser ist die Gefahr größer, da Wasser eine besonders gute Wärmeleitfähigkeit hat. Bei Wassertemperaturen unter 2 °C beträgt die Überlebenszeit weniger als 45 Minuten. Sinkt die Körpertemperatur eines Menschen, so ist die Versorgung der Organe mit Sauerstoff nicht mehr gewährleistet. Bei einer Körpertemperatur unter 30 °C kommt es relativ schnell zu einem lebensbedrohlichen Atem- und Kreislaufstillstand.

Reaktion des Organismus

Bei Kälte steigert der Organismus durch mehr Muskeltätigkeit seinen Stoffwechsel, um mehr Wärme zu produzieren. Die gesamte Muskulatur des Frierenden ist angespannt und zittert. Auf diese Weise kann die Körpertemperatur um 1 °C in der Stunde gesteigert werden. Durch eine Verengung der Blutgefäße in der Haut und in den äußeren Bereichen des Körpers versucht dieser, die lebenswichtigen Organe im Inneren (Körperkern) ausreichend warm zu halten. Haut, Unterhautfettgewebe, Arme und Beine (Körperschale) werden schlechter durchblutet und kühlen ab.

Unterkühlungsstadien

Bei einem Unterkühlten, der vor Kälte zittert, aber bewußtseinsklar ist, besteht meist noch keine ernsthafte Gefahr für Leben und Gesundheit.

Am Notfallort kann normalerweise keine Körpertemperatur gemessen werden, die genauere Aussagen über den Grad der Unterkühlung möglich macht. Das Ausmaß einer Unterkühlung wird deshalb anhand leicht erkennbarer Symptome in drei Stadien eingeteilt.

Abwehrstadium – Anzeichen
- Erregung,
- heftiges Muskelzittern,

Weitere Maßnahmen bei schweren Unterkühlungen:

Atem- und Pulskontrolle
S. 742

Wiederbelebung
S. 775

stabile Seitenlage
S. 744

Notruf
S. 737

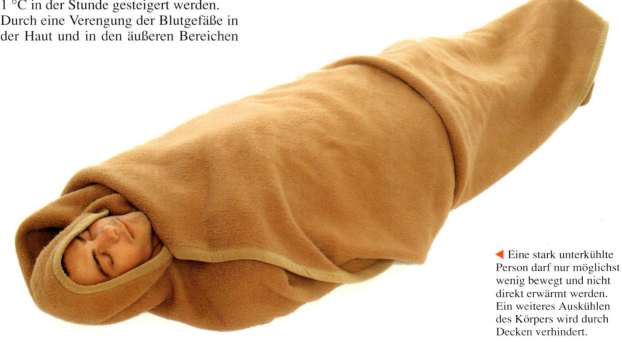

◀ Eine stark unterkühlte Person darf nur möglichst wenig bewegt und nicht direkt erwärmt werden. Ein weiteres Auskühlen des Körpers wird durch Decken verhindert.

Erste Hilfe

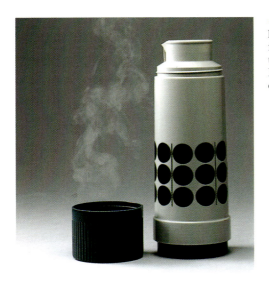

◀ Bei leichten Unterkühlungen hilft das Einflößen heißer Getränke, um den Körper des Betroffenen wieder zu erwärmen.

- Schmerzen in Händen, Füßen und Knien,
- bläulich verfärbtes Gesicht,
- weiße Haut,
- vertiefte Atmung.

Erschöpfungsstadium – Anzeichen
- Teilnahmslosigkeit,
- eingeschränktes Bewußtsein,
- fehlendes oder nur eingeschränktes Schmerzempfinden,
- kein Zittern,
- verkrampfte und angespannte Muskulatur am ganzen Körper,
- flache, oberflächliche Atmung,
- langsamer Puls.

Lähmungsstadium – Anzeichen
- Bewußtlosigkeit,
- schlaffe, gelähmte Muskulatur,
- weit geöffnete Pupillen,
- Puls nicht tastbar,
- unregelmäßige Atmung mit längeren Atempausen.

Während das Abwehrstadium auch als leichte Unterkühlung bezeichnet werden kann, gilt sowohl Erschöpfungs- als auch Lähmungsstadium als schwere Unterkühlung, bei der akute Lebensgefahr besteht.

Erste Hilfe bei leichter Unterkühlung

Im Vordergrund aller Maßnahmen steht die langsame Erwärmung des Betroffenen von außen und innen.
- Den Unterkühlten in einen geschützten Raum bringen und durch eine Decke vor weiterer Auskühlung schützen. Nasse Kleidung vorsichtig entfernen.
- Heiße, zuckerhaltige Getränke einflößen. Sie erwärmen den Körperkern und liefern die notwendige Energie, die der Körper bei der erhöhten Wärmeproduktion braucht.

Erste Hilfe bei schwerer Unterkühlung

Die einzige Sofortmaßnahme, die der Ersthelfer durchführen kann, besteht darin, den Unterkühlten in Decken zu hüllen und ggf. mit dem eigenen Körper langsam aufzuwärmen.

- Keine Getränke einflößen; sie könnten in die Luftröhre gelangen und zum Ersticken führen.
- Nicht versuchen, den Unterkühlten durch Bewegung oder Massage aufzuwärmen. Das kalte Blut an der Körperoberfläche vermischt sich dadurch mit dem wärmeren Blut im Körperinneren, die Temperatur an den lebenswichtigen Organen sinkt noch weiter ab, und es kommt schlimmstenfalls zum sogenannten Bergetod (Tod durch falsches Verhalten bei der Bergung).
- Keine starke Erwärmung von außen durch Heizdecken oder Vollbäder. Die verengten Blutgefäße der Körperoberfläche würden sich abrupt erweitern; es käme zu einem gefährlichen Absinken des Blutdrucks sowie zu einem Einschwemmen von kaltem Blut ins Körperinnere und dadurch zum weiteren Absinken der Körpertemperatur.

Verätzungen

Laugen, Säuren, Kalk, ätzender Staub und einige andere Stoffe greifen viele Materialien an, mit denen sie in Kontakt kommen.

Verätzungen entstehen durch Berührung dieser Stoffe an der Körperoberfläche, beim Verschlucken an den Schleimhäuten der Verdauungswege oder beim Einatmen ätzender Gase an den Schleimhäuten der Atemwege und der Lunge. Viele ätzende Stoffe können außerdem Vergiftungen hervorrufen. In schweren Fällen kann Lebensgefahr bestehen.

Verätzung der Haut

Wenn sich ätzende Stoffe über Haut und Bekleidung ergossen haben, verhütet schnelles und besonnenes Handeln meist größere Schädigungen:

- Durchtränkte Kleidung entfernen, am zweckmäßigsten durch Aufschneiden. Hierbei müssen direkte Berührungen mit dem nassen Stoff unbedingt vermieden werden, damit man sich nicht selbst verätzt. Am besten schützt man sich, indem man die eigenen Hände mit einem dicken, sauberen Tuch umwickelt.
- An der Haut klebende Stoffteile nicht abreißen, sondern ausschneiden.
- Die betroffenen Bereiche mit reichlich Wasser mindestens 20 Minuten lang gründlich abspülen. Bei Verätzungen gilt dies ausnahmsweise auch für offene Wunden.
- Wenn kein Wasser vorhanden ist, ätzende Stoffe abtupfen. Tupfer nur einmal verwenden.
- Wunde nach dem Spülen wie eine Brandwunde möglichst mit einer keimfreien Wundauflage abdecken.

Verätzung der Verdauungswege

Die meisten Unfälle geschehen durch das Trinken ätzender Substanzen bei Kleinkindern. Die oft verlockend aussehenden Flaschen mit Reinigungsmittel dürfen Kinder deshalb auf keinen Fall erreichen können.

Weitere Maßnahmen:

Notruf S. 736

Lagerung bei Atemnot S. 738

Verbände anlegen S. 766

▼ Ätzende Stoffe sind mit einem Gefahrensymbol gekennzeichnet.

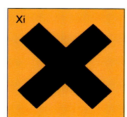

reizend

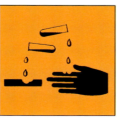

ätzend

Um schwere Zerstörungen mit anschließenden Vernarbungen der Schleimhaut in Mund, Speiseröhre und Magen zu verhindern, muß unverzüglich geholfen werden:

- Zur Verdünnung reichlich Wasser oder Tee zu trinken geben. Wichtig ist, daß der Betroffene in kleinen Schlucken und nicht zu schnell trinkt.
- Den Betroffenen zu einem ruhigen, gleichmäßigen Atmen auffordern und anleiten.
- Bei Atemnot Oberkörper hoch lagern.
- Den Verletzten beruhigen.
- Notruf durchführen.

Bei Verätzungen der Verdauungswege besteht immer Lebensgefahr, da die ätzenden Stoffe die inneren Organe angreifen, wobei es zu einem Durchbruch kommen kann und die Stoffe sich schließlich in die Leibeshöhle ergießen. Der Patient muß unbedingt in ein Krankenhaus gebracht werden.

Kein Erbrechen herbeiführen
Die ätzenden Stoffe würden in diesem Fall Speiseröhre, Rachen und Mund erneut verätzen!

Verätzung der Atemwege

Eine Verätzung der Atemwege kann durch Einatmen von Säuredämpfen (z.B. in Chemielabors) entstehen.

Der Ersthelfer kann in der Regel nicht erkennen, ob die Atemwege durch ätzende Gase geschädigt wurden. Leidet der Betroffene unter starker Atemnot und besteht der Verdacht, daß entsprechende Gase eingeatmet wurden, können nur zwei Dinge durchgeführt werden:

- Den Vergifteten sofort unter Selbstschutz (Luftanhalten oder feuchtes Tuch vor Mund und Nase) an die frische Luft bringen.
- Erleichterung der Atmung durch entsprechende Lagerung.

Erste Hilfe

Verbände

Für die Versorgung von Wunden und die Ruhigstellung verletzter Gliedmaßen werden sterile Wundauflagen, Binden, Pflaster und Dreiecktücher verwendet. Wunden sollen möglichst nicht berührt, nicht ausgewaschen und auf gar keinen Fall mit Puder, Salben o.ä. behandelt werden. Ausnahmen stellen nur Verätzungen und Tierbisse dar.

1 Druckverband
Ein Druckverband wird bei stark blutenden Verletzungen angelegt, um die Blutung zu stoppen.
- Verletzte Gliedmaßen hoch lagern und Schlagader abdrücken,
- sterile Wundauflage mit einer Binde auf der Wunde befestigen,
- Druckpolster (z.B. Verbandpäckchen) auflegen,
- mit einer zusätzliche Binde oder einem zusammengerollten Tuch wird das Polster fest auf der Wunde befestigt;
- hört die Blutung nicht auf, wird zusätzlich in gleicher Weise ein zweites Druckpolster befestigt.

2 Wundschnellverband
Leicht blutende Wunden werden – wenn sie für ein Pflaster zu groß sind – mit einem Schnellverband bedeckt.
- Sterile Mullkompresse auf die Wunde legen (Wundauflage größer als die Wunde),
- Wundauflage an den Rändern auf der unverletzten Haut locker mit Pflasterstreifen festkleben.

Verbände mit einer Binde
Jede Wunde wird zuerst mit einer sterilen Wundauflage bedeckt, die größer als die Verletzung ist.

3 Handverband
- Bindenanfang mehrmals um das Handgelenk wickeln,
- Binde über Handrücken und Wundauflage zu den Fingern führen und diese umwickeln (3a),
- in Achtertouren die Hand mehrmals dachziegelartig umwickeln (3b),
- Bindenende ums Handgelenk führen und mit Pflasterstreifen oder Sicherheitsnadel befestigen (3c).

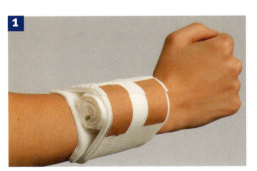
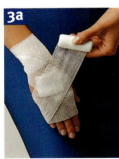
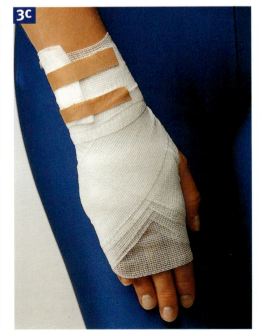
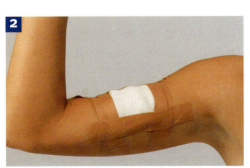
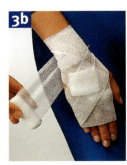

Verbände

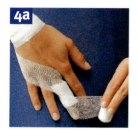
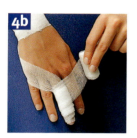
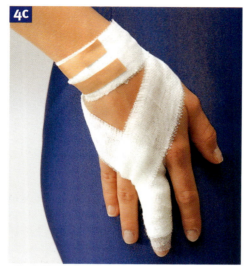
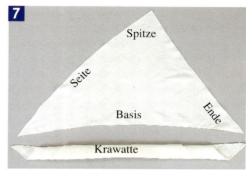
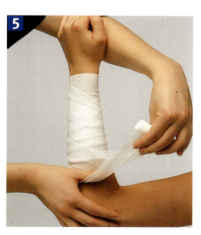
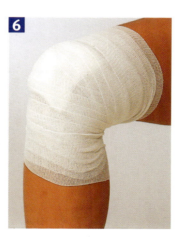

- Binde umschlagen und zurück zum Handgelenk wickeln,
- die Binde bis zu ihrem Ende auf diese Weise um den Unterarm wickeln.

6 Knieverband
- Binde mehrmals um das Kniegelenk und die Wundauflage führen,
- Binde dann vom Gelenk zum Unterschenkel führen, um diesen herum und im Achtergang zurück über das Kniegelenk hinauf zum Oberschenkel wickeln,
- wieder zurück zum Kniegelenk und zum Unterschenkel wickeln. So oft wiederholen, wie Verband ausreicht,
- Bindenende mit Pflasterstreifen befestigen.

7 Dreiecktuchverbände
Bei größeren Verletzungen genügt die Bedeckung der Wunde mit Wundauflagen und ihre Befestigung mit Pflaster oder Binde oft nicht. Die Auflage darf nicht verrutschen, das Eindringen von Schmutz muß verhindert und die Wunde soll gegen Druck und Stoß gepolstert werden. Verletzte Gliedmaßen müssen außerdem ruhiggestellt werden.
Mit einem oder mehreren Dreiecktüchern, die zur Ausstattung des Verbandskastens gehören, können schnell Notverbände angelegt werden. Zur Befestigung werden entweder die beiden Enden miteinander verknotete oder ein zweites – zur Krawatte gefaltetes – Tuch (Abbildung) verwendet.

4 Fingerverband
- Bindenanfang mehrmals um das Handgelenk wickeln,
- Bindenrolle über den Handrücken zur Fingerspitze führen (4a),
- Wundauflage von der Fingerspitze her nach unten umwickeln (4b),
- Bindenende ums Handgelenk führen und befestigen (4c).

5 Unterarmverband
- Bindenanfang in der Nähe des Handgelenks um den Unterarm wickeln,
- Binde schräg zum Ellenbogen hin abwickeln, dort ggf. die Binde an der Seite mit dem Daumen festhalten,

Erste Hilfe

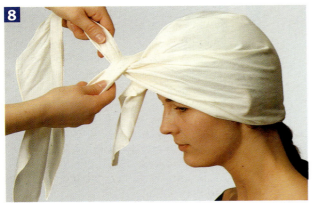
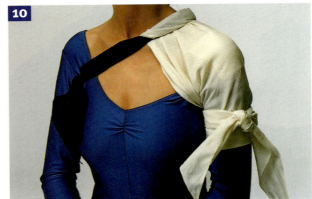
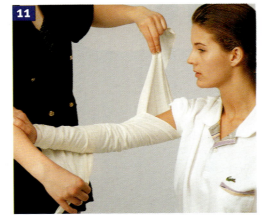
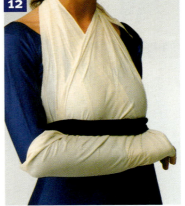
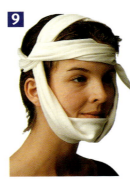

8 Kopfverband
- Verletzung steril abdecken und mit mehreren Lagen Mull polstern.
- Dreiecktuch mit der Basis im Nacken (oberhalb der Kleidung) und der Spitze über der Stirn auf den Kopf legen,
- Tuchbasis durch leichten Zug straffen und die Enden auf der Stirn verknoten; der Knoten darf sich nicht auf der Wunde befinden,
- Spitze des Tuchs hinter den Knoten und die Enden seitlich unter die Basis stecken.

9 Kinnverband
- Verletzung steril abdecken,
- Dreiecktuch zur Krawatte legen, seitlich zur Tasche öffnen und das Kinn hineinbetten,
- ein Ende über den Kopf zur gegenüberliegenden Schläfe führen,
- Tuchenden überkreuzen und über Hinterkopf und Stirn zur gegenüberliegenden Seite führen und dort verknoten.

10 Schulterverband
- Verletzung steril abdecken,
- Dreiecktuch mit der Basis auf den Oberarm und der Spitze zum Hals auf die Schulter legen,
- Enden um den Oberarm legen und verknoten,
- ein zweites, zur Krawatte gefaltetes Dreiecktuch in die Spitze des ersten Tuchs einschlagen,
- ein Ende der Dreiecktuchkrawatte über den Rücken, unter dem Arm hindurch nach vorne führen und mit dem anderen Ende auf der Seite verknoten.

11 Arm- und Unterschenkelverband
Der Unterschenkelverband wird wie der Armverband durchgeführt. Die Spitze des Dreiecktuchs liegt dann auf dem Fußrücken, ein Ende auf dem Knie.
- Verletzung steril abdecken,
- Dreiecktuch mit einer kurzen Seite auf den Arm legen (Spitze am Handgelenk, ein Ende an der Schulter),

Verbände

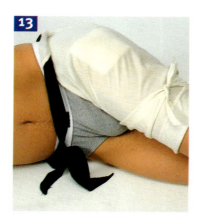
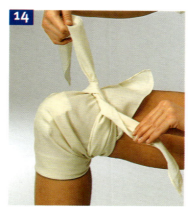
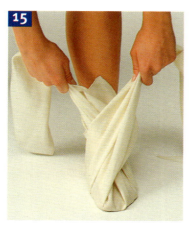
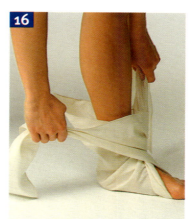

- ein zweites Dreiecktuch wird zur Krawatte gefaltet, dicht über dem Unterarm unter der Achsel hindurch um den Körper geführt und auf der unverletzten Seite verknotet.

13 Hüftverband
- Verletzung steril abdecken,
- Tuch mit der Basis auf den Oberschenkel und der Spitze auf Hüfte oder Taille legen,
- Basis um den Oberschenkel wickeln und verknoten,
- Dreiecktuchkrawatte in die Spitze des ersten Tuchs einschlagen, um die Hüfte führen und auf der unverletzten Seite verknoten.

14 Ellenbogen- und Knieverband
- Verletzung bei gebeugtem Knie oder Ellenbogen steril abdecken,
- die Spitze des Tuchs liegt auf dem Oberarm bzw. dem Oberschenkel,
- die Tuchbasis wird um Unterarm oder Unterschenkel gewickelt, in der Gelenkbeuge überkreuzt, um Oberarm bzw. Oberschenkel gewickelt und verknotet.

15 Fuß- und Handverband
- Verletzung steril abdecken,
- Fuß oder Hand mit Zehen bzw. Fingern zur Spitze auf das ausgebreitete Dreiecktuch lagern,
- Tuchspitze auf den Fuß- bzw. Handrücken umschlagen,
- Tuchenden überkreuzen und oberhalb des Gelenks um Bein oder Arm wickeln und verknoten.

16 Fersenverband
- Verletzung steril abdecken,
- Fuß mit der Spitze zur Basis auf das Tuch stellen,
- Tuchenden über den Fußrücken führen und überkreuzen,
- Enden um das Gelenk wickeln und über der hochgezogenen Spitze verknoten.

- das an der Hand herunterhängende Ende straff um den Unterarm wickeln,
- oberes Ende von der Schulter nehmen und in entgegengesetzter Richtung um den Oberarm wickeln,
- Enden des Tuchs in der Mitte verknoten (nicht auf der Wunde).
- Bei einer stark blutenden Wunde kann auf diesem Verband ein Druckverband angelegt werden.

12 Armtragetuch
Es dient zur Ruhigstellung des verletzten und vorher verbundenen Arms.
- Die Hand ruht mit den Fingern auf der Mitte der Tuchbasis,
- beide Enden werden um den Nacken geführt und verknotet,
- die Spitze wird über den Ellenbogen gezogen und eingesteckt;

Erste Hilfe

Verbrennungen

Offenes Feuer, heiße Gegenstände, elektrischer Strom und die Einwirkung von Hitzestrahlung (Sonnenlicht und Höhensonne) lösen Verbrennungen, heiße Flüssigkeiten und Dampf Verbrühungen aus, die mit starken Schmerzen einhergehen.

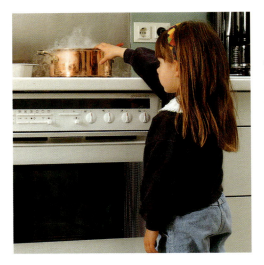

◀ Gerade im Haushalt lauern insbesondere für Kinder viele Gefahren, sich zu verbrennen oder zu verbrühen. Eine Absicherung ist deshalb unbedingt erforderlich.

Sind mehr als 10% der Körperoberfläche bei Kindern oder mehr als 15% bei Erwachsenen verbrannt oder verbrüht, besteht akute Lebensgefahr. Daher ist eine richtige Beurteilung der Flächenausdehnung von größter Bedeutung. Dabei hilft die sogenannte Neunerregel: Nach ihr läßt sich das Verbrennungsausmaß leicht abschätzen. Jede Körperregion wird mit 9% oder einem Vielfachen von 9% veranschlagt.

Anzeichen
Verbrennungen werden, je nach Ausmaß der Schädigung von Haut und darunterliegendem Gewebe, in vier Schweregrade eingeteilt.

Verbrennung 1. Grades
- Hautrötung,
- Schwellung.

Obwohl Verbrennungen ersten Grades nicht sehr gefährlich sind, können sie außerordentlich schmerzhaft sein.

Weitere Maßnahmen:

Notruf S. 736

Schockbekämpfung S. 760

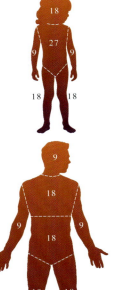

▲ **Neunerregel**
Jede Körperregion umfaßt etwa 9% oder ein Vielfaches von 9% der Körperoberfläche. Zur Beurteilung einer Brandwunde hilft diese Faustregel.

Verbrennung 2. Grades
Zusätzlich zu den Merkmalen einer Verbrennung ersten Grades:
- Blasenbildung,
- Schädigung tieferer Hautschichten.

Die richtige und schnelle Behandlung dieser Verbrennungen kann eine spätere Narbenbildung verhindern.

Verbrennung 3. Grades
Die Hautoberfläche ist verbrannt und zerstört.
- Die Haut ist ledrig, mit einer grauschwarzen Oberfläche,
- Verkohlung tiefer liegender Hautschichten.

Verbrennung 4. Grades
Zusätzlich zu den Erscheinungen der Verbrennung dritten Grades sind tiefliegende Strukturen wie Knochen, Muskeln, Nerven und Gefäße zerstört.
Bei Stromunfällen können trotz geringer Oberflächenschäden ausgedehnte Zerstörungen in tiefer liegenden Geweben und Organen entstehen.

Erste Hilfe
Bei den Sofortmaßnahmen wird nicht nach dem Schweregrad unterschieden. Alle Verbrennungen sind vom Ersthelfer im Grunde auf die gleiche Art und Weise zu behandeln.

Kleidung entfernen
- Bei Verbrühungen muß durchtränkte Kleidung vorsichtig ausgezogen oder aufgeschnitten und entfernt werden.
- Verbrannte Kleidung und Stoff, der in der Wundgegend mit der Haut verklebt ist, wird weggeschnitten.

- Mit der Wunde verklebte Textilien und Fremdkörper nicht entfernen!
- Brandwunden nicht auswaschen!

Verbrennungen

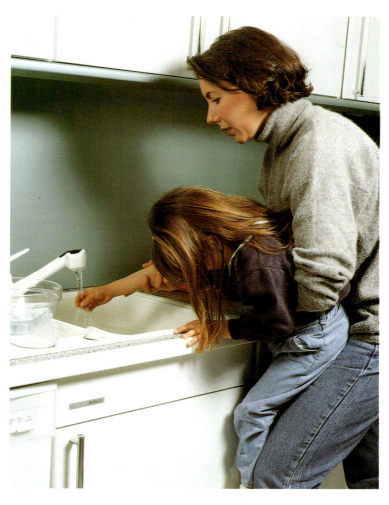

▲ Kaltes Leitungswasser schafft sofort Linderung.

Kühlung
- Den verbrannten Körperteil mindestens zehn bis 15 Minuten unter fließendes kaltes Wasser halten. Das lindert nicht nur den Schmerz, sondern gibt der Haut die abrupt entzogene Flüssigkeit in einem gewissen Ausmaß zurück. Manchmal kann es auch die Blasenbildung verhindern.

Keine Hausmittel!
Niemals Mehl, Puder, Salben oder Öle auf die Wunden auftragen. Sie verkleben mit der Wunde und lassen sich nur schwer wieder entfernen.

- Bei Verbrennungen und Verbrühungen, die schwer mit fließendem Wasser zu behandeln sind, werden saubere, mit kaltem Wasser getränkte Tücher aufgelegt und häufig gewechselt. Geeignet sind frisch gewaschene Leinen- oder Baumwolltücher. Synthetische Textilien sind zu vermeiden, da sie mit der Wunde verkleben könnten.

Wundversorgung
Brandwunden sind sehr entzündungsgefährdet; deshalb ist stets auf Sauberkeit und Keimfreiheit zu achten.
- Wundflächen mit speziellen Brandwundenverbandtüchern, die nicht mit der Wunde verkleben können, steril abdecken und locker mit Pflaster oder einem Dreiecktuch befestigen. Steht kein spezielles Verbandmaterial zur Verfügung, kann die Wunde mit frisch gewaschenen Baumwoll- oder Leinentüchern abgedeckt werden.

Flüssigkeitsverlust ausgleichen
Der Körper verliert über die Brandwunde viel Flüssigkeit und Salze. Bei großen Verbrennungsflächen kann der extreme Flüssigkeitsverlust, ähnlich wie beim Blutverlust, zum lebensbedrohlichen Schock führen.
- Ist der Verletzte bei vollem Bewußtsein und die Ausdehnung der Verbrennung nicht zu groß (z.B. ein Arm beim Erwachsenen), soll er während der Wundversorgung schluckweise Salzlösung – ein Teelöffel Salz auf einen Liter Wasser – trinken.

Brennende Kleidung
Haben Kleidungsstücke Feuer gefangen, ergreifen die meisten Menschen kopflos die Flucht. In diesen Fällen
- brennende Personen aufhalten,
- Flammen mit Decken oder Kleidungsstücken ersticken, notfalls muß der Betroffene auf dem Boden gewälzt werden,
- Versorgung der Brandwunden.

Erste Hilfe

Vergiftungen

Bei Jugendlichen und Erwachsenen sind Vergiftungen häufig auf einen Selbstmordversuch zurückzuführen. Bei kleineren Kindern ist meist Neugier die Ursache.

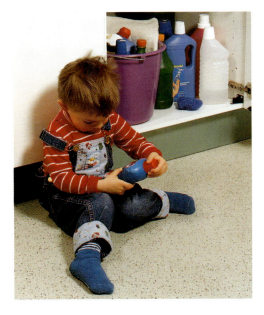

Anzeichen
Störungen des zentralen Nervensystems:
- Verwirrung,
- Aggressivität,
- Krämpfe,
- Lähmungen,
- Bewußtseinstrübung,
- Bewußtlosigkeit.

Weitere allgemeine Anzeichen:
- Atemstörungen bis hin zum Aussetzen der Atmung,
- Kreislaufstörungen bis hin zum Kreislaufversagen,
- blau oder rot verfärbte Haut,
- Übelkeit,
- Erbrechen,
- Durchfall.

Auf einen Selbstmordversuch deuten hin:
- Abschiedsbrief,
- leere Tablettenschachteln,
- Ankündigung der Selbstmordabsicht.

Weitere Maßnahmen:

Bergung S. 742

Atem- und Pulskontrolle S. 742

Wiederbelebung S. 775

stabile Seitenlage S. 744

Notruf S. 736

◀ Chemikalien und Putzmittel dürfen nicht an einem Ort aufbewahrt werden, der für Kinder erreichbar ist.

▼ Giftige Stoffe sind je nach ihrer Schädlichkeit mit Symbolen gekennzeichnet.

sehr giftig

giftig

mindergiftig

reizend

Giftnotruf
Beim Notruf sind zusätzliche Angaben erforderlich:
- Wie alt ist der Vergiftete?
- Wie ist das Gift in den Körper gelangt?
- Um was für ein Gift handelt es sich?
- Wann drang das Gift in den Körper ein?

Erste Hilfe bei Kontaktgiften
Pflanzenschutz- und Schädlingsbekämpfungsmittel gehören zu den wichtigsten Kontaktgiften. Wegen der großen Gefahr, selbst mit dem Gift in Kontakt zu kommen, muß die Versorgung Fachleuten überlassen werden.

> Berührungen des Betroffenen sollten wegen der starken Wirksamkeit von Kontaktgiften unbedingt vermieden werden. Besonders groß ist die Gefahr bei einer Beatmung, die deshalb nur mit Spezialgeräten erfolgen kann.

Erste Hilfe bei geschlucktem Gift
Die Verpackungen von Tabletten oder die Flaschen sind für den Notarzt von großer Bedeutung, da dann genau abgestimmte Gegenmaßnahmen getroffen werden können.
- Sicherstellen der Verpackungen,
- dem Patienten große Mengen Wasser, Tee und Saft zu trinken geben, um das Gift zu verdünnen.

> Keine Milch zu trinken geben, da durch sie viele Gifte vom Körper schneller aufgenommen werden.

- Erbrechen herbeiführen,
- bei Nahrungsmittelvergiftungen zusätzlich aufgelöste Kohletabletten zu trinken geben,

- bei Alkoholvergiftungen muß der Betroffene vor dem Auskühlen und vor unbedachten Handlungen bewahrt werden.

> Ist der Vergiftete bewußtlos, leidet er unter Krämpfen oder besteht der Verdacht, daß das geschluckte Gift ätzend ist, darf er keinesfalls erbrechen: Es kann zu einer zusätzlichen Schädigung der Verdauungswege kommen, und es besteht die Gefahr, daß Giftstoffe in die Atemwege eindringen.

Erste Hilfe bei eingeatmetem Gift

Bei Gasvergiftungen besteht fast immer zusätzlich Explosionsgefahr. Bei der Bergung ist zu beachten, daß die meisten Gase (Erd- und Verbrennungsgase) leichter als Luft sind und nach oben steigen; man sollte sich deshalb nur am Boden kriechend bewegen. Kohlendioxid hingegen, das sich in Silos, Klärgruben oder Schächten bilden kann, ist schwerer als Luft und sinkt nach unten. Besondere Vorsicht und schnelle Hilfe wegen der zusätzlich auftretenden Erstickungsgefahr ist deshalb geboten.
- Geschlossene Räume lüften,
- den Betroffenen nur bergen, wenn sich das Gas so weit verflüchtigt hat, daß der Raum betreten werden kann, ohne sich selbst zu gefährden,
- läßt es sich nicht vermeiden, einen Raum zu betreten, sollte man in der frischen Luft einatmen und dann die Luft anhalten, bis man den Raum wieder verläßt.

> **Explosionsgefahr!**
> Offenes Feuer und Funkenbildung durch Klingeln oder das Einschalten von elektrischem Licht muß unbedingt vermieden werden.

Informations- und Behandlungszentren für Vergiftungen

DEUTSCHLAND
Berlin: Berliner Betrieb für Zentrale Gesundheitliche Aufgaben, Klinische Toxikologie und Giftnotruf Berlin
Oranienburger Straße 285, 13437 Berlin
Tel.: 0 30 / 1 92 40

Charité, Campus Virchow-Klinikum
Klinikum für Nephrologie und internistische Intensivmedizin
Augustenburger Platz 1; 13353 Berlin
Tel.: 0 30 / 45 05 35 55

Bonn: Zentrum für Kinderheilkunde der Rheinischen Friedrich-Wilhelms-Universität Bonn, Informationszentrale gegen Vergiftungen
Adenauerallee 119; 53113 Bonn
Tel.: 02 28 / 1 92 40

Erfurt: Gemeinsames Giftinformationszentrum
Nordhäuser Straße 74; 99089 Erfurt
Tel.: 03 61 / 730 730

Freiburg: Universitätskinderklinik Freiburg, Informationszentrale für Vergiftungen
Mathildenstraße 1; 79106 Freiburg
Tel.: 07 61 / 1 92 40

Göttingen: Giftinformationszentrum Nord im Zentrum für Pharmakologie und Toxikologie der Universität Göttingen
Robert-Koch-Straße 40; 37075 Göttingen
Tel.: 05 51 / 1 92 40

Homburg/Saar: Universitätskliniken, Klinik für Kinder- und Jugendmedizin
66421 Homburg/Saar
Tel.: 0 68 41 / 1 92 40

Mainz: Beratungsstelle bei Vergiftungen, II. Medizinische Klinik und Poliklinik der Universität
Langenbeckstraße 1; 55131 Mainz
Tel.: 0 61 31 / 1 92 40

München: Giftnotruf München, Toxikologische Abteilung der II. Medizinischen Klinik Rechts der Isar der Technischen Universität München
Ismaninger Straße 22; 81675 München
Tel.: 0 89 / 1 92 40

Nürnberg: Medizinische Klinik 2 des Klinikums Nürnberg Nord, Toxikologische Intensivstation
Professor-Ernst-Nathan-Straße 1; 90419 Nürnberg
Tel.: 09 11 / 3 98-24 51

ÖSTERREICH
Wien: Vergiftungsinformationszentrale
Tel.: 01 / 43 43 43

SCHWEIZ
Zürich: Schweizerisches Toxikologisches Informationszentrum
Klosbachstraße 107; CH-8030 Zürich
Tel.: 01 / 2 51-51 51, -66 66

Erste Hilfe

Verletzungen

Bei den meisten Verletzungen steht die Versorgung mit Verbänden im Vordergrund. Meist ist die Ursache klar erkennbar, und auch die Schwere der meisten Wunden kann vom Ersthelfer gut eingeschätzt werden. Eine Ausnahme stellen Verletzungen, in denen sich Fremdkörper befinden, sowie Bauch- und Brustverletzungen dar.

Verletzungen mit größeren Fremdkörpern

Als allgemeine Regel gilt, sich auf die Wunderstversorgung (Verband) zu beschränken und die Entfernung des Fremdkörpers immer einem Arzt zu überlassen, da es durch unsachgemäße Entfernung zu bedrohlichen Situationen kommen kann.
- Den in der Wunde verbliebenen Fremdkörper mit einer sterilen Wundauflage vorsichtig umhüllen,
- den Verband so locker anlegen, daß der Fremdkörper nicht noch weiter in die Wunde gedrückt wird. Dazu werden zu beiden Seiten der Verletzung Polster (z.B. Verbandpäckchen) aufgelegt, die einen Höhenausgleich herstellen.

Bauchverletzungen

Eine Bauchverletzung ist meist Folge stumpfer Gewalteinwirkung (z.B. durch einen Aufprall beim Autounfall oder einen Faustschlag), kann aber auch durch einen spitzen Gegenstand erfolgen (z.B. Fahrradlenker). Eine äußere Verletzung kann, muß aber nicht sichtbar sein.
Verletzungen eines Blutgefäßes im Bauchraum können bereits in sehr kurzer Zeit zur Verblutung führen.

Anzeichen
- Evtl. äußere Verletzung im Bauchbereich,
- dumpfer oder stechender Schmerz im Bauchbereich,
- gekrümmte Körperhaltung,
- Schweißausbrüche,

Siehe auch:

Blutungen
S. 746

Schockbekämpfung
S. 760

Notruf
S. 736

Atemnot
S. 738

Augenverletzungen
S. 740

Gliedmaßen-
abtrennung
S. 751

Knochenbrüche
S. 754

Kopfverletzungen
S. 756

Verbände
S. 766

▶ Anhand eines Impfausweises kann der behandelnde Arzt leicht feststellen, ob bei offenen Verletzungen noch ausreichender Impfschutz besteht.

- hoher, schwacher Puls,
- Übelkeit, evtl. Erbrechen.

Erste Hilfe
- Beruhigung des Patienten,
- evtl. sterile Wundauflage und lockerer Verband,
- den Betroffenen auf den Rücken legen und eine zusammengerollte Decke unter die Kniekehlen schieben; dadurch wird die Bauchdecke entspannt.

Brustverletzungen

Wie Bauchverletzungen auch sind sie meist Folge einer stumpfen Gewalteinwirkung.

Anzeichen
- Evtl. offene Verletzung im Brustbereich mit pfeifendem Geräusch,
- starke Schmerzen im Brustbereich,
- evtl. Atemnot,
- Schock.

Erste Hilfe
- Beruhigung des Patienten,
- Oberkörper hoch lagern (Ausnahme: Schockzeichen),
- offene Wunden steril abdecken.

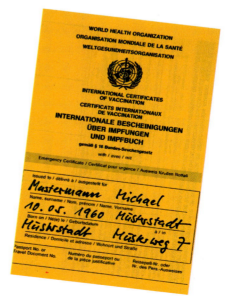

774

Verletzungen, Wiederbelebung

Wiederbelebung

Atem- und Herz-Kreislauf-Stillstand führen wegen mangelnder Sauerstoffversorgung normalerweise innerhalb von etwa vier Minuten zu irreparablen Hirnschäden und bald darauf zum Tode. Eine Wiederbelebung ist nur erfolgversprechend, wenn sofort die nötigen Maßnahmen ergriffen werden. Der Ersthelfer kann am Notfallort Ursache und Dauer dieses Zustands selten erkennen, wenn er einen Bewußtlosen ohne Atmung, ohne tastbaren Puls, mit blasser bis bläulicher Haut und meist weiten Pupillen vorfindet. Er muß auch im Zweifelsfall bis zum Eintreffen des Rettungsdienstes Wiederbelebungsmaßnahmen durchführen. Für das Vorgehen gilt das ABC-Schema.

Da die Wiederherstellung des Kreislaufs nur Erfolg hat, wenn auch Sauerstoff aus der Lunge in das Blut übertreten kann, steht die Atemspende an erster Stelle.

A = Atemwege freimachen
Luft kann nur in die Lunge gelangen, wenn sich keine Fremdkörper in den Atemwegen befinden, die den Luftstrom behindern.
- In Rückenlage Kopf des Bewußtlosen zur Seite drehen und mit der Hand (Einmalhandschuh benutzen) Fremdkörper aus Mund- und Rachenraum entfernen (siehe S. 738, *Atemnot*),
- Kopf nach hinten überstrecken.

B = Beatmung
Eine erfolgreiche Atemspende erkennt man daran, daß sich beim Einblasen der Luft der Brustkorb des Bewußtlosen hebt und beim Absetzen von allein wieder senkt (passives Ausatmen).
- Pro Minute soll ein Bewußtloser etwa zehn bis zwölf Atemspenden erhalten,
- beim Einblasen der Luft beobachtet man das Heben des Brustkorbs,
- die Atemspende wird so lange fortgesetzt, bis die Eigenatmung wieder einsetzt.

Weitere Maßnahmen:

Atem- und Pulskontrolle S. 742

Notruf S. 736

▶ Mit der Hand unter dem Nacken des Verunglückten wird der Kopf leicht angehoben, der Kopf bleibt überstreckt.

▶ Bei der Mund-zu-Nase-Beatmung muß darauf geachtet werden, daß der Mund des Verletzten gut geschlossen ist.

Mund-zu-Mund-Beatmung
- Mit dem Daumen einer Hand wird die Nase des Patienten verschlossen,
- mit der anderen Hand den Unterkiefer etwas anheben und den Mund öffnen,
- der Helfer umschließt mit den Lippen dicht den geöffneten Mund und bläst seine Ausatemluft kräftig ein.

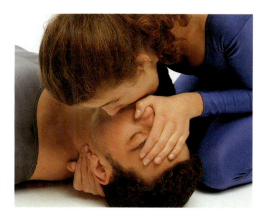

Mund-zu-Nase-Beatmung
- Eine Hand drückt den Unterkiefer gegen den Oberkiefer und verschließt so den Mund,
- die andere Hand ruht auf der Stirn,
- die Lippen umschließen fest die Nase des Betroffenen, und die Ausatemluft wird kräftig eingeblasen.

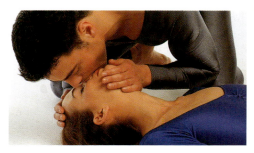

Beatmen von Säuglingen
- Der Mund des Helfers umschließt Nase und Mund des Babys,
- ein Atemstoß entspricht nur einem kräftigen Hauch,
- Frequenz: 20 Beatmungen pro Minute.

C = Circulation (Blutzirkulation durch Herzdruckmassage)

Die Wiederbelebung kann nur Erfolg haben, wenn der durch die Atemspende in die Lunge eingeblasene Sauerstoff mit dem Blut zu den Organen gelangt. Bei eindeutig erkanntem Herzstillstand muß die Pumpfunktion des Herzens von außen ersetzt werden. Dies erfolgt durch die Herzdruckmassage:
- Patienten auf harte Unterlage legen, damit sich der Druck wirklich auf das Herz überträgt,
- der Helfer kniet unmittelbar neben dem Bewußtlosen,
- die übereinandergelegten Handballen auf das untere Drittel des Brustbeins aufsetzen,
- mit durchgestreckten Armen wird der Brustkorb über dem unteren Brustbeindrittel durch Gewichtsverlagerung nach vorn senkrecht zur Wirbelsäule hin etwa vier bis fünf Zentimeter tief eingedrückt. Durch die Annäherung des Brustbeins an die Wirbelsäule wird das Blut aus dem Herzen gepreßt. Bei der Entlastung dehnt sich der Brustkorb wegen seiner Eigenelastizität wieder aus, das Herz füllt sich wieder mit Blut,
- Druckmassagen mit gleichmäßigem, rhythmischem Druck ausüben,
- Druck- und Entlastungsphasen sollen die gleiche Dauer haben,
- Handballen beim Entlasten auf dem Brustbein lassen,
- Frequenz: rund 80 Druckmassagen pro Minute.

Herz-Lungen-Wiederbelebung

Die Herzmassage ist ohne Atemspende wirkungslos, da die Organe nicht mit Sauerstoff versorgt werden. Die Beatmung muß also weitergeführt werden:

Ein-Helfer-Methode
Führt nur ein Helfer die Wiederbelebung durch, erfolgen nach jeweils 15 Herzmassagen zwei Beatmungen.

Zwei-Helfer-Methode
Stehen zwei Helfer zur Verfügung, können Atemspende und Herzdruckmassage gleichzeitig durchgeführt werden:
- Nach jeder fünften Herzmassage findet eine Atemspende statt,
- die Beatmung kann nur zwischen den Druckmassagen erfolgen.

▶ Bei der Zwei-Helfer-Methode übernimmt ein Helfer die Atemspende, der andere die Herzdruckmassage.

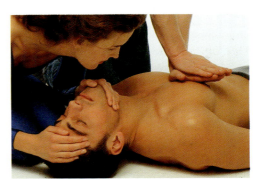

Wiederbelebung bei Kindern
- Bei Säuglingen erfolgt die Herzmassage mit dem Daumen der rechten Hand. Der Brustkorb wird etwa 2,5 Zentimeter zur Wirbelsäule hin eingedrückt. Die Finger der rechten Hand und die linke Hand umgreifen den Rücken; Frequenz: etwa 120 Druckmassagen pro Minute und nach jeder fünften einmal beatmen.
- Bei Kleinkindern wird mit einer Hand der Rücken umfaßt und mit dem Handballen der anderen Druck auf die Brustbeinmitte ausgeübt; Frequenz: etwa 100 Massagen pro Minute, nach jeder fünften Herzmassage einmal beatmen.

Wiederbelebungsmaßnahmen dürfen nur kurz unterbrochen werden, um den Erfolg festzustellen:
- Puls und Eigenatmung feststellbar,
- rosige Haut,
- engere Pupillen.

Die Wiederbelebung muß bis zum Eintreffen des Rettungsdiensts fortgeführt werden.

Wirbelsäulenverletzung

Am häufigsten treten Wirbelsäulenverletzungen bei Sprüngen in zu flaches Wasser, bei Stürzen aus der Höhe (z.B. Gerüst, Pferd) und bei Verkehrsunfällen (Motorradunfälle) auf.

Um schwere Folgen (Querschnittslähmung) zu vermeiden, muß in Zweifelsfällen immer eine Wirbelsäulenverletzung angenommen werden.

Lagerung

Das Opfer sollte möglichst nicht bewegt werden, um weitere Verletzungen zu vermeiden. Ist der Verunglückte bei Bewußtsein oder sind zumindest Puls und Atmung vorhanden, gilt:
- Das Unfallopfer sollte bis zum Eintreffen des Rettungsdienstes nach Möglichkeit in der Lage, in der es aufgefunden wurde, verbleiben,
- die Lage sollte durch entsprechende Polster stabilisiert werden.

Bergung

Besonders nach Zweiradunfällen oder schweren Auffahrunfällen muß die Halswirbelsäule schonend behandelt werden. Jede stärkere Bewegung, insbesondere Kopfdrehungen, Abknicken und Strecken der Halswirbelsäule, kann bei Brüchen der Wirbelknochen zu einer Querschnittslähmung führen.
- Die Halswirbelsäule kann durch den sogenannten Halsschienengriff stabilisiert werden: Der Helfer steht hinter dem Verletzten. Seine rechte Hand stützt sich von unten mit Daumen und Zeigefinger an den Schultern ab, die Finger umfassen den Nacken. Die linke Hand hält den Hinterkopf und lehnt ihn an den rechten Unterarm als Schiene. Mit diesem Griff werden gefährliche Achsenknickungen oder Drehungen zwischen Kopf und Rumpf bei notwendigen Umlagerungen vermieden.

Ist ein Transport notwendig ist, kann der Betroffene durch mehrere Helfer im Ganzen gegriffen und von allen zugleich hochgehoben werden.

Weitere Maßnahmen:

Atem- und Pulskontrolle S. 742

Wiederbelebung S. 775

Notruf S. 737

Schaufelgriff (vier Helfer)
- Drei Helfer knien (auf nur einem Knie) dicht neben dem liegenden Verletzten,
- die Arme der Helfer werden unter dem Brustkorb, dem Becken und den Oberschenkeln durchgeschoben,
- der vierte Helfer stützt den Kopf mit dem Halsschienengriff (s.o.),
- auf ein Kommando heben alle Helfer den Verletzten gleichzeitig an.

Brückengriff (vier Helfer)
- Drei Helfer stehen mit gegrätschten Beinen über dem Verletzten,
- die Arme des Verletzten werden über der Brust gekreuzt,
- der Verletzte wird am Schultergürtel, am Becken und an den Unterschenkeln gegriffen,
- der vierte Helfer stützt den Kopf mit dem Halsschienengriff,
- auf ein Kommando heben alle Helfer den Verletzten gleichzeitig an,
- ein weiterer Helfer schiebt ein Brett oder eine provisorische Trage aus einem Tuch und zwei Latten unter den Verletzten.

Erste Hilfe

Auch bei einer Wirbelsäulenverletzung müssen alle Maßnahmen zur Vermeidung lebensbedrohlicher Zustände ergriffen werden. Hier muß der Ersthelfer eine Abwägung der Risiken vornehmen:
- Besteht einerseits der Verdacht auf eine Wirbelsäulenverletzung, setzt aber andererseits die Atmung aus, muß der Verunglückte trotz Wirbelsäulenverletzung in die Lage für eine Atemspende gebracht werden.
- Liegt ein Herz-Kreislauf-Stillstand vor, muß die Herz-Lungen-Wiederbelebung durchgeführt werden. Bewußtlose sollten in die Seitenlage gebracht werden.

Autoren

Silvia Aulehla
Sabine Böttger
Barbara Johr
Dorothea Kammerer
Dr. phil. Susanne Keßler
Dr. med. Peter Kohler
Maria Lohmann
Christine Pitzke
Werner Stingl
Dr. med. Barbara Weitz
Clara Wildenrath
Barbara von Wirth

Mit freundlicher Unterstützung

ADAC-Luftrettung, München
Arbeiter-Samariter-Bund, München
Bayerische Berufsfeuerwehr München
Club Sportive, Martinsried
Fachklinik Bad Heilbrunn
Flughafen München
Fa. Paul Hartmann, Verbandsstoffe, München
Fa. Hörgeräte Geers, München
Johanniter-Unfall-Hilfe, München
Fa. Medizinisches Fachhaus von Schlieben, München
Stadtwerke München, Badebetriebe
Walter-Apotheke, München
Wasserwacht, Ammerland
Hans Weinberger Akademie, München

Klinikum Großhadern der Universität München:
Christian Arndt, Klinik für Physikalische Medizin
Prof. Dr. med. Eugen Faist, Chirurgische Klinik und Poliklinik
Prof. Dr. med. Walter Samtleben, Medizinische Klinik I

Dr. med. Ulrich Böckmann
Dr. med. Edmund Brunner
Dr. med. Dirk Butenberg
Dr. med. Hansjörg Ebell
Dr. med. Horst Flessa
Dr. med. Peter Franz
Harald Gigga
Dr. med. Karl Hermann Hempen
Heribert Herrnbeck
Dr. med. Irene von Hertwig
Dr. med. Bozena Kaminski
Dr. med. Klaus Kratzer
Dr. med. Peter Lehmann
Dr. med. Johann Obermüller
Dr. med. Gottlieb Pflugbeil
Dr. med. Sorin Schächter
Dr. med. dent. Annette Schorb
Dr. med. Gerhard Schwarzkopf-Steinhauser
Dr. med. Tigris Seyfarth
Gabi Steffel
Dr. med. Irmingard Tichmann-Schumann
Jolanta Wiescholek
Priv.-Doz. Dr. med. Wolfgang Würfel

Bildnachweis

AKG = Archiv für Kunst und Geschichte, Berlin, Ba = Bavaria, B.H. = Bernd Hausdorf, Mau = Mauritius, Sil = Silvestris, G.W. = Günter Wangerin, U&S = Urban und Schwarzenberg (Die Ziffern beziehen sich auf das nachstehende Literaturverzeichnis.)

Alle im Bildnachweis nicht aufgeführten Fotografien stammen von Thomas Reitz, alle Zeichnungen von Jonathan Dimes.

Seite 10: Kraxenberger; **13 r.u.:** Ba/FPG; **16 l.u.:** Ba/Stevens; **17 r.u.:** Ba/Benelux Press; **21 l.o.:** Mau/Superstock; **22:** Sil/Geiersperger; **90:** G.W.; **91 r.:** L. Nilsson, Ein Kind entsteht/Mosaik Verlag; **95:** U&S, 23; **98:** L. Nilsson, Eine Reise in das Innere unseres Körpers/Boehringer Ingelheim International GmbH, Rasch und Röhring; **103:** U&S, 19; **104 l.:** U&S, 18; **111 u.:** Ba/Tibor Bognar; **112 m.:** Prof. Dr. Vogt; **116 r.:** v. Wirth; **118:** B.H.; **128:** G.W.; **134 m.:** L. Nilsson, Eine Reise in das Innere unseres Körpers/Boehringer Ingelheim International GmbH, Rasch und Röhring; **135 u.:** U&S, 3; **138 u.:** U&S, 9; **145:** B.H.; **149:** U&S, 20; **154:** U&S, 3; **155 r.:** L. Nilsson, Eine Reise in das Innere unseres Körpers/Rasch und Röhring; **158:** U&S, 3; **164 l.:** U&S, 20; **166 r.:** U&S, 29; **167 m.:** Brockhaus Enzyklopädie in 24 Bänden; **169:** Ba/H.L.; **170 m.:** G.W.; **176:** U&S, 20; **177:** Ba/TCL; **180:** U&S, 20; **181:** AKG; **183:** L. Nilsson, Eine Reise in das Innere unseres Körpers/Rasch und Röhring; **188 r.:** U&S, 19; **193:** U&S, 4; **203:** R. Toellner, Illustrierte Geschichte der Medizin/Andreas & Andreas; **204:** L. Nilsson, Eine Reise in das Innere unseres Körpers/Rasch und Röhring; **205:** U&S, 26; **207:** U&S, 28; **211:** U&S, 24; **218:** B.H.; **220:** B.H.; **223:** v. Wirth; **227:** U&S, 8; **228 l.:** AKG; **229 l.:** Sil/Werner Layer; **231 r.:** Ba/H.R. Bramaz; **237:** U&S, 6; **248 l.o.:** Priv.-Doz. Dr. Feussner; **249 l.:** U&S, 20; **250 l.:** U&S, 9; **251 o.:** Priv.-Doz. Dr. Feussner; **251 u.:** Priv.-Doz. Dr. Feussner; **262 l.:** U&S, 27; **263:** Ba/Dr. Sauer; **264:** AKG; **265 u.:** U&S, 1; **268:** U&S, 19; **274 l.:** AKG; **277 m.u.:** dpa-Bildbüro; **278:** AKG; **280:** Christian Röhrig; **282 m.:** R. Toellner, Illustrierte Geschichte der Medizin/Andreas & Andreas; **283:** U&S, 28; **284:** U&S, 13; **286:** Naumann, Helms, Herberhold, Kastenbauer, Oto-Rhino-Laryngologie in Klinik und Praxis/Thieme; **288 r.:** U&S, 31; **297 r.:** U&S, 28; **301:** U&S, 25; **302 l.:** U&S, 20; **302 r.:** U&S, 17; **303:** Ulli; **304 l.:** Jean Renoir, Mein Vater Auguste Renoir/Diogenes; **307:** Ba/TCL; **308:** U&S, 20; **311 m.u.:** Sil/Uselmann; **313 r.:** Ba/Trapp; **319 r.o.:** Dr. Butenberg; **334:** U&S, 3; **345 l.o.:** Ba/TCL; **345 u.:** B.H.; **346 m.o.:** U&S, 19; **349 l.:** B.H.; **351:** U&S, 20; **352:** v. Wirth; **353 l.:** v. Wirth; **353 r.:** v. Wirth; **354 m.o.:** v. Wirth; **354 r.:** v. Wirth; **355 l.o.:** v. Wirth; **355 l.u.:** v. Wirth; **355 r:** v. Wirth; **362 l.:** U&S, 11; **362 r.u.:** U&S, 28; **365 l.u.:** St. Jude Medical GmbH; **367:** AKG; **369 r.u.:** B.H.; **372 r.o.:** U&S, 27; **374:** v. Wirth; **376 l.:** Lebendige Homöopathie/DHU; **376 m.:** Lebendige Homöopathie/DHU; **378 r.:** Kraxenberger; **380:** U&S, 15; **381 l:** U&S, 17; **381 r.:** U&S, 19; **386:** Hoffmann, Der Struwwelpeter/Loewes; **390 l.:** Schweier, Pädiatrischer Farbatlas, Hans Marseille; **390 m.:** U&S, 10; **393 m.:** L. Nilsson, Eine Reise in das Innere unseres Körpers/Boehringer Ingelheim International GmbH, Rasch und Röhring; **397 m.:** AKG; **400 l.o.:** L. Nilsson, Eine Reise in das Innere unseres Körpers/Rasch und Röhring; **400 l.u.:** Thomas, Infektionskrankheiten/Schattauer; **414 l.o.:** U&S, 10; **417:** Priv.-Doz. Dr. Feussner; **421 l.o.:** U&S, 3; **421 m.:** U&S, 3; **421 r.:** U&S, 20; **422:** U&S, 3; **425:** AKG; **428:** U&S, 3; **429 m.:** Keystone Pressedienst; **430:** G.W.; **433 r.:** U&S, 28; **441 m.o.:** U&S, 19; **444:** L. Nilsson, Eine Reise in das Innere unseres Körpers/Boehringer Ingelheim International GmbH, Rasch und Röhring; **446 r.u.:** U&S, 20; **450:** Dr. Christmann; **454:** U&S, 19; **455:** U&S, 7; **463 l.u.:** U&S, 32; **465 l.o.:** U&S, 28; **465 r.u.:** U&S, 27; **467:** U&S, 20; **472:** Naumann, Helms, Herberhold, Kastenbauer, Oto-Rhino-Laryngologie/Thieme; **473 l.:** Sil/Telegraph Colour Library; **475 l.o.:** U&S, 19; **477 m.:** G.W.; **477 r.u.:** G.W.; **479 r.o.:** Ba/TCL; **481:** U&S, 20; **486 l.o.:** Sil/Lange; **490 l.o.:** U&S, 20; **500 l.o.:** R. Toellner, Illustrierte Geschichte der Medizin, Andreas & Andreas; **507 l.o.:** Merk; **508 r.u.:** v. Wirth; **509 r.:** Sil/Uselmann; **515 l.o.:** B.H.; **516 m.:** U&S, 20; **519 m.:** U&S, 3; **520:** Ärztlicher Ratgeber für Tropenreisende/Lufthansa; **522:** Ba/Benelux Press; **526 l.:** Sil/Kuch; **527:** U&S, 21; **529 m.o.:** U&S, 2; **532:** AKG; **533 l.o.:** L. Nilsson, Eine Reise in das Innere unseres Körpers/Rasch und Röhring; **533 l.m.:** U&S, 3; **533 l.u.:** Sil/Voss; **535 m.:** Keystone Pressedienst; **536**

Bildnachweis

r.u.: U&S, 10; **540:** Bavaria Verlag; **541:** Ba/Custom Medical; **548:** U&S, 19; **549:** B.H.; **553 r.:** U&S, 3; **554:** U&S, 3; **564:** AKG; **576 l.:** B.H.; **577 l.:** Ba/Anton Geisser; **582 l.:** U&S, 28; **583:** G.W.; **602:** U&S, 20; **618 r.o.:** U&S, 19; **619:** B.H.; **620 m.:** U&S, 30; **636:** Ba/P. Royd; **637 o.:** Ba/FPG; **637 u.:** Ba/TCL; **639:** B.H.; **640 l.o.:** U&S, 16; **644 r.u.:** U&S, 5; **647:** Ba/Flecks; **651 l.o.:** Ba/TCL; **654:** U&S, 22; **656:** AKG; **658 r.:** Mau/Hubattka; **662 r.o.:** U&S, 20; **664 m.:** Hist. Museum der Stadt Wien; **667 r.:** U&S, 7; **669:** B.H.; **674 m.o.:** U&S, 20; **678:** Ba/Picture Finders; **681 r.o.:** U&S, 26; **683 r.:** AKG; **704:** L. Nilsson, Eine Reise in das Innere unseres Körpers/Rasch und Röhring; **707:** U&S, 31; **713 l.:** Merk; **717 l.:** U&S, 10; **723:** U&S, 12; **724 l.o.:** U&S, 14; **734:** ADAC Motorwelt/Pohl; **736:** Bayerische Berufsfeuerwehr; **737 u.:** ADAC-Luftrettung, München; **761:** Kraxenberger; **762:** Wegler

U&S Bildnachweis
1. Bartels, H., R. Bartels: Physiologie. 5. Auflage 1995. **2.** Berchtold, R., H. Hamelmann, H. J. Peiper, O. Trentz: Chirurgie. 3. Auflage 1994. **3.** Classen, M., V. Diehl, K. Kochsiek: Innere Medizin. 3. Auflage 1994. **4.** DeParedes, E.S.: Atlas of film screen mammography. 1989. **5.** Fawcett, D. W., J. M. Bedford: The spermatozoon. 1979. **6.** Habermeyer, P., P. Krüger, L. Schweiberer: Schulterchirurgie. 1. Auflage 1990. **7.** Heckner, F.: Praktikum der mikroskopischen Hämatologie. 6. Auflage 1986. **8.** Helmich, P.: Allgemeinmedizin. 1993. **9.** Hexal Lexikon Orthopädie / Rheumatologie. 1992. **10.** Horch, H.-H., B. Koeck, W. Ketterl, P. Diedrich: Praxis der Zahnheilkunde, Band 9: Zahnärztliche Chirurgie. 3. Auflage 1995. **11.** Horstkotte, D., F. Loogen: Erworbene Herzklappenfehler. 1987. **12.** Kerschbaum, Th.: Adhäsivprothetik. 1994. **13.** Kremer, H., W. Dobrinski: Sonographische Diagnostik. 4. Auflage 1993. **14.** Langlais, R. P., C. S. Miller: Mundschleimhauterkrankungen. 1994. **15.** Mehrle, G.: Augenheilkunde für Krankenpflegeberufe. 5. Auflage 1991. **16.** Möllenhoff, H.: Hygiene für Pflegeberufe. 1995. **17.** Pitzen, P., H. Rössler: Orthopädie. 15. Auflage 1984. **18.** Porkert, M., C.-H. Hempen: Systematische Akupunktur. 1985. **19.** Rassner, G., U. Steinert: Dermatologie. Lehrbuch und Atlas. 3. Auflage 1990. **20.** Roche Lexikon Medizin. 3. Auflage 1993. **21.** Rüter, A., O. Trentz, M. Wagner: Unfallchirurgie. 1995. **22.** Sauer, R.: Strahlentherapie und Onkologie für Technische Assistenten in der Medizin. 2. Auflage 1993. **23.** Sautter, H., W. Straub, R.Turss, H. Rossmann: Atlas of the ocular fundus. 3rd edition 1984. **24.** Schiller, K. F. R., R. Cockel, R. H. Hunt: Farbatlas der gastrointestinalen Endoskopie. 1987. **25.** Schirmer, M.: Neurochirurgie. 7. Auflage 1989. **26.** Seeliger, H. P. R., G. Schröter: Medizinische Mikrobiologie. 2. Auflage 1990. **27.** Wheater, P. R., H. G. Burkitt, V. G. Daniels: Funktionelle Histologie. 2. Auflage 1987. **28.** Wicke, L.: Röntgen-Anatomie. Normalbefunde. 5. Auflage 1995. **29.** Wulf, K. H., H. Schmidt-Matthiesen: Klinik der Frauenheilkunde und Geburtshilfe, Band 3: Endokrinologie und Reproduktionsmedizin III. 3. Auflage 1994. **30.** Wulf, K. H., H. Schmidt-Matthiesen: Klinik der Frauenheilkunde und Geburtshilfe, Band 4: Die normale Schwangerschaft. 2. Auflage 1986. **31.** Wulf, K. H., H. Schmidt-Matthiesen: Klinik der Frauenheilkunde und Geburtshilfe, Band 8: Gutartige gynäkologische Erkrankungen I. 3. Auflage 1995. **32.** Wulf, K. H., H. Schmidt-Matthiesen: Klinik der Frauenheilkunde und Geburtshilfe, Band 10: Allgemeine gynäkologische Onkologie. 2. Auflage 1985.